HANDBUCH DER MIKROSKOPISCHEN ANATOMIE DES MENSCHEN

HANDBUCH DER MIKROSKOPISCHEN ANATOMIE DES MENSCHEN

BEGRÜNDET VON

WILHELM v. MÖLLENDORFF

FORTGEFÜHRT VON

WOLFGANG BARGMANN

KIEL

SECHSTER BAND

BLUTGEFÄSS- UND LYMPHGEFÄSSAPPARAT INNERSEKRETORISCHE DRÜSEN

FÜNFTER TEIL

DIE NEBENNIERE · NEUROSEKRETION

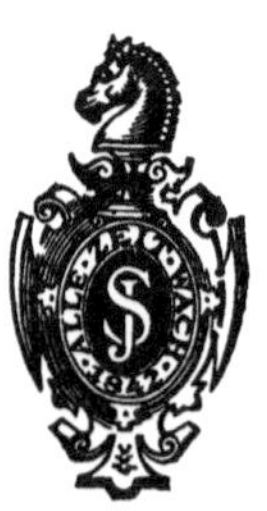

SPRINGER-VERLAG BERLIN HEIDELBERG GMBH 1954

BLUTGEFÄSS- UND LYMPHGEFÄSSAPPARAT INNERSEKRETORISCHE DRÜSEN

FÜNFTER TEIL

DIE NEBENNIERE · NEUROSEKRETION

BEARBEITET VON

R. BACHMANN   E. UND B. SCHARRER

MIT 336 ZUM TEIL FARBIGEN ABBILDUNGEN

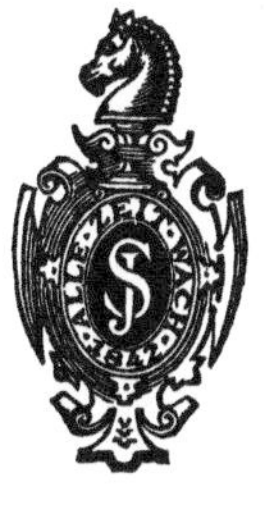

SPRINGER-VERLAG BERLIN HEIDELBERG GMBH 1954

ISBN 978-3-662-42068-3   ISBN 978-3-662-42335-6 (eBook)

DOI 10.1007/978-3-662-42335-6

Vorwort.

Der vorliegende Band setzt die durch Kriegs- und Nachkriegsgeschehen und
den Tod des Begründers des Werkes, Prof. Dr. Wilhelm von Möllendorff,
unterbrochene Folge monographischer Darstellungen im „Handbuch der mikroskopischen Anatomie des Menschen" nach mehrjähriger Pause fort. Die Fachgelehrten werden dem Verlag für die Fortführung eines Handbuches Dank wissen,
das sich — getragen von der Mitarbeit deutscher und ausländischer Forscher —
internationales Ansehen hat erwerben können. Die Fortsetzung der Bandreihe
wird sich im Sinne ihres verdienstvollen Schöpfers sowohl auf die Herausgabe
der noch fehlenden Monographien erstrecken als auch von Ergänzungsbänden,
welche bereits abgehandelte Themen in neuer Sicht betrachten. Herausgeber
und Verlag geben dem Wunsche Ausdruck, das „Handbuch der mikroskopischen
Anatomie des Menschen" möge weiterhin allen denen gute Dienste leisten, die
sich der Erforschung des lebendigen Gefüges des Organismus widmen.

Kiel, im Dezember 1953.   W. Bargmann.

Inhaltsverzeichnis.

Neurosekretion. Von Professor Dr. E. SCHARRER und Dr. B. SCHARRER, Denver, Colorado, USA. Mit 71 Abbildungen 953

7. Die Wirkung der Hypophysektomie auf die Nebenniere.

Wir wissen heute, daß die Atrophie der Nebenniere (Nebennierenrinde) nach Ausschaltung der Hypophyse auf den Ausfall des im Hypophysenvorderlappen gebildeten adrenocorticotropen Hormons (ACTH) beruht. Die Nebennierenveränderungen nach Hypophysektomie entsprechen denen, welche bei einer idiopathischen Atrophie der Hypophyse, bei degenerativen Prozessen der Drüse, wie z. B. der SIMMONDSschen Kachexie, hypophysärem Infantilismus usw. entstehen. Wir kennen auch den umgekehrten Fall einer gesteigerten ACTH-Funktion der Hypophyse (CUSHINGsche Krankheit), welcher zur Hyperaktivität der Nebennierenrinde führt (COELHO 1949, LEWIS und WILNINS 1949). Die Erhöhung der Menge des ACTH im Blut bei Morbus Cushing behaupten JORES und BECK (1935), JORES (1936), BRAUER (1937), JACOBI und TIGGES (1939), SUNDERMANN (1940), BERBLINGER (1940, 1943). Leider überzeugen nach MELLGREN (1948) die Testmethoden nicht vollkommen.

Im Jahre 1912 zeigten ASCOLI und LEGNANI, daß bei hypophysektomierten *Hunden* eine in erster Linie die Rinde betreffende Atrophie der Nebenniere einsetzt. 1920 erschienen die ersten Untersuchungen von PHILIP E. SMITH (weitere 1926a, 1927, 1930), in welchen er zunächst eine routinemäßig durchführbare Operation zur Entfernung der Hypophyse bei der *Ratte* mitteilte.

Bei der SMITHschen Technik wird durch die Nasenhöhle eingegangen, das Os sphenoides trepaniert, die Dura mater eröffnet und durch diese Öffnung entweder die ganze Hypophyse oder der Hypophysenvorderlappen für sich abgesaugt. Nach einer gelungenen vollständigen Entfernung des Hypophysenvorderlappens hört das allgemeine Körperwachstum auf. Ebenso wird das Wachstum des Skelets gehemmt. Das Gewicht von Nebennieren, Schilddrüse und Genitalorganen geht zurück und auch die Größe von Leber, Milz und Nieren soll in typischer Weise abnehmen. Aus weiteren Arbeiten von SMITH ging hervor, daß bei gleichzeitiger Verletzung des Tuber cinereum eine Zunahme des Körperfettes mit Atrophie der Genitalorgane eintritt. Wird lediglich der Hypophysenhinterlappen entfernt, dann bleiben Wachstum und Struktur der endokrinen Organe unverändert. SMITH gelang auch der umgekehrte Beweis für die engen Beziehungen zwischen Hypophyse und Nebenniere. Täglich durchgeführte Transplantationen von Hypophysenvorderlappengewebe oder intramuskuläre Injektionen von Hypophysensubstanz brachten das Wachstum wieder in Gang und bewirkten wenigstens teilweise auch eine Restitution der geschädigten endokrinen Organe (vgl. auch die zusammenfassende Darstellung von SHUMAKER und FIROR 1934).

Die Reduktion der *Nebennierengröße* bzw. des Gewichtes nach Hypophysektomie wurde weiterhin bestätigt von RICHTER und WISLOCKI (1930), ATWELL (1932), EVANS, PENCHARZ, MEYER und SIMPSON (1932, 1933), COLLIP, SELYE und THOMSON (1933), COLLIP (1933), DEANE und GREEP (1936), OVERZIER (1950). ATWELL (1932) konnte die Atrophie der Nebennierenrinde (*Ratten* beiderlei Geschlechts) durch Cortininjektionen (vgl. hierzu S. 574ff.) nicht aufheben. ADAMS und BOYD (1933) nahmen die Hypophysektomie (und Thyreoidektomie) bei *Triturus viridescens* vor. Auch hier geht das Volumen des Rindengewebes zurück. Die Autoren sagen allerdings, nur das absolute; die Menge des Rindengewebes soll relativ zum Körper steigen. Die Lipoide der Rindenzellen schwinden, die Zellgröße vermindert sich. Die Markelemente scheinen dagegen unbeeinflußt zu bleiben.

Wichtig in bezug auf spätere Hypothesen (S. 672ff.) sind Befunde von ANSELMINO und PENCHARZ (1934), ANSELMINO, HEROLD und HOFFMANN (1934) über eine verschiedenartige *Reaktion der einzelnen Nebennierenrindenzonen* nach Hypophysektomie. Insonderheit die Fasciculata solle degenerieren, die Glomerulosa an keiner Stelle an Dicke einbüßen, ja vielleicht streckenweise sogar breiter werden.

REISS, BALINT, OESTREICHER und ARONSON (1936) beobachteten *Lipoidveränderungen* nach Hypophysektomie.

In der Nebennierenrinde der *Ratte* sind die Lipoide für gewöhnlich in Form feiner Granula diffus über die ganze Rinde verteilt. Beim hypophysektomierten Tier werden die Granula gröber, sie erscheinen verklumpt. Die Untersucher meinen, daß sie dann für die Bereitung der Wirkstoffe der Nebennierenrinde nicht mehr tauglich seien. Höchstens könnten sie noch eine Art Reservematerial darstellen. Die sog. sudanophobe Zone war nach Hypophysektomie verbreitert. SELYE, COLLIP und THOMPSON (1935) sowie DOSNE und DALTON (1941) beobachteten kurz nach der Hypophysektomie eine Lipoidzunahme in der Nebennierenrinde. ATWELL (1937) beschrieb eine Verminderung der Lipoidsubstanzen im Interrenale von hypophysektomierten *Kaulquappen*, die durch corticotropes Hormon behoben werden konnte. MILLER und RIDDLE (1939b) fanden bei *Tauben* nach Hypophysektomie eine relative Lipoidzunahme bei Involution des Rindenanteils, ferner degenerative Vorgänge an Mitochondrien und GOLGI-Apparat der interrenalen Elemente. Nach Verabfolgung von corticotropem Hormon konnten sie eine Nebennierenhypertrophie sowie Abnahme der Lipoide und Restitution der Mitochondrien und des GOLGI-Apparates feststellen.

Die Erkenntnis, daß die Ausschaltung der Hypophyse *nur auf die Nebennierenrinde*, nicht auf das Mark wirkt, erbrachten Arbeiten von Smith (1927), Houssay und Mazzocco (1933), Houssay und Sammartino (1934). Houssay und Mazzocco (1933) z. B. versuchten einen physiologischen Beweis zu liefern, indem sie zeigten, daß die Adrenalinabgabe aus dem Nebennierenmark nach Hypophysektomie in keiner Weise gestört ist (*Hunde*-Versuch).

Einen *quantitativ-morphologischen Beweis* für die elektive Wirkung der Hypophysektomie verdanken wir Cutuly (1936).

Bei hypophysektomierten *Ratten* wurde mittels der Papierausschnittmethode das Verhältnis von Rinde zu Mark bestimmt. Zunächst zeigte sich, daß das Absolutgewicht der Nebenniere bei hypophysektomierten *Ratten*-Männchen um 62%, bei Weibchen um 70% fällt (Tabelle 39). Die Berechnung des Markvolumens ergab bei 3 Versuchsgruppen (1. hypophysektomierte Tiere, 2. scheinoperierte Tiere, 3. normale Kontrolltiere) keine signifikanten Unterschiede. Hingegen betrug der Verlust an Rindengewebe bei hypophysektomierten

Tabelle 39. *Veränderungen des Nebennierengewichtes und der Mark-Rindenproportion bei hypophysektomierten Ratten.* (Cutuly 1936.)

Gruppe	Zahl der *Ratten*	Körpergewicht g	Absolutgewicht beider Nebennieren mg	Markvolumen %	Markgewicht (errechnet) mg	Rindengewicht (errechnet) mg
Ratten-Männchen.						
Hypophysektomierte .	20	166	9,83	20,4	2,00 ± 0,31	7,83 ± 1,24
Scheinoperierte . . .	9	238	27,80	11,4	3,17 ± 0,71	24,63 ± 5,60
Kontrollen	14	195	25,60	9,9	2,53 ± 0,45	23,07 ± 2,20
Ratten-Weibchen.						
Hypophysektomierte .	24	139	12,20	16,1	1,96 ± 0,29	10,24 ± 1,45
Scheinoperierte . . .	12	181	43,60	8,5	3,71 ± 0,76	38,89 ± 7,90
Kontrollen	13	158	40,50	8,5	3,44 ± 0,66	37,06 ± 7,20

Männchen 66%, bei Weibchen 73%. Da außerdem die *Ratten*-Weibchen ein höheres Nebennierengewicht haben als die Männchen (Donaldson 1924), muß aus den etwa gleichen Verlusten geschlossen werden, daß die Weibchen in Wirklichkeit einen noch größeren Rindengewebsverlust erleiden als die Männchen.

Den *zeitlichen Ablauf der Nebennierenveränderungen* nach Hypophysektomie *(Ratte)* beleuchten Crooke und Gilmour (1938) genauer. Ihnen stand ein Material von 114 anscheinend vollständig hypophysektomierten *Ratten* zur Verfügung, welche im Abstand von 2 bis zu 102 Tagen nach der Hypophysektomie mit Chloroform getötet worden waren. Wenn keine histologische Sellakontrolle auf Hypophysenreste durchgeführt werden konnte, so wurden wenigstens die Keimdrüsen angesehen, deren Atrophie die geglückte Hypophysektomie deutlich verrät.

Die Atrophie der Nebennieren ist nach einer Woche bereits fast vollständig, nach 14 Tagen vollständig erreicht (Abb. 240). Zwei Tage nach der Hypophysektomie erscheint die Rinde normal, abgesehen von einigen wenigen marknah gelegenen Zellen mit Kernveränderungen (Karyorrhexis). Bereits 4 Tage nach der Hypophysektomie setzen die morphologischen Veränderungen ein. Es kommt zuerst zu Kernveränderungen (Karyolysis, Karyorrhexis) im inneren Bereich der Rinde. Die Deutlichkeit der Kernkörperchen in den großen hellen Zellen der normalen Rinde schwindet. Noch aber scheinen sich die Lipoide zu halten.

Nach 7 Tagen ist der regressive Prozeß in vollem Gang, aber — und das ist bemerkenswert — er scheint sich weiterhin auf die innere Zone der Nebennierenrinde zu beschränken. Die äußere Zone zeigt sogar eine gewisse Verbreiterung, weswegen Crooke und Gilmour einen Proliferationseffekt der Operation auf diesen Teil der Nebennierenrinde in Betracht ziehen. Die Kernveränderungen der inneren Zone führen zu deutlichen Pyknosen. Im marknahen Bereich ist eine so große Menge von Zellen der Vernichtung anheimgefallen, daß um das Mark ein heller Ring erscheint. Die innere Zone hat an Breite schon jetzt etwa 50% verloren. Die Zahl der Lymphocyten steigt in diesem Gebiet. In vielen Rindenzellen und auch in phagocytenähnlichen Elementen tritt ein oft eisenpositives Pigment auf. Aber auch jetzt kann sich der Lipoidbestand noch halten. Erst nach 14 Tagen kann in der weiter verschmälerten Innenzone der Lipoidverlust nachgewiesen werden. Der um das Mark erscheinende helle Ring, das Gebiet der vollständigen Regression, wird immer noch breiter. Nach einem Monat kann er etwa ein Drittel der ganzen Nebennierenrinde einnehmen. In den inneren Teilen der Innenzone dürften auch fettige Degenerationen der Rindenzellen eintreten. Nach etwa 2 Monaten scheint sich der Prozeß einer Endphase zu nähern. Die Innenzone bleibt schmal. Indessen geht der hellere, marknahe Streifen an Breite zurück, weil die Degenerationen von Fasciculatazellen offenbar aufhören. Später kann er vollkommen verschwinden. Die Zahl der fettig degenerierten Zellen in Marknähe vermindert sich ebenfalls; schließlich verschwinden auch diese ganz. Das Lipoid der gesamten, zurückbleibenden, stark verschmälerten Innenzone hat sehr stark an Menge abgenommen.

In der Beschreibung von CROOKE und GILMOUR (1938) fällt auf, daß sich das Lipoid der Nebennierenrinde nach der Hypophysektomie offenbar geraume Zeit noch hält. Von SELYE, COLLIP und THOMPSON (1935) war sogar eine kurz nach der Hypophysektomie eintretende Fettzunahme beschrieben worden. Diese Beobachtung ist von DOSNE und DALTON (1941) bestätigt worden (vgl. hierzu MILLER und RIDDLE 1939b, S. 585). Alle diese verschiedenen Lipoidbilder können wir heute besser verstehen (S. 614ff.), wenn wir sie auf die Dynamik der chemischen Konstituenten der Rindenzellen beziehen.

TONUTTI (1941, 1942a) hat die Folgen der Hypophysektomie an der Nebenniere der *Ratte* insbesondere im Hinblick auf das *Verhalten der sog. Transformationsfelder* studiert.

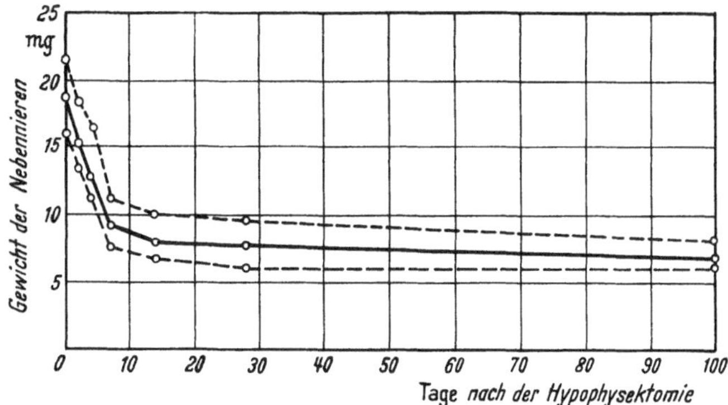

Abb. 240. Zeitlicher Verlauf der Nebennierenatrophie bei der *Ratte* nach Hypophysektomie. Ausgezogene Linie: durchschnittliches Gewicht, gestrichelte Linien: Minima und Maxima. Aus CROOKE und GILMOUR 1938.

Seine Beschreibung steht in einem beträchtlichen Gegensatz zu den bisher gebrachten. TONUTTI findet Veränderungen im äußersten Rindenbezirk, welcher unmittelbar an die Kapsel grenzt und im innersten Rindenbezirk, d. h. Reticularis samt angrenzender Fasciculata. In beiden Regionen soll es unter Entspeicherung der Lipoideinschlüsse zur Umwandlung der Rindenzellen zu bindegewebigen bzw. ihnen ähnlichen Elementen kommen, die von kollagenen Fasern eingeschlossen werden. Der periphere Prozeß führt nach TONUTTI zu einer erheblichen Verdickung der Kapsel, der zentrale zum Auftreten eines Bindegewebslagers zwischen Rinde und Mark, einer sog. „Markkapsel". Bei der Bildung der Markkapsel spielen auch degenerative Prozesse eine Rolle. Eine Zunahme eisenhaltiger Pigmente im „inneren Transformationsfeld" hat TONUTTI gleichfalls gesehen.

Was die Veränderungen des inneren Transformationsfeldes angeht, so befindet sich TONUTTI in Übereinstimmung mit den meisten anderen Untersuchern, während seine Angaben über die Veränderungen im äußeren Transformationsfeld schwer mit den Beobachtungen von LEBLOND und NELSON (1937a, b), CROOKE und GILMOUR (1938) u. a. in Einklang gebracht werden können.

Nach SARASON (1943) bleibt, wie schon von SMITH (1930) und CROOKE und GILMOUR (1938) angedeutet, beim hypophysektomierten Tier die Zona glomerulosa intakt, während die innere Fasciculata atrophiert. Die Tatsache einer lebhaften zu Verschmälerung führenden Reaktion der Fasciculata (WEISSCHEDEL 1949) auf die Hypophysektomie steht in mir nicht recht verständlichem Gegensatz zu ROTTERS (1950) Ansicht, sie sei die einzige konstante Struktur der Rinde. Bei den hypophysektomierten Tieren soll auch das K-Na-Gleichgewicht nicht gestört sein, was darauf hindeutet, daß die Funktion der Glomerulosa für die Erhaltung dieses Gleichgewichtes wichtig ist. Die Reaktion der Glomerulosazellen auf *alkalische Phosphatase* (DEMPSEY, GREEP und DEANE 1949) bleibt nach Hypophysektomie unverändert erhalten, während sie an den Fasciculatazellen negativ ausfällt. Demgegenüber finden wir in einer neuen Arbeit TONUTTIS (1945) die hiermit nicht in Einklang stehende Angabe, daß bei hypophysektomierten *Ratten*, ähnlich wie bei thyreoidektomierten *Mäusen*, eine Lipoidentspeicherung der Glomerulosa einsetzt (vgl. dagegen DEANE und GREEP 1946, DEMPSEY,

Greep und Deane 1949). In der äußeren Region der Fasciculata herrscht eine starke, feintropfige Sudanophilie vor. Dann folgt eine breite sudanophobe Zone mit einzelnen verfetteten Zellen. Markwärts kann die feintropfige Sudanophilie wieder zunehmen, während unmittelbar an der Rinden-Markgrenze grobtropfig verfettete Rindenelemente vorkommen.

Die Wirkung der Hypophysektomie manifestiert sich auch im Verhalten des *Plasmalogens* der Rinde. Während sich in der Nebennierenrinde des normalen *Meerschweinchens* Fett- und Plasmalogenverteilung weitgehend decken, tritt beim hypophysektomierten Tier ein entgegengesetztes Verhalten auf (Tonutti 1951). Ein Teil der Zona fasciculata, nach Tonutti handelt es sich um den noch funktionsfähigen, ist durch ein scharf begrenztes Band von Lipoiden, die z. B. mit Scharlachrot angefärbt werden können, gekennzeichnet, enthält aber keine Plasmalogene mehr. Dagegen zeigen Glomerulosa, Reticularis und der nicht lipoide Teil der Fasciculata Plasmalogeneinlagerungen, ohne daß mit Scharlachrot eine Lipoidfärbung gelingt. Etwa 4 Wochen nach der Hypophysektomie kann man bei *Meerschweinchen* dies Bild beobachten. Mit einem Hypophysenvorderlappenpulver, mit Sexualhormonen oder mit Thyroxin können die Verhältnisse wieder stabilisiert werden. Die Plasmalreaktion tritt auch in der Fasciculata wieder auf, die Doppelbrechung geht etwas zurück, was Fetzer (1952) als Abnahme der Cholesterinester wertet. Das Scharlachrotbild bleibt unverändert. Es ist interessant, daß die Sexualhormone, auch in Abwesenheit der Keimdrüsen, und das Thyroxin das Plasmalogenbild nach Hypophysektomie normalisieren können. Fetzer (1952) schließt daraus auf eine Beeinflußbarkeit der Nebennierenrinde auch ohne Mitwirkung der Hypophyse.

Die Untersuchungen über die Beziehungen zwischen Hypophyse und Nebennierenrinde von I. Ch. Jones (1948, 1950) erstrecken sich vor allem auf das Verhalten der sog. *X-Zone* bei der *Maus*. Jones konstatiert eine gewisse Erhaltung dieser Zone bei sehr früh hypophysektomierten Tieren (vgl. hierüber S. 709 ff.).

Nach Schweizer und Long (1950) umfaßt die sudanophile Zone des normalen *Meerschweinchens* (S. 332 ff.) 60—80% der gesamten Rindenbreite. Vier Wochen nach einer Hypophysektomie sinkt der Wert schrittweise auf etwa 35%, bis zur 6. Woche auf 30%. Es bleibt dann aber immer noch eine sudanophile Restzone in der Rinde erhalten (vgl. Teilbilder 1, 3 und 5 der Abb. 241). Nach Schweizer und Long (1950) nimmt die Breite der Glomerulosa langsam zu, bis sie etwa in der 4. Woche nach der Hypophysektomie um rund 50% breiter ist als beim Normaltier: "This increase in width of the zone is a very stable factor." Eine teilweise Erhaltung der Hypophysenvorderlappenfunktion durch Implantation von Hypophysenvorderlappengewebe verändert das Glomerulosabild nicht. Nur im Hungerversuch kommt es angeblich zu weiteren Veränderungen der Glomerulosa.

Die Verbreiterung der Glomerulosa beim hypophysektomierten *Meerschweinchen* geht aus Teilfigur 9 der Abb. 241 hervor, die Aufhellung ihrer Sudanophilie aus Teilfigur 13 der gleichen Abbildung. Es fällt schwer, diese Bilder mit der Vorstellung einer regressiven Transformation von Tonutti in Übereinstimmung zu bringen.

Schweizer und Long (1950) haben die *Kompensation der Hypophysektomie durch Implantationen von Vorderlappengewebe* studiert, nachdem bereits Schweizer, Charipper und Kleinberg (1940) früher Hypophysenvorderlappenimplantationen und Hypophysektomiewirkungen an der Nebennierenrinde untersucht hatten. Sie implantierten einen Hypophysenvorderlappen in die vordere Augenkammer von *Meerschweinchen*, wo sich das Implantat im allgemeinen gut mit der Iris verband. Obwohl die Vascularisierung in Gang kam, trat im Zentrum des überpflanzten Gewebes eine bindegewebige Konzentration auf. An den Stellen, wo das Implantat die Cornea berührte, kam es zur Degeneration des Vorderlappengewebes. Interessanterweise schienen im Implantat bei den Tieren, deren Nebennieren nach Hypophysektomie + Hypophysenvorderlappenimplantation gut erhalten blieben, die eosinophilen Zellen zu überwiegen!

Solange die Untersucher Hypophysektomie und Implantationsexperiment gleichzeitig vornahmen, gelang ihnen die Erhaltung des Normalbildes der Nebennierenrinde nicht. Dies ist so zu erklären, daß während der ersten Tage nach dem Eingriff regressive Vorgänge im Implantat überwiegen und die Vascularisation noch spärlich ist. Zu diesem Zeitpunkt dürften nur geringe Mengen von Vorderlappenhormonen frei werden. Bei unvollständig hypophysektomierten *Meerschweinchen* mit Hypophysenvorderlappenimplantaten war zwar genügend hormonproduzierendes Gewebe vorhanden, um z. B. das normale Gewicht der Hoden zu erhalten, aber die Nebennierenatrophie war anfänglich genau so groß wie bei total hypophysektomierten Tieren.

Es ist übrigens bekannt (Evans, Pencharz, Meyer und Simpson 1933), daß zur Wiederherstellung einer nach Hypophysektomie bereits atrophierten Nebenniere größere Mengen von ACTH notwendig sind, als wenn man unmittelbar nach der Operation sofort mit der Substitutionstherapie beginnt. So sah auch Ingle (1942), daß bei hypophysektomierten *Ratten* selbst große Mengen von ACTH nicht imstande waren, die Regeneration enucleierter Nebennieren anzuregen. Reiss (1947) meint, daß man 6mal soviel ACTH braucht, wenn man die Nebennieren 4 Wochen nach Hypophysektomie restituieren will, verglichen mit der Menge, die man braucht, wenn man eine Woche nach der Hypophysektomie bereits mit der Substitution einsetzt.

SCHWEIZER und LONG (1950) unternahmen nun neue Versuche, bei welchen sie die Hypophysektomie erst dann vornahmen, wenn das Hypophysenvorderlappentransplantat mutmaßlich über die regressive Phase hinaus war und seine Wirksamkeit entfalten konnte. Vorderlappen eines Spendertieres *(Meerschweinchen* wurden geteilt, die eine Hälfte in die vordere Augenkammer rechterseits, die andere linkerseits implantiert (Spender und Empfänger gleichen Geschlechts). Das Intervall bis zur (parapharyngealen) Hypophysektomie betrug 1—4 Wochen. Überstanden die Tiere den 2. Eingriff, dann wurden sie nach 3 bis 10,5 Wochen getötet.

Die Gewichtsbestimmungen an den Nebennieren lieferten kein klares Bild. Beim Normaltier ergibt sich nach einer Hypophysenvorderlappenimplantation ein Anstieg des relativen Nebennierengewichtes um etwa 35% in der 1. Woche. Der Gewichtsanstieg ist zwar nicht signifikant. Immerhin kann man sagen, daß er der Wirkung des Implantates selbst zukommt.

Die Wirkung der Hypophysektomie auf die Leukocyten des Blutes war auffallend gering. Selbst die Implantation einer Hypophyse, die sich beim Normaltier (s. o.) wenigstens in einer Gewichtsveränderung der Nebenniere auswirkt, brachte keine Veränderungen des Blutbildes. Die Erklärung dieses Befundes, der im Gegensatz zu Angaben von DOUGHERTY und WHITE (1944a), WHITE und DOUGHERTY (1945a) steht, mag darin liegen, daß DOUGHERTY und WHITE (S. 690) akute Experimente durchführten. Auch liegen die Verhältnisse bei chronischen Einwirkungen auf die Nebenniere vielleicht anders. Das Verhalten der Sudanophilie nach Hypophysektomie und Substitution mit Hypophysenvorderlappenimplantaten geht aus den einzelnen Bildern der Abb. 241 hervor.

WALKER, ASLING, SIMPSON, LI und EVANS (1952) haben übrigens darauf aufmerksam gemacht, daß das Alter der Versuchstiere für die Folgen der Hypophysektomie Bedeutung hat. Die Autoren haben *Ratten* am 6. (!) Lebenstag bereits hypophysektomiert und sahen — im Gegensatz zu den am 28. Lebenstag hypophysektomierten Tieren — keineswegs sofort eine Verminderung des Gewichtes der endokrinen Organe, auch nicht der Nebenniere. Es trat sogar noch ein gewisser Fortschritt der Differenzierung der endokrinen Organe ein. Allerdings ging dann schließlich die Sudanophilie der Nebennierenrinde doch zurück und verbreitete sich unter Verabreichung von Wachstumshormon des Hypophysenvorderlappens nur wenig (Verunreinigung durch etwas ACTH?).

GARDNER und ALLEN (1942) haben geprüft, ob die Nebenniere eines hypophysektomierten Muttertieres *vom Hypophysenvorderlappen des Feten (Maus) aus reguliert* werden kann. Ihnen war bekannt geworden, daß die Nebennereninsuffizienz bei trächtigen *Hündinnen* ausbleibt, wenn sie erst gegen Ende der Gravidität hypophysektomiert werden (ROGOFF und STEWART 1928b, SWINGLE, PARKINS, TAYLOR, HAYES und MORRELL 1937). Bei der *Maus* scheinen indessen die Verhältnisse nach den Versuchen von GARDNER und ATWELL anders zu liegen. Trächtige *Mäuse*-Weibchen wurden am 10. Tage nach der Kopulation hypophysektomiert (Technik: THOMA 1938). In 16 von 19 Fällen ging die Gravidität regelrecht zu Ende. Allerdings machte die Geburt gelegentlich Schwierigkeiten.

Während die Nebennieren normaler *Mäuse*-Weibchen am 1.—2. Tag nach der Geburt etwa 5,75—7,5 mg (durchschnittlich 6,9 mg) wiegen, wiesen sie bei den hypophysektomierten Muttertieren zu dieser Zeit ein Gewicht von 2,5—5 mg (durchschnittlich 3,8 mg) auf. Es war zur Verschmälerung der Fasciculata gekommen. Die unmittelbar um das Mark gelegene Rindenzone enthielt eine Menge Zellen mit fettiger Degeneration. Dieses Verhalten spricht dafür, daß die Nebenniere der Mutter vom Feten aus nicht hormonal gehalten werden kann. Interessant ist allerdings, daß die Muttertiere trotz der beträchtlichen anatomischen Veränderungen der Nebennieren keine Nebennereninsuffizienz aufwiesen. Vielleicht hat das reichlich vorhandene Progesteron kompensiert. Nach GAUNT und HAYS (1938) soll Progesteron bei adrenalektomierten Tieren lebensverlängernd wirken.

8. Das adrenocorticotrope Hormon des Hypophysenvorderlappens und seine Wirkung auf die Nebenniere.

Die Untersuchung der Folgezustände nach Hypophysektomie bot die Möglichkeit, einen Einblick in die verwickelten Verhältnisse der funktionellen Morphologie der Nebenniere zu erhalten. Parallel liefen aber von Anfang an Experimente, durch eine Substitutionstherapie wieder das „Normalbild" eines vom Vorderlappen abhängigen Organs nach der Hypophysektomie zu erhalten. Die Substitutionen wurden zunächst mit ziemlich rohen Auszügen aus der Hypophyse oder dem Vorderlappen oder aber auch durch Transplantationen von Hypophysenvorderlappengewebe vorgenommen. Als aber dann die Methoden der organischen und physiologischen Chemie herangezogen wurden, kam es zur Verbesserung der Hypophysenextrakte, deren einzelne Konstituenten schärfer erfaßt werden konnten. Ihre biologische Wirksamkeit wurde eindeutiger charakterisiert, und schließlich blieb ihre chemische Natur kein Geheimnis mehr. Dieser Weg hat zu der Entdeckung der verschiedenen Hypophysenhormone geführt.

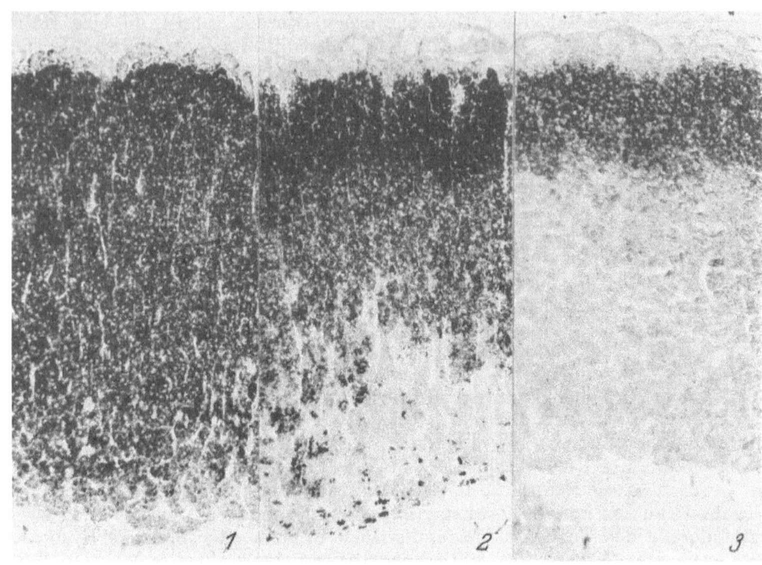

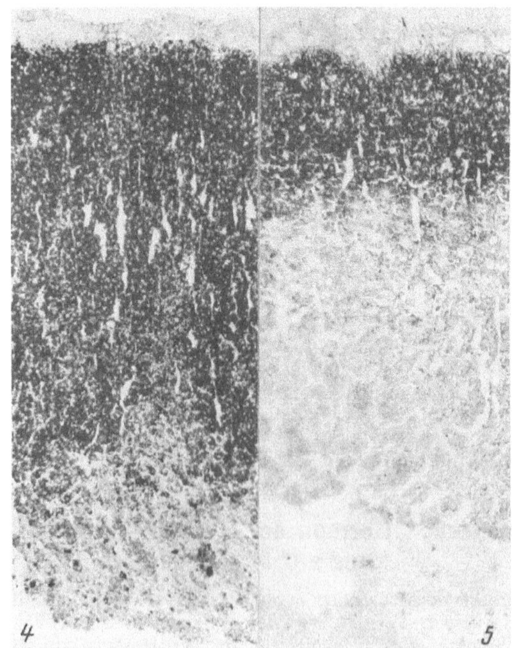

Abb. 241 (1—5).

Wir wissen heute fernerhin, daß das speziell auf die Nebennierenrinde gerichtete Hormon des Hypophysenvorderlappens, das adrenocorticotrope Hormon (-troph- ist sprachlich unrichtig!), kurz ACTH genannt, bei allen früher geschilderten Stressprozessen eingeschaltet

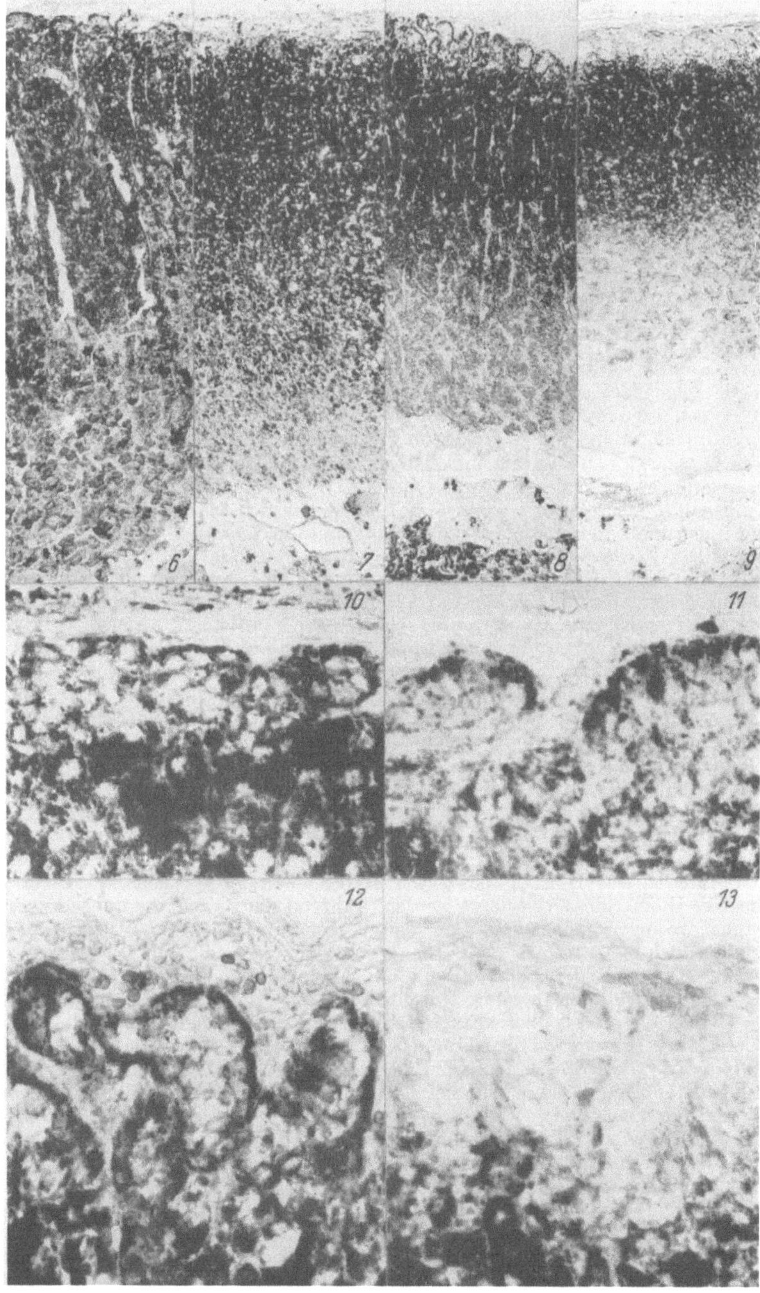

Abb. 241 (*6—13*). Wirkungen der Hypophysektomie bzw. von Implantaten aus Hypophysenvorderlappengewebe auf die Nebennierenrinde von *Meerschweinchen*. *1* Nebennierenrinde eines normalen Meerschweinchens. Etwa 85 % der gesamten Rindenbreite zeigen Sudanophilie (Sudanschwarzfärbung). — *2* Implantation einer Hypophyse vor 6 Wochen, Hypophysektomie vor 4 Wochen. Die sudanophile Zone macht noch etwa 60 % der Rindenbreite aus. — *3* Hypophysektomie vor 4 Wochen. Noch 25 % der Fasciculata sind sudanophil, Verbreiterung der Glomerulosa und Lipodiaprasie in der Glomerulosa. — *4* Implantation einer Hypophyse vor 7 Wochen, Hypophysektomie vor 6 Wochen, vgl. mit *2*. — *5* Hypophysektomie vor 6 Wochen. Erwa 30 % der Fasciculata sind noch sudanophil. — *6* Hungertier (Gewichtsverlust 35 %). Unregelmäßige Sudanophilie der Fasciculata, Lipenchosis in Glomerulosa. — *7* Implantation einer Hypophyse vor 4 Wochen, Hypophysektomie vor 3 Wochen, Hungerversuch (34 % Körpergewichtsverlust). — *8* Hypophysektomie vor 3 Wochen, Hungerversuch (35 % Körpergewichtsverlust). — *9* Hypophysektomie vor 3 Wochen. — *10* Glomerulosa zu *6*. — *11* Glomerulosa zu *7*. — *12* Glomerulosa zu *8*. — *13* Glomerulosa zu *9*. Aus Schweizer und Long 1950.

ist. Die meisten Reaktionen der Nebennierenrinde auf Stress können wir, wie öfter schon erwähnt, mit einer oder mehreren ACTH-Injektionen auslösen. Manche Klärung kommt auch aus der Beobachtung pathologischer Veränderungen des Hypophysenvorderlappens, besonders in dem Fall, wenn das ACTH im Exzeß gebildet wird, wie bei der Cushingschen Krankheit (S. 585). Im folgenden wird in etwa zeitlicher Ordnung der Gang der Untersuchung des ACTH-Problems dargestellt.

Schon Elliott (1912) hat eine Wirkung von Hypophysenpräparaten (Burroughs und Wellcomes 20%-Extrakt) auf die Nebenniere untersucht, allerdings ohne Veränderungen zu finden. Hoffstätter (1919) konnte durch längere Zeit verabreichte Pituitrininjektionen — übrigens eine aus dem Hypophysenhinterlappen gewonnene Substanz — bei *Kaninchen* eine erhebliche Hyperplasie der Nebenniere, in erster Linie der Rinde, erreichen.

Es wurde schon auf S. 585 mitgeteilt, daß Smith (1920, 1930ff.) als erster die Wirkung der Hypophysektomie durch eine klare Substitutionstherapie aufzuheben versuchte. Er zeigte, daß Auszüge bzw. Implantate aus Vorderlappengewebe imstande sind, die Hypophysektomieveränderungen einigermaßen zu verhindern, während Mittel- und Hinterlappen der Hypophyse offenbar wirkungslos bleiben. Auch das von Zondek und Krohn (1932) aus dem „Mittellappen" gewonnene „Intermedin" blieb an der Nebenniere ohne Effekt. Wie Smith konnten Evans, Pencharz, Meyer und Simpson (1932, 1933) die auf Hypophysektomie folgende Atrophie der Nebenniere durch zellfreie Extrakte (Evans 1933b) aus dem Hypophysenvorderlappen aufhalten, welche nachweislich frei von gonadotropem und thyreotropem, meist auch Wachstumshormon waren.

Collip (1933), Collip, Selye und Thomson (1933) bestätigten zunächst die Nebennierenveränderungen nach der Hypophysektomie. Sie versuchten nun eine Substitutionstherapie mit A.P.L. (= anterior pituitary-like), einem Hormon aus der menschlichen Placenta. Es gelang ihnen zwar, damit das Wachstum hypophysektomierter *Ratten* wieder in Gang zu bringen. Die Atrophie von Schilddrüse, Nebennierenrinde und Gonaden konnten sie jedoch mit ihren ersten Extrakten nicht aufheben. Collip, Anderson und Thomson (1933) arbeiteten mit gereinigten, alkalischen Extrakten des Hypophysenvorderlappens. Nun gelang es, bei normalen *Ratten* eine Hypertrophie der Nebennierenrinde zu erzielen, bei hypophysektomierten Tieren die aufgetretenen Schäden weitgehend zu beheben. Die speziell auf die Nebennierenrinde gerichtete Wirkung ihrer Präparate schrieben die Autoren einem in ihnen enthaltenen „adrenotropen" Faktor zu[1].

Anselmino, Hoffmann und Herold (1933, 1934), Anselmino und Hoffmann (1934) zeigten zunächst, daß die atrophischen Nebennieren kastrierter *Mäuse*-Weibchen, durch eine im Vorderlappenauszug enthaltene, von anderen, damals bekannten Hypophysenvorderlappenhormonen isolierbare, aktive Substanz zur Hypertrophie gebracht werden können, besonders im Bereich der Zona fasciculata.

Anselmino und Hoffmann (vgl. auch Anselmino, Hoffmann und Herold 1934) bezeichneten diesen neuen Faktor als „*corticotropes Hormon*" des Hypophysenvorderlappens. Neben der durch dieses Hormon bewirkten Hyperplasie der Fasciculata soll in gleicher Weise auch die Glomerulosa verändert werden, während die Reticularis unbeeinflußt bleibt. Nach Zufuhr von corticotropem Hormon kommt es bei der *Ratte*, infantilen *Maus*, bei geschlechtsreifen *Mäuse*-Männchen, *Meerschweinchen*, weniger schön bei *Kaninchen* zu einer Verbreiterung der nach der Hypophysektomie atrophierten Fasciculata mit Hyperämie und Steigerung der Zahl der Mitosen. Vor allem soll auch der Lipoidgehalt der Fasciculata, dann der Glomerulosa schließlich auch der Reticularis ansteigen. Als bestes Testobjekt für das neue Hormon empfahlen die Autoren erwachsene *Mäuse*-Männchen. Als 1 ME (Mäuseeinheit) wollten sie die Hormonmenge bewertet wissen, welche bei einer Serie von *Mäusen* im Mittel eine 50%ige Dickenzunahme der Nebennierenrinde gegenüber unbehandelten Kontrolltieren bewirkt.

Emery und Atwell (1933) zeigten, daß die Zellen der Zona fasciculata und reticularis sich nach Injektion des „adrenotropen Faktors" vergrößerten.

Anselmino, Hoffmann und Herold (1934) gaben dagegen an, daß das corticotrope Hormon die Zona reticularis der *Maus* unbeeinflußt läßt. Die Hypertrophie soll sich auf die Fasciculata beschränken. Tonutti (1942c) wies später mit Recht darauf hin, daß die Nebennierenrinde der jungen *Maus* gerade wegen der in den inneren Rindenschichten sich abspielenden Umbauprozesse besonders schwer zu beurteilen sei (S. 709 ff., X-Zone). Außerdem kritisiert Tonutti — wahrscheinlich mit Recht — daß Anselmino, Hoffmann und Herold ihren Ausführungen eine ziemlich starre Rindenzonierung zugrunde legen. Eine scharfe Grenze zwischen Fasciculata und Reticularis gibt es nicht.

Anselmino, Herold und Hoffmann (1934) glaubten, auch ein auf das Markgewebe gerichtetes glandotropes Hormon des Hypophysenvorderlappens nachweisen zu können. Sie

---

[1] Collip, Anderson und Thomson isolierten den adrenotropen Faktor aus einem thyreotrop wirksamen Auszug. Noch $^1/_8$ mg ihrer Substanz erwies sich als wirkungsvoll.

beobachteten bei *Ratten* und *Mäusen* nach Injektion von Hypophysenvorderlappenextrakten einen Schwund der phäochromen Substanz bei gleichzeitiger Vacuolisierung des Cytoplasmas der Markzellen. Die Autoren nahmen daher die Existenz eines medullotropen („adrenalotropen") Hypophysenvorderlappenhormones an. In der Folgezeit wurde das Vorkommen dieses Wirkstoffes von den meisten Untersuchern bestritten. Neueste Untersuchungen von FETZER (1952b) haben wieder recht eindeutig gezeigt, daß auch bei hypophysenlosen *Meerschweinchen* das Nebennierenmark nach Verabreichung von Diphtherietoxin oder Pyrogenen aus Bac. abort. equi reagiert, ganz im Gegensatz zu der unter Hypophysenkontrolle stehenden Rinde der Nebenniere.

EMERY und ATWELL (1933) behaupteten ferner, die stimulierende Wirkung des adrenotropen Faktors auf die Nebennierenrinde kastrierter Tiere sei deutlicher als bei normalen; dies ist wohl so zu erklären, daß nach Kastration oft eine gewisse Regression in der Rinde einsetzen kann (S. 741 ff.). Dann muß der ACTH-Effekt natürlich mehr auffallen, weil die positive Veränderung aus einer tieferen Ausgangslage vor sich geht. Wichtig ist ferner die Beobachtung, daß nach Injektion des adrenotropen Faktors der Lipoidgehalt der Nebenniere besonders wieder in der Fasciculata steigen soll.

Wir wissen, daß nach einer Injektion eines gereinigten ACTH-Präparates eine Lipodiaprasie einsetzt. Viele ältere Untersucher (s. u.) berichten aber gerade von einer Lipenchose in der Nebennierenrinde nach Verabreichung ihrer primitiveren ACTH-Präparate. Ob dies allein durch den Zeitfaktor zu erklären ist, etwa in dem Sinn, daß jene Untersucher die erste Phase des Prozesses nicht gesehen haben, sei dahingestellt.

Schließlich stellte EMERY fest (1933), daß die zur Erhaltung des Nebennierenwachstums notwendige Dosis von Hypophysenvorderlappensubstanz oder entsprechend die notwendige Menge von Hypophysenvorderlappentransplantationen das Mehrfache der Dosis beträgt, welche bereits eine deutliche Vergrößerung der Eierstöcke hervorruft.

In seinem Extrakt bzw. im Hypophysenvorderlappengewebe war die Menge des adrenotropen Faktors bei weitem niedriger als die des gonadotropen Faktors, ein Hinweis darauf, wie schwierig der Weg der Herstellung gereinigter ACTH-Präparate werden mußte, zugleich aber, wie notwendig er war, um späterhin schädliche Nebeneffekte zu vermeiden.

EVANS, PENCHARZ, MEYER und SIMPSON (1933) konnten mit an Wachstumshormon reichem Vorderlappenextrakt das vor der Operation festgestellte Gewicht der Nebenniere bei hypophysektomierten *Ratten* erhalten. Auch schienen die Nebennieren normal strukturiert zu sein; allerdings war die Menge der Lipoide anscheinend etwas zurückgegangen. Mit Prolan oder Präparaten aus dem Serum trächtiger *Stuten* konnten sie dagegen das voroperative Nebennierengewicht hypophysektomierter Tiere nicht halten.

HOUSSAY, BIASOTTI, MAZZOCCO und SAMMARTINO (1933b) erreichten mit einem zellfreien Hypophysenvorderlappenextrakt bei hypophysektomierten *Hunden* eine Hypertrophie der Nebenniere und Lipoidzunahme in den Rindenzellen.

SCHAEFER (1933) hat hypophysektomierten *Schlangen* jeden 2. Tag subcutan eine Hypophyse implantiert (Versuchsdauer 30 Tage). Die Elemente des Interrenale verloren zwar an Größe, nahmen aber wieder ihr typisches Aussehen, beurteilt nach Kern und Cytoplasma, an, welches sie nach der Hypophysektomie ohne Substitution verlieren.

JORES (1933b), JORES und BECK (1934) diskutierten, ob das Melanophorenhormon des Mittellappens der Hypophyse das „interrenotrope" Hormon sei, weil nach ROTH (1932), JORES und GLOGENER (1933) das Melanophorenhormon in den basophilen Zellen der Pars intermedia der Hypophyse gebildet werden soll. Außerdem hatte JORES (1933a) einen Antagonismus zwischen Adrenalin und Melanophorenhormon gesehen, was ihm auf eine Beziehung zwischen Nebenniere und Melanophorenhormon zu deuten schien. JORES und Mitarbeiter stellten also ein Melanophorenhormon her und behandelten damit *Kaninchen*-Böcke 8 Wochen lang. Sie meinten, bei den *Kaninchen* eine Vergrößerung des Nebennierengewichtes um 30% feststellen zu können, in erster Linie bedingt durch Rindenhypertrophie, ferner ein Steigen des Adrenalingehalts der Nebenniere.

ANSELMINO, HEROLD und HOFFMANN (1934) lehnten JORES' Melanophorenhormon als adrenotropen Faktor ab. Ihrer Ansicht nach mußte der von JORES benutzte Auszug eben den adrenotropen Faktor neben dem Melanophorenhormon enthalten haben. JORES und BECK (1934) meinten umgekehrt, daß der Hypophysenauszug von ANSELMINO und HOFFMANN (1934) ihrem Melanophorenhormon außerordentlich nahe stehen müsse. Heute hat diese Frage nur noch historisches Interesse.

Nach ANSELMINO, HOFFMANN und HEROLD (1934) läßt das corticotrope Hypophysenvorderlappenhormon die Reticularis der *Mäuse*-Nebenniere unbeeinflußt (vgl. hierzu S. 592). Hinzugefügt sei, daß ANSELMINO, HEROLD und HOFFMANN (1934b, c) nach Injektion eines wäßrigen Hypophysenvorderlappenextraktes bei weitgehendem Schwund der phäochromen Substanzen eine Aufhellung der Zellen des Nebennierenmarks mit Vacuolisierung des Cytoplasmas fanden. Das Mark war außerdem weitgehend hyperämisch. BIERRING (1935) erzielte mit einem alkalischen Extrakt aus dem Vorderlappen eine Hyperplasie der Fasciculata und des Markes *(Ratten)*, letztere angeblich zurückzuführen auf eine Schilddrüsenaktivierung, weil in dem Extrakt höchstwahrscheinlich auch thyreotropes Hormon enthalten war. Neben der Rindenhyperämie soll eine Vermehrung der chromaffinen Granula in den Markzellen eingetreten sein. Auch das Mark zeichnete sich schließlich durch Hyperämie aus.

Reiss, Balint, Oestreicher und Aronson (1936) konnten mit einem corticotropen Präparat die verbreiterte sudanophobe Zone hypophysektomierter *Ratten* auf ihre normale Breite einengen. Da sie auch eine Lipoidzunahme nach der Hormonbehandlung konstatierten (s. Bemerkung S. 585, 592), wollten sie die Stärke der Lipenchosis als Maß für die Wirkung des corticotropen Hormons benutzen. Jores und Beck (1936) arbeiteten dagegen einen Test für corticotropes Hormon aus, der sich auf die hormonal bedingte Rindenhypertrophie stützt.

Die Verbreiterung der Zona fasciculata (Anselmino, Hoffmann und Herold 1934) drückt sich in einer Gewichtsvermehrung der Gesamtnebenniere aus (vgl. dagegen Tonutti S. 261). Nach Jores und Beck ist eine corticotrope Einheit (c. E.) die Hormonmenge, die je Gramm Körpergewicht bei einer Gruppe von 5 infantilen *Mäusen* auf 2 Injektionen im Abstand von 6 Std verteilt, nach 24 Std eine Steigerung des Nebennierengewichtes um 50% hervorruft bzw. den Quotienten

$$\frac{\text{Nebennierengewicht in mg}}{\text{Körpergewicht in g}} \cdot 100, \text{ auf } 30,0 \text{ erhöht,}$$

der bei unbehandelten *Mäusen* 20,0 beträgt.

Hill und Gardner (1936) konnten mit der intratesticulären Implantation von Hypophysengewebe eine Wirksamkeit des Hypophysenvorderlappens bei unvollständig hypophysektomierten *Mäusen* demonstrieren. Die Hodenfunktion wurde wiederhergestellt, auch trat wieder eine gewisse Aktivierung der Nebennierenrinde ein.

Nach Moon (1937b) kommt es bei normalen *Ratten* nach Verabreichung von corticotropem Hormon zu Hypertrophie und Hyperplasie der Rindenzellen, im wesentlichen im Bereich der Glomerulosa und äußeren Abteilung der Fasciculata, also gerade an den Grenzen der sudanophoben Zone. Die Lipoide sollen aber im ganzen Rindenbereich zunehmen (s. Bemerkung S. 592). Zu den frühesten Zeichen der Hormonwirkung gehört die Lipoidbeladung der „sudanophoben" Zone. Davidson (1937) erreichte eine deutliche Nebennierenhypertrophie bei kastrierten und kastrierten, hypophysektomierten *Ratten* durch Gaben von 250—450 E eines corticotropen Hormons über 9—14 Tage. Zeichen für Hyperplasie der Rinde fand er aber im Gegensatz zu Moon nicht.

Atwell (1937) beobachtete an hypophysektomierten und thyreoidektomierten *Kaulquappen*, daß nach Zufuhr des adrenotropen Faktors von Collip, Anderson und Thomson (1933) eine Hypertrophie des Interrenale und eine Zunahme der Lipoidsubstanzen eintrat (vgl. ferner Miller und Riddles 1939b Versuche an hypophysektomierten *Tauben* S. 585).

Mit einem nicht ganz gereinigten ACTH-Präparat konnte Moon (1940) bei nur 4 Tage alten *Ratten* eine Vergrößerung der Nebennieren erzielen. Dies ist deshalb besonders bemerkenswert, weil der Stressmechanismus um diese Zeit bei *Ratten* offenbar noch nicht eingespielt ist (S. 574).

Nach intraoculärer, homoioplastischer Hypophysenvorderlappentransplantation fanden Schweizer, Charipper und Kleinberg (1940) bei hypophysektomierten *Meerschweinchen* zwar eine aktivierende Wirkung der Implantate auf die Gonaden, jedoch nicht auf die Nebennieren (vgl. aber hierzu die Angaben über weitere Implantationsversuche der Autoren S. 588ff.

Um 1940 wurden immer bessere corticotrope Auszüge aus dem Hypophysenvorderlappen hergestellt, beispielsweise von Gross und Cole (1940). Zu gleicher Zeit etwa wurde klargestellt, daß der Stressmechanismus über eine ACTH-Abgabe des Hypophysenvorderlappens auf die Nebennierenrinde einwirkt (Mulinos und Pomerantz 1941, vgl. S. 521).

Mit der Wirkung des corticotropen *Hormons* bei *Fischen* und *Amphibien* hat sich besonders Dittus (1939, 1941) befaßt. Substituiert man bei interrenopriven *Rochen* den Ausfall der Funktion des Interrenale durch Rindenhormone (Cortidyn, Cortin Degewop), so kann das Absinken der Atmung und damit auch die Kontraktion der Melanophoren hintangehalten oder behoben werden. Erzwingt man umgekehrt (Dittus 1937) durch Injektion von corticotropem Hormon bei normalen *Rochen* und *Haien* eine Überfunktion des Interrenalorgans, so tritt eine starke Vermehrung der Atemfrequenz und Vertiefung der Atmung auf, die nach einiger Zeit wieder abnimmt. Es zeigt sich weiterhin eine außerordentlich starke Expansion der Melanophoren, wie sie beim normalen Tier nie beobachtet werden kann. Spritzt man interrenopriven Tieren corticotropes Hormon, so tritt keine Veränderung der Atmung usw. ein. Melanophorenhormon und thyreotropes Hormon des Hypophysenvorderlappens konnten bei diesen Versuchen auf jeden Fall ausgeschaltet werden. Um diese Hormone zu umgehen, wurden die *Selachier* hypophysektomiert (Methodik bei Dittus 1939): die Melanophoren solcher Tiere kontrahieren sich nun vollständig (Wegfall des Melanophorenhormons). Das verwendete corticotrope Präparat (Promonta) war frei von Melanophorenhormon und anderen, nicht auf das Interrenale wirkenden Stoffen. (Über die Zellkernveränderungen im Interrenale unter Einfluß von corticotropem Hormon s. S. 189.) Gleich-sinnige Ergebnisse erhielt DITTUS beim *Axolotl* (s. a. KLEINSCHMIDT 1938).

Die Wirkung verschiedener Dosen von ACTH (200, 400, 500 mg) auf die Lipoide der Nebennierenrinde untersuchte besonders WEAVER (1941) an der normalen und kastrierten *Ratte* genauer. Bei normalen Tieren nahmen die doppeltbrechenden Substanzen, besonders im inneren Drittel der Rinde ab. Am Ende der 200 mg-Versuche war eine Hypertrophie der Neben-nierenrinde und eine Zunahme des doppeltbrechenden Materials nachzuweisen (Lipodiaprasie-Lipenchosis). In der 400 mg-Serie war es zwar auch zur Hypertrophie der Nebennierenrinde gekommen, die Lipenchosis war aber nicht nachzuweisen. In der 500 mg-Serie waren aber Hypertrophie und Lipenchosis wieder gemeinsam vorhanden. Außerdem fanden sich im äußeren Viertel der Rinde große doppeltbrechende Tropfen; in den mittleren $^2/_4$ kam es zur Ablagerung kleiner und mittelgroßer Tropfen bei relativ geringer Doppelbrechung auf dem Hintergrund eines feinen doppeltbrechenden Materials, im inneren Viertel zum Auftreten einzelner grober stark doppeltbrechender Tropfen.

WEAVER und NELSON (1943) haben diese Untersuchungen erweitert. Kastrierte *Ratten* reagierten nach ACTH mit einer 70%igen Nebennierenhypertrophie. Die auf Grund des Verhaltens doppeltbrechender Lipoide vorgenommene Zoneneinteilung (S. 329) wird gänzlich undeutlich. Schließlich sammelt sich das optisch aktive Material in Form gröberer Partikel verstreut in der ganzen Rinde an. Eine Zunahme wird als Hormonspeicherung aufgefaßt. Feine staubartige Partikel finden sich in Wand oder Lichtung der Rindencapillaren.

Bei höherer ACTH-Dosis (500 mg, verteilt über 20 Tage) wird eine 100%ige Hyper-trophie der Nebenniere erreicht. Die Beziehungen zwischen ACTH-Dosis und Nebennieren-hypertrophie seien so eng, daß man umgekehrt die Stärke von ACTH-Präparaten nach der Hypertrophie beurteilen könne. Das äußere Viertel der Rinde scheint nunmehr aus einer Verschmelzung von Glomerulosa und sudanophober Zone hervorgegangen zu sein. NELSON (1941a) glaubt, daß mit ACTH die Nebenniere von *Ratten* beiderlei Geschlechts auch zur Produktion und Abgabe von Sexualhormonen angeregt werden kann.

CUTULY (1941) transplantierte Hypophysenvorderlappengewebe in die vordere Augen-kammer hypophysektomierter *Ratten,* andererseits in die Sella turcica der Tiere zurück. Merkwürdigerweise besaßen die intraoculären Transplantate nur eine gonadotrope Funktion, die sellären Transplantate außerdem auch eine adrenocorticotrope Wirkung.

NOBLE und COLLIP (1941) veröffentlichten eine Reihe von Versuchen, nach denen die Wirkung des ACTH gesteigert werden kann, wenn man gleichzeitig Injektionen eines Hypo-physengesamtextraktes gibt.

ABELIN (1943) fand, daß eine Injektion eines Vorderlappenextraktes die Nebenniere einer mit Zucker gefütterten *Ratte* praktisch cholesterinfrei macht. Es bleibt nur das sog. „Organcholesterin", d. h. der konstitutive Cholesterinanteil des Gewebes in einer Menge von etwa 0,2—0,4% zurück; das ganze abgelagerte Cholesterin verschwindet.

Das Jahr 1942 bedeutet für die ACTH-Forschung einen entscheidenden Zeitpunkt. LI, SIMPSON und EVANS stellten zum erstenmal aus der Hypophyse des *Schafes* die voll-kommen gereinigte Substanz her. SAYERS, WHITE und LONG (1943) gelang ebenfalls die Gewinnung von ACTH aus der Hypophyse des *Schweines.*

Nachdem das gereinigte ACTH-Präparat gewonnen war, konnte erneut die Dynamik der chemischen Konstituenten der Nebennierenrindenzellen (vornehmlich Cholesterin, Ascor-binsäure) unter Einfluß des Hormons geprüft werden, mit dem Ziel, zunächst einmal Wider-sprüche in der älteren Literatur (s. o. die Angaben über das Lipoidverhalten nach Hypo-physenvorderlappenextrakten) zu beseitigen. Die wichtigen Beiträge von SAYERS, SAYERS, FRY, WHITE und LONG (1944), SAYERS, SAYERS, LIANG und LONG (1946), LONG (1947), SAYERS und SAYERS (1948), DEANE, SHAW und GREEP (1948), DUCOMMUN und MACH (1949), BRØCHNER-MORTENSEN, GEORG, HAMBURGER, SNORRASON, SPRECHLER, VIDEBAEK und WITH (1949) haben übereinstimmend ergeben, daß als erste ACTH-Wirkung in der Neben-nierenrinde, chemisch wie histochemisch nachweisbar, ein Abfall der Sudanophilie, des Cholesteringehaltes und der Ascorbinsäure erfolgt (= Phase der Diaprasie).

Im allgemeinen faßt man diese Diaprasie heute als Zeichen gesteigerten Aufbaues und rapider Abgabe von Rindensteroiden auf. Die periphere Wirkung der Corticoide kann in einfacher Weise am Blutbild abgelesen werden (*Lymphocytopenie:* DOUGHERTY und WHITE 1944a, 1945a, 1947, *Eosinopenie:* FORSHAM, THORN, PRUNTY, HILLS, 1948, Näheres S. 693).

Eingehender noch waren die histochemischen Untersuchungen der Nebennierenrinde erwachsener *Ratten*-Männchen von YOFFEY und BAXTER (1947). Die Autoren fanden nach Verabfolgung von Cortrophin (Organon; = ACTH-Präparat) zunächst Lipoidabnahme, später Zunahme. Der Phenylhydrazintest, angeblich auf Ketosteroide, wird intensiver und nimmt ein größeres Rindengebiet ein, während gleichzeitig das Gebiet der positiven Plasmalreaktion schmäler wird.

BERGNER und DEANE (1948) gaben hungernden *Ratten*-Männchen 10 mg ACTH. Inner-halb von 6 Std fiel die Intensität der Ketosteroidreaktion in der Nebennierenrinde; es kam zur Thymusatrophie. Nach 18 Std war bereits eine Vergrößerung der Nebenniere nachzuweisen. Nach 24 Std war das Leberglykogen erhöht (Gluconeogenese). Die Ausscheidung von Stickstoff und Cl stieg für 24 Std an. In einer weiteren Versuchsserie wurden täglich 12 mg ACTH über 12 Tage lang injiziert. Es ergab sich Hypertrophie der Nebenniere, vorübergehende Glykosurie, steigende N-Ausscheidung, Thymusatrophie, keine eindeutige Veränderung in Na-, K-, Cl- oder P-Ausscheidung. Cytochemisch schien die Glomerulosa unverändert, die Fasciculata war verbreitert. Nach 18 Std war ein Minimum an histochemisch nachweisbaren Ketosteroiden vorhanden. Nach 24 Std begannen sich aber die Ketosteroide bereits wieder aufzufüllen. Bei längerer Versuchsdauer blieben die Ketosteroide 8 Tage lang vermehrt, mit dem 12. Tag begannen sie aus dem inneren Fasciculatabereich zu verschwinden.

Die Autoren geben folgende Deutung der Befunde: Durch ACTH kommt es zur Ausscheidung der „Zucker"-Hormone aus der Fasciculata der *Ratten*-Nebenniere, nicht hingegen zur Abgabe von „Salz"-Hormonen aus der Glomerulosa.

YOFFEY und BAXTER (1949) behandelten erwachsene *Ratten*-Männchen mit subcutanen, teilweise auch mit intravenösen Injektionen von ACTH. Den intravenösen Injektionen folgte bereits eine Alarmreaktion, weil eine kurze Ätheranästhesie notwendig war. Die Fasciculata und Reticularis reagieren zeitlich in folgender Weise: Eine Stunde nach der ACTH-Injektion erscheint die Reticularis entleert (Plasmalreaktion, Phenylhydrazintest und Sudanophilie negativ), die Fasciculata dagegen erscheint noch normal. Drei Stunden nach ACTH-Injektion sind die Reaktionen im äußeren Bereich der Fasciculata verstärkt, nach 6 Std kommt es zu variablen Bildern. Im allgemeinen scheint nach der initialen Entleerung der Reticularis eine Normalisierung einzutreten, nach 24—48 Std von einer neuen Diaprasie gefolgt. Wegen der beträchtlichen Reaktionen im inneren Rindenbereich sind die Autoren nicht bereit, dem BENNETTschen Rindenschema mit postsekretorischer und senescenter Zone zu folgen.

Etwas aus der Reihe fallen die Befunde von SKELTON, FORTIER und SELYE (1949), die nach Verabreichung eines ACTH-Präparates (LAP = lyophilized anterior pituitary tissue, mit ACTH-Wirkung) eine Zunahme der Sudanophilie in der Nebennierenrinde bei gleichzeitigem Abfall von Cholesterin und Ascorbinsäure beschreiben. Die Zunahme der Sudanophilie steht im Widerspruch zu anderen Angaben. FORTIER, SKELTON, CONSTANTINIDES, TIMIRAS, HERLANT und SELYE (1950) sind diesem Widerspruch weiter nachgegangen.

SELYE und seine Mitarbeiter prüften zunächst noch einmal die zeitlichen Verhältnisse nach einmaliger Injektion von ACTH genauer. Dann benutzten sie Hypertensinogen, ein körperfremdes Eiweiß, um einen gut dosierbaren Stress zu erzeugen. Es erfolgte ein geringer Abfall der Sudanophilie in Reticularis und innerer Abteilung der Fasciculata. Die Konzentration der Ascorbinsäure veränderte sich praktisch nicht. Nach ACTH-Injektion kam es zu stärkerem Abfall der Sudanophilie im gleichen Rindengebiet nach 1 Std, doch schwand die Sudanophilie nicht vollends. Nach 3 Std war sie in allen 3 Rindenschichten zurückgegangen; nur ein schmales Gebiet in der Glomerulosa reagierte nicht. Nach 12 Std war der normale Sudanophiliezustand etwa wieder erreicht. Eine Ausnahme stellte die etwas geringere Sudanophilie in der Reticularis dar. Erhielten die Tiere aber die hohe Dosis von 20 mg ACTH in 6 gleichen Gaben zu je 0,2 cm³ subcutan *(Ratte)* über 24 Std verteilt, so sahen sie nur "an equal and slight depletion of lipids from the reticularis". Nach Zufuhr von insgesamt 38 mg ACTH über 48 Std verteilt in 24 Injektionen in gleichem Abstand und in gleicher Menge von 0,2 cm³ war die Sudanophilie normal oder sogar etwas verstärkt.

Diese Versuche zeigen deutlich, daß *Dosis* und *Zeitfaktor* bei Beurteilung der Lipoidaprasie und Lipenchosis einen maßgeblichen Einfluß haben. Die Bewegung des Cholesterins unter ACTH bzw. Stress geht aus Abb. 233 (S. 560) deutlich hervor (SAYERS und SAYERS 1948).

Die Diaprasie und Enchosis der Ascorbinsäure ist bereits erwähnt worden (s. auch bei Hungerversuchen S. 522, SAYERS, SAYERS, LIANG und LONG 1946, DEANE und MORSE 1948). Auch am *Verhalten der Ascorbinsäure* kann man die Bedeutung von ACTH-Dosis und Zeitfaktor studieren. Nach längerer Verabreichung von ACTH, tritt, getestet an der Ascorbinsäure, ein Wirkungsabfall ein. GORDON (1949) meint, es handle sich nicht um einen Mechanismus im Hypophysenvorderlappen, sondern um eine Regulation im Blut, etwa im Sinne einer Antigen-Antikörperreaktion. Er sah nach wiederholten Injektionen eines recht reinen ACTH einen Abfall der Ascorbinsäurediaprasie in der Rinde. Wurden die ACTH-Injektionen bei *Ratten* über 7 Wochen durchgeführt, dann war keine Wirkung am Ende der Versuchszeit zu verzeichnen. Außerdem enthielt das Serum dieser Tiere einen Stoff, welcher regelmäßig die durch ACTH an normalen *Ratten* auslösbare Vitamin C-Verminderung in der Nebennierenrinde hemmte.

Man kann daher SAYERS (1950) nur zustimmen, wenn er die *ACTH-Abgabe aus dem Hypophysenvorderlappen unter normalen Umständen für sehr gering* erachtet. Es würden sonst im Blut beträchtliche Gegenregulationen entstehen. Auch beim gesunden *Menschen* ist offenbar die ACTH-Menge im Blut so gering, daß sie mit den derzeitigen Mitteln nicht nachgewiesen werden kann. Erst bei der Nebenniereninsuffizienz erscheint nachweisbares ACTH im Blut der unbehandelten Patienten (TAYLOR, ALBERT und SPRAGUE 1949). Aber sogar dabei treten noch Überraschungen auf. So sahen TAYLOR, ALBERT und SPRAGUE (1949) 2 Patienten mit adrenocorticaler Hyperplasie, bei denen sie eine ACTH-Überproduktion angenommen hatten. Das Blut des einen Patienten bewirkte eine deutliche Diaprasie der Ascorbinsäure in der Nebennierenrinde bei der hypophysektomierten *Ratte*, Blut des zweiten Patienten, wie vom Gesunden, war wirkungslos. Daß auch eine Diaprasie der Carbonyl-lipoide unter ACTH-Wirkung anzunehmen ist, geht aus den Versuchen von ALPERT (1950) hervor (S. 557).

Schließlich bleibt die Dynamik der chemischen Konstituenten der Nebennierenrindenzelle unter ACTH nicht ohne *Einfluß auf die lichtmikroskopisch wahrnehmbaren Strukturen* (s. z. B. FELDMAN 1951, S. 522). Mit TONUTTI bezeichne ich diesen Übergang der hormonalen Dynamik aus dem submikroskopischen in den lichtmikroskopischen Bereich als ,,*morphokinetischen Effekt*". Den höchsten Grad dieser ACTH-Wirkung scheint McFARLAND (1945) beobachtet zu haben (s. S. 568).

Ein Blick auf die *physiologische Wirkung des ACTH* ergibt folgendes: Beim Menschen induziert das Hormon alle die Stoffwechselveränderungen, die man der Nebennierenrinde zuzuschreiben pflegt. Folgen wir einer Aufzählung von SAYERS (1950), so betrifft dies die diabetogene Veränderung im Kohlenhydratstoffwechsel, vor allem wohl durch die 11,17-Oxysteroide (BROWNE 1943, CONN, LOUIS, WHEELER 1948, FORSHAM, THORN, PRUNTY, HILLS 1948, McALPINE, VENNING, JOHNSON, SCHENKER, HOFFMAN, BROWNE 1948, SAYERS, BURNS, TYLER, JAGER, SCHWARTZ, SMITH, SAMUELS, DAVENPORT 1949), Natriumphorese (FORSHAM, THORN, PRUNTY, HILLS 1948, SAYERS, BURNS, TYLER, JAGER, SCHWARTZ, SMITH, SAMUELS, DAVENPORT 1949), Lymphocytopenie und Eosinopenie (FORSHAM, THORN, PRUNTY, HILLS 1948, HILLS, FORSHAM, FINCH 1948, DOUGHERTY und WHITE 1944a, 1945a, 1947, SAYERS, BURNS, TYLER, JAGER, SCHWARTZ, SMITH, SAMUELS, DAVENPORT 1949), die Natrium-retention, vor allem wohl über Desoxycorticosteronacetat (CONN, LOUIS, WHEELER 1948, FORSHAM, THORN, PRUNTY, HILLS 1948, McALPINE, VENNING, JOHNSON, SCHENKER, HOFF-MAN, BROWNE, 1948 PRUNTY, FORSHAM, THORN 1948, SAYERS, BURNS, TYLER, JAGER, SCHWARTZ, SMITH, SAMUELS, DAVENPORT 1949), Acne, Hirsutismus, vermutlich über andro-gene Rindenprodukte (CONN, LOUIS, WHEELER 1948, FORSHAM, THORN, PRUNTY, HILLS 1948, MASON, POWER, RYNEARSON, CIARAMELLI, LI, EVANS 1948).

Die Wirkungen des ACTH beim Menschen sind stark von der Dosis abhängig. Verände-rungen, wie sie in den ersten 4 Std nach einer einzigen Injektion von 25 mg ACTH beim Menschen eintreten, haben FORSHAM, THORN, PRUNTY und HILLS (1948) beschrieben. BROWNE, JOHNSON und McALPINE (1948) untersuchten dagegen die Wirkung großer ACTH-Dosen (210 mg, über 24 Std an ein gesundes Individuum verteilt).

Es kam zu Oligurie, Gewichtsanstieg, vermehrter Ausscheidung von 17-Ketosteroiden und neutralen reduzierenden Lipoiden, zu vermehrter Ausscheidung von Kalium, Retention von NaCl. Der Blutzucker stieg von 98 auf 148 mg-%, Glykosurie trat auf. Die N-Aus-scheidung im Harn stieg gering an (s. S. 598).

Auch über die Wirkung einer *lang dauernden Verabreichung von ACTH* liegen Unter-suchungen vor. FORSHAM, THORN, PRUNTY und HILLS (1948) verabfolgten 4—6 Tage lang täglich 40 mg ACTH. MASON, POWER, RYNEARSON, CIARAMELLI, LI und EVANS (1948) gaben 25—100 mg ACTH täglich, 12 Tage lang, ALBRIGHT, FORBES und BARTTER (1948) 6 Tage lang täglich 100 mg ACTH. Die Gruppe MASON, die mit einem ACTH-Präparat von LI arbeitete (aus *Schafs*-Hypophysen isoliert), stellte eine Zunahme der Ausscheidung von 17-Ketosteroiden und neutralen reduzierenden Lipoiden, aber keine deutlichen Ver-änderungen am Elektrolythaushalt fest. Dagegen beobachteten THORNS Gruppe sowie AL-BRIGHT, FORBES und BARTTER (1948), die ein ACTH-Präparat aus *Schweine*-Hypophyse benutzten, in allen Fällen eine Zunahme der Kaliumausscheidung und Abnahme der NaCl-Ausscheidung, solange das Hormon gegeben wurde. ALBRIGHT, FORBES und BARTTER (1948) haben dann aber auch mit Präparaten aus *Schafs*-Hypophyse kontrolliert und fanden die gleichen Elektrolytveränderungen.

Eine klare Wirkung des ACTH auf die Produktionssteigerung von Chemocorticoiden sah HECHTER (1949) in der isolierten, durchströmten Nebenniere.

Daß fast (!) alle diese unter ACTH beobachteten Reaktionen auch nach Stress eintreten, wurde bereits angegeben.

Es ist durch eine ganze Reihe von Untersuchungen fraglich geworden, ob ACTH die *Nebennierenrinde in ihrer Gesamtheit* gleichmäßig beeinflussen kann. Auf das zur Zeit viel diskutierte Problem einer funktionellen Unterteilung der Nebennierenrinde in Analogie zur anatomischen Zonierung wird andernorts eingegangen (S. 672ff.).

Zusatz I. Gibt es verschiedene Sorten von adrenocorticotropen Hormonen?

Diese Frage wurde schon von Noble und Collip (1941) diskutiert. Golla und Reiss (1941, 1942) behaupteten, daß es zwei physiologisch differente ACTH gäbe, ein „Adrenotrophe-A“, welches aus dem Hypophysenvorderlappen zu gewinnen ist und die Nebennierenrinde stimuliert, und ein „Adrenotrophe-B“, welches im Serum trächtiger *Stuten* vorkommen soll. Mit dem ersten soll man bei hypophysektomierten *Ratten* die weitere Atrophie der Nebennierenrinde hemmen bzw. das Nebennierengewicht wieder steigern können. Nur mit Hilfe dieses ACTH soll die sudanophobe Zone zum Verschwinden gebracht werden können.

Das zweite ACTH hemme ebenfalls die Nebennierenatrophie bei hypophysektomierten Tieren, besitze aber keinen Einfluß auf die sudanophobe Zone.

Indessen gelang es Evans, Pencharz, Meyer und Simpson (1933) nicht, ein die Nebennierenrinde beeinflussendes Hormon aus dem Serum trächtiger *Stuten* zu gewinnen. Bisher hat sich auch keine weitere Stütze für die Behauptung von Selye und Jensen (1946) ergeben, daß nämlich der Hypophysenvorderlappen ein „Glucocorticotrophin“, „Mineralocorticotrophin“, „Lipocorticotrophin“, „Testocorticotrophin“ sezerniere.

Zusatz II. Wirken auf die Nebennierenrinde andere Hypophysenvorderlappenhormone außer ACTH ein bzw. wirken andere Hormone über den Hypophysenvorderlappen und dessen Hormone außer ACTH auf die Nebennierenrinde ein?

Die zuerst zu erwähnende sog. N- und S-Hormonhypothese geht auf Arbeiten von Albright (1942, 1943, 1947), Reifenstein, Forbes, Albright, Donaldson und Carrol (1945), Talbot, Albright, Saltzman, Zygmuntowicz und Wixom (1947), Albright und Reifenstein (1948) zurück. Das S-Hormon soll ungefähr dem Cortison entsprechen, das N-Hormon androgene Wirkung haben. S-Hormon steht angeblich unter der Kontrolle von ACTH, N-Hormon unter der Kontrolle des Luteinisierungshormons (LH) des Hypophysenvorderlappens. Die Ausscheidung der 17-Ketosteroide soll als Index der N-Hormonproduktion zu benutzen sein.

Für diese dualistische Konzeption der Hypophysenvorderlappen-Nebennierenrindenbeziehung spricht einiges. Nach Zufuhr von Methyltestosteron, einem Androgen, welches nicht als 17-Ketosteroid ausgeschieden wird, fällt die Ausscheidung von 17-Ketosteroiden bei kastrierten Männern und Frauen (Reifenstein, Forbes, Albright, Donaldson und Carrol 1945). Diese Erscheinung wird folgendermaßen erklärt. Methyltestosteron wirkt über den Blutweg auf den Hypophysenvorderlappen, wo es die Produktion des Gonadotropins hemmt; das Gonadotropin ist verantwortlich für die Sekretion von N-Hormon. Es scheint allerdings das Methyltestosteron auch die Ausscheidung von Corticoiden im Urin zu senken (Venning, unveröffentlicht).

Zugunsten der dualistischen Hypothese könnte man weiterhin anführen, daß beim Cushing-Syndrom eine übermäßige Ausscheidung von S-Hormon, beim adrenogenitalen Syndrom dagegen eine übermäßige Ausscheidung von N-Hormon einsetzt.

Ganz besonders oft ist aus dem Vorhandensein der sog. *X-Zone in der Nebennierenrinde der Maus* (S. 709 ff.) und ihren Wandlungen im *Zusammenhang mit der sexuellen Reifung* auf eine besondere Kontrolle dieses Gebietes seitens der gonadotropen Faktoren des Hypophysenvorderlappens geschlossen worden (Näheres S. 716). So behauptet I. Ch. Jones (1949), man könne nach den Beziehungen zum Hypophysenvorderlappen 3 Zonen in der Nebennierenrinde der *Maus* unterscheiden. Die Glomerulosa existiere ziemlich unabhängig vom Hypophysenvorderlappen (S. 672 ff.), lediglich die in ihr gelegenen acetonlöslichen sudanophilen Stoffe stünden unter der Abhängigkeit des Hypophysenvorderlappens (ACTH). Die Fasciculata soll voll und ganz vom ACTH des Hypophysenvorderlappens abhängig sein. Die X-Zone werde vom Gonadotropin (wahrscheinlich LH, Luteinisierungshormon des Hypophysenvorderlappens) gesteuert. Das gleiche gilt nach Jones auch für die sekundäre, d. h. nach Kastration erwachsener *Mäuse*-Männchen auftretende X-Zone.

Nach Rotter (1949b, 1950) stimuliert das gonadotrope *Chorionhormon* die Innenzone der Nebennierenrinde, das innere Transformationsfeld. Folgende Überlegungen liegen dieser Meinung zugrunde. Eine Hyperplasie der inneren Rindenabschnitte und die nach der Geburt folgende Involution des Cortex fetalis (S. 276 ff.) kämen nur bei *Mensch* und höheren *Affen* vor. Nur bei diesen findet sich in Blut und Urin der Gravida gonadotropes Chorionhormon in beträchtlichen Mengen. Die mächtige Entfaltung der Innenzone der Nebennierenrinde des Keimlings beruhe auf der Wirkung dieses Hormons, während die Außenzone der Rinde (äußeres Transformationsfeld) in der intrauterinen Entwicklung mehr oder weniger inaktiv, hormonal unbeeinflußt bleibe.

Nach der Geburt muß die Innenzone abgebaut werden, weil das gonadotrope Hormon der Placenta ausfällt. Eine Parallele zu der Nebennierenrindenveränderung dürfte der

Abbau des Corpus luteum graviditatis sein. Die Geburtsinvolution der Nebennierenrinde wird mit TONUTTI gegen ERBSLÖH als eine „regressive Transformation" angesehen. Gegenüber TONUTTI weist ROTTER (1950) aber darauf hin, daß die Involution hier tatsächlich einen Zelluntergang bedeutet. Die Reticularis des Kindes wird nicht durch eine „progressive Transformation" atrophischer Rindenzellen der Rindeninnenzone aufgebaut, sondern durch Segmentierung der inneren Abteilung der Zona fasciculata.

Zu gleicher Zeit soll die Außenzone der Rinde eine Entfaltung erfahren, welche durch das ACTH des Hypophysenvorderlappens bedingt ist. Dieser Prozeß führe zur Entstehung der bleibenden Rinde, welche anfänglich praktisch nur aus Fasciculata besteht.

„Wir sehen in dem inneren Transformationsfeld, das die zentralen lipoidarmen Abschnitte der Zona fasciculata und die Zona reticularis umfaßt, eine akzessorische Geschlechtsdrüse, die beim Keimling vom gonadotropen Hormon der Placenta, beim Erwachsenen vom gleichartigen Hormon des Hypophysenvorderlappens stimuliert wird. Bei einseitiger Stimulierung des inneren Feldes, ein Fall, der nur beim Keimling realisiert ist, greift die Transformation weit auf die Zona fasciculata über, das erklärt uns die Armut der Innenzone an histochemisch nachweisbaren Lipoiden, auch wieder eine Parallele zum Corpus luteum graviditatis."

Den Abbau der Zona reticularis nach Ausfall des Chorionhormons bezieht ROTTER auf den in diesem Augenblick vorhandenen Mangel des Vorderlappens an Luteinisierungshormon, welches nach ENGLE im gonadotropen Chorionhormon ausschließlich vorhanden sein soll. Im inneren Rindenbezirk der Keimlingsnebenniere vermutet der Autor eine wichtige Progesteronbildungsstelle.

Während der Geschlechtsreife sollen sich im inneren Rindenbezirk wie im Ovar cyclische Prozesse abspielen, welche unter anderem rhythmische Abspaltungen von Zellballen auslösen, die dann allmählich zugrunde gehen. Die lipoidreichen Bezirke der Fasciculata werden dagegen von ACTH beeinflußt. Ob dies auch für die Glomerulosa gilt, oder ob diese auch von Gonadotropin stimuliert wird, bleibt zunächst unentschieden. Viele Behauptungen ROTTERs sind spekulativer Natur und bedürfen der experimentellen Nachprüfung.

Man hat versucht, mit anderen Hormonen eine Substitutionstherapie nach Hypophysektomie zu betreiben, aber die Erfolge sind gering. So kann man z. B. die Spermiogenese und das Hodengewicht durch Verabreichung androgener Stoffe nach der Hypophysektomie fast normal erhalten. Hingegen *atrophieren die Nebennieren trotz dieser Behandlung* (WALSH, CUYLER und McCULLAGH 1934, NELSON und GALLAGHER 1936, CUTULY, McCULLAGH und CUTULY 1937, NELSON und MARCKEL 1938). Das Nebennierengewicht jedoch konnte wenigstens teilweise nach Hypophysektomie gehalten werden, wenn infantilen *Ratten*-Männchen Testosteronpropionat gegeben wurde (CUTULY, CUTULY und McCULLAGH 1938, LEONARD 1942). In weiteren ähnlichen Experimenten konnte allerdings CUTULY (1942) die Testosteronwirkung nicht bestätigen. Die Nebennieren wurden atrophisch. Auch scheint nach Versuchen mit androgenen Stoffen am hypophysektomierten, infantilen *Ziesel* keine günstige Wirkung auf die Nebenniere erreicht werden zu können (ZALESKY, WELLS, OVERHOLSER und GOMEZ 1941). LEATHEM (1944) hypophysektomierte 27 oder 33 Tage alte *Ratten* (LONG-EVANS-Stamm). Die Tiere bekamen vom Tag der Hypophysektomie an tägliche subcutane Injektionen von 2,5 mg Testosteronpropionat (Perandren Ciba). Unter einer solchen, 5 bis 20 Tage währenden Behandlung konnte der Abfall des Nebennierengewichtes beträchtlich abgeschwächt werden.

SIMPSON, LI und EVANS (1942) haben dagegen mit androgenen Hormonen bei hypophysektomierten Tieren nur geringe Erfolge in bezug auf die Erhaltung der Nebenniere erzielt. Über die Wirkung anderer Hormone des Hypophysenvorderlappens als ACTH, sowie von Hormonen anderer endokriner Organe auf die Nebennierenrinde wurde auch im Zusammenhang mit dem Problem der sog. *kompensatorischen Hypertrophie* berichtet (S. 568).

9. Anencephalie und Nebenniere, sowie Hypothesen über die Beziehungen zwischen Nervensystem und Nebennieren.

Die Einfügung dieses Kapitels habe ich kurz zu begründen versucht (S. 584).

Aus der Kasuistik, die nachstehend ohne Anspruch auf Vollständigkeit aufgeführt wird, kristallisieren sich folgende Ergebnisse heraus: 1. sind die Nebennieren in Fällen von Anencephalie und anderen Hirnveränderungen oft hypoplastisch. Die vor allem von den älteren Autoren oft behauptete Aplasie können wir mit gutem Grund bezweifeln. GRUBER (1929) bemerkt, daß die Nebennieren oft so kümmerlich entwickelt sind, daß ihre Unterscheidung vom Fettgewebe der Umgebung schwer fällt. Wenn man noch bedenkt, in welchem Zustand die älteren Autoren die zu untersuchenden Leichen meist vorfanden, wird es verständlich, daß die äußerst empfindlichen Nebennieren, welche post-mortal sehr schnell Zersetzungserscheinungen aufweisen, ihren Nachforschungen entgingen. 2. Die *Hypoplasie der Nebenniere bei Anencephalie* dürfen wir trotz einiger Kritiker (KRAUS 1929) wohl am ehesten auf Störungen in den Beziehungen zwischen Hypophyse und Nebenniere zurückführen. Daß dabei das Neben-nierenmark wenig beteiligt ist, ist höchst bemerkenswert (vgl. hierzu S. 593).

VOGLI (1720): Anencephalie, Nebennieren fehlen. — WINSLOW (1732ff.): Wie vorher. — MORGAGNI (1740ff.): Hypoplasie der Nebenniere bei drei hirn- und schädellosen Feten. — GILIBERT (o. J., nach PAGEL 1929): Anencephalie, Nebennieren fehlen. — ELLER (1754): Aprosopie, Verkleinerung der Nebenniere. — BAYLE (1760): Anencephalie, Nebennieren normal. — RENARD (1765): Anencephalie, Nebennieren von der Größe einer kleinen Nuß. — BÜTTNER (1768): Anencephalie, Nebennieren fehlen. — HEWSON (1774) bestätigt RENARD (1765). — ODHELIUS (1785): Anencephalie, Nebennieren fehlen. — MONRO (1789): Wie vorher. — SOEMMERRING (1791ff.) bestätigt RENARD (1765). — KLEIN (1793): 2 Fälle von Anencephalie, Nebennieren normal, beschreibt aber auch bei Anencephalie Fehlen der Neben-nieren. — ISENFLAMM (1802, 1822): Anencephalie, Fehlen der Nebennieren. — VETTER (1802, 1803): In 4 Fällen von Anencephalie Fehlen der Nebennieren. — BUSCH (1803): An-encephalie, Nebennieren fehlen. — MECKEL (1806, 1818) hat Acephali spurii von *Katzen*, *Schweinen* und *Hunden* untersucht und die Nebennieren bei Gehirnmangel nie kleiner als normal gefunden. 1822 hatte er Gelegenheit 2 Geschwister zu untersuchen, die jeweils mit „Hirnbruch“ im Abstand von einem Jahr geboren waren. Das erste war ein weibliches Individuum mit Polydaktylie und anderen Mißbildungen. Die Nebennieren seien ungefähr um die Hälfte zu klein gewesen. Das zweite war ein männliches Individuum, bei dem er keine Nebennieren fand. Die Genitalien waren mißgebildet. Die Gehirnveränderungen sind recht unklar, weil unter anderem der Erhaltungszustand der Leichen sehr schlecht war. Die mutmaßlichen Beziehungen zwischen Gehirn und Nebennieren beschreibt MECKEL folgendermaßen: „Offenbar spricht für ein gegenseitiges Bedingen der Affection beider Organe sehr 1) der Umstand, daß sie auf gleiche Weise gehemmt erscheinen, ungeachtet sie so weit voneinander entfernt sind, daher keine mechanische Wirkung des einen auf das andere anzunehmen ist, und die zwischen ihnen liegenden Theile normal sind; 2) die gleich-zeitige stärkste Entwicklung derselben in den früheren Embryoperioden.“ — RIVIERA (o. J., nach PAGEL 1929): Verkleinerung der Nebennieren bei Hydrocephalus. — WAGLER (o. J., nach PAGEL 1929): Wie vorher. — OTTO (1811, 1814, 1816) fand die Nebennieren in einem von 3 Anencephaliefällen sehr klein und platt. — BRESCHET (1823): Hydrocephalus, Agenesie des Großhirns, Nebennieren abnorm klein. In einem zweiten ähnlichen Fall erwähnt er die Nebennieren nicht. — JOH. MÜLLER (1830) leugnet das Fehlen der Nebennieren bei Anencephalie. — COOPER (1832): Hypoplasie der Nebenniere bei Anencephalie. — RAYER (1837ff.): Anencephalie, Nebennieren fehlen. — SVITZER (1839): Weiblicher Hemicephalus, Gehirn und Rückenmark nicht entwickelt. Nebennieren vorhanden. — FOERSTER (1861): Anencephalie, Nebennieren fehlen. — LOMER (1884): Wie vorher (7 Fälle). Wenn Neben-nieren vorhanden, fand er ihr Gewicht nie höher als 0,5 g. — HYRTL (1874): „Daß sie (i. e. die Nebennieren) bei Acephalen fehlen, wurde durch BISCHOFFs Erfahrungen widerlegt.“ WEIGERT (1885) lehnte eine wesentliche Beziehung zwischen Nebennieren und Zentral-nervensystem ab. Daß die Nebennieren bei Anencephalie oder Hemicephalie besonders klein sind, führt er darauf zurück, daß eine Stimulation vom Sympathicus auf die Neben-nieren fehlt, weil in solchen Fällen auch ein Fehlen des oberen sympathischen Cervical-ganglions festzustellen sei. In einem anderen Fall aber hat WEIGERT das Ganglion nach-gewiesen. — LIEBMANN (1886) fand den Sympathicus bei Nebennierenhypoplasie gut aus-gebildet. In 2 Hydrocephalusfällen fand er die Nebennieren normal. — BIESING (1886): Unterentwicklung der Nebennieren bei 13 von 19 Hemicephalen. Die Unterentwicklung betrifft in erster Linie die Rinde. Den Sympathicus fand er bei den Hypoplasien gut ent-wickelt. — MAGNUS (1889) lehnt völliges Fehlen der Nebennieren bei Anencephalie ab. Er fand in 13 Fällen von Anencephalie lediglich Hypoplasie der Nebennieren. Den Sym-pathicus fand er gut ausgebildet. — ZANDER (1890): Hypoplasie der Nebenniere in 42 An-encephaliefällen. Das Organ scheint bei Anencephalie in kraniocaudaler und sagittaler, weniger in transversaler Richtung verkleinert zu ein. Nach ZANDER ist der Breitendurch-messer am wenigsten verkürzt. Die Nebenniere ist schmal wie eine plattgedrückte Sichel. ZANDER nimmt an, daß die einmal angelegte Nebenniere keine wesentlichen Veränderungen mehr erfahre. Bei Hydrocephalie hat ZANDER keine Unterentwicklung der Nebenniere gefunden. — CLEMENTE (o. J., nach PAGEL 1929): Fehlen der Nebennieren bei Anencephalie. — ALEXANDER (1891, 1892): Die Hirnmißbildung soll auf einer Störung der Nebennieren-anatomie und -physiologie beruhen. Diese Auffassung wurde schon von WEIGERT und ROB. MEYER (s. u.) abgelehnt. — CZERNY (1899): CZERNY fand bei 5 Hydrocephalusfällen auf das Nebennierenmark beschränkte Störungen, die bis zum Fehlen des Markes gehen könnten. Immer handelte es sich um beidseitige Veränderungen. Es müsse sich um Entwicklungsstörungen handeln. Nach CZERNY sollten besonders Kreislaufbeziehungen zwischen Hirn und Nebennieren bestehen. Bei Hydrocephalus hat CZERNY keine eindeutigen Nebennierenveränderungen feststellen können. — BAUCKE (1899): Hypoplasie der Nebenniere und des Thymus bei einem 25 Tage alten Mädchen. — ANTON (1902): Hirnhypertrophie, Thymus persistens, Nebennierenhypoplasie, cystische Umwandlung des Markes. — ILBERG (1902): 6 Tage altes Kind mit Hydrancephalie, Hämorrhagien in inneren Organen, strahliger Narbe im rechten Leberlappen (Lues?). Nebennieren flach und klein, die linke zeigte an der Stelle des Markes einen ausgedehnten Bluterguß. — WIESEL (1904): Störungen in der Entwicklung des Nebennierenmarkes bei einem 18- und einem 80jährigen Individuum. Bei einem Hydrocephalus fanden sich enge Blutgefäße, Kyphoskoliose, allgemeinen Hydrops, Infantilismus der Genitalien. Histologisch fanden sich nur spärliche Markzellhaufen um die Zentralvene mit schlechter Chromreaktion. Auch im Sympathicusbereich konnte er keine phäochromen Elemente auffinden. — KERN (1911): Anencephalie, relative Größe und bessere Entwicklung des Nebennierenmarkes, die Rinde kleiner als beim normalen Neugeborenen. — HIRSCHFELD (1911): Ähnlich wie vorher.

ROBERT MEYER (1912): Bei Anencephalie liegt meist eine sog. „Miniaturnebenniere" (WEIGERT) vor. Sie verhält sich zur normalen Neugeborenennebenniere wie die Säuglingsnebenniere zu dieser. Histologisch wird in der Hälfte der Fälle der Anschein einer relativen Größe und besseren Entwicklung, ja Hyperplasie des Markes erweckt, während die Rinde kleiner als beim normalen Neugeborenen zu sein scheint. Am besten erhalten pflegen Glomerulosa und periphere Abteilung der Fasciculata zu sein. Die inneren Schichten fehlen. Nach MEYER weichen Fettgehalt und Fettverteilung der Anencephalennebenniere nicht von den Verhältnissen beim normalen Neugeborenen ab. Je jünger die Individuen, desto gleichmäßiger erscheint die Fettverteilung. Nach dem 6. Monat macht die Sudanfärbung zwei fetthaltige Zonen sichtbar, die eine mittlere ungefärbte einschließen. Besonders viel Fett enthält zu dieser Zeit die Glomerulosa. Die großen Fetttropfen in den zentralen Rindenschichten legen den Gedanken an degenerative Fettablagerungen nahe. Es könnte also so scheinen, als ob bei der Anencephalie eine Unterentwicklung der inneren Rindenschichten vorliegt. In Wahrheit soll aber eine *verfrühte Markentwicklung* bestehen, in Abhängigkeit von einer verfrüht, d. h. in den letzten Fetalmonaten bereits vollzogenen endgültigen Ausgestaltung der Nebennierenrinde. Auch die sonstigen Paraganglien sind bei den Anencephalen sehr gut entwickelt. Der Durchmesser der Marksubstanz mißt 0,5—1,0 mm gegenüber 0,5 mm beim normalen Neugeborenen. Auch die normalerweise im 1. Lebensjahr erfolgenden Rindeneinstülpungen um die Zentralvenen sind bereits vollendet. Daß im übrigen die Nebennierenmißbildung der Anencephalie nicht zugrunde liegen kann, zeigt die Beobachtung normaler Nebennieren bei 2 Anencephalen im 2. bzw. 5. Fetalmonat. Bei dem 2 Monate alten Keimling erschien das Hirn gespalten und evertiert, bei dem 5 Monate alten Keimling lag eine ausgesprochene Hemicephalie vor. Die rechte Nebenniere war bei diesem ein wenig gegenüber der Norm verkleinert, im übrigen völlig intakt. Wenn überhaupt ein innerer Zusammenhang zwischen Anencephalie und Nebennierenmißbildung besteht, dann muß umgekehrt die Hirnmißbildung das Primäre sein. Immerhin hat MEYER doppeltes oder einseitiges Fehlen der Nebennieren in 50% der Fälle von Anencephalie gesehen. Bei aller Kritik lehnt MEYER aber die irgendwie kausal verankerte Konkordanz von Hirn- und Nebennierenmißbildung nicht ganz ab.

FALTA (1913, 1915): Fälle von Dystrophia adiposogenitalis und Hypoplasie der Hypophyse vergesellschaftet mit Hypoplasie der Nebennierenrinde. Damit tritt die Rolle der *Hypophyse* in den Kreis der Betrachtung. — LANDAU (1915) steht im großen und ganzen auf ähnlichem Standpunkt wie ROB. MEYER (s. o.). Er hat ebenfalls beobachtet, daß alle Prozesse der Oberflächengestaltung der Nebenniere bei den Anencephalen verfrüht durchgeführt werden.

HART (1917, 1920) hält einen ursächlichen Zusammenhang zwischen Mißbildungen des Gehirns mit solchen der Nebennieren nicht für bewiesen. — KLOPSTOCK (1922): Fehlbildung der Nebenniere bei Arhinencephalia completa. — VEIT (1922): Anschein einer relativen Größe und besseren Entwicklung des Nebennierenmarkes bei Anencephalie, während die Rinde kümmerlich entwickelt ist. — VRIES (1922): Weiblicher Hemicephalus, der 50 Std gelebt hat; der Zwilling war gesund. Beim Hemicephalus fehlte der Hypophysenhinterlappen, das Nebennierenmark war spärlich entwickelt. — DE VECCHI (1922): Bei 9 Fällen von Acranie fand er die Nebennierenrinde hypoplastisch, das Mark hyperplastisch. Daß der Thymus vergrößert war, paßt zu dem Nebennierenbefund (S. 688). — ARLOTTA (1924): Duplicitas parallela anterior, vieräugiger weiblicher Diprosopus mit auffallend kleiner linker Nebenniere. Die rechte Nebenniere schien normal zu sein. — GAIFANI (1924): Defekt der Nebenniere bei einem Acranier. — BÄR und JAFFÉ (1924): Die Nebennierenrinde von Anencephalen enthält bereits reichlich Cholesterin, was normalerweise erst vom 3. Lebensmonat an vorkommen soll.

Kohn (1924) hat mit allem Nachdruck auf die Bedeutung der *Hypophyse* für das Problem der Anencephalennebennieren hingewiesen. Sollte es nicht viel weniger der Mangel des ,,Gehirns", als vielmehr die Aplasie der Hypophyse sein, welche in einer Beziehung zur Aplasie oder Hypoplasie — vermutlich die häufigere Form — entgegen den teilweise dubiösen Angaben der älteren Autoren steht? Kohn konnte feststellen, daß die Hypophyse des öfteren in entsprechenden ,,Anencephalie"-Fällen fehlte. Statt dieser fand er manchmal nur große Bluträume, auch Abschnürungen vom Hauptorgan mit Bildung von ,,Nebenhypophysen". Stets will er eine Verminderung der Eosinophilen in den Resthypophysen beobachtet haben. An ihrer Stelle soll eine neue Zellart auftreten: große helle, scharf konturierte Elemente. Auch die Neurohypophyse fehlte oft. Wenn sie vorhanden war, war die Verbindung mit dem Drüsenteil ausgeblieben. Alle diese Befunde führten Kohn zu der Meinung, daß die Nebennierenverkleinerung die *Folge der Hemmungsmißbildungen an der Hypophyse* sei, entsprechend manchen späteren Atrophien der Nebennieren im Gefolge von Hypophysenerkrankungen. Bei 11 Anencephalen, die Kohn weiterhin untersuchte, war zwar überall eine Hypophyse nachzuweisen, aber in keinem Fall war sie völlig normal.

Wrete (1924): Bei Kraniorhachischisis sollen die Nebennieren klein sein oder fehlen. Bei einem Abortivei der 7. Schwangerschaftswoche mit Encephalomyeloschisis waren sie kleiner als normal (Rekonstruktion, Vergleich mit Nebennieren eines normalen gleichalten Embryos). Die Hirnmißbildung muß vor Anlage der Nebennieren schon in Gang gekommen sein. Wrete glaubt nicht ohne weiteres an die Richtigkeit der Hypophysenhypothese. — Rothschild (1925, 1927): Arhinencephalia completa, Aplasie der Hypophyse, Aplasie der Nebenniere. — Keene und Hewer (1925): Einer von 6 Anencephaliefällen wies die Nebennierengewichte von 0,35 g (links) und 0,27 g (rechts) auf (entsprechendes Normalgewicht 4,78 g). Die Nebennierenrinde des Anencephalen soll etwas breiter als die des normalen Säuglings nach vollzogenem postnatalem Umbau sein. Bei Cerebromeningocele mit starker Degeneration des Hirns fand sich starke Verkleinerung der fetalen Rinde; war nur das Kleinhirn ausgestülpt, dann erwies sich die Nebenniere als intakt. — Frazer (nach Keene und Hewer 1925): 25 mm langer anencephaler Embryo mit gut ausgebildeter Nebenniere (histologisch nachgewiesen). — Kiyono (1925): Anencephalie, Form der Nebenniere meist abgeplattet oder länglich-oval. Kiyono deutet seine Befunde so, daß die Rinde hypoplastisch angelegt sei bzw. frühzeitig im Wachstum stillstehe. Sie ist bei der Nebennierenhypoplasie der führende Abschnitt. Sowohl das allein für den Menschen typische vorbereitende Wachstum der Rinde, wie die Umbauvorgänge nach der Geburt fallen bei der Anencephalie fort. Die Reliefgestaltung soll sich aber ungestört weiter vollziehen. Die Rindenverschmälerung sei im übrigen vorgetäuscht durch eine Kompression der Rinde infolge Blutstauung. Da bei Anencephalen nach Rob. Meyer vor dem 6. Monat eine normale Nebenniere gefunden wird, muß dieser Termin für den Beginn der Nebennierenveränderungen irgendwie entscheidend sein. Der Kohnschen Hypothese steht Kiyono ziemlich ablehnend gegenüber. Er fand bei 7 von 11 Anencephaliefällen in der Hypophyse vorwiegend Eosinophilie, was Kohn gerade nicht beobachtet hat. Einmal waren auch Basophile vorhanden, die um diese Zeit normalerweise noch gar nicht nachzuweisen sein sollen. Die Blutgefäße waren stark erweitert, Blutungen lagen aber nicht vor. — Kratsch (1927/28): Die Nebennieren von 17 anencephalen Keimlingen waren immer verkleinert. Besonders waren Fasciculata und Reticularis verschmälert. Das Mark war gut entwickelt. Unverständlich ist die Ansicht, daß die stark lipoidhaltigen inneren Rindenschichten deswegen betroffen seien, weil auch das Gehirn so reich an Lipoiden sei. Der Autor scheint noch unter dem Einfluß der Myelinisierungshypothese zu stehen (s. u.). Die Nebenniere war stets mit einer Ausnahme in 2 Durchmessern verkleinert, im 3. oft vergrößert. 7mal überschritt der Breiten-, 6mal der Höhen- und 4mal der Dickendurchmesser die Norm. Der Breitendurchmesser hatte im Durchschnitt am wenigsten abgenommen. Die Rindenbreite betrug 0,25—1,00 mm, gegenüber 1—3 mm in der Norm. — Utter (1927): Männliche Mißgeburt von 3,8 kg. Vom Zentralnervensystem waren nur Rückenmark und Medulla oblongata ausgebildet. Nur linkerseits konnte eine Nebenniere von 0,3 g Gewicht nachgewiesen werden. Es wird, was ganz unwahrscheinlich ist, eine Hyperplasie der Rinde auf Kosten des Markes beschrieben. — Fritschek (1928): 38 cm lange weibliche Frucht ohne Schädeldecke mit rudimentärem Gehirn. Hypophyse und Nebennieren klein. — Pagel (1929): Der Autor weist vor allem darauf hin, daß der Prozeß der postnatalen Involution der Anencephalennebenniere bei der Geburt bereits abgeschlossen ist. — Gruber (1929): Unter 20 Fällen von Anencephalie, ad hoc untersucht, fand sich kein Nebennierenmangel. Stets waren allerdings die Nebennieren sehr hypoplastisch, mitunter kaum vom Fettgewebe zu unterscheiden. In einem Fall war die Nebenniere einer Seite in eine Hämatomcyste von fast normaler Nebennierengröße verwandelt. — HAMMAR (1929): Bei keinem von 19 Anencephaliefällen fehlten die Nebennieren. Allerdings waren sie stets subnormal in bezug auf ihr Gewicht, außer in einem Fall, wo sie die Norm sogar überschritten.

KRAUS (1929): Kritik der Hypophysenhypothese von A. KOHN (s. o.). Beschreibung eines epignathischen Teratoms der Hypophysengegend. Trotz Fehlens der Neurohypophyse und der dadurch bedingten Unterbrechung zwischen Drüsenteil und Zwischenhirn, wie sie auch bei der Anencephalie vorhanden sind, waren intakte Nebennieren vorhanden. Die Hypophysenveränderungen von offenbar längerer Dauer hätten nach der KOHNschen Theorie auf jeden Fall Nebennierenveränderungen erwarten lassen. KRAUS erscheint das Vorderhirn von größerer Bedeutung, welches in seinem Fall intakt war. Wenn ein schwerer Schaden des Hypophysenvorderlappens vorgelegen hätte, dann hätte meines Erachtens die Nebenniere atrophieren müssen. Außerdem beachtet KRAUS nicht die Frage, wann der Hypophysen-Nebennierennexus für die Genese der Nebenniere von Bedeutung ist.

MOEHLIG (1931): Nebennierenveränderungen bei Anencephalie bestehen in ausschließlicher Veränderung der Rinde; das Mark ist unbeteiligt. — PANSE und GIERLICH (1949): Acardius, Anencephalus (einer von Zwillingen), Niere und Nebennieren fehlen. (vgl. ferner TÖRÖK 1951).

Zusatz I. Die „Myelin"-Hypothese.

Wir haben bei Besprechung der Beziehungen zwischen Anencephalie und Nebennierenmißbildung gelegentlich darauf hingewiesen, daß nicht alle Untersucher das Primum movens in der Hirnmißbildung sahen, sondern umgekehrt in der Nebenniere, die ihrerseits das Zentralnervensystem beeinflussen sollte (ALEXANDER 1891, 1892 u. a.).

ELLIOTT und ARMOUR (1911) versuchten die Frage nach den Beziehungen von Nebenniere zu Zentralnervensystem durch einen weiteren Gedanken zu klären. Es fiel ihnen auf, daß die *Primaten* mit dem kompliziertesten Gehirn, in welches ihrer Meinung nach auch das meiste Myelin bei der Markreifung eingehen müßte, als einzige die merkwürdige postnatale Involution der inneren Rindenschichten der Nebenniere aufweisen (S. 276 ff.). Sollte die beim Keimling so auffallend breite Nebennierenrinde nicht sozusagen ein Reservoir komplizierter Lipoide darstellen, welche bei der Myelogenese verbraucht würden, woraus sich dann die Involution erklären ließe? Auch LANDAU (1915) hat eine Verwendung der eingeschmolzenen Nebennierenrindenmassen bei der Markreifung im Zentralnervensystem in Betracht gezogen. CAZZANIGA (1922), JONSON und ÅDERMAN (1926) dachten dabei besonders an eine Rolle des in der Nebennierenrinde nachgewiesenen Cholesterins (vgl. hierzu auch KRATZSCH 1927/28, S. 602).

Neben HILL (1930) ist OMURAS (1930) Nachweis zu nennen, daß das Gewicht der Gewebe bei länger dauernder Verabreichung von Nebennierenrindenextrakten durch Zunahme des Fettgehaltes steigt. Seine Angabe bestätigt GOLDZIEHER (1934) insofern, als nach Injektion von Rindenextrakt die Blutlipoide absinken, weil sie vom Gewebe festgehalten werden. NOEL und PIGEAUD (1931) glauben gleichfalls an einen Einfluß der Nebenniere auf die Lipoide des Zentralnervensystems. Sie beschreiben beim *menschlichen* Keimling eine gewisse Veränderung des sekretorischen Cyclus in der Nebennierenrinde im 5. Embryonalmonat. Zu diesem Zeitpunkt sollen die cytologisch aktiven Elemente verschwinden, dafür helle Zellen auftreten und schließlich die Spongiocyten dominieren. Sie folgern daraus: «Est-il permis d'établir une relation entre ce fait et l'achèvement du gros travail d'élaboration des substances nécessaires à la constitution des centres nerveux?» In der zusammenfassenden Arbeit über die Säugetiernebennieren von BOURNE (1949) gibt der Verfasser auch einige Gründe für eine Beziehung zwischen Nebennierenrinde und Gehirn an, muß aber dann doch mit einem Hinweis auf mangelnde experimentelle Belege schließen.

Zusatz II. Einige weitere Angaben über Beziehungen zwischen Nebennieren und Zentralnervensystem.

Bei Geisteskrankheiten (Paralyse, Epilepsie, Dementia praecox) sind von der Norm abweichende Nebennieren beschrieben worden. BIEDL (1916) hat besonders auf das hohe Gewicht der Nebenniere in solchen Fällen hingewiesen. Ferner sollen bei „Megalencephalie" gelegentlich Nebennierenveränderungen zu beobachten sein (FRITZE 1919).

10. Die Beziehungen zwischen Zirbeldrüse und Nebennieren.

Hierbei kann ich auf die Zusammenfassung von BARGMANN (dieses Handbuch 1943b) hinweisen, deren Inhalt und kritischer Stellungnahme ich kaum etwas hinzuzufügen habe.

Weder scheint die Entfernung der Epiphyse die Nebenniere, noch die Adrenalektomie die Epiphyse zu beeinflussen (LEHMANN, DEMEL 1926, 1927, 1929, KOHN 1930, DEN HARTOG JAGER und HEIL 1935). Bei Morbus Addison wurden keine auffälligen Zirbelveränderungen beobachtet (BERBLINGER 1920, 1922, 1926b, 1929, ORLANDI und GUARDINI 1929). UEMURA (1917) erwähnt zwar eine starke Atrophie der Epiphyse eines Addison-Kranken, v. KUP (1937a, b, c) die schwache Entwicklung der Zirbel eines 3,5 Jahre alten Knaben, der infolge eines malignen Nebennierenrindenadenoms an einer Pubertas praecox litt. BARGMANN (1943) hat aber sicher recht, wenn er sagt, daß das Vorkommen gleichartiger Epiphysen-veränderungen bei Hyper- wie Hypofunktion der Nebenniere gegen spezielle funktionelle Beziehungen zwischen beiden Organen spricht. v. KUP meint allerdings, zwischen Neben-nierenrinde und Zirbel bestehe ein Antagonismus (ATKINSON 1939); bei Nebennierenrinden-geschwülsten, welche mit Pubertas praecox einhergehen, wird nach seiner Auffassung „die Funktion der antagonistischen Zirbel in den Hintergrund gedrängt, wodurch das Wachstums-hormon der Adenohypophyse in gesteigertem Maße zur Geltung gelangt". Die Mitteilung von URECHIA und ENKES (1924) über die günstige Wirkung des Epiglandols auf die Asthenie bei einem Addison-Kranken kommt keine wesentliche Bedeutung für die Frage der Nebennieren-Epiphysenbeziehung zu, ebensowenig der Angabe von KOTHMANN (1939), der durch Verfütterung von Epiphysen eine Gewichtsverminderung und geringeren Umfang der Zona fasciculata der Nebenniere des *Hundes* erzielt haben will. KOTHMANNS Angaben beruhen nach BARGMANN (1943) auf einem zu geringen Untersuchungsgut.

11. Einleitung zu Kapitel 12—14.

Die endokrinen Organe sind allseits funktionell miteinander verkettet. So stehen die Nebennieren — wenn dies sicher auch die wichtigste Kette sein mag — nicht nur mit dem Hypophysenvorderlappen in enger Beziehung, sondern auch mit der Schilddrüse, den LANGER-HANSSCHEN Inseln, den Keimdrüsen usw. Die Beziehungen zu letzteren spielen zweifellos eine besondere Rolle. Da von manchen Autoren sogar ein anatomisch umschriebenes Gebiet der Nebennierenrinde, zumindest bei manchen Species, als ein für die Sexualfunktion wesent-liches Feld betrachtet wird, sollen die sexualbiologischen Probleme der Nebenniere erst nach der Darstellung dieser „Felderhypothesen" der Rinde besprochen werden (S. 672ff.).

Die Frage der Beziehungen zu den LANGERHANSSCHEN Inseln, zum Thymus usw. berührt die Stoffwechselfunktionen der Nebenniere in so hohem Maße, daß wir sie erst nach Kenntnis-nahme der Wirkstoffe der Drüse näher betrachten wollen. Das gilt natürlich auch von den Beziehungen zwischen Schilddrüse und Nebenniere. Indessen läuft offenbar eine Reihe von Hypophysen-Nebennierenregulationen gleichsam im Nebenschluß auch über die Schild-drüse, so daß es berechtigt erscheinen mag, im Anschluß an die Hypophysen-Nebennieren-beziehungen diejenigen zwischen Schilddrüse und Nebenniere zu besprechen.

Dabei werden wir zunächst die von der Schilddrüse auf die Nebennierenrinde sich er-streckenden regulatorischen Funktionen besprechen (Kapitel 12, S. 604). Danach sollen die zwischen Schilddrüse und Nebennierenmark bestehenden Beziehungen (Kapitel 13, S. 612) geschildert werden. Kapitel 14 (S. 613) bringt die spärlichen Bemerkungen über die Beziehungen zwischen Epithelkörperchen und Nebenniere.

12. Korrelationen zwischen Schilddrüse und Nebennierenrinde.

Nach LEUPOLD (zit. nach SCHILF 1922) und SCHILF (1922) besteht kein konstantes *Ge-wichtsverhältnis* zwischen Schilddrüse und Nebenniere. HAMMETT (1924) nimmt dagegen eine positive Korrelation zwischen dem Schilddrüsen- und Nebennierengewicht bei männ-lichen und weiblichen *Ratten* an. Die Beziehung sei allerdings bei den Männchen deutlicher als bei den Weibchen. Bei etwas verstärkter Schilddrüsentätigkeit bleibt bei den Männchen die Beziehung zur Nebenniere erhalten, bei den Weibchen angeblich nicht.

Eine unmittelbare Beziehung zwischen Schilddrüse und Nebenniere wird von TONUTTI (1942c) abgelehnt; die zwischen beiden Organen bestehenden Korrelationen sollen immer des Hypophysenvorderlappens als einer Vermittlungsstelle bedürfen.

a) Die Wirkung einer Hypofunktion der Schilddrüse auf die Nebennierenrinde.

HOSKINS (1910b) behauptete, die Thyreoidektomie führe bei trächtigen *Meerschweinchen* zu einer 20%igen Gewichtszunahme der Nebennieren der neugeborenen Tiere. Bei der *Ratte* bewirkt eine Thyreoidektomie eine Verkleinerung der Nebenniere (HERRING 1920b). SCHILF (1922) berichtet lediglich referierend, eine Reihe von Versuchen habe nach Schild-drüsenexstirpation Hypertrophie und Hyperplasie der Nebennieren ergeben. Offenbar hat man anfangs an eine Art kompensatorische Hypertrophie der Nebenniere nach Ausschaltung der Schilddrüse und umgekehrt gedacht. In der Literatur (s. u.) finden sich mehrere solche Hinweise. Dadurch geriet man anfänglich in einige Diskrepanzen zwischen Befunden und Lehrmeinung. Auch bei Thyreoaplasie gibt es nach SCHILF kein konstantes Verhalten der Nebennieren.

Es kann aber heute kaum einem Zweifel unterliegen, daß die Nebennierenrinde nach einer Thyreoidektomie einer mehr oder minder starken *Atrophie* anheimfällt.

Nach der Pubertät bewirkt die Thyreoidektomie bei *Ratten*-Männchen (100 Tage alt) eine 9%ige *Gewichtsabnahme* der Nebenniere, bei Weibchen (150 Tage alt) eine 28,8%ige Gewichtsabnahme (HAMMETT 1923, 1926, vgl. auch ZWEMER 1938). Allerdings behauptet GOLDBERG (1927), daß er bei thyreoidektomierten *Schafen* und *Ziegen* eine Hypertrophie der Nebenniere gesehen habe. Indessen ging eine Synergie von Schilddrüse und Nebenniere auch bald aus rein physiologischen Versuchen hervor. So beobachtete DEMARIA-MASSEY (1927) bei der *Ratte* sowohl nach Thyreoidektomie wie nach Adrenalektomie eine Abnahme des Gaswechsels und eine Summation dieser Abnahme, wenn beide Drüsen exstirpiert wurden. SUN (1929) stellt Degeneration von Rindenzellen und Lipoidverlust nach Thyreoidektomie fest. LOESER (1933) konnte die mit thyreotropem Hormon des Hypophysenvorderlappens erreichbare Hypertrophie der Nebennierenrinde durch Thyreoidektomie beim *Meerschweinchen* verhindern. Andererseits erreichte er mit einem anders zubereiteten Hypophysenvorderlappenextrakt, der vermutlich genügende Mengen von ACTH enthielt, auch bei thyreoidektomierten *Meerschweinchen* eine Rindenhypertrophie der Nebenniere, ein schöner Beweis für die direkte ACTH-Wirkung und die Wirkung des Thyreotropins über die Schilddrüse auf die Nebenniere. ADAMS und BOYD (1933) beobachteten bei *Triturus viridescens* nach Hypophysektomie wie nach Thyreoidektomie nach 3 Monaten eine Verminderung des absoluten Durchschnittsvolumens des Rindengewebes bei relativer Zunahme gegenüber dem außerordentlich zurückgehenden Körpergewicht der Tiere. Das Lipoid nahm in den Rindenzellen ab, Zellgröße und Zellkerngröße verminderten sich. Nach einem Intervall von 5 Monaten waren die Veränderungen noch deutlicher.

Die Thyreoidektomieversuche sind für die *Frage der ACTH-Wirkung* (s. o., LOESER 1933) sehr wichtig geworden. EMERY und WINTER (1934), McQUEEN-WILLIAMS (1934) glaubten festgestellt zu haben, daß die nach Verabreichung von Hypophysenvorderlappensubstanz *(Rind)* auftretende Hypertrophie der *Ratten*-Nebenniere nach Thyreoidektomie der *Ratten* ausbleibt. McQUEEN-WILLIAMS (1934) behauptet außerdem, daß auch die Nebennierenhypertrophie, welche bei *Meerschweinchen* nach Implantation von *Rinder*-Hypophysen eintritt, durch Thyreoidektomie verhindert werden könne. Eine Bestätigung der Versuche von McQUEEN-WILLIAMS müßte zur Annahme führen, daß das ACTH nicht direkt auf die Nebennieren wirkt, sondern den Umweg über die Schilddrüse einschlagen muß. Indessen haben bereits weitere Versuche von WINTER und EMERY (1936) ergeben, daß die von der Hypophyse aus gesteuerte kompensatorische Hypertrophie der Nebenniere nach unilateraler Adrenalektomie (S. 567 f.) auch *nach Entfernung der Schilddrüse ungestört* abläuft.

ATWELL (1937) zeigte, daß bei hypophysektomierten und thyreoidektomierten *Kaulquappen* nach Zufuhr des „adrenotropen Faktors" von COLLIP, ANDERSON und THOMSON (1933) eine Hypertrophie des Interrenale und eine Zunahme der Lipoidsubstanzen eintritt; dem steht eine Atrophie des Interrenale nach Hypophysektomie und Thyreoidektomie gegenüber. JORES und BOECKER (1937) wiesen nach, daß total thyreoidektomierte *Meerschweinchen* nach Zufuhr eines corticotropen Hormons eine ebenso starke Nebennierenvergrößerung wie Kontrolltiere mit Schilddrüse zeigen. Damit dürfte die Frage des Wirkungsweges von ACTH entschieden sein.

Eine genauere Besprechung verdienen die verschiedenen Arbeiten TONUTTIs (1942c, 1943a, 1944, 1945) über die Wirkung der Schilddrüsenentfernung auf den Feinbau der Nebenniere. Nach Thyreoidektomie tritt die regressive Transformation (S. 258 ff.) im äußeren und inneren Transformationsfeld besonders klar hervor. Beim *Meerschweinchen* bleibt schließlich nur ein schmaler Streifen der Fasciculata lipoidbeladen, während in den beiden Transformationsfeldern eine beträchtliche Fettverarmung einsetzt. In der Glomerulosa spielt sich geradezu eine bindegewebige Rückbildung ab. Die Zellen verkleinern sich, werden von dicken Bindegewebsbündeln umgeben und gegen die Fasciculata durch Bindegewebe gut abgegrenzt. In den Zellen des inneren Transformationsfeldes sind die „siderophilen" Einschlüsse (S. 198) vermehrt, unter Umständen so stark, „daß die regressive Transformation bei *Cavia* nicht zur Volumverkleinerung des Organs führt, sondern sich auch bei hypertrophischen Nebennieren finden kann".

Tonutti bezieht diese Veränderungen auf eine Verminderung der corticotropen Leistung des Hypophysenvorderlappens nach Thyreoidektomie. Bekanntlich erfolgen nach der Entfernung der Schilddrüse im Hypophysenvorderlappen *(Ratte)* Reaktionen, die bis in die Morphe hineingehen (Auftreten der sog. Thyreoidektomiezellen). „Die Störung der thyreotropen Teilfunktion des Hypophysenvorderlappens als Entstehungsort der glandotropen Hormone greift also auf eine zweite Teilfunktion, nämlich die corticotrope über, und zwar in gegensätzlichem Sinne hinsichtlich Mehr- oder Mindererzeugung."

Übrigens weist Tonutti darauf hin, daß eine vollständige Thyreoidektomie keineswegs einfach ist. Geringste zurückgelassene Schilddrüsenreste besitzen eine außerordentlich große Regenerationskraft und können so das erwartete Bild beträchtlich stören. Sicher gehen manche Widersprüche über Thyreoidektomiefolgen auf methodische Unzulänglichkeit zurück.

Im weiteren glaubt Tonutti nicht, daß die unmittelbar nach Schilddrüsenentfernung eintretende Verminderung des Thyroxinspiegels im Blut die wesentliche Ursache der Nebennierenveränderungen sei. Er denkt mehr daran, daß die Steigerung der thyreotropen Funktion des Hypophysenvorderlappens nach dem Eingriff sozusagen auf Kosten der ACTH-Produktion geht (über Tonuttis Vorstellung von einer Sekretionsbiologie des Hypophysenvorderlappens s. auch S. 611).

Bei der thyreoidektomierten *Ratte* tritt eine deutliche Volumenreduktion der Nebenniere auf etwa $^1/_3$ ein. Die sudanophobe Zone ist deutlich, es kommt überhaupt zu einer Fettentspeicherung. Gröbere Fetttropfen finden sich jetzt unmittelbar nach innen von der sudanophoben Zone. Die Kapsel soll sich verdicken. In der Rinde treten Zell- und Kernrückbildungen auf. Nach innen von der sudanophoben Zone können eisenhaltige Zellen auftauchen. Zuerst erscheinen die eisenpositiven Partikel schmutzig-blaugrün gefärbt, weiter nach innen blau (Methode von Tirmann und Schmelzer, S. 375). „Die Kapsel enthält ein basales sehr dichtes Zellager, ..., indem peripher sich Rindenzellen entspeichern, verkleinern und basal an und in die Kapsel sich lagern." „Die Glomerulosa erfährt gleichfalls regressive Veränderungen und wird wohl fast ganz entspeichert und in die Kapsel einbezogen, ..." Im allgemeinen sehen die Veränderungen nach Thyreoidektomie den nach Hypophysektomie zu beobachtenden ziemlich ähnlich.

Eingehend haben sich auch Deane und Greep (1947) mit der Veränderung der *Ratten*-Nebenniere (Long-Evans- und Sprague-Dawley-Stämme) nach Thyreoidektomie (vgl. auch Feldman 1951) usw. beschäftigt. Nach Entfernung der Schilddrüse schrumpft das Nebennierengewicht von 19 auf 13 mg-% je 100 g Körpergewicht, das Thymusgewicht von 160 auf 70 mg-%. Die Nebennierenverkleinerung beruht in erster Linie auf einem Abbau in der Zona fasciculata. Im Gegensatz zur Beschreibung von Tonutti heißt es weiterhin: "The glomerulosa appears broader than normal and to contain more lipid." Die sudanophile Zone in der Fasciculata verschmälert sich dagegen laufend. Auch die Ketosteroidreaktionen nehmen an Intensität ab. Dagegen belädt sich die Glomerulosa stärker mit Ketosteroiden, was man schon an der Zunahme der doppeltbrechenden Substanzen erkennen kann (vgl. Deane und Morse 1947, Nelson und Wheeler 1948b, Weisschedel 1949).

Die Atrophie der *Fasciculata* bei Hypothyreoidismus — gleichgültig, ob durch eine Thyreoidektomie oder eine andere Ursache entstanden — bestätigen Rokhlina (1940), Leblond und Hoff (1944), Glock (1945), während sie Williams, Weinglass, Bissell und Peters (1944), Leathem (1946) nicht beobachtet haben. Der Lipoidabfall in der Fasciculata ist progredient; damit unterscheidet er sich von der Lipodiaprasie beim Stress, auf welche zumeist eine Lipenchosis folgt.

Die Beladung der *Glomerulosa* mit doppeltbrechendem Material spricht nach Deane und Greep (1947) sowie Weaver und Nelson (1943) für eine gewisse Inaktivität der Zone. Sie versuchen diese durch einen gewissen Abfall des Blutcalciumspiegels bei den *Ratten* zu erklären, wie er durch die nicht zu vermeidende Parathyreoidektomie eintreten muß (TWEEDY und CHANDLER 1929). Das Bild der Glomerulosa sieht bei Thiouracilbehandlung anders als nach Thyreoidektomie aus (s. u.). Die Veränderungen im Bereich der Glomerulosa kann ich aber ganz und gar nicht als Zeichen der regressiven Transformation eines äußeren Transformationsfeldes verstehen. Wenn überhaupt, dann würde meines Erachtens der Ausdruck „äußeres Transformationsfeld" auf die nach Thyreoidektomie besonders deutlich hervortretende sudanophobe Zone zutreffen.

Die bis jetzt angezogene Literatur betraf den durch Thyreoidektomie erzeugten Hypothyreoidismus und seine Wirkung auf die Nebennierenrinde. Nunmehr wird über andersartig bedingte Einschränkungen der Schilddrüsentätigkeit und ihre Folgen für die Rinde berichtet.

HAMMAR und HELLMAN (1920) sahen in einem Fall mit ganz wenig *Schilddrüsensubstanz* untergewichtige Nebennieren. Nach VERZÁR und VASÁRHELYI (1924) setzt *Vitamin B-Mangel* die sekretorische Tätigkeit der Schilddrüse herab, wobei es aber zu einer Vergrößerung der Breite der Nebennierenrinde kommen soll (VERZÁR und PETER 1924), was vielleicht als eine von der Schilddrüse weniger abhängige reine Stresswirkung (ACTH-Wirkung) angesehen werden kann.

Es liegt nahe, auch eine verringerte Aktivität der Nebennierenrinde beim *Myxödem* anzunehmen. Indessen scheinen bisher wenige Untersuchungen in dieser Hinsicht vorzuliegen. MEANS (1949) berichtet, daß nach dem Eosinophilentest zu schließen beim Myxödem eine wenig aktive Nebennierenrinde vorhanden zu sein scheint.

Seit etwa 1940 ist die Untersuchung der sog. *thyreostatischen Stoffe* ganz besonders vorangetrieben worden. Die hierbei entstehende Hypofunktion der Schilddrüse muß nach den Mitteilungen über die Thyreoidektomiewirkungen auch an der Nebenniere Spuren hinterlassen.

KENNEDY und PURVIS (1941) behaupten eine Nebennierenhypertrophie nach Verfütterung von *Semen Brassicae*, welcher antithyreoidale Stoffe enthält, während RICHTER und CLISBY (1942), WILLIAMS, BISSELL, JANDORF und PETERS (1944), GORDON, GOLDSMITH und CHARIPPER (1944) eine Wirkung auf die Nebennierengröße leugnen.

Eine andere Untersuchergruppe meint, daß die Gewichtsveränderungen der Nebennieren bei Verabreichung thyreostatischer Substanzen mit den Körpergewichtsveränderungen ganz parallel gehen; mithin zeige das relative Nebennierengewicht keine Veränderungen (LEBLOND und HOFF 1944, WILLIAMS, WEINGLASS, BISSELL und PETERS 1944, LEATHEM 1945b, 1946a, SMITHCORS 1945).

Eine 3. Gruppe nahm *wesentliche Veränderungen in der Nebenniere nach Verabreichung thyreostatischer Substanzen* an (TEPPERMAN, ENGEL und LONG 1943a; ENDICOTT, KORNBERG und DAFT 1944: Hämorrhagien und Nekrosen in der Nebennierenrinde; DAFT, KORNBERG, ASHBURN und SEBRELL 1946). GLOCK (1945) beobachtete, daß Thioharnstoff oder Thiouracil bei *Ratten* eine Nebennierenrindeninsuffizienz verursachen. Die Tiere gehen zugrunde, wenn solche Stoffe in der Diät laufend verabreicht werden. In der Nebennierenrinde kommt es zu einer außerordentlich starken Hyperämie, besonders in der Zona reticularis. Scharlachrotfärbung deckt einen beträchtlichen Lipoidmangel auf. Gelegentlich treten Hämorrhagien und Nekrosen hinzu. Auch das Leberglykogen ist reduziert.

DALTON, MORRIS und DUBNICK (1945) erwähnen einen Verlust cytoplasmatischer Granula der Rindenzellen. Nach BAUMANN und MARINE (1945) erfolgt bei täglicher Fütterung von 40—120 mg *Thiouracil* an *Ratten* über 3—4 Monate eine Abnahme der Nebennierengröße auf weniger als die Hälfte, wobei angeblich alle 3 Zonen der Rinde betroffen sind. In der Fasciculata soll es dabei zu einer Lipoidvermehrung kommen, in Glomerulosa und Reticularis zur Abnahme (vgl. auch McQUILLAN und TRIKOJUS 1946, *Meerschweinchen*).

Etwas eingehender möchte ich mich der Arbeit von DEANE und GREEP (1947) zuwenden. Es war oben schon darauf hingewiesen worden, daß die Rindenveränderungen nach Thiouracileinwirkung etwas anders aussehen als nach Thyreoidektomie. Die Rinde atrophiert sogar schneller als nach Schilddrüsenexstirpation. Indessen waren die Nebennieren von Tieren, welche längere Zeit (15 Wochen) mit Thiouracil behandelt worden waren, in manchen Fällen wieder von normaler Größe (s. a. BAUMANN und MARINE 1945). Auch in diesem Fall atrophiert der Thymus wieder gegen die theoretische Erwartung (s. S. 688 ff.). Eine gleichzeitige Hypertrophie des Nebennierenmarkes unter der Behandlung sei bereits hier kurz erwähnt (vgl. MARINE und BAUMANN 1945).

Wenn man den *zeitlichen Verlauf* der Thiouracilveränderungen in der Nebenniere untersucht, so ergibt sich bei täglicher Dosis von 25 mg im Trinkwasser folgendes Bild. Nach 7 Tagen ist die Sudanophilie noch nicht erheblich gestört. Vielleicht beginnt eine gewisse Reduktion in Glomerulosa und Fasciculata. Plasmalreaktion und Autofluorescenz vermindern sich. Besonders deutlich ist aber der mengenmäßige Rückgang doppeltbrechenden Materials, am stärksten in der Zona glomerulosa. Nach 14 Tagen ist dieser Prozeß noch deutlicher geworden. Die Ketosteroidreaktion fällt in der Glomerulosa nun völlig negativ aus. Aber auch in der Fasciculata haben Sudanophilie und Ketosteroide abgenommen. In der Reticularis treten stark verfettete Zellen vom Aussehen regelrechter Fettzellen auf. Nach 28 Tagen hat die Glomerulosa im allgemeinen wieder ihre ursprüngliche Sudanophilie erreicht. Die Fasciculata dagegen ist nur im äußeren Abschnitt sudanophil. Plasmalreaktion und Autofluorescenz liegen in ihrer Intensität unter der Norm. Nach 56 Tagen Thiouracilbehandlung scheint die Glomerulosa verbreitert; sie ist intensiv sudanophil. Die Ketosteroidreaktion ist in ihrem Bereich normal. Die Fasciculata bleibt geschrumpft, enthält aber noch Fett, dessen Verteilung etwas unregelmäßig ist. Nach einer 15wöchigen Behandlung wechseln die histologischen und histochemischen Bilder. Immer ist jedoch die Glomerulosa beträchtlich sudanophil. Deane und Greep haben auch *Ratten* mit etwas höherer täglicher Thiouracildosis behandelt, ohne dabei wesentlich andere Bilder zu erhalten. Nur kommt es anfangs zu einer rapiden Senkung der Sudanophilie in der Glomerulosa. Deane und Greep erklären dies über Störungen im Elektrolytstoffwechsel, da das Blutnatrium bei einer derartigen Thiouracilbehandlung stark abfällt. Nun haben aber auch Knowlton, Loeb, Stoerk und Seegal (1947) gezeigt, daß die Reduktion des Blutnatriums einen Reiz auf die Glomerulosa auslöst. Bei Thiouracildosen von 25 mg täglich können sich die *Ratten* aber offenbar anpassen, ähnlich wie bei der Thyreoidektomie, wo der Gehalt an Lipoiden in der Glomerulosa hoch bleibt.

Goddard (1948) beobachtete keine Veränderungen an den Nebennieren von *Ratten*, die infolge einer Behandlung mit Propylthiouracil im Wachstum zurückgeblieben waren. Dagegen sahen Nelson und Wheeler (1948b) nach Thioharnstoffbehandlung von *Ratten* eine Nebennierenrindenatrophie. Erbshoff (1948) beschrieb eine verminderte Widerstandsfähigkeit von *Ratten* nach Behandlung mit thyreostatischen Substanzen.

Durey (1949) hat *Ratten* mit täglich 1 cm³ einer 2,5%igen *Aminothiazol*-Lösung behandelt, ohne an der Nebenniere eine Gewichtsveränderung feststellen zu können. In der Fasciculata und Reticularis soll es zur Lipoidvermehrung kommen. Einige Zellen waren nekrotisch.

Nach Kroon (1949) steigt bei *Ratten* und *Meerschweinchen* nach Behandlung mit Methylthiouracil die Phosphataseaktivität in der Nebennierenrinde.

Eine gründliche Bearbeitung des Problems der Thiouracilwirkung auf die Nebenniere nahmen Zarrow und Money (1949) vor. Neben der Gewichtsuntersuchung der Nebennieren *(Ratten)* prüften sie die Rindenveränderungen mit physiologischer Methodik, indem sie die Anpassungsfähigkeit der Tiere im Kältestress untersuchten. Das Thiouracil wurde im Trinkwasser als 0,1%ige Lösung verabreicht. Außerdem wurden Nebennieren und Schilddrüsen von *Ratten* untersucht, welche von Müttern stammten, die vor der Paarung und zum Teil auch während der Gravidität mit Thiouracil behandelt worden waren. Die Jungen wurden nach 4 Wochen von den Muttertieren weggenommen und weiterhin mit Thiouracil behandelt.

Ganz allgemein konnte zunächst eine Zunahme der Resistenz gegen Kälte mit steigendem Alter festgestellt werden. Bis zum Alter von 7 Wochen reagierten die Nebennieren nicht mit einer Vergrößerung bei Kälte. Erst nach diesem Alter wurden die Unterschiede zwischen Versuchstieren und Kontrollen deutlich, d. h. bei den Kontrolltieren waren die Nebennieren nach Kältestress stets schwerer.

Dagegen kommt es bei den mit Thiouracil behandelten Tieren nach der Kälteeinwirkung zu keiner Reaktion der Nebennieren mehr. Auch mit steigendem Alter ist keine Zunahme der Kälteresistenz festzustellen. Das Nebennierengewicht der behandelten jüngeren Tiere bleibt hinter dem der Kontrolltiere zurück. Bei älteren Tieren sinkt es unter Thiouracil sogar ab, bei weitem mehr als das Körpergewicht. Es handelt sich also um eine echte Involution der Nebenniere.

Daß nicht alle Untersucher die Nebennierenatrophie nach Thiouracil beobachteten, liegt nach Zarrow und Money (1949) daran, daß sie die Thiouracilbehandlung meist zu kurze Zeit durchgeführt haben. Nach 2 Wochen könne man indessen nicht mit Sicherheit bereits eine Nebennierenatrophie erwarten.

Weiterhin haben Zarrow und Zarrow (1949) untersucht, ob die *Wirkung des Thiouracils* eine *direkte* ist, oder erst den Umweg über eine Beeinflussung des *Hypophysenvorderlappens* nimmt. *Ratten*-Weibchen erhielten 12 Wochen lang eine 0,1%-Lösung von Thiouracil im Trinkwasser. Danach wurde eine zusätzliche Behandlung mit ACTH (Armour, zweimal täglich 6 Tage lang, Dosisangabe fehlt) durchgeführt. Am 7. Tag wurden die Tiere getötet. Es stellte sich heraus, daß die Nebenniere thiouracilbehandelter *Ratten* genau so auf ACTH reagiert wie die der Kontrolltiere. ACTH steigerte das Nebennierengewicht bei Thiouraciltieren um 29,5%, gegen 32,3% beim Kontrolltier.

Das allgemeine Ergebnis der Untersuchungen über die Wirkung des Hypothyreoidismus (Thyreoidektomie, Myxödem, thyreostatische Substanzen) auf die Nebennierenrinde besteht offenbar darin, daß trotz gewisser Unterschiede des histologischen und histochemischen Bildes der Nebennierenrinde die ACTH-

Produktion infolge einer Steigerung der thyreotropen Tätigkeit des Hypophysen-vorderlappens abfällt. Daraufhin erfolgt eine *Atrophie der Nebennierenrinde* (TONUTTI 1942ff., ZARROW und ZARROW 1949).

b) Die Wirkung einer Hyperfunktion der Schilddrüse auf die Nebennierenrinde.

Im allgemeinen — so dürfen wir vorausschicken — bedeutet eine Hyper-funktion der Schilddrüse eine Aktivierung der Nebennierenrinde, wie sich nach Verabreichung von Schilddrüsenpräparaten oder Thyroxin bzw. in klinischen Fällen von Hyperthyreoidismus leicht nachweisen läßt. Offenbar spielt die *Dauer* einer Hyperthyreose für den Zustand der Nebennierenrinde eine wesentliche Rolle. WEGELIN (1926) vermutete bereits, daß lang andauernde Hyperaktivität der Schilddrüse zur Schädigung der Rindenaktivität führt. Eine Entnervung der Nebenniere hindert die Schilddrüsenwirkung auf das Organ nicht, was aus der Verbreiterung der Nebennierenrinde auch unter solchen Bedingungen ab-gelesen werden kann (SQUIER und GRABFIELD 1922).

HOSKINS (1910a, b) erhielt eine 25%ige *Zunahme des Nebennierengewichtes* durch 15tägige Verfütterung von Schilddrüsensubstanz an neugeborene *Meerschweinchen*. Die Nebennieren-hypertrophie war besonders bei den Männchen sehr deutlich (HOSKINS 1916). Schilddrüsen-verabreichung an Muttertiere hat auf Feten jedoch gerade die umgekehrte Wirkung: werden trächtige *Meerschweinchen* mit Schilddrüsensubstanz gefüttert, so kann man bei den Neu-geborenen später einen etwa 20%igen Gewichtsverlust der Nebenniere feststellen (HOSKINS 1910b). HERRING (1917b) erzielte eine 75%ige Gewichtszunahme der Nebenniere nach 3—4wöchiger Schilddrüsenverfütterung (vgl. ferner CAMERON und SEDZIAK 1921, SQUIER und GRABFIELD 1922).

Die Gewichtszunahme der Nebenniere nach Injektion eines Schilddrüsenextraktes (MINOUCHI 1932), Thyroxingabe oder Schilddrüsenverfütterung (GOHAR 1934, AMANO 1935, KADEN, OEHME und WEBER 1937, FREUD, MANUS und MÜHLBOCK 1938, SCHMIDT und SCHMIDT 1938 u. a.) beruht auf einer *Rindenverbreiterung.* Histologische Untersuchung der Nebenniere der *Maus* nach Thyroxininjektionen ergab eine Zunahme der Rindenzellen aller Zonen an Zahl und Größe. Die Breite der Zona reticularis soll auf das Doppelte zu-nehmen, ja diese Zone kann wieder regenerieren, wenn sie bereits verschwunden war (PRE-STON 1928). Nach Thyroxininjektionen sahen J. G. SCHMIDT und SCHMIDT (1938) dreimal soviel Mitosen in der Nebennierenrinde, besonders in der Fasciculata, wie bei Kontroll-*Mäusen.* In der Glomerulosa traten interessanterweise keine Zellteilungsfiguren auf. GERLEI (1938) injizierte *Kaninchen* 2 Jahre lang Thyroxin. Hypertrophie der Nebennierenrinde war die Folge (s. a. BENGTSON 1943). Bei *Meerschweinchen, Kaninchen* und *Katzen* fand HABAN (1938) Nebennierenhypertrophie nach Verabreichung eines Schilddrüsenextraktes. ADAMS, MEDLICOTT und HOPKINS (1942) verabreichten Thyroxin (Gesamtmenge 0,6—1,2 mg, verteilt über 6 Tage) an nicht gravide und gravide *Mäuse*-Weibchen. Bei beiden Gruppen vergrößerten sich die Nebennieren, was auf einer Hypertrophie der inneren Fasciculatazellen beruhte und, falls die X-Zone noch vorhanden war (S. 709 ff.), auch auf einer Hypertrophie ihrer Zellen. Mit der Verfütterung von Schilddrüsensubstanz erhielt GARDNER ganz ähnliche Ergebnisse.

Auf die Bedeutung der Schilddrüse für den Prozeß der *kompensatorischen Hypertrophie* einer Nebenniere nach einseitiger Adrenalektomie wurde hingewiesen (S. 568, vgl. INGLE und HIGGINS 1938, INGLE und KENDALL 1938).

Die *Reaktion der Lipoide der Rindenzellen* unter Schilddrüseneinfluß erfolgt wohl in erster Linie im Sinne einer Diaprasie. LEUPOLD (1923) fütterte *Katzen* und *Kaninchen* mit Thyreoidin. Die doppeltbrechenden Substanzen in Nebenniere und Ovar verminderten sich (vgl. WOLFF 1927). CRAMER (1926b) behauptete dagegen, daß nach Schilddrüsenver-fütterung eine Ausbreitung der Lipoide über die ganze Nebennierenrinde stattfinde. PARHON und WERNER (1931) beobachteten eine Zunahme des Cholesterins in der Nebennierenrinde nach Verabreichung von Schilddrüsensubstanz. ABELIN (1943, 1944, 1946) hat dann zeigen können, daß schon eine kurze Thyroxinbehandlung zu einer Cholesterinabnahme (chemischer Nachweis) in der Nebenniere führt, eine längere Thyroxinbehandlung interessanterweise wieder zur Normalisierung der Cholesterinkonzentration (Gesamtcholesterin). Man kann diese Cholesterinveränderungen wohl ungezwungen als Diaprasie- und Enchosestadien be-trachten, so daß man den Eindruck bekommt, die Thyroxininjektion wirke auf die Nebenniere wie ein Stress. Übrigens ist auch beim Morbus Basedow der Cholesteringehalt des Blutes nicht selten erniedrigt (vgl. ABELIN 1946a). Bei Besserung des Zustandes steigt das Blutcholesterin wieder an. Abelin und Bracher (1946) konnten die durch Thyroxin oder Schilddrüsensubstanz (peroral) ausgelöste Cholesterinsenkung durch gleichzeitige Gabe eines frischen Thymusextraktes hemmen.

Mit histologischer und histochemischer Technik haben Deane und Greep (1947) die Veränderungen der Nebennierenrinde nach Verabreichung eines Schilddrüsenpulvers (in der Konzentration von 1% in der Nahrung) bei *Ratten* untersucht. Meist starben die Tiere innerhalb von 4 Wochen. Eine Dosis von 0,5% in der Nahrung ist weniger toxisch. In dieser kurzen Zeit steigt das Gewicht der Nebennieren, anfangs auch das Thymusgewicht, welches bald wieder abfällt. Die Schilddrüse selbst wird immer kleiner. Vor allem kommt es zur Verbreiterung der Fasciculata (s. o.). Die histochemischen Befunde sind je nach der verwendeten Dosis verschieden. Bei den Tieren, welche 0,5% Schilddrüsenpulver bekommen hatten, nimmt anfangs die Sudanophilie der Glomerulosa ab, normalisiert sich aber später wieder. Während der Reduktion der Sudanophilie werden auch die Ketosteroidreaktionen wie auch Plasmalreaktion und Autofluorescenz schwächer. Später normalisieren sich auch diese Reaktionen wieder. Die Fasciculata wird breiter, aber sowohl die Sudanophilie wie die anderen genannten Reaktionen zeigen nach zweiwöchiger Behandlung eine Verminderung. Im äußeren Bereich der Fasciculata treten stark vacuolisierte Zellen auf. Merkwürdigerweise nimmt die *Doppelbrechung* in der Fasciculata zu. Im 2. Monat des Versuches scheint es aber zur Lipoidentleerung des Organs zu kommen. Im Bereich der inneren Fasciculataabteilung und der Reticularis treten Zellen mit groben Fetttropfen auf (degenerative Verfettung?). Bei der höheren Dosis von Schilddrüsenpulver verschwindet das Lipoid aus der Glomerulosa. Auch die Intensität der Ketosteroidreaktionen vermindert sich. Zuerst scheint die verbreiterte Fasciculata mehr Schiff-positives Material, eine stärkere Doppelbrechung und Sudanophilie zu zeigen als beim Kontrolltier. Im 2. Behandlungsmonat schwinden aber alle histochemischen Reaktionen. Dazu treten degenerative Bilder, vor allem im inneren Rindenbereich, wie dies für die Nebenniere bei Hyperthyreoidismus bereits Deanesly (1931) und Rokhlina (1940) angaben. Durey (1949) verabreichte *Ratten* 11—44 Tage lang täglich 1 cm³ einer 0,02%igen Thyroxinlösung. Es kam zum Gewichtsanstieg der Nebennieren infolge Hypertrophie der Fasciculata, während die Lipoidmenge der Rinde absank.

Auffällig ist, daß bei Behandlung mit Schilddrüsensubstanz auch die Glomerulosa zu reagieren scheint. Deane und Greep (1947) versuchen diese Erscheinung mit einer bei Hyperthyreoidismus vorhandenen Polyurie (Marine 1935) in Zusammenhang zu bringen, wobei ein starker Natriumverlust entsteht, der nach neueren Anschauungen eine Stimulation der Glomerulosa bewirkt. Auch Calcium wird bei Schilddrüsengaben vermehrt ausgeschieden (Aub, Bauer, Heath und Ropes 1929). Dabei kann das Blutkalium kompensatorisch ansteigen, das Blutnatrium muß entsprechend fallen. Diese Überlegungen über die Rolle der Elektrolyte werden durch die zitierte Beobachtung von Lowenstein und Zwemer (1943) gestützt, daß Kaliumvergiftung bei hyperthyreotischen Tieren gefährlicher ist als bei normalen.

Durch Thyroxinzufuhr wird die Menge der *Ascorbinsäure* in der Nebennierenrinde herabgesetzt. Mosongi (1935) hat bei *Meerschweinchen* eine Senkung des Vitamin C-Gehaltes von Leber und Nebenniere nach Darreichung von Schilddrüsenhormon erhalten. Bei Hyperthyreosen beobachteten Means (1949), Wallach und Reineke (1949) eine Rindenhyperaktivität. Letztere beurteilten die Rindenaktivität auf Grund des Verhaltens der Ascorbinsäure. Wenn man eine *Ratte* 4 Tage mit Thyroxin behandelt, fällt der Ascorbinsäuregehalt der Rindenzellen auf minimale Mengen ab. Später, wenn das Nebennierengewicht ansteigt, füllen sich auch die Rindenzellen wieder mit Ascorbinsäure auf. Das Maximum wird allerdings erst nach etwa 4 Wochen erreicht.

Nach derartigen Versuchen erscheint es deutlich, daß das *Thyroxin nach Art eines unspezifischen Stress auf die Nebenniere* wirkt. Wenn Lecompte (1949) bei Hyperthyreosen *(Mensch)* eine signifikante Verschmälerung der Nebennierenrinde beschreibt, so bleibt offen, wie die zeitlichen Verhältnisse lagen. Fassen wir die Hyperthyreosewirkung auf die Nebenniere auch als ein Stressgeschehen auf, dann ist es durchaus verständlich, daß bei lang dauernder Hyperthyreose eine Atrophie der Nebenniere als finales Exhaustionsstadium auftreten kann (vgl. auch die Versuche einer Therapie mit Rindenextrakt bei Hyperthyreosen). Wallach und Reineke (1949) haben errechnet, daß die Zunahme der Sekretion der Nebennierenrinde hyperthyreotischer *Ratten* einer äquivalenten Wirkung von 10—20 *Hunde*-Einheiten adrenocorticalen Hormons entspricht. Des weiteren — und auch das spricht für eine Stresswirkung des Thyroxins — konnten die Autoren die nach Thyroxingabe einsetzende Hypertrophie der Nebennierenrinde durch Verabreichung von Rindenextrakt verhindern. Ebenso hemmt Desoxycorticosteronacetat die durch Thyroxinzufuhr verursachte Hypertrophie der Rinde (Hoen, Langefeld und Oehme 1939). Dafür, daß es sich bei den experimentell provozierten Schilddrüsenwirkungen um einen Stress handelt, können wir schließlich alte Beobachtungen von Smith (1930), Kaden, Oehme und Weber (1937) heranziehen. Nach diesen Autoren nämlich bewirkt Thyroxin bei hypophysenlosen Tieren keine Hypertrophie der Nebennierenrinde. Auch HOBERMAN (1950) nimmt an, daß "an excess or absence of thyroxin" — eine wichtige und richtige Formulierung — die Nebenniere über die Hypophyse erreicht. FELDMAN (1951) bestätigt die Wirkungslosigkeit des Thyroxins nach Hypophysektomie.

Indessen haben MILLER und RIDDLE (1939a, b, 1942a) behauptet, eine Nebennierenrindenhyperplasie nach Thyroxinverabfolgung auch bei hypophysektomierten *Tauben* beobachtet zu haben. Somit wäre ein *direktes Angreifen des Schilddrüsenhormons an der Nebenniere* anzunehmen. Neuerdings hat FETZER (1952) durch Thyroxin beim hypophysenlosen *Meerschweinchen* eine Normalisierung von Lipoid- und Plasmabild erreichen können.

Wir können vielleicht in das Problem der Wirkungsweise der Schilddrüse auf die Nebenniere noch tiefer eindringen, wenn wir das *thyreotrope Hormon des Hypophysenvorderlappens* mehr berücksichtigen. LOESER (1933), EMERY und WINTER (1934) und McQUEEN-WILLIAMS (1934) stellten fest, daß bei Hypertrophie der Schilddrüse nach Verabreichung von Hypophysenvorderlappensubstanz oder Thyreotropin auch eine Hypertrophie der Nebennierenrinde einsetzt. An thyreoidektomierten *Meerschweinchen* ließen sich jedoch mit den vorher verwendeten Hypophysenvorderlappenextrakten keine Nebennierenveränderungen mehr bewirken. Mit einem weiteren Hypophysenvorderlappenextrakt, der vermutlich viel reicher an ACTH war, konnten die Untersucher auch bei den thyreoidektomierten Tieren wieder eine Rindenhyperplasie auslösen. DITTUS (1941) gelang es nicht, bei hypophysektomierten *Torpedinen* die Atrophie des Interrenale durch Thyreotropin zu beheben, während schon geringe Dosen seines corticotropen Hormons eine äußerst starke Reaktion am Interrenale hervorriefen. Auffallenderweise war allerdings über die Anregung der Schilddrüse kein Nebenniereneffekt zu erzielen. ANSELMINO und HOFFMANN (1941) berichteten dagegen, daß nach Zufuhr von thyreotropem Hormon genau so wie nach Schilddrüsenverfütterung eine Rindenhypertrophie einsetzt. Die Autoren meinen, eine Rindenreaktion auf Thyreotropin sei nur dann zu bemerken, wenn sowohl Hypophyse wie Schilddrüse vorhanden sind, während ACTH unmittelbar auf die Rinde wirke. Von beträchtlicher Bedeutung in diesem Zusammenhang erscheinen auch die Versuche von D'ANGELO, GORDON und CHARIPPER (1941b), die bei *Meerschweinchen* im Hungerstress durch Zugabe von Thyreotropin eine gegenüber der einfachen Hungerwirkung verstärkte Hypertrophie der Nebennierenrinde erzielten.

TONUTTI (1942, 1944) geht davon aus, daß nach einer Thyroxininjektion eine *verminderte Abgabe von thyreotropem Hormon* aus der Hypophyse anzunehmen ist. In der Tat bietet die Schilddrüse selbst das Bild der sog. Speicherschilddrüse. In allen Zonen der Nebennierenrinde kommt es zur Fettaufladung *(Meerschweinchen)*. Dadurch wird die Zonengliederung undeutlich, die Glomerulosa ist kaum mehr von der Fasciculata abzugrenzen. Zwischen Fasciculata und den marknahen Schichten ist ebenfalls kein wesentlicher histologischer Unterschied mehr festzustellen, denn auch in diesem Bereich sind die Zellen mit Lipoiden beladen. Nach TONUTTIS Terminologie handelt es sich also um eine typische „progressive Transformation". „Da das Ziel der progressiven Transformation der Nebennierenrinde die vermehrte Bereitstellung von sekretionstauglichem Parenchym unter dem Einfluß des corticotropen Hormons ist, läßt sich weiter sagen, daß sich mit fortschreitender Leistungsminderung der Schilddrüse eine zunehmende Leistungsbereitschaft des Rindenorgans unter der Wirkung von Thyroxingaben einstellt." „Ob es dabei tatsächlich zu einer vermehrten Rindenhormonbildung kommen muß, läßt sich aus dem histologischen Bild allein nicht ersehen ..." TONUTTI folgert weiter, daß bei einer Bremsung der Produktion bzw. Abgabe von Thyreotropin aus dem Hypophysenvorderlappen die Produktion bzw. Abgabe von ACTH alternierend steige (vgl. S. 606). Auch die postnatalen Involutionserscheinungen der Nebennierenrinde bringt TONUTTI (1944) mit dieser Alternativleistung des Hypophysenvorderlappens zusammen, dessen thyreotrope Aktivität nach der Geburt ansteige. In dem Grad, in welchem die Schilddrüse stimuliert wird, wird die Nebennierenrinde inaktiv bzw. sogar zurückgebildet. Umgekehrt soll nach einer einseitigen Adrenalektomie mit gleichzeitiger Teilzerstörung der verbleibenden Nebenniere und Teilresektion der Schilddrüse eine Regeneration der Nebenniere durch erhöhte corticotrope Wirkung vorangetrieben werden, während die Regeneration der Schilddrüse angeblich sehr verzögert erfolgt.

Nach BROLIN (1946, s. ausführlich S. 538f.) erscheint es indessen ziemlich sicher, daß beispielsweise während eines Kältestress nicht nur eine Stimulierung der ACTH-Leistung, sondern zugleich eine Stimulierung der thyreotropen Leistung des Hypophysenvorderlappens einsetzt. Gegen TONUTTIS Auffassung spricht, daß es BROLIN gelang, Thyreotropin im Blutserum in der Kälte statistisch gesichert nachzuweisen. Abschließend muß aber hinzugefügt werden, daß RATSIMAMANGA (1950) neuerdings behauptet, die Schilddrüse spiele beim Kältestress keine Rolle, weil eine Thyroxininjektion unter entsprechenden experimentellen Bedingungen die Arbeitsleistung der Versuchstiere in keiner Weise modifiziere.

Daß dem Thyreotropin — neben der Stresswirkung von Thyroxin — eine zusätzliche über die Schilddrüse erfolgende Wirkung auf die Nebenniere zukommt, erscheint schon durch Loesers (1933) Versuche geklärt. Wenn man einem thyreoidektomierten Tier ein thyreotropes Hormon zuführt, muß die Thyreotropinproduktion seiner eigenen Hypophyse nach allen Erfahrungen absinken. Trifft die Alternativlehre Tonuttis zu, so würde jetzt die Möglichkeit für eine gesteigerte ACTH-Produktion gegeben sein. Indessen ist von Loeser u. a. (S. 611) unter solchen Umständen keine Nebennierenveränderung mehr beobachtet worden. Umgekehrt spricht die gesteigerte Nebennierenreaktion im Hungerstress bei zusätzlicher Verabreichung von Thyreotropin für eine neben der ACTH-Wirkung einhergehende Wirkung des Thyreotropins.

Im übrigen scheint es von großer Bedeutung zu sein, ob das Thyreotropin oder Thyroxin experimentell von außen zugeführt werden, oder ob es sich um eine gesteigerte endogene Produktion dieser Stoffe handelt. In den meisten der erörterten Versuche dürfte eine von außen kommende Thyroxinzufuhr in erster Linie als unspezifischer Stress wirken (ACTH). Insofern hat Tonutti recht, wenn er eine direkte Wirkung des Thyroxins auf die Nebennierenrinde in derartigen Versuchen bestreitet. In den Experimenten von Loeser (1933), Emery und Winter (1934), McQueen-Williams (1934), d'Angelo, Gordon und Charipper (1941b) kann aber — abgesehen von der ACTH-Wirkung — eine Beeinflussung der Rinde durch die Schilddrüse im Nebenschluß (endogenes Thyroxin) durchaus in Betracht kommen.

Die Wirkung der *Pteroylglutaminsäure* auf die Nebenniere habe ich früher geschildert (S. 530); ich erwähne diese Säure hier nur deshalb, weil eine Wirkung über die Schilddrüse in Betracht gezogen wird (Marvin, Totter, Day, Schmitt, Keith und Olds 1950).

Abelin und Althaus (1941) haben darauf aufmerksam gemacht, daß ein *länger dauernder Hyperthyreoidismus* von der Nebennierenrinde nicht vertragen wird. Schon Wegelin (1926) hatte das vermutet. Abelin wies aber auf Degenerationen in der Nebennierenrinde hyperthyreotischer *Menschen* hin. Abelin und Mitarbeiter versuchten zunächst nachzuweisen, daß die funktionelle Leistung der Nebennierenrinde unter Hyperthyreoidismus nach einiger Zeit abnimmt. Nach ihrer Meinung muß man die Nebennierenrinde durch eine Substitutionstherapie stützen (vgl. Pemberton 1936). Dann haben Abelin und Althaus (1941) gesehen, daß die normale Nebenniere die Folgen eines Thyroxinüberschusses zu kompensieren vermag, während den Nebennieren hyperthyreoidisierter *Ratten* diese Eigenschaft nicht mehr zukommt.

Nach dieser Übersicht ergibt sich ein gewisser *Synergismus von Schilddrüse und Nebennierenrinde. Die Bedeutung dieser Zusammenarbeit ist noch rätselhaft.* Nach Koelsche (1934), Wells und Chapman (1940) soll das Zusammenwirken für die Erhaltung des Stickstoffgleichgewichtes wichtig sein. Wells und Kendall (1940) behaupten, ohne Mithilfe des Thyroxins könne das 17-Oxy-11-dehydrocorticosteron seine volle Wirkung im Eiweißstoffwechsel nicht entfalten. Wie auch im einzelnen der Schilddrüse und Nebenniere verbindende Mechanismus sich abspielen mag, wir dürfen — ganz allgemein gesprochen — die Hypertrophie der Nebennierenrinde unter Schilddrüsenwirkung wohl mit einem erhöhten Bedarf an Rindensteroiden in Zusammenhang bringen. Als Beweis für die Richtigkeit dieser Auffassung diene die Beobachtung, daß die Verabreichung von Schilddrüsenstoffen die Überlebenszeit adrenalektomierter Tiere beträchtlich verkürzt (Zwemer 1927b, Hoffmann, Hoffmann und Talesnik 1948). Umgekehrt soll eine Thyreoidektomie die Überlebenszeit adrenalektomierter *Katzen* verlängern (Carr und Connor 1933). Nach dieser Bemerkung erscheint es auch verständlich, daß man bei adrenalektomierten und zugleich thyreoidektomierten *Katzen* mit weniger hohen Desoxycorticosteronacetatgaben auskommt (Doetsch, Verzár und Wirz 1945, Verzár 1943b). Weiter sei die Tatsache erwähnt, daß infolge Thyroxinverabreichung auftretende Nebennierenrindenhypertrophie die Widerstandsfähigkeit der *Ratte* gegen Kaliumvergiftung steigert. Auch Desoxycorticosteronacetat wirkt ähnlich (Lowenstein und Zwemer 1943). Dies spricht für eine gesteigerte hormonale Leistung der durch die Schilddrüse angeregten Nebennierenrinde.

Die Zukunft muß lehren, ob das Problem der Einwirkung von Schilddrüsenhormon auf die Nebenniere mit Hilfe der Verwendung von radioaktiven Isotopen erfolgreich bearbeitet werden kann. Es ist heute möglich, durch ein radioaktives isotopisches C-Atom markiertes Schilddrüsenhormon autoradiographisch auf seinem Weg durch den Organismus zu verfolgen (Gross, Bogoroch, Nadler und Leblond 1951) und in Herz, Milz, Pankreas, Leber und Niere wieder aufzufinden. In der Nebenniere sammelt es sich in der Rinde in weit höherem Maß als im Mark (Gross 1949).

13. Korrelationen zwischen Schilddrüse und Nebennierenmark.

a) Die Wirkung einer Hypofunktion (bzw. der Thyreoidektomie) auf das Nebennierenmark.

Eine Thyreoidektomie setzt die Adrenalinglykosurie herunter (Eppinger, Falta und Rödinger 1908). Die verminderte Empfindlichkeit des Körpers für Adrenalin führt offenbar zu einer Hyperplasie oder Hypertrophie des Nebennierenmarkes (Tatum 1913, Gley 1923).

Deane und Greep (1947) beobachteten nach Thiouracilbehandlung neben den früher besprochenen Rindenveränderungen (S. 607 f.) eine Hypertrophie des Nebennierenmarkes (vgl. auch Marine und Baumann 1945).

b) Die Wirkung einer Hyperfunktion der Schilddrüse auf das Nebennierenmark.

Schon Herring (1917b, 1920b) hatte festgestellt, daß Verabreichung von Schilddrüsenpräparaten zur Vergrößerung des Nebennierenmarkes und gesteigerter Aktivität in ihm führt. Durch eine 3—4 Wochen lang durchgeführte Verfütterung von Schilddrüse erhielt er eine 75%ige Vergrößerung des Nebennierengewichtes. Der Adrenalingehalt stieg um 47%. Hewer (1922) beobachtete mit Hilfe von Phäochromieuntersuchungen, daß das Adrenalin bei gesteigerter Schilddrüsenaktivität aus den peripheren Teilen des Markes verschwindet. Tägliche Thyroxininjektion verursacht deutliche Hyperämie im Nebennierenmark, Zellvergrößerung im Mark der *Mäuse*-Nebenniere (Preston 1928, Bierring 1935. Eine Markhyperplasie nach Thyroxinzufuhr wird von Tonutti (1944) erwähnt.

14. Die Beziehungen zwischen Epithelkörperchen und Nebennieren.

Nach Bargmann (1939) sind morphologische Veränderungen der Epithelkörperchen unter Nebenniereneinfluß bisher nicht bekannt geworden. Umgekehrt fand Mellgren (1943) in einem Fall von akutem tödlichem Hyperparathyreoidismus (51 Jahre alte Frau) keine Veränderungen an den Nebennieren.

15. Einleitung zu Kapitel 16—18.

In den bis hierher aufgestellten 14 Kapiteln zur Histophysiologie der Nebenniere sind unter verschiedenster Beleuchtung und mit wechselndem Hintergrund immer wieder Momentbilder der histologischen und histochemischen Zustände von Nebennierenrinde und -mark festgehalten worden.

In den folgenden 2 Kapiteln soll eine Synopsis dieser Momentbilder versucht werden: Welche Möglichkeiten bestehen, um aus histologischen und histochemischen Bildern eine einigermaßen sichere Aussage über den aktuellen Aktivitätszustand des Organs zu gewinnen? Optimisten halten eine solche Aussage mit heutigen Mitteln für möglich, „denn die anatomischen Befunde zeigen deutlich den Funktionszustand des Organs an" (R. Laeschke 1951). Tonutti (1944) dagegen meint, daß man die Leistung eines Organs aus dem histologischen Bild nur dann endgültig zu erschließen vermöge, wenn sein spezifisches Produkt erfaßt werden kann. Bis zur Erreichung dieses Zieles über eine vervollkommnete Histochemie erscheint mir mit Tonutti (1942c) der sicherste Weg der, eine Vielfalt von Methoden anzuwenden, die „battery" der amerikanischen Forscher. Wir besitzen heute einige wenige histochemische Methoden, die eine vorsichtige „Aktivitätsbestimmung" gestatten. Im übrigen sind auch die Physiologen der Frage der Aktivitätsbeurteilung der Nebenniere gegenüber noch ziemlich ratlos: "There is no entirely satisfactory method for measuring the secretory activity of the adrenal cortex. With the exception of the method of Vogt (1943b), which unfortunately is very limited in its applications, the methods are indirect in their approach" sagt ein so guter Kenner der Nebennierenphysiologie wie G. Sayers.

Selye gebührt das Verdienst, durch die Aufstellung des *Adaptationssyndroms* mit einer *Alarmphase, Widerstandsphase* und *Erschöpfungsphase* die Möglichkeit einer Ordnung der verschiedenen histologischen und histochemischen Befunde in der Nebennierenrinde gegeben zu haben. Gelegentlich ist es jedoch schwierig, den mikroskopischen Befund eindeutig mit dem wertenden Schema Selyes in Einklang zu bringen.

Gewiß kann z. B. die *Abnahme der Sudanophilie* anzeigen, daß Rohstoffe bei der Produktion und Abgabe von Corticoiden verbraucht worden sind bzw.

daß das Rindenorgan vermehrt Arbeit geleistet hat oder leistet, aber das gleiche Momentbild kann auch eine Erschöpfung der Rindenzellen zum Ausdruck bringen. Die *Steigerung einer Sudanophilie* kann das Einströmen neuer Rohstoffe in die Rindenzellen, damit die Sicherung des Corticoidaufbaues bedeuten. Wir kennen aber auch Fälle, in denen die Lipoidauffüllung geradezu zu einer Lähmung der Leistungsfähigkeit der Rindenzelle führt, zu einem Zustand, der dem einer fettigen Degeneration zumindest nicht sehr fern steht (Lipoidzunahme in den Rindenzellen sehr alter Personen, Stieve 1946ff.).

Die Schwierigkeiten in der Deutung der histologischen und histochemischen Momentbilder gaben Veranlassung, bei ihrer Beschreibung auf eine Wertung zunächst zu verzichten. Die *Abnahme* der Sudanophilie, des doppeltbrechenden Materials, der histochemisch nachweisbaren Ascorbinsäure usw. bezeichne ich als eine *Diaprasie* (διάπρασις, Verkauf von Waren) der bei den jeweiligen Reaktionen erfaßten Substanzen.

Eine aus dem Schnittbild ablesbare *Zunahme* der in Frage stehenden Stoffe wird als eine *Enchosis* (ἐγχέω, gieße ein) bezeichnet werden. Die beiden Begriffe lassen sich übrigens auch auf die Markzellen der Nebennieren anwenden. Die Bezeichnungen Diaprasie und Enchosis der phäochromen Substanz sind sicher für die Belange des experimentellen Morphologen sauberer als die zweifellos oft voreilige Aussage Adrenalinabgabe bzw. -speicherung.

Die im Rahmen von Diaprasie und Enchosis sich abspielende Dynamik chemischer Konstituenten kann nicht ohne Wirkung auf die Strukturen bleiben, wenn sie sich verstärkt oder wenn ihr Gleichgewicht gestört ist. Treten solche Wirkungen ein, so sprechen wir mit Tonutti von *morphokinetischen Reaktionen*, die mithin in erster Linie als Folgeerscheinungen eines veränderten Zellchemismus betrachtet werden.

Auf Grund dieser Überlegungen sollen im folgenden erst die histochemischen Reaktionen und dann die histologischen Veränderungen behandelt werden. Der Besprechung der speziellen Histophysiologie von Rinde und Mark folgt eine Darstellung (Kapitel 18) des viel erörterten Problems der funktionellen Aufgliederung der Nebennierenrinde.

16. Spezielle Histophysiologie der Nebennierenrinde.

a) Das Verhalten der sudanophilen Stoffe.

α) Hungerversuche.

Nach Jackson (1919) geht der Lipoidgehalt der Nebennierenrinde bei einer Konstanthaltung des Körpergewichtes junger *Ratten* über 3—8 Wochen zurück. Bei längerer Versuchsdauer verschwindet das Fett aus den typischen Fettzellen in und um die Kapsel der Nebenniere. In der äußeren Region der Fasciculata kann noch Lipoid nachzuweisen sein. Beim akuten Hunger erwachsener *Ratten* kommt es zur Lipodiaprasie. Die Glomerulosa hält ihren Lipoidbestand anfangs. In der sog. sudanophoben Zone nimmt das Lipoid späterhin zu (Enchosis und progressive Transformation?).

Wolff (1922) findet zuerst Abnahme, dann Anstieg der Lipoide (Diaprasie-Enchosis). Nach Hett (1926) verschwindet das Lipoid bei Hunger-*Mäusen* vor allem aus der Zona fasciculata (S. 522), und zwar zuerst aus den marknahen Zellen. Aus dieser Beobachtung ergeben sich wichtige Überlegungen über die Beziehungen des Blutgefäßnetzes in der Nebennierenrinde zu den Orten stärkerer und schwächerer Fettablagerung. Darüber wie auch über die merkwürdigen Syncytien im Reticularisbereich s. Genaueres S. 522f. — Luckner und Scriba (1938) sahen bei hungernden *Ratten* einen fast vollständigen Lipoidverlust der

Nebennieren, KNOUFF, OLESON und WAGNER (1943, s. a. S. 524) fanden das sudanophile Material bei hungernden *Meerschweinchen* in die inneren Rindenschichten verlagert; in den äußeren Rindenschichten kommt es zur Lipoidverminderung. Die sudanophilen Stoffe waren nur zum Teil SCHULTZ-positiv. In den Fällen, in denen die chemische Analyse einen relativ hohen Fettsäuregehalt der Nebenniere ergeben hatte, war die innere sudanophile Zone ungewöhnlich breit und dicht. Dieses Gebiet soll daher besonders viel Neutralfette enthalten. — ERBSLÖH (1947, s. a. S. 527) beobachtete bei Ernährungsstörungen von *Säuglingen* eine Entfettung der Nebennierenrinde. — OVERZIER (1947, 1948a, b, s. a. S. 526f.) fällt bei verhungerten *Menschen* bereits makroskopisch die ockergelbe Färbung der Nebennierenrinde auf; auf Grund der Scharlachrotfärbung ist die Rinde als fettreich oder sogar als überfettet zu bezeichnen. — FRAZÃO (1948, S. 521) gibt an, bei hungernden *Ratten* erfolge zuerst ein Anstieg der Rindenlipoide; die sudanophobe Zone verschwinde. Nach HERLANT und SELYE (1950) nimmt die Rindensudanophilie (S. 527) nach NaCl-Gabe bei hungernden *Ratten* allgemein ab. Wie SCHWEIZER und LONG (1950, S. 526) berichten, kommt es bei hungernden *Meerschweinchen* zur Verkleinerung der einzelnen Fetttröpfchen in den Fasciculatazellen. Beim hypophysektomierten Tier treten diese Veränderungen nicht mehr auf (Abb. 241, S. 589, 590). Von zwei hypophysektomierten Hungertieren mit Hypophysenvorderlappenimplantaten zeigte das eine in der Nebenniere eine sudanophile Zone, die deutlich breiter war als die von einem vor 3 Wochen hypophysektomierten, normal ernährten und als die von einem hypophysektomierten Hungertier ohne Implantat. In der Glomerulosa nahm im Hungerversuch bei allen hypophysektomierten und nicht hypophysektomierten Hungertieren die Zahl und Größe der sudanophilen Tropfen zu.

Nach FELDMAN (1951, S. 522) war die sudanophobe Zone (= „transitional zone") bei hungernden *Ratten* meist noch vorhanden. Die Sudanophilie hatte zugenommen. Wurde nach 24 Std Nahrungsentzug ACTH geboten, dann verschwand das sudanophile Material aus Fasciculata und Reticularis.

β) Vitamin B-Mangel.

SIMNITZKY und LASOWSKY (1926, S. 528), LASOWSKY und SIMNITZKY (1926) finden bei an Vitamin B_1-Mangel leidenden *Tauben* eine Vermehrung größerer Fetttröpfchen in den Rindenzellen. Wichtig ist meines Erachtens die Behauptung von SIMNITZKY und LASOWSKY, daß länger dauernde sehr starke Fettansammlung in den Rindenzellen zu proliferativen Prozessen führt (Mitosen!). Die Hyperplasie wird so zur Folge einer Hypertrophie. Wenn diese Behauptung durch neuere Befunde bestätigt werden könnte, so würde sie ein schönes Beispiel für das sein, was ich unter „Morphokinesis" verstehe (s. o. S. 614): der Betriebsstoffwechsel der Rindenzelle greift auf den Baustoffwechsel über.

In Thiaminmangelversuchen an *Ratten* von DEANE und SHAW (1947) schien die Sudanophilie der Glomerulosa nach 3 Wochen noch unverändert, aber die Fasciculata hatte sudanophiles Material verloren. Die sudanophobe Zone war verschwunden. Am Schluß der Versuchszeit war zwar noch Lipoid in der Glomerulosa in fast normaler Menge vorhanden, aber aus der Fasciculata war die Sudanophilie praktisch vollkommen verschwunden. Bei genauerer zeitlicher Analyse der Veränderungen glauben DEANE und SHAW eine Reduktion des sudanophilen Materials am Ende der 1. Versuchswoche feststellen zu können. Am Ende der 2. Versuchswoche soll es zur Vermehrung der Lipoide in der Fasciculata kommen. Das sudanophile Material dehne sich weiter gegen die Rinden-Markgrenze zu aus. Nach 3 Wochen ist der Lipoidgehalt in den Fasciculatazellen wieder reduziert (Beginn der Erschöpfung).

γ) Vitamin C-Mangel.

Hoerr (1931) sieht in der Skorbutnebenniere des *Meerschweinchens* eine gleichmäßige Ausbreitung der Lipoide über die ganze Rinde (S. 531). Im Sinne von Tonutti könnte man also von einer progressiven Transformation der Nebennierenrinde sprechen. — Tonutti (1942c) bestätigt zunächst Hoerr (1931) im wesentlichen (S. 531). Die Zona glomerulosa, die sich beim Normaltier durch eine etwas geringere Sudanophilie immer einigermaßen deutlich von der Fasciculata abhebt, ist bei der Skorbuthypertrophie kaum noch von der Fasciculata zu unterscheiden. Bei der Rückbildung der Skorbuthypertrophie kommt es wieder zur Entspeicherung der äußersten Rindenzellen (Abb. 220, S. 532). Im Bereich des als inneres Transformationsfeld bezeichneten Gebietes, also etwa der Zona reticularis und des inneren Abschnittes der Zona fasciculata, vollzieht sich bei der Skorbuthypertrophie ebenfalls eine Lipoidaufladung. Deren Rückgang folgt wieder Entspeicherung, so daß sich die Sudanophilie dann im wesentlichen auf die äußere Abteilung der Fasciculata beschränkt. Die Breite des zurückbleibenden lipoidhaltigen Streifens wechselt von Fall zu Fall etwas. Nach Wiederzufuhr von Vitamin C spielen sich erhebliche regressive Veränderungen ab, vornehmlich eine Lipoidentspeicherung.

Knouff, Oleson und Wagner (1943) haben neben der Hungerwirkung (S. 524) auch die des Vitamin C-Mangels auf die Rindenlipoide untersucht (S. 532). Als wesentlicher Befund wird eine Verlagerung des sudanophilen Materials in der Rinde von außen nach innen verzeichnet.

δ) Durstversuche.

Bei Durstversuchen an *Ratten* beobachtete Nichols (1949) bei zunehmendem Wasserverlust der Tiere eine Abnahme des Gesamtfettes und Cholesterins in der Nebenniere. Am 8. Versuchstag war das Lipoidbild noch ziemlich unverändert. Am 9. Versuchstag enthielt die Glomerulosa noch Lipoid, dagegen waren die Lipoide aus Fasciculata und äußerer Abteilung der Reticularis verschwunden; die innersten Schichten der Reticularis schienen weniger gestört. Am 10. bis 12. Versuchstag waren die Lipoide aus allen Zonen verschwunden, nur in der Glomerulosa waren ein paar Tropfen liegengeblieben.

ε) Muskelleistung.

Elliott und Tuckett (1906) beobachteten bei einem *Hund*, der 30 Meilen gelaufen war, eine Lipoidanreicherung in der gesamten Rinde (s. ferner de Jongh und Rosenthal 1933, Knouff, Brown und Schneider 1941.

ζ) Kälteversuche.

Cramer (1926) fand, daß bei Aufenthalt in der Wärme die Lipoide aus der Nebennierenrinde verschwinden, in der Kälte sich über die ganze Rinde ausbreiten (S. 537). Kälte und Wärme wirken beide als Stress. Der scheinbare Gegensatz, den Cramer beobachtet hat, beruht wahrscheinlich auf Nichtbeachtung des Zeitfaktors. Nach Selye (1936, 1937a) kommt es nach 24 Std Kälteeinwirkung zum Lipoidverlust der Nebennierenrinde; später steigt der Lipoidgehalt wieder an (Alarmstadium-Resistenzstadium bzw. Diaprasie-Enchose, Näheres S. 537). Hoskins und Bernstein (1939) konnten bei *Ratten*, welche im Winter der Kälte ausgesetzt worden waren, statistisch sicher nachweisen, daß die Menge der Rindenlipoide geringer war als unter normalen Verhältnissen. Flexner und Grollman (1939) fanden bei *Ratten*, die bei $+10^\circ$ C gehalten worden waren, eine Verminderung der Menge der osmiumreduzierenden Substanzen in der Nebennierenrinde (Versuchsdauer 24 Std). Setzten sie aber die Tiere nur kurze Zeit dieser nicht allzu stark herabgesetzten Temperatur aus, dann sahen sie eine Lipoidvermehrung (Versuchsdauer 30 min). BERNSTEIN (1941) hielt *Ratten* bei — 4° C und sah eine Lipoidabnahme in der Rinde. DOSNE und DALTON (1941) beobachteten ein Verschwinden der osmierbaren Stoffe aus der Nebennierenrinde von *Ratten* nach einstündiger Kältebehandlung (— 3° C).

RATSIMAMANGA (1950) benutzt bei seinen Doppelstressversuchen (Schwimmversuch + Temperaturveränderungen, S. 536) zur Beurteilung der Rindenaktivität den Osmiumsäuretest nach FLEXNER und GROLLMAN (1939, vgl. Abb. 222, S. 540).

η) Wärmeversuche.

Siehe oben unter ζ) Kälteversuche: CRAMER (1926).

ϑ) Infektionen.

Daß die Lipoide der Nebennierenrinde bei Infektionskrankheiten usw. offenbar eine wichtige Rolle spielen, ist eine alte Erfahrung (vgl. S. 545 ff.). Auf Grund älterer Beobachtungen und Deutungen entstand die sog. *Entgiftungshypothese.* Noch DELAMARE (1904) steht ganz auf dem Standpunkt dieser Hypothese, wonach die Lipoide der Rindenzellen in der Lage sind, alle möglichen toxischen Produkte zu binden (S. 516). ELLIOTT (1912) hat diese Neutralisierungshypothese heftig bekämpft.

DIETRICH (1918) sieht bei Infektionen eine beträchtliche Abnahme der Lipoide in der Nebennierenrinde (S. 545). Hierbei kann es sich um Diaprasie der Lipoide gehandelt haben (vgl. Bemerkung S. 614). WEISSENFELD (1922) wendet sich gegen die Meinung, daß die „normale" Großtropfigkeit der Rindenlipoide bei Infektionskrankheiten in die kleintropfige Form übergehe (sog. „*Lipoidaufsplitterung*", s. a. S. 545). LIEBEGOTT (1944, Literatur) findet bei *Diphtherie*-Frühtodesfällen noch reichlich Lipoid in der Rinde; nur die inneren Abschnitte der Rinde scheinen entspeichert zu sein. Viele Rindenzellen sind mit großen Lipoidtropfen angefüllt. Eine solche Veränderung wertet LIEBEGOTT mit Recht als regressiven Vorgang. Ferner verweist er auf eine Schwellung des Endothels mit Lipoidspeicherung. Auch SADOWNIKOW (1949) hat die Lipoidveränderungen bei seinen Experimenten mit Diphtherietoxin usw. beobachtet. Bei der experimentellen Diphtherie des *Meerschweinchens* schwinden die doppeltbrechenden Substanzen schon nach 3 Std (Dosis letalis 5—200, s. S. 547 ff.), während die sudanophilen noch keine Veränderung in der Rinde zeigen. Erst am 2. Versuchstag kommt es zu Reaktionen am sudanophilen Material.

Beim *Typhus* beobachteten ABRAMOW und LEBEL (1926) in der 1. Woche der Erkrankung einen völligen Schwund der Lipoide.

Daß der Infektionsprozeß mindestens teilweise als „Stress" (und zwar unspezifisch) auf die Nebenniere einwirkt, ist früher angeführt (S. 544, 551).

ι) Adrenalin.

HERMANN (1942, S. 552) beobachtete einen Rückgang der Sudanophilie in der Fasciculata, ein Steigen in der Glomerulosa (Abb. 228, S. 552). Die Versuche wurden an *Ratten* wie *Meerschweinchen* mit etwa gleichen Ergebnissen durchgeführt. VOGT (1945) bemerkte bei *Ratten* nach Adrenalininjektionen eine Zunahme der Rindenlipoide (Sudan III). Bei hypophysektomierten Tieren blieb die Wirkung bezeichnenderweise aus.

$\varkappa$) β-tetra-hydronaphthylamin.

CRAMER (1926, S. 556) beobachtete Ausbreitung des Lipoids über die ganze Rinde (Enchosis ?).

λ) Cyanverbindungen.

Nichols und Miller (1949, S. 557) erwähnen eine Lipoidabnahme in den inneren Rindenzonen.

μ) Nitrofurazon.

Friedgood, Swinyard und Ripstein (1951) berichten über Zunahme der Sudanophilie in der Fasciculata der *Ratten*-Nebenniere (S. 559).

v) Pilocarpin.

Guieysse (1901, S. 559) sah nach Pilocarpinzufuhr eine Lipoidzunahme in der Glomerulosa von *Meerschweinchen*-Böcken (vgl. dagegen Delamare 1904). Bogomolez (1909) beobachtete nach Pilocarpininjektionen eine Fettvermehrung in den Rindenzellen (unspezifische Stresswirkung?, Lipenchose?).

ξ) Blutung.

Abfall der Sudanophilie nach einer Hämorrhagie verzeichnen Engel, Winton und Long (1943), Long und Fry (1945), Sayers, Sayers, Liang und Long (1945), Levin (1945), Ludewig und Chanutin (1947), Sayers und Sayers (1948, s. a. S. 560).

o) Hypoxie usw.

In den ersten 5 Tagen einer Hypoxie stellten Darrow und Sarason (1944) eine Lipoidentleerung der Nebennierenrinde bei *Ratten* fest. Bei Fortsetzung des Versuches kam es am 7.—8. Tag wieder zur Lipenchosis. Auch Dalton, Michell, Jones und Peters (1943/44) beobachteten bei *Ratten* in der Unterdruckkammer Lipoidschwankungen in der Nebennierenrinde; nach der 6. Versuchswoche erfolgte eine Normalisierung des Lipoidbildes (s. a. S. 561).

π) Strahlenwirkungen.

Nach einmaliger Bestrahlung einer Hinterpfote eines *Kaninchens* mit 2000 r erfolgt ein Lipoidabfall (S. 561) in der Nebennierenrinde (Nizet, Heusghem und Herve 1949).

ϱ) Kompensatorische Hypertrophie.

Die gesteigerte Leistung einer kompensatorisch hypertrophierenden Nebenniere geht mit Erhöhung des Lipoidgehaltes, speziell des Cholesteringehaltes der Rinde einher. Zuerst nimmt allerdings bei *Mäuse*-Männchen das Lipoid in der intakten Nebenniere ab, später erreicht oder übersteigt es Normalwerte. 65 Tage nach einseitiger Adrenalektomie war keine Erhöhung der Lipoidwerte mehr nachzuweisen (Whitehead 1933d). Flexner und Grollman (1936) beobachteten bei der *Ratte* nach einseitiger Adrenalektomie eine über die ganze Rinde des verbliebenen Organs verbreiterte, erhöhte Osmiumreaktion (Lipenchosis). Ähnliche Beobachtungen machte Doris Andersen (1937) an der Nebenniere des *Opossums*. Auch Tonutti (1942c) sah nach unilateraler Adrenalektomie eine Lipoidzunahme in der Nebennierenrinde des *Meerschweinchens*. Im übrigen betrachtet er die Lipoidveränderungen eng im Zusammenhang mit den Prozessen in den Transformationsfeldern (S. 564).

σ) Gravidität usw.

Daß es bis zu einem gewissen Grad erlaubt ist, die Gravidität als *Stress* aufzufassen, wurde früher ausgeführt (S. 568, vgl. hierzu Kapitel 24g).

τ) Operation usw.

FORTIER, SKELTON, CONSTANTINIDES, TIMIRAS, HERLANT und SELYE (1950) sahen nach Spinalsektion einen Abfall der Sudanophilie in der Nebennierenrinde der *Ratte*.

v) Allgemeiner Stress.

Im allgemeinen vermindert sich nach einem Stress — wie früher angeführte Beispiele zeigen — die Sudanophilie der Nebennierenrinde. Allerdings ist die Anwesenheit der Hypophyse eine Vorbedingung für diese Veränderung (INGLE 1938c, SAYERS, SAYERS, LIANG und LONG 1945).

Bei einem heftigen, aber *kurzdauernden Stress* kommt es nach der Lipodiaprasie rasch zur Lipenchosis; eine morphokinetische Reaktion (Größenzunahme des Organs) braucht sich keineswegs bereits anzuschließen. Beispiele für diesen Verlauf sind eine akute, nicht tödliche Hämorrhagie (SAYERS, SAYERS, LIANG und LONG 1945), eine kurze kräftige Muskelleistung (ANDERSEN 1935, ELLIOTT und TUCKETT 1906, KNOUFF, BROWN und SCHNEIDER 1941), eine Adrenalininjektion (LONG und FRY 1945), Erniedrigung des atmosphärischen Druckes (LEVIN 1945, TEPPERMAN, TEPPERMAN, PATTON und NIMS 1947, NICHOLS 1948a), eine intraperitonaeale Glucoseinjektion (DOHAN und LUKENS 1948).

Bei einer *langsamen Veränderung* des inneren oder äußeren Milieus kann die Stimulierung so allmählich vor sich gehen, daß beispielsweise die Sudanophilie der Nebennierenrinde unverändert bleibt. Lipodiaprasie und Lipenchosis befinden sich in einem Gleichgewicht, aber die zwischen beiden dauernd im Gang befindliche Gefällereaktion führt rasch zur morphokinetischen Übersetzung: die Größe der Nebenniere nimmt zu, der sog. Eucorticismus der Gewebe bleibt indessen erhalten. Beispiele für solche Prozesse sind Hunger (OKUNEFF 1923, MOURIQUAND und LEULIER 1927, SURE und THEIS 1939, McLACHLAN, HODGE und WHITEHEAD 1941, OLESON und BLOOR 1941, MULINOS, POMERANTZ und LOJKIN 1942, WHITEHEAD 1942, TYSLOWITZ 1943), Calorienherabsetzung (ELLIOTT 1914b, BOUTWELL, BRUSH und RUSCH 1948), jahreszeitlicher Temperaturwechsel (SAYERS 1950), Gravidität (S. 618), manche Arten einseitiger Eiweißdiät (TEPPERMAN, ENGEL und LONG 1943b), milde chronische Infekte (BAUMANN und HOLLY 1925).

Bei einem *intensiven, kontinuierlichen Stress,* meist mit tödlichem Ausgang, kommt es zu einer enormen Lipodiaprasie, die ohne Erreichen einer Enchosisphase in die Erschöpfungsphase übergeht. Beispiele für solche Vorgänge sind Verabreichung von Letaldosen von Toxinen (ELLIOTT 1914b, CLEVERS und GOORMAGHTIGH 1922, MOURIQUAND, LEULIER und SÉDALLIAN 1928, KEPL und PEARSON 1945), Infektionskrankheiten mit tödlichem Ausgang (WACKER und HUECK 1913, WELTMANN 1913, LANDAU und McNEE 1914, ELLIOTT 1914b, GRAHAM 1916, LUCKE, WIGHT, KIME 1919, BAUMANN und HOLLY 1925, BLUMENSAAT 1929, DEANESLY 1931, SPERRY und STROGANOFF 1935, EWERT 1935, MENTEN und SMITH 1936, LAGE 1940, SARASON 1943b, ROGERS und WILLIAMS 1948, PINCHOT, CLOSE und LONG 1949, ADAMS und BAXTER 1949), Wasserverlust (NICHOLS 1949), erniedrigter Druck (LEVIN 1945), Verbrennung (PFEIFFER-SAWISCH 1920, CREMA 1928, KARKINS und LONG 1945), Hämorrhagie (ELLIOTT 1914b, ENGEL, WINTON und LONG 1943, SAYERS, SAYERS, LIANG und LONG 1945), Trauma (DONAHUE und PARKINS 1935, MUIRHEAD, ASHWORTH, KREGEL und HILL 1942). Bei schwerstem, protrahiertem Stress erscheint die Nebenniere nicht nur vergrößert, sondern auch infolge Verlustes der Cytoplasmalipoide rötlichbraun statt gelb gefärbt (SAYERS, SAYERS, FRY, WHITE und LONG 1944, SAYERS 1950).

φ) Nerveneinfluß auf Lipoidmenge.

Baginski (1926) hat einen Einfluß der Innervation auf die Lipoidogenese der Nebennierenrinde behauptet. Der Autor hat die Resektion des rechten N. vagus bei verschiedenen *Säugetieren*, darunter solchen mit Vagosympathicus *(Hund, Katze)* und mit typischem Vagus *(Kaninchen, Meerschweinchen, Ratte)* vorgenommen. Durchtrennung des Vagosympathicus im Bereich der Halsregion soll keine Störung der tieferen Sympathicusinnervation bedeuten, sofern die Fasern erst über das Ggl. stellare verlaufen. Die Durchschneidung des rechten Vagus sei für die Nebenniere von größeren Folgen als die Durchschneidung des linken Vagus. Beim *Kaninchen* hypertrophiere die Nebenniere nach dem Eingriff; die Lipoidmenge in der Rinde (auch die Menge der Ciaccio-positiven Lipoide s. S. 317) steigt angeblich. Baginski vermutet eine Herabsetzung der Funktion der Nebenniere und daher eine Stapelung von Reservestoffen (Lipoiden). Von der Reticularis aus sollen die Lipoide in den Blutstrom übergehen. Da nach dem operativen Eingriff kein Abfluß mehr stattfinde, kommt es zur Fettauffüllung selbst in der Reticularis. Die Menge der Phosphatide wird nach Baginski vermindert.

Diese Arbeit hat mit zu der Annahme beigetragen, daß Lipoidanhäufung in der Nebennierenrinde auf verminderte Funktion des Organs schließen läßt. Die Vagusinnervation bzw. überhaupt eine Nervenwirkung auf die Rindenzellen sind bisher aber nicht bestätigt worden. Wir können die Veränderungen gegebenenfalls auch als Operationsstress erklären (s. a. S. 562).

χ) Bremsung der ACTH-Wirkung durch Zufuhr von Rindensteroiden usw.

Die sudanophilen Stoffe, welche für gewöhnlich nach einer Röntgenbestrahlung aus der Nebennierenrinde verschwinden (s. S. 561), bleiben bei gleichzeitiger Desoxycorticosteronacetatbehandlung liegen (Ellinger 1948). Desoxycorticosteronacetatgabe ruft eine Entleerung des Lipoids aus den Glomerulosazellen hypophysektomierter *Ratten* hervor (Greep und Deane 1947a, vgl. auch Kapitel 4, S. 574ff.).

ψ) Hypophysektomie.

Adams und Boyd (1933) beobachteten nach Hypophysektomie wie nach Thyreoidektomie Lipoidschwund an den Rindenzellen. Selye, Collip und Thompson (1935) sowie Dosne und Dalton (1941) sahen kurz nach der Hypophysektomie eine Fettzunahme in der Nebennierenrinde. Leblond und Nelson (1937a, b) fanden bei hypophysektomierten *Mäusen* mit zunehmender Rindenatrophie immer größeren Lipoidverlust der Rindenzellen. Auch für das Interrenale von *Kaulquappen* konnte Atwell (1937) den Lipoidverlust nach der Hypophysektomie bestätigen.

Nach den Untersuchungen von Crooke und Gilmour (1938) an 114 hypophysektomierten *Ratten* (s. a. S. 586f.) scheinen sich die Lipoide der Nebennierenrinde in der 1. Woche nach dem Eingriff recht gut zu halten. Selbst in der 2. Versuchswoche kann der Lipoidgehalt bestehen bleiben. Nach 14 Tagen ist ein eindeutiger Lipoidverlust nachzuweisen. Im Bereich der Innenzone der Rinde entwickeln sich dann auch fettige Degenerationen, die erst nach 2 Monaten wieder ganz abgeklungen sind. Langsam verschwinden auch die fettig degenerierten Zellen in Marknähe. Im Endresultat hat das Lipoid der verschmälerten zurückbleibenden Nebennierenrinde sehr stark an Menge abgenommen.

Merkwürdigerweise berichten Miller und Riddle (1939b), daß bei hypophysektomierten *Tauben* eine relative Lipoidzunahme bei Involution des Nebennierenrindenanteils zustande kommt. Bei *Torpedinen* sah Dittus (1941) die Lipodiaprasie erst 5 Tage nach der Hypophysektomie.

Tonutti (1941, 1942c) hat die Folgen der Hypophysektomie an der Nebenniere der *Ratte* insbesondere mit Berücksichtigung der sog. *Transformationsfeldveränderungen* studiert (S. 258ff., 587f.). Aber auch nach seiner Ansicht spielen die Lipoidveränderungen dabei eine große Rolle. Im äußeren wie im inneren Transformationsfeld wandeln sich unter Entspeicherung der Lipoideinschlüsse später die Rindenzellen zu bindegewebigen Elementen um. Tonutti (1945) gibt an, daß bei hypophysektomierten *Ratten* ähnlich wie bei thyreoidektomierten *Mäusen* die Lipoidentspeicherung in der Glomerulosa einsetzt; in der äußeren Abteilung der Fasciculata herrscht eine starke, feintropfige Sudanophilie vor. Dann folgt eine breite sudanophobe Zone mit einzelnen verfetteten Zellen. Markwärts kann die feintropfige Sudanophilie wieder zunehmen, während unmittelbar an der Rinden-Markgrenze grobtropfig verfettete Rindenelemente vorkommen.

Dagegen erwähnen Deane und Greep (1946), Dempsey, Greep und Deane (1949) gerade die Erhaltung der Sudanophilie im Bereich der Glomerulosa. Nach Jones (1948, 1950) treten 24—48 Std nach der Hypophysektomie bei *Mäusen* die ersten Veränderungen in der Nebennierenrinde auf. Nach Sudanfärbung erscheint die Fasciculata zuerst stärker, die Glomerulosa schwächer tingiert als normalerweise. In der Fasciculata bilden sich bald grobe Fetttropfen.

Eine Darstellung der eigentümlichen Lipoidverschiebungen in der Nebennierenrinde nach Hypophysektomie geben auch SAYERS und SAYERS (1948), ferner SCHWEIZER und LONG (1950). Beim normalen *Meerschweinchen* umfaßt die sudanophile Zone (S. 588) 60—80% der gesamten Rindenbreite. Vier Wochen nach einer Hypophysektomie sinkt der Wert schrittweise auf etwa 35%, bis zur 6. Woche auf 30%. Es bleibt dann aber immer noch eine sudanophile Restzone in der Rinde erhalten (vgl. Teilbilder 1, 3 und 5 der Abb. 241, S. 589). Eine Diskrepanz im Verhalten der Sudanophilie und der Plasmalogenverteilung bei hypophysektomierten *Meerschweinchen* haben TONUTTI (1951), FETZER (1952) berichtet (s. S. 588).

ω) ACTH.

Nach EMERY und ATWELL (1933) steigt der Lipoidgehalt der Nebennierenrinde nach Injektion des von ihnen zubereiteten „adrenotropen Faktors" des Hypophysenvorderlappens an. HOUSSAY, BIASOTTI, MAZZOCCO und SAMMARTINO (1933b) konnten bei hypophysektomierten *Hunden* mit einem zellfreien Hypophysenvorderlappenextrakt eine Lipoidzunahme in den Rindenzellen erreichen. ANSELMINO, HOFFMANN und HEROLD (1934) fanden nach Verabfolgung ihres corticotropen Hormons eine Zunahme des Lipoidgehaltes in der Fasciculata, dann auch in der Glomerulosa und zuletzt in der Reticularis (S. 592). REISS, BALINT, OESTREICHER und ARONSON (1936) engten mit einem corticotropen Präparat die verbreiterte sudanophobe Zone hypophysektomierter *Ratten* auf ihre normale Breite ein. Da sie auch eine Lipoidzunahme nach der Hormonbehandlung konstatierten (s. Bemerkung S. 592), wollten sie die Stärke der Lipenchosis als Maß für die corticotrope Wirkung des Hormons benutzen.

Nach MOON (1937b) belädt sich die sudanophobe Zone normaler *Ratten* nach Verabreichung von ACTH schnell mit Lipoid. ATWELL (1937) konnte an hypophysektomierten und thyreoidektomierten *Kaulquappen* zeigen, daß nach Zufuhr des adrenotropen Faktors von COLLIP, ANDERSON und THOMSON (1937) eine Hypertrophie des Interrenale und eine Zunahme der Lipoidsubstanz eintritt.

WEAVER und NELSON (1943) fassen eine Zunahme der Lipoide in der Nebennierenrinde nach ACTH-Zufuhr als Ausdruck einer Hormonspeicherung auf (Lipenchosis?). Ob man ihrer Annahme, "that secretion is proceeding so rapidly that complete release of hormone is not accomplished", folgen kann, ist eine Frage für sich.

Mit gereinigtem ACTH wird nach übereinstimmenden neueren Berichten auf jeden Fall zuerst eine Mobilisierung der sudanophilen Substanzen in der Nebennierenrinde erreicht, d. h. also eine Lipodiaprasie (SAYERS, SAYERS, FRY, WHITE und LONG 1944, SAYERS, SAYERS, LIANG und LONG 1946, LONG 1947, SAYERS und SAYERS 1948, DEANE, SHAW und GREEP 1948, DUCOMMUN und MACH 1949, BRØCHNER-MORTENSEN, GEORG, HAMBURGER, SNORRASON, SPRECHLER, VIDEBAEK und WITH 1949 u. a.).

YOFFEY und BAXTER (1947) fanden nach Verabreichung von Cortrophin (Organon, ein ACTH-Präparat) zunächst Lipoidabnahme (Diaprasie), dann Zunahme (Enchosis).

I. CH. JONES (1949b) nimmt an, daß zwar die Lipoide der Fasciculata unter dem Einfluß des ACTH stehen, weniger dagegen die der Glomerulosa. Höchstens die acetonlöslichen sudanophilen Stoffe der Glomerulosa sollen auch ACTH-abhängig sein.

Über die merkwürdige Sonderreaktion der Sudanophilie, die sonst immer mit der Cholesterin- und Ascorbinsäureréaktion parallel geht (s. u.), nach LAP (SKELTON, FORTIER und SELYE 1949) wurde auf S. 596 ausführlich berichtet (vgl. auch die gründliche nochmalige Überprüfung der Sudanophilie durch FORTIER, SKELTON, CONSTANTINIDES, TIMIRAS, HERLANT und SELYE 1950).

FELDMAN (1951) gab *Ratten* nach 24 Std Nahrungsentzug ACTH. Sudanophiles und doppeltbrechendes Material verschwindet aus Fasciculata und Reticularis. Tröpfchen in den Rindenzellen geben die SCHIFFsche Plasmalreaktion und die sog. NAHD-Reaktion (S. 357), während das Cytoplasma sudanpositiv sein soll.

αα) Thyreoidektomie, Thiouracil, Hypothyreoidismus.

SUN (1929) beobachtete nach Thyreoidektomie Lipoidverlust in den Rindenzellen (S. 605), ADAMS und BOYD (1933) im Rindenorgan von *Triturus*. Besonders eingehend hat sich TONUTTI (1942c, 1943a, 1944, 1945) mit der Veränderung der Lipoide nach Thyreoidektomie befaßt. Man sieht nach der Thyreoidektomie schön die regressive Transformation besonders im äußeren und inneren Transformationsfeld. Beim *Meerschweinchen* bleibt schließlich nur ein schmaler Streifen der Fasciculata lipoidbeladen, während beide Transformationsfelder in ausgedehnterem Maße an Fett verarmen. Bei der thyreoidektomierten *Ratte* kommt es ebenfalls zu einer beträchtlichen Fettentspeicherung. Gröbere Fetttropfen finden sich unmittelbar nach innen von der sudanophoben Zone. Schließlich wird die Glomerulosa fast ganz entspeichert und in die Kapsel mit aufgenommen (regressive Transformation). Weitere Einzelheiten s. S. 605 f.

Deane und Greep (1947) fanden bei thyreoidektomierten *Ratten* zwar auch eine Lipoidentspeicherung in der Fasciculata. Die Glomerulosa war viel weniger an diesem Vorgang beteiligt (S. 606); sie erschien breiter und lipoidreicher als normal.

Nach Verabreichung von thyreostatischen Substanzen sollte man eigentlich ähnliche Lipoidreaktionen in der Nebennierenrinde erwarten wie nach Thyreoidektomie. Indessen beobachteten Baumann und Marine (1945) in der Fasciculata eine Lipoidvermehrung, in Glomerulosa und Reticularis eine Abnahme der Lipoide. Aber schon Glock (1945) konstatierte bei *Ratten* nach Gaben von *Thioharnstoff* bzw. *Thiouracil* einen beträchtlichen Lipoidmangel in der Nebennierenrinde (Scharlachrotfärbung). Die Diskrepanzen zwischen den einzelnen Untersuchern dürften auch hier wie so oft auf einem Außerachtlassen des *Zeitfaktors* beruhen. Deane und Greep (1947) haben dagegen unter genauer Berücksichtigung der zeitlichen Verhältnisse folgendes festgestellt.

Bei täglicher Dosis von 25 mg Thiouracil im Trinkwasser (Näheres S. 607 f.) war die Sudanophilie nach 7 Tagen noch nicht erheblich gestört. Vielleicht beginnt — im Gegensatz zu den Beobachtungen nach Thyreoidektomie — eine gewisse Lipoidreduktion im Bereich der Glomerulosa und Fasciculata. Nach 14 Tagen haben die sudanophilen Substanzen in der Fasciculata beträchtlich zugenommen. In der Reticularis treten stark verfettete Zellen, gelegentlich vom Aussehen echter Fettzellen auf. Nach 28 Tagen hat die Glomerulosa ihre ursprüngliche Sudanophilie im allgemeinen wieder erreicht; die Fasciculata ist dagegen nur in ihrem äußeren Abschnitt noch sudanophil. Nach 56 Behandlungstagen erscheint die Glomerulosa verbreitert und intensiv sudanophil. Die Fasciculata bleibt geschrumpft, enthält aber noch Fett in etwas unregelmäßiger Verteilung. Nach noch längerer Behandlungsdauer kommen etwas wechselnde histochemische Bilder zustande. Immer aber bleibt die Glomerulosa sudanophil. Bei höherer Thiouracildosis kommt es zu einem rapiden Lipoidabfall in der Glomerulosa. Die Erklärung dazu s. S. 608.

Durey (1949, S. 608) hat nach *Aminothiazol*-Behandlung bei *Ratten* eine Lipoidvermehrung in Fasciculata und Reticularis beschrieben.

ββ) Hyperthyreoidismus, Thyroxin usw.

Nach Deane und Greep (1947) nimmt die Sudanophilie der Glomerulosa bei *Ratten*, welche 0,5 % *Schilddrüsenpulver* in der Nahrung bekommen hatten, anfangs ab; sie normalisiert sich aber später wieder. Die Fasciculata wird zwar breiter, aber die Sudanophilie zeigt nach zweiwöchiger Behandlung eine Abnahme. Im äußeren Bereich der Fasciculata treten stark vacuolisierte Zellen auf. Im 2. Behandlungsmonat scheint es zur Lipoidexhaustion der Rinde zu kommen. In der inneren Fasciculataabteilung erscheinen Zellen mit groben Fetttropfen (degenerative Verfettung?). Bei der höheren Dosis von Schilddrüsenpulver (Einzelheiten S. 610) verschwindet das Lipoid aus der Glomerulosa; die Fasciculata scheint zuerst eine stärkere Sudanophilie zu zeigen als beim Kontrolltier. Im 2. Behandlungsmonat jedoch verschwinden alle histochemischen Reaktionen.

Durey (1949, S. 610) ähnlich Feldman (1951, S. 611) beobachteten nach *Thyroxin* eine Lipodiaprasie in der Fasciculata.

γγ) Veränderungen des Kohlenhydratstoffwechsels.

Nach Verabreichung von *Alloxan* (Eränkö 1951) an *Ratten*-Männchen (250 mg, subcutan) nimmt der Lipoidgehalt der Nebennierenrinde langsam ab: nach 24 Std färbt sich die Fasciculata bereits mit Sudanschwarz schwächer an, nach 3 Tagen enthält die Glomerulosa noch sudanophiles Material. Besonders das innere Drittel der Fasciculata gibt nur noch eine schwache Reaktion. Nach 6 Tagen sind die Lipoide der Glomerulosa und die groben acetonunlöslichen Stoffe in den Reticulariszellen nahe der Rinden-Markgrenze mit Sudanschwarz anzufärben. Die Fasciculata ist völlig frei von sudanophilen Stoffen.

δδ) Elektrolytveränderungen.

Nach Deane und Greep (1946) soll eine Aktivierung der Glomerulosazellen erfolgen, wenn die Versuchstiere zu wenig *Natrium* erhalten (S. 527). Dies manifestiere sich durch Lipoidentleerung und Zellvergrößerung. Deane, Shaw und Greep (1948) beschreiben nach intraperitonaealer Injektion von *Kalium* eine Lipoidentleerung und Verbreiterung der Glomerulosa, die bereits wenige Stunden nach Injektion deutlich sein soll. Badinez und Croxatto (1947a, b) sahen nach *KCl*-Verabreichung eine Hypertrophie der Nebennierenrinde bei *Ratten*, in erster Linie der Zona glomerulosa, wo sich auch das Lipoid vermehrte. Nach *NaCl*-Zufuhr soll dagegen die Glomerulosa bei gleichzeitigem Lipoidverlust langsam atrophieren. NICHOLS (1948c) hat schließlich gefunden, daß sowohl *kaliumarme*, wie *natriumarme* Diät das Lipoid der Glomerulosa entleert. Schließlich werden die Widersprüche noch durch die Angaben von FORTIER, SKELTON, CONSTANTINIDES, TIMIRAS, HERANT und SELYE vertieft, die eine allgemeine Abnahme der Rindensudanophilie nach *NaCl*-Gabe bei hungernden *Ratten* beschrieben.

εε) Jahreszeitliche Einflüsse, Winterschlaf.

Nach KOLMER (1918) und TREROTOLI (1937) sollen während des Winterschlafs beim *Igel* die Rindenlipoide vermehrt sein. Nach TORGERSEN (1940, s. a. S. 204) finden sich in der Nebennierenrinde des *Kaninchens* helle und dunkle Zellen. Große, fettreiche Rindenzellen (sog. „delomorphe" Zellen) scheinen besonders im Herbst mengenmäßig im Vordergrund zu stehen.

ζζ) Tumorwachstum.

VICARI (1943a) untersuchte die Korrelation zwischen Lipoidgehalt der Nebennierenrinde und Tumorbereitschaft bei einigen *Mäuse*-Stämmen, bei welchen es in verschiedener Häufigkeit erfahrungsgemäß zur Ausbildung spontaner Mammacarcinome kam. Die Lipoide wurden mit der ROMEISschen Sudanmethode und dem SCHULTZschen Cholesterintest untersucht. Nach der Lipoidmenge lassen sich die Stämme in folgender fallenden Reihe ordnen: C 57 Black — N — ce (alle 3 mit geringer Tumorbereitschaft) — A (bei infantilen Weibchen geringe Tumorbereitschaft, in der Lactationsperiode steigende) — C 3 H — dba; die beiden letzten Gruppen zeichnen sich durch starke Tumorbereitschaft aus. Zugleich will VICARI beobachtet haben, daß bei den Tieren mit dem höchsten Lipoidgehalt der Nebennierenrinde am häufigsten akzessorische Nebennierenrindenknötchen vorkamen (vgl. auch Abb. 157, S. 331).

Weil der Stamm C 57, der eine lipoidreiche Nebennierenrinde besitzt, wenig Tendenz zum Tumorwachstum zeigt, schließt VICARI (1943b), dies Lipoid sei als Speicherlipoid anzusehen. Dagegen soll Stamm C 3 H mit weniger lipoidreicher Nebennierenrinde und größerer Neigung zum Tumorwachstum mehr Rindenhormon zu bilden gezwungen sein.

ηη) Allgemeine Vorstellungen über die Bedeutung der Rindenlipoide
und über Lipoidsekretion.

GUIEYSSE (1901) hielt es für möglich, daß die Fetteinschlüsse der Rindenzellen in eine wäßrige Lösung eingehen könnten, welche in den Blutstrom sezerniert wird. HOERR (1936c) vertritt in einer Kritik die Ansicht, es handle sich um Aussagen auf Grund von Präparaten mit ungenügender Erhaltung der Lipoide.

BERNARD und BIGART (1902ff.) deuteten Fettvermehrung in der Fasciculata als Zeichen einer Hypersekretion.

Das Problem der Sekretion in der Nebennierenrinde ist über 50 Jahre alt. Als PETTIT (1896) in der „Nebenniere" des *Aales* — es war aber wohl ein STANNIUSsches Körperchen — nach Pilocarpininjektion (S. 559) eine Art *holokriner Sekretion* zu erkennen glaubte, war die Diskussion dieser Frage eingeleitet. Die Bemühungen, auch bei *Säugetieren* eine holokrine Sekretion nachzuweisen, reichen bis zu den Arbeiten VON LUCADOUs (S. 175) und VELICANS (1948). Schon DELAMARE (1904) hat aber bestritten, daß ganze Rindenzellen oder Zellteile in den Blutgefäßen des Organs den Ausdruck einer Sekretion verkörpern. Solche Befunde beruhen nach seiner Meinung immer auf mangelhafter Präparation. Eine *merokrine* Sekretion in der Nebennierenrinde sei jedoch nicht auszuschließen. Er stützte sich dabei auf Befunde von „Lecithin"-Kügelchen (ALEXANDER 1892) oder Sekretkörnchen im Blut (CANALIS 1887, PFAUNDLER 1892, CARLIER 1892, 1893, HULTGREN und ANDERSON 1899 u. a.). Über das Problem, ob Lipoide in das Blut der Rinde übergehen können, s. auch S. 333f. Daß größere Lipoidtropfen in die Blutbahn übertreten, was für kleinere allenfalls möglich sein mag, bestreiten WEAVER und NELSON (1943) sowie SELYE (1937) fraglos mit Recht.

In zahlreichen Arbeiten hat sich Mulon (1902ff.) mit dem Problem der Rindenzellen beschäftigt. Viele seiner Angaben und Überlegungen haben heute nur noch historisches Interesse, andere haben sich indessen als richtungweisend erwiesen. So sagt Mulon (1907), daß zuviel Fett in den Rindenzellen der *Meerschweinchen*-Nebenniere nicht für eine gesteigerte lipidogene Leistung spreche, sondern im Gegenteil darauf hinweise, daß die Rindenzelle die Möglichkeit der Lipoidverwendung eingebüßt habe.

In diesen Ausführungen steckt ein Gedanke, der meines Erachtens in der modernen Vorstellung von der Dynamik der Rindenlipoide sogar zu kurz kommt: so wie die Fettentleerung der Rinde als Lipodiaprasie sehr nützlich sein kann, als Exhaustion dagegen einen Leerlauf darstellt, so sollte auch hinsichtlich der Lipenchosis betont werden, daß sie einmal ein nützliches Rohstoffangebot bei starkem Verbrauch von Rindenstoffen bedeuten mag, zum anderen aber auch geradezu zur Blockierung der Rindenzellen mit Fetten führen kann, wobei die diffizilen Umgestaltungen zum biologisch wirksamen Rindenprinzip gehemmt werden.

Durch die Arbeiten Aschoffs und seiner Mitarbeiter (besonders Kawamuras 1911) wurde klar, daß die Unterschiede des Lipoidgehaltes der Rindenzellen nicht einfach als Parallelerscheinungen zu Lipoidschwankungen im Gesamtstoffwechsel aufgefaßt werden dürfen, sondern den *Ausdruck schwankender Rindenfunktion* darstellen.

Ciaccio (1915) nahm an, daß die Nebennierenrinde komplexere Fettstoffe auf Kosten einfacherer herstelle, die aus dem Blute stammen sollten. Ciaccio wollte dies dadurch beweisen, daß Phosphatide in der Nebennierenrinde konstant aufzufinden seien, einfachere Glycerin- oder Cholesterinester dagegen nur recht unregelmäßig. Da nun außerdem in den Rindenzellen die Phosphatide in weit größerer Menge vorkommen als sonst irgendwo im Gewebe, meint Ciaccio, daß sie mit der speziellen Rindenfunktion in engster Verbindung stehen müßten.

Daß ein sehr starker Lipoidgehalt der Rinde eher als Zeichen herabgesetzter Funktion denn als Zeichen der Aktivität zu deuten ist, wird besonders deutlich im Fall der lipoidreichen Nebennieren winterschlafender *Igel* usw. (Kolmer 1918, Trerotoli 1937, s. a. S. 623). Ein starker Wechsel in der Lipoidmenge und -verteilung der Rinde spricht dagegen nach Hammar (1924) für funktionelle Schwankungen des Organs. Auf die wichtige Bemerkung von Simnitzki und Lasowski (1926) über eine Beziehung zwischen Lipoiddynamik und Morphokinese bin ich bereits früher eingegangen (S. 615).

Zwemer (1936) dürfte zuerst behauptet haben, daß das Lipoid im äußeren Bereich der Nebennierenrinde als eine Art *Reservestoff* oder „Prähormon" aufgefaßt werden könne, während die fertigen einsatzbereiten Rindensteroide in den inneren Rindenschichten zu finden sind. Als Stütze seiner Anschauung dient Zwemer unter anderem der Befund, daß nach Infektionskrankheiten oft noch Lipoide in den äußeren Rindenschichten nachzuweisen sind, während die inneren bereits völlig entleert sind. Das würde dann heißen, daß in solchen Fällen der Organismus nicht mehr imstande war, so rasch wie nötig die Verwandlung vom Prähormon zum biologisch aktiven Steroid vorzunehmen. Das Reservematerial bleibt unbenutzbar liegen; es kommt langsam zur Exhaustion. Als *Reservematerial* oder *Vorstufen* von Rindensteroiden betrachtet Celestino da Costa (1948b) die Liposomata der Rindenzellen (vgl. ferner Vicari 1943a).

Reiss, Balint, Oestreicher und Aronson (1936) beobachteten, daß die Lipoide in der Nebennierenrinde der *Ratte* in Form verhältnismäßig feiner Granula über die ganze Rinde verteilt sind. Bei der hypophysektomierten *Ratte* werden die Granula gröber, sie erscheinen verklumpt. Solche veränderte Granula sollen bei der Bereitung der Rindensteroide kaum noch voll einsatzfähig sein. Eher könne es sich um eine *Speicherung* solcher Substanzen handeln.

SELYE (1937b, c) konnte schließlich gut begründen, daß Nebennierenhypertrophie und Lipoidverlust (Diaprasie) bei der *Ratte* mit dem Zeitpunkt des größten Rindenhormonbedarfes zusammenfallen. Schon mit bloßem Auge (SELYE 1936b, c, 1937a) könne man sehen, daß die Nebenniere von Tieren, welche im Alarmstadium oder während der Erschöpfungsphase getötet wurden, braun aussieht, während die Nebenniere von Tieren aus der Widerstandsphase (Lipenchosis) infolge der Lipoidaufnahme hellgelb gefärbt ist.

Es sind indessen aus den Fettbefunden auch die gegenteiligen Schlüsse gezogen worden. So haben FLEXNER und GROLLMAN (1939), welche den Lipoidgehalt der Nebennierenrinde nach der Reduktion von OsO_4 beurteilt haben, gesagt: "In general, depression of activity is correlated with a decrease in the reduction of osmic acid; stimulation of activity with an increase in the reduction of osmic acid." Die Behauptungen von FLEXNER und GROLLMAN haben DOSNE und DALTON (1941) zu entkräften versucht. Ihrer Meinung nach deutet Lipoidanreicherung mehr auf eine Speicherfunktion des Organs als auf aktuelle Hormonproduktion.

In diese Zeit fällt auch BENNETTs (1940a) Versuch, die klassische *Rindeneinteilung* von ARNOLD (S. 162ff.) durch eine histochemische zu ergänzen. Er hat dies unter anderen mit Hilfe der Sudanophilie an der Nebennierenrinde der *Katze* versucht (vgl. S. 337f., ferner die Abb. 63 und 158). BENNETT bezeichnet die sudanophile Zone, in welcher auch die übrigen histochemischen Reaktionen meist am deutlichsten in Erscheinung treten, als „*sekretorische* Zone". Das würde heißen, daß die Lipoidbeladung einer Sekretansammlung gleichzusetzen wäre. Was tut dann aber die doch gelegentlich recht breite „*postsekretorische* Zone"? BENNETT bedarf einer Hilfshypothese, die schon von GUIEYSSE (1901) benutzt worden ist. Die 3. Zone soll nämlich die Produktion eines wasserlöslichen Steroid-Glykosidkomplexes (ZWEMER und LOWENSTEIN 1940a, b) übernehmen. Da die postsekretorische Zone aber nicht in allen Fällen nachzuweisen ist, kann sie nach BENNETT nicht so wichtig sein. Die „Lebensgeschichte" der Rindenzelle faßt BENNETT (1940) folgendermaßen zusammen. Die Rindenzellen werden entweder in der Kapsel selbst oder in der unmittelbar ihr anliegenden Zone gebildet; sie sind zuerst frei von Lipoiden oder Cholesterin. Ihr GOLGI-Apparat liegt zwischen Kern und Capillare, ihr Cytoplasma ist reich an kurzen, stäbchenförmigen Mitochondrien. Weiter innen häufen sich in den Rindenzellen Cholesterin und Lipoide an. Damit geht die Rindenzelle zu ihrer speziellen Aufgabe, der *Bereitung von Ketosteroiden* über. In der Nähe des Markes degenerieren die Rindenzellen. Die eigentliche Sekretabgabe ist unklar. Mit der Deutung von osmierbaren feinen Tröpfchen in manchen Endothelzellen hält sich BENNETT sehr zurück.

Einen *Vergleich chemischer und histochemischer Fettdarstellung* haben KNOUFF, BROWN und SCHNEIDER (1941) durchgeführt. Sie kommen zu einem recht wichtigen allgemeinen Ergebnis: Eine Lipoidzunahme braucht nicht unbedingt eine Vermehrung des Gesamtfettgehaltes der Nebennierenrinde zu bedeuten, da eine gesteigerte Ausbreitung des Lipoides mit einer Abnahme der Dichte einhergehen kann.

Nach GRONCHI (1941) ist die Art des Übergangs der Rindenprodukte in die Capillaren oder das Sekret in den Capillaren mit den derzeitigen histochemischen Mitteln nicht nachzuweisen. GRONCHIs Hypothese besagt, daß das lipoidige Sekret in ein lösliches Lipoproteid umgewandelt werden soll, welches die roten Blutkörperchen aufnehmen. Ist das Lipoid in den Zellen in ein Lipoproteid umgewandelt, dann sei mit Sudan III nur noch eine diffuse Anfärbung zu erreichen. Nach Miller und Riddle (1942 a) sollen die Rindenhormone (= wasserunlösliche Ketone) in den Lipoiden liegen. Unter normalen Verhältnissen sei der Bedarf an diesen Hormonen nicht ausgesprochen groß: "a considerable storage of a precursor (cholesterol ?) and of the hormone (water insoluble ketone ?) may occur".

Wallraff (1949) vertritt folgende Anschauung hinsichtlich der *Beziehungen der Lipoide zur sekretorischen Aktivität der Rindenzellen* der menschlichen Nebenniere:

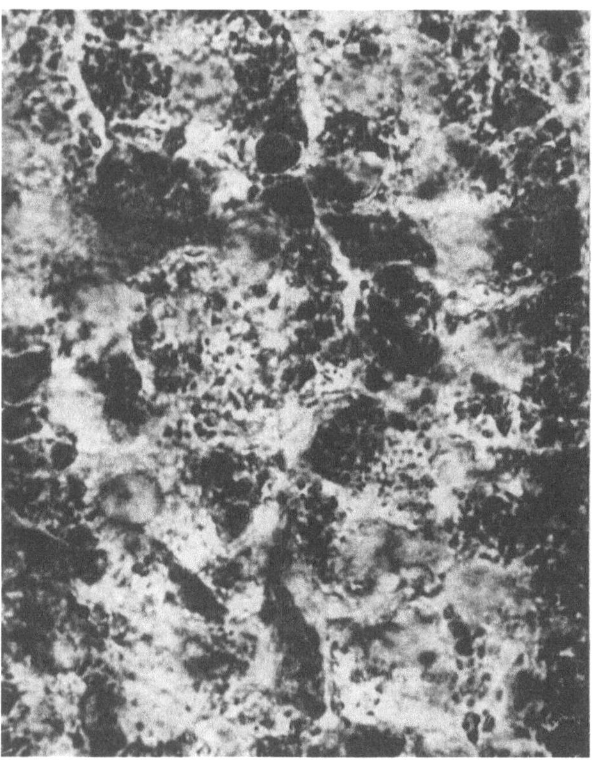

Abb. 242. Lagerung sudanophiler Substanzen an der Capillarseite von Fasciculatazellen in der Nebennierenrinde des *Kaninchens* (Formalinfixierung, Gefrierschnitt, Sudan III-Färbung, 1200fach vergrößert).

„Am stärksten tätig sind die schwach tannophilen und zugleich mäßig lipoidreichen Zellen der Rinde, die sich in der Hauptsache im inneren Drittel der Fasciculata und in den tannophilen Streifen und Herden der Rinde, aber auch in der Zona reticularis finden. Wenig oder gar nicht tätig sind die tannophoben und lipoidfreien bis sehr lipoidreichen Zellen der Zona fasciculata sowie alle stark tannophilen Zellen. Diese beiden Zellgruppen, die sehr tätige und die wenig oder gar nicht tätige, unterscheiden sich dadurch, daß die letzte Lipoid und wahrscheinlich auch Hormon abgegeben hat, während das bei der ersten Gruppe nicht der Fall zu sein scheint. Das äußere und mittlere Drittel der Fasciculata bilden den voll einsatzbereiten Teil der Rinde; die Zona glomerulosa ist zwar auch einsatzbereit, aber nicht wie diese augenblicklich einsatzfähig. Gewöhnlichen, an die Nebennierenrinde des Menschen gestellten Anforderungen vermögen die Zona reticularis und das innere Fasciculatadrittel zu genügen. Eine Hochleistung erfordert zusätzlich den Einsatz der ganzen Rinde, wobei zweifellos die zeitliche Dauer einer solchen Beanspruchung eine Rolle spielen wird. Die Bildung und Speicherung der Lipoidstoffe in den Rindenzellen dienen dem Aufbau der Sekret- und Hormonstoffe, zu dem die tannophilen Eiweißkörper mitverwendet werden." Wallraff hält sogar eine Darstellung von Hormonen mit Tannineisen nicht für ausgeschlossen.

Alpert (1950, *Goldhamster* S. 332) meint, daß die sudanophilen Stoffe und das Cholesterin nur eine Art sekundärer Beziehung zu den Rindensteroiden besitzen. Er lehnt daher die Anschauung, diese Stoffe seien geradezu Vorläufer der Rindenhormone, ab. Wenn die „Präcursorhypothese" richtig ist, dann könnte es nach seiner Meinung vielleicht hier so sein, daß in der Nebennierenrinde des *Goldhamsters* sudanophile Stoffe und Cholesterin ganz schnell für die Hormonbildung verbraucht werden und z. B. das Cholesterin nicht die für den histochemischen Nachweis notwendige Konzentration (von etwa 0,5%) erreicht.

Es sei noch mit einem Bild demonstriert, was ich als den Unsicherheitsfaktor in der Beurteilung der Rindenaktivität ansehe. Wenn man die mit Sudan III gefärbten Fettstoffe in der Fasciculata der *Kaninchen*-Nebenniere (Abb. 242) betrachtet, so stellt man fest, daß sie jeweils nahe der Capillarseite der Rindenzellen gelegen sind. Dieses Bild erlaubt, an zwei entgegengesetzte Möglichkeiten zu denken. Einmal könnten die Stoffe dort aus dem Blut aufgenommen und angereichert werden, zum anderen könnten sie zur Abgabe aus der Zelle bereit liegen. Das Bild ließe sich also sowohl auf eine Lipenchosis wie auf eine Lipodiaprasie beziehen. Eine Entscheidung ist aus dem Lipoidbild allein unmöglich.

b) Doppeltbrechende Lipoide.

α) Hungerversuche.

DEANE und MORSE (1948) beobachteten in den Rindenzellen 12 Tage hungernder *Ratten* noch einen beträchtlichen Ascorbinsäuregehalt, wenn sudanophiles und doppeltbrechendes Material bereits vollständig verschwunden war. Auch FRAZÃO (1948) sah bei hungernden *Ratten* einen raschen Abfall doppeltbrechender Stoffe.

β) Vitamin B_1-Mangel.

Nach DEANE und SHAW (1947) ist die Menge der doppeltbrechenden Stoffe in der Glomerulosa von *Ratten*-Männchen nach dreiwöchigem Thiaminmangel unverändert (S. 529), in der Fasciculata anscheinend über die Norm vermehrt. Anfänglich breitet sich sudanophiles und doppeltbrechendes Material gegen die Rinden-Markgrenze zu aus.

γ) Infektionen.

ALBRECHT und WELTMANN (1911) stellten bei allen möglichen akuten, subakuten, septischen und pyämischen Prozessen eine Verminderung bzw. sogar einen Schwund der doppeltbrechenden Substanzen in der Nebennierenrinde fest. In Untersuchungen über Wundinfektionen (Peritonitis, Gasödem, akute und chronische Sepsis) fand DIETRICH (1918) eine deutliche Abnahme der doppeltbrechenden und Gesamtlipoide in der Nebennierenrinde. LEUPOLD (1923) konnte die doppeltbrechenden Lipoide in Nebenniere und Ovarium von *Katzen* und *Kaninchen* durch Diphtherietoxin zum Verschwinden bringen. ABRAMOW und LEBEL (1926) beobachteten bei Typhus abdominalis eine starke Abnahme der doppeltbrechenden Substanzen bis zum Schwund des Gesamtlipoids hauptsächlich in den ersten Wochen (20 Fälle). DRAGANESCO und TUCOLESCO (1938) berichteten über Abnahme und Schwund der doppeltbrechenden Substanzen bei Endokarditis, Tollwut, Encephalitis, Tetanus, Pneumokokkenmeningitis, Fleckfieber, Scharlach, Diphtherie und Lungenabsceß. LIEBEGOTT (1944) fand bei Frühtodesfällen nach Diphterie meist noch reichlich Lipoid in der Nebennierenrinde; auch die Menge der doppeltbrechenden Substanzen war noch relativ groß. ABRAMOW und SADOWNIKOW (1944) stellten hingegen bei Fleckfieber wieder eine starke Abnahme der doppeltbrechenden Lipoide fest (Sektionsmaterial, *Meerschweinchen*versuche, vgl. ferner SADOWNIKOW 1949, S. 549).

SADOWNIKOWs Befunde können ohne weiteres so gedeutet werden, daß die doppeltbrechenden Substanzen zu Beginn der Infektion unter Stresswirkung absinken, d. h. daß die Nebennierenrinde in diesem Augenblick Steroide abgibt. Bezeichnenderweise ändert sich der Gehalt an sudanophilen Stoffen deswegen nicht sogleich. Das Wiederauftreten doppeltbrechender Stoffe ist eines der typischen Zeichen für eine günstige Prognose: die Tiere sind anscheinend in die Widerstandsphase gelangt.

δ) Hypophysektomie.

Als Zeichen dafür, daß der Hypophysenvorderlappen im Gegensatz zu der von ihm regulierten Fasciculata auf die Glomerulosa nur einen geringen Einfluß hat, wertet JONES (1950) die äußerst geringe Veränderung des Doppelbrechungsbildes der Glomerulosa nach Hypophysektomie *(Maus)*. Aus der Fasciculata verschwinden die typischen feineren doppeltbrechenden Partikel rasch.

ε) ACTH.

Weaver (1941) beobachtete die Wirkung von ACTH an der *Ratten*-Nebenniere (Einzelheiten S. 595). Bei normalen Tieren nimmt die Masse der doppeltbrechenden Substanzen ab, besonders im inneren Drittel der Rinde. Nach einiger Zeit steigt die Menge der doppeltbrechenden Partikel aber wieder. Bei sehr hoher ACTH-Dosis treten gröbere doppeltbrechende Partikel im äußeren Abschnitt der Rinde auf. In den mittleren $^2/_4$ lagern sich kleine und mittelgroße Tropfen mit relativ geringer Doppelbrechung auf dem Hintergrund eines sehr feinen doppeltbrechenden Materials ab. Im inneren Viertel treten einige grobe stark doppeltbrechende Tropfen auf.

Nach Rogers und Williams (1947) sollen die doppeltbrechenden Partikel aus Glomerulosa *und* Fasciculata verschwinden *(Maus)*. Feldman (1951) verabreichte 24 Std hun-

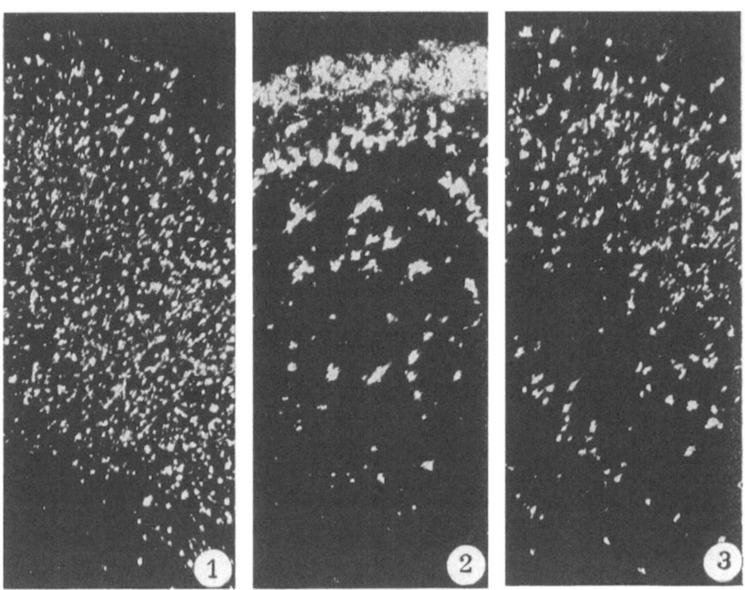

Abb. 243 (1—3). Wirkung thyreostatischer Stoffe auf die doppeltbrechenden Substanzen in der Nebennierenrinde der *Ratte*. *1* Normalbild; *2* Abnahme doppeltbrechender Substanzen bzw. Verklumpungsneigung; *3* Restitutionsphase. Aus Deane und Greep 1947.

gernden *Ratten* ACTH (s. S. 522): Sudanophiles und doppeltbrechendes Material verschwand aus Reticularis und Fasciculata.

Auf die allgemeinen Schlüsse aus dem Doppelbrechungsbild (Weaver und Nelson 1943) komme ich auf S. 629 zurück.

ζ) Thyreoidektomie, thyreostatische Substanzen.

Deane und Greep (1947) beobachteten bei *Ratten* nach *Thyreoidektomie* einen Abbau im Bereich der Zona fasciculata (S. 606), während sich die Glomerulosa mit Ketosteroiden bald wieder belud, was auch aus dem Anstieg doppeltbrechender Partikel hervorging. Ganz allgemein kommt es zu einer Vergröberung des doppeltbrechenden Materials nach Thyreoidektomie (Deane und Greep 1947, Feldman 1951).

Deane und Greep (1947) haben auch *thyreostatische* Substanzen in ihrer Wirkung auf die Rindenlipoide untersucht (S. 607). Bei einer täglichen Dosis von 25 mg Thiouracil im Trinkwasser nimmt die Doppelbrechung in der Rinde sehr schnell ab, zunächst am stärksten in der Glomerulosa (Abb. 243). Nach 14tägiger Behandlung ist der Prozeß noch deutlicher geworden.

η) Hyperthyreoidismus, Thyroxin.

Nach Leupold (1923) sollen die doppeltbrechenden Substanzen in Nebenniere und Ovar mit Thyreoidin gefütterter *Katzen* und *Kaninchen* sich vermindern. Nach Verabreichung eines Schilddrüsenpulvers haben dagegen Deane und Greep (1947) eine Vermehrung der doppeltbrechenden Partikel in der Fasciculata beschrieben (S. 610). Bei stärkeren Dosen kommt es aber bald zum Abfall der Doppelbrechung. Im 2. Behandlungsmonat verschwinden alle histochemischen Reaktionen. Degenerative Bilder treten in den Vordergrund. FELDMAN (1951) beobachtete nach Thyroxininjektionen weniger doppeltbrechende Substanzen in der Nebennierenrinde als bei Kontrolltieren.

ϑ) Allgemeine Vorstellungen über die Bedeutung der doppeltbrechenden Rinden-lipoide, Lipoidsekretion.

Am ehesten neigen die Untersucher dazu, die Doppelbrechungsphänomene auf die Anwesenheit des *Cholesterins* und seiner Verbindungen (Ester) zu beziehen. Es ist zwar sicher unberechtigt, die doppeltbrechenden Partikel kurzerhand als Cholesterinester anzusprechen (s. dazu auch S. 347 f.), doch scheinen die Chole-sterinveränderungen in der Rinde in der Tat besonders deutlich mit denen der doppeltbrechenden Substanzen parallel zu gehen.

Jedenfalls liegt es nach CLAESSON und HILLARP (1946, 1947) näher, die Doppelbrechung auf Cholesterinverbindungen zu beziehen, als auf die biologisch aktiven Rindensubstanzen, wie dies DEANE, WISLOCKI u. a. (S. 358, 359 f.) tun.

Die *Verteilung der doppeltbrechenden Partikel* variiert je nach der Rinden-aktivität (WEAVER 1941, WEAVER und NELSON 1943, DEANE, SHAW und GREEP 1948). Besonders WEAVER und NELSON (1943) glauben polarisationsmikroskopisch feststellen zu können, daß die Aktivität der Nebennierenrinde ziemlich eindeutig aus dem Verhalten der doppeltbrechenden Stoffe abgelesen werden kann. In einer inaktiven Nebennierenrinde sollen die doppeltbrechenden Stoffe staub-förmig fein im Cytoplasma der Rindenzellen liegen. Kommt es zur Hormon-speicherung, dann sollen sich vor allem größere intraplasmatische Massen doppelt-brechender Stoffe finden. Diese Annahme stimmt mit der Ansicht von BENNETT (1940 a) überein, der die Doppelbrechung von kristallisiertem Desoxycorticosteron-acetat vergleichshalber untersucht hat. Darüber hinaus behaupten WEAVER und NELSON auch, die Abgabe von Nebennierenrindenprodukten in Verbindung mit doppeltbrechendem Material erfolge in die Capillaren hinein.

Untersucht man die Nebennierenrinde einer normalen *Ratte* im Polarisations-mikroskop, so kann man vier verschiedene Zonen nach Art und Verteilung doppeltbrechender Substanzen unterscheiden. Die Zona glomerulosa ist ver-hältnismäßig arm an solchem Material. Neben wenigen mittelgroben Partikeln können kleine staubfeine vorhanden sein. Dann folgt die schmale optisch in-aktive Zone, welche der sudanophoben Zone entspricht. Es folgt 3. eine optisch besonders aktive Zone, welche alle oder die meisten Fasciculatazellen umfaßt; sie entspricht der „sekretorischen Zone" BENNETTs (1940, s. dazu auch S. 625). Je nach dem Aktivitätszustand der Nebenniere macht diese Zone beträchtliche Wandlungen im Doppelbrechungsbild durch. Gewöhnlich sind ihre Zellen mit feinen staubförmigen, doppeltbrechenden Partikeln gefüllt. Daneben liegen grö-bere Massen verschiedener Größe und meist beträchtlich starker Doppelbrechung in vielen Zellen. Die 4. Zone umfaßt meist das innere Drittel der Rinde oder noch mehr. Hier sinkt die Menge des doppeltbrechenden Materials stark ab. Nur in einigen Zellen liegen noch gröbere Partikel, in vielen in sehr geringer Menge die feinen staubartigen doppeltbrechenden Stoffe.

WEAVER und NELSON (1943) sahen beispielsweise bei *Ratten* beiderlei Ge-schlechts nach *Kastration* eine Verminderung der feinen staubartigen doppelt-brechenden Stoffe, in erster Linie in der optisch sonst besonders aktiven äußeren Abteilung der Fasciculata. Dafür waren die unregelmäßig geformten gröberen Partikel vermehrt, besonders in den inneren Rindenabschnitten. In etwa der Hälfte der Fälle war die optisch inaktive sudanophobe Zone verschwunden. WEAVER und NELSON glauben aus diesen Veränderungen ablesen zu können, daß Sexualhormone der Nebennierenrinde, welche nach Wintersteiner (1942) hier nach Kastration vermehrt gebildet werden sollen, in erhöhtem Maß abgegeben werden.

Werden dagegen kastrierte *Ratten* mit ACTH behandelt, dann verschwinden die staubartig feinen doppeltbrechenden Stoffe ganz oder fast ganz. Die nach dem Verhalten der Doppelbrechung geschilderte Zonierung der Nebennierenrinde in 4 Gebiete wird gänzlich undeutlich. Das optisch aktive Material ist über die ganze Rindenbreite verstreut. Außerdem findet man feinste staubartige Partikel mit Doppelbrechung in Wand und Lichtung der Capillaren.

Erhöht man in diesen Versuchen an kastrierten *Ratten* die ACTH-Dosis, dann erscheint wieder ein anderes Bild im polarisierten Licht. Im äußeren Viertel der Rinde, welches vielleicht aus Verschmelzung von Glomerulosa und sudanophober Zone hervorgegangen ist (Transformationsfeld), befinden sich in den Zellen grobe, sehr stark doppeltbrechende Schollen. In den folgenden zwei Vierteln (= Zona fasciculata) kommt es zur Ablagerung kleiner und mittelgroßer doppeltbrechender Partikel auf einem Grund ziemlich vieler feiner staubartiger doppeltbrechender Substanzen. Im inneren Viertel der Rinde tauchen jetzt auch einige grobe doppeltbrechende Partikel auf. Manchmal füllen sie eine ganze Zelle aus. Es ist dies eine Degenerationserscheinung, wie aus den Kernveränderungen in solchen Zellen eindeutig hervorgeht. Auch diese Bilder fassen Weaver und Nelson (1943) wieder als Zeichen der Hormonspeicherung auf: "secretion is proceeding so rapidly that complete release of hormone is not accomplished".

Die Abnahme der feineren doppeltbrechenden Stoffe im äußeren Bereich der Fasciculata könnte als Verbrauch von Lipoiden (Cholesterinverbindungen) bei der gesteigerten Hormonbereitung gedeutet werden. Die Zunahme der gröberen Partikel in den inneren Rindenabschnitten ist schwer zu verstehen. Deane, Shaw und Greep (1948) haben sie als Zeichen verringerter Aktivität der Rinde angesehen.

c) Cholesterin(-Verbindungen).

α) Hungerversuche.

Knouff, Oleson und Wagner (1943) fanden bei hungernden *Meerschweinchen*, ähnlich wie bei Vitamin C-Mangel, einen deutlichen Rückgang der Cholesterinester in der Nebennierenrinde. Freies Cholesterin und Phosphorlipoide schienen unbeeinflußt (chemische und histochemische Technik, s. S. 524). Die sudanophilen Stoffe waren nur zu einem geringen Teil Schultz-positiv.

Nach Overzier (1947, 1948a, b) zeichneten sich Nebennieren verhungerter *Menschen* durch Verminderung des Gehaltes an freiem Cholesterin und Cholesterinestern aus (chemische und histochemische Untersuchung, vgl. auch S. 526).

β) Vitamin C-Mangel.

Siehe oben unter α): Knouff, Oleson und Wagner (1943), ferner Stepto, Pirani, Consolazio und Bell (1951).

γ) Durstversuche.

Nach Nichols (1949) sinken bei durstenden *Ratten* mit zunehmendem Wasserverlust Gesamtfett und Cholesterin deutlich, während Gewicht und Wassergehalt der Nebennieren noch relativ unverändert bleiben können (S. 534). Nach dem 10.—12. Versuchstag sei überhaupt kein Cholesterin in der Nebennierenrinde mehr (chemisch wie histochemisch) nachzuweisen.

δ) Muskelleistung.

De Jongh und Rosenthal (1933) beobachteten bei Muskelarbeit einen Abfall des Cholesteringehaltes der *Ratten*-Nebenniere. Bei 8 normalen Tieren betrug der Durchschnittsgehalt 3—6,9%, bei 4 durch Muskelarbeit erschöpften Tieren 1,2—1,7%. Eine Untersuchung der Nebenniere von *Meerschweinchen* nach muskulären Leistungen unternahmen ferner

Knouff, Brown und Schneider (1941), wobei sie den Cholesteringehalt mit chemischen und histochemischen Methoden laufend verglichen.

Meerschweinchen-Weibchen kamen bis zur völligen Erschöpfung (5—9 Std) in eine Tretmühle. Danach wurden die Nebennieren in leichter Ätheranästhesie entfernt. Die chemische Fettanalyse wurde nach der Methode von Bloor (1929) vorgenommen, später nach der Modifikation von Man und Gildea (1932). Die Extrakte wurden filtriert, um nicht fetthaltigen Rückstand zu entfernen. Die verschiedenen Fettfraktionen wurden nach folgenden Methoden bestimmt: 1. Phosphorlipoide nach Bloor (1929), 2. freies und Gesamtcholesterin nach Okey (1930), Okey, Godfrey und Gillium (1938), 3. die Gesamtfettsäuren nach Man und Gildea (1932), Bloor (1928), 4. das Gesamtlipoid wurde nach der Formel Gesamtfettsäuren $+$ Gesamtcholesterin $+ \frac{1}{3}$ der Phosphorlipoide errechnet.

Nach dem Arbeitsversuch erfolgte ein signifikanter Abfall der Cholesterinester und des Gesamtcholesterins. Die Veränderungen an den Phosphorlipoiden, an den Fettsäuren und am freien Cholesterin waren nicht signifikant.

Interessanterweise ist ein Gesamtlipoidabfall chemisch nicht nachzuweisen. Der Abfall betrifft offenbar in allererster Linie die Cholesterinester. Wo der ausgleichende Anstieg zu suchen ist, bleibt vorerst unklar. Wesentliche Veränderungen im Wassergehalt der Nebenniere konnten ebenfalls nicht festgestellt werden. Diese Befunde stehen in Einklang mit einer Beobachtung von Materna und Januschke (1927), welche bei *Mensch* wie *Meerschweinchen* bei Lipoidabfall Wasserzunahme und umgekehrt fanden. Im Versuch von Knouff, Brown und Schneider bleiben Gesamtfettgehalt und Wassergehalt unverändert.

Höchst interessant ist der Vergleich mit den histochemischen Reaktionen. Bei den Versuchstieren war der sudanophile Teil der Rinde (Sudanlösung nach Romeis 1929) verbreitert, d. h. die ganze Fasciculata und ein Teil der Reticularis waren mit sudanophilem Material beladen. Auch die Glomerulosa enthielt mehr Fett als normalerweise. Die Autoren behaupten nun, daß die Dichte der sudanophilen Tropfen vermindert war. Es sei dabei höchst fraglich, ob tatsächlich eine Fettzunahme vorliege.

Der Schultz-Test war normalerweise im sudanophilen Bereich positiv, d. h. alles sudanophile Material scheint beim *Meerschweinchen* Cholesterin zu enthalten. In der Versuchsgruppe war in Übereinstimmung mit dem chemischen Befund ein Rückgang der Schultz-Reaktion deutlich. Die histochemische Cholesterinreaktion war besonders im mittleren Drittel der sudanophilen Zone deutlich, anderes sudanophiles Material gab die Schultz-Reaktion nicht. Die Doppelbrechung ist normalerweise am stärksten im äußeren Fasciculatabereich in der *Meerschweinchen*-Nebenniere. Über einen Abfall in der Versuchsgruppe ließ sich nichts Eindeutiges aussagen. Die Untersucher meinen übrigens, daß Stoffe, welche sich mit Sudan anfärben und die Schultz-Reaktion geben, nicht unbedingt auch anisotrop sein müssen.

ε) Kälteversuche.

Daß beim Kältestress Cholesterin und Ascorbinsäure in der Nebennierenrinde der *Ratte* absinken, wurde übereinstimmend von Long und Fry (1945), Levin (1945), Ludewig und Chanutin (1947), Sayers und Sayers (1948) u. a. gezeigt. Levin (1945) beobachtete beispielsweise eine Reduktion des Cholesteringehaltes bei *Ratten*, die 16—22 Std bei 0—5° C gehalten wurden. Nach 72 Std ist aber eine Normalisierung der Konzentration wieder erreicht (Diaprasie-Enchosis des Cholesterins). Die Cholesterindynamik unter Kältestress untersuchten ferner Robinson und Yoffey (1950, S. 539f.). Dabei erwies sich die Schultz-Technik als besonders vorteilhaft (s. a. Abb. 223 u. 224, S. 541 u. 542). Bereits 5 min Kälteexposition (0° C, *Ratten*-Männchen) genügen, um einen merklichen Cholesterinabfall zu provozieren. Weitere Einzelheiten S. 539 ff.

ζ) Infektionen.

Long und Fry (1945), Sayers und Sayers (1944, 1947, 1948), Ludewig und Chanutin (1947) haben gezeigt, daß ein Abfall von Cholesterin und Ascorbinsäure in der Nebennierenrinde der *Ratte* nach Verabreichung einer Typhusvaccine, von Adrenalin usw. einsetzt. Nach Hypophysektomie ist die Reaktionskette unterbrochen, die Rindenzellen reagieren nicht mehr. Bemerkenswerterweise bleibt bei mit B. tularense infizierten *Ratten* die Cholesterindiaprasie auch bei gleichzeitiger Verabreichung großer Dosen eines Nebennierenrindenextraktes unbeeinflußbar.

η) Adrenalin.

In den Arbeiten von Long und Fry (1945), Ludewig und Chanutin (1947), Sayers und Sayers (1947) wird oft auf den Abfall von Cholesterin und Ascorbinsäure nach Adrenalininjektion hingewiesen. Bei Ausschaltung der Hypophyse ist die Reaktionskette unterbrochen.

Die Wirkung des Kälte- und Adrenalinstress auf die Cholesterindiaprasie und -enchosis wurde auf S. 552 an Hand der Studie von Robinson und Yoffey (1950) geschildert.

ϑ) Histamin.

Aus Untersuchungen von Long und Fry (1945), Roth und Kwale (1945), Ludewig und Chanutin (1947), Sayers und Sayers (1948) geht die Stresswirkung des Histamins, geprüft am Cholesterinabfall der Rindenzellen, deutlich hervor.

ι) Verschiedene Pharmaka.

Abelin (1943, 1946a) beobachtete, daß der Cholesteringehalt (chemische Bestimmung) der Nebenniere bei *Ratte* wie *Meerschweinchen* während der *Narkose (Äther, Chloroform, Numal)* zunimmt (Einzelheiten S. 554 f.).

Nach einer Injektion von *β-chloro-äthylamin* fällt das Cholesterin der Nebennierenrinde zuerst ab (toxische Phase), steigt danach aber wieder bis über die Norm (Ludewig und Chanutin 1946).

$\varkappa$) Anoxie, Unterdruck usw.

Nach Tepperman, Tepperman, Patton und Nims (1947) sinkt die Cholesterinkonzentration in der Nebenniere deutlich, wenn man Versuchstiere 5 Std lang einem erniedrigten atmosphärischen Druck aussetzt. Der Ascorbinsäuregehalt soll sich dagegen nur wenig verändern.

λ) Trauma usw.

Daß ein Trauma die mehrfach beschriebenen Veränderungen der Nebennierenrinde (Cholesterin- und Ascorbinsäureabfall) veranlassen kann, haben die Untersuchungen von Donahue und Parkins (1935), Muirhead, Ashworth, Kregel und Hill (1942), Ludewig und Chanutin (1947) ergeben.

μ) Kompensatorische Hypertrophie.

Nach Doris Andersen (1937) führt die gesteigerte Leistung einer kompensatorisch hypertrophierenden Nebenniere *(Opossum)* zu einer Erhöhung des Lipoid-, speziell des Cholesteringehaltes.

ν) Strahlenwirkungen.

Nach Röntgenbestrahlung kommt es zum Cholesterinabfall in der Nebennierenrinde, der durch Verabreichung von Rindenextrakt aufgehalten werden kann (Swift, Patt und Tyree 1948). Die Reaktion spielt sich zeitlich so ab, daß zunächst eine Cholesterinentleerung eintritt (Diaprasie). Dann kommt es zur Erholung, die Rindenzellen füllen sich wieder mit Cholesterin auf (Enchosis). Bestrahlt man weiter, dann tritt eine erneute Entleerung auf, die Tiere gehen nun meist zugrunde (Patt, Swift, Tyree und John 1947). Einzelheiten ferner bei Patt, Swift, Tyree und Straube (1948, S. 561).

ξ) Allgemeiner Stress.

Nach einem Stress vermindert sich im allgemeinen anfänglich die Cholesterinmenge der Nebennierenrinde. Die Anwesenheit der Hypophyse ist Vorbedingung für den regelrechten Ablauf dieses Mechanismus (Ingle 1938c, Sayers, Sayers, Liang und Long 1945).

Bei einem heftigen, aber *kurzdauernden Stress* kommt es nach der Abgabe (Diaprasie) des Cholesterins rasch zum Neuaufbau von Cholesterin oder Cholesterinverbindungen nach Einfuhr entsprechenden Rohmaterials (Enchosis). Eine morphokinetische Reaktion braucht nicht zu folgen. Beispiele wurden auf S. 619 bereits genannt.

Bei einer *langsamen Veränderung* des inneren oder äußeren Milieus kann der Cholesteringehalt der Rinde unverändert bleiben. Im übrigen gelten hier die bereits auf S. 619 gemachten Ausführungen.

Bei einem *intensiven, kontinuierlichen Stress* mit meist tödlichem Ausgang spielt sich eine stärkere Diaprasie des Cholesterins ab. Bezüglich der Beispiele verweise ich auf das früher erwähnte Schrifttum (S. 619).

o) ACTH-Wirkung.

ABELIN (1943) fand, daß die Injektion eines Auszuges aus dem Hypophysenvorderlappen die Nebenniere einer mit Zucker gefütterten *Ratte* praktisch cholesterinfrei macht. Es bleibt nur das sog. „Organcholesterin" in einer Menge von 0,2—0,4% zurück; das ganze abgelagerte Cholesterin verschwindet (Abb. 244).

Mit gereinigtem ACTH-Präparat konnte die Dynamik der chemischen Konstituenten der Rindenzellen, vornehmlich des Cholesterins und der Ascorbinsäure unter dem Einfluß des Hormons erneut geprüft werden (SAYERS, SAYERS, FRY, WHITE und LONG 1944, SAYERS, SAYERS, LIANG und LONG 1946, LONG 1947, SAYERS und SAYERS 1948, DEANE, SHAW und GREEP 1948, DUCOMMUN und MACH 1949, BRØCHNER-MORTENSEN, GEORG, HAMBURGER, SNORRASON, SPRECHLER, VIDEBAEK und WITH 1949). Übereinstimmend stellen die Untersucher fest, daß als erste ACTH-Wirkung in der Nebennierenrinde ein Abfall der Sudanophilie, des Cholesteringehaltes und des Ascorbinsäuregehaltes zu beobachten ist (Phase der Diaprasie).

Binnen 3 Std fällt der Cholesteringehalt der Nebennierenrinde *(Ratte)* nach einer einzigen Dosis von ACTH auf 50% des Normalwertes. Das würde bedeuten, daß die Nebenniere in dieser Zeit 1—1,5 mg Cholesterin umsetzt (SAYERS, SAYERS, LIANG und LONG 1945, 1946).

Nach 12 Std beginnt das Cholesterin sich wieder anzureichern, nach 24 Std hat es die Ausgangskonzentration erreicht (SAYERS, SAYERS, FRY, WHITE und LONG 1944, GEMZELL 1948, SAYERS und SAYERS 1949, SAYERS 1950; Abb. 233, S. 560). DOUGHERTY und WHITE (1947) beobachten nach mehreren ACTH-Injektionen eine Zunahme des Cholesterins über die Norm. Zugleich kommt es zur Hypertrophie der Nebennierenrinde. Die Phase der Anhäufung von Cholesterin und Ascorbinsäure (Enchosis) in einer hypertrophierten Drüse kann der Periode einer „gekreuzten" Resistenz entsprechen, d. h. der Verstärkung der Resistenz, welche gegen einen anderen Stress bereits erreicht war.

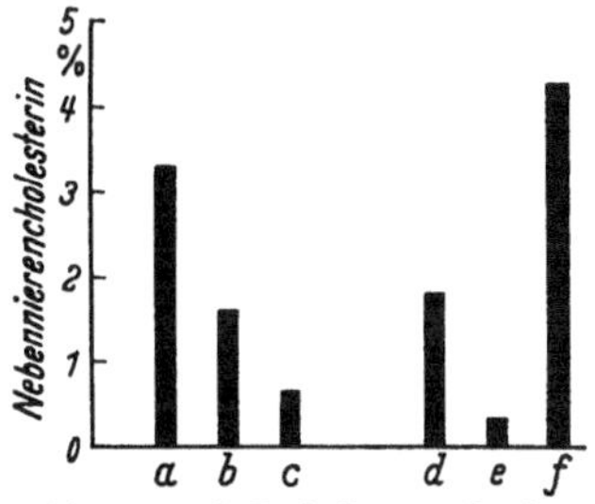

π) Hyperthyreoidismus.

PARHON und WERNER (1931) beobachteten nach Verabreichung von Schilddrüsensubstanz eine Zunahme des Cholesterins in der Nebennierenrinde.

Besonders eingehend haben sich ABELIN und Mitarbeiter mit der Wirkung der Schilddrüse auf das Nebennierencholesterin auseinandergesetzt (s. hierzu auch S. 609).

Abb. 244a—f. Beeinflussung des Cholesteringehaltes der Nebenniere von *Ratten* durch Hormone. a Normaler Durchschnittsgehalt 3,35% (absolut 1,16 mg). b Nach intraperitonaealer Injektion eines NaCl-haltigen Auszuges aus dem Hypophysenvorderlappen: 1,63%. c Nach intraperitonaealer Injektion eines NaCl-haltigen Auszuges aus dem Hypophysenvorderlappen und Verfütterung von Rohrzucker: 0,68%. d Nach intramuskulärer Injektion von Thyroxin: 1,81%. e Nach kombinierter Behandlung mit intraperitonaealer Injektion des Hypophysenvorderlappenextraktes, intramuskulärer Injektion von Thyroxin und Fütterung mit Rohrzucker: 0,33%. f Nach intramuskulärer Behandlung mit Thyroxin und intraperitonaealer Injektion von Auszügen aus dem Thymus 4,26%. Aus ABELIN und BRACKER 1946.

Im Grunde kommt es bei einer Rindenbeanspruchung, d. h. bei akuter vermehrter Abgabe von Rindensteroiden stets zum Absinken des Cholesteringehaltes der Nebenniere (ABELIN 1943). Einige Stunden nach Zufuhr von Kohlenhydrat wird in der Leber reichlich Glykogen abgelagert. Zur gleichen Zeit sinkt der Cholesteringehalt der Nebenniere merklich ab, im Durchschnitt um 25%, in vielen Einzelfällen aber stärker. Bei der Glykogenspeicherung in der Leber wird also das Nebennierencholesterin mitbeansprucht. In gleichem Sinn spricht die Tatsache, daß bei gleichzeitiger Zufuhr von Zucker und von 3—5 mg Corticosteron keine Cholesterinabnahme in der Nebenniere erfolgt. Fett und Eiweiß scheinen keinen sofortigen Einfluß auf den Cholesteringehalt der Nebenniere auszuüben.

Auch das Hormon der Schilddrüse setzt den Cholesteringehalt der Nebenniere herab, aber nicht so stark wie das Hypophysenvorderlappenhormon. Die Cholesterinabnahme beträgt 30—40% der Norm. Hyperthyreoidisierte Tiere reagieren im übrigen viel intensiver auf den Zuckerreiz.

Zusammengefaßt ergibt sich bezüglich der Rolle des Cholesterins in der Nebennierenrinde etwa folgendes: Lange Zeit wurde das Cholesterin der Nebenniere als relativ träge Substanz angesehen. Neuerdings müssen wir umgekehrt schließen, daß wir es mit einem sehr reaktionsfähigen Stoff zu tun haben, dessen Empfindlichkeit zahlreichen Eingriffen gegenüber etwa mit der Ansprechbarkeit des Leberglykogens verglichen werden kann (ABELIN).

ϱ) Einflüsse vom Kohlenhydratstoffwechsel auf das Rindencholesterin.

Vergleiche die Arbeiten von ABELIN, die oben im Zusammenhang mit der Schilddrüsenwirkung besprochen wurden (Abschnitt π).

Hinzugefügt sei, daß bei alloxandiabetischen *Ratten* mit vermutlich gesteigerter Rindenaktivität das Cholesterin in den Rindenzellen vermindert ist (Pincus, Scola und Elmadjian 1950). Weitere Angaben s. S. 695 f.

τ) Jahreszeitliche Einflüsse.

Nach Torgersen (1940, s. a. S. 623) enthält die Nebennierenrinde des *Kaninchens* in den Wintermonaten geringere Mengen von doppeltbrechenden Substanzen, in erster Linie wohl von Cholesterin, als im Sommer.

v) Gravidität usw.

Siehe Bemerkung S. 618.

φ) Allgemeine Vorstellungen über die Bedeutung des Rindencholesterins, über das Verhältnis zu den biologisch aktiven Rindensubstanzen.

Zu Beginn unseres Jahrhunderts standen sich zwei Anschauungen gegenüber (Kolossow 1927). Chauffards Hypothese (1902ff.) besagte, daß in der Nebennierenrinde eine Neubildung von Cholesterin und eine Sekretion je nach dem allgemeinen Bedarf stattfinde („Sekretionstheorie"). Chauffard sprach von der Nebenniere als einer „Glande lipidogène".

Cazzaniga (1922) wertet das Cholesterin als eine Art Sekret der Nebenniere, welches aktiv in die Stoffwechselfunktion eingreift; allerdings denkt er in erster Linie an einen Einfluß auf den speziellen Cholesterinstoffwechsel bzw. an einen Zusammenhang mit der Markscheidenreifung der Nerven (s. S. 603).

Aschoff (1910ff.) und seine Schüler betrachteten dagegen die *Nebenniere als ein Depotorgan für Cholesterin* und stellten die Infiltrationshypothese auf. In ähnlichem Sinn äußerten sich Hueck (1912, 1914), Wacker und Hueck (1913), Landau (1915), Landau und McNee (1914), Rothschild (1915), Ponomarew (1914), Krylow (1914).

Goormaghtigh (1922) knüpfte dagegen an die älteren französischen Arbeiten an und meint, daß der Nebennierenrinde zwei Drüsenfunktionen zukommen, 1. die der *Cholesterinbildung*, 2. die *Produktion siderophiler und pigmentierter Stoffe*. Die erste Funktion soll in den äußeren $^7/_8$ der Rinde vor sich gehen. Hinsichtlich der Wirkung des Cholesterins greift Goormaghtigh auf die alte Toxinbindungshypothese zurück. Hoerr (1936c) hat sich kritisch über diese Vorstellungen ausgesprochen. Er findet das Lipoidbild der normalen Nebennierenrinde zu stabil, als daß man daraus Lipoidsekretion ablesen könnte. Inzwischen ist zur Dynamik der Lipoide, speziell des Cholesterins, so viel neues Material zusammengetragen worden, daß wir Hoerr nicht mehr beipflichten können. Schon Kato (1938) weist auf die *Labilität des Cholesterins* in der Rinde hin.

Die Beziehung des Cholesterins zur Sudanophilie wird verschieden beurteilt. Sayers (1950) hält auf Grund der Veränderungen der Sudanophilie Schlüsse auf die Cholesterindynamik für möglich. Es ist aber immer wieder zu bedenken, daß mit histochemischen Mitteln nur ein Teil der Fettstoffe dargestellt werden kann (S. 295ff.). Das gilt in besonderer Weise für das Cholesterin (S. 297).

Skelton, Fortier und Selye (1949) haben auf der anderen Seite auch behauptet, Intensität der Sudanophilie und Cholesterinkonzentration gingen nicht immer parallel. Cholesterinabfall bedeutet eventuell keine Veränderung des Neutralfettgehaltes (Popjack 1944) und der Phosphorlipoide (Knouff, Brown und Schneider 1941, Ludewig und Chanutin 1946).

Im allgemeinen wird das *Cholesterin als ein Reservematerial für die biologisch wichtigen Rindensteroide* angesehen bzw. als ein Rohstoff. Bei der Abgabe von Rindensteroiden wird Cholesterin verbraucht (Zwemer 1936, Friesen 1936, Bloch 1945, Sayers, Sayers, Liang und Long 1946, Yoffey und Baxter

1949 u. a.). Nach MILLER und RIDDLE (1942a) sollen die Rindenhormone (= wasserunlösliche Ketone) in den Lipoiden liegen. Unter normalen Verhältnissen sei der Bedarf an diesen Hormonen nicht ausgesprochen groß.

ROGERS und WILLIAMS (1947), die das Cholesterin ebenfalls für Rohmaterial der Rindensteroide halten, warnen auf Grund ihrer Untersuchungen an normalen lipoidarmen menschlichen Nebennieren mit Recht davor, aus den Cholesterinveränderungen zu weitgehende Schlüsse auf die Menge, Sekretion usw. der Rindensteroide zu ziehen. Als histochemische Reaktionen verwandten die Autoren den Phenylhydrazintest, Sudan IV, Doppelbrechung, Fluorescenz. Wenn sie diese Reaktionen im wesentlichen auf das Cholesterin bezogen, bekamen sie relativ gute Übereinstimmung mit der chemischen Cholesterinbestimmung. Da die Nebennierenrinde etwa 5000mal soviel Cholesterin enthält wie Nebennierenrindenhormon und da angenommen werden kann, daß das Verhältnis der beiden Konzentrationen nicht konstant ist, sondern vielmehr bei cholesterinarmen Nebennieren ein erhöhter Gehalt an Rindenhormon zu erwarten ist, sind alle die genannten Reaktionen nicht geeignet, Rückschlüsse auf den Hormongehalt der Nebennierenrinde zu erlauben.

YOFFEY und BAXTER (1949) haben bezüglich der Bedeutung der Cholesterinveränderungen folgende Überlegungen angestellt: Für eine *Verwendung des Cholesterins beim Aufbau von Rindensubstanzen* spricht die Beobachtung, daß 6 Std nach Injektion von ACTH ein starker Abfall des Cholesterins in der Rindenzelle mit Regelmäßigkeit erwartet werden kann. Wurden andererseits Rindensubstanzen künstlich zugeführt, dann stiegen alle die Reaktionen in ihrer Intensität an, welche man heute auf die Anwesenheit von Cholesterin im Schnitt bezieht. Bei länger fortgesetzter Verabreichung von Rindensubstanzen kommt allerdings eine Schädigung der Rindenzellen in Betracht.

Auch BROCHNER-MORTENSEN, GEORG, HAMBURGER, SNORRASON, SPRECHLER, VIDEBAEK und WITH (1949), LONG (1950) und G. SAYERS (1950) sehen das Cholesterin als einen Vorläufer der Rindensteroide an. Die offenbar ziemlich plötzliche *Umwandlung des Präcursorstoffes in wirksame Rindensteroide* wird in verschiedenen chemischen Arbeiten neueren Datums angenommen (s. u.).

Einen Einwand gegen die Cholesterinpräcursorhypothese macht ALPERT (1950, vgl. auch S. 332). Da weder in der Nebenniere des *Goldhamsters* eine eindeutige Sudanophilie vorhanden ist, noch ein Cholesterinnachweis normalerweise glückt, meint er, daß sudanophiles Material wie Cholesterin nur eine sekundäre Beziehung zu den Rindensteroiden haben können. Allerdings macht der Autor noch folgende Einschränkung. Wenn die Präcursorhypothese richtig ist, dann könnten die Verhältnisse in der Rinde des *Goldhamsters* vielleicht so liegen, daß das Cholesterin zu schnell für die Hormonbereitung verbraucht wird, als daß es überhaupt die zum histochemischen Nachweis unerläßliche Konzentration von etwa 0,5% zu erreichen vermöchte.

Einige Hinweise auf chemische Beobachtungen mögen diese Überlegungen abschließen. Nach SRERE, CHAIKOFF und DAUBEN (1948) wird Cholesterin von Nebennierenrindengewebe in vitro synthetisiert. Damit wäre die alte Frage, ob das Cholesterin als Fertigprodukt von der Nebenniere aufgenommen und gespeichert wird (s. o. ASCHOFF 1910), oder ob es in der Rindenzelle erst gebildet wird (s. o. CHAUFFARD, Glande lipidogène), zugunsten der zweiten Alternative entschieden, es sei denn, beide Möglichkeiten würden sich nicht ausschließen, was ich für das Wahrscheinlichste halte (s. Fütterungen mit Cholesterin, S. 517).

Hier soll kurz auf einen technischen Einwand eingegangen werden. Wenn die Veränderungen des Cholesteringehaltes immer auf die Rinde bezogen werden, so ist dies bei histochemischen Präparaten selbstverständlich in den Grenzen histochemischer Technik ohne weiteres erlaubt, nicht jedoch, wenn mit chemischen Methoden gearbeitet wird. Nun wird bei kleineren Versuchstieren tatsächlich zumeist das *ganze* Organ der chemischen Analyse zugeführt. Es sind aber genügend getrennte Analysen von Rinde und Mark durchgeführt worden, nach denen die Cholesterinveränderungen unter Stress usw. allein in der Rinde auftreten (SAYERS, SAYERS, LIANG und LONG 1946).

Auch *das Problem der Weiterverwandlung des Cholesterins zu biologisch aktiven Corticoiden* ist von den Chemikern in den letzten 10 Jahren bearbeitet worden. Manches spricht dafür, daß das Cholesterin die Quelle für die Gallensäuren (BLOCH, BOREK und RITTENBERG 1942), Cholestenon (ANKER und BLOCH 1947) und Progesteron ist (BLOCH 1945). VESTLING und LATA (1951) prüften die Umwandlungsmöglichkeit von Cholesterin zu anderen Steroiden in vitro.

Zunächst wurde das Cholesterin nicht als Vorläufer des Rindenhormons angesehen, weil es in vitro schwierig ist, Sauerstoffatome an das C_{11} oder C_{17} des Cyclopentaphenathrenringes zu bringen. Nachdem aber nachgewiesen wurde, daß die durchströmte Nebenniere Sauerstoff an C_{11} binden kann (HECHTER, JACOBSEN, JEANLOZ, LEVY, MARSHALL, PINCUS und SCHENKER 1949), sind diese Einwände wohl hinfällig geworden.

Immer wieder ist der Befund *paralleler Veränderungen* — sowohl synchroner Diaprasie wie Enchosis — an *Cholesterin und Ascorbinsäure* in den Rindenzellen unter Stress demonstriert worden (SAYERS, SAYERS, LIANG, LONG 1946, KNOUFF und HARTMAN 1951). Cholesterin und Ascorbinsäure müssen gemeinsam bei der Produktion der Rindenstoffe beteiligt sein. Indessen ist ihre Verkettung noch recht dunkel.

ZWEMER und LOWENSTEIN (1940a) haben das entscheidende Rindenprodukt als ein wasserlösliches Glykosid angesehen, vielleicht ein Steroid in Verbindung mit Ascorbinsäure. Nach Angabe dieser Autoren ist es möglich, daß Strophanthin und andere Herzglykoside, die sich chemisch nicht allzusehr von Rindensteroiden unterscheiden, das Leben adrenalektomierter Tiere wenn auch nicht erhalten, so doch jedenfalls verlängern. ZWEMER und LOWENSTEIN (1940a, b) zeigten ferner, daß diese Glykoside eine Atrophie der Spongiocyten und der inneren Rindenschicht verursachen.

In Abwesenheit des Hypophysenvorderlappens beeinflußt ein Stress die Cholesterinkonzentration der Nebennierenrinde nicht mehr (INGLE 1938c, SAYERS, SAYERS, LIANG und LONG 1945). Die Rinde produziert gleichwohl in minimaler Menge weiter biologisch aktive Steroide. Die Konzentration des Cholesterins in den Rindenzellen kann nach einer Hypophysektomie sogar etwas ansteigen (SAYERS, SAYERS, FRY, WHITE und LONG 1944, PATT, SWIFT, TYREE und STRAUBE 1948).

Einige besondere Stressreaktionen seien abschließend genannt. Bei *Ratten*, welche mit B. tularense infiziert wurden, kann ein normaler Ascorbinsäurespiegel mit einer extrem niedrigen Cholesterinkonzentration der Rinde vergesellschaftet sein (PINCHOT, CLOSE und LONG 1948). Setzt man Tiere etwa 5 Std lang einem erniedrigten atmosphärischen Druck aus, dann tritt ein deutlicher Abfall der Nebennierencholesterinkonzentration ein, aber nur relativ geringe Veränderungen des Ascorbinsäuregehaltes (TEPPERMAN, TEPPERMAN, PATTON und NIMS 1947).

d) Ascorbinsäure.

α) Hungerversuche.

DEANE und MORSE (1948, *Ratte*) fanden die Ascorbinsäurekonzentration bei längerem Hungerstress in der Nebennierenrinde praktisch unverändert. Auch in den Sinusoiden fanden sich Silbergranula (Abb. 216, S. 522). Eine beträchtliche Menge reduzierender Stoffe blieb selbst dann in den Rindenzellen, wenn sudanophile und doppeltbrechende Lipoide aus der Fasciculata und Reticularis nach 12tägigem Hungern verschwunden waren. Unmittelbar nach einer ACTH-Injektion dagegen verschwindet die Ascorbinsäure aus den Sinusoiden der Nebennierenrinde und nimmt in den Zellen der Fasciculata und Reticularis ab (s. auch Abb. 247, S. 640).

Daß bei der Produktion und Abgabe von Rindensteroiden Ascorbinsäure in irgendeiner Weise *verbraucht* wird, geht aus weiteren Hungerversuchen an *Meerschweinchen* von McKEE, GOBBEY und GEIMAN (1949) hervor. Bei hungernden *Meerschweinchen* fällt das Leberglykogen ab. Nach Verabreichung von Rindenhormon steigt es wieder an. Bei skorbutischen *Meerschweinchen* ist der Glykogengehalt der Leber schon ohne Hungern erniedrigt, woraus die Verfasser schließen, daß der Vitamin C-Mangel sich ungünstig auf die Hormonproduktion in der Nebennierenrindenzelle auswirkt. Indessen wurde auch eine Hemmung der Insulinproduktion bei Ascorbinsäuremangel erörtert (BANERJEE 1943), ferner eine Störung der Glykogensynthese (MURRAY 1950). Die Beziehungen zwischen Ascorbinsäure und Kohlenhydratstoffwechsel sind noch nicht geklärt (BICKNELL und PRESCOTT 1946).

HAASE (1951) hat die Veränderungen des Ascorbinsäuregehaltes der Nebennierenrinde bei hungernden *Meerschweinchen* nach dem *zeitlichen Ablauf* genauer untersucht (Einzelheiten s. S. 526). Inwieweit bei Hungerversuchen der Vitaminmangel eine Rolle spielt, ist nicht leicht zu entscheiden. HAASE versuchte zumindest den Skorbutfaktor durch künstliche Zufuhr von Vitamin C auszuschalten.

β) Vitaminmangel.

SKELTON (1950) sah nach *Thiaminmangel* bei *Ratten* unter anderem (S. 529) eine Abnahme der Ascorbinsäure in der Nebennierenrinde.

GALVAO und CARDOSO (1934) haben die Nebennierenrinde skorbutkranker *Meerschweinchen* histochemisch untersucht. Bei Verabreichung einer Vitamin C-freien Kost sahen die Autoren nach 20—28 Tagen das vollausgeprägte Skorbutbild. Bei den Skorbuttieren blieb in Rinde und Mark die Schwärzung mit $AgNO_3$ aus.

Mit chemischer Analyse untersuchten EULER und MALMBERG (1935, 1936) die Ascorbinsäureverhältnisse beim skorbutischen *Meerschweinchen* (S. 530). Die Ascorbinsäure soll besonders in der Rinde verankert sein. Zwischen dem 20.—26. Tag der ascorbinsäurefreien Ernährung treten die typischen Skorbutzeichen auf. Dazu gehört ein eindeutig subnormaler Ascorbinsäuregehalt in den sonst an Ascorbinsäure besonders reichen Nebennieren (Normgehalt 0,8 mg je Gramm Nebenniere).

GIROUD, SANTA und MARTINET (1940), GIROUD, SANTA, MARTINET und BELLON (1940) konnten zeigen, daß der Rindenhormongehalt dem Vitamin C-Gehalt parallel geht, d. h. bei Skorbutkost rasch absinkt, nach Zufuhr von Vitamin C wieder ansteigt. LEOPOLD (1941) fand die Ascorbinsäurereaktion in Nebenniere und Milz skorbutischer *Meerschweinchen* negativ, im Zentralnervensystem nur abgeschwächt. Mit einer neueren Silbertechnik nach SMYTH, BIRGLEY und HILL (S. 390) fanden TUBA, HUNTER und OSBORNE (1946) bei skorbutischen *Meerschweinchen* nur mehr wenige Silbergranula in der Nebennierenrinde.

Die Bedeutung der Ascorbinsäure für die Leistung der Nebennierenrinde scheint nicht so groß zu sein, wie man anfänglich annahm (LONG 1947, HYMAN, RAGAN und TURNER 1950). LONG kam zu dieser Auffassung, weil er nach Verabreichung von ACTH an skorbutkranke *Meerschweinchen* einen Abfall der Cholesterinmenge in den Rindenzellen und eine Lymphocytolyse (Rindensteroidwirkung) beobachtete, obwohl der Ascorbinsäuregehalt der Nebenniere bereits gleich Null war. Diese Feststellung spricht gegen die vermutete Rolle der Ascorbinsäure bei Produktion und Abgabe der Rindenhormone. Auch VOGT (1948) fand keinen Hinweis darauf, daß die Ascorbinsäure mit den Rindenhormonen im Blut im Zusammenhang steht. Hinzukommt, daß die Ausscheidung der Rindensteroide im Urin bei Skorbutpatienten offenbar nur wenig abfällt (DAUGHADAY, JAFFÉ und WILLIAMS 1948). STEPTO, PIRANI, CONSOLAZIO und BELL (1951) beobachteten bei Skorbut-*Meerschweinchen* zwar den typischen Abfall der Ascorbinsäure in der Nebennierenrinde, dagegen ging die Reduktion des Cholesterins viel langsamer vor sich. Die Autoren halten einen Zusammenhang zwischen Cholesterindynamik und Rindensteroidproduktion und -abgabe für wichtiger als zwischen Ascorbinsäuregehalt und Hormonproduktion der Rinde (vgl. auch TRAEGER, GABUZDA, ZAMCHECK und DAVIDSON 1950, EISENSTEIN und SHANK 1951).

γ) Durstversuche.

Über Ascorbinsäureveränderungen in der Nebenniere durstender *Meerschweinchen* berichtet HAASE (1952, S. 534).

δ) Kälteversuche.

Eine Diaprasie der Ascorbinsäure unter Kältestress zeigt Abb. 237, S. 567. JAILER (1950) versuchte mit Hilfe des Kältestress (u. a.) zu bestimmen, wann nach der Geburt die ACTH-Wirkung auf die Ascorbinsäure der Nebenniere beginnt (hierüber mehr S. 639, vgl. auch HAASE 1952).

ε) Wärmeversuche.

SAYERS und SAYERS (1947) erwähnen, daß der nach einem Hitzestress eintretende Abfall der Ascorbinsäure in der Nebennierenrinde durch Vorbehandlung der Versuchstiere mit Rindenextrakt oder kristallisierten Rindensteroiden verhindert werden kann.

ζ) Infektionen und andere Erkrankungen.

Über merkwürdige Unterschiede in der Reaktion der Ascorbinsäure der Nebennierenrinde nach Infektion mit *Plasmodium knowlesi* bzw. *Plasmodium gallinaceum* wurde auf S. 551 berichtet. — Nicht parallel verlaufende Reaktionen von Ascorbinsäure und Cholesterin in den Nebennierenrindenzellen bei Tularämie wurden ebenda erwähnt.

REISS (1949) beobachtete bei *Psoriasis* eine verminderte Ausscheidung von 17-Ketosteroiden bei gleichzeitiger allgemeiner Vitamin C-Erschöpfung.

SAVARD (1948) fand bei *Sarkommäusen* Rindenhypertrophie, Ascorbinsäureabfall und Thymusinvolution.

η) Adrenalin.

Der Abfall der Ascorbinsäure in der Nebennierenrinde nach Adrenalininjektion kann durch gleichzeitige Verabreichung von Rindensteroiden verhindert werden (LONG 1947c, SAYERS und SAYERS 1948). BOAS und JAILER (1949) fanden weder nach Gaben von ACTH noch von Adrenalin eine Veränderung der Ascorbinsäurekonzentration in der *Hühnchen*-Nebenniere.

Zur Klärung der Rolle des Adrenalins (unspezifischer Stress durch Adrenalin oder spezifische pharmakologische Wirkung?) hat GORDON (1950) die Veränderungen des Ascorbinsäuregehaltes der entmarkten regenerierenden Nebenniere als Test benutzt (S. 554). JAILER (1950) versucht, an Hand der Veränderungen des Ascorbinsäuregehaltes der Nebennierenrinde ganz junger *Ratten* zu bestimmen, wann der Adrenalinstress wirksam zu werden beginnt (Einzelheiten S. 554 und 639).

ϑ) Histamin.

ROTH und KWALE (1945) beobachteten Adrenalinausschüttung nach Histamininjektion, LONG und FRY (1945) u. a. an Ascorbinsäure und Cholesterin.

ι) Die Wirkung verschiedener Pharmaka auf die Nebenniere.

Nach Untersuchungen von BOWMAN und MUNTWYLER (1937, Äther), LAUBER, DUMKE und PATZSCHKE (1937, Äther, Chloroform) kommt es bei der Narkose zum Absinken des Vitamin C-Gehaltes der Nebenniere und anderer Organe. Dies soll aber nach RITZ, SAMUELS und ADDIS (1940), CH. REISS (1940) nur für tiefe Narkose zutreffen. FROMMEL, PIQUET, CUÉNOD und LOUTFI (1946c) untersuchten das Verhalten des Vitamin C bei Äther- bzw. Chloroformnarkose des *Meerschweinchens* chemisch (s. Abb. 229 u. 230, S. 555). — Über Vitamin C-Veränderungen bei *Bariumvergiftung* s. FROMMEL, PIQUET und CUÉNOD (1946c, S. 556). — *Benzolvergiftung (Meerschweinchen)*: Abgabe und Anreicherung der Ascorbinsäure erwähnt POUMEAU-DELILLE (1941, S. 556). — *Bleivergiftung* bewirkt unter anderem ein Sinken des Vitamin C-Gehalts der Nebenniere (HOLMES, CAMPBELL und AMBERG 1939, PILLEMER, SEIFTER, KÜHN und ECKER 1940, MARCHMONT-ROBINSON 1941, RAMEL und SCHENK 1942, KRAUT und LEHMANN 1942, LANG 1942/43, s. ferner FROMMEL, PIQUET und CUÉNOD 1946, S. 556.)

Über die besondere Bedeutung des *Formolstress* wurde auf S. 557f. berichtet. SELYE (1949) hat bereits makrochemisch eine Abnahme der Ascorbinsäure in der Nebennierenrinde bei Formolarthritis festgestellt. ROEPKE (1952) konnte diese Angabe histochemisch bestätigen (s. S. 557). BACCHUS (1951) beobachtete eine Hemmung der Stresswirkung bei Vorbehandlung der *Ratten* mit Ascorbinsäure. Dagegen bleibt die Ascorbinsäure wirkungslos auf die Nebennierenrinde, wenn man ACTH gibt.

Mit Solganal (*Gold*-Präparat) behandelte *Meerschweinchen* bekommen eine C-Hypovitaminose (s. a. FROMMEL, PIQUET, CUÉNOD und LOUTFI 1946c, S. 558). — *Nicotin:* Nach DE CARO und ROVIDA (1937), YUN und KIM (1938) soll das Vitamin C der Nebennierenrinde nach subcutanen Nicotininjektionen steigen.

x) Hämorrhagie.

Ascorbinsäurebewegungen in der Nebennierenrinde nach Hämorrhagien schildern ENGEL, WINTON und LONG (1943), SAYERS und SAYERS (1948).

λ) Hypoxie, Anoxie.

Bei Hyp- und Anoxie ereignet sich anscheinend der verhältnismäßig seltene Vorgang, daß die Dynamik des Cholesterins und der Ascorbinsäure in den Rindenzellen nicht parallel verläuft. TEPPERMAN, TEPPERMAN, PATTON und NIMS (1947) beobachteten einen deutlichen Abfall der Cholesterinkonzentration in der Nebenniere, wenn man Versuchstiere 5 Std lang einem erniedrigten atmosphärischen Druck aussetzt. Der Ascorbinsäuregehalt dagegen soll sich kaum verändern.

μ) Trauma, Schock.

AGUIRRE und ARJONA (1949) beobachteten bei *anaphylaktischem Schock* keine Abnahme des Ascorbinsäuregehaltes der Nebenniere des *Meerschweinchens*.

ν) Allgemeine Stresswirkungen auf den Ascorbinsäuregehalt der Nebennierenrinde.

Unter den verschiedensten Stresseinwirkungen kommt es in der Nebennierenrinde (ebenso wie nach Verabreichung von ACTH) zum Abfall des Gehaltes an Ascorbinsäure und Cholesterin (SAYERS, SAYERS, FRY, WHITE und LONG 1944, LONG und FRY 1945, LEVIN 1945, SAYERS, SAYERS, LIANG und LONG 1946, LONG 1947, LUDEWIG und CHANUTIN 1947, SAYERS und SAYERS 1948, DUCOMMUN und MACH 1949, BRØCHNER-MORTENSEN, GEORG, HAMBURGER, SNORRASON, SPRECHLER, VIDEBAEK und WITH 1949). Daß der Abgabe eine ACTH-Ausschüttung des Hypophysenvorderlappens zugrunde liegt, geht daraus hervor, daß die Ascorbinsäurereaktionen in der Nebennierenrinde nach Hypophysektomie in den meisten Fällen unter den Stresseinwirkungen ausbleiben.

Heftiger, aber kurzfristiger Stress ruft nach einer Diaprasie der Ascorbinsäure rasch deren Enchosis hervor, ohne daß eine morphokinetische Reaktion (Hypertrophie usw.) der Nebennierenrinde folgen müßte. Beispiele solcher Stresses wurden auf S. 619 aufgeführt.

Verändert sich das innere oder äußere Milieu langsam, dann kann die Stimulierung so verzögert ablaufen, daß der Ascorbinsäuregehalt der Nebennierenrinde unverändert bleibt. Im übrigen gelten hier die gleichen Überlegungen, die auf S. 619 dargelegt wurden (s. dort auch Literatur).

Intensiver, kontinuierlicher Stress bewirkt eine Diaprasie der Ascorbinsäure, die unmittelbar in die Exhaustion übergeht. Solche Vorgänge betreffende Literaturhinweise findet der Leser auf S. 619.

Einige besondere Stressreaktionen, bei welchen die Veränderungen an Ascorbinsäure und Cholesterin nicht parallel verlaufen, seien nunmehr erwähnt. Zu ihnen gehören die auf S. 551 skizzierten Beobachtungen von PINCHOT, CLOSE und LONG (1948) an mit B. tularense infizierten *Ratten*, ebenso die Feststellungen von TEPPERMAN, TEPPERMAN, PATTON und NIMS (1947) an Nebennieren von Tieren, die 5 Std lang in der Unterdruckkammer lebten. In beiden Fällen stand normalem oder geringgradig gesunkenem Ascorbinsäuregehalt ein Abfall der Cholesterinkonzentration gegenüber.

JAILER (1950) hat am Verhalten der Ascorbinsäure in der Nebenniere abzulesen versucht, *wann* nach der Geburt der unter Stress wirksame Vorderlappen-Rindenmechanismus eingespielt ist.

Infantile *Ratten* erhielten kurz nach der Geburt zum Teil 0,04 oder 0,05 mg Adrenalin subcutan und wurden 1—2 Std später getötet. Ein anderer Teil der Versuchstiere wurde bei 5° C 75—150 min gehalten. Ein 3. Teil bekam 0,50 bis 2,5 mg ACTH (ARMOUR) subcutan und wurde 80—120 min später getötet. Um eine Stresswirkung durch die Tötung zu verhindern, wurden die Tiere entweder dekapitiert oder intraperitoneal mit angewärmtem Nembutal (Barbitursäurepräparat) betäubt. Der Ascorbinsäuregehalt der Nebenniere wurde nach der Methode von ROE und KEUTHER (1943) mit Verwendung von 8 statt 15 cm³ Trichloressigsäure bestimmt.

Nach subcutaner Injektion von 0,05 mg Adrenalin trat bei 30% der Versuchstiere der Exitus ein. Bei einer Dosis von 0,04 mg kam es 2 min nach der Injektion

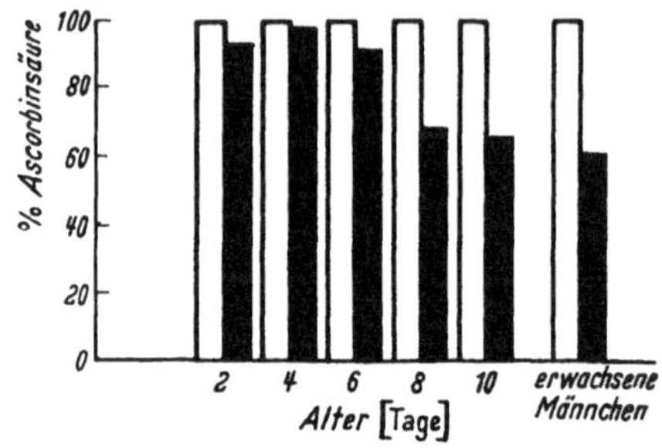

Abb. 245. Wirkung von Adrenalin auf den Ascorbinsäuregehalt der Nebennierenrinde ganz junger *Ratten*. □ Kontrolltiere, ■ Versuchstiere. Aus JAILER 1950.

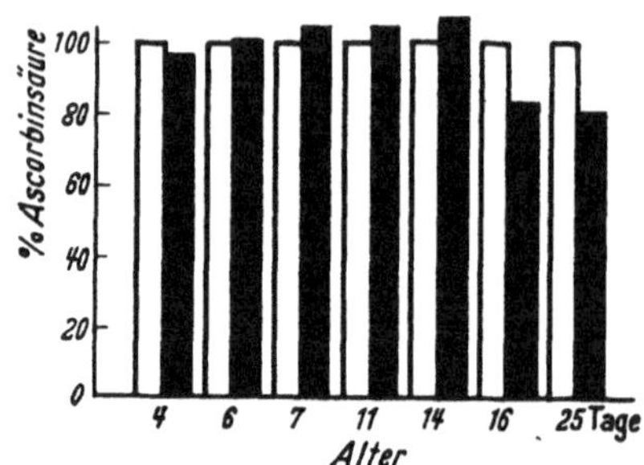

Abb. 246. Wirkung der Kälte auf den Ascorbinsäuregehalt der Nebennierenrinde ganz junger *Ratten*. □ Kontrolltiere, ■ Versuchstiere. Aus JAILER 1950.

zum Abblassen der Hautfarbe und zu Krämpfen, d. h. eine beträchtliche Stresswirkung war erreicht. Aus Abb. 245 geht jedoch deutlich hervor, daß bei 2 bis 6 Tage alten *Ratten* kein Abfall der Ascorbinsäure in der Nebennierenrinde einsetzt. Erst bei 8 Tage alten Tieren kommt es zu einer etwa 30%igen Abnahme der Ascorbinsäure, bei 10 Tage alten Tieren zu einem 34%igen Abfall, bei erwachsenen *Ratten*-Männchen nach 0,1 mg Adrenalin zu einem 40%igen Abfall (vgl. auch LONG und FRY 1945, SAYERS und SAYERS 1948). Kälte wirkt sich als Stress erst aus, wenn die Tiere 16 Tage alt geworden sind (Abb. 246). Bei solchen wie bei 25 Tage alten *Ratten* kommt es zu einem Abfall der Ascorbinsäure von etwa 19%.

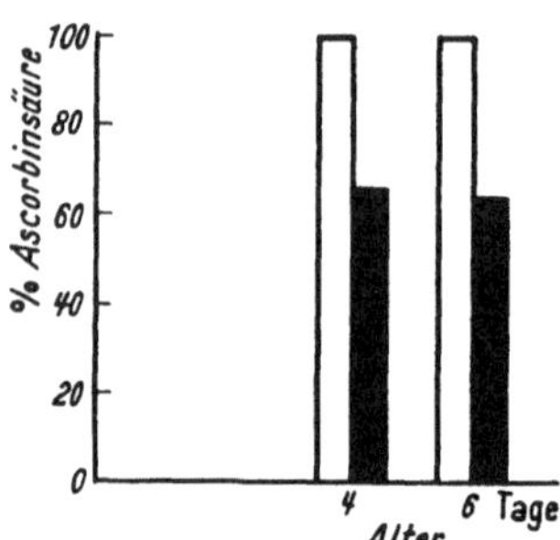

Abb. 247. Wirkung von Adrenocorticotropin auf den Ascorbinsäuregehalt der Nebennierenrinde ganz junger *Ratten*. □ Kontrolltiere ■ Versuchstiere. Aus JAILER 1950.

Nach ACTH-Injektion wird aber schon bei 4 bzw. 6 Tage alten *Ratten* (Abb. 247) ein 24- bzw. 37%iger Abfall der Ascorbinsäure in der Nebenniere beobachtet. Auch MOON (1940) erzielte mit einem nicht ganz reinen ACTH-Präparat bereits am 4. Lebenstag bei *Ratten* eine Vergrößerung der Nebenniere.

Da die Nebennierenrinde auf ACTH bereits sehr früh anspricht, schließt JAILER (1950) aus diesen Versuchen, daß die Hypophyse zu dieser Zeit noch nicht vom Adrenalin beeinflußt werden kann. Vom 8. Lebenstag an wird sie bei der *Ratte* dazu fähig. Erst von diesem Zeitpunkt an gelingt der Nachweis des Stressreaktionsmechanismus. Daß der Kältestress noch später wirksam wird, erklärt sich daraus, daß er sich zumeist von geringerer Wirkung erwiesen hat.

Warum aber wirkt das Adrenalin noch nicht auf die Hypophyse?

JAILER zieht verschiedene Möglichkeiten in Betracht. Es könnte sein, daß die Adrenalinwirkung über den Hypothalamus verläuft. Der — übrigens noch umstrittene — Nervenweg von dort zur Adenohypophyse braucht aber unter Umständen noch nicht gangbar zu sein. Ein zweiter Erklärungsversuch beruht auf der Tatsache, daß während der Gravidität eine gesteigerte corticoide Sekretion im Gang ist (VENNING 1946), was nach SAYERS und SAYERS (1948) die Sekretion von ACTH aus dem Hypophysenvorderlappen hemmen würde. Die Nebennierenhypertrophie beim Neugeborenen soll bekanntlich auch auf der gesteigerten Corticoidproduktion der Mutter beruhen. Dadurch könnte es auch zur Hemmung des Hypophysenvorderlappens des Keimlings kommen.

ξ) Die Wirkung von Nebennierenrindensteroiden auf die Ascorbinsäure der Nebenniere.

Der Abfall der Ascorbinsäure 1 Std nach Einwirkung von Kälte oder Hitze, nach Zufuhr von Toxinen, Adrenalin oder Histamin kann durch Vorbehandlung der Versuchstiere mit Rindenextrakt oder kristallisierten Rindensteroiden verhindert werden (SAYERS und SAYERS 1947, LONG 1947b, c). Es gibt aber einige Ausnahmen. Vorbehandlung mit relativ großen Dosen von Rindensteroiden blockiert die Reduktion (Diaprasie) der Nebennierenascorbinsäure nur teilweise, welche für gewöhnlich dann eintritt, wenn man *Ratten* große Dosen von Histamin gibt (SAYERS und SAYERS 1947). MOYA und SELYE (1948) haben auch gesehen, daß Desoxycorticosteronacetatbehandlung den Abfall der Ascorbinsäure nach einem Kältestress nicht verhindert.

Diese Versuche erfahren allerdings Kritik von SAYERS (1950). Aus den Zahlen von SAYERS soll hervorgehen, daß auch bei unbehandelten, der Kälte ausgesetzten Tieren eine auffallend geringe Diaprasie der Ascorbinsäure beobachtet wurde. Die Desoxycorticosteronacetatdosen waren andererseits enorm; sie hätten ausgereicht, um die Tiere zu „anästhesieren" (Nebenwirkung mancher Steroide). Die physiologische Bedeutung der Experimente von MOYA und SELYE soll also zweifelhaft sein.

Nach Desoxycorticosteronacetatinjektionen fallen die Ascorbinsäurewerte in der Nebennierenrinde des *Goldhamsters* um etwa 34% ab (ALPERT 1950).

o) Die Wirkung der Hypophysektomie und der ACTH-Zufuhr.

Nach DEANE und MORSE (1948) verschwindet die Ascorbinsäure aus der Nebennierenrinde der *Ratte* nach Hypophysektomie im Verlauf von 2 Monaten. "Presumably this inactivity of the fasciculata is a manifestation of its inability to secrete 11-oxygenated corticosteroids (DEANE und GREEP) "

Daß nach Stress wie nach *ACTH-Injektionen* zumindest in einer Anfangsphase der Ascorbinsäuregehalt der Nebennierenrinde gesenkt wird (Diaprasie), geht aus zahlreichen chemischen und histochemischen Untersuchungen hervor (SAYERS, SAYERS, FRY, WHITE und LONG 1944, SAYERS, SAYERS, LIANG und LONG 1946, LONG 1947, SAYERS und SAYERS 1948, DEANE, SHAW und GREEP 1948, DUCOMMUN und MACH 1949, BRØCHNER-MORTENSEN GEORG, HAMBURGER, SNORRASON, SPRECHLER, VIDEBAEK und WHIT (1949). Der Abfall der Ascorbinsäure tritt bereits wenige Minuten nach der ACTH-Injektion ein (SAYERS, SAYERS, WOODBURY 1948). BRØCHNER-MORTENSEN und Mitarbeiter benutzten ein aus *Schweine*-Hypophysen gewonnenes ACTH-Präparat, dessen Wirkung aus Tabelle 40 abgelesen werden kann.

Aus den Arbeiten des SAYERS-Teams (SAYERS, SAYERS, FRY, WHITE und LONG 1944, SAYERS, SAYERS, LIANG und LONG 1946, SAYERS und SAYERS 1948) entnehme ich Abb. 248, welche die ACTH-Wirkung im Vergleich mit einem Stress (Hämorrhagie) zeigt. Ihr ist zu entnehmen, daß die Enchosis etwa nach 12 Std wieder abgeschlossen ist.

Wie zu erwarten, erfolgt die Wiederauffüllung (Enchosis) der Ascorbinsäure in den Rindenzellen der Nebenniere beim *Meerschweinchen* viel langsamer als bei der *Ratte*: Bekanntlich ist das *Meerschweinchen* ganz und gar auf die äußere Zufuhr von Vitamin C angewiesen. GREEP und DEANE (1947) erhielten 6 Std nach ACTH-Injektion bei *Ratten* histochemische Veränderungen des Vitamin C-Bildes in der Nebennierenrinde.

DEANE und MORSE (1948) gaben *Ratten*-Männchen (60 g) 5 mg ACTH intraperitonaeal (Adrenotropin ARMOUR) und töteten sie nach 1 Std. Die Nebennierenrinde enthielt weniger Silber als die der unbehandelten Kontrolltiere (Abb. 249). Eine Abnahme der doppelbrechenden Substanzen ist jedoch innerhalb so kurzer Zeit noch nicht zu beobachten. Unmittelbar nach der Injektion verschwindet die Ascorbinsäure auch aus den Sinusoiden der Nebennierenrinde.

GORDON (1949) meint, daß es sich bei den Beziehungen zwischen ACTH und Ascorbinsäure nicht um einen im Vorderlappen lokalisierten Mechanismus handle, sondern um eine Regulation im Blut etwa im Sinne einer Antigen-Antikörperreaktion. Der Autor sah einige Zeit nach wiederholten Injektionen eines recht reinen ACTH (*Schweine*-Hypophyse) einen Abfall der Ascorbinsäurediaprasie in der Nebennierenrinde. Wurden nämlich die

ACTH-Injektionen bei *Ratten* über 7 Wochen lang durchgeführt, dann war die Wirkung am Ende der Versuchszeit gleich Null geworden. Außerdem enthielt das Serum dieser Tiere einen Stoff, welcher die durch ACTH an normalen *Ratten* auslösbare Vitamin C-Verminderung in der Nebennierenrinde regelmäßig hemmte.

Boas und Jailer (1949) fanden merkwürdigerweise in der *Hühnchen*-Nebenniere weder nach ACTH noch nach Adrenalin eine Veränderung der Ascorbinsäurekonzentration.

Bei ACTH-Versuchen kommt es wesentlich auf die Zahl der Injektionen an; je nachdem

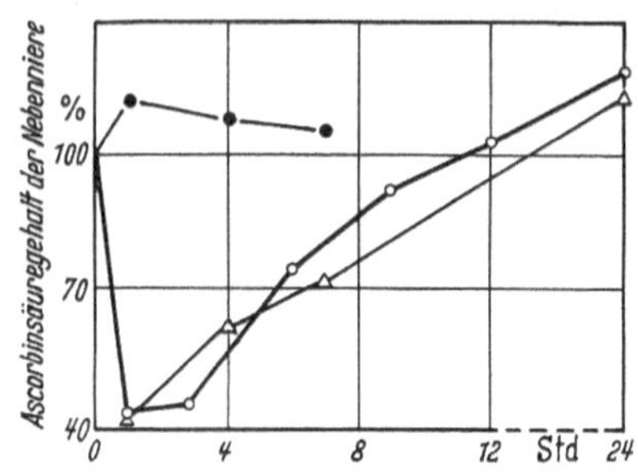

Abb. 248. Veränderungen des Ascorbinsäuregehaltes in der Nebenniere der *Ratte* nach Injektion von ACTH (○), nach einem Stress (Hämorrhagie, △) und beim hypophysektomierten Tier (●). Aus Sayers und Sayers 1948.

Tabelle 40. *ACTH-Wirkung auf die Ascorbinsäure der Nebennierenrinde (Cortrophin Organon).* (Aus Brøchner-Mortensen und Mitarbeiter 1949.)

ACTH, Dosis in γ je 100 g Körpergewicht	Durchschnittlicher Ascorbinsäureabfall in γ je 100 mg Nebenniere (von jeweils 20 hypophysektomierten *Ratten*)
0,33	46
1,0	76
3,0	125
9,0	143

kann man recht verschiedene Bilder der Rinde erhalten. Folgende Tabelle von Fortier, Skelton, Constantinides, Timiras, Herant und Selye (1950) zeigt, wie sich Nebennierengewicht und Ascorbinsäure (Bestimmung nach Roe und Kuether 1943) nach *einmaliger Injektion* von ACTH verhalten.

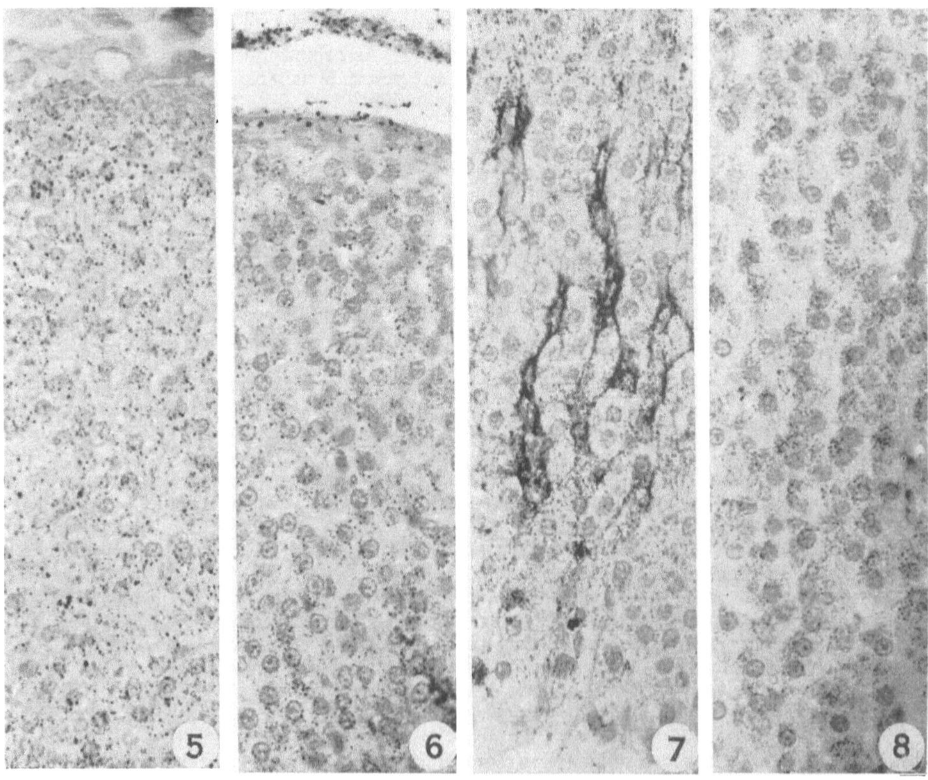

Abb. 249 (5—8). Wirkung von Adrenocorticotropin auf den Ascorbinsäuregehalt in der Nebennierenrinde der *Ratte*. *5* Unbehandeltes Kontrolltier. *6* Abnahme der Silbergranula 1 Std nach Injektion von 5 mg ACTH. *7* Unbehandeltes Kontrolltier, zahlreiche Silbergranula in den Sinusoiden der Rinde. *8* Entleerung der Sinusoide nach Injektion von ACTH (Silbernitratreaktion bei saurem Milieu, 400fach vergrößert). Aus Deane und Morse 1948.

Tabelle 41. *Wirkung einer einzigen ACTH-Injektion auf Nebennierengewicht (a = in mg/100 g Körpergewicht) und Ascorbinsäuregehalt (b = in mg/100 g Nebenniere) bei der Ratte.* (FORTIER, SKELTON, CONSTANTINIDES, TIMIRAS, HERANT und SELYE 1950.)

Gruppe	Behandlung	Kontrolle		1		3		12 Std nach Injektion	
		a	b	a	b	a	b	a	b
I		13,3 ±1,1	0,541 ±0,071						
II	12 mg Hyper-tensinogen			14,4 ±1,32	0,551 ±0,029	14,6 ±0,3	0,501 ±0,060	14,2 ±0,5	0,572 ±0,033
III	12 mg ACTH			12,6 ±0,88	0,274 ±0,011	13,8 ±1,32	0,301 ±0,014	13,6 ±1,08	0,523 ±0,016

Eine Versuchsgruppe von *Ratten* erhielt einmal 12 mg Hypertensinogen (Eiweiß) und wurden nach 1—3—12 Std getötet, eine zweite einmal 12 mg ACTH (ARMOUR). Das Nebennierengewicht ändert sich während der Beobachtungszeit nicht signifikant, dagegen fällt die Ascorbinsäure deutlich ab. Nach 1 Std ist die Diaprasie am stärksten (49,3%). Es folgt dann die Enchosis, so daß die Ausgangswerte nach 12 Std wieder erreicht sind.

Nach Verabfolgung von Hypertensinogen war in der kurzen Versuchszeit noch keine Ascorbinsäurebewegung zu erreichen. Die Veränderung der Sudanophilie ist früher geschildert worden (S. 596).

Beim *Goldhamster* kommt es nach ACTH-Injektion zunächst zu einer chemisch nachweisbaren Abnahme der Ascorbinsäure in der Nebennierenrinde, dann zur Normalisierung und schließlich zu einem erneuten Abfall. Das Bild sieht also etwas anders aus als bei *Ratte* und *Meerschweinchen*, wo nach einer Auffüllung der Zellen — meist über die Norm — eine gewisse Ruhe eintritt. Der *Goldhamster* reagiert freilich in vieler Hinsicht anders als die übrigen *Rodentia*. Im übrigen sind die Ascorbinsäureveränderungen in der Nebenniere von *Cricetus auratus* recht schwach.

Siehe ferner zur Frage der ACTH-Wirkung: JAILER (1950), S. 639 f.

π) Hyperthyreoidismus.

MOSONGI (1935) hat bereits bei *Meerschweinchen*, die Schilddrüsenhormon erhalten hatten, ein Sinken des Vitamin C-Gehalts in Leber und Nebenniere festgestellt. Bei Thyroxininjektionen beobachtete dasselbe PRINA (1946 b). Eine Rindenhyperaktivität bei Hyperthyreose sahen MEANS (1949) sowie WALLACH und REINEKE (1949). Letztere studierten die Rindenaktivität an Hand des Verhaltens der Ascorbinsäure. Wenn man eine *Ratte* 4 Tage mit Thyroxin behandelt, dann fällt der Ascorbinsäuregehalt der Nebennierenrinde auf minimale Mengen ab. Später kommt es zur Zunahme des Nebennierengewichts und auch wieder zum langsamen Anstieg der Ascorbinsäurewerte. Das Maximum wird aber erst nach etwa 4 Wochen erreicht.

ϱ) Allgemeine Vorstellungen über die Bedeutung der Ascorbinsäure für die Aktivität der Nebennierenrinde.

Die Rolle der Ascorbinsäure im Stoffwechselgeschehen der Nebennierenrinde ist unbekannt. Nur Vermutungen können zur Diskussion gestellt werden. Eine Reihe physiologischer und klinischer Untersuchungen liefert Material für die Anschauung, daß die Ascorbinsäure eine wichtige Rolle bei der *Sekretionsleistung der Nebenniere* spielt. So waren LOCKWOOD und HARTMAN (1933) schon bald von der Ähnlichkeit der Symptome einer Nebennierenrindeninsuffizienz mit denen eines Skorbuts beeindruckt. Dann stellte man fest (RATSIMAMANGA 1944), daß Nebennierenrindenextrakt die Lebensdauer skorbutischer *Meerschweinchen* verlängert. KENDALL (zit. bei MURRAY 1948) beobachtete ebenfalls, daß mit Rindenextrakt behandelte Skorbuttiere länger leben als unbehandelte, obgleich das Extrakt nicht etwa den Skorbut als solchen heilt. Beim Tod sind nämlich die pathologisch-anatomischen Veränderungen in beiden Gruppen die gleichen. Wie adrenalektomierte Tiere sind auch skorbutische *Meerschweinchen* gegen einen Stress überempfindlich (PARROT und RICHET 1945). Sie besitzen eine verringerte

Widerstandskraft gegen Infektionen (Perla und Marmorston 1937a, b), Verbrennungen, Frakturen (Andreae und Browne 1946, Beattie 1947, Lund, Levenson, Green, Paige, Robinson, Adams, Macdonald, Taylor und Johnson 1947). Alle diese Stresses bewirken einen gesteigerten Ascorbinsäureverbrauch.

Man findet allerdings auch widersprechende Beobachtungen. Die beim Skorbuttier eintretende Hemmung des Leberglykogens kann mit Rindenextrakten nicht behoben werden (McKee, Cobbey und Geiman 1949, Murray 1948). Würde sich die Aufgabe der Ascorbinsäure in der Herstellung der Corticoide erschöpfen, dann ist dieser Befund nicht zu verstehen. Skorbutpatienten scheiden Corticoide im übrigen in normaler Höhe aus (Daughaday, Jaffé und Williams 1948).

Im allgemeinen hat sich aber die Untersuchung der Veränderungen des Ascorbinsäuregehaltes in der Nebenniere als zweckmäßig erwiesen, um die Aktivität des Organs einigermaßen zu beurteilen, da eine einfache und genaue Methode zur Bestimmung der Ascorbinsäure von Roe und Kuether (1943) vorliegt.

Nach G. Sayers (1950) sollte indessen der Ascorbinsäurespiegel der Nebennierenrinde trotz allem mit Vorsicht als Indicator für die Rindenaktivität verwendet werden (vgl. auch Pinchot, Close und Long 1949).

Nach Sayers' (1950) Erfahrungen hat unter anderem der *Ernährungszustand* der Versuchstiere Bedeutung für den Verlauf der Ascorbinsäurereaktion bei Belastungsversuchen. Beispielsweise können gleichkräftige Stresses bei schlecht ernährten Tieren eine größere Senkung (Diaprasie) der Ascorbinsäure als bei normalen Tieren herbeiführen. Es ist aber nach Sayers schwer vorzustellen, daß die Nebennierenrinde bei Mangelernährung aktiver sein soll als im Normalfall. Möglicherweise ist der niedrigere Ascorbinsäurespiegel bei Mangelernährung *und* Stress in der Unmöglichkeit einer Vitamin C-Synthese mitbegründet.

Die *regulierende Rolle des Vorderlappens* wird bei den Ascorbinsäureveränderungen — genau wie im Fall des Cholesterins — dadurch bewiesen, daß bei Fehlen des Hypophysenvorderlappens der Ascorbinsäuregehalt der Nebenniere durch einen Stress nicht mehr beeinflußt werden kann (Ingle 1938, Sayers, Sayers, Liang und Long 1945). Tyslowitz (1943) behauptet allerdings, daß die Ascorbinsäurekonzentration der Nebenniere nach der Hypophysektomie abnimmt.

Immer wieder ist der Befund *paralleler Veränderungen*, sowohl synchroner Diaprasie wie Enchosis, an *Ascorbinsäure und Cholesterin* in den Rindenzellen unter Stress demonstriert worden (Sayers, Sayers, Liang und Long 1946, Sayers und Sayers 1948, Knouff und Hartman 1951). Es wird daher in neuerer Zeit öfters behauptet, daß Cholesterin und Ascorbinsäure bei der Herstellung der Rindensteroide gemeinsam beteiligt sind. Wie sie aber im einzelnen miteinander verkettet sind, ist noch ganz dunkel.

Es gibt einige Schwierigkeiten, die sich dem Gedanken einer engen Zusammenarbeit von Cholesterin und Ascorbinsäure entgegenstellen. Wenn die Ascorbinsäure in der Nebennierenrinde der *Katze* nach Giroud und Leblond (1935ff.) in erster Linie in Fasciculata und Reticularis gelegen ist, so ergäbe sich ein anderer Verteilungsplan für das Vitamin als für die sog. Ketosteroidreaktionen im Schnitt nach Bennett (1940a).

Es ist wohl auch kein Zeichen sehr enger Zusammenarbeit der beiden Stoffe, daß der gewöhnliche Abfall des Nebennierencholesterins (mit Lymphopenie, d. h. also klarer Corticoidwirkung!) durch ACTH ausgelöst wird, und zwar bei *Meerschweinchen*, bei denen die Ascorbinsäurekonzentration durch eine Skorbutdiät abgesunken war (Long 1947b).

Bei *Ratten*, welche mit B. tularense infiziert worden waren, kann ein normaler Ascorbinsäurespiegel mit einer extrem niedrigen Cholesterinkonzentration vergesellschaftet sein (PINCHOT, CLOSE und LONG 1949). Ähnliche Diskrepanzen ergaben sich bei Versuchen mit erniedrigtem Luftdruck (TEPPERMAN, TEPPERMAN, PATTON und NIMS 1947).

Im allgemeinen scheint die Nebenniere der *Ratte* — unmittelbar nach der Verabreichung von ACTH oder nach einem Stress — viel schneller Ascorbinsäure zu verlieren als Cholesterin. Während der Erholungsphase (Enchosis) wird der ursprüngliche Ascorbinsäurespiegel viel schneller wieder erreicht als der des Cholesterins (SAYERS 1950). Beim *Meerschweinchen* läuft dagegen die Enchosis beider Substanzen mehr synchron ab (SAYERS, SAYERS, LIANG und LONG 1946). Aus all diesen Gründen kommt G. SAYERS (1950) zum Endresultat: "Ascorbic acid does not appear to be an essential component of those metabolic processes of the adrenal concerned with the secretion of cortical hormone. It is possible that some other constituent of the gland, e. g., glutathione, can substitute for the vitamin."

Einige Übersichten zu dem hier abgehandelten Problem finden sich bei GIROUD (1940), TORRANCE (1940), SAYERS, SAYERS, LIANG und LONG (1945, 1946), SAYERS und SAYERS (1948), SAYERS (1950).

e) Carbonyllipoide.

α) Plasmalreaktion.

Methodisches und deskriptive Histochemie S. 351 ff. Nach WALLRAFF (1949, S. 362 f.) dürfte die Plasmalreaktion wegen ihrer starken Variabilität kaum zu einer Beurteilung der Rindenaktivität geeignet sein, was bedauerlich ist, da Beziehungen der Plasmalogene (Acetalphosphatide) zur Hormonbildung für möglich gehalten werden (MOTTA 1931, GUARNA 1934, BECHER 1938, ALPERT 1950), über Beziehungen der Plasmalogene zu den Carotinoiden, zu Oxydations- und Stoffwechselvorgängen in der Nebennierenrinde usw. vgl. VERNE (1930 ff.).

TONUTTI (1941 b) sah bei der *experimentellen Diphtherie* die Ausbreitung einer verstärkten Plasmalreaktion über die ganze Nebennierenrinde.

DEANE und SHAW (1947) untersuchten *Ratten*-Männchen mit *Avitaminose*, deren Diät entweder Thiamin oder Riboflavin oder Pyridoxin entzogen worden war (S. 529). Bei den *Thiaminmangelratten* war die Plasmalreaktion in der Glomerulosa intensiv, in der Fasciculata blieb sie nur auf die äußere Abteilung beschränkt. DEANE und GREEP (1947) sahen nach *Thiouracil*-Behandlung bei *Ratten* eine Abschwächung der Plasmalreaktion (S. 607 f.). Nach Verabreichung eines *Schilddrüsenpulvers* (S. 610) gingen die Sudanophilie und mit ihr auch Plasmalreaktion wie Autofluorescenz zurück. Später normalisierten sich die Reaktionen.

Nach Verabfolgung von *Cortrophin* (*ACTH-Präparat* der Firma Organon) fanden YOFFEY und BAXTER (1947) eine Ausdehnung des Phenylhydrazintestes (,,Ketosteroid"reaktion) bei gleichzeitiger *Einengung der Plasmalreaktion* in der Nebennierenrinde. Bei *hungernden Ratten* sah FRAZÃO (1948) eine besonders intensive rosaviolette Plasmalreaktion in der äußeren Abteilung der Rinde. Die Phenylhydrazinreaktion (Methodik S. 356) stimmte gebietsmäßig etwa mit der Plasmalreaktion überein. ALPERT (1950) schließt aus der Tatsache, daß ein *Stress* oder *ACTH* eine Abnahme der SCHIFF-positiven Substanzen in der Rinde bewirkt, es könne doch im Sinne von DEMPSEY und WISLOCKI (1946) eine enge Beziehung der Reaktion zu den corticoiden Substanzen angenommen werden (s. a. S. 358). In der Nebennierenrinde des *Goldhamsters* findet ALPERT an Stelle der sudanophilen Stoffe in erster Linie Carbonyllipoide; die Bildung von Rindensteroiden über solche Stoffe hält er daher für gegeben. Injektion von *Formol* führt beim *Goldhamster*-Männchen genau so wie nach Verabreichung von ACTH zum Abfall der Carbonyllipoide in der Nebennierenrinde. Nach Desoxycorticosteronacetatbehandlung (S. 575 f.) fällt die Plasmalreaktion nur noch im Glomerulosabereich positiv aus, der Rest der Rinde reagiert nicht mehr.

Über eine Diskrepanz in der Verteilung der Sudanophilie und der Plasmalogene in der Nebennierenrinde *hypophysektomierter Meerschweinchen* berichten TONUTTI (1951) und FETZER (1952, s. S. 588).

ERÄNKÖ (1951,) hat bei Alloxanversuchen an *Ratten*-Männchen Veränderungen des Plasmalgebietes in der Nebennierenrinde beobachtet, die sich von wechselnder Methodik abhängig erwiesen.

β) „Ketosteroid"-Veränderungen.

Nach Deane und Shaw (1947) schwinden bei *Ratten*-Männchen mit Avitaminose, deren Diät entweder *Thiamin* oder *Riboflavin* oder *Pyridoxin* entzogen worden war (S. 529), außer den sudanophilen Stoffen auch die sog. Ketosteroidreaktionen der Rindenzellen. Deane und Greep (1947) beobachteten nach *Thyreoidektomie* eine Schwächung der Ketosteroidreaktionen. Nach *Thiouracil*-Zufuhr sind die Ketosteroidreaktionen im Schnitt in der Glomerulosa nach 14 Tagen vollkommen negativ. Auch in der Fasciculata nimmt ihre Intensität ab (S. 608). Nach längerer Thiouracilbehandlung (56 Tage) hat sich die Ketosteroidreaktion im Bereich der Glomerulosa wieder normalisiert. Aber auch nach der Verabreichung von *Schilddrüsenpulver* (Dosis S. 610) sinken Sudanophilie und Intensität der Ketosteroidreaktionen. Später stellen sich die Reaktionen anscheinend unter Beteiligung der Glomerulosa wieder ein.

Auch Rogers und Williams (1947) haben festgestellt, daß der Phenylhydrazintest in der Phase des Lipoidschwundes negativ wird. Kar (1947a) beobachtete bei älteren *Hähnchen* einen kräftigeren Ausfall der Bennettschen Reaktion als bei jüngeren.

Über Veränderungen der Ketosteroidreaktion in der Nebenniere *hungernder Ratten*-Männchen, die 10 mg *ACTH* erhalten hatten, berichten Bergner und Deane (1948). Die Intensität der Reaktion in der Rinde sank binnen 6 Std (bezüglich des ACTH-Einflusses s. a. Yoffey und Baxter 1947, der Hungerwirkung Frazão 1948). Bei noch höherer ACTH-Dosis (12 mg) schien die Glomerulosa cytochemisch unbeeinflußt zu sein. Nach 18 Std war in den übrigen Schichten nur ein Minimum an histochemisch nachweisbaren Ketosteroiden vorhanden, aber bereits nach 24 Std begannen sich die Ketosteroide wieder aufzufüllen. Bei längerer Versuchsdauer blieben die Ketosteroide 8 Tage lang vermehrt. Mit dem 12. Versuchstag beginnen sie aus dem inneren Fasciculatabereich zu verschwinden.

Nach Deutung von Bergner und Deane veranlaßt ACTH eine Ausscheidung der „Zucker"-Hormone aus der Fasciculata der *Ratten*-Nebenniere, nicht hingegen von „Salz"-Hormonen aus der Glomerulosa. An den Ketosteroiden werden in diesen Versuchen die 3 Stadien Diaprasie-Enchosis-Exhaustion sehr schön deutlich.

Greep und Deane (1947, 1949b) beobachteten, daß die Reaktion auf Ketosteroide nach der *Hypophysektomie* zwar in der Glomerulosa weiterhin positiv ausfällt, aber aus der Fasciculata verschwindet.

Nach Friedgood, Swinyard und Ripstein (1951) nimmt nach der Verabreichung von *Nitrofurazon (Ratten)* die Sudanophilie bei gleichzeitiger Intensivierung der Ketosteroidreaktion zu (Ashbel und Seligman 1949, s. a. S. 559).

f) Fluorescenz.

Deane und Greep (1947) beobachteten nach Gaben von *Thiouracil* sowie eines Schilddrüsenpulvers (S. 610) an *Ratten* eine Verminderung der Autofluorescenz der Rindenzellen (S. 396). Nach Rogers und Williams (1947) schwinden die autofluorescierenden Stoffe aus der Nebennierenrinde in der Phase der Lipodiaprasie. Andererseits schließen van Dorp und Deane (1950) auf eine Speicherung von Rindensteroiden bei 6 Wochen alten *Ratten*, da bei ihnen die Fluorescenz auftritt.

g) Histochemische Enzymreaktionen.

Methodisches und deskriptive Histochemie S. 400 ff.

Deane und Greep (1946), Dempsey, Greep und Deane (1949) beobachteten nach *Hypophysektomie* eine Abnahme bzw. ein völliges Verschwinden der Aktivität der alkalischen Phosphatase unter anderem in den Fasciculatazellen der Nebennierenrinde. Nach Substitutionstherapie mit einem Hypophysenvorderlappengesamtextrakt tritt Normalisierung ein. Angeblich bleibt aber die alkalische Phosphatase in der Zona glomerulosa nach Hypophysektomie, ferner auch im Corpus luteum unverändert.

Nach Kroon (1949) steigt die Phosphataseaktivität in der Nebennierenrinde bei *Ratten* und *Meerschweinchen* nach Behandlung mit Methylthiouracil.

In diesem Zusammenhang sei noch einmal auf die Veränderungen der *Cholinesterase* bei Narkose usw. aufmerksam gemacht (Frommel, Piquet, Cuénod und Loutfi 1946c, s. a. S. 554).

Zweifach, Black und Shorr (1951) haben die Nebenniere mit dem 2,3,5-triphenyltetrazolium-chlorid untersucht und unabhängig von einem exogenen Wasserstoffdonator eine positive Reaktion in Rindenzellen bekommen, aus welcher sie Rückschlüsse auf die Aktivität der Nebennierenrinde ziehen wollen.

h) Transformationen innerhalb der Nebennierenrinde.

Es wurde bereits ausgeführt (S. 614), wie etwa man sich einen Übergang aus dem submikroskopisch-chemischen Bereich der Zelle in den lichtmikroskopisch faßbarer Strukturveränderungen, die *Morphokinesis* (TONUTTI), vorstellen kann. Wenn wir bislang die chemischen Konstituenten der Rindenzellen (Lipoide, Cholesterin, Plasmalogene, doppeltbrechendes Material usw.) betrachteten, um aus ihren experimentell verursachten Veränderungen Schlüsse auf die Tätigkeit des Rindenorgans zu ziehen, so gehen wir nunmehr in den Bereich der Strukturveränderungen der Nebennierenrinde selbst über. Wir werden im ferneren Strukturen streifen, die vielleicht eine Zwischenstellung zwischen chemischen Konstituenten und komplexeren Strukturen einnehmen (Pigmente, eisenpositive Granula usw.), die es also verdient hätten, zunächst besprochen zu werden. Ich möchte aber dadurch, daß ich die „Transformationen" an die Spitze der Morphokinesen stelle, betonen, daß die Untersuchung der Transformationsfelder zusammen mit der histochemischen Rindenuntersuchung viele wichtige Aufschlüsse erwarten läßt.

Ich verweise vorerst auf die frühere Darstellung der Transformationsfeldlehre TONUTTIs (S. 258ff.), welche als Basis der folgenden Zusammenstellung gewertet werden muß, die sich mit dem Auftreten von Transformationen unter der Wirkung *verschiedener Faktoren* befaßt.

Die ersten Beobachtungen, die im Sinn der TONUTTIschen Lehre gedeutet werden dürfen, wurden bezeichnenderweise bei den ersten Versuchen einer experimentellen Nebennierenmorphologie gemacht. So schildern BERNARD und BIGART (1904) bei der *experimentellen Bleivergiftung* des *Meerschweinchens* ein Bild der Nebenniere, welches sie als Zeichen einer „Suractivité", einer „Hyperépinéphrie" auffassen (Näheres S. 556), gekennzeichnet durch Hyperplasie der Glomerulosa, Vermehrung der Spongiocyten infolge Transformation von Fasciculatazellen und Ergastoplasmazunahme.

Mit TONUTTI wollen wir die sog. *sudanophobe* Zone der Nebennierenrinde verschiedener *Nagetiere* als einen Anteil des äußeren Transformationsfeldes betrachten. Bereits bei JACKSON (1919) findet sich die Angabe, daß bei *hungernden Ratten* eine Lipoidbeladung dieser Zone einsetzt (S. 521). Nach TONUTTI würde dies bedeuten, daß die sudanophobe Zone der Fasciculata angepaßt wird, daß eine „progressive Transformation" des äußeren Transformationsfeldes einsetzt.

Nach MOON (1937b) kommt es bei normalen *Ratten* nach Verabreichung von *ACTH* zur Hypertrophie und Hyperplasie der Rindenzellen, im wesentlichen wohl im Bereich der Glomerulosa und äußeren Abteilung der Fasciculata (äußeres Transformationsfeld?). REISS, BALINT, OESTREICHER und ARONSON (1936) sprechen davon, daß man mit *ACTH* die charakteristische sudanophobe Zone hypophysektomierter *Ratten* (regressive Transformation TONUTTIs) „auf die normale Breite einengen" könne (progressive Transformation).

ZWEMER (1936) untersuchte die Nebennierenrinde nach Einwirkung verschiedener *Toxine*. Er beschreibt dabei Veränderungen, welche man als progressive Transformation im inneren Transformationsfeld deuten könnte; er gebraucht übrigens bereits den Terminus „Transformation" für die Charakterisierung der cytologischen Umänderungen im Reticularisbereich (betreffend *Infektionsprozesse* vgl. ERBSLÖH 1947).

CROOKE und GILMOUR (1938), die eine sehr eingehende Untersuchung der *Hypophysektomie*-Folgen an der Nebenniere der *Ratte* (S. 586) geben, sehen im inneren Rindenbereich eine regelrechte *Degeneration*, nicht nur einen in gewissen Grenzen verbleibenden regressiven Prozeß. ZALESKY (1936, *Meerschweinchen*), BLUMENFELD (1939), KORENCHEVSKY und JONES (1947) beschreiben Verschmälerung von Fasciculata und Reticularis nach *Kastrationen*. BLUMENFELD schildert Degenerationen im inneren Rindenbereich, nicht nur regressive Vorgänge. Er erklärt sie mit einer übermäßigen Aktivität der Rindenzellen, bei welcher die

Bildung neuer Rindenelemente mit dem Zelluntergang offenbar nicht Schritt halten könne und eine allgemeine Gewichtsabnahme der Drüse die Folge sein müsse.

Ein besonders günstiges Beispiel für Transformationen in beiden Bereichen stellt die *Skorbutnebenniere* dar (Tonutti, s. ausführlich S. 531f.). Nach Wiederzufuhr von Vitamin C *(Meerschweinchen)* entwickelt sich eine regressive Transformation, wobei aber im inneren Transformationsfeld auch Zelldegenerationen auftreten. Weiterhin beschreibt Tonutti (1942c) eine progressive Transformation im inneren und äußeren Transformationsfeld bei der experimentellen *Diphtherie* (S. 547), ferner die Transformationen beim Vorgang der *kompensatorischen Hypertrophie* nach einseitiger Adrenalektomie (S. 563ff., vgl. ferner Kitchell 1950, S. 566).

Tonutti geht von der regressiven Transformation beim *kastrierten Meerschweinchen* aus. Adrenalektomierte er die Kastraten einseitig und gab er ihnen danach sogar noch einen ACTH-haltigen Vorderlappenextrakt (Praephyson forte), dann setzte in beiden Transformationsfeldern die progressive Transformation ein. Merkwürdigerweise führte die unilaterale Adrenalektomie allein noch nicht zur vollen Entfaltung beider Transformationsfelder, namentlich nicht zu einer vollständigen Lipoidauffüllung des inneren Rindenbereichs. Diese progressive Transformation deutet Tonutti als Ausdruck erhöhter Anforderungen an die Nebennierenrinde.

Tonuttis (1941, 1942a) Schilderung der Transformationsfeldveränderungen nach der *Hypophysektomie (Ratte)* steht in einem gewissen Gegensatz zu den bisherigen Beschreibungen.

Er gibt vor allem auch Veränderungen im äußersten Rindenbezirk an, welcher unmittelbar an die Kapsel grenzt, dazu im inneren Rindenbezirk (Reticularis und angrenzende Fasciculata). In beiden Regionen kommt es nach Entspeicherung der Lipoide zur Umwandlung der Rindenzellen zu bindegewebigen bzw. bindegewebsähnlichen Elementen, die in kollagene Fasern eingeschlossen werden. Der periphere Prozeß soll zu einer erheblichen Verdickung der Kapsel führen, der zentrale zum Auftreten eines Bindegewebslagers zwischen Rinde und Mark, einer sog. Markkapsel. Bei der Bildung der Markkapsel spielen angeblich auch degenerative Vorgänge eine Rolle.

Was die Veränderungen im inneren Transformationsfeld angeht, so befindet sich Tonutti in Übereinstimmung mit den meisten anderen Untersuchern, während seine Angaben über die Veränderungen im äußeren Transformationsfeld schwer mit der Ansicht vor allem amerikanischer Autoren in Einklang gebracht werden können, welche der Glomerulosa eine gewisse Unabhängigkeit von der Hypophyse zusprechen (s. funktionelle Zweiteilung der Nebennierenrinde, S. 672ff).

Weiterhin hat Tonutti (1942c, 1943a, 1944, 1945) auch die Rolle der *Schilddrüse* im Zusammenhang mit Transformationsprozessen in der Nebennierenrinde genauer studiert (S. 605f.). In gewisser Weise ähneln die Veränderungen den nach der Hypophysektomie auftretenden. Nach *Thyroxin*-Verabreichung (S. 611) dagegen belädt sich die Nebennierenrinde des *Meerschweinchens* mit Lipoid (Tonutti 1942, 1944). Einen ähnlichen Prozeß wie die Tonuttische progressive Transformation schildert übrigens bereits Gronchi (1941), wenn er sagt, daß die Nebennierenrinde meist nicht in allen Teilen gleich stark arbeite. Erst unter besonderen physiologischen Verhältnissen (Gravidität, Intoxikation) würden mehr Zellen in den Arbeitsprozeß eingestellt.

Herrmann (1942) beobachtete bei *Ratten*, die mit *Adrenalin* behandelt wurden, unter anderem ein Verschwinden der sudanophoben Zone; wahrscheinlich hat es sich ebenfalls um eine progressive Transformation des äußeren Transformationsfeldes gehandelt (S. 552). Bei *Meerschweinchen* dagegen stellte er eine Rückbildung im Bereich der Glomerulosa fest.

WEAVER und NELSON (1943) merkten, daß die von ihnen auf Grund der Verteilung doppeltbrechender Lipoide (S. 329 f.) vorgenommene Zoneneinteilung nach Verabreichung von *ACTH* undeutlich wird; das gesamte Rindenbild wird einheitlicher (s. ferner auch S. 628). Nach DEANE und SHAW (1947) schwindet die sudanophobe Zone bei *Vitamin B_2-Mangel* (S. 529), ferner bei *Thiaminmangel* (S. 529).

Wenn TONUTTI betont, daß die progressive und regressive Transformation in beiden Transformationsfeldern synchron verläuft, so dürfte dies nicht für alle Fälle von Transformationen gelten: eine gewisse Unabhängigkeit der Transformationsfelder voneinander scheint im Gegenteil nachweisbar zu sein. So sahen DEANE und GREEP (1947) nach der *Thyreoidektomie* zwar einen Abbau in der Zona fasciculata, fanden aber die Glomerulosa breiter als normal.

Bei Fällen von *Hungerödem* verbreitert sich die Fasciculata auf Kosten der Reticularis (OVERZIER 1947, 1948 a, b). Auch unter der Verabreichung von *Desoxycorticosteronacetat* hat OVERZIER anscheinend eine regressive Transformation im inneren Transformationsfeld festgestellt (1950, S. 576).

Schwierig zu verstehen ist das Ergebnis der Untersuchung von YOFFEY und BAXTER (1947, S. 575), demzufolge Verabreichung von *Nebennierenrindenextrakt* (Eschatin, Parke Davis & Co.) bei erwachsenen *Ratten*-Männchen eine beträchtliche Lipoidspeicherung in der Glomerulosa nach sich zieht. Die subglomeruläre, sudanophobe Zone scheint zu verschwinden. Das wäre das Bild einer progressiven Transformation nach TONUTTI, die man nach Rindenextrakt kaum erwarten kann (S. 574 ff.).

Nach ROTTER (1949 b, 1950) soll das *gonadotrope Hormon* die Innenzone der Nebennierenrinde, das innere Transformationsfeld, stimulieren (S. 598).

Eine Gegensätzlichkeit im Verhalten des äußeren und inneren Rindenfeldes bei *Hypophysektomie* berichten SCHWEIZER und LONG (1950). Die Autoren stellen fest, daß die Breite der Glomerulosa nach der Operation langsam zunimmt, bis sie etwa in der 4. Woche um rund 50% breiter ist als beim Normaltier und behaupten sogar: "This increase in width of the zone is a very stable factor." Das sudanophile Gebiet (Fasciculata) wird dagegen abgebaut.

Offenbar ohne Kenntnis von TONUTTIs Arbeiten hat RATSIMAMANGA (1950) die progressive Transformation bei der *Leistungssteigerung der Nebennierenrinde* beobachtet. Bei bestimmten *Doppelstresses* (S. 539), beispielsweise Schwimmversuch und Kälte, beobachtete RATSIMAMANGA eine Rindenhypertrophie. Die Unterschiede der drei Rindenzonen verschwanden.

Nach *einseitiger Adrenalektomie* hat HAASE (1951) eine progressive Transformation im inneren Rindenbereich der Nebenniere von *Meerschweinchen* feststellen können, an der aber die Glomerulosa nicht teilzunehmen scheint.

Diese Übersicht unterstreicht die Notwendigkeit, in Zukunft neben den histochemischen Veränderungen der Nebennierenrinde unter experimentellen Bedingungen auch die Transformationsfelder jeweils einer genaueren Kontrolle zu unterziehen. Andererseits zeigt sich, wie wenig es zur Zeit schon angebracht ist, die TONUTTISche Lehre zu dogmatisch anzusehen. Das von TONUTTI betonte synchrone Verhalten beider Transformationsfelder scheint in manchen Fällen nicht erwiesen zu sein. Auch mag die in den Begriffen „progressiv" und „regressiv" steckende Bewertung noch da und dort der Korrektur bedürfen (vgl. auch SWINYARD 1940). Alles in allem sind wir aber durch die Lehre von den Transformationsfeldern ein gutes Stück in der Rindenbeurteilung gefördert.

i) Hypertrophie (Hyperplasie) der Nebennierenrinde.

Als relativ einfache Methode, die Wirkung eines Hormons usw. auf die Nebenniere zu prüfen, ist seit langem die *Gewichtsfeststellung* üblich, deren Genauigkeit Grollman (1936) fordert. Schätzungen über Massenverhältnisse der Nebenniere, die an Schnittpräparaten durchgeführt werden, erlauben keine sichere Aussage (Clark und Rowntree 1934). Steigendes Nebennierengewicht unter bestimmten experimentellen Bedingungen wurde und wird im allgemeinen kurzerhand als positiver Effekt gewertet. Da in der Tat eine *histologische Untersuchung* in vielen solchen Fällen eine *Verbreiterung der Nebennierenrinde* ergeben hat, ist man leicht geneigt, den Gewichtsanstieg einer Nebennierenhypertrophie, insbesondere Rindenhypertrophie, gleichzusetzen. Neuere Untersuchungen mahnen indessen zur Vorsicht. So weist Tonutti (s. S. 261) mit Recht darauf hin, daß in gewissen Fällen regressiver Transformationen eine Hypertrophie vorgetäuscht sein kann. Meines Erachtens sollten daher alle im folgenden aufgezählten Behauptungen der Rindenhypertrophie unter den oder jenen Bedingungen mit Reserve angenommen werden. Soweit keine histologische Untersuchung erfolgt ist, können Täuschungen vorliegen. Die Untersuchung der im vorangegangenen Kapitel geschilderten Veränderungen in den Transformationsfeldern sollte eines Tages die einfache Feststellung „Hypertrophie" ergänzen.

α) Hungerversuche.

Vincent und Hollenberg (1920) fanden bei verschiedenen Tieren im Hungerzustand eine Zunahme des Nebennierengewichtes. Mulinos und Pomerantz (1941) beobachteten bei *Ratten* eine Erhöhung des Nebennierengewichtes nach 7—13tägigem vollständigem Hungern, jedoch eine Erniedrigung nach 50—100tägiger Unterernährung. Gibt man aber hungernden *Ratten* Desoxycorticosteronacetat, dann kommt es nicht zur Rindenhypertrophie (d'Angelo, Gordon und Charipper 1948a). Wiederum anders liegen die Verhältnisse offenbar bei *Meerschweinchen*. Denn weder Desoxycorticosteronacetat (d'Angelo, Gordon, Charipper 1948), noch Rindenextrakt (d'Angelo, Gordon und Charipper 1948, d'Angelo 1949) beeinflussen die Rindenhypertrophie dieser Tiere im Hungerversuch. (Hypertrophie bei Fett- bzw. Cholesterinfütterung s. S. 517.)

β) Vitaminmangel.

Verzár und Peter (1924) berichten über eine Gewichtszunahme der Nebennierenrinde bei *Vitamin B-Mangel*, Simnitzky und Lasowsky (1926) über eine Hypertrophie als Folge gesteigerter Ablagerung von Fettsubstanzen in den Rindenzellen (s. a. S. 528, Lasowsky und Simnitzky 1926). Bei Vitamin B_1-Mangel fand Skutta (1939, Beriberi-*Tauben*) neben einer hochgradigen Organatrophie eine Hypertrophie der Nebennieren, welche durch Verabreichung B_1-freier Nebennierenrindenextrakte verhindert werden kann.

Deane und Shaw (1947) untersuchten *Ratten*-Männchen bei *Thiaminmangel*. Die Tiere verloren gegen Ende der 3. Versuchswoche stark an Gewicht und waren in der 4. Woche moribund. Andererseits kam es zur progressiven Zunahme des relativen Nebennierengewichtes bei gleichzeitiger Thymusatrophie (s. a. Skelton 1950, S. 529).

Nach Marvin, Totter, Day, Schmitt, Keith und Olds (1950) nehmen bei nicht *geschlechtsreifen Hühnchen* Hypophyse und Nebenniere bei steigender Zufuhr von *Pteroylglutaminsäure* an Gewicht zu. Aber die prozentuale Zunahme des Körpergewichtes liegt über der beider Organe.

Seit langem bekannt ist die Gewichtszunahme der Nebennieren bei *Skorbut* (McCarrison 1919, 1921, Lamer und Campbell, zit. nach Palladin, Utewski und Ferdmann 1928). Die auch von Bessessen (1923) beobachtete Hypertrophie der Nebenniere bei präskorbutischen und skorbutischen Tieren erklärte Quick (1933) als kompensatorische Leistung des Organs. Tonutti (1942a) bestätigt die mehrfach behauptete Hypertrophie der Nebennierenrinde bei skorbutkranken *Meerschweinchen* (S. 531f.). Ganz allgemein faßt Tonutti die Skorbuthypertrophie der Nebenniere als einen Versuch des kranken Organismus auf, sein sekretionstaugliches Parenchym zu vermehren. Da aber das Vitamin C fehlt, welches das *Meerschweinchen* bekanntlich nicht selbst synthetisieren kann, ist eine Steigerung der Rindensteroidproduktion kaum zu erwarten. Knouff, Oleson und Wagner (1943, S. 532) stellten fest, daß die Nebennierenrindenhypertrophie bei skorbutischen *Meerschweinchen* größer ist als bei hungernden Tieren.

γ) Muskelleistung.

INGLE (1938c) beobachtete, daß die nach 12 Std Zwangsarbeit bei der *Ratte* bereits deutliche Rindenhypertrophie nicht auftritt, wenn während der Arbeitsleistung Rindenextrakt verabreicht wird. Auch Desoxycorticosteronacetat hemmt die auf Muskelarbeit folgende Rindenhypertrophie (BENZNÁK und KORÉNYI 1941, SELYE und DOSNE 1942). BENZNÁK und SARKADY meinen, es handle sich bei der Rindenvergrößerung eher um eine Hyperplasie als um eine Hypertrophie. Nach Messungen von BENGTSON, MELIN und PETRÉN (1939a, b) werden die Rindenzellen unter diesen experimentellen Bedingungen in der Tat kleiner.

δ) Kälteversuche.

Schon CRAMER (1916, 1926, 1928) konnte zeigen, daß die Nebennieren der *Ratte* in der *Kälte* größer werden. Bei *Kaninchen* fand REINECK (1928) die Nebennieren von Wintertieren schwerer als die von Sommertieren. SELYE (1936b, 1937a) beobachtete eine Hypertrophie der Nebenniere bei Kälteeinwirkung bereits nach 24 Std (S. 537). ZALESKY und WELLS (1940) hielten *Erdhörnchen* während des Sommers bei einer Temperatur von $+ 4^0$ C, Kontrolltiere unter höherer Temperatur. Bei den Kältetieren kam es zur Vergrößerung der Nebennierenrinde. BERNSTEIN (1941) hielt *Ratten* bei -4^0 C und sah neben einer Lipoidabnahme in den Rindenzellen eine Vergrößerung der Rindenbreite (s. a. BENGTSSON 1943, S. 538).

Schwierig zu deuten sind Befunde von BROLIN (1946). Bei *Ratten*, die bei $+ 5$ bis $+ 10^0$ C gehalten wurden (S. 538), sah er eine Zunahme des Nebennierengewichtes, bei einigen *Ratten*, welche bei einer Temperatur von $+ 1{,}5$ bis $+ 3^0$ C gehalten worden waren, eine signifikante Abnahme des Nebennierengewichtes. Die im ersten Fall beobachtete Hypertrophie der Drüse, so betont BROLIN, darf man nicht als alimentäre Hypertrophie des Organs ansehen. Es gibt zwar eine solche, und es ist auch richtig, daß die *Ratten* in der Kälte mehr fressen, aber die Nebennierenveränderungen treten so schnell ein, daß sie beispielsweise nicht mit denen nach einer Cholesterinfütterung verglichen werden können, die erst nach Wochen an der Nebennierenrinde wirksam wird. Trotz einer Behandlung mit Thyroxin (s. hierzu S. 539) kommt es bei Kältetieren zur Nebennierenhypertrophie.

DUGAL und THERIEN (1949) verhinderten die typische Vergrößerung der Nebenniere bei frierenden *Ratten* und *Meerschweinchen* vollständig, indem sie den Tieren große Mengen von Ascorbinsäure gaben. Die Tiere vertrugen dann auch die Kälte viel besser. RATSIMAMANGA (1950) untersuchte *Ratten* nach Doppelstresswirkungen (S. 539). In meinem Laboratorium hat HAASE (1952) zwar in erster Linie das Verhalten der Ascorbinsäure in den Rindenzellen unter Kälteeinwirkung histochemisch untersucht *(Meerschweinchen)*, doch konnten wir gleichfalls die morphokinetischen Folgen in Form der Hypertrophie bestätigen (S. 543).

ε) Die Wirkung von Infektionen auf die Nebennierenrinde.

Schon um die Jahrhundertwende war bekannt, daß die Nebennieren bei Infektionskrankheiten, z. B. bei Diphtherie und Tuberkulose auffallend groß sind (S. 544ff.). Aber auch in experimentellen Arbeiten wurde die *Hypertrophie* bestätigt (LANGLOIS und CHARRIN 1896, Infektion mit Bac. pyocyaneus). Die Deutungen der Befunde, die zur Entgiftungshypothese geführt haben, sind andernorts geschildert (S. 516). DELAMARE (1904) teilte in seiner für die damalige Zeit maßgeblichen Zusammenfassung mit, daß das Gewicht der Nebennieren beim *Menschen* unter Infektionskrankheiten enorm steigen könne. BIEDL (1916), HART (1917, 1920), DIETRICH (1918) bestätigten diese Angaben, wiesen aber auch auf weitere Veränderungen der Nebennieren: entzündliches Ödem, parenchymatöse Schwellung, kleinzellige Infiltration, herdförmige Nekrosen, Hyperämie. Schon diese Befunde machen klar, daß mit Gewichtszunahmen der Nebennieren gerechnet werden muß, welche mit einer echten Hypertrophie überhaupt nichts zu tun haben brauchen. Unverständlich ist aber andererseits der Befund eines abnorm niedrigen Nebennierengewichtes bei Infektionskrankheiten den LEUPOLD (1920) mitteilt (S. 545).

Speziell bei der Diphtherie hatten schon ROUX und YERSIN (1888, 1889, 1890) eine erhebliche Vergrößerung und starke Hyperämie der Nebennieren festgestellt (Vergiftung von *Meerschweinchen* mit Diphtherietoxin). BEHRING (1890) hat dies bestätigt und auf beiden so regelmäßig nach Diphtherie in Erscheinung tretenden Veränderungen sogar einen Test zur Titration von Diphtherieserum aufgebaut. TONUTTI (1941b, 1942c) hat sich später ausgiebig mit der Hypertrophie der Nebennierenrinde nach experimenteller Diphtherie befaßt und die Veränderungen im Sinne seiner Transformationsfeldlehre (S. 258ff.) gedeutet.

Von RIDDLE (1923a) liegt eine recht genaue Untersuchung vor, in welcher nachgewiesen wird, daß die Nebennieren von *Tauben* mit verschiedenartigen Krankheitszeichen (Parasiten, Tuberkel, Milzvergrößerungen, Lebervergrößerungen) fast doppelt so groß sind wie die gesunder Tiere.

ζ) Die Wirkung verschiedener Pharmaka auf die Nebennierenrinde.

Poumeau-Delille (1941) behandelte *Meerschweinchen* mit *Benzol* (vgl. S. 556). Körpergewicht und Nebennierengewicht stiegen während des Versuches an.

Nach Bernard und Bigart (1904) entsteht bei der experimentellen *Bleivergiftung* der *Meerschweinchen* eine „Suractivité" der Nebenniere, eine „Hyperépinéphrie". Dazu gehören unter anderem (S. 556) eine knotige Hyperplasie der Glomerulosa, Vermehrung der Spongiocyten der Fasciculata durch Transformation gewöhnlicher Fasciculatazellen. Mehrfache Gaben von Bleiacetat führten zur Hypertrophie der Nebenniere.

Nichols und Miller (1949) verabreichten an *Ratten NaCN* in kleinen wiederholten subletalen Dosen. Es kam unter anderem (S. 557) zur Hypertrophie der Nebenniere.

Alpert (1950) beobachtete bei einem *Goldhamster*-Männchen, das in 2 Tagen 4 Injektionen von je 0,5 cm³ einer 4%igen *Formol*-Lösung erhalten hatte (S. 557), ein Ansteigen des Nebennierengewichtes.

Nach Friedgood, Swinyard, Ripstein (1951) kommt es nach Verabreichung von *Nitrofurazon* unter anderem (S. 559) zur Nebennierenhypertrophie.

Eine celluläre Hypertrophie im Interrenale des *Aales* nach *Pilocarpin*-Injektion hat bereits Pettit (1896, S. 559) beschrieben (Kritik von Grynfeltt 1902, s. ebenda). Auch Guieysse (1901) will nach Injektion von 0,02 g Pilocarpin bei *Meerschweinchen* eine Zunahme des Nebennierenvolumens schon nach 50 min (Hyperämiewirkung?) festgestellt haben.

η) Die Wirkung von Anoxie und Hypoxie auf die Nebennierenrinde.

Langley und Clarke (1942) geben an, die nach Luftdruckerniedrigung am 2.—3. Versuchstag sich einstellende Hypertrophie der Nebenniere könne durch Vorbehandlung mit einem Rindenextrakt verhindert werden. Dalton, Mitchell, Jones und Peters (1943/44) brachten *Ratten* sehr lange Zeit, aber mit Unterbrechungen, in erniedrigten atmosphärischen Druck. Anfangs kam es zur Hypertrophie der Nebenniere, bis zu einem Maximum in der 6. Versuchswoche, danach zur Normalisierung der Nebennierengröße und des Lipoidgehaltes. Nach Fortier (1949) hyperplasiert bei erhöhter CO_2-Spannung der Luft (S. 561) die Nebenniere.

ϑ) Strahlenwirkungen.

Patt, Swift, Tyree und Straube (1948) haben die Rolle der Hypophyse und Nebenniere beim Röntgen-Stress geprüft (S. 561). Nach Hypophysektomie waren keine signifikanten Veränderungen des Nebennierengewichtes mehr nachzuweisen.

ι) Schock usw.

Die nach längerer Elektroschockbehandlung erfahrungsgemäß auftretende Hypertrophie der Nebenniere kann durch gleichzeitige Desoxycorticosteronacetatbehandlung verhindert werden (Woodbury 1950).

ϰ) Kompensatorische Hypertrophie.

Die kompensatorische Hypertrophie einer Nebenniere nach einseitiger Adrenalektomie, bei der Mitosen auftraten (vgl. Stilling 1870, Dittus 1941, *Selachier*), ist als Sonderfall der Hypertrophie ausführlich in anderem Zusammenhang besprochen worden (S. 563 ff.).

λ) Gravidität usw.

Die seit langem bekannte Hypertrophie der Nebennierenrinde bei der Gravidität sowie weitere Fälle von Rindenhypertrophie unter Sexualeinfluß werden auf S. 730 ff. besprochen.

μ) Elektrolytwirkungen.

Badinez und Croxatto (1947a, b) sahen nach KCl-Verabreichung bei *Ratten* eine Hypertrophie der Nebennierenrinde, in erster Linie der Zona glomerulosa, wo sich auch die Lipoide vermehrten. Nach NaCl-Gaben soll dagegen die Glomerulosa bei gleichzeitigem Lipoidverlust langsam atrophieren. Nach Deane und Greep (1946) werden angeblich die Glomerulosazellen aktiviert, wenn die Versuchstiere wenig Natrium erhalten; dieser Vorgang soll sich durch Lipoidentleerung und Zellvergrößerung manifestieren. Nach Kaliumgabe dagegen atrophiert angeblich die Glomerulosa. Andererseits beschreiben Deane, Shaw und Greep (1948) nach intraperitonaealer Injektion von Kalium eine bereits wenige Stunden nach der Injektion deutliche Lipoidentleerung und Verbreiterung der Glomerulosa.

v) Die Wirkung eines Stress auf die Morphokinese der Nebennierenrinde.

Ein plötzlicher, aber ganz temporärer Stress bedingt wohl eine Veränderung (Diaprasie, Enchosis) der sudanophilen Substanzen, des Cholesterins und der Ascorbinsäure in den Rindenzellen. Dagegen dürfte eine Morphokinese im Sinne einer Hypertrophie oder Hyperplasie in den meisten derartigen Fällen nicht erreicht werden. Anders ist es, wenn eine langsame Veränderung des inneren oder äußeren Milieus einen langsam steigenden Bedarf an Rindenhormon bewirkt. Es kann sich dann in den Rindenzellen ein Gleichgewicht zwischen Schwund (Diaprasie) und Aufbau (Enchosis) einstellen, so daß an den chemischen Konstituenten der Zelle (sudanophilem Material, Cholesterin, Ascorbinsäure) kaum irgendwelche Veränderungen erkennbar werden. Um so deutlicher können hingegen die morphokinetischen Folgen sein. Langsam *steigen Gewicht* und *Volumen* der Nebenniere, speziell der Rinde an. Der Eucorticismus der Gewebe bleibt erhalten. Beispiele hierfür sind: Hunger (OKUNEFF 1923, MOURIQUAND und LEULIER 1927, SURE und THEIS 1939, McLACHLAN, HODGE und WHITEHEAD 1941, OLESON und BLOOR 1941, MULINOS, POMERANTZ und LOJKIN 1942, WHITEHEAD 1942, TYSLOWITZ 1943), Calorienherabsetzung (ELLIOTT 1914b, BOUTWELL, BRUSH und RUSCH 1948), jahreszeitlicher Temperaturwechsel (SAYERS 1950), Gravidität (S. 730ff.), manche Arten einer einseitigen Eiweißdiät (TEPPERMAN, ENGEL und LONG 1943b), milde chronische Infekte (BAUMANN und HOLLY 1925).

Ein intensiver, kontinuierlicher Stress mit meist tödlichem Ausgang bedingt eine *Einbuße der Rindenzellen* an allen wichtigen chemischen Komponenten. Hypertrophie und Hyperplasie können noch, brauchen aber nicht eingesetzt haben. Beispiele für solche Situationen wurden mehrfach aufgezählt (s. S. 619).

Nach Einsetzen eines schweren Stress beginnt die *Vergrößerung* der Nebenniere (echte Hypertrophie?) innerhalb von 6—24 Std (ENGEL, WINTON und LONG 1943, INGLE 1938c). Das Nebennierengewicht steigt proportional zur Stressstärke bzw. zur verabreichten Dosis von ACTH (LI, EVANS und SIMPSON 1943, SAYERS, WHITE und LONG 1943). Nach SELYE (1937b, c) fallen Nebennierenhypertrophie und Lipoidschwund (Lipodiaprasie) bei der *Ratte* mit dem Zeitpunkt des größten Hormonbedarfs zusammen. In Fällen eines schweren protrahierten Stress erscheint die Nebenniere nicht nur vergrößert, sondern auch infolge Verlustes an Cytoplasmalipoiden rötlichbraun statt gelb gefärbt (SAYERS, SAYERS, FRY, WHITE und LONG 1944, SAYERS 1950).

Einschlägige Übersichten geben TEPPERMAN, ENGEL, LONG (1943a), SAYERS, SAYERS, FRY, WHITE, LONG (1944), CANOYETT, GOLLA und REISS (1945), ROGERS und WILLIAMS (1947), SAYERS (1950).

ξ) Bremsung der Hypertrophie durch Verabreichung von Rindensteroiden, Desoxycorticosteronacetat usw.

Die Glomerulosahypertrophie bei Natriummangel kann durch Verabreichung von Desoxycorticosteronacetat nicht verhindert werden (DEANE, SHAW und GREEP (1948). In anderen Fällen (s. o.) dagegen läßt sich die Stresswirkung durch Verabreichung von Desoxycorticosteronacetat, Rindensteroiden oder Rindengesamtextrakt aufheben.

o) Hypophysektomie.

Die Hypophysektomie verursacht eine Atrophie der Nebennierenrinde (s. Kapitel 7, S. 585ff.). Es ist aber die Frage, ob diese Atrophie die Rinde in der gesamten Breite in gleicher Stärke ergreift bzw. ob die gesamte Rindenbreite unter der Steuerung des Vorderlappens steht. SCHWEIZER und LONG (1950, S. 588ff.) fanden die typische Atrophie der Fasciculata nach der Hypophysektomie von *Meerschweinchen*. Hingegen nahm die Breite der Glomerulosa langsam zu, bis sie etwa in der 4. Woche nach der Hypophysektomie um rund 50% breiter war als beim Normaltier. Solche Beobachtungen bilden unter anderem die Grundlage für die Hypothese einer funktionellen Zweiteilung der Nebennierenrinde (S. 672ff.).

π) Die ACTH-Wirkung auf die Nebennierenrinde.

Hoffstätter (1919) konnte bei *Kaninchen* durch längere Zeit verabreichte Pituitrin-injektionen eine erhebliche Hyperplasie der Nebennierenrinde erreichen (vgl. hierzu S. 592). Collip, Anderson und Thomson (1933) riefen mit einem besser gereinigten Vorderlappen-präparat schon bei normalen *Ratten* eine Rindenhypertrophie hervor. Die speziell auf die Nebennierenrinde gerichtete Wirkung ihres Präparates schrieben sie einem darin enthaltenen „adrenotropem Faktor" zu. Anselmino, Hoffmann und Herold (1933, 1934), Anselmino und Hoffmann (1934) zeigten zunächst, daß die Nebennieren kastrierter *Mäuse*-Weibchen, also atrophische Nebennieren, durch eine im Vorderlappenauszug enthaltene, von anderen Hypophysenvorderlappenhormonen isolierbare, aktive Substanz zur Hypertrophie besonders im Bereich der Zona fasciculata gebracht werden können. Sie bezeichneten den neuen Faktor als „*corticotropes Hormon*" des Vorderlappens. Neben der durch das Hormon bewirkten Hyperplasie der Fasciculata sollte in gleicher Weise auch die Glomerulosa verändert werden, während die Reticularis unbeeinflußt blieb. Nach Zufuhr von corticotropem Hormon ent-steht bei der *Ratte*, bei infantilen *Mäusen*, bei geschlechtsreifen *Mäuse*-Männchen, *Meer-schweinchen*, weniger deutlich bei *Kaninchen* eine Verbreiterung der nach Hypophysektomie atrophierten Fasciculata. Hoffmann und Anselmino gaben auch eine quantitative Test-methode für das neue Hormon an, auf der Grundlage der Rindenverbreiterung (Näheres S. 592). Emery und Atwell (1933) zeigten, daß die Zellen der Zona fasciculata und reticularis sich nach der Injektion des „adrenotropen Faktors" vergrößerten. Anselmino, Hoffmann und Herold (1934) gaben dagegen an, daß das corticotrope Hormon die Zona reticularis der *Maus* unbeeinflußt läßt; die Hypertrophie solle sich auf die Fasciculata be-schränken (s. dazu S. 592).

Houssay, Biasotti, Mazzocco und Sammartino (1933) vermochten bei *hypophysekto-mierten Hunden* mit einem zellfreien Vorderlappenextrakt eine Hypertrophie der Nebenniere und Lipoidzunahme in den Rindenzellen zu erreichen. Bierring (1935) löste mit einem alka-lischen Extrakt des Vorderlappens eine Hyperplasie der Fasciculata (und des Nebennieren-markes?) aus (*Ratten*). Nach Moon (1937b) entsteht bei normalen *Ratten* nach Verab-reichung von corticotropem Hormon eine Hypertrophie und Hyperplasie der Rindenzellen, im wesentlichen im Bereich der Glomerulosa und äußeren Abteilung der Fasciculata, also gerade an den Grenzen der sudanophoben Zone. Davidson (1937) erreichte bei kastrierten und kastrierten, hypophysektomierten *Ratten* eine deutliche Nebennieren-hypertrophie durch Gaben von 250—450 Einheiten eines corticotropen Hormons über 9—14 Tage. Zeichen einer Hyperplasie der Rinde fand er aber im Gegensatz zu Moon nicht. Atwell (1937) zeigte an hypophysektomierten und thyreoidektomierten *Kaulquappen*, daß nach Zufuhr des adrenotropen Faktors von Collip, Anderson und Thomson (1933) eine Hypertrophie des Interrenale und eine Zunahme der Lipoidsubstanzen eintritt. Ingle und Kendall (1937), Ingle, Higgins und Kendall (1938) testeten die Wirkung von ACTH-Präparaten am Gewichtsanstieg der Nebenniere bei hypophysektomierten Tieren.

Mit einem nicht ganz gereinigten ACTH-Präparat erzielte Moon (1940) bei nur 4 Tage alten *Ratten* eine Vergrößerung der Nebennieren. Dies ist besonders bemerkenswert, weil der Stressmechanismus um diese Zeit bei der *Ratte* offenbar noch nicht eingespielt ist (S. 574).

Mit reinem ACTH (10 mg) konnten Bergner und Deane (1948) schon nach 18 Std bei der *Ratte* eine Nebennierenvergrößerung bewirken (S. 595f.). Feldman (1951) berichtet über eine Zunahme des Nebennierengewichtes ohne deutliche Organvergrößerung bei *Ratten*, die nach 24stündigem Hungern ACTH erhalten hatten.

ϱ) Schilddrüsenwirkungen.

Hoskins (1910a, b, 1916) erhielt eine 25%ige Zunahme des Nebennierengewichtes durch *Verfütterung von Schilddrüsensubstanz* (15 Tage) an neugeborene *Meerschweinchen* (Versuchs-beginn unmittelbar nach der Geburt). Die dann folgende Nebennierenhypertrophie war besonders bei Männchen sehr deutlich. Auch Herring (1917b) erhielt eine 75%ige Gewichts-zunahme der Nebenniere nach 3—4wöchiger Schilddrüsenverfütterung (s. a. Cameron und Sedziak 1921, Squier und Grabfield 1922, Deane und Greep 1947).

Die histologische Untersuchung der Nebenniere der *Maus* ergab eine Zunahme der Rindenzellen an Zahl und Größe nach *Thyroxininjektionen*, wobei alle Zonen beteiligt waren. Es soll auch die Breite der Zona reticularis auf das Doppelte zunehmen, ja im Falle des Unterganges wieder regenerieren (Preston 1928). P. E. Smith (1930), Kaden, Oehme und Weber (1937) sahen bereits, daß Thyroxinzufuhr bei hypophysektomierten Tieren keine Hypertrophie der Nebenniere mehr bewirkt (vgl. dagegen Miller und Riddle 1939, *Tauben*). Rindenverbreiterung nach Zufuhr von Schilddrüsenextrakten beschrieben Minouchi (1932) und Haban (1938). Gohar (1934) bemerkte, daß Thyroxin wie Schilddrüsenverfütterung auf die Nebenniere wirke (s. a. Amano 1935, Kaden, Oehme und Weber 1937, Freud, Manus und MÜHLBOCK 1938, SCHMIDT und SCHMIDT 1938 u. a.). Nach Thyroxininjektionen zählten SCHMIDT und SCHMIDT (1938) dreimal soviel Mitosen in der Nebennierenrinde, besonders in der Fasciculata, wie bei Kontroll-*Mäusen*; in der Glomerulosa traten bemerkenswerterweise keine Zellteilungsfiguren auf. GERLEI (1938) injizierte *Kaninchen* 2 Jahre lang Thyroxin. Hypertrophie der Nebennierenrinde war die Folge (s. a. BENGTSON 1943). DUREY (1949) verabreichte *Ratten* täglich 1 cm³ einer 0,02%igen Thyroxinlösung 11—44 Tage lang mit dem Ergebnis eines Gewichtsanstiegs der Nebennieren bei Hypertrophie der Fasciculata. Desoxycorticosteronacetat hemmt die auf Thyroxin folgende Hypertrophie der Nebenniere (HOEN, LANGEFELD und OEHME 1939).

ADAMS, MEDLICOTT und HOPKINS (1942) verabreichten Thyroxin (Gesamtmenge 0,6 bis 1,2 mg, verteilt über 6 Tage) an nicht gravide und *gravide Mäuse*-Weibchen. Bei beiden

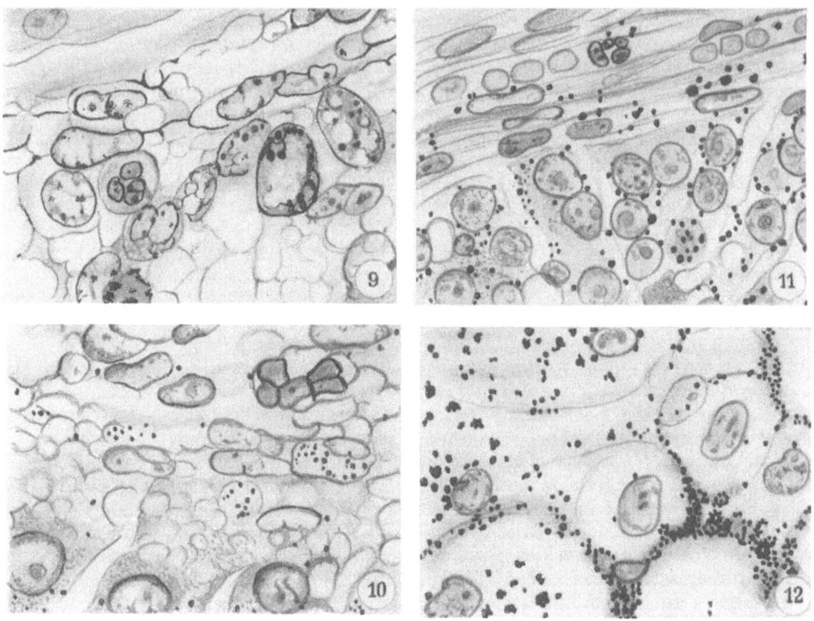

Abb. 250 (9—12). Verhalten der Ascorbinsäure in der regenerierenden Nebennierenrinde der *Ratte*. *9* Negative Ascorbinsäurereaktion in der capsulären und subcapsulären Zone 1 Tag nach Enucleierung der Nebenniere. *10* Dasselbe Gebiet 8 Tage nach der Operation. Regeneration von Rindenzellen aus dem subcapsulären Blastem, Beladung dieser Elemente mit Lipoid und Ascorbinsäure. *11* Normalisierung des Ascorbinsäurebildes im äußeren Bereich der Zona fasciculata. *12* Positive Ascorbinsäurereaktion bzw. Silbergranula in den Sinusoiden der Nebennierenrinde (Silbernitratreaktion, etwa 1180fach vergrößert). Aus DEANE und MORSE 1948.

Gruppen trat eine Vergrößerung der Nebenniere ein, auf einer Hypertrophie der inneren Fasciculatazellen beruhend (S. 609). Mit der Verfütterung von Schilddrüsensubstanz erhielt GARDNER (1942) ähnliche Ergebnisse. Eine beträchtliche Steigerung der Zahl der *Mitosen* in der Rinde, nach Thyroxininjektionen *(Maus)* auftretend, verzeichneten J. G. SCHMIDT und SCHMIDT (1938); von Zellteilungen frei war lediglich die Zona glomerulosa.

Eine Rindenhyperaktivität unter *Hyperthyreose* sahen MEANS (1949), WALLACH und REINEKE (1949).

LOESER (1933), EMERY und WINTER (1934), MCQUEEN-WILLIAMS (1934) stellten bereits fest, daß nach der Hypertrophie der Schilddrüse durch Verabreichung von *Vorderlappensubstanz* oder *thyreotropem* Hormon eine Hypertrophie der Nebennierenrinde einsetzt (weitere Einzelheiten S. 611). Eine unmittelbare Wirkung des Thyreotropins auf die Nebennierenrinde ist dagegen nach den Versuchen von DITTUS (1941) unwahrscheinlich.

σ) Regenerationsvorgänge und Nebennierentrauma.

Über die *Aktivität der regenerierenden Nebennierenrinde nach künstlicher Excision eines Teiles der Nebenniere* haben DEANE und MORSE (1948) und RATSIMAMANGA (1950, s. S. 536) berichtet. DEANE und MORSE (1948) enucleierten die Nebennieren von 5 *Ratten*-Männchen und töteten die Tiere 1, 3, 8, 18 und 32 Tage nach der Operation. Anfangs fehlten die Lipoide im regenerierenden Gewebe ganz, am Ende der 1. Woche traten sie in den mehr peripher gelegenen Zellen auf. Bei den 1—3 Tage nach der Operation getöteten Tieren war keine Ascorbinsäure in den Rindenelementen nachzuweisen (Abb. 250). Nach 8 Tagen erschien die Ascorbinsäure in den äußersten Rindenzellen wieder, nach 32 Tagen hatte sie sich bis zur Norm wieder angereichert. Auch im Lumen der Sinusoide waren Silbergranula nachzuweisen.

k) Atrophie der Nebennierenrinde, Zelluntergang in der Nebennierenrinde.

Schon Zwemer (1934, 1936) hat offenbar vermutet, daß aus der Stärke des Zellunterganges in der Nebennierenrinde vielleicht *Schlüsse auf die aktuelle Leistung* gezogen werden können. Bei einem akuten Bedarf an Rindenhormon fand er neben den Zeichen der Stoffabgabe auch manche Anzeichen für Zelldegenerationen (S. 219 ff.). Bei einer funktionellen Überbelastung kann man im inneren Rindenbereich geradezu nur noch Zelltrümmer finden.

Im *Hunger*-Versuch hat Jackson (1919) eine Reihe morphokinetischer Reaktionen an den Rindenzellen beobachtet, darunter auch solche atrophischen Charakters (S. 518 ff.), dort auch genauere Zahlenangaben). Lührs (1950) fand bei *hungernden Ratten* eine Atrophie der Nebenniere. Huseby und Ball (1945) verabreichten infantilen *Mäuse*-Weibchen des A-Stammes eine reduzierte Futtermenge (S. 523 f.). Die Nebennierenrinde der unterernährten Tiere war schmäler als die der Kontrolltiere, was auf einer Atrophie, einem Cytoplasmaverlust der einzelnen Rindenzelle beruhen soll.

D'Angelo, Gordon und Charipper (1948b), Schweizer und Long (1950) beobachteten bei *hungernden Meerschweinchen* unter anderem (S. 526) eine Verschmälerung der Glomerulosa. Die Atrophie der gleichen Zone bei Kaliumgabe usw. (Deane, Shaw und Greep 1948) wird auf S. 527 genauer besprochen.

Lasowsky und Simnitzky (1926) fanden bei *Vitamin B_1-Mangel* zwar eine Vergrößerung der Nebenniere (S. 528), aber auch einzelne degenerierende Rindenelemente.

McCarrison (1919, 1921, s. a. Lindsay und Meder 1926), sah bei *Vitamin C-frei* ernährten *Meerschweinchen* unter anderem (S. 530) Degenerationen in Rinde und Mark, Iwabuchi (1922) degenerative Vorgänge speziell in der Fasciculata.

In der Nebenniere einem *Kältestress* ausgesetzter *Meerschweinchen* verzeichnete Haase (1952) unter anderem eine Zunahme der pyknotischen Zellkerne.

Ratsimamanga (1950) beobachtete bei *Ratten*, die einem *Wärmestress und Desoxycorticosteronacetat*-Behandlung unterworfen worden waren, eine Atrophie der Nebenniere.

Daß sich die auf *Hypophysektomie* folgende Atrophie der Nebennierenrinde gegenüber *Strahlenwirkung* sehr unangenehm auswirken kann, zeigten Patt, Swift, Tyree und Straube (1948, s. a. S. 561). Soweit in Stress-Situationen eine „Atrophie der Nebenniere" behauptet wurde, wird man nach neueren Erfahrungen kritisch sein dürfen. Es kann sich vielleicht einmal um ein volles Versagen des Rindenorgans handeln, wenn der Stress zu stark ist. In der Regel aber setzt unter der ACTH-Wirkung ein Wachstumsimpuls auf die Rindenzellen ein, falls es zu morphokinetischen Reaktionen unter Stress kommt.

Die Rindenatrophie nach Applikation von Rindenextrakten, Rindensteroiden usw. wird man nach den Ausführungen S. 574 ff. verstehen. Neumann (1936) versuchte, die Ovarialfunktion von *Mäusen* mit Rindenextrakt zu hemmen. Dabei fiel ihm eine Atrophie der Nebennierenrinde auf.

Den Mechanismus der Wirkung von Rindenextrakt über eine Hemmung der Funktion des Vorderlappens haben Ingle und Kendall (1937) aufgeklärt. Wenn sie einem gesunden Versuchstier Rindenextrakt verabreichten, atrophierte die Nebennierenrinde eindeutig (s. a. Ingle, Higgins und Kendall 1938). Bei hypophysektomierten Tieren dagegen blieb die Atrophie der Nebennierenrinde selbst bei großen Cortingaben aus. Die Injektion bremst also die ACTH-Abgabe aus dem Vorderlappen (S. 575). Selye und Dosne (1940b), Bennett (1940) haben die Angaben von Ingle im wesentlichen bestätigt (Einzelheiten S. 575). Dittus (1941) beobachtete nach Cortidyngabe (Promonta) eine Inaktivierung des Interrenale von *Rochen*.

Mit Kendalls (1942, 1950) Untersuchungen beginnt eine spezifiziertere Behandlung des Problems. Nachdem außer dem Desoxycorticosteronacetat andere Steroide der Nebennierenrinde bekannt geworden waren, suchte Kendall die Frage zu klären, ob diese alle in gleicher Weise und Stärke über den Vorderlappen auf die Nebennierenrinde einwirken. In erster Linie gelang ihm der Nachweis einer Rindenatrophie mit den Verbindungen A, B, E und F (Terminologie von Kendall). Desoxycorticosteronacetat hatte eine geringere Wirkung, doch war die Atrophie mit größeren Dosen von Desoxycorticosteronacetat ebenfalls zu erreichen (s. a. Sarason 1943a). Eine zweite wichtige Feststellung von Kendall ist die Tatsache, daß sich mit Corticosteron zwar eine Atrophie der Fasciculata hervorrufen läßt, nicht aber der Glomerulosa. Diese Beobachtung führte zur Hypothese der funktionellen Zweiteilung der Nebennierenrinde (S. 672 ff.). Über Rindenatrophie nach Desoxycorticosteronacetatgaben berichten ferner Greep und Deane (1947a, 1949b), Alpert (1950, *Goldhamster*, vgl. S. 575), Overzier (1950, vgl. S. 576), Ratsimamanga (1950, s. a. S. 576). Overzier rechnet mit einer unmittelbaren Einwirkung von Rindenstoffen auf die Rinde.

Solche theoretischen Überlegungen haben neuerdings auch in der Therapie Beachtung gefunden (CURRAN 1952). Die Verabreichung insbesondere des Cortison ist mit Gefahren für die Nebennierenrindenzelle verbunden. Man versucht sie dadurch zu umgehen, daß man an Stelle des Cortison ein Mittel verabfolgt, das im Sinne eines unspezifischen Stress das körpereigene ACTH bzw. sekundär Cortison freisetzt (vgl. die Beeinflussung silikotischer Knötchen mittels Oestrogen, Insulin, Thyroxin usw., SCHILLER 1953).

Die deutlichste, mit Regelmäßigkeit nachweisbare Atrophie der Nebennierenrinde finden wir nach der *Hypophysektomie*, über die in Kapitel 7 (S. 585 ff.) bereits berichtet wurde.

Nach HOSKINS (1910b) führt die *Thyreoidektomie* bei trächtigen *Meerschweinchen* zu einer 20%igen Gewichtszunahme der Nebennieren der neugeborenen Tiere. Bei der *Ratte* bewirkt eine Thyreoidektomie gleichfalls eine Verkleinerung der Nebenniere (HERRING 1920b), nach der Pubertät bei *Ratten*-Männchen (100 Tage alt) eine 9%ige, bei Weibchen (150 Tage alt) eine 28,8%ige Gewichtsabnahme des Organs (HAMMETT 1923, 1926). SUN (1929) sah nach Thyreoidektomie eine Degeneration von Rindenzellen und Lipoidverlust. ADAMS und BOYD (1933) beobachteten bei *Triturus viridescens* nach Hypophysektomie wie nach Thyreoidektomie nach 3 Monaten eine Verminderung des absoluten Durchschnittsvolumens des Rindengewebes, allerdings bei relativer Zunahme gegenüber dem außerordentlich zurückgehenden Körpergewicht der Tiere. ZECKWER (1938) bestätigte, daß die Nebennierenrinde bei *Ratten*-Weibchen nach Thyreoidektomie an Gewicht verliert (s. a. TONUTTI, vgl. S. 605). Die Atrophie der Fasciculata bei Hypothyreoidismus — unbeschadet, ob dieser auf einer Thyreoidektomie oder anderer Ursache beruht — wird bestätigt von ROKHLINA (1940), LEBLOND und HOFF (1944), GLOCK (1945), während sie WILLIAMS, WEINGLASS, BISSELL und PETERS (1944), LEATHEM (1946) nicht beobachteten.

BAUMANN und MARINE (1945) beobachteten eine Abnahme der Nebennierengröße bei *Ratten* nach Fütterung mit *Thiouracil* (Einzelheiten S. 607, s. a. MCQUILLAN und TRIKOJUS 1946, DEANE und GREEP 1947, S. 607).

l) Hyperämie, Hämorrhagie in der Nebennierenrinde.

In *Hungerversuchen* an jungen *Ratten* hat JACKSON (1919) *Hyperämie* im inneren Rindenbezirk festgestellt (S. 519 f.). Bei hungernden erwachsenen *Ratten* tritt eine ausgedehntere Rindenhyperämie auf, während die Durchblutung im Mark offenbar geringer wird. LINDSAY und MEDES (1926) beobachteten bei hungernden *Meerschweinchen* Hämorrhagien in der Nebennierenrinde (S. 523).

Beim *Skorbut* stellte MCCARRISON (1919, 1921) Hämorrhagien in der Nebenniere des *Meerschweinchens* fest. TONUTTI (1942c) fand bei skorbutischen *Meerschweinchen* hyperämische Capillaren in der Kapsel der Drüse (S. 531).

Nachdem PETRÉN und Mitarbeiter in aktivierten Organen verschiedentlich eine Zunahme der Zahl offener Capillaren je Gewebseinheit nachgewiesen hatten, untersuchten BENGTSON, MELIN und PETRÉN (1939a, b) auch die Nebennierenrinde *zwangstrainierter Meerschweinchen*. Es ergab sich eine Steigerung der Zahl offener Capillaren wie der Zahl roter Blutkörperchen je Gesichtsfeld um 100—150%. Die Zellgröße der Rindenelemente war bei den muskeltrainierten Tieren etwas vermindert (13%); es trat also eine Rindenhyperplasie, nicht nur eine Hypertrophie auf, wie man meist behauptete. SAYERS (1950) erwähnt gelegentlich auftretende hämorrhagische Bezirke in hochaktiven Nebennieren.

Die Wirkung des *Kältestress* hat BENGTSON (1943) ebenfalls an verstärkter Capillarisiernug nachweisen können (Einzelheiten S. 538).

Bei *Infektionskrankheiten* fiel frühzeitig (S. 544) die oft besonders starke Hyperämie der Nebennieren auf (z. B. ROUX und YERSIN 1888, 1889, 1890). Bei der *Diphtherie* beobachtete PETTIT (1896) überdies Hämorrhagien in der Nebennierenrinde *(Meerschweinchen)*. LUKSCH (1910), der das Gewicht mehr auf die Reaktion der phäochromen Zellen des Markes legte (S. 546), erwähnt gleichfalls Blutungen in der Rinde (s. a. DIETRICH 1918). LIEBEGOTT (1944) beobachtete beim *Menschen* die Hyperämie der Diphtherienebenniere besonders im Bereich der Zona fasciculata. Bei der experimentellen Diphtherie des *Meerschweinchens* sah SADOWNIKOW (1949) zuerst eine mäßige Hyperämie der Markcapillaren, eine ausgeprägte Rindenhyperämie erst nach 17—20 Std. Später kommt es über die Hyperämie hinaus geradezu zur hämorrhagischen Infarzierung der Rinde. Zwischen den Massen roter Blutkörperchen liegen dann Rindenzellen mit geschrumpften oder pyknotischen Kernen. Alle Blutgefäße des Markes sind nun gleichfalls überfüllt; am 2., kritischen, Versuchstag kann man auch im Mark Stellen hämorrhagischer Infarzierung konstatieren. Viele Markzellen gehen infolgedessen zugrunde. Die außerordentlich starken Gefäßreaktionen dürften aber etwas für die Infektionen Spezifisches sein. Im Rahmen des gewöhnlichen Stressgeschehens kommen sie in der geschilderten Stärke nicht vor.

Bernard und Bigart (1904) sahen bei der experimentellen *Bleivergiftung* von *Meerschweinchen* (s. S. 556) unter anderem auch eine Capillarektasie in der Rinde von solcher Stärke, daß eine Läsion der Rindenelemente durch Druck anzunehmen war.

Overzier (1950) hat nach *Cortironbehandlung* (S. 576) einen gewissen Umbau der Nebennierenrinde beschrieben, dem eine Hyperämie parallel ging. Bei *Ratten*, welche einem *Wärmestress* und zugleich einer *Desoxycorticosteronacetatbehandlung* unterworfen worden waren, sah Ratsimamanga (1950, S. 576) unter anderem Rindenhämorrhagien.

Nach der Verabreichung *ACTH*-haltiger Vorderlappenauszüge tritt ebenfalls eine Rindenhyperämie auf (Anselmino, Hoffmann und Herold 1934, Bierring 1935).

Glock (1945) beobachtete, daß *Thioharnstoff* oder *Thiouracil* bei *Ratten* eine Rindeninsuffizienz verursachen. Dabei entwickelt sich in der Nebennierenrinde eine außerordentlich starke Hyperämie, besonders in der Zona reticularis, die aus anatomischen Gründen hierfür geradezu prädestiniert erscheint (s. S. 443 ff.).

m) Pigmentveränderungen.

Vergleiche hierzu auch das Kapitel über die Pigmente und die eisenhaltigen Gebilde der Nebennierenrinde (S. 366 ff., 375 ff.). Die um die Jahrhundertwende auf die Untersuchung der Pigmente der Nebenniere gesetzten Erwartungen haben sich nicht erfüllt. Man meinte damals, der Bedeutung dieser Stoffe einigermaßen auf der Spur zu sein (S. 368); ein gut Teil des Lebenswerkes von Mulon ist beispielsweise dem Problem gewidmet. Seit längerer Zeit ist es indessen um diese Fragen ruhiger geworden, nicht weil sie gelöst worden wären.

Mulon brachte die Pigmentbildung mit der damals viel erörteiten Entgiftungshypothese in Zusammenhang. Goormaghtigh (1922) unterschied noch zwei Drüsenfunktionen der Nebenniere: a) die Cholesterinbildung, b) die Produktion siderophiler und pigmentierter Stoffe. Gronchi (1941) sah die Reticularispigmente als Lipochrome nicht einfach als Altersabnutzungspigmente an. Er fand in allen Lebensaltern mehr oder weniger viel Pigment als normalen Bestandteil. Pigment ist nach seiner Angabe reichlich vorhanden, wenn die Rinde nur geringgradig sezerniert. Einer Überfunktion entspreche spärliches Pigmentvorkommen oder gar dessen Fehlen.

Bourne (1949) faßt die Pigmentierung wenigstens teilweise als Degenerationszeichen auf. Auch die ausführlich geschilderte Pigmentbildung in der Nebennierenrinde des *Meerschweinchens* (S. 368 f.) könnte man unter diesem Gesichtspunkt ansehen. Daß es während der *Gravidität* zur Zunahme der Rindenpigmente kommt, gibt schon Delamare (1904) an. Die von Bourne (1949) vermuteten Beziehungen zwischen Pigment und Sexualprozessen sind S. 374 f. geschildert worden.

Bei jungen *hungernden Ratten* hat Jackson (1919) eine Pigmentzunahme in der Reticularis beobachtet, besonders bei längerer Versuchsdauer (s. a. S. 518 ff). Jackson fielen auch grüngelbe Pigmentmassen auf, die manche Reticulariszellen fast ganz ausfüllten. Bei älteren hungernden *Ratten* ist die Pigmentzunahme nicht so deutlich wie bei jüngeren Tieren. Bei hungernden *Mäusen* beschrieb Hett (1926) die Ausbildung größerer Syncytien in Marknähe, welche neben Lipoiden auch eisenpositive Pigmentgranula enthalten sollen. Huseby, Ball und Visscher (1945) haben aber später die Pigmentbefunde von Hett sowie Mulinos und Pomerantz (1940) nicht bestätigt.

Beim *Skorbutmeerschweinchen* hat Tonutti (1942c) neben anderen früher geschilderten Veränderungen (S. 531 f.) auch eisenpositive Einlagerungen im Bereich des äußeren Transformationsfeldes nachgewiesen (Restitution nach Skorbut, d. h. regressive Transformation). Die Kapsel selbst sowie die Zellen der Zona fasciculata seien histochemisch eisenfrei. Das Eisen soll dabei zuerst an der Grenze Glomerulosa/Fasciculata auftreten, und zwar in dem Augenblick, in dem diese Grenzlinie wieder aufgebaut wird. Auch bei normalen Tieren hat Tonutti an dieser Grenze feinste Eisengranula gelegentlich festgestellt. Im inneren Transformationsfeld tritt in der regressiven Phase ebenfalls eine kräftige Eisenreaktion auf. Auf der Höhe der Skorbuthypertrophie ist die Eisenreaktion dagegen gegenüber der Norm eher abgeschwächt, d. h. in der Phase der progressiven Transformation oder mit anderen Worten: der Phase der Bereitstellung sekretionstauglichen Parenchyms.

Tonutti (1942c) beobachtete auch bei *E-Avitaminose* der *Ratte* eine Zunahme von histochemisch nachweisbarem Eisen und Pigment im inneren Transformationsfeld. Bernard und Bigart (1904) fanden bei experimenteller *Bleivergiftung* der *Meerschweinchen* eine Zunahme des Pigmentes in der Reticularis (S. 556).

Guieysse (1901) beschreibt unter anderem (S. 559) eine Pigmentzunahme in der Reticularis von *Meerschweinchen*-Böcken, die 50 min nach einer *Pilocarpin*-Injektion getötet worden waren.

Nach der *Hypophysektomie* sahen Crooke und Gilmour (1938) eine Zunahme eines oft eisenpositiven Pigmentes in vielen Rindenzellen, aber auch in phagocytenähnlichen

Elementen in Nähe der Rinden-Markgrenze *(Ratte)*. Leblond und Nelson (1937a) sahen ähnliche Bilder bei hypophysektomierten *Mäusen* (S. 587).

Tonutti (1942c, 1943a, 1944, 1945) hat nach der *Thyreoidektomie* unter anderem (S. 605f.) in der Nebennierenrinde des *Meerschweinchens* nach innen von der sudanophoben Zone eisenhaltige Zellen beobachtet; zuerst erschienen die eisenpositiven Partikel schmutzigblaugrün gefärbt, weiter nach innen blau (Methode von Tirmann und Schmelzer, S. 375).

Die Rindenpigmente dürften im allgemeinen als Abbauprodukte, als Stoffwechselschlacken anzusehen sein. Eine Pigmentzunahme kann daher wohl in einer übersteigerten Morphokinese begründet sein. Ob freilich damit das Problem der Pigmentierung der Rindenzellen abgetan werden kann, ist fraglich.

n) Siderophilie und Tannophilie.

Nachweismethoden und Deskriptives S. 198ff.

Wallraff (1948, 1949) meint, neben der Färbung der Lipoide und dem Nachweis der Ascorbinsäure biete die Darstellung der *tannophilen Substanzen* eine gewisse Möglichkeit, die aktuelle Leistung bzw. Situation der Nebennierenrinde zu beurteilen. Mit Tonutti betrachtet er die innere Abteilung der Zona fasciculata und die Zona reticularis mit ihren vielen tannophilen Zellen als die Hauptarbeitsschicht, äußere Fasciculata und Glomerulosa mehr als Reserveschichten. Je nach Bedarf sollen sich sudanophile Zellen in tannophile umwandeln und umgekehrt. Die Bedeutung der tannophilen Reaktion selbst ist indessen noch ganz unklar.

Eine ähnliche Relation wie zwischen Lipoid und Tannophilie ist früher schon für Lipoid und *Siderophilie* behauptet worden (Noel und Pigeaud 1931, S. 126, 343). Dittus (1941) sah in den Corps sidérophiles ein Zeichen dafür, daß im Bereich der inneren Rindenschichten die Ausstoßung des Rindensekretes erfolgt. Wallraff (1949) hält die schwach tannophilen Elemente für die Zellen der stärksten Aktivität.

Nach *Pilocarpin*-Injektion (Einzelheiten S. 559) hat Guieysse (1901) auch eine Zunahme der siderophilen Substanzen in der Nebennierenrinde des *Meerschweinchens* gesehen. Sonst werden die Veränderungen dieser Substanzen wie auch der tannophilen unter experimentellen Verhältnissen selten erwähnt. Ob durch ihre Untersuchung in Zukunft mehr Verständnis für die Rindenfunktion erreicht werden wird, was besonders Wallraff und Tonutti annehmen, wird sich zeigen.

o) Zell- und Kernveränderungen.

Bei der *Aktivitätshypertrophie* der Nebennierenrinde nach Verabreichung von corticotropem Hormon vergrößern sich nach Emery und Atwell (1933) die einzelnen Rindenzellen, in erster Linie jene der Zona fasciculata, vielleicht auch der Zona reticularis.

Nach Messungen von Bengtson, Melin und Petrén (1939a, b) verkleinern sich aber bei zwangstrainierten Tieren, für die gleichfalls eine ACTH-Abgabe über den Stressmechanismus angenommen werden darf, die Rindenelemente, weswegen die Autoren unter diesen Umständen eher an eine Hyperplasie als eine Hypertrophie der Rinde glauben.

Bei einem *Natriumdefizit* soll es nach Deane und Greep (1946) zur Aktivierung der Glomerulosazellen kommen, was sich angeblich durch Lipoidentleerung und Zellvergrößerung manifestiert (S. 527).

Ein recht aussichtsreiches Unterfangen scheint es mir zu sein, wenn man zur Klärung der Rindenleistung die Veränderungen der *Zellkerngröße* und die Veränderungen des *Nucleolarapparates* in den Kreis der Betrachtung zieht.

Wir können hierbei an alte Versuche anknüpfen. So hat beispielsweise Pettit (1896) nach der Injektion von *Pilocarpin* Veränderungen der Zellgröße, Zellkerngröße und der Nucleolen im Interrenale des *Aales* registriert (S. 559). Grynfeltt (1902) hatte den Eindruck, daß in den Zellen des Interrenale von *Zygaena (Selachier)* der Zellkern an der Sekretion beteiligt sei. Bei *Kälteversuchen* an *Meerschweinchen* beobachtete Haase (1952) gleichfalls eine Zellkernvergrößerung.

Neuerdings haben nun Boguth, Langendorff und Tonutti (1951) Untersuchungen aufgenommen, in welchen sie die Zellkerngröße als Indicator der Funktionsbeziehung *Hypophyse-Nebennierenrinde* benutzen. Die Untersuchungen wurden an der Nebennierenrinde des *Meerschweinchens* durchgeführt, und zwar an Normaltieren, hypophysektomierten Tieren sowie an Tieren (normal oder hypophysektomiert), die einem Alarmreiz ausgesetzt worden waren (Hunger, Penicillin, Diphtherietoxin). In der Nebennierenrinde jedes Tieres wurden mit dem Ocularmikrometer die Durchmesser von je 200 Zellkernen in der äußeren Zona fasciculata (Spongiocyten) bestimmt.

Bei der regressiven Transformation der Nebennierenrinde nach Hypophysektomie *nehmen die Zellkernvolumina ab*, bei der progressiven Transformation, ausgelöst durch Alarmreize verschiedener Art, tritt beim Normaltier ein verschieden starkes *Anwachsen der Zellkernvolumina* auf.

Die Rolle des *Nucleolarapparates* ist bis jetzt nur von Dittus (1936, 1941) untersucht worden (vgl. ausführlich S. 183 ff., besonders S. 185, 564).

p) Golgi-Apparat, Mitochondrien, Sekretgranula.

1. Golgi-*Apparat* (Deskriptives S. 191 ff.): Über *degenerative Veränderungen am* Golgi-*Apparat* nach *Hypophysektomie* von *Tauben* berichten Miller und Riddle (1939b).

2. Mitochondrien (Deskriptives S. 194 ff., 340ff.): Cowdry (1926) nahm an, daß ein *Absinken* der Mitochondrienzahl unter pathologischen Veränderungen die Regel sei, daß dagegen eine *Zunahme* der Mitochondrienzahl bei Fehlen von Fettveränderungen in der Zelle als Zeichen erhöhter Aktivität gewertet werden dürfe. Nach Miller und Riddle (1942a, s. o.) sollen die Mitochondrien in die Bildung der Lipoide und Hormone eingeschaltet sein. Deane und Shaw (1947) beobachteten bei *Thiaminmangel (Ratte)* Veränderungen an den Mitochondrien (S. 529). Während sich die Mitochondrien in den Glomerulosazellen in der typischen Körnchenform zeigten, waren die der Fasciculatazellen angeschwollen, von unregelmäßiger Größe und nur noch schwach anfärbbar.

3. Granula. Grynfeltt (1902) glaubte, *safranophile Granula* im Cytoplasma der Zellen des Interrenale von *Zygaena (Selachier)* in Verbindung mit der Sekretion bringen zu dürfen.

Über mit dem *Nucleolarapparat* des Zellkernes in Verbindung stehenden Granulationen berichtet Dittus (1941, vgl. S. 183ff., 198, ,,nucleoläre Granulationen").

Die in Gefäßnähe liegenden, dunklen granulierten Rindenelemente, die Walaas und Walaas (1944) bei der *kompensatorischen Hypertrophie* der Keimlingsnebennieren nach einseitiger Adrenalektomie des Muttertieres fanden (S. 565), werden an der angegebenen Stelle genauer geschildert.

Bei *skorbutischen Meerschweinchen* haben Tuba, Hunter und Osborne (1946) eine Abnahme von *Silberkörnchen* (Methode von Smyth, Bingley und Hill, S. 390) festgestellt.

Neuerdings hat Velican (1949c) die sekretorische Funktion kolloidaler, *fuchsinophiler Körnchen* erörtert. Er fand sie in der Nebenniere des *Menschen, Ochsen, Pferdes, Meerschweinchens* und *Kaninchens*, am deutlichsten in der Nebenniere des *Menschen*. Es handelt sich um kolloide, fuchsinophile Körperchen, die besonders an der Rinden-Markgrenze der Erwachsenennebenniere angesammelt sind. Die Gebilde besitzen einen Durchmesser von 2—12 μ, sind kugelig und homogen. Die kolloiden Stoffe sollen in die Marksinus übergehen, werden aber niemals in der Zentralvene gefunden. Im Innern der Nerven hängen kolloidführende Gefäße mit intranervösen Venchen zusammen, die sich in den Plexus solaris einsenken. Der Durchmesser dieser Gefäße beträgt 20—180 μ, die Endothelwand soll diskontinuierlich ausgebildet sein. Im Plexus solaris hängen die Venen mit dem Venennetz des Plexus zusammen. In diesen lasse sich das oben beschriebene Kolloid schließlich wiederfinden. Auch durch Injektion mit Berliner Blau will Velican diesen Gefäßzusammenhang nachgewiesen haben. Diese Gefäße würden dann also ein *medullo-solares portales System* darstellen. Entwicklungsgeschichtlich handle es sich um Reste des Gefäßsystems des Zuckerkandlschen Paraganglions, welches nach der Geburt atrophiert, wobei angeblich vor allem sein arterieller Teil zugrunde geht (?).

q) Physiologische Rindenaktivitätsprüfungen.

Da die Kombination physiologischer und histologisch-histochemischer Methoden den besten Weg für die Erforschung des Rindenorgans darstellt, seien einige Literaturhinweise bezüglich wichtiger physiologischer Testmethoden mitgeteilt (s. a. Bomskov 1937, Verzár 1939).

1. Überlebenstest. Cartland und Kuizenga (1936). Nach Dorfman (1949a) sind alle Methoden, welche von der Beeinflussung des Wachstums und der Überlebenszeit nach doppelseitiger Adrenalektomie durch bestimmte Stoffe ausgehen, noch in Entwicklung begriffen (Dorfman und Horwitt 1943, Venning, Hoffman und Browne 1944).

2. Histaminprobe (s. S. 554). Perla und Marmorston-Gottesman (1931a, b).

3. Ermüdungstest, Arbeitstest. a) Schwimmversuch. Gaarenstroom, Waterman und Laqueur (1937). *b) Muskelermüdung.* Everse und de Fremery (1932), Héron, Hales und Ingle (1934), Ingle (1938c, e, 1940b), Ingle und Nezamis (1949b), Ingle, Nezamis und Jeffries (1949).

4. Leberglykogenprobe. Reinecke und Kendall (1942), Horwitt und Dorfman (1943), Venning, Hoffman und Browne (1944), Dorfman, Ross und Shipley (1946), Venning, Kazmin und Bell (1946), Paschkis, Cantorow, Walking, Pearlman, Rakoff und Boyle (1948).

5. Kälteschutztest. VOGT (1943b), DORFMAN (1949a).

6. „Repair-Test" (für ACTH). SIMPSON, EVANS und LI (1943).

7. „Maintenance-Test" (für ACTH). SIMPSON, EVANS und LI (1943).

8. Ascorbinsäuretest (für ACTH). SAYERS und SAYERS (1946).

9. Elektrolytstoffwechsel-Testverfahren. Diese Verfahren sind nach DORFMAN (1949a) weder sehr genau noch sehr empfindlich.

10. Eosinophilentest. THORN, FORSHAM, PRUNTY und HILLS (1948) beobachteten ein Absinken der eosinophilen Granulocyten im peripheren Blut nach intramuskulärer Injektion von 25 mg ACTH. Auf Grund zahlreicher Kontrolluntersuchungen an gesunden und kranken *Menschen* (HILLS, FORSHAM und FINCH 1948, LOHMEYER und HÜSSELMANN 1953: Literatur) ist die positive Eosinophilenreaktion, d. h. der Eosinophilenabfall nach ACTH-Verabreichung — wie nach zahlreichen Stresses — auf die durch Stimulation einer gesunden Nebennierenrinde erfolgte Abgabe von Glukocorticoiden zurückzuführen. Fallen die Eosinophilen 4 Std nach der ACTH-Injektion auf 50% ihres Ausgangswertes oder noch tiefer ab, so kann man eine ausreichende Nebennierenrindenaktivität annehmen. Da aus den Untersuchungen von LONG und FRY (1945), LONG (1947), McDERMOTT, FRY, BROBECK und LONG (1950), M. VOGT (1950) hervorgeht, daß Adrenalin zu einer Mobilisierung der Nebennierenrinde auf dem Weg über die Hypophyse führt, lag der Gedanke nahe, ACTH durch Adrenalin zu ersetzen. Nach LOHMEYER und HÜSSELMANN (1953) sinkt dadurch die Zuverlässigkeit des Eosinophilentestes.

11. Bestimmung des Harnsäure-Kreatininquotienten im Urin. Unter ACTH-Wirkung soll der Quotient bei funktionierender Nebennierenrinde ansteigen (THORN, FORSHAM, PRUNTY und HILLS 1948, LOHMEYER und HÜSSELMANN 1953: Literatur und Kritik).

12. Bestimmung der C-17-Ketosteroide im Urin. THORN (1950) injiziert 10 E ACTH alle 6 Std während 48 Std (Literatur: HÜPPE, Dissertation Göttingen 1951).

17. Spezielle Histophysiologie des Nebennierenmarkes.

a) Zeichen der Sekretion in Markzellen.

Die besondere biologische Stellung der phäochromen (chromaffinen) Markzelle ist von KOHN (1903) mit folgenden Worten gewürdigt worden: „Außer der Epithelzelle, der Bindesubstanzzelle, der Muskel-, der Nervenzelle usw. haben wir noch besonders zu unterscheiden die chromaffine Zelle." Auf den ersten Blick erscheint eine solche Aussage vielleicht etwas übertrieben. Wahrscheinlich hat aber A. KOHN die Sonderstellung der phäochromen Zelle mit Recht betont, stellt sie doch eine eigentümliche Brücke zwischen Nervensystem und Endokrinium dar.

Auch die Bezeichnung Paraganglien hebt die Zwischenstellung der phäochromen Elemente zwischen Nervenzellen und typischen drüsigen Epithelien hervor. Man vergißt wohl allzuoft, daß das *Paraganglion suprarenale,* das Nebennierenmark nur ein Teil des ganzen paraganglionären Systems ist. So erscheint es auch nicht verwunderlich, wenn beispielsweise nach einer einseitigen Adrenalektomie immer wieder die *Hypertrophie der Rinde* bei der dann folgenden kompensatorischen Hypertrophie der zweiten Drüse in den Vordergrund gestellt wird (S. 563ff.). Eine Hypertrophie des Markes ist gar nicht nötig, weil offenbar in einem weiteren Bereich genügend phäochrome Elemente einspringen können. Daher darf man wohl sagen, das Nebennierenmark sei nicht lebensnotwendig.

Bemerkenswerterweise ist nach dem Adrenalinabfall infolge Adrenalektomie *(Ratte)* ein Wiederauftreten von Adrenalin innerhalb der nächsten 24—48 Std festzustellen. Nach Adrenalektomie kann man unter solchen Einwirkungen auch noch Adrenalinschwankungen im Blut beobachten, die einerseits auf eine bessere periphere Ausnutzung des Adrenalins hinweisen könnten. LEHMANN und KINZIUS meinen aber mit Recht, daß sich solche Adrenalinreaktionen auch auf die angeregten phäochromen Paraganglienzellen beziehen lassen.

Bezüglich der *Sekretionszeichen in Markzellen* verweise ich zunächst auf die Angaben über das Cytoplasma der Markzellen auf S. 406f.

Nach TESTUT (1901) haben schon ALEXANDER und CARLIER die nach Fixierung sichtbar werdenden *Granulationen* in den Markzellen mit den „Zymogengranula" anderer Drüsen auf eine Stufe gestellt und die Markzellen damit als sekretorische

Gebilde angesprochen. Delamare (1904) hat dann bemerkt, daß die Menge dieser Sekretgranula wechseln kann (S. 406).

Durch die Experimente von Elliott (1912) wurde die *Dynamik der Marksekretion* zum erstenmal schärfer erfaßt (s. die Versuchsergebnisse S. 670f., sowie Kahn 1926, Cramer 1928). Schon aus Elliotts Darstellung geht hervor, daß die von mir bei der Darstellung der Dynamik der chemischen Konstituenten der Rindenzelle verwendete Terminologie (S. 613f.) auch für den Markbereich angewandt werden kann. Es gibt also auch eine Adrenalin-Diaprasie, -Enchosis und -Exhaustion, wobei ich von der völlig ungeklärten Frage absehe, wieweit wir berechtigt sind, die Sekretgranula der Markzelle dem Adrenalin gleichzusetzen (vgl. S. 419ff.).

Tammann (1925) hat die Grünfärbung des „Adrenalins" durch Kresylviolett (De Witzky 1912) benutzt, um den *Sekretionsmechanismus* der Markzellen zu erkennen. Tammann setzt Grünfärbung im Nebennierenmark gleich Adrenalinnachweis. Damit kommt er zu dem Ergebnis, daß das Adrenalin in Markzellen meist diffus, seltener in Tropfenform vorhanden sei, daß weiterhin das bindegewebige und elastische Gerüst des Markes von Adrenalin durchtränkt sei und daß auch die Nerven innerhalb des Nebennierenmarkes „von

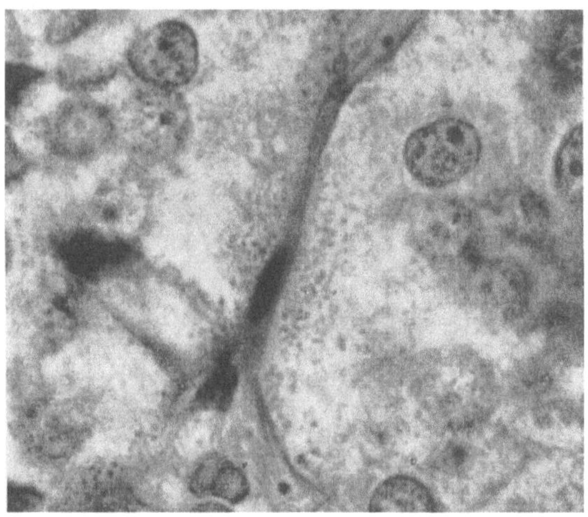

Abb. 251. Ansammlung phäochromer Granula (Diaprasiebeginn) am Gefäßpol von Nebennierenmarkzellen des *Hundes* bei einem starken Stress (Hypoxie) (Fixierung in Hellyscher Lösung, Paraffinschnitt 10 μ, Hämatoxylin-Eosinfärbung, 1200fach vergrößert).

einer Adrenalinlösung umspült" werden, weil die Nervenzellen sich ebenfalls grün anfärben. Wandlose Spalträume im Nebennierenmark, die mit einer grünen Masse angefüllt sind, sollen mit dem Blutgefäßsystem in Verbindung stehen.

Goormaghtigh (1931) bestätigt die granuläre Beschaffenheit des Markzellplasmas. Nach seiner Ansicht ist das Endstadium des Sekretionscyclus ein großes, stark osmiophiles, feinvacuoläres Gebilde, welches aus einer feingranulierten Vorform hervorgeht. Die sekretorisch aktive Zone des Markes soll im Grenzgebiet zur Rinde liegen (Goormaghtigh und Elaut 1925, 1927).

Radu (1931, *Frosch*) beurteilt die Sekretion der Markzellen nach dem Gehalt und der Lagerung der *Mitochondrien*, ferner danach, wie die *Phäochromie* wechselt, schließlich nach Menge und Verteilung der mit Eisenhämatoxylin darstellbaren *hellen* und *dunklen Markelemente*. Beim *Frosch* soll es außerdem Zellen geben, welche wenig Mitochondrien, dafür aber gröbere Granula (= Sekretgranula) besitzen. Solche Zellen sollen geringere Phäochromie aufweisen, während die typisch phäochromen Elemente zahlreiche Mitochondrien und keine Sekretionsgranula enthalten.

Şevki (1934) konnte mit einer abgeänderten Giemsa-Technik *eosinophile Körner* in gewöhnlichen Markzellen wie auch in den Zellen eines Phäochromocytoms (S. 668) nachweisen. Die Granula sollen sicherer als die Phäochromie nachzuweisen sein. Şevki bevorzugt daher diese Methode beim Nachweis vom Markgewebe ausgehender Gewächse. Kahlau (1937) dagegen kam nach abermaliger Abänderung der GIEMSA-Färbung zum Schluß, daß ein zartes Faserfilzwerk im Cytoplasma der Markzellen die rote Farbe annimmt. Durch Überschneiden feinster Fäserchen soll der Eindruck der Körnelung hervorgerufen werden (S. 407). MAXIMOW und BLOOM (1942) beschrieben im Cytoplasma der Markzellen angeblich Eiweiß enthaltende *Kolloidvacuolen* (,,RUSSELL-Körperchen"). Nach BENNINGHOFF (1944) soll die Chromierbarkeit bei vermehrter Adrenalinausschüttung abnehmen, die Vacuolisierung im Cytoplasma der Markzellen steigen.

Die lehrbuchmäßigen Darstellungen werden durch die Beobachtung der Stresswirkungen auf das Nebennierenmark (s. S. 669ff., besonders HILLARP 1946) im großen und ganzen bestätigt (s. ferner VELICAN 1949c, S. 660). Abb. 251 vermittelt einen Eindruck der Sekretgranula im Cytoplasma der Markzelle. Es sind meiner Meinung nach die gleichen Gebilde, welche die Phäochromie zeigen.

Über die Frage, *wann* etwa die Adrenalinproduktion im Nebennierenmark einsetzt, habe ich auf S. 430ff. vom histologisch-histochemischen Standpunkt aus berichtet.

b) Beziehung der Markzellensekretion zu den Blutgefäßen.

PFAUNDLER (1892) fand in den Markzellen Körnchen bestimmter Form und Farbe. Da er ganz ähnliche Gebilde in den Arterien und Venen des Nebennierenmarkes sowie im peripheren Blut auffand, hielt er diese Körnchen für das Sekretionsprodukt des Nebennierenmarkes. Auch CARLIER (1893) hat an eine granuläre Sekretion im Nebenniernemark gedacht (*Igel*, S. 95). Eingehend hat sich dann MANASSE (1894) über die Marksekretion geäußert. Seine Angaben können aber nur mit Zurückhaltung angenommen werden. Die von ihm beschriebenen Bilder sind von verschiedenen Nachuntersuchern als Kunstprodukte gedeutet worden. Er hat seine Beobachtungen anfangs an Tumoren des Nebennierenmarkes gemacht, dann an der normalen Nebenniere fortgesetzt. MANASSEs wichtigste Behauptung dürfte die sein, daß die Markzellzapfen manchmal wie gestielte Fortsätze durch die Venenwandung in das Lumen der Markgefäße hineinragen. ,,So konnte ich alsdann feststellen, daß eine sehr innige Beziehung zwischen der Nebennierensubstanz und den Venen besteht, derart, daß nicht nur ein Übertritt von Nebennierenzellen in die venöse Blutbahn stattfindet, sondern daß auch die Parenchymzapfen in das Venenlumen hineinhängen." Weiter hat MANASSE auch in den Arterien der Marksubstanz homogene Massen gefunden. Da der Überzug der Marksubstanz mit einem kontinuierlichen Endothel als Abschluß gegen die Blutgefäße geleugnet wird, nimmt MANASSE einmal die Ablösung von ganzen Markzellen in die Markvenen, 2. ein Überfließen jener braunen Massen aus Markelementen in den venösen Kreislauf an. Schließlich beschreibt MANASSE noch Markzellgruppen, die mit besonderen Capillaren in Verbindung stehen sollen. MANASSE war aber vorsichtig genug, seine braunen Massen nicht einem echten Sekret gleichzusetzen.

Es ist schwer, die Angaben MANASSEs auf das richtige Maß zu reduzieren. Wenn man im Nebennierenmark *(Mensch)* ein Bild wie in Abb. 252 beobachtet, dann ist die *Frage des kontinuierlichen Endothelüberzuges* in der Tat nicht sicher zu beantworten. In der gleichen Nebenniere fand ich in Markgefäßen bräunlich gefärbte Körnchen und Tropfen, wie sie ähnlich, nur viel feiner, in den angrenzenden Markelementen vorkommen (Abb. 252). Der Kritiker mag einwenden: ein leichter Druck bei der Herausnahme der Drüse könne solche Verhältnisse künstlich erzeugen, zumal die Markelemente außerordentlich empfindlich sind. Sein Gegner wird antworten, die Befunde seien nicht selten und man habe gelegentlich die Überzeugung, das Organ sei vorsichtig genug behandelt worden

Auch Renaut (1899) wies auf enge Beziehungen zwischen der Wand kleiner Markvenen und dem Parenchym hin; daß das Sekret der Markzellen leicht in die Venen gelangen kann, «dont la paroi se réduit ou tout à fait (veinules) ou presque (petites veines) à une simple ligne endothéliale», scheint ihm nahezuliegen. Bezüglich des Übertritts granulärer Produkte in die Gefäße ist Renaut allerdings mißtrauisch; bei „sehr guter Fixierung" sollen keine granulären Gebilde in den Gefäßen nachzuweisen sein. Hultgren und Anderson (1899) haben dagegen die granuläre Sekretion durchaus für möglich gehalten.

Über *pericelluläre Spalten*, welche angeblich mit den Markgefäßen auf der einen Seite kommunizieren, sich auf der anderen Seite weit in das Parenchym hinein verästeln, berichtet Lydia Félicine (1902), über Beziehungen zu *intracellulären Capillaren* Ciaccio, Holmgren u. a. L. Félicine beschrieb intercelluläre Gänge, die in der Mitte der als Drüsenläppchen gedeuteten Zellhaufen des Nebennierenmarkes in ein zentrales Lacunensystem übergingen. Die Lacunen sollten in offener Verbindung mit dem Blut- oder Lymphgefäßsystem stehen. Kutschera-Aichbergen (1922, 1925, 1927) nahm eine Sekretabgabe über ein intercelluläres Spaltensystem an. In den intercellulären Sekretkanälchen fand er

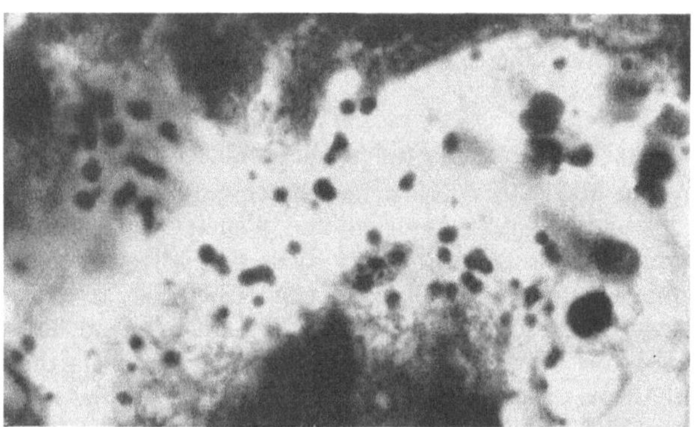

Abb. 252. Bräunliche, körnelig-kugelige Tröpfchen in einem Blutgefäß des *menschlichen* Nebennierenmarkes (Formolfixierung, Paraffinschnitt, Hämatoxylin-Eosinfärbung, 800fach vergrößert).

reduzierende Substanzen. Die Markvenen waren dagegen meist leer. Über seine Hypothese des Abflusses von Markprodukten über die Nebennierenrinde zum Pfortaderkreislauf vgl. S. 457.

Delamare (1904) faßte die Marksekretion als *merokrinen Sekretionsvorgang* auf; die intracellulären Granula sollten ohne Zerstörung der Markzellen die sezernierbare Form des Sekretes bilden und abgeben. v. Haberer und Stoerk (1908) fanden in den Markzellen feine Körnchen, welche die Chromreaktion teilweise gaben, teilweise auch nicht. Dieser Wechsel wird wohl mit Recht auf funktionelle Veränderungen in der Markzelle bezogen. Im übrigen stellten v. Haberer und Stoerk (1908) sowie Stoerk und v. Haberer (1908) in allen größeren und kleineren Markgefäßen eine kontinuierliche Endothelauskleidung fest und nahmen daher eine Sekretion durch Diffusion an. Gegen die von Manasse beschriebenen Sekretionsformen wenden sie sich kritisch.

Mittels einer Eosin-Toluidinblaufärbung hat Scheel (1908) in den Markzellen menschlicher, merkwürdigerweise nie tierischer Nebennieren Sekretkörnchen festgestellt, die er auch in den Blutgefäßen wiederfinden konnte. Er nimmt daher einen physiologischen Übergang dieser Körnchen aus den Markzellen an. Die Rindenzelle (!) soll an der Produktion dieser Granula mitbeteiligt sein.

Neusser und Wiesel (1910) glaubten, die in den Markzellen beobachteten Körnchen stellten eine Sekretvorstufe dar, während das *Endprodukt flüssigen Aggregatzustandes* sein müsse. In ähnlichem Sinn deutete Dewitzky (1912) seine Beobachtungen an den Markzellen des *Pferdes*. Dewitzky beobachtete in Markzellen, Markgefäßen, aber auch im Bindegewebe des Markes (Alkoholfixierung) grobkörnige Klümpchen, die nach Hämatoxylin-Eosinfärbung dunkelbläulichrot, nach Alauncarmin rötlichbraun, nach Malloryfärbung dunkelbläulich-schwarz, nach van Gieson-Färbung gelb getönt waren. Er nahm in diesen Klümpchen die Adrenalinsubstanz nach einer tropfigen Entmischung an. Die Beziehungen, die zwischen den nach Kresylviolettfärbung grün erscheinenden Gebilden des Nebennierenmarkes und einer Adrenalinsekretion bestehen sollten, sind wohl nicht so sicher, wie Dewitzky angenommen hat. Dagegen spricht unter anderem, daß Dewitzky in den Paraganglien des *Pferdes* mit seiner Färbung keine Adrenalinproduktion nachweisen konnte, für die nach neueren Arbeiten mit einer gewissen Adrenalinbildung durchaus gerechnet werden darf.

Ogata und Ogata (1917, 1923) haben eine *Silberreaktion* zum Adrenalinnachweis angegeben (S. 429). In den phäochromen Zellen und Blutgefäßen treten geschwärzte Körnchen auf. Es wird auf einen Übertritt des „Adrenalins" in die Blutbahn geschlossen. Statt von chromaffinen Zellen solle man gleich von „Adrenalinzellen", „Adrenalingewebe", „Adrenalinsystem" sprechen.

Tammann (1925, s. a. S. 462f., 662) hat das Problem des Sekretübergangs aus den Markzellen in die Blutgefäße des Markes ebenfalls eingehender bearbeitet. Tammann untersuchte die Nebennieren von 3—5jährigen *Kühen* und färbte mit Kresylviolett (S. 662). Es färbte sich nicht nur das Cytoplasma der Markzellen, vielmehr durchtränkt das „Adrenalin" offenbar auch das bindegewebige Gerüstwerk des Markes. Nahezu regelmäßig färbt sich eine amorphe Masse im Lumen kleiner Venen. In den großen Venen einschließlich Zentralvene fehlt diese Substanz. Im Mark färbten sich auch die Nervenscheiden intensiv grün, außerhalb des Organs verloren sie den „Adrenalin"-Gehalt. In den Rindencapillaren kann man bei schonender Behandlung des Organs niemals „Adrenalin" nachweisen. Tammann behauptet weiterhin, im Mark kämen außer endothelausgekleideten Gefäßen noch „wandungslose Lumina" vor, in denen auch „Adrenalin" nachzuweisen sein soll. Die fraglichen Räume ließen sich bei Gelatineinjektion von der Vene wie von der Arterie aus füllen. Retrograde Gelatineinjektion durch die Zentralvene ermöglicht außer Füllung der Markvenen auch die der Rindencapillaren. Beim *Menschen* ist es dagegen unmöglich, von der Zentralvene aus bis in die äußeren Rindenabschnitte zu gelangen.

Bessho (1925) behauptete gleichfalls, daß einige Gefäße im Nebennierenmark kein Endothel besitzen; an solchen Stellen sollen die Markzellen unmittelbar an das Gefäßlumen grenzen. Über die osmierbare Substanz, welche Cramer (1916ff.) nicht nur in Markzellen, sondern auch in Markgefäßen sah, werde ich berichten (S.670.) Daß ein großer Teil des Adrenalins in gelöster Form abgeschieden wird, und zwar über intra- und intercelluläre Sekretkanälchen in die weiten Markvenen, behaupten Dietrich und Siegmund (1926) sowie Goormaghtigh (1931). Im Lehrbuch von Braus und Elze (1934) findet sich der Hinweis, daß in der Vena centralis des Nebennierenmarkes die gleichen Granula zu finden seien wie in den Markzellen, was für einen Abtransport des „Adrenalins" auf dem Venenweg spreche.

Bennett (1939) beobachtete bei Anwendung der Bodian-Technik am venösen Zellpol der Markelemente *Silbergranula* (vgl. Abb. 251), die er als Ausdruck sekretorischer Vorgänge in den chromaffinen Zellen auffaßt. Nach Bennetts (1940) Untersuchungen, vor allem an der Nebenniere der *Katze* (S. 110), soll nämlich ein Zellpol der Markzelle meist einem venösen Gefäß anliegen, der andere einer arteriellen Capillare. Am Capillarpol werden die Zellen innerviert, am Venenpol findet die Sekretabgabe statt. Die Markzellen machen des weiteren einen sekretorischen Cyclus durch; in einem gegebenen Zeitpunkt kann man Zellen in verschiedenen Stadien dieses Cyclus finden.

In einer zweiten Untersuchung hat Bennett (1941, *Katze*) die Oxydation und Polymerisation des Adrenalins mit OsO_4 durchgeführt. Einige Markzellen enthalten eine stark reduzierende „adrenalinähnliche" Substanz. In den benachbarten Venen kann man gleichfalls stark reduzierende Stoffe mit der gleichen Reaktion nachweisen. Daher liegt der Schluß auf „Adrenalinsekretion" bei solchen Befunden nahe. An anderen Markstellen enthalten weder die Venen noch die benachbarten Zellen derartige Stoffe. Es muß daher an einen *Sekretionscyclus* gedacht werden. Durch Reizung der Splanchnici kann die Zahl der Sekrettropfen, der sezernierenden Zellen und die Menge der „adrenalinartigen" Substanz in den Markvenen vermehrt werden.

Befunde, die denen Manasses (1894, s. o.) ähneln, habe ich (Bachmann 1941) am Nebennierenmark des *Rindes* erhoben. Mit großer Zurückhaltung möchte ich die anscheinend endothelfreien Gefäßabschnitte erwähnen, betone aber, daß die Bilder unmittelbar dem Blutstrom anliegender Markzellen gelegentlich recht überzeugend wirken (s. a. S. 461ff. sowie Abb. 192, 193). In Abb. 193 ist auch im Lumen der Zentralvene eine körnelige Masse zu erkennen (vgl. ferner Abb. 252).

Die Körnchen sind alle ungefähr gleich groß *(Bos)* oder variabel *(Mensch)*; sie sind im Hämatoxylin-Eosinpräparat rötlich angefärbt. In beiden Fällen lassen sich Körnchen entsprechender Art, Form und Farbreaktion in den Markzellen wiederfinden. Daß der Befund etwas mit der Adrenalinsekretion zu tun hat, scheint nahezuliegen. Daß man die Granula indessen nicht einfach als „Adrenalin" bezeichnen kann, ist nach modernen cytologischen und cytochemischen Überlegungen klar.

Ob die von mir bei *Bos taurus* beschriebenen feinen Spalten zwischen den Markzellen intercellulären Sekretkanälchen entsprechen, weiß ich nicht.

Über engste Beziehungen zwischen adrenalen Zellen und Gefäßen bei *Macropus* hat auch Bargmann (1933) berichtet. Er ist trotz suggestiver Bilder geneigt, scheinbare Unterbrechungen des Endothels als Kunstprodukte anzusehen.

c) Beziehungen der Markzellensekretion zu den Lymphgefäßen.

Abramow (1912) sah bei *Meerschweinchen*, die eine subletale Dosis Diphtherietoxin erhalten hatten, und bei *Pferden*, welche gegen Diphtherie immunisiert worden waren, eine Verstärkung der Chromreaktion, verbunden mit einer Dilatation der Lymphgefäße, die mit „Adrenalin" gefüllt waren. Sein Schüler Sadownikow (1949), der die experimentelle Diphtherie an *Meerschweinchen* untersuchte (S. 547ff.), fand nahe dem Höhepunkt der Markaktivierung eine starke Füllung der Lymphgefäße, die normalerweise kollabiert sein sollen und nur an ihrem Endothel zu erkennen sind. Sie enthalten dann eine homogene Masse, die im Hämatoxylin-Eosinpräparat einen rosabräunlichen, in Präparaten nach Dewitzky (1912) einen grünlichen Ton besitzt. Die Überfüllung der Lymphgefäße erreicht in einigen Fällen ein Ausmaß, daß sie wie verzweigte Stränge durch die Marksubstanz zu verfolgen sind (Abb. 225, S. 548). Ob man aus der grünlichen Verfärbung auf „Adrenalin" schließen kann, habe ich oben schon bezweifelt. Man wird diese Hinweise auf die Rolle des Lymphgefäßsystems im Nebennierenmark vielleicht mit weniger Skepsis betrachten dürfen, wenn man die merkwürdigen früher erwähnten Befunde von Kumita (1909) in Betracht zieht (S. 465 ff., Abb. 199).

d) Beziehungen der Markzellensekretion zu den Nervenscheiden.

Vergleiche S. 577 ff.: Lichtwitz (1908), Tammann (1925).

e) Verhalten der Ascorbinsäurereaktion im Nebennierenmark.

BOURNE (1933, 1936) fand die Reaktion auf Ascorbinsäure regelmäßig im Nebennieren-mark dann negativ, wenn die Versuchstiere schnell getötet worden waren. Waren die Tiere aber vorher recht erregt gewesen, z. B. durch ein Excitationsstadium bei Narkose, dann gab es im Mark eine positive Reaktion (vgl. auch S. 438). BOURNE erklärt diese Erscheinung mit "the change of the reversibly oxidized vitamin C to the reduced condition". HECKEL (1942) sah eine ziemlich regelmäßige Verteilung der Ascorbinsäure im Mark (S. 438).

f) Hypertrophie, Hyperplasie des Nebennierenmarkes.

Über Hypertrophie und Hyperplasie des Markes ist verhältnismäßig wenig bekannt geworden. Dies erscheint insofern verständlich, als das Nebennierenmark als Paraganglion suprarenale nur einen Teil eines größeren Systems darstellt. Bei einer Veränderung des ganzen Systems im Sinne der Hypertrophie oder Hyperplasie ist noch nicht gesagt, daß an einem Teil die Veränderung des Ganzen abgelesen werden kann. Erwähnt sei, daß NEUSSER und WIESEL (1910) eine Hypertrophie des „Adrenalsystems" bei forcierter Muskelarbeit vermutet haben (S. 669 f.).

g) Dynamik der „hellen" und „dunklen" Markelemente.

Über die hellen und dunklen Zellen des Markes wird auf S. 411f. berichtet. Es stellt sich die Frage: Handelt es sich bei diesen Elementen um verschiedene Stadien ein und derselben Zelle oder um differente Elemente? Im allgemeinen wird jetzt die erste Alternative angenommen.

Interessanterweise wurde mehrfach behauptet, die dunkleren Markzellen be-fänden sich mehr randständig in der Peripherie des Markes bzw. an der Rinden-Markgrenze. Dies Verhalten erinnert an die eigentümliche Aufgliederung der Pankreasinseln (FERNER). Sollte es sich um jüngere und ältere Zellen handeln? Sollten sie doch vielleicht verschiedene Produkte liefern (Adrenalin-Noradrenalin?) Vorläufig können wir auf diese Fragen keine Antwort geben.

HEWER (1922, 1923) sah das „Adrenalin" im erschöpften Mark zuerst aus der peripheren Markzone verschwinden. GOORMAGHTIGH und ELAUT (1925, 1927) haben das Mark in eine aktive (exkretorische) periphere Zone mit Kontakt zur Rinde und eine zentrale Ruhezone eingeteilt. KAMEDA (1937a, b) hat helle und dunkle Zellen im Nebennierenmark der *Ratte* beschrieben; in beiden sollen sekre-torische Bilder zu beobachten sein. KAMEDA konnte auch einige Reaktionen dieser Zellen auf Reize beobachten. So sollen die hellen Markzellen nach ein-seitiger Adrenalektomie eher als die dunklen reagieren, ebenso lassen sich nach einer Kastration angeblich zuerst Veränderungen der hellen Zellen feststellen.

Über die *fuchsinophilen* und *pikrinophilen Markzellen* und ihre Beziehungen zur Adrenalin- bzw. Arterenolbildung wurde berichtet (BÄNDER 1950, S. 412). Zahlenmäßige Schwankungen im Verhältnis der beiden Zelltypen zueinander scheinen einen gewissen Rhythmus zu besitzen. BÄNDER (1950) hat dies Rhyth-musproblem genauer untersucht. Bei *Mäusen* liegt der Gipfelpunkt des Sauer-stoffverbrauches um Mitternacht, was der Zeit der größten Motilität der Tiere entspricht. Der Sauerstoffverbrauch hat einen Tiefstwert etwa zwischen 10 bis 11 Uhr vormittags. Zu dieser Zeit nimmt BÄNDER eine verminderte Tonuslage im vegetativen Nervensystem der Tiere an (Überwiegen des Parasympathicus), während in der Nacht eine Erhöhung der Tonuslage durch Überwiegen des Sym-pathicus eintritt. Die Schwankungen der Tonuslage wirken sich bis in die Struk-turen der endokrinen Organe hinein aus. Auf die Veränderungen der P- und F-Zellen des Nebennierenmarkes wurde früher hingewiesen (S. 412). In der Nebennierenrinde scheint bei Tage eine Lipenchosis, in der Nacht eine Lipo-diaprasie einzutreten. Das Inselorgan des Pankreas und das Nebennierenmark weisen in der Nacht gemeinsam Zeichen einer erhöhten Zellfunktion auf.

h) Reaktive Veränderungen der Zellgröße, Zellkerne, Nucleolen und Zellorganellen.

Eine *Vergrößerung der Zellen und Zellkerne* im Nebennierenmark wollen Lasowsky und Simnitzky (1926) bei *Vitamin B_1-Mangel* der *Tauben* gesehen haben. In den Zellkernen beobachteten sie auch manchmal *sehr große Kernkörperchen*, welche fast den ganzen Zellkern ausfüllen können (s. aber hierzu Beobachtungen in Abb. 176, 177, S. 409 und 416). Über die Rolle des Nucleolarapparates bei der Bildung phäochromer Substanzen in den Markzellen hat Pawlikowski (1934a, 1938) berichtet (ausführliche Beschreibung S. 426f.). Die Bilder sprechen teilweise für eine *Kernsekretion der Markzelle*, doch bedarf eine solche Behauptung dringend weiterer Prüfung.

Die Beziehung der *Mitochondrien* zur Chromreaktion haben Hion (1927, S. 410) und Radu (1931, S. 662) bearbeitet.

i) Phäochromocytom.

Daß ich im folgenden eine Liste von Phäochromocytombeschreibungen zusammenstelle, hat den Grund, daß manche Zellfunktionen der Markelemente von den Zellen dieser Tumoren in übersteigerter Weise vollzogen werden können. In vielen Fällen ist der temporäre außerordentlich große Adrenalinreichtum (Noradrenalinreichtum) der Tumoren nachgewiesen worden, doch wurde das wertvolle Material bedauerlicherweise oft einer nicht genügenden histologischen und histochemischen Verwertung zugeführt. Die Klärung der histophysiologischen Probleme des Markes dürfte durch die Untersuchung der Phäochromocytome voranzutreiben sein.

Kasuistik. Manasse (1893): Hyperplastischer Tumor des Nebennierenmarkes. — Stangl (1902): Retroperitonaeales Phäochromocytom bei 32 Jahre altem Mann. Phäochromie positiv. — Alezais (1910) führt den Namen „Paragangliom" für Phäochromocytom ein. — Hedinger (1911): Phäochromocytom ohne klinischen Befund. — Herde (1912): Phäochromocytom ohne klinischen Befund. — Wegelin (1912): Phäochromocytom ohne klinischen Befund. — Kolisko (1913): Hinweis auf die gerichtsmedizinische Bedeutung der Marktumoren. — Helly (1913): Phäochromocytom. — Orth (1914): Phäochromocytom. — Bergstrand (1920): Phäochromocytom. — Manon und Martin (1923): Phäochromocytom. — J. W. Miller (1924): Phäochromocytom. — Walthard (1925): Doppelseitiges phäochromes Gewächs bei einem 36 Jahre alten Mann. Klinische Beschreibung bei Biebl und Wichels (1925). — Boyd (1926): Phäochromocytom. — Vaquez und Donzelot (1926): Phäochromocytom. — Bonnamour, Doubrowet und Montegue (1927): Maligner Marktumor, Metastasen in der Pleura. — Oberling und Jung (1927): Phäochromocytom. — Wichels und Biebl (1928): Phäochromocytom. — Schröder (1928): Phäochromocytom. — Wätjen (1928): Etwas unreifer Marktumor, dessen Zellen am ehesten als Sympathogonien aufgefaßt werden können. — Winkel (1928): Unklarer Fall. — Vaquez, Donzelot und Geraudel (1929): Epikrise zu dem Fall Vaquez und Donzelot (1926). „Surrénalome hypertensif". — Shipley (1929): Gutartiger Marktumor, 26 Jahre alte Frau. Paroxysmale Hypertension. — Labbé (durch unentwegtes Abschreiben als L'Abbé in die Literatur eingegangen), Violle und Azérad (1929, 1930): Phäochromocytom. — Rabin (1928): Phäochromocytom. — Porter und Porter (1930): Phäochromocytom? — Nordmann und Lebküchner (1931), Lebküchner (1931): Ausgezeichnete Beschreibung von Tumoren in Paraganglien nach Typ der Phäochromocytome. — Paul (1931): Phäochromocytom. — Volhard (1931): Interessante Fälle von Marktumoren. — Blacklock (1934): Phäochromocytom. — Ernould und Picard (1934): Bösartiger Marktumor mit ausgedehnter Metastasenbildung. — Laubry und Bernal (1934): Phäochromocytom. — Bauer (1934), Bauer und Leriche (1934): Phäochromocytom. — Kalk (1934a, b, c). — Reichardt (1934): Geschwulst des Zuckerkandlschen Organs. Adrenalin im Tumor nachgewiesen. — Büchner (1934): Zwei Tumoren des Nebennierenmarks. Fall 2 entspricht dem von Kalk (1934, s. o.) klinisch beschriebenen. Im 1. Fall fand Büchner eine hyperplastische Nebennierenrinde über dem Tumor, im 2. Fall war die Rinde normal. — Hoffmeyer (1938): Zwei Phäochromocytome. — Philips (1940): Phäochromocytom. — Sailer (1943): Sympathicustumoren. — Clerc, Mouquin und Macrez (1947): Nebennierentumor, paroxystische Hypertensionsanfälle. — Maycock und Rose (1947): Phäochromocytom rechts bei einem 42 Jahre alten Mann. — Muntz, Ritchey und Gatch (1947): Phäochromocytom. Tachykardie, Blutdruckanstieg bis auf 320 mm Hg. —

Bauer und Belt (1947): Phäochromocytom mit "suprarenal sympathetic syndrome": plötzliche Anschwellung der Schilddrüse, Blutdrucksteigerung. — Burrage und Halsted (1948): 32 Jahre alter Soldat. Ulcus duodeni, Phäochromocytom. — Mandeville und Sahyoun (1949): 1. Fall: 55jährige Frau. Kavernöses Hämangiom des 4. Ventrikels, Neurofibromatose und benignes Phäochromocytom (Kombination Neurofibromatose + Phäochromocytom soll schon aus 40 Fällen bekannt sein). Hypertension. — 2. Fall: 63jähriger Mann, Phäochromocytom und Bronchialcarcinom. — Forsgren, Nesset und Anderson (1949): 27jähriger Mann. Vier Jahre lang paroxysmale Hypertensionsanfälle. Diagnose des Phäochromocytoms mittels Histamintest und Röntgenbild nach perirenaler Lufteinblasung. — Holton (1949) zeigte, daß in Phäochromocytomen auch Noradrenalin enthalten sein kann. — Chamovitz und Fanger (1949): Malignes Phäochromocytom, Hypertension. 42 Jahre alte Frau. — Goldenberg, Faber, Alston und Chargaff (1949): Literatur über die chemische Untersuchung der Phäochromocytome. Der Gehalt der Tumoren an Noradrenalin kann zwischen 50—90% variieren. — Carl, Hildebrand, Rehn und Marquardt (1950): Tumor mit einem Gehalt von etwa 50% Noradrenalin, ein weiterer Fall (Carl, Hildebrand und Marquardt 1951) mit 90% Noradrenalin. Interessanterweise konnte man aus dem Blutdruckverhalten des Patienten schließen, daß vor der Operation einige Zeit der Adrenalin-Noradrenalin-Quotient sich gerade umgekehrt verhalten haben mußte. — Goldenberg und Aranow (1950): Versuch, mittels Piperidylmethylbenzodioxan (933 F) eine erhöhte Adrenalinabgabe bei ihrem Patienten nachzuweisen, da dieser Stoff durch seine starke adrenolytische Wirkung den Blutdruck kräftig senkt. Die Probe fällt auch in den Fällen, wo der Tumor hauptsächlich Noradrenalin enthält, positiv aus. — Engel und Euler (1950): Annahme, daß eine erhöhte Sekretion des phäochromen Gewebes von einer vermehrten Katecholaminausscheidung im Harn gefolgt sein müsse. In 2 Fällen konnte die richtige Diagnose auf diese Weise erreicht werden (operative Bestätigung). In beiden Fällen waren die Werte beträchtlich erhöht, und zwar für Noradrenalin auf 500—1200 μg und für Adrenalin auf 50—800 μg pro die. In einem Fall enthielt der Tumor fast reines Noradrenalin, wobei der Harn ebenso ausschließlich Noradrenalin enthielt. Im 2. Fall enthielten sowohl Tumor wie Harn einen relativ hohen Gehalt an Adrenalin. — Euler (1951) konnte bei weiteren Fällen von Phäochromocytomen hohe Harnwerte von Adrenalin und Noradrenalin beobachten. In 3 von insgesamt 6 Fällen enthielten Tumoren und Harn fast ausschließlich Noradrenalin. Diese drei phäochromen Tumoren waren außerhalb der Nebenniere lokalisiert, während in den übrigen drei mit höheren Adrenalinwerten die Tumoren vom Nebennierenmark selbst ausgingen. „Es scheint somit, als ob eine Möglichkeit gegeben war, nicht nur die Anwesenheit eines Phäochromocytoms durch Harnanalyse zu diagnostizieren, sondern auch gewissermaßen seine Lokalisierung zu bestimmen." — Mann, Lynch, Tuthill und Fox (1951): Phäochromocytom, 40 Jahre alte Frau. Der operativ gewonnene Tumor enthielt rund 90% Noradrenalin. Der Histamintest war positiv (S. 660), dagegen konnte mit Benzodioxan (F 933) die auf Histamin folgende Drucksteigerung nicht gehemmt werden.

j) Veränderungen des Nebennierenmarkes bei Stress.

Als Einleitung zu diesem Kapitel kann das über die Stresswirkung auf das periphere Nervensystem Gesagte dienen (S. 577ff.).

Über Veränderungen der Zellgröße und Zellkerngröße im Nebennierenmark *hungernder Ratten* berichtet bereits Jackson (1919, s. S. 518ff.). Nach Lasowsky und Simnitzky (1926) soll es auch bei *Vitamin B$_1$-Mangel (Tauben)*, neben einer Rindenreaktion (S. 528) zur Vergrößerung der Zellen und Zellkerne im Mark kommen. In den Zellkernen wurden manchmal auch sehr große Kernkörperchen beobachtet, die fast den ganzen Zellkern ausfüllen können, was meiner Erfahrung nach aber auch schon bei normalen Tieren der Fall sein kann. Fink (1941) fand die Phäochromie der Markzellen gesunder *Meerschweinchen* deutlicher ausgeprägt als die *skorbutkranker*.

Die Beziehungen zwischen *Muskelleistung*, Phäochromie und Adrenalinproduktion untersuchten Schur und Wiesel (1907) an jungen *Hunden* (Laufversuch). Während Rindenveränderungen angeblich fehlten, trat eine Abnahme der Chromierbarkeit der Markzellen ein. In den Markzellen der bis zur Erschöpfung belasteten Tiere war keinerlei chrombraune Substanz mehr erhalten, auch ließ sich biologisch (Froschaugentest) in dem Mark kein Adrenalin mehr nachweisen. Neusser und Wiesel (1910) meinten auf Grund solcher Versuche, forcierte Muskelarbeit löse hypertrophische Prozesse des „Adrenalsystems" durch vermehrten Adrenalinverbrauch aus. Bast (1927) setzte *Kaninchen* für mehrere Tage in Drehkäfige, in denen die Tiere keinen Schlaf fanden. Er stellte unter anderem (S. 535) in den Sinus und Venen des Markes eine Art Kolloidsubstanz fest. Auch Hion (1927, S. 535) verzeichnete bei zwangsbewegten *Ratten* eine Hyperaktivität des Markes (s. dazu auch meine Bemerkung S. 535). Den Abfall des Adrenalins im Blut bei länger dauerndem Muskelstress haben Lehmann (1949), Lehmann und Kinzius (1949) fluorescenzoptisch nachgewiesen.

Die Wirkung der *Kälte* auf das Nebennierenmark hat Cramer (1916, 1926, 1928) untersucht. Das reduzierende Adrenalin wurde mit Hilfe von Osmiumsäuredämpfen nachgewiesen (S. 429). Im Mark traten schwärzliche Flecke auf, welche Cramer auf die Anwesenheit von Adrenalin bezog. In der Kälte kam es nicht nur zur Vermehrung solcher Flecken im Gewebe (vermutlich Initialstadium des Stress!), sondern es konnte die gleiche Reaktion auch in den dilatierten Markgefäßen beobachtet werden. Auch Hartman und Hartman (1923) konnten nachweisen, daß die Adrenalinproduktion im Nebennierenmark bei erniedrigter Temperatur steigt (ferner Cannon, Querido, Britton und Bright 1927, Crowden 1929/30). Länger dauernde Kälteeinwirkung bewirkt eine Abnahme des Adrenalingehaltes der innervierten Nebenniere, nicht mehr der entnervten Nebenniere (Crowden und Pearson 1928). Hierzu paßt ein Befund von Geiger (1933), der das durch die Carotiden strömende Blut abkühlte. Daraufhin kommt es, allerdings nur bei intaktem N. splanchnicus, zu einer Hyperglykämie. Morin, Vial und Guyotat (1942) bestätigten, daß bei erniedrigter Außentemperatur Adrenalinsekretion eintritt. Die Temperaturversuche von Hillarp (1946) wurden bereits in anderem Zusammenhang genauer geschildert (S. 538). Bei der Kälte spielt sich ein typischer Schwund (Diaprasie) der phäochromen Substanz ab. Ratsimamanga (1950) hat allerdings bei seinen Doppelstressversuchen (S. 539) eine Beteiligung des Nebennierenmarkes nicht erkennen können.

Besonders viele Untersuchungen liegen über die Markbeteiligung im *Infektionsprozeß* vor. Elliott (1912), dem das Verdienst gebührt, mit der alten Entgiftungshypothese aufgeräumt zu haben (S. 544), hat bereits eine Adrenalinverminderung im Mark bei Infektionen beobachtet (s. a. Cramer 1926). Luksch (1910) berichtet, daß bei *Kaninchen*, die mit Diphtherietoxin vergiftet worden waren, die Chromreaktion fast völlig oder völlig verschwand. Das Adrenalin war in der Nebennierenvene nur in Spuren oder überhaupt nicht mehr nachzuweisen. Goldzieher (1910b) stellte bestätigend fest, daß Adrenalin in Fällen von Diphtherie bei noch relativ unbedeutenden morphologischen Veränderungen chemisch überhaupt nicht mehr nachzuweisen war (Methode von Zanfrognini). Goldzieher hielt diese Erscheinung mit Recht nicht für spezifisch, sondern glaubte, sie könne bei allen möglichen anderen Infektionen auch vorkommen. Ebenso beobachtete Hannes (1910) die Abnahme der Chromreaktion unter diesen Bedingungen. Zu gleichen Ergebnissen kam Abramow (1912), der das Diphtherietoxin allerdings als ein spezifisches Gift für die phäochromen Zellen ansah. Injektion letaler Toxindosen *(Meerschweinchen)* führte zu einer völligen Erschöpfung der Markzellen, die nur noch geschrumpftes Cytoplasma und pyknotische Kerne bei Exhaustion des Adrenalins zeigten (Chromreaktion negativ). Bei *Meerschweinchen*, die eine subletale Dosis erhalten hatten, und *Pferden*, die gegen Diphtherie immunisiert worden waren, sah er dagegen eine Verstärkung der Chromreaktion, verbunden mit einer Dilatation der Lymphgefäße, die mit „Adrenalin" gefüllt waren. Tschebossarow (1921) konnte am *Hund* zeigen, daß der Gehalt der Nebennierenvene an Adrenalin nach Injektion von Diphtherietoxin anfangs stark zunimmt, nach 12 Std langsam geringer wird und nach 2—4 Tagen auf Null absinkt. DIETRICH (1918) fand, daß die Chromreaktion mit Lipoidschwankungen der Rinde nicht parallel ging (s. a. S. 547).

Nach STAEMMLER (1933) handelt es sich bei der Diphtherie mit ihren schweren Zellveränderungen und Blutungen im Nebennierenmark um eine primäre Sekretionsstörung des Markes, deren Beurteilung man übrigens nicht allein auf die Phäochromie abstellen dürfe. Es ist vielmehr auch einer besonderen Vacuolisierung des Cytoplasmas der Markzellen Beachtung zu schenken. Erhöhter Vacuolengehalt deutet auf gesteigerte Zelltätigkeit. Geht eine Abnahme der Chromierbarkeit mit Vacuolenbildung in den Markzellen einher, so ist sie das Zeichen einer mit erhöhter Sekretion verbundenen Ausschüttung von Adrenalin, d. h. erhöhter Leistung des Markes. Fehlt bei Abnahme der Phäochromie eine gleichzeitige Vacuolisierung, so kann dies auf erhöhte Ausschwemmung des Adrenalins ohne Mehrsekretion oder auf eine primäre Sekretionsstörung hinweisen. LIEBEGOTT (1944) dagegen hat bei der Diphtherie wenig Markveränderungen gefunden; in vielen Fällen war die Chromierbarkeit erhalten. Dagegen konnte SADOWNIKOW (1949, S. 547 ff.) bei experimenteller Diphtherie am *Meerschweinchen* den Rückgang und das völlige Verschwinden der Chromreaktion deutlich beobachten. Ferner bestätigt SADOWNIKOW die Angaben STAEMMLERs insofern, als er bereits nach 6 Std in zahlreichen Markzellen Vacuolen auftreten sah. Eine ganze Reihe solcher Markzellen hatte dabei die Phäochromie vollständig verloren. Nach 17 Std war die Phäochromie im ganzen Mark verschwunden. Am 2. Versuchstag bot sich dasselbe Bild; die Zahl der vacuolisierten Zellen nahm weiter zu. Überlebten die Tiere diese kritische Periode, so war am 3.—4. Tag manchmal überhaupt kaum noch Markgewebe nachzuweisen (schwere morphokinetische Reaktion). Am 5. Versuchstag setzte die Regeneration im Mark ein. Sofort erschienen auch einige Zellen mit Phäochromie. Bei Botulismus und Tetanie sind ähnliche Markprozesse, aber viel schwächeren Grades, nachzuweisen. Die Überlegungen, welche SADOWNIKOW auf Grund der Markbefunde anstellt, führen ihn zu der Überzeugung, daß die *Kreislaufstörung* eine beträchtliche Rolle bei dem ganzen Prozeß spiele (vgl. S. 549).

ELLIOTT (1912) fand nach *Histaminzufuhr* keine Exhaustionszeichen an den Markzellen. ROTH und KWALE (1945) haben aber eine Adrenalinausschüttung nach Histamininjektion festgestellt (S. 554).

ELLIOTT (1912) beobachtete einen Adrenalinverlust bei *Äthernarkose (Katze)* (Voraussetzung: intakte Innervation der Nebenniere), ein entsprechendes Markbild nach *Chloroformnarkose*, obwohl das Excitationsstadium bei der *Katze* viel kürzer ist als nach Äthernarkose. Nach Entnervung der Nebenniere ist auch die Adrenalinsekretion gehemmt (ELLIOTT 1912, STEWART und ROGOFF 1919, 1924). Ältere Untersuchungen mit ähnlichen Ergebnissen liegen von SCHUR und WIESEL (1908) und HORNOWSKI (1909, 1910), von ELLIOTT, BORBERG und SYDENSTRIKKER (1914), BIEDL (1913), KOCHMANN (1936) vor.

Morphium wirkt nach ELLIOTT (1912) auf die *Katze* stark erregend. Der über die Nn. splanchnici laufende Impuls führt zu einer Exhaustion des Nebennierenmarkes, die Phäochromie verschwindet praktisch völlig (s. a. MAXIMOW und BLOOM 1942). Nach CREMER, KRAMER und REICHEL (1944) klingt indessen die Wirkung von Morphin, Urethan, Chloralose auf die Marksekretion nach 1—2 Std ab (Dosen S. 555).

Bei *Urethannarkose* beobachtete ELLIOTT ähnliche Wirkungen auf das Nebennierenmark wie nach Äthergabe.

Nach Verabfolgung von *β-tetra-hydronaphthylamin* (S. 556) verliert die Nebenniere der *Katze* einen Teil ihres Adrenalins verbunden mit einem Abfall der Phäochromie (Elliott 1912).

k) ACTH-Wirkungen.

ACTH-Wirkungen auf das Nebennierenmark werden heute bestritten. Ältere Angaben, wonach das ,,corticotrope" Hormon auch Veränderungen im Nebennierenmark erzeuge, etwa Schwund der Phäochromie, Vacuolisierung der Markzellen usw. (Anselmino, Herold und Hoffmann 1934), dürften ihre Erklärung durch Anwendung unreiner Hypophysenvorderlappenextrakte finden. Auch Bierring (1935) will nach Verabreichung seines Vorderlappenextraktes neben einer Hyperplasie der Fasciculata eine Markhyperplasie beobachtet haben.

l) Schilddrüse und Nebennierenmark.

Vergleiche S. 612f.

18. Versuche einer funktionellen Unterteilung der Nebennierenrinde.

Daß der anatomischen Zonierung der Nebennierenrinde eine *funktionelle Gliederung* entspricht, daß mit anderen Worten in den einzelnen Zonen der Nebennierenrinde verschiedene Substanzen gebildet und abgegeben werden, ist erst in den letzten Jahren schärfer formuliert worden (Swann 1940, Deane und Greep 1946, Deane, Shaw und Greep 1948, Greep und Deane 1949, Yoffey und Baxter 1949). Wenn wir zunächst von einem für die Sexualfunktion in Betracht kommenden Feld in der Nebennierenrinde absehen (s. u.), so haben wir an manchen Stellen bereits Hinweise auf eine *Zweiteilung des Rindenorgans* gefunden.

Gewisse alte Vorstellungen über die *Blutversorgung der Nebenniere* würden meines Erachtens mit der Auffassung von einer funktionellen Zweiteilung von Glomerulosa und Fasciculata in Einklang zu bringen sein. Arnold (1866, vgl. eingehend S. 452ff.) schildert nämlich ein Capillarnetz, welches sich mit ausgiebiger Vernetzung in der Glomerulosa ausbreitet und dann Äste in die tieferen Rindenschichten abgibt, 2. Gefäße, welche dies glomeruläre Netz durchziehen, ohne sich wesentlich an ihm zu beteiligen. Sie stellen die Hauptzuflüsse für Fasciculata und Reticularis dar. Diese Anordnung von Capillaren im äußeren Rindenbereich scheint die Vermutung zu rechtfertigen, daß die Fasciculata nicht nur Blut erhält, welches bereits die Glomerulosa durchlaufen hat (vgl. S. 452).

Jackson (1919) beobachtete bei erwachsenen *Ratten*, denen plötzlich die *Nahrung entzogen* wurde, eine Lipoidabnahme in der Fasciculata, dagegen nicht gleich in der Glomerulosa. Wir fassen einen solchen Versuch heute als einen typischen Stressversuch auf, bei welchem es zu einer ACTH-Abgabe seitens des Vorderlappens kommt. Die obige Angabe würde dann besagen, daß die Fasciculata im Hungerversuch unter dem Einfluß von ACTH deutlicher mit einem Lipoidschwund (Lipodiaprasie, S. 614ff.) reagiert als die Glomerulosa. Feldman (1951) hat die alten Befunde von Jackson in gewisser Weise bestätigt (S. 522). Veränderungen am doppeltbrechenden Material traten bei *hungernden Ratten* nur in der Fasciculata, nicht in der Glomerulosa ein. Eine zur Fasciculatareaktion gegensätzliche Reaktion der Glomerulosa beschreiben bei *hungernden Meerschweinchen* Schweizer und Long (1950, S. 526).

Badinez und Croxatto (1947a, b) sahen nach *KCl-Verabreichung* bei *Ratten* eine Hypertrophie der Nebennierenrinde, in erster Linie der Zona glomerulosa, wo sich auch das Lipoid vermehrte. Bei *Thiaminmangel* reagierte bei *Ratten* die Glomerulosa kaum, die Fasciculata viel stärker (Deane und Shaw 1947, S. 527). Auch bei *Kälteversuchen* (Robinson und Yoffey 1950, S. 539ff.) scheinen sich die entsprechenden Reaktionen praktisch nur in der Fasciculata, kaum in der Glomerulosa abzuspielen. Bezüglich Fasciculata und Glomerulosa *(Ratte)* teilt HERRMANN (1942, S. 552) gegensätzliche Reaktionen nach *Adrenalininjektionen* mit. Beim *Formolstress* hat ROEPKE (1952, S. 557) hinsichtlich des Verhaltens der Ascorbinsäure keine Beschränkung der Stressreaktion auf die Fasciculata gesehen; die Rinde war in ihrer gesamten Breite an Abgabe (Diaprasie) und Anreicherung (Enchosis) der Ascorbinsäure beteiligt.

Besonders aufschlußreich mußten Versuche sein, in denen die eigenen Produkte des Rindenorgans in massiver Dosis verabreicht wurden (vgl. S. 574ff.). Beispielsweise läßt die künstliche Zufuhr eines in der Fasciculata produzierten Steroids eine Atrophie der Produktionsstätte über eine Bremsung des Vorderlappens (bzw. der ACTH-Abgabe) erwarten. Hierüber liegen in der Tat einige interessante Angaben vor. So hat KENDALL (1942) beobachtet, daß nach Zufuhr von Corticosteron wohl eine Atrophie der Fasciculata (S. 575), nicht aber der Glomerulosa eintrat, was eine beträchtliche Stützung der Hypothese der funktionellen Gliederung der Nebennierenrinde bedeutet. YOFFEY und BAXTER (1947) verabreichten Eschatin (einen Rindenextrakt von Parke Davis & Co., S. 575). Die Glomerulosa speicherte daraufhin noch Lipoid.

RATSIMAMANGA (1950) unterwarf *Ratten* einem Wärmestress und zugleich einer Desoxycorticosteronacetatbehandlung (S. 576) mit dem Resultat einer Atrophie der Nebennierenrinde. Aber gerade die Glomerulosa, in welcher das Desoxycorticosteronacetat nach der Ansicht einiger Autoren (s. u.) produziert wird, war von der Atrophie kaum betroffen. DEANE und MASSON (1951) sahen dagegen nach Desoxycorticosteronacetatverabreichung bei *Ratten* eine Verschmälerung der Glomerulosa.

ANSELMINO und PENCHARZ (1934), ANSELMINO, HEROLD und HOFFMANN (1934) berichteten bereits über eine verschiedenartige Reaktion einzelner Rindenabschnitte nach *Hypophysektomie* (S. 592). Insbesondere die Fasciculata sollte degenerieren, die Glomerulosa an keiner Stelle an Dicke einbüßen, eher streckenweise sogar breiter werden. Auch OVERZIER (1950) findet bei geschlechtsreifen hypophysektomierten *Ratten*-Männchen kaum Veränderungen der Glomerulosa, während Fasciculata und Reticularis einen beträchtlichen Abbau erleiden.

SCHWEIZER und LONG (1950) weisen aber darauf hin, daß der Verlust sudanophiler Tröpfchen der Glomerulosazellen in der Nebenniere des *Meerschweinchens* im Gegensatz zu der Erhaltung des Lipoidbestandes bei der hypophysektomierten *Ratte* stehe. Es fragt sich, ob die Autonomie der Glomerulosa bei *Cavia* auch so weitgehend ist wie bei *Rattus*. Im übrigen beobachteten SCHWEIZER und LONG bei *Meerschweinchen* nach Hypophysektomie beträchtlich gegensätzliche Reaktionen von Glomerulosa und Fasciculata. Die sudanophile Zone (Fasciculata), die normalerweise 60—80% der gesamten Rindenbreite ausmacht, sinkt innerhalb von 6 Wochen auf 30% (S. 588). Dagegen nimmt die Breite der Glomerulosa langsam zu, bis sie etwa in der 4. Woche nach der Hypophysektomie um rund 50% breiter ist als beim Normaltier.

SARASON (1943, s. a. SMITH 1930, CROOKE und GILMOUR 1938) hat ebenfalls zeigen können, daß die Zona glomerulosa bei hypophysektomierten Tieren relativ intakt bleibt (S. 587). Außerdem soll das K-Na-Gleichgewicht bei den hypophysektomierten Tieren nicht gestört sein, was darauf hindeutet, daß die Funktion der Glomerulosa für die Erhaltung dieses Gleichgewichtes wichtig ist, nicht aber die Funktion der Fasciculata. DEANE und GREEP (1946), DEMPSEY, GREEP und DEANE (1949) sahen, daß nach der Hypophysektomie *(Ratte)* die Aktivität der alkalischen Phosphatase aus den Fasciculatazellen verschwindet (S. 587), nicht aber aus der Glomerulosa.

Nach *ACTH-Behandlung* schien die Glomerulosa cytochemisch unverändert zu sein, während die Zellkonstituenten der Fasciculata beträchtliche Veränderungen aufwiesen (S. 595 f. usw., Bergner und Deane 1948, Yoffey und Baxter 1949). Daß das Lipoid in den Fasciculatazellen wie die ganze Zone unter dem Einfluß des ACTH des Vorderlappens steht, nimmt auch I. Ch. Jones (1949 b) an. Die Glomerulosa kann vermutlich ohne Vorderlappenstimulans existieren, ausgenommen vielleicht die acetonlöslichen sudanophilen Stoffe der Glomerulosazellen. Nach Ducommun und Mach (1949) sollen die nach ACTH-Injektion in der Nebennierenrinde auftretenden histochemischen Veränderungen in der Glomerulosa geringer sein als in der übrigen Rinde. Auch Fortier, Skelton, Constantinides, Timiras, Herlant und Selye (1950) haben nach Anwendung ihres Vorderlappenpräparats (S. 596) eine allgemeine Rindenreaktion bis auf einen schmalen Streifen in der Glomerulosa beobachtet.

Kratsch (1927/28) wies in den atrophischen Nebennieren von 17 *anencephalen* Keimlingen (S. 602) interessanterweise vor allem eine Verschmälerung von Fasciculata und Reticularis nach. Mißt man der Kohnschen Hypothese (S. 602) Wert zur Erklärung der Anencephalennebenniere bei, dann könnte der Befund gleichfalls in dem Sinn sprechen, daß der Hypophysenvorderlappen vor allem die inneren Rindenschichten kontrolliert.

Nach der *Thyreoidektomie* beobachtet man Rindenverschmälerung (S. 604 ff.). Auch für diesen Fall geben einige Untersucher an (Deane und Morse 1947, Feldman 1951), die Glomerulosa sei ziemlich unbeteiligt, wenn sie sich nicht — dies im Gegensatz zu Tonutti — sogar vergrößert.

Zum Schluß erwähne ich einige den *Elektrolytstoffwechsel* betreffende Beobachtungen (Deane und Masson 1951). Selye hatte behauptet, daß der Hypophysenvorderlappen bei Hypertension vermehrt „salt-retaining“-Hormone der Nebennierenrinde zur Abscheidung zwinge. Deane und Masson bestreiten dies. Wenn sie ihren *Ratten* Desoxycorticosteronacetat verabreichten, dann beobachteten sie einen Blutdruckanstieg von etwa 100 mm Hg auf 186 mm Hg. Dabei kam es zur Verschmälerung der Glomerulosa ($30\,\mu$ Breite gegen normal etwa $40\,\mu$) unter Lipoidabnahme ihrer Zellen. Wenn dagegen die Nieren mit einem Überzug dünner Seidenfäden versehen wurden („encapsulated kidneys“), wodurch es zu einem chronischen Druck auf die Organe kommt, so entstand ein Hochdruck von etwa 161 mm Hg und die Glomerulosa verbreiterte sich auf $87\,\mu$. Derartige Versuche weisen nach Ansicht der Autoren auf eine Sonderrolle der Glomerulosa im Elektrolytstoffwechsel, die auch durch folgendes Beispiel beleuchtet wird. Deane, Shaw und Greep (1948) riefen durch Injektion eines Kaliumsalzes bzw. Mangel von Na in der Nahrung Störungen des normalen Na:K-Verhältnisses im Blutplasma von *Ratten* hervor. Die Glomerulosa wird breiter, die Lipoidtröpfchen ihrer Zellen werden feiner und können sogar verschwinden (Lipodiaprasie). Ketosteroidreaktionen sind so lange nachzuweisen, als Lipoidtröpfchen vorhanden sind. Die Wiederherstellung des Na:K-Verhältnisses durch Verabreichung von Desoxycorticosteronacetat oder Herabsetzung des Kaliums in der Nahrung führt zur Inaktivierung der Glomerulosa: die Zellen werden kleiner, ihre Lipoidtropfen größer. Die Intensität der Ketosteroidreaktionen schwindet. Für den 1. Fall kann also eine verstärkte Sekretion im Bereich der Glomerulosa, im 2. Fall eine Abnahme der Sekretionsaktivität angenommen werden. — Knowlton, Loeb, Seegal und Stoerk (1949) beobachteten bei *Ratten* mit experimenteller Nephritis, denen außerdem NaCl zugeführt wurde, eine subcapsuläre Atrophie der Nebennierenrinde, während nach Salzeinschränkung eine Hyperplasie zustande kam.

Zusammengefaßt ergeben sich folgende *Unterschiede im Verhalten von Glomerulosa und Fasciculata*, welche für eine *funktionelle Verschiedenheit* beider Zonen sprechen:

1. Nach einer *Hypophysektomie* treten schwere Veränderungen der Fasciculata und Reticularis auf, während die Glomerulosa kaum mitreagiert (ANSELMINO 1934, SARASON 1943, DEANE und GREEP 1946, DEMPSEY, GREEP und DEANE 1949, OVERZIER 1950, SCHWEIZER und LONG 1950, *Speciesunterschiede*).

2. Auf eine *Injektion von ACTH* folgen Reaktionen in der Fasciculata, in viel geringerem Grade, wenn überhaupt, in der Glomerulosa (JACKSON 1919, BERGNER und DEANE 1948, YOFFEY und BAXTER 1949, JONES 1949b, DUCOMMUN und MACH 1949, FORTIER 1950, FELDMAN 1951).

3. *Thyreoidektomie* hat Verschmälerung der Nebennierenrinde zur Folge, wobei die Glomerulosa angeblich wenig beteiligt ist (DEANE und MORSE 1947, FELDMAN 1951).

4. Die Zona glomerulosa soll die auf den *Elektrolythaushalt* wirkenden Rindensteroide produzieren. Bei Störungen des Elektrolythaushaltes sind die Rindenreaktionen auf die Glomerulosa beschränkt (SARASON 1943, DEANE und GREEP 1946, BADINEZ und CROXATTO 1947a, b, S. 672, DEANE, SHAW und GREEP 1948, S. 672, KNOWLTON, LOEB, SEEGAL und STOERK 1949, LIEFMANN und SCHULTZ 1949, OLSON und DEANE 1949, VAN DORP und DEANE 1950, DEANE und MASSON 1951, S. 673).

5. Im Bereich der Zona glomerulosa soll das *Desoxycorticosteron* produziert werden. So schreiben z. B. OLSON und DEANE (1949), daß die Zona glomerulosa "secretes hormones of the desoxycorticosterone Type (C_{11}-desoxysteroids concerned with salt metabolism and renal function)".

Desoxycorticosteronacetat veranlaßt eine Retention von Na und Cl, während Kalium vermehrt ausgeschieden wird. Gibt man einem Versuchstier Desoxycorticosteronacetat oder auch reichlich NaCl, dann atrophiert die Glomerulosa bei gleichzeitiger Lipoidentleerung. Demgegenüber behauptet nun OVERZIER (1950), daß Fasciculata und Reticularis bei normalen *Ratten*-Männchen nach Desoxycorticosteronacetatzufuhr umgebaut werden, während die Glomerulosa unverändert bleibe. Ob die den Salzhaushalt regulierenden Hormone schon von der Säuglingsnebenniere abgegeben werden, ist noch nicht bekannt (VAN DORP und DEANE 1950).

6. Der Zona fasciculata wird ein Einfluß auf den *Zucker- und Eiweißstoffwechsel* zugeschrieben.

Die Zona fasciculata soll die „*glycogenic hormones*" abgeben (BERGNER und DEANE 1948). Solche Hormone sind nach VENNING, RANDALL und GYORGY (1949) schon am 1. Lebenstag im Urin *(Mensch)* nachzuweisen.

OLSON und DEANE (1949) behaupten, die Fasciculata der *Ratten*-Nebenniere sezerniere Oxycorticosteroide.

Neben den 11-Oxysteroiden sollen hier die noch wirksameren 11,17-Oxysteroide gebildet werden, die vorwiegend die Umwandlung von Eiweiß zu Kohlenhydrat und Verstärkung der Fettausnützung regulieren.

Dieser Gegenüberstellung mögen einige weitere allgemein-biologisch interessante Hinweise bezüglich einer funktionellen Zweiteilung der Nebennierenrinde folgen. Zunächst sei daran erinnert, daß die Verhältnisse nicht bei allen Species ganz gleich zu liegen brauchen. Die merkwürdigen Unterschiede in der Reaktion der Glomerulosa bei *Meerschweinchen* und *Ratten*, die SCHWEIZER und LONG (1950) beobachteten, wurden erwähnt (S. 588, 673). HARTMAN, LEWIS, BROWNELL, ANGERER und SHELDON (1944) haben die Frage aufgeworfen, ob beispielsweise beim *Opossum* von der Nebennierenrinde auf den Elektrolythaushalt wirksame Steroide überhaupt gebildet werden.

Gewisse Schwierigkeiten erwachsen der Hypothese der funktionellen Zweiteilung der Nebennierenrinde aus der *Vorstellung einer Wanderung der Rindenelemente* von außen nach innen. Aber auch wenn man diese Vorstellung mit Tonutti vollkommen preisgibt und dafür die *Lehre von Transformationsfeldern* einführt, bleiben für die Annahme einer funktionellen Zweiteilung Schwierigkeiten bestehen, insbesondere dann, wenn man wie Tonutti eine synchrone Leistung der beiden Transformationsfelder annimmt. Auch bei histochemischer Untersuchung des Rindenorgans unter verschiedenen Belastungen, konnten Haase (1952) und Roepke (1952, S. 673) beispielsweise am Verhalten der Ascorbinsäure nur eine über die *gesamte* Breite der Rinde *(Meerschweinchen)* ablaufende Reaktion beobachten.

So überzeugend manche experimentellen Ergebnisse zu sein scheinen, so bin ich von der funktionellen Zweiteilung im Sinn der oben gegebenen Gegenüberstellung noch nicht vollkommen überzeugt. In diesem Zusammenhang liegt die Fragestellung nahe, ob die Nebennierenrinde überhaupt ein oder zwei oder gar noch mehr definierte Steroide produziert und sezerniert.

Hierüber hat Sayers (1950) in seiner Zusammenfassung einiges mitgeteilt. Sayers (1950) erörtert zunächst die ,,*Multisteroid*"-Hypothese (Selye 1946a, 1949a). Selye und Jensen (1946) unterschieden *Glucocorticoide, Mineralocorticoide, Lipocorticoide, Testocorticoide* und nehmen an, daß die Nebennierenrinde in der Produktion dieser einzelnen Steroide je nach den biologischen Bedürfnissen variieren kann. Mit Recht warnt aber Sayers vor einer Überbewertung der Schlüsselstellung der Nebenniere.

Größere Bedeutung als die Multisteroidhypothese hat die Vorstellung eines hormonalen Dualismus in der Nebennierenrinde gewonnen, die in 2 Hypothesen vorgetragen wird:

1. *Die N- und S-Hormonhypothese* (Albright 1942, 1943, 1947, Reifenstein, Forbes, Albright, Donaldson und Carrol 1945, Talbot, Albright, Saltzman, Zygmuntowicz und Wixom 1947, Albright und Reifenstein 1948). Das S-Hormon soll dem Cortison ähnlich sein, daher als 11,17-Oxysteroid bezeichnet. Das N-Hormon soll androgene Bedeutung besitzen. S-Hormon steht nach Ansicht der genannten Untersucher unter ACTH-Einfluß, N-Hormon unter dem Luteinisierungshormon (LH) des Hypophysenvorderlappens. Die Bildung der 17-Ketosteroide und deren Ausscheidung gelten als Index der N-Hormonsekretion, die der sog. Corticoide als Zeichen der S-Hormonproduktion. Für diese dualistische Konzeption spricht einiges. Nach Verabreichung von androgenem Methyltestosteron, welches indessen nicht als 17-Ketosteroid ausgeschieden wird, sinkt die Ausscheidung der 17-Ketosteroide überdies bei kastrierten Männern und bei Frauen, d. h. bei Personen, welche, wenn überhaupt, androgene Stoffe nur noch aus der Nebennierenrinde bereitstellen könnten (Reifenstein, Forbes, Albright, Donaldson und Carroll 1945). Reifenstein u. a. erklären dies mit einer Bremsung der Gonadotropinabgabe aus dem Hypophysenvorderlappen, welches bekanntlich für die Sekretion des N-Hormons verantwortlich sein soll. Diese Überlegung wird allerdings durch eine noch nicht publizierte Beobachtung von Venning (nach Sayers 1950) getrübt: Verabreichung von Methyltestosteron senkt nicht nur die Ausscheidung der 17-Ketosteroide im Harn, sondern auch den Corticoidspiegel im Blut.

Nach der dualistischen Konzeption kann man andererseits unter Berücksichtigung *klinischer* Erfahrungen gut folgendes Schema aufstellen: Cushing-Syndrom = übermäßige Ausscheidung von S-Hormon, adrenogenitales Syndrom = übermäßige Ausscheidung von N-Hormon.

Die weiteren, mit der Produktion eines androgenen Stoffes der Nebennierenrinde in Zusammenhang stehenden Fragen führen unter anderem zu dem Begriff der sog. X-Zone (hierüber S. 709 ff.).

2. Über den *Mineralo- und Glucocorticoid-Dualismus* wurde ausführlicher S. 672 ff. berichtet, weil er insbesondere auch von morphologischer Seite her mit entwickelt wurde (Deane u. a.). Sayers (1950) weist darauf hin, daß die *Hypothese einer autonomen Regulation der Sekretion des Desoxycorticosterons* nicht erklärt, warum nach Versagen der Hypophyse bei Tier und Mensch eine deutliche Hemmung der Anpassungsfähigkeit auf einen Elektrolytstress zu beobachten ist. Hypophysektomierte *Ratten* sind überempfindlich gegen eine intraperitonaeale Injektion von Glucose, wobei das Plasmanatrium absinkt (Joseph, Schweizer und Gaunt 1943, Reiss, MacLeod und Golla 1943). Patienten mit einer Hypofunktion der Hypophyse (,,Panhypopituitarismus" der Angelsachsen) werden mit einem Überangebot

von Kalium oder Mangel an Natrium nicht fertig (STEPHENS 1940). Die Ausscheidung von Natrium im Schweiß ist größer als normal, allerdings geringer als im Fall eines Addison (CONN 1949). CHENG und SAYERS (unveröffentlicht, nach SAYERS 1950) konnten zwar tatsächlich zeigen, daß Desoxycorticosteronacetatzufuhr eine Lipoiddiaprasie in der Glomerulosa bewirkt, auch bei der hypophysektomierten *Ratte!* Mit Thyroxin und Oestrogen konnten sie jedoch manchmal die gleiche Wirkung erzielen. Auch JONES (1949a) beobachtete nach Testosterongabe eine Lipoidentleerung in der Glomerulosa der hypophysektomierten *Maus.* Die Spezifität der Desoxycorticosteronacetatwirkung auf die Glomerulosa wird durch solche Beobachtungen zweifelhaft. Eine direkte cytotoxische Wirkung muß in Erwägung gezogen werden. Daß Desoxycorticosteronacetat auch eine Atrophie der Fasciculata verursacht (GREEP und DEANE 1947a), ist schwer mit der Autonomiehypothese zu vereinigen. Auch kann die Hypertrophie der Glomerulosa bei einer Na-Mangeldiät nicht ohne weiteres durch Desoxycorticosteronacetatgaben verhindert werden (DEANE, SHAW und GREEP 1948). GREEP und DEANE (1949a) sahen im Regenerationsexperiment noch keine neuaufgebaute Fasciculata, und dennoch konnten die Tiere offenbar den Blutzucker während des Hungerns mit dem nur glomerulosaähnlichen Regenerat auf normalem Niveau halten, was für die Sekretion von 11,17-Oxysteroiden in diesem Bereich spricht. Umgekehrt soll hoch gereinigtes ACTH auch die Sudanophilie in der Glomerulosa beeinflussen können (JONES 1949b).

Den dualistischen steht eine *unitaristische Hypothese* gegenüber: Man hat auch angenommen, daß vielleicht nur ein einziges Rindenprodukt für alle verschiedenen Effekte verantwortlich ist. Die strenge Trennung in 2 Hormongruppen (11,17-Oxysteroide und Desoxycorticosteron) sollte man nicht zu dogmatisch anwenden. Erstens kann man indirekt mit ACTH sowohl die diabetogene Wirkung der ersten wie die natriumfixierende der 2. Gruppe entfalten. Dann zeigten FORSHAM, BENNETT, ROCHE, REISS, SLESSOR, FLINK, THORN (1949), daß Cortison beim Addison eine Na-Retention bewirken kann.

Hinsichtlich der *androgenen Leistungen* der Rinde wäre zu fragen, ob nicht in der Leber oder in anderen Organen Corticoide in androgene Produkte umgewandelt werden können. Gibt man Cortison (FORSHAM, BENNETT, ROCHE, REISS, SLESSOR, FLINK und THORN 1949) oder einen Rindenextrakt (DORFMAN, HORWITT, SHIPLEY, FISH, ABBOTT 1947), dann soll die Ausscheidung der 17-Ketosteroide steigen (bei ADDISON-Patienten geprüft). Nach Injektion großer Dosen von Cortison entwickelt sich eine verstärkte Ketosteroidausscheidung (PERERA, nach SAYERS 1950), es kann sogar ein schwacher Hirsutismus entstehen (SPRAGUE, nach SAYERS 1950). Diese Beobachtungen beziehen sich auf Frauen mit intakten Nebennieren. Da man also 17-Ketosteroide mit einem Sauerstoffatom an C_{11} aus dem Urin zu isolieren vermag (LIEBERMAN, DOBRINER, HILL, FIESER, RHOADS 1948, LIEBERMAN, FUKUSHIMA, DOBRINER 1948, MASON 1945), kann man annehmen, daß androgene Stoffe beim Abbau von Rindenhormonen entstehen. Auch den relativ hohen Androgenspiegel in den Körperflüssigkeiten bei der CUSHINGschen Krankheit (dazu Acne, Hirsutismus) könnte man durch den Abbau von 11,17-Oxysteroiden zu androgenen Stoffen erklären. Weist man nun aber auf den hohen Androgenspiegel beim adrenogenitalen Syndrom hin, so kann man dies ganze Bild als eine völlige Fehlleistung der Nebennierenrinde oder eines Rindenneoplasmas ansehen, die mit der physiologischen Normalleistung des Rindenorgans kaum noch Gemeinschaft hat. Das adrenogenitale Syndrom könnte andererseits auch mit einer Abbaustörung in der Leber oder in den Geweben zusammenhängen.

SAYERS (1950) erhofft eine Klärung des Problems, was die Nebennierenrinde letztlich eigentlich sezerniert, von der Abwendung der Analyse toten Gewebes und der Zuwendung zur Blutanalyse. In diesem Sinne arbeitend, haben NELSON, REICH und SAMUELS (1950) im Nebennierenvenenblut des *Hundes* nur 17-Oxysteroide und vielleicht etwas Cortison nachweisen können. Die Diskussion folgender Möglichkeit hat zu neuen fruchtbaren Ansätzen geführt. Wenn Desoxycorticosteronacetat die ACTH-Abgabe des Vorderlappens hemmt, könnte die künstliche Zufuhr großer Mengen von Desoxycorticosteronacetat oder die übermäßige Bildung von Desoxycorticosteronacetat die Bildung der Oxysteroide in der Nebennierenrinde hemmen. Tatsächlich haben CHENG und SAYERS (1949) beobachtet, daß bei chronischer Verabreichung von Desoxycorticosteronacetat eine Insulinüberempfindlichkeit entsteht. WOODBURY, CHENG, SAYERS und GOODMAN (1950) wiesen nach, daß die Steigerung der Plasma-Natriummenge oder die Herabsetzung der Erregbarkeit des Zentralnervensystems, welche Desoxycorticosteronacetatbehandlung begleiten, durch gleichzeitige ACTH-Verabreichung oder aber auch durch Gabe eines Rindengesamtextraktes normalisiert werden können.

Die Störung des Gleichgewichts zwischen Mineralo- und Glucocorticoiden bedeutet nach SELYE eine Ursache für die Entstehung der sog. ,,Adaptations"-Krankheiten, wozu er unter anderem den arthritischen Formenkreis, die Periarteriitis nodosa und die Nephrosklerose rechnet. Seine Anschauung leitet SELYE (1944) u. a. aus den Ergebnissen der experimentellen Behandlung der *Ratten* mit hohen Dosen von Desoxycorticosteronacetat ab. Das unphysiologische Übergewicht der Mineralocorticoide über die Glucocorticoide macht er dafür verantwortlich, daß sich bei den Versuchstieren eine Polyarthritis ausbildet, welche einer akuten Polyarthritis rheumatica histologisch durchaus entsprechen kann. Allerdings ist die den Prozeß provozierende Wirkung des Desoxycorticosteronacetats nicht konstant.

Die Abgrenzung einer androgenen Zone in der Nebennierenrinde.

Auf Grund des Verhaltens der Ausscheidung von Corticoiden und 17-Ketosteroiden wird eine *Teilung in ein corticoides und ein androgenes Rindengebiet* von Forbes, Donaldson, Reifenstein, Albright (1947), Venning und Browne (1949) angenommen. Liefmann und Schultz (1949) verweisen auf eine Gruppe von Steroiden in der Nebennierenrinde, die wie androgene Stoffe wirken. Konstitutionell sollen die zu dieser Gruppe gehörenden Steroide dem Testosteron ähneln, aber ein Sauerstoffatom an C_{1J} besitzen. Sie bewirken angeblich Vermännlichung und beeinflussen den Elektrolythaushalt.

Bourne (1949) bemerkt, daß bezüglich der Lokalisierung androgener Stoffe in der Rinde noch weitgehende Unsicherheit herrsche. Immerhin schiene die Tatsache von Veränderungen der inneren Rindenzone im Zusammenhang mit dem Fortpflanzungsgeschehen und dem Sexualcyclus darauf hinzudeuten, daß die Stoffe hauptsächlich an diese Region gebunden sind.

Über die in diesem Zusammenhang natürlich auftauchende *X-Zone* berichte ich in anderem Zusammenhang ausführlich (S. 709ff.).

19. Die Wirkung der Adrenalektomie.

Die Entfernung der Nebennieren im Tierexperiment, die etwa in der Mitte des vorigen Jahrhunderts zum erstenmal durchgeführt wurde (S. 9), gab — wie auch die anderer endokriner Drüsen — wichtige Aufschlüsse über die Bedeutung des Organs. Allerdings traten gleich zu Beginn derartiger Versuche einige beträchtliche Schwierigkeiten auf, die dazu führten, daß die eine Gruppe der Untersucher glaubte behaupten zu dürfen, die Entfernung der Nebenniere führe unweigerlich zum Tode des Versuchstieres, die andere Untersuchergruppe dagegen einwandte, daß der Tod in solchen Fällen lediglich als allgemeine Operationsfolge anzunehmen sei und nicht ursächlich mit dem Ausfall der Nebennierenfunktion zusammenhänge. Im Kapitel über die geschichtliche Entwicklung der Nebennierenforschung ist hierüber näher abgehandelt (S. 9 ff.).

Die Schwierigkeiten wurden dadurch vermehrt, daß einmal die Nebenniere ein Doppelorgan darstellt, daß zweitens akzessorisches Rinden- wie Markgewebe (akzessorisches Rindengewebe, Paraganglien mit Phäochromie) in schwer vorherbestimmbarer Menge an vielfach mühsam zugänglichen Stellen im Körperinnern versteckt liegen kann.

Wenn die Untersucher also schon der Nebenniere eine große Bedeutung zumaßen — wir wissen heute, daß sie auf der richtigen Fährte waren — dann entstand sofort die weitere Frage, muß die Rinde oder das Mark als lebensnotwendiger Bestandteil des Organs gewertet werden oder sind beide Anteile gleich wichtig. Auch über diese Frage wird im historischen Teil berichtet. Wir sehen, daß lange Zeit, bis etwa um das Jahr 1920 herum, mit einer Periodizität, die durch die Entwicklung der Nebennierenforschung bedingt war, einmal das Mark — beispielsweise nach Takamines großer Entdeckung —, dann wieder die Rinde als der wesentlichere Anteil des Organs betrachtet wurde.

Erst durch Biedls (1899, 1910) schöne Experimente an *Haifischen*, bei welchen Rinden-(Interrenale)- und Mark(Adrenale)-Anteil (S. 21 ff.) getrennt liegen (S. 35), gelang es, Klarheit zu schaffen. Nach Entfernung des der Nebennierenrinde entsprechenden Interrenale gingen die Tiere unter Symptomen zugrunde, die im Formenkreis der Addisonschen Krankheit in ähnlicher Weise zu beobachten sind.

Als typische Symptome interrenopriver Tiere beschrieb Biedl nämlich eine allmählich sich steigernde *Adynamie, Abblassen der Färbung* und schließlich *Exitus*; die Lebensnotwendigkeit des interrenalen Gewebes war somit erwiesen. Trotzdem ging der Streit um die Bedeutung der Rinde noch lange hin und her. Kisch (1928b, 1929) bestätigte die Angaben Biedls an *Torpedo marmorata* Risso und *T. ocellata* Raf. Er beobachtete an seinen Versuchstieren weiterhin noch eine fortschreitende Verlangsamung der Atmung, inverse motorische Atemreaktionen, Überempfindlichkeit gegen Sauerstoffmangel, plötzlichen Tod nach stärkerer Muskeltätigkeit und Opisthotonus.

Dittus (1937) hat diese Versuche abermals aufgenommen und zugleich das Interrenale durch eine Substitutionstherapie zu ersetzen versucht. Tiere der Species *Torpedo ocellata* erreichten nach Exstirpation des Interrenale eine Überlebenszeit von 2—4 Tagen, d. h. etwa nur $^1/_4$—$^1/_3$ der Überlebenszeit scheinoperierter Tiere. Die Tiere der Species *T. marmorata* starben erst 5—7 Tage nach der Exstirpation. KISCH (1928) hat dieses Verhalten damit erklärt, daß *T. ocellata* ein etwa doppelt so großes Interrenale besitzt wie *T. marmorata*, d. h. daß dem Interrenale von *T. ocellata* eine größere physiologische Bedeutung zukommen dürfte als dem von *T. marmorata*. KISCH meint, „daß die verschiedene Größe des Interrenalkörpers bei den nahe verwandten Arten *T. ocellata* und *marmorata* der anatomische Ausdruck der konstitutionellen Verschiedenheit bezüglich der physiologischen Bedeutung dieses Organs für sie ist". Das ist vielleicht etwas gewagt; *T. marmorata* scheint im allgemeinen resistenter zu sein.

Nach der Exstirpation kommt es zur *Verminderung der Atemfrequenz*; spätestens 24 Std nach der Operation ist das Phänomen deutlich. Nach etwa 2 Tagen erscheinen die seitlichen Körperpartien der Tiere verfärbt. Die Farbänderung ergreift schließlich die gesamte pigmentierte Oberfläche (Melanophorenballung, s. ferner S. 594). Es kommt zu allgemeiner Reaktionsträgheit und *Muskelschwäche*, schließlich *Atemstillstand*. Etwas stärkere Muskelbewegungen können in fortgeschrittenen Stadien den sofortigen Tod herbeiführen. Dieses Phänomen macht verständlich, daß die älteren Experimentatoren an eine besonders enge Beziehung zwischen Muskelleistung und Nebenniere dachten (S. 535).

Injiziert man nun den Tieren einen *Rindenextrakt* — DITTUS benutzte Cortidyn (Promonta) oder Cortin (Degewop) — so läßt sich die Überlebenszeit wesentlich verlängern. Auch die Senkung der Atemfrequenz und die Aufhellung der Hautfarbe sind dadurch zu beeinflussen. KISCH (1928) hatte mit einem Extrakt aus dem Interrenale von *Selachiern* noch keine Verlängerung der Überlebenszeit beim interrenopriven Tier erreichen können. Inzwischen haben aber REISS und HERZOG (1932) aus dem Interrenalorgan von *Haien* einen Wirkstoff extrahiert, der genau so wie Rindenextrakt von *Säugetieren* das Leben adrenalektomierter Säugetiere verlängert. Nach den genannten Autoren soll eine Extraktmenge, die aus 0,5—2 g Ausgangsmaterial von *Selachier*-Interrenalkörpern gewonnen ist, dieselbe Senkung des Blutcholesterins bewirken, wie die aus 20—40 g Ausgangsmaterial von *Säugetier*-Nebennierenrinde hergestellten Extraktmengen.

Die Frage, ob eine *vollständige doppelseitige Adrenalektomie bei den Säugetieren* unter allen Umständen zum Exitus führen muß, bzw. ob Rinde oder Mark lebensnotwendig sind, hat die Forscher trotz BIEDLS Versuchen seit etwa dem Jahre 1900 rund 20 Jahre bewegt. Gerade um die Jahrhundertwende hatte BOINET (1895, 1896) wieder behauptet, daß die Adrenalektomie nicht tödlich sei und die Ermüdung durch körperliche Leistung von adrenalektomierten Tieren genau so gut vertragen werden könne wie von normalen. Nur langsam brach sich die Anschauung von der *Lebensnotwendigkeit* der Organe Bahn.

Nachdem um die Jahrhundertwende die Darstellung des wirksamen Prinzips des Nebennierenmarkes geglückt war und die unerhört starken Wirkungen des ersten kristallin gewonnenen Hormons, des Suprarenins, bekannt geworden waren, lag es nahe, dem *Nebennierenmark* die Hauptrolle in den Nebennierenfunktionen zuzuschreiben. Eindeutige Wirkungen der Nebennierenrinde waren, abgesehen von BIEDLS Ergebnissen, noch nicht recht erfaßt worden. Wie unsicher man sich fühlte, geht aus einer Bemerkung von DELAMARE (1904) in einer zusammenfassenden Arbeit über die Nebenniere hervor, wo er von der Rinde schreibt: «. . . non indispensable à la vie, l'écorce apparaît et fonctionne plus tôt que la moelle». Das Mark hingegen sei wegen seiner Adrenalinproduktion für den Lebensprozeß unerläßlich.

CROWE und WISLOCKI (1914) gebührt das Verdienst, die Überbewertung des Markes in Zweifel gezogen und die Rindenfunktion dadurch wieder zur Diskussion gestellt zu haben. Die endgültige Klärung wurde aber durch erfolgreiche Versuche gewonnen, das Mark isoliert aus der Nebenniere zu entfernen, wobei die Rinde allein erhalten blieb (Einschränkung: phäochrome Zellen in Paraganglien!). Solche Experimente unternahmen WHEELER und VINCENT (1917), HOUSSAY und LEWIS (1923). Die Tiere blieben am Leben, während sie nach dem technisch einfacheren Eingriff einer beidseitigen Adrenalektomie unter allen Umständen nach einiger Zeit starben. Auch TOKUMITSU (1921 b) u. a. hatten um die 20er Jahre die Lebensnotwendigkeit der Nebennierenrinde anerkannt. Noch 1926 schrieb jedoch der um die Nebennierenforschung verdiente ABEL (1926): ". . . I cannot believe that it has been proved with certainty that epinephrine is not essential to the continuance of life", und begründete dies damit, daß eine vollständige Entfernung des phäochromen Gewebes selbst nach doppelseitiger Adrenalektomie und Exstirpation etwa auffindbarer Markanteile (Paraganglien) nicht möglich sei, weil unter Umständen in jedem oder an jedem Sympathicusganglion noch derartige Elemente liegen, welche vikariierend und hypertrophierend eintreten können. Diese Überlegungen sind an sich durchaus berechtigt. Dazu erschien eine Arbeit von LEWIS (1923a), die die Bedeutung der Nebennieren quoad vitam überhaupt wieder in Frage zu stellen schien.

LEWIS hatte rund 400 *Ratten* adrenalektomiert, von denen nur etwa 20—40% verstarben (s. a. S. 274). Dieses Ergebnis konnte zwar nicht ohne weiteres auf andere Versuchstiere übertragen werden, bei welchen nach der doppelseitigen Adrenalektomie zweifellos der Tod eintrat (Rogoff und Stewart 1926a, b), führte aber doch zu neuen Zweifeln an der lebenswichtigen Bedeutung der Nebennierenrinde. Auch Mauerhofer (1922) hatte um diese Zeit behauptet, daß *Ratten* die doppelseitige Adrenalektomie vertragen, während bei *Kaninchen* nur 16—20% der Tiere die Operation überleben sollen. Am schlechtesten vertrügen *Meerschweinchen* die Operation.

Die merkwürdigen Diskrepanzen wurden aber durch die genauere Untersuchung *akzessorischer Rindenanteile* geklärt (S. 264ff.). Die Menge akzessorischen Rindengewebes schwankt nicht nur stark von Species zu Species, sondern variiert außerdem noch individuell ganz beträchtlich. Dadurch mußte in allen Experimenten, welche das Problem der Lebensfähigkeit ohne Nebennieren zum Gegenstand hatten, mit einem Unsicherheitsfaktor gerechnet werden. Schon durch die Arbeiten von Jaffé (1926a) wurde sichergestellt, daß zwischen der Überlebenszeit nach doppelseitiger Adrenalektomie und der Menge des bei gründlicher Autopsie entdeckbaren akzessorischen Rindengewebes eine klare Beziehung erstand. Bei der Gruppe von Versuchstieren, welche überhaupt überlebte, konnte stets ohne jede Schwierigkeit *Rindengewebe außerhalb des Nebennierenbezirks* aufgefunden werden. Dabei scheinen sich überdies einzelne *Ratten*-Stämme nach der Menge solchen Gewebes zu unterscheiden. Gaunt (1933) beobachtete nämlich, daß die Fähigkeit, eine doppelseitige Adrenalektomie zu überleben, bei verschiedenen *Ratten*-Stämmen verschieden groß ist. Pencharz, Olmsted und Giragossintz (1931) hatten bei 62 *Ratten* eine Mortalität von 100% innerhalb von 18 Tagen nach doppelseitiger Adrenalektomie zu verzeichnen. Im Durchschnitt überlebten die Tiere nur 7—8 Tage. Akzessorisches Rindengewebe wurde nur bei einer von 500 *Ratten* dieser und nahe verwandter Serien festgestellt. Firor und Grollman (1933) fanden an 167 adrenalektomierten *Ratten*, daß recht verschiedene Faktoren, wie Alter, Anästhesie, prä- und postoperative Pflege, Gravidität, Operationstechnik usw. einen wesentlichen Einfluß auf die Überlebenszeit haben. Trotz alledem kommen sie zu dem Schluß, daß ausnahmslos die *vollständige Adrenalektomie* bei *Ratten* und *Kaninchen* mit dem Weiterleben der Tiere unvereinbar ist. Auch Schultzer (1935) und Waterman (1940) schließen sich dieser Ansicht an. Waterman fand bei 109 jungen adrenalektomierten *Ratten* eine durchschnittliche Überlebenszeit von 5,4 Tagen (Tabelle 42).

Da die Beurteilung der Adrenalektomiefolgen aus den angegebenen Gründen derart schwierig zu beurteilen war, ist auch das Problem der Rindenfunktionen anfänglich kaum vorangekommen (Gaunt und Evesrole 1949). Typisch für die damalige Situation ist folgende Mitteilung von Stewart (1924): "The cortex is the part of the adrenal essential to life. How it exercises its function is utterly unknown." Noch 6 Jahre später mußte Britton (1930) am gleichen Ort bekennen: "That the very meagre knowledge of corticoadrenal function does not lend itself at present time even to rational theorizing." Gleichzeitig konnte er schon damals auf 311 Publikationen über Funktion und Bedeutung der Nebennierenrinde verweisen.

Eine wichtige Grundlage für die weitere Bearbeitung des Adrenalektomieproblems bildete die Ausarbeitung einer sauberen Operationstechnik durch Hartman (1923), Rogoff und Stewart (1926, 1928).

Tabelle 42. *Überlebenszeiten von 1214 Ratten nach doppelseitiger Adrenalektomie nach Arbeiten, in welchen die Operationsveränderungen mindestens an 48 Tieren kontrolliert wurden.* (Waterman 1940.)

Untersucher	Jahr	Zahl der Tiere	Alter der Tiere	Mortalität innerhalb von 30 Tagen %	Durchschnittliche Überlebenszeit der 1. Gruppe	Tiere, die länger als 30 Tage lebten %
Boinet	1895	48	—	87,5	wenige Tage	12,5
Lewis	1923	200	30—40 Tage	20—40	48 Std	60—80
Lewis	1923	200	40 Tage oder mehr	20—40	48 Std	60—80
Jaffé	1926	90	30—59 Tage	35	5—12 Tage	65
Pencharz und Mitarbeiter	1931	62	4—5 Monate	100	7—8 Tage	0
Firor und Grollman	1933	167	verschieden	100	6,26	0
Gaunt	1933	185	,,	95	7	5
Gaunt	1933	—	,,	50	14,4	50
Schultzer	1935	58	junge *Ratten*	100	6,6	0
Schultzer	1935	77	,, ,,	100	5,7	0
Schultzer	1935	18	,, ,,	100	11,2	0
Waterman	1940	109	,, ,,	100	5,4	0

Zur Technik der Adrenalektomie.

Selachier DITTUS (1937, S. 25): Die kompakte Ausbildung des Interrenale, das Fehlen akzessorischen interrenalen Gewebes und die weniger dichte Anlagerung des Organs an die Nieren machen *Torpedo marmorata* und *T. ocellata* im Vergleich zu anderen *Selachiern* zu den für eine Exstirpation des Interrenale besonders geeigneten Formen. Dazu kommt noch, daß bei einer Exstirpation des Interrenalgewebes bei *Haien* und *Rochen* eine Verletzung beider Nieren kaum zu umgehen ist, während die in der Norm linksseitige Lage des Interrenale bei den *Torpedinen* eine vollständige Schonung der rechten Niere ermöglicht. Allerdings lassen sich *Torpedinen* schlechter in Gefangenschaft halten als *Haie*.

Technik: 10 min lang Einwirkung einer 1%igen Urethanlösung. Die Tiere werden dann in Rückenlage mit 3—5 Stiften auf einem Brett befestigt. Das Brett wird schräg in Wasser eingestellt, so daß die Kiemenregion im Wasser liegt; dem Wasser werden 0,5—0,75% Urethan beigegeben. Die Bauchregion liegt trocken. Die Bauchdecke wird mit 50%igem Alkohol abgerieben, dann wird ein 2—3 cm langer Medianschnitt gemacht, die Wunde gespreizt, der Enddarm zur Seite geschoben. Durch das Nierenperitonaeum sieht man das gelbliche Interrenale durchschimmern. Das Nierenperitonaeum wird gespalten, das Interrenale entweder stumpf herausgeschält oder mit der Schere abpräpariert. Kleinere Blutungen stehen auf Tupferkompression. Treten größere Blutungen auf, so sind die Tiere erfahrungsgemäß für den Versuch verloren. Nach Exstirpation des Interrenale wird das Nierenperitonaeum mit Catgut genäht. Bei der Wundnaht empfiehlt es sich, für die Muskulatur Catgut, für die Haut Seide zu benutzen. Abschließend wird die Kiemenhöhle mittels eines in das Maul gesteckten Gummischlauches 3 min lang mit frischem Seewasser durchspült.

Ratte s. BANGERTER (1932).

Meerschweinchen TONUTTI (1942c): Soll nur *eine* Nebenniere entfernt werden, dann entscheide man sich für die aus topographisch-anatomischen Gründen viel leichter zu entfernende linke Nebenniere. Das Tier wird in Seitenlage gebracht und die Bauchhöhle mit einem 4—5 cm langen Schnitt zwischen dem Ende der letzten beiden Rippen beginnend, schräg nach vorn abwärts eröffnet (Anlage von zwei starken Arterienklemmen am oberen Ende der Schnittränder). Namentlich die äußere Klemme muß hochgehalten werden, so daß das Tier beinahe von der Unterlage abgehoben wird. Die Eingeweide lassen sich dann gut nach vorn abwärts in die Bauchhöhle drängen, so daß ein bequemer Überblick möglich wird. Gleichzeitig wird damit die linke Niere dem lateralen Wundrand genähert, wobei eventuell der Schnitt vorsichtig nach oben etwas zwischen die beiden Rippen erweitert werden kann. Eine derbe anatomische Pinzette, deren Branchen mit Watte umwickelt werden, wird nun von innen so gespreizt, daß die Milz nach oben und die Niere nach der Seite gedrängt wird. Dabei muß die Nebenniere gut sichtbar werden. Die Nebenniere wird nun so gestielt, daß sie nur noch an den Gefäßen hängt. Das Organ darf dabei nicht kräftiger berührt werden, sonst kann man später im Sudanpräparat in Rinden- und Markgefäßen kleine Fetttröpfchen finden. Das Stielen gelingt am besten von der Nierenseite her, indem man erst nach kranial, dann an der medialen Seite der Nebenniere wieder nach caudal vorgeht. Dieser schwierigste Teil der Operation kann am besten mit Hilfe eines unten nach Art eines Meißels zugeschnittenen feinen Holzspans, der vorher ausgekocht und mit Watte umwickelt wird, und dessen Breite am Ende knapp 1 mm beträgt, vorgenommen werden. Damit läßt sich die Nebenniere fast ohne jegliche Blutung stielen. Sobald sich der Stiel gut abgrenzt, wird er mit einer Arterienklemme mit sehr feinen Zweigen gefaßt. Nun kann man das Organ etwas anheben. Über die Klemme wird dann eine vorbereitete Fadenschlinge eingeführt, die mit dem Holzspan um die Nebenniere nach hinten geschoben wird, bis sie unter der Klemme um den Gefäßstiel des Organs liegt. Nach dem Abbinden verwendet man zum Abschneiden des Gefäßstieles eine breitere gebogene Schere, auf der sich die Nebenniere dann ohne weitere Berührung herausheben läßt. In der Regel ist eine Blutung so gut wie vollständig zu vermeiden, jedoch laufen gelegentlich Gefäße an der Kapsel, deren Zerreißung beim Stielen eine erhebliche Blutung bedeuten kann. Mit heißen Tupfern kann man die Blutung zum Stehen bringen. Im allgemeinen bedeuten größere Blutungen allerdings meist eine erhebliche Verkürzung der Überlebenszeit nach der Adrenalektomie (SWINGLE, PFIFFNER, VARS, BOTT und PARKINS 1933, REISS und HERZOG 1934, BOMSKOV 1937).

Hund s. HARTMAN (1923), ROGOFF und STEWART (1926, 1928).

Katze s. ZWEMER (1927), DOETSCH, VERZÁR und WIRZ (1945): Die Exstirpation der Nebennieren erfolgt in hoher Lumballage vom Rücken her mit dem elektrischen Messer. Zertrümmerung der Nebennieren muß vermieden werden, weil eine Regeneration aus zerstreuten Resten nicht ausgeschlossen werden kann. Man exstirpiert gewöhnlich in Äthernarkose zuerst die rechte Nebenniere und, wenn die Wunde geheilt ist, 14 Tage später etwa die linke. Will man in einer Sitzung beidseitig adrenalektomieren, so muß man mit Desoxycorticosteronacetat vorbehandeln. Das Tier erhält 2 Tage vor der Operation und am Operationstag je 10 mg Desoxycorticosteronacetat (= 1 cm³ Percorten Ciba), nach der Operation 20 mg und je nach Allgemeinzustand noch mehrere Tage dieselbe hohe Dosis. Nach der Operation werden 50—100 cm³ physiologische Kochsalzlösung subcutan gegeben.

Die Tiere müssen warm gehalten werden; sie werden zuerst nur mit Milch ernährt (Verzár, Bucher, Somogyi und Wirz 1941, Verzár 1943a). Entgegen früheren Angaben (0,5 mg/ kg/Tag Desoxycorticosteronacetat) betonen Doetsch, Verzár und Wirz (1945), daß man bereits mit 0,4 mg/kg/Tag bei der *Katze* als minimaler lebenserhaltender Dosis von Desoxycorticosteronacetat auskommen kann, gelegentlich sogar mit 0,2 mg/kg/Tag. Mit dieser sehr geringen Dosis kann man zwar das Körpergewicht, nicht aber die Körpertemperatur adrenalektomierter *Katzen* halten.

Die *Katze* verträgt eine *einseitige* Adrenalektomie nach Zwemer (1927) ohne weiteres. Wird die 2. Nebenniere 5—20 Tage später entfernt, so geht das Tier in 53 Std nach der 2. Operation zugrunde. Schont man bei der 2. Operation die Rinde mit ihrer Blutversorgung, dann können die Tiere weiterleben. Wird in einem 3. Eingriff die Rinde entfernt, so gehen die Tiere (keine kompensatorische Hypertrophie akzessorischen Rindengewebes?) innerhalb von 1—8 Tagen zugrunde. Einige Tiere bleiben am Leben; bei ihnen konnte in jedem Fall autoptisch akzessorisches Rindengewebe nachgewiesen werden.

Nach der doppelseitigen Adrenalektomie kann durch Überpflanzung von Rindengewebe das Leben einige Zeit verlängert werden. Geht das Transplantat zugrunde, dann stirbt das Tier. Untersuchung des Blutes nach der Adrenalektomie ergibt, daß der Gehalt an Phosphor, Eiweiß, nicht an Eiweiß gebundenem Stickstoff und Harnstoff steigt. Der Blutzucker vermindert sich. Der Tod erfolgt durch Hypoglykämie und Acidose.

Was die technische Seite der *vollständigen doppelseitigen Adrenalektomie* angeht, so kann man natürlich in jedem Fall des Überlebens eines Versuchstieres auf längere Zeit im Zweifel sein, ob die Organentfernung in vollem Umfang geglückt ist. Die vollständige Entfernung und Ausschaltung alles interrenalen Gewebes wird dadurch kompliziert, daß es die Ausdifferenzierung eines der Nebennierenrinde ähnlichen Gewebes in den Ovarien beim *Erdhörnchen* nach bilateraler Adrenalektomie zu geben scheint (Groat 1943). Ob hier Beziehungen zu einem Mutterboden gleicher Art im Ovar bestehen, welcher beim *Menschen* zur Bildung von Nebennierenrindentumoren im Ovar führen kann, wie Greene und Lapp (1944), Kepler, Dockerty und Priestley (1944) beschreiben, ist nicht zu entscheiden. In neuerer Zeit hat MacFarland (1945a) außerordentlich interessante Angaben über die Regenerationsfähigkeit und die Möglichkeit der Ausdifferenzierung bindegewebiger Elemente zu rindenzellähnlichen Gebilden erhoben (S. 254).

Die selektive Ausschaltung des Nebennierenmarkes.

Zum Zweck der selektiven Ausschaltung des Markes sind verschiedene Wege angegeben worden.

1. Die Entnervung der Nebenniere (Elliott 1912a, Stewart und Rogoff 1919, 1924). Nach diesem Eingriff tritt eine Hemmung der Adrenalinsekretion ein. Von einer vollständigen Ausschaltung des Markes kann man aber nicht sprechen. Außerdem ist die Operation nicht ganz einfach.

2. Die Zerstörung des Markes mit Radium (Lacassagne und Samssonow 1920, Kellaway und Cowell 1922/23, Wislocki und Crowe 1924).

3. Die Zerstörung des Markes durch den Thermokauter bzw. der Versuch der Excision des Markes (Vassale und Zanfrognini 1902a, b, Lucibelli 1920, Houssay und Lewis 1921, Reid 1932).

4. Die Ausschaltung des Markes durch Ligatur der Nebennierenvene (Hoskins und MacPeek 1913, McGuigan und Mostrom 1913, Himwich, Fazekas und Martin 1938).

5. Die Transplantation der Nebenniere, da bekanntermaßen nur die Rinde den Eingriff übersteht und regeneriert (Pedne 1923, Wyman und tum Suden 1932c, Ingle, Hales und Haslerud 1936).

6. Die Massage und Quetschung der Nebenniere, wobei das höchst druckempfindliche Markgewebe zerstört wird und nicht wieder zu regenerieren scheint (Ingle und Nezamis 1949).

7. Da alle diese Methoden daran kranken, daß die Markausschaltung nicht vollkommen sicher ist, dagegen stets ein mehr oder weniger großer Rindenschaden in Kauf genommen werden muß, hat sich Selye (1936b) um eine neue chirurgische Methode von größerer Sicherheit bemüht. Das Mark der *Ratten*-Nebenniere wird nach einem kleinen Einschnitt in die Rinde durch eine Glascapillare abgesaugt. Gelegentlich können allerdings Inseln phäochromer Zellen in der Drüse liegenbleiben, vor allem die, welche entlang der Nebennierenhauptvene manchmal bis an die Kapsel des Organs heranreichen. Um diesen Fehler auszuschalten, haben Selye und Martin (1946/47) die Methode noch verbessert.

Unter Ätheranästhesie wird ein kleiner Einschnitt zwischen Rippen und Wirbelsäule gemacht. Nach dem Einsetzen von zwei kleinen Retraktoren kann die Nebenniere freigelegt werden. Nunmehr wird die Hauptnebennierenvene mit einer gebogenen Pinzette in der Nähe des Hilus gefaßt, dann mit einer kleinen Schere eine Incision durch die ganze Breite der Rinde angelegt, und zwar möglichst an der Stelle, an der die Hauptvene austritt. Obwohl dadurch eine ganze Reihe venöser Zuflüsse zur Hauptvene durchschnitten wird, ist die Blutung nur relativ klein; sie kann leicht mit einem kleinen Tupfer gestillt werden. Die Wundränder der Nebenniere werden nun etwas gespreizt, so daß das immer dunkler als die Rinde gefärbte Mark deutlich sichtbar wird. Mit einer dünnen Glascapillare wird das gesamte Markgewebe abgesaugt, vor allem auch das der Hauptvene entlang gelegene. Die Wundränder fallen dann leicht wieder zusammen. Haut und Muskel werden getrennt genäht. Die Operation auf der anderen Seite kann sofort angeschlossen werden. Bei kleineren *Ratten* empfiehlt sich die Benutzung einer Präparierlupe. Untersucht man die Nebennieren nach einiger Zeit, so sieht man an der Stelle des Markes fibröses Narbengewebe; die Rinde zeigt histologisch keine Abnormität.

Adrenalektomiefolgen, Substitutionstherapie.

Die anatomischen und physiologischen Folgen der Adrenalektomie scheinen im ganzen *Wirbeltierreich* grundsätzlich ähnlich zu sein. Daß bereits die Entfernung des Interrenale bei *Selachiern* ein ADDISON-ähnliches Syndrom erzeugt, geht aus der früheren Schilderung S. 35, 678 hervor. Bei *Vögeln* hat PARKINS (1931) die Adrenalektomie in 2 Sitzungen ausgeführt. Er beobachtete eine Überlebenszeit der Tiere von etwa 80 Std. MILLER und RIDDLE (1942a) konnten die Überlebenszeit adrenalektomierter *Tauben* durch postoperative Salzzufuhr auf 9 Tage im Durchschnitt erhöhen. Immer wieder muß man aber denken, daß der Beweis für einen vollständig einheitlichen Funktionsmechanismus der Nebennierenrinde bei allen *Säugern* oder gar bei allen *Wirbeltieren* aussteht. Manches spricht im Gegenteil für Funktions- und Reaktionsbesonderheiten bei den einzelnen Species (HARTMAN, SMITH, LEWIS 1943, KNOUFF und HARTMAN 1951). INGLE (1948a) weist darauf hin, daß der Ausfall einer besonderen Leistung nach Adrenalektomie nicht ohne weiteres auf die Funktion der Nebennieren bezogen werden dürfe.

Man meint, daß bei Tierversuchen im allgemeinen etwa $1/10$ der Nebennierenrinde erhalten bleiben muß, wenn keine Erscheinungen der Rindeninsuffizienz auftreten sollen (MAXIMOW-BLOOM, 4. Aufl., 1942).

Eine *Substitutionstherapie* durch Implantation von Nebennierengewebe haben wohl zuerst ABELOUS und LANGLOIS (1903ff.) mit einigem Erfolg versucht (zusammenfassende Darstellungen von DORFMAN und HORWITT 1943, VENNING und HOFFMAN 1944, SWINGLE und REMINGTON 1944). Seitdem die Herstellung wirksamer *Gesamtextrakte* aus der Nebennierenrinde gelang, konnten die Rindeninsuffizienz oder Folgen der Adrenalektomie beim Versuchstier energisch bekämpft werden. Diesen Versuchen schloß sich logischerweise die Analyse des Extraktes an. HARTMAN, DEAN und MCARTHUR (1928) berichteten zuerst über ein Hormon der Nebennierenrinde, welches das Leben bei beidseitig adrenalektomierten Tieren zu erhalten imstande sein sollte. Sehr bedeutungsvoll wurde die Entdeckung, daß die Nebenniere eine wichtige Rolle im *Elektrolythaushalt* spielt (LOEB 1933, 1939, LOEB, ATCHLEY, GUTMAN und JILSON 1933, LOEB, ATCHLEY, BENEDICT und LELAND 1933, LOEB, ATCHLEY und STAHL 1935, HARROP, SOFFER, ELLSWORTH, TRESCHER 1933, HARROP, SOFFER, NICHOLSON, STRAUSS 1935, RUBIN und KRICK 1933). Bei adrenalektomierten Tieren wie auch bei Patienten mit ADDISONscher Krankheit hat die Verabreichung von Na-Salzen eine günstige Wirkung (STEWART und ROGOFF 1925, BANTING und GAIRMS 1926, MARINE und BAUMANN 1927, LOEB 1933, LOEB, ATCHLEY und STAHL 1935, LOEB 1939, SWINGLE, PFIFFNER, VARS und PARKINS 1934, SWINGLE, PARKINS, TAYLOR und HAYS 1936, SWINGLE 1937, HARROP, SOFFER, NICHOLSON und STRAUSS 1935, GAUNT, TOBIN und GAUNT 1935, ALLERS und KENDALL 1937, WILDER, KENDALL, SNELL, KEPLER, RYNEARSON und ADAMS 1937, CLEGHORN, ARMSTRONG und AUSTEN 1939, KNOWLTON und KRITZLER 1949 u. v. a.). Nachdem vor allem LOEB (1933) gezeigt hatte, daß allein Verabreichung von NaCl genügt, um einem ADDISON-Patienten zu helfen, passierte es, daß "... with this report, most adrenal workers rushed to their laboratories with salt shakers in hand" (GAUNT und EVERSOLE 1949).

Weitere Beobachtungen, die im Zusammenhang mit der Substitutionstherapie stehen, seien kurz erwähnt. GROAT (1941) stellte fest, daß bei adrenalektomierten *Erdhörnchen* und *Ratten* die Zufuhr der normalen Futtermenge entscheidend ist, wenn die Tiere nicht bald an der Rindeninsuffizienz zugrunde gehen sollen. Gibt man den adrenalektomierten Tieren NaCl, dann behalten sie ihren Appetit. Die *Erdhörnchen* brauchen diese Salztherapie etwa 15—35 Tage nach der Adrenalektomie; dann bleibt ihre Appetenz unverändert. Es lag nahe, an kompensatorisches Eintreten von Rindengewebe zu denken, aber nirgends fand sich autoptisch akzessorisches Rindengewebe.

EVERSOLE (1945) untersuchte *Ratten*-Männchen, welche nach dem Entwöhnen mit einer typischen Grundernährung aufgezogen worden waren, bis sie ein Gewicht von 50—60 g erreicht hatten. Dann wurden sie adrenalektomiert und erhielten eine entweder von Eiweiß oder von Kohlenhydraten freie Diät. Außerdem bekamen sie täglich entweder 0,5 cm^3

Rindenextrakt oder 0,2 mg Desoxycorticosteronacetat. Elf von 12 adrenalektomierten *Ratten*, welche bei eiweißfreier Diät täglich Desoxycorticosteronacetat erhalten hatten, überlebten 10 Tage, keine aber mehr als 19 Tage. Der Gewichtsverlust betrug in den ersten 10 Tagen 0,5 g je Tag; er war praktisch gleich dem der Kontrolltiere mit derselben Diät. Dagegen schien Desoxycorticosteronacetat bei adrenalektomierten *Ratten*, welche eine kohlenhydratfreie Diät bekamen, völlig wirkungslos zu sein. Bei diesen Tieren konnte aber das Leben mit einem Rindengesamtextrakt im Trinkwasser erhalten werden, und zwar so lange, als das Extrakt verabreicht wurde. Interessanterweise war die Injektion des Extraktes wirkungslos.

Wildratten können mit der Salztherapie nur in etwa 2% der Fälle nach der Adrenalektomie erhalten werden, während bis zu 87% der domestizierten *Ratten* mit der Salztherapie längere Zeit überleben können (Richter, Rogers und Hall 1950). Man möchte meinen, bei der Wildform sei seltener akzessorisches Rindengewebe vorhanden als bei der domestizierten, aber das Gegenteil ist der Fall! Die Autoren fanden bei 8 von 71 *Wildratten* (= 11,3%) und bei 3 von 70 *Hausratten* (= 4,3%) akzessorisches Rindengewebe.

Bei der Rindeninsuffizienz reagiert übrigens der Organismus auf Rindenextrakte sensibler als normalerweise (Ratsimamanga 1950).

Die *Folgen der Adrenalektomie* möchte ich hier nur ganz kurz erwähnen, weil ich über sie jeweils im Zusammenhang der speziellen Wirkungsbereiche (Sexualsphäre, Eiweißstoffwechsel usw.) berichte. Daß eine verstärkte *Muskeltätigkeit* bei adrenalektomierten Tieren zum plötzlichen Exitus führen kann, ist frühzeitig aufgefallen und wiederholt bestätigt worden (Kahn 1917, Mauerhofer 1921/22, Kisch 1924, 1928a, b, Sundberg 1925). Bei der Addisonschen Krankheit des *Menschen* steht ja gleichfalls eine Adynamie mit im Vordergrund des ganzen Symptomenkomplexes. Man weiß jetzt aber, daß adrenalektomierte Tiere praktisch gegenüber jeder Belastung (Stress) im Nachteil sind, wenn man ihre verbliebene Regulationsfähigkeit mit der des Normaltieres vergleicht.

Nach Bornstein und Holm (1923) kommt es bei *Hunden* nach der Adrenalektomie zu einer Herabsetzung des *Atemfrequenz*. Die Tiere sterben unter Atemstillstand, wobei das Herz noch schlagen kann; ähnliche Folgen sah Dittus (1937, s. S. 35) bei interrenopriven *Selachiern*. Verminderung der Atemfrequenz haben nach Adrenalektomie beim *Hund* auch Biedl (1913), Banting und Gairns (1926) gesehen, bei der *Katze* Kellaway und Cowell (1922), beim *Meerschweinchen* Kühl (1927), bei der *Maus* Bomskov und Bahnsen (1935), beim *Kaninchen* Magistris.

Bornstein und Holm (1923) sahen in der im späteren Stadium auftretenden Atemhemmung und dem Tod durch Atemlähmung die Folge einer anfänglichen *Überventilation*. Diese Auffassung steht im Widerspruch mit der Meinung der meisten genannten Autoren. Vor allem scheint sie für interrenoprive *Selachier* keine Gültigkeit zu haben, da bei diesen nach Überventilation keine größere Empfindlichkeit gegen Sauerstoffmangel eintreten dürfte (Kisch 1928).

Bornstein und Gremels (1925) beobachteten beim adrenalektomierten *Hund* die anfängliche Überventilation genauer. Es kommt zum Anstieg des respiratorischen Quotienten, Glykogenschwund in der Leber, Temperatursturz, Bluteindickung, Blutdrucksenkung. Etwas mehr als die Hälfte der Rinde genügt, um die Tiere am Leben zu erhalten. Tritt kein Ventilationsanstieg ein, dann bleiben auch die übrigen Folgen aus. Auch Unterbindung der V. suprarenalis oder Durchtrennung der arteriellen Gefäße der Nebenniere führt zum Exitus infolge Rindeninsuffizienz.

Über die *Wirkung der Adrenalektomie auf den Gaswechsel* liegen widerspruchsvolle Angaben vor. Marine und Baumann (1922a), Marine, Baumann und Cipra (1925) hatten behauptet, daß der Sauerstoffverbrauch nach Rindenexstirpation ansteigt. Inoue (1939) will dies schon bei einseitiger Adrenalektomie gesehen haben. Demgegenüber aber hatten Demaria-Massey (1927), v. Arvay (1928) bei *Ratten* eine Senkung des Gaswechsels nach Nebennierenexstirpation gesehen. Aub, Bright und Forman (1922), sowie Barlow (1924), Webster, Pfiffner und Swingle (1932) beobachteten bei *Katzen* dasselbe, wie Harrop, Weinstein, Soffer und Trescher (1933) bei *Hunden*. Behandlung mit Nebennierenrindenhormon erhöht den gesunkenen Sauerstoffverbrauch wieder (Brownell und Hartman 1941). Ältere Autoren, denen aber vielleicht noch kein vollwertiges Rindenpräparat zur Verfügung stand, haben das nicht gesehen (Hoen, Langefeld und Oehme 1939, Reiss und Peter 1939, Webster, Pfiffner und Swingle 1932, Harrop, Weinstein, Soffer und Trescher 1933). Nach Doetsch, Verzár und Wirz (1941) haben adrenalektomierte *Katzen*, die mit einer Minimaldosis Desoxycorticosteronacetat am Leben erhalten wurden, keinen verminderten Grundumsatz.

Ferner leidet die *Wärmeregulation* (Wyman 1929, Hartman, Brownell und Crosby 1931). Die Körpertemperatur sinkt nach der Adrenalektomie sehr leicht ab (Warmhaltung der operierten Tiere).

Die Wirkungen der Adrenalektomie auf das *lymphatische System* (Hypertrophie), auf das *Blutbild*, auf die *Leber* (Kohlenhydratstoffwechsel), auf die *Nieren* können hier nicht im Detail geschildert werden. Die im Großhirn usw. nach Adrenalektomie angeblich auftretenden Schäden (TIZZONI 1884, 1886a) sind nicht ohne weiteres verständlich; die alten Versuche müßten nachkontrolliert werden. Über Wirkungen der Adrenalektomie auf das Zellbild des *Hypophysenvorderlappens* berichten REESE, KONEFF und AKIMOTO 1939, GATZ 1941, KONEFF, HOLMES und REESE 1941, GATZ und KENDALL 1940/41, MELLGREN 1948ff., FINERTY und BRISENO-CASTREJON 1948, 1949.

20. Zur Frage der Wechselbeziehungen zwischen Rinde und Mark.

Für ein getrenntes Funktionieren von Rinde und Mark sprechen die *Phäochromocytome* (S. 668). Diese von der Rindensubstanz meist ganz eindeutig abgesetzten Marktumoren zeichnen sich dadurch aus, daß sie paroxystisch gewaltige Adrenalinausschüttungen veranlassen können (Blutdrucksteigerungen). Die anhaftende Nebennierenrinde wird durch Druckwirkung nicht selten geradezu zur Atrophie gebracht. Der Tumor selbst kann übrigens durch eine bindegewebige Kapsel von der Rinde abgegrenzt sein. Wir haben hier also einen Fall vor uns, in welchem sich das Nebennierenmark offenbar in höchster Funktion befindet, während die Nebennierenrinde zumindest nach dem morphologischen Bild gerade das Gegenteil vermuten läßt.

Indessen ist öfters vermutet worden, daß das in der Phylogenie sichtbar werdende *Sichfinden von Rinde und Mark* eine *physiologische Bedeutung* haben müsse. So hat SCHEEL (1908) behauptet, daß bei der Bildung der Sekretgranula in den Markzellen aus den Rindenzellen stammende Stoffe beteiligt seien. Solange die inneren Rindenschichten infolge der postnatalen Degeneration (S. 276ff.) noch nicht vollkommen ausgebildet sind, kann man nach seiner Aussage auch keine Sekretgranula in den Markzellen nachweisen. Auch sollen sich solche Granula niemals in Paraganglienzellen finden; sie sind mithin typisch für die unter dem Einfluß der Rindenelemente stehende spezielle Paraganglienzelle im Nebennierenmark.

Eine Zeitlang wurde ferner behauptet, in den Rindenzellen würden Vorstufen des Adrenalins gebildet bzw. das Cholesterin sei an der Bildung des Adrenalins beteiligt (ABELOUS, SOULIÉ und TOUJAN 1905, ABELOUS und ARGAUD 1931, KÖHLER und EICHELBERGER 1930, KEMP und OKKELS 1936, OKINAKA und MORI 1939). Auf Grund von chemischen Untersuchungen der Nebennieren von *Rind, Schaf* und *Pferd* kamen ABELOUS und seine Mitarbeiter zu folgendem Schluß: «Les capsules surrénales nous apparaissent donc comme des organes de production de l'adrénaline. Cette adrénaline est élaborée dans la substance corticale et s'accumule dans la médullaire».

Derartige Ansichten sind keineswegs nur historisch interessant; sie haben bis in die neue Zeit hinein eine Rolle gespielt. COMESSATTI (1908) nahm ebenfalls Adrenalinvorstufen in der Rinde an und betonte die funktionelle Einheit von Rinde und Mark. Auch KOLMER (1918) hat sich der alten französischen Hypothese angeschlossen. Nach seiner Ansicht sollen die in der Nähe der Rinden-Markgrenze zerfallenden Rindenzellen für die Funktion des Nebennierenmarkes von wesentlicher Bedeutung sein: ,,Die Zellen der Rinde treten mit den Zellen des Markes . . . auf mehrfache Art in Beziehung. Schon in der Jugend wandern strangweise Rindenelemente in das Mark ein. Später werden in den dem Mark zunächst gelegenen Zellen der Rinde Zerfallsprodukte sichtbar, die mit der teilweisen Umwandlung von Protoplasmaportionen (unter gleichzeitiger Umwandlung der ,siderophilen Körper' in körnelige Brocken) in Pigment einhergehen.'' Für IWABUCHI (1922) ergibt sich ebenfalls auf Grund von Untersuchungen des experimentellen Skorbuts am *Meerschweinchen* die *funktionelle Einheit* von Rinde und Mark. Die angenommenen kausalen Beziehungen zwischen den bei Skorbut beobachteten Rindenschäden und Markveränderungen sollen sich durch Lipoidausschwemmungen aus der Rinde erklären lassen. Ferner nimmt Wiesel (1930) eine gegenseitige funktionelle Abhängigkeit von Rinde und Mark an; allerdings soll für die Adrenalinbildung allein das Mark verantwortlich sein. Paul (1931) kommt auf Grund der Untersuchung eines Paraganglions zu dem Schluß, daß trotz der anatomischen Verbindung von Rinde und Mark noch eine weitgehende physiologische Unabhängigkeit beider vorhanden ist.

Später hat vor allem Konschegg (1933) die Ansichten der französischen Untersucher in etwas veränderter Form übernommen. Er sieht den größten Teil des in der Nebenniere nachweisbaren Adrenalins als ein durch Säurewirkung entstandenes Kunstprodukt an. Der wirksame Stoff dagegen, der die starke Gefäßwirkung ausübt, soll ein lipoidgebundenes Adrenalin sein.

Auch die *Rindenhormone* und *Adrenalin* sind in nähere Beziehung miteinander gebracht worden. So soll die Wirksamkeit des Cortins bei nebennierenlosen Tieren versagen (Kuschinsky und Nachmanson 1934), wenn die Bereitungen völlig adrenalinfrei sind. Andererseits behauptet Asher (1934), die Adrenalinwirkung sei, gemessen an der Herzleistung im Tierversuch, bei gleichzeitiger Cortinverabreichung viel stärker (sog. Integration der Hormone). Von Baudouin (1936) und Thaddea (1941) ist darauf hingewiesen worden, daß Adrenalin keine Wirkung mehr auf den Blutdruck adrenalektomierter Tiere und von Addison-Kranken hat.

Im Lehrbuch von Kemp und Okkels (1936) wird eine Zusammenarbeit der Reticulariszellen mit dem Mark angenommen. Die Rinde soll Adrenalinvorstufen enthalten. Die Vereinigung von Rinde und Mark gehe bei den einzelnen Species parallel mit der Ausbildung der Wärmeregulation. „Je stärker die Eigenschaft der selbständigen Temperaturregulation entwickelt ist, desto enger ist die Verbindung der beiden Nebennierenanteile." Kemp und Okkels nehmen eine Art Symbiose oder mindestens einen Synergismus in der ausgebildeten Nebenniere an. Ferner weist Secker (1949) darauf hin, daß die pressorische Wirkung einer Sympathicusreizung nach Adrenalektomie bekanntlich abgeschwächt ist, durch Verabreichung von Rindensteroiden aber wieder normalisiert werden kann. Nach Zufuhr von Rindenstoffen steigen die Adrenalinwerte im Blutplasma an (Lehmann und Kinzius 1949); die Autoren denken an eine Anregung des Markes durch Rindenprodukte. Ganz besonders energisch ist von Lucadou (1938) für eine anatomische und physiologische Einheit von Rinde und Mark eingetreten. Soweit es sich um die anatomischen Grundlagen seiner Hypothese handelt, ist S. 175f. bereits darüber berichtet.

Bei der Diskussion, ob eine *Wirkung der Nebennierenrinde auf das Mark* möglich sei, finden wir öfters Hinweise darauf, daß man vielleicht *im Nebennierenmark* ein zentrales, mehr autonomes Gebiet von einem peripheren, mehr unter dem Einfluß der Rinde stehenden unterscheiden dürfe. Aber auch jene Untersucher, die weniger weitgehende Schlüsse ziehen, haben wenigstens rein morphologisch öfters Unterschiede des randständigen vom zentralen Markbild feststellen wollen. So sagt z. B. schon Kohn (1903) im Hinblick auf die fetale Nebenniere, daß beim menschlichen Keimling von 50 mm Gesamtlänge die Randzellen des Markes zwar bereits eine phäochrome Reaktion geben, die zentralen aber nicht. Ich verweise auf früher geschilderte Differenzen im Nebennierenmark des *Pferdes* (S. 100).

Goormaghtigh und Elaut (1925, 1927) teilten das Mark in eine aktive Zone (exkretorische, periphere Zone, in Kontakt mit der Nebennierenrinde) und eine zentrale Ruhezone ein. Vornehmlich CRAMER (1926b, 1928) hat dann eine derartige Differenzierung des Nebennierenmarkes weitergetrieben und darauf seine Hypothese von der *Selbstkontrolle der Nebenniere* aufgebaut: Eine zu kräftige Adrenalinsekretion kann einen Circulus vitiosus auslösen, indem das freigewordene Adrenalin sofort wieder Nerven reizt, welches einen neuen Impuls zur Adrenalinabgabe im Nebennierenmark bedeuten würde: es müßte kurzfristig zur totalen Adrenalinerschöpfung kommen, wenn überhaupt erst einmal das Markhormon abgegeben worden wäre.

Es ist — was nahe liegt — natürlich auch schon daran gedacht worden, daß die differenten Zelltypen der Peripherie und des Zentrums im Nebennierenmark *zwei verschiedene Hormone* produzieren. Wir wissen ja jetzt sicher, daß neben dem Adrenalin tatsächlich ein weiterer Wirkstoff, das Noradrenalin von den Markelementen gebildet wird (S. 419). Indessen darf man nicht in den Fehler verfallen, den man vielfach bei der Differenzierung der Zellen des Hypophysenvorderlappens macht, nämlich zu dogmatisch an bestimmte Zellen bestimmte Funktionen knüpfen.

Wir haben bis jetzt Untersuchungen genannt, aus welchen eine Wirkung der Nebennierenrinde auf das Mark abgelesen worden ist. Es existieren aber auch einige Beobachtungen, die umgekehrt eine *Wirkung des Nebennierenmarkes bzw. des Adrenalins auf die Rinde* möglich erscheinen lassen.

Ich erinnere zunächst an die umstrittene Hypothese von KUTSCHERA-AICH-BERGEN (1922ff.), nach der adrenalinreiches Blut infolge einer Drosselung der Markvenen via Nebennierenrinde in die Kapselvenen der Nebenniere gelangen soll (S. 456f.), von wo aus es gegebenenfalls sogar an den portalen Kreislauf Anschluß gewinnen könnte. Besteht diese Vermutung zu Recht, dann müßte auch eine Wirkung des Adrenalins auf die Rindenelemente in Betracht gezogen werden.

Nach experimenteller Zufuhr von Adrenalin entstehen in der Nebennierenrinde Veränderungen, wie wir sie gemeinhin bei „Stress" sehen können (S. 551ff.).

Es gibt aber einige Beobachtungen, die für eine direkte Wirkung des Adrenalins auf die Nebennierenrinde sprechen. So konnte M. VOGT (1944) beim dekapitierten *Hund* durch intravenöse Adrenalininjektionen offenbar eine direkte Rindenwirkung erzielen.

Im Zusammenhang mit dieser Frage steht das Problem der *Blutversorgung der Nebenniere*; es ist von verschiedenen Seiten eine getrennte Versorgung von Rinde und Mark behauptet worden. Damit kommen wir zur Reihe jener Untersucher, die nicht nur die anatomische, sondern auch die physiologische Trennung von Rinde und Mark betonen. Schon ARNOLD (1866, s. S. 453) behauptet, der Gefäßweg durch die Nebenniere sei dadurch ausgezeichnet, daß das Blut nur in den Knäueln der Zona glomerulosa, den Schläuchen und weitmaschigen Netzen der Fasciculata zirkuliere, und dann über die Kapselvenen wieder Anschluß an die Vv. renales, diaphragmaticae usw. finde, ohne mit dem Markgewebe in Berührung zu kommen. REIL (1923) meinte, daß die Nebennierenrinde ihre eigenen Gefäße besitze, die mit dem Mark nichts zu tun haben. Ferner hat besonders TAMMANN (1925) die These getrennter Blutbahnen für Rinde und Mark vertreten.

Vom Standpunkt des vergleichenden Anatomen und Embryologen aus hat VINCENT (1898) geäußert: "The totally distinct origin and structure of cortex and medulla renders it probable that their functions have no relation to each other." Ebenso betont GUIEYSSE (1901) die scharfe funktionelle Trennung beider Nebennierenanteile: «Ces deux parties n'ont en somme aucain rapport entre elles, sauf le rapport de voisinage . . .» Nach MARCHETTIs (1904) Meinung sprechen unter anderem gegen einen irgendwie wichtigeren Zusammenhang einmal die Phylogenese, dann die Ontogenese, die Tatsache der akzessorischen Nebennierenrindenanteile, der rein aus Markelementen aufgebauten Paraganglien, die kompensatorische Hypertrophie, die immer nur die Rinde betrifft, ähnlich die Regeneration, die sich immer nur im Rindenbereich abspielt und viele Beobachtungen aus dem Bereich der Pathologie.

Andererseits kann unter experimentellen Bedingungen nur die Marksubstanz Veränderungen durchmachen und die Rinde histologisch unverändert bleiben (Schur und Wiesel 1907). Peyron und Pezet (1910) beschrieben Nebennierenveränderungen bei einer Geisteskranken, die nur die Nebennierenrinde betrafen: «Il corrobore la doctrine du dualisme surrénal qui est démontré par l'ontogenèse, la tératologie et l'étude des caractères normaux et pathologiques.» Neusser und Wiesel (1910) lehnen in ihrer Monographie die Entstehung der Adrenalins in der Rinde vollkommen ab. Allein die Markzelle ist imstande, dieses Hormon zu bilden, und zwar ,,unabhängig von ihrer Verbindung mit der epithelialen Nebenniere''. Dietrich und Siegmund (1926) sehen die Frage nach der Bildungsstätte des Adrenalins als abgeschlossen an; sie führen übrigens auch die getrennte Gefäßversorgung von Mark und Rinde als Beweis mit an. Kohn (1930) weist vor allem auf die Marklosigkeit funktionierender akzessorischer Nebennieren hin. Auf Grund der scharfen Abgrenzung zwischen Mark- und Rindentumoren der Nebenniere treten schließlich viele Pathologen für eine scharfe Trennung von Rinde und Mark ein. Besonders eindrucksvoll ist in dieser Hinsicht eine Beobachtung von Reichardt (1934, s. a. S. 668). Er beschrieb einen Tumor des Zuckerkandlschen Organs, in welchem Adrenalin nachgewiesen werden konnte, der ganz das Bild eines Phäochromocytoms bot. Bei diesem Tumor war eine Rindenbeteiligung anatomisch vollkommen, physiologisch wohl fast ebenso vollkommen auszuschließen.

Holtz und Bachmann (1952) haben neuerdings durch ein Nebennierenrindenextrakt eine Aktivierung der im Mark nachgewiesenen Dopadecarboxylase erreicht. Langemann (1951) hat das Ferment in *Rinder*-Nebennieren aufgefunden. Die Ascorbinsäure konnte als entscheidender Rindenfaktor für diesen Aktivierungsprozeß ausgeschaltet werden. Die Autoren vermuten, daß das in der Nebennierenrinde vorhandene Pyridoxalphosphat, das Co-Ferment der Dopadecarboxylase mengenmäßig genügen könnte, um die Aktivierung auszulösen. Das Ferment katalysiert die Bildung von Oxytyramin aus 1-Dioxyphenylalanin, was im Zusammenhang mit dem Adrenalin-Pigmentproblem (S. 432 ff.) recht interessant ist. Zugleich bedeutet der Fermentaktivierungsprozeß ein Beispiel für eine von der Rinde auf das Mark gerichtete Wirkung.

21. Beziehungen der Nebennieren zum Blutbild, lymphatischen Organen und Thymus.

Die Beziehungen der Nebennieren zum Blutbild, den lymphatischen Organen und dem Thymus werden im folgenden deswegen beleuchtet, weil in zahlreichen, diesen Problemkreis betreffenden Veröffentlichungen Fragen der funktionellen Morphologie der Nebenniere berührt werden. (Ein Referat über die endokrine Steuerung der Blutbildung findet der Leser bei Gordon und Charipper 1947.) Eine Erörterung der Beziehungen zwischen Blutzellen, Rindenfunktion und Eiweißstoffwechsel kann im Rahmen dieses Handbuches nicht erfolgen.

Nach Meckel (1806) soll schon Ruysch (ohne nähere Angabe) an eine nähere Beziehung zwischen Nebennieren und lymphatischem Apparat gedacht haben. Tiere, bei welchen Nebennieren und Schilddrüse beständig groß bleiben, sollen einen kleinen Thymus haben, bzw. soll bei ihnen die Thymusinvolution frühzeitig und ziemlich vollständig vor sich gehen. Meckel meint, dagegen spräche nur, daß Nebenniere und Schilddrüse bei völligem

Thymusmangel *(Didelphis, Macropodidae)* klein seien. Allerdings verfügen die genannten Formen in Wirklichkeit über einen Thymus.

Es scheint jedenfalls eine recht alte Erfahrung zu sein, daß bei mangelhafter Ausbildung der Nebenniere eine Vergrößerung des Thymus, ja des gesamten lymphatischen Apparates festgestellt werden kann. MERKEL (1915) hat diese Beobachtung schon vor fast 40 Jahren in sein Lehrbuch aufgenommen.

Den älteren Untersuchern schien zunächst die *Beziehung zwischen Thymus und Nebennierenmark* nahezuliegen. Schon WIESEL hat der Nebenniere eine wichtige Rolle beim sog. *Status hypoplasticus* zugesprochen. In einem Fall von Thymushyperplasie mit makroskopischem Fehlen des Nebennierenmarkes lag ein konstitutioneller Status hypoplasticus vor, während man bei dem damals viel diskutierten *Status thymicolymphaticus* einen als Eutrophie bezeichneten Konstitutionstyp zu sehen gewohnt war. Durch solche Beobachtungen wurde das Interesse auf die Rolle des Nebennierenmarkes in seiner Wirkung auf den Thymus in den Vordergrund gerückt. Die Hypoplasie des chromaffinen Systems beim Status thymicolymphaticus hat ferner HORNOWSKI (nach BIEDL 1916) betont, während WIESEL eher geneigt war, eine Hyperplasie des Nebennierenmarkes mit Thymushyperplasie zu verbinden. Von RÖSSLE (1919) und HEDINGER (zit. nach LEUPOLD 1920) ist diese Verknüpfung bestritten worden. BENEKE nahm wiederum eine Korrelation zwischen Status thymicus und Nebennierenhypoplasie an.

Nach LEUPOLD (1920) sind Beziehungen zwischen Thymus und Nebennieren in dem Sinn vorhanden, daß die Wirksamkeit des Thymus auf die Hoden auf dem Umweg über die Nebenniere vor sich geht und andererseits ein Einfluß der Nebennieren auf die Hoden bei schwerer Schädigung des Thymus nicht mehr zustande kommen soll.

In den 20er Jahren wurde aber immer deutlicher, daß zwischen Nebenniere und Thymus offenbar eine negative Korrelation besteht. Bei adrenalektomierten Tieren beobachtete man Hyperämie und Hypertrophie des Thymus, nach Thymusexstirpation sollte es dagegen zur Hypertrophie der Nebenniere kommen. In diesem Zusammenhang sei auch eine Beobachtung von WELLER (1925) erwähnt. Oft liegen nach seiner Behauptung gerade bei *Heterotopien der Nebenniere* (3 Fälle von Verlagerung der Nebenniere unter die Leberkapsel) gleichzeitig *Thymus persistens* oder Status thymicolymphaticus vor. Man darf wohl annehmen, daß die verlagerten Nebennieren ziemlich atrophisch waren.

Dementsprechend kann man natürlich auch beim *Morbus Addison* ein Hervortreten des Thymus — und der übrigen lymphatischen Gliederungen — erwarten, auf das bereits die klassische Schilderung dieses Krankheitsbildes von THOMAS ADDISON (1855, s. S. 9) hinweist. Später ist diese Beziehung immer wieder aufgefallen. BLOCH (1920) beschrieb die Krankengeschichte eines 29 Jahre alten Mannes, der an der ADDISONschen Krankheit zugrunde gegangen war. Autoptisch wurde ein Schwund beider Nebennieren bei Thymus persistens (Status thymicolymphaticus) festgestellt; CROOKE und RUSSELL (1935) u. a. schilderten weitere solche Befunde.

Genannt sei ferner das sog. TURNER*sche Syndrom*, bei welchem eine Nebennierenhypoplasie vorliegt; ganz entsprechend reagiert dann die Thymusdrüse mit einer Hyperplasie (ATRIA, SANZ und DONOSO 1948).

Es liegt nahe, besonders die Folgen der *Adrenalektomie* auf Thymus und lymphatisches System zu studieren. Zuerst scheint JAFFÉ (1924) die Hyperplasie der lymphatischen Organe und des Thymus nach Adrenalektomie beobachtet zu haben. Bestätigungen liegen vor von SELYE (1937), INGLE (1938), MOON (1940), REINHARDT und HOLMES (1940), WELLS und KENDALL (1940), NOBLE und COLLIP (1941), DOUGHERTY und WHITE (1943), SIMPSON, LI, REINHARDT und EVANS (1943), WHITE und DOUGHERTY (1944), DOUGHERTY, CHASE und WHITE (1945), REINHARDT und LI (1945), DOUGHERTY und WOODBURY (1949) u. a.

MARINE (1926) beobachtete eine Verzögerung der Thymusinvolution, sogar eine Regeneration des bereits teilweise involvierten Thymus nach Adrenalektomie, besonders deutlich bei älteren Tieren mit bereits reduzierten Thymen. Nach seiner Meinung kommt es bei gleichzeitiger Gonadektomie zu verstärkter Regeneration von Thymus und lymphatischem Apparat. Hingegen soll die Wirkung auf den lymphatischen Apparat nach Thyreoidektomie + Gonadektomie + Adrenalektomie verschwunden sein.

Im Blutbild kann man nach Adrenalektomie eine *relative Lymphocytose* finden (COREY 1922, ZWEMER und LYONS 1928, COREY und BRITTON 1932, THADDEA 1936, DOUGHERTY und WHITE 1944a, 1947, ELMADJIAN, PINCUS 1945). Auch bei ADDISON-Patienten wurde die Lymphocytose nachgewiesen (DE LA BALZE, REIFENSTEIN und ALBRIGHT 1946, BAEZ-VILLASEÑOR, RATH und FINCH 1948, GABRILOVE, VOLTERRA, JACOBS und SOFFER 1949). Sie wird heute in beiden Fällen als Zeichen eines gesunkenen Corticoidspiegels im Blut aufgefaßt (s. u.). Bei einer Nebennierenrindeninsuffizienz gilt eine allgemeine Hyperplasie des lymphatischen Systems geradezu als ein typisches Zeichen (COVIAN 1946).

Die nach Adrenalektomie auftretende *Hyperplasie des lymphatischen Systems* hat man im Sinn einer kompensatorischen Leistung für die Nebenniere zu deuten versucht. Thymusextrakt erwies sich nämlich bei adrenalektomierten Tieren als lebensverlängerndes Therapeuticum (LA GRUTTA und AVELLONE 1933). Daß die bilaterale Adrenalektomie das ganze lymphatische System erfaßt, geht aus Versuchen von GATZ (1941), GATZ und KENDALL (1940/41) hervor.

Beidseitig adrenalektomierte *Ratten* erhielten 0,5% NaCl und 0,5% Natriumcitrat im Trinkwasser. Das Gewicht des Körpers, des Thymus und der Milz stieg an. Im Hypophysenvorderlappen vermehrten sich die Eosinophilen um 10%, während die Chromophoben um den gleichen Wert abfielen; die Basophilen blieben unverändert. Die Milzfollikel erschienen vergrößert, die Lymphocyten an ihrer Peripherie offenbar vermehrt. Auch im Thymus war die Proliferationstendenz der Lymphocyten besonders im Rindengewebe deutlich zu erkennen.

Man kann diese Bilder als eine „Aktivierung" des lymphatischen Systems nach Ausschaltung der Nebenniere auffassen, kann aber auch an eine Hemmung der Einsatzbereitschaft der Lymphocyten bei Mangel an Rindenstoffen denken. Dann überwiegt das Angebot schließlich die Nachfrage, was uns dann als Hyperplasie erscheint. In diesem Zusammenhang erscheint erwähnenswert, daß BITTORF (1908) schon früh von Milzvergrößerungen beim Morbus Addison gesprochen hat (betreffend Gewichtskorrelationen von Milz und Nebenniere vgl. SCHILF 1922, s. S. 504).

Eine interessante Studie über die eigentümlichen *Beziehungen zwischen Nebenniere und weißem Blutbild* verdanken wir STEIN und CHENG (1948), welche die Nebennieren und die Blutbilder bei drei verschiedenen *Mäuse*-Stämmen (C 57, F und C 3 H) untersuchten. Im Alter von 40—42 Tagen haben die *Mäuse* aus dem C 57-Stamm die höchste, die aus dem F-Stamm die niedrigste Leukocytenzahl. Das relative Nebennierengewicht (zu Körpergewicht) verhielt sich bei beiden Stämmen gerade umgekehrt, d. h. die Tiere mit den niedrigsten Leukocytenwerten (F-Stamm) hatten die schwersten Nebennieren. Das reziproke Verhältnis lag bei C 57 vor. C 57 und C 3 H wurden in bezug auf Blutbild und Verhältnis Nebennierenrinde: Gesamtnebenniere (Papiergewichtsmethode) untersucht. Wieder ergab sich: je größer die Nebennierenrinde, desto geringer die Leukocytenwerte. Die umkehrbare Beziehung fand sich aber auch zwischen absoluten Lymphocytenzahlen und Nebennierengewicht. Ferner werden die Wirkungen doppelseitiger Adrenalektomien bei den verschiedenen *Mäuse*-Stämmen geschildert; fast immer traten Leukocytosen mit absoluten Lymphocytosen auf. Aber auch hierbei lassen sich je nach dem Stamm zeitliche Reaktionsdifferenzen des Blutbildes nach der Operation feststellen.

Besonders eingehend wurden die Beziehungen zwischen Nebennieren und lymphatischem System von DOUGHERTY und WHITE (1943, 1944a, b, 1945a, b, 1946a, b, 1947), DOUGHERTY, CHASE und WHITE (1945), WHITE (1948) studiert. Die Autoren untersuchten sowohl die nach Adrenalektomie auftretende Hyperplasie als auch die nach Aktivierung der Nebennierenrinde eintretende Hypoplasie aller lymphatischen Organe genauer. Nach der Adrenalektomie erhielten die Versuchstiere eine minimale Menge Desoxycorticosteronacetat als Substitution. Es muß gleich darauf verwiesen werden, daß die Veränderungen am Blutbild usw. keineswegs auf die Applikation dieser Desoxycorticosteronacetatdosis zurückgeführt werden können, da die niedrige Dosis in Kontrollversuchen keine entsprechenden Veränderungen bewirkte.

Im strömenden Blut sinkt die Zahl der Lymphocyten bei Verabreichung von ACTH, während sie nach Adrenalektomie steigt *(Mäuse, Ratten)*; Blutvolumen und Blutkonzentration wurden von den Autoren kontrolliert. Die höchst *eindeutige Lymphopenie nach ACTH-Injektion* kann geradezu als *Test für die Rindenaktivität* angesehen werden; sie verläuft offenbar sogar nach bestimmten zeitlichen Gesetzmäßigkeiten. So tritt der Lymphocytenabfall bei *Mäusen* nach subcutaner Gabe von 1 mg ACTH nach 1 Std auf, erreicht nach etwa 9 Std ein Minimum, um danach schnell anzusteigen. 24 Std nach der ACTH-Injektion liegen wieder normale Verhältnisse vor. Eine ähnliche Kurve ergibt sich bei *Ratten* nach Verabreichung von 5 mg ACTH, bei *Hunden* von 10 mg ACTH.

Prüft man die ACTH-Wirkung auf die Lymphocyten bei *nebennierenlosen Tieren*, so ist von einer direkten Wirkung des Vorderlappenhormons auf die Lymphocyten nichts zu bemerken. Die Nebennierenrinde bzw. gewisse Rindensteroide müssen eingeschaltet sein, wenn der Mechanismus ablaufen soll. Die indirekte ACTH-Wirkung erstreckt sich auf das ganze lymphatische System. Gibt man *Mäusen* täglich subcutan 1 mg ACTH, dann tritt eine Gewichtsabnahme des lymphatischen Gewebes bei gleichzeitiger (initialer) Zunahme des Milzgewichtes infolge Anhäufung degenerierter Lymphocyten und Milzödem ein. Die Milzfollikel sind verkleinert. HECHTER (1948) verzeichnete nach Durchspülung der isolierten Milz mit Rindenextrakt eine Verminderung der Lymphocyten, offenbar infolge einer Abgabe von Lymphocyten. Bei der *Ratte* sind ähnliche Wirkungen zu beobachten. Nach einiger Zeit wird die Neubildung von Lymphocyten in Gang gesetzt. Gibt man ACTH nur einmal, dann stellt sich eine normale Lymphocytenzahl im Blut und ein normales Strukturbild der lymphatischen Organe und des Thymus rasch wieder her. Interessanterweise konnten JEAN DOUGHERTY und THOMAS DOUGHERTY (1950) bei adrenalektomierten *Mäusen* keine Lymphopenie oder akute Atrophie des Lymphgewebes mit 4-Aminopteroylglutaminsäure erzwingen.

Die Befunde von DOUGHERTY und WHITE sind von verschiedenen Autoren bestätigt worden (INGLE 1938, 1940, NELSON 1941a, WEAVER und NELSON 1943, KORENCHEVSKY und JONES 1946, INGLE, PRESTRUD, LI und EVANS 1947, DEANE und SHAW 1947, BERGNER und DEANE 1948, INGLE, EVANS, PRESTRUD und NEZAMIS 1949), welche nach ACTH-Verabreichung eine fast vollständige Atrophie des Thymus und des lymphatischen Apparates *(Ratten)* beobachteten.

Bei mehrmaliger ACTH-Injektion, verteilt über 24 Std, kann man bei der *Ratte* den erstaunlichen Abfall des Thymusgewichtes von 34,9% unter den Normalwert konstatieren (FORTIER, SKELTON, CONSTANTINIDES, TIMIRAS, HERLANT und SELYE 1950). Weitere Bestätigungen liegen vor von FEINSTEIN (1947), HILLS, FORSHAM und FINCH (1948). Letztere haben bei einer größeren Anzahl von Gesunden und Kranken die Wirkung des ACTH untersucht. ACTH rief eine Verminderung der zirkulierenden Lymphocyten und Eosinophilen hervor. Der gleiche Effekt konnten bei ADDISON-Patienten mit Hilfe von 17-Oxycorticosteron, jedoch nicht mit Desoxycorticosteronglykosid hervorgerufen werden. FORSHAM, THORN, GARNETT, PRUNTY und HILLS (1949) erzielten in klinischen Versuchen durch Injektion von 25 mg ACTH einen Abfall der Lymphocyten von durchschnittlich 77% innerhalb von 4 Std; bei ADDISON-Patienten bleibt die Wirkung aus, weil sie unmittelbar über die intakte Nebennierenrinde zustande kommt (s. o.).

Wir können bereits jetzt auf Grund des vorgelegten Materials sagen, daß *Korrelationen zwischen Nebennierenfunktion und Blutbild bestehen*, wie sie schon VIALE (1928) ahnte, der eine Regulation der Lymphogenese durch die Nebenniere behauptete. Die Rolle der Oxycorticoide scheint dabei entscheidend zu sein (DOUGHERTY und WHITE 1944a, 1947, BÁEZ-VILLASEÑOR, RATH und FINCH 1948, FORSHAM, THORN, PRUNTY und HILLS 1948, HILLS, FORSHAM und FINCH 1948). Weder ein Stress (s. u.) noch ACTH können bei adrenalektomierten Tieren eine Lymphocytopenie bewirken (DOUGHERTY und WHITE 1944a, 1947, REINHARDT und LI 1945, ELMADJIAN und PINCUS 1945, ELMADJIAN, FREEMAN, PINCUS 1946, MAJUNDER und WINTROBE 1948). Auch bei ADDISON-Patienten ist das unmöglich (BÁEZ-VILLASEÑOR, RATH und FINCH 1948, FORSHAM, THORN, PRUNTY und HILLS 1948, HILLS, FORSHAM und FINCH 1948). Andererseits wird die Lymphocytopenie beim CUSHING-Syndrom (DE LA BALZE, REIFENSTEIN und ALBRIGHT 1946) als Wirkung eines erhöhten Corticoidspiegels im Blut aufzufassen sein. CERVIÑO, MORATÓ-MANARO, SARALEGUI und LARRAINCI (1949) wiesen auf die Lymphopenie bei malignen Tumoren der Nebennierenrinde sowie beim CUSHING-Syndrom hin.

Schematisch kann also folgende Gegenüberstellung gewagt werden:

1. Adrenalektomie, Nebennierenrinden-insuffizienz, Morbus Addison — Hyperplasie des lymphatischen Apparates, der Milzfollikel, des Thymus. Lymphocytose im Blutbild.

2. Aktivierung der Nebennierenrinde durch ACTH, Stimulierung des Hypophysenvorderlappens (Stress), Cushing, Zufuhr von Oxycorticosteroiden (Rindenextrakt) — Abbau des lymphatischen Gewebes, der weißen Milzpulpa, des Thymus. Lymphocytopenie im Blutbild. Eiweißabbau bzw. Eiweißmobilisierung, N-Ausscheidung im Urin steigt.

Ob die in der *kalten Jahreszeit* bei manchen Tieren beobachtbare Thymusatrophie (CONINX-GIRARDET 1927) von der Nebenniere beeinflußt ist, steht dahin, da an den Nebennieren keine eindeutigen histologischen Veränderungen nachzuweisen sind.

ANDREASEN, ENGBERG und OTTESEN (1945/46) haben beim *Meerschweinchen* einen auffallenden *Geschlechtsunterschied* im Verlauf der Thymusinvolution beobachtet. Bei männlichen Tieren beginnt die Altersatrophie jeweils gegen Ende des 2. Lebensmonats, während sie bei den Weibchen bis zum 4. Monat nicht eintritt. Während des ganzen 1. Lebensjahres ist der Thymus beim Weibchen größer als beim Männchen. Kastration erzeugt nun bei männlichen *Meerschweinchen* eine beträchtliche postpuberale Thymusvergrößerung, nicht jedoch bei den Weibchen, wo nur der Involutionseintritt weiter verzögert wird. Aus den Beobachtungen über die Folgen der Kastration bei *Meerschweinchen*-Böcken auf die *Nebenniere* geht hervor, daß eine *Hypertrophie* danach eigentlich die Regel ist; man sollte daher eine Involution des Thymus erwarten.

Es war oben schon darauf hingewiesen worden, daß es vermutlich die *Oxysteroide* der Nebennierenrinde sind, welche die Wirkung auf den lymphatischen Apparat entfalten. DOUGHERTY und WHITE (1947) erkannten als wirksam das WILSONsche wäßrige Rindenextrakt (s. a. SHAPIRO und SCHECHTMAN 1949), UPJOHNs Lipoidextrakt. Mit beiden Extrakten konnten sie bei normalen und adrenalektomierten *Ratten* und *Mäusen* eine Lymphocytopenie erzeugen. Im gleichen Sinn waren die Extrakte auch bei *Kaninchen* und beim *Menschen* wirksam. Von den einzelnen Steroiden erwiesen sich Corticosteron und Cortison als wirksam.

Antopol (1950) gab *Mäusen* Cortison in sehr hohen Dosen, etwa 50mal soviel wie beim Menschen üblich ist. Es resultierten eine starke Lymphocytopenie, Verlust von Körpergewicht, Atrophie von Thymus und Milz, Verminderung der Nebennierenrindensubstanz, Verkleinerung der Speicheldrüsen, der Hypophyse und der Fettkörper.

Desoxycorticosteronacetat erwies sich dagegen an normalen wie adrenalektomierten *Mäusen* unwirksam (Dougherty und White 1947, Feinstein 1947). Auch Langendorff und Tonutti (1950) fanden, daß in erster Linie die 11-Oxycorticosteroide für die Wirkungen auf das lymphatische System verantwortlich sind. Sie stellten fest, daß Kendalls Verbindung A (intraperitoneal 2,5 mg in Öl) bei *Ratten* ebenfalls einen Abfall der Lymphocyten nach 5 Std auf rund 25% des Ausgangswertes bewirkt. White (Diskussionsbemerkung zu Kendall 1950) behauptet auch, Verbindung A senke zumindest bei *Ratten* und *Mäusen* die Lymphocyten. Thorn, Forsham, Prunty, Bergner und Hills (1949) fanden allerdings bei Addison-Patienten nach Verabreichung von Verbindung A keine Lymphocytenverringerung im strömenden Blut. Desoxycorticosteronacetat erscheint nach Langendorff und Tonutti (1950) im Gegensatz zu Dougherty und White (1947), Feinstein (1947) nicht ganz wirkungslos, aber auf jeden Fall von viel geringerer Wirksamkeit als das 11-Oxycorticosteroid.

Kendall (1950) fand bei der Herstellung von Cortison eine Verunreinigung, ein 6-Dehydrocortison. Während Cortison den Leukocytenwert der *Ratte* (je Kubikmillimeter) von 16000 auf etwa 6000 senkt, wird bei mehrtägiger Verabreichung des 6-Dehydrocortisons ein Lymphocytenwert von 18000 gefunden.

Eine Prüfung der Lymphocytenverhältnisse nach Progesteronverabreichung zeigt keine Veränderungen.

Bei der Einschmelzung des *Ratten*-Thymus durch Cortisoninjektion wird zunächst die Mark-Rindengrenze des Thymus undeutlich, die Zahl der Lymphocyten nimmt ab, die Rinde schwindet, schon nach 5 Tagen bleibt nur mehr ein kleiner Rest des Organs in der ursprünglichen Lappung erhalten. Das Thymusmark widersteht der Cortisonwirkung länger als die nach Auffassung von Studer (1952) vorwiegend mesenchymale Rinde. Studer (1952) meint übrigens, die Reaktionen von Milz und Lymphknoten auf Cortison seien geringer als die des Thymus. Vitamin B_{12} und Aureomycin hemmen die Cortisonwirkung auf den Thymus bei der *Ratte* (Meites 1951).

Wenn nun auch zweifellos die Zahl der im Blut zirkulierenden Lymphocyten durch Corticoide reguliert wird, so darf man die Rolle der Nebennierenrinde bei der Steuerung der weißen Blutelemente sicher nicht überschätzen. Umgekehrt kann man die Lymphocytenzahl nicht als absolut sicheren Index der Rindenfunktion bewerten. Es ist immer wieder zu überlegen, welche anderen Faktoren den Lymphocytenwert gleichzeitig beeinflussen können. Faktoren wie die Röntgenstrahlen (Dougherty und White 1946b) oder Urethan (Dury und Robin) besitzen neben ihrer Bedeutung als Auslöser eines Stressmechanismus eine unmittelbare lymphocytolytische Wirkung, was unter anderem durch die von ihnen bewirkte Lymphocytopenie beim adrenalektomierten Tier bewiesen wird. Neben dem Urethan sei das Methyl-bis-(β-chloräthyl)-amin mit seiner lymphocytolytischen Wirkung bei Stressversuchen erwähnt (Bass und Feigelson 1948). Lewis und Page (1948b) behaupteten auch, daß die nach Anwendung einer Typhoidvaccine auftretende Lymphocytopenie nicht von der Abgabe von Corticoiden abhänge, da sie auch beim adrenalektomierten Tier zu beobachten sei.

Nicht in Einklang mit den oben entwickelten Vorstellungen über die Rolle der Oxysteroide der Nebennierenrinde steht die Feststellung, daß nach Adrenalingabe (Gabrilove, Volterra, Jacobs und Soffer 1949) oder nach Glucosebelastung (Jailer, Marks, Marks 1948) sogar bei Addison-Patienten eine Lymphocytopenie eintritt.

Die Rolle der Milz bei der Beeinflussung der Lymphocytenzahl durch ACTH, einen Stress oder durch die Oxycorticosteroide der Rinde ist nicht ganz klar. Nach Untersuchungen von Hechter (1948), Stone und Hechter (1948) soll es unter den entsprechenden Bedingungen anfangs zu einer Lymphocytenabgabe seitens der Milz kommen, wodurch z. B. die initiale Stresslymphocytopenie etwas verschleiert wird. Typisch ist auch, daß der Lymphocytopenie nach Adrenalininjektion eine kurzdauernde Lymphocytose vorangeht (Hortling und Pekkarinen 1949).

Die Wirkung der *Splenektomie* auf die Nebenniere sei hier kurz mit erwähnt. Bergner (1941) sah, daß sich die Glomerulosa 1—2 Wochen nach dem Eingriff *(Ratte)* in Fasciculata transformiert. Die Zellen der Fasciculata und Reticularis hypertrophieren; eine größere Zahl von Rindenzellen soll lipoidhaltig werden. Das ganze Bild macht den Eindruck einer progressiven Transformation im Sinne Tonuttis.

Neben der Wirkung auf die Lymphocyten scheint die Rindenaktivierung aber auch einen Effekt auf die *Granulocyten,* und zwar in erster Linie auf die *Eosinophilen* zu besitzen. *Der Verabreichung von ACTH, unter einem Stress, der Injektion von Oxycorticosteroiden folgt regelmäßig eine Eosinopenie.* Nach Ansicht mancher Untersucher (STEIN, BADER, ELIOT und BASS 1949) soll der Eosinopenietest empfindlicher sein als die Lymphocytopenie. Die Eosinopenie nach ACTH-Verabreichung wurde von FORSHAM, THORN, PRUNTY, HILLS (1948), HILLS, FORSHAM und FINCH (1948), SAYERS, BURNS, TYLER, JAGER, SCHWARTZ, SMITH, SAMUELS und DAVENPORT (1949), LEWIS und WILKINS (1949), HERBERT und DE VRIES (1949) u. a. beobachtet. Auch für die Klinik hat sich dieser Test als äußerst nützlich erwiesen. Nach Verabreichung von ACTH fallen die Eosinophilenwerte; ausgedrückt in Prozent der vor der Injektion vorhandenen Eosinophilenzahl handelt es sich um einen zweimal so starken Rückgang wie bei den Lymphocyten. Ferner ist die Reaktion der Eosinophilen viel weniger variabel (FORSHAM, THORN, PRUNTY, HILLS 1948).

BRØCHNER-MORTENSEN, GEORG, HAMBURGER, SNORRASON, SPRECHLER, VIDEBAEK und WITH (1949) geben an, daß beim *Menschen* nach einer einzigen Gabe von 25 mg ACTH ein Abfall der Eosinophilen um 50—80% einsetzt (bezüglich der Methodik vgl. RANDOLPH 1949).

Die Auslösung einer Eosinopenie gelingt natürlich nicht nur mit ACTH oder über einen Stress, sondern auch durch Verabreichung von Oxycorticosteroiden. Dies läßt sich sogar durch cutane Applikation von Cortison zeigen (SPEISS 1951, SPEISS und MEYER 1949, 1950, 1951, SPEISS u. a. 1950).

HILLS, FORSHAM und FINCH (1948) sagen, daß "... a wealth of reports in the literature attests the great variety of clinical emergencies in which a striking diminuition of the eosinophils is found" (Literatur!). Man darf sagen, daß beim *Menschen* ein Nichteinsetzen der Eosinopenie nach ACTH-Verabreichung ein Zeichen der Rindeninsuffizienz ist (THORN, FORSHAM, PRUNTY und HILLS 1948) bzw. man muß mit einem Rindenversagen rechnen (ROCHE, HILLS, THORN 1949), wenn beispielsweise nach einer Operation keine Eosinopenie einsetzt.

G. SAYERS (1950) meint, daß der Eosinopenietest im wesentlichen für die Aufdeckung einer beträchtlichen absoluten Rindeninsuffizienz bedeutsam sei, während der Test bei *Mäusen* nach der Anschauung von SPEISS und MEYER (1949) auch eine relative Rindeninsuffizienz aufdeckt.

Natürlich wird auch die Zahl der Eosinophilen von anderen Faktoren außer den Rindenstoffen beeinflußt. Das Blutbild des ADDISON-Patienten zeigt keine Eosinopenie unter Stress mit Ausnahme von Infektionskrankheiten (BÁEZ-VILLASEÑOR, RATH und FINCH 1948). Weiterhin kann Adrenalin offenbar auch in Abwesenheit der Nebenniere eine Eosinopenie veranlassen. Zwei Sätze aus SAYERS (1950) stehen sich gegenüber, THORN, FORSHAM und EMERSON (1949) geben an: "Following the administration of 0,2 mg of epinephrine hydrochloride, an intact anterior pituitary gland will release sufficient ACTH to stimulate a normal adrenal cortex to increase the secretion of steroid hormones. Adrenal steroids identical with or related to 11-17-hydroxycorticosterone will lead to a rapid fall in circulating eosinophils which will reach a maximum in approximately four hours after the beginning of the injection. *In the absence of adequate anterior pituitary or adrenocortical function this change will not occur"* (v.m.g.). Dagegen behaupten RECANT, FORSHAM und THORN (1948): "—1,5 mg of epinephrine in saline given intravenously over a one-hour period produces a fall in circulating eosinophils of from 55 to 75 percent in four hours *in both normal subjects and patients with* ADDISONS *disease"* (v.m.g.).

Untersucht wurden ferner von DOUGHERTY und WHITE (1947) *die polymorphen Granulocyten* nach Rindenaktivierung, genauer gesagt die sog. *heterophilen* Granulocytem im *Mäuse*-Blut und die entsprechenden *pseudoeosinophilen* Granulocyten bei *Kaninchen;* nicht dagegen wegen ihrer allzu geringen Zahl die Basophilen und echten Eosinophilen. Nach mehrmaligen Gaben von ACTH scheint bei *Mäusen* eine leichte Zunahme der Granulocyten einzutreten. Ob es sich aber um eine spezifische Wirkung handelt, ist fraglich, weil verschiedene Agentien an normalen, adrenalektomierten und hypophysektomierten Tieren die gleichen Veränderungen hervorrufen. Umgekehrt tritt nach Adrenalektomie bei *Mäusen* vielleicht eine gewisse Abnahme der polymorphen Granulocyten ein, bei *Ratten* dagegen eine Vermehrung.

Was die Beziehungen der *roten Blutkörperchen* zur Rindenaktivität (s. a. die zusammenfassende Darstellung von GORDON und CHARIPPER 1947) anlangt, so behauptet schon DELAMARE (1904), daß nach Adrenalektomie wie bei ADDISONscher Krankheit eine *Hyperglobulie* zu beobachten sei. Neuere Untersucher haben bei *Mäusen* nach mehrmaliger Verabreichung von ACTH eine geringe, aber signifikante *Polycythämie* gesehen. Bei adrenalektomierten *Mäusen* kommt es trotz täglicher Injektion von Desoxycorticosteronacetat zu einer gewissen Zunahme der Blutkonzentration; die Werte der roten Blutkörperchen bleiben aber normal. Bei adrenalektomierten *Ratten* nimmt die Zahl der roten Blutkörperchen bei normalem spezifischem Gehalt des Blutes sogar ab. Die Verhältnisse scheinen also gerade umgekehrt zu liegen, wie sie DELAMARE (1904) und GRADINESCU (1913) vermutet haben.

Gradinescu (1913) fand bei Rindeninsuffizienz einen Anstieg der Zahl der roten Blutkörperchen. Castaldi (1925) spricht zwar von einer Hämoglobinvermehrung nach Verabreichung von Rindenextrakt (aus *Rinder*-Nebenniere, verabreicht an *Meerschweinchen*). Seine Angabe, die roten Blutkörperchen und die Leukocyten seien nicht immer vermehrt gewesen, ist indessen schwer deutbar, besonders, was die farblosen Blutelemente betrifft, die nach Anwendung eines wirksamen Rindenextraktes hätten fallen müssen. Bei *Mäusen* und *Ratten* steigt die Hämoglobinkonzentration und Zahl der roten Blutkörperchen bereits nach einmaliger Gabe von ACTH (3. Std post injectionem). Nach 24 Std liegen beide Werte unter der Norm. Während der ganzen Zeit verändert sich das spezifische Gewicht des Blutes kaum.

Im allgemeinen scheinen Rindenextrakte, welche eine Lymphocytopenie veranlassen, eine Vermehrung der roten Blutkörperchen und Steigerung der Hämoglobinkonzentration zu bewirken.

Bezüglich der *Blutplättchen* liegen Untersuchungen von Greer und Brown (1948) vor, welche an *Ratten* und *Menschen* bis zu 66 mg gereinigtes ACTH verabreichten, ohne Veränderungen der Zahl der zirkulierenden Blutplättchen zu erzielen.

Auch das *Nebennierenmark* kann einen Einfluß auf das *Blutbild* haben. Dury (1950) denkt daran, daß Adrenalinwirkung in der Nebennierenrinde unmittelbar Steroide freisetzen könne, welche dann an Lymphocyten und Eosinophilen ihre Wirkungen entfalten. Bei diesen Mark-Rindenwirkungen soll auch die Milz eingeschaltet sein. Jedenfalls fallen die Rindenwirkungen an Eosinophilen und Lymphocyten nach seiner Beobachtung weg, wenn man die Milz exstirpiert. Der Ascorbinsäuregehalt der Nebennierenrinde wird durch Splenektomie kaum verändert. Durch Adrenalininjektion soll es beim adrenalektomierten Tier — im Gegensatz zur Wirkung bei Anwesenheit der Nebennierenrinde — zur Eosinophilie kommen. Wird außer der Nebenniere aber auch die Milz entfernt, dann bleibt dieser Effekt aus.

Faßt man alle diese Beobachtungen über die Beziehungen zwischen Rindenhyper- bzw. -hypoaktivität und Blutbild zusammen, so ergeben sie eine gewisse Stütze für die von Hoff (1944) geäußerte Vorstellung einer *antagonistisch-vegetativ-nervösen Regulation des Blutbildes*.

Die Einschaltung von Wirkstoffen in der Regelung des gesamten weißen Blutbildes konnte von Beer (1939) gezeigt werden, der bei parabiotisch vereinigten *Kaninchen* fand, daß nach zentralnervösem Reiz mittels Luftfüllung in den Ventrikel bei *einem* Tier, auch bei dem parabiotischen Partner, zeitlich etwas später, eine Leukocytose auftritt. Da die beiden Parabiosetiere nicht über eine nervöse Verbindung verfügen, sondern nur im Säfteaustausch miteinander stehen, ist die Mitwirkung humoraler Faktoren bei diesen vegetativen Regulationen bewiesen (Hoff 1944). Beer und Bedacht (1941) haben daraufhin Untersuchungen über die *Beteiligung der Nebenniere* an der Steuerung der Blutzusammensetzung vorgenommen, ausgehend von der Beobachtung von Borchard (1929), daß bei adrenalektomierten *Katzen* weder auf pharmakologische noch auf zentralnervöse Reize hin eine Leukocytose auftritt. Wie Barta fanden auch Beer und Bedacht dieses Verhalten nur kurze Zeit nach der Adrenalektomie beim *Kaninchen*, also vermutlich als Folge des Operationsschocks. Einige Zeit später vermögen die adrenalektomierten Tiere wieder, wenn auch etwas geringer als Normaltiere, mit Leukocytose auf die verschiedensten Reize zu reagieren; sie verlieren diese Eigenschaft aber mit Abnahme ihrer allgemeinen Lebenskraft. Auf Grund solcher Beobachtungen kann die Nebenniere nicht als alleiniger Regulator des Blutbildes angesprochen werden. Auch die *Schilddrüse* ist offenbar in den Mechanismus der Lymphocytenregulation eingeschaltet (Reinhardt 1945).

Nebenniere, Stress und Blutbild. Bei vielen Versuchstieren steht zweifellos in vielen Stress-Situationen die Gesamtmenge des lymphatischen Gewebes im umgekehrten Verhältnis zur Aktivität der Nebennierenrinde (Dougherty und White 1943). In manchen Fällen spielen allerdings andere Faktoren eine störende Rolle, so daß man die Untersuchung der Lymphocyten und Eosinophilen immer nur als *einen* Beitrag zur Beurteilung der Rindenaktivität ansehen darf.

Wenn man die eigentümliche Reaktion der Lymphocyten unter der Wirkung von Oxycorticosteroiden betrachtet, so kann man sie in dem weiteren Rahmen des *Zusammenhangs der Nebennierenrindenfunktion mit dem gesamten Eiweißstoffwechsel* verstehen.

In diesem Zusammenhang ist es vielleicht nicht uninteressant zu erwähnen, daß nach Verabreichung von ACTH bei der *Ratte* der Umsatz von P^{32} in der Nebennierenrinde steigt (Gemzell 1948). Hier liegt vielleicht eine ausgezeichnete Möglichkeit zur quantitativen Messung der Rindenaktivität mit autoradiographischem Verfahren vor.

22. Über Beziehungen zwischen Nebennieren und Inselapparat des Pankreas.

a) Die Wirkung des Insulins auf die Nebenniere.

Durch Injektion hoher Dosen von Insulin verursachte Kahn (1920) bei *Hund* und *Kaninchen* hypoglykämische Krämpfe. Im *Nebennierenmark* der Versuchstiere ließ sich eine

Verkleinerung der Zellen mit Vacuolenbildung und Abnahme der Chromierbarkeit beobachten. KAHN (1926) gelangte zur Auffassung einer zentralen Wirkung des Insulins, weil nach einseitiger Durchschneidung des N. splanchnicus in dem entsprechenden Nebennierenmark die vor der Durchschneidung deutliche Verkleinerung des Zelleibes, die Vacuolenbildung, die Abnahme der Chromierbarkeit und der Körnchenschwund in den Markzellen ausbleiben. Auch das außerhalb der Nebenniere gelegene phäochrome Gewebe, besonders die Paraganglienzellen an der Aorta des *Hundes*, zeigen solche Insulinveränderungen. Dagegen fand KAHN in der Nebennierenrinde außer einem nicht besonders eindeutigen Rückgang der Blutmenge keinerlei Besonderheiten.

Indessen haben schon GOORMAGHTIGH und ELAUT (1927) vermutet, daß das Insulin auch auf die *Nebennierenrinde* eine Wirkung entfaltet. Nach dem histologischen Bild schienen sowohl Mark- wie Rindenzellen *(Maus, Hund, Kaninchen)* verstärkt tätig zu sein. Im Mark fand sich nach Insulininjektion eine Abschwächung der Phäochromie. Der vollständig sympathektomierte *Hund* ist überempfindlich gegen Insulin (McDONOUGH 1939), kann aber nach BROUHA, CANNON und DILL (1936) noch unter einer Muskelleistung einen normalen Blutzuckerwert unterhalten.

Erst LATTA und GOSTAS (1944) haben die Insulinwirkung auf die Nebennierenrinde mit histologischen und histochemischen Methoden genauer an *Ratten* untersucht, die 7mal täglich 80 E Insulin intraperitonaeal erhielten. Mit der Phenylhydrazinmethode (S. 356) wollen die Autoren eine Zunahme der Corticosteroide gesehen haben, die besonders das Gebiet der Glomerulosa und äußeren Abteilung der Fasciculata betreffen sollte. Die Menge der doppeltbrechenden Substanzen (Cholesterin?) dagegen habe unter der Insulineinwirkung abgenommen.

Über die Arbeiten von HILLARP (1946 usw.), der sich wieder dem Nebennierenmark unter Insulinwirkung zuwendet, wurde bereits auf S. 580ff. ausführlich berichtet.

Nach allen neueren Untersuchungen ist nicht mehr zu bezweifeln, daß eine Insulinhypoglykämie durch eine Mobilisierung von Kohlenhydrat und eine Hemmung der Zuckerverbrennung regulatorisch in gewissen Grenzen kompensiert wird; hierbei spielt die Nebennierenrinde mit ihren „Glucocorticoiden" eine entscheidende Rolle. Allerdings ist die Rolle der Rindensteroide hierbei recht kompliziert und keineswegs geklärt. Rindensteroide können sowohl eine fördernde wie eine hemmende Wirkung auf die Glucoseausnutzung entfalten (INGLE, PRESTRUD, NEZAMIS und KUIZENGA 1947, INGLE 1948a, INGLE und NEZAMIS 1948d).

Weitere experimentelle Untersuchungen der engeren *Beziehungen zwischen Nebennieren und* LANGERHANS*schen Inseln* stammen von TOKUMITSU (1921, *Kaninchen*). Durch Unterbindung des Ductus pancreaticus wurde eine allmähliche Atrophie des Pankreas erzeugt. Bei histologischer Bearbeitung der anderen endokrinen Organe stieß TOKUMITSU vor allem auf eine Beziehung zwischen *Nebennierenrinde* und Pankreas. Er glaubt, „daß die Krankheitsursache (d. h. des Diabetes, B.) keineswegs nur durch die Veränderungen des Pankreas allein zu erklären ist, es dürfte vielmehr mit Sicherheit betont werden, daß die zur Zeit eintretende Beschaffenheit der Nebennierenrindensubstanz hier die Hauptrolle spielt."

Durch den operativen Eingriff kommt es zu regressiven Erscheinungen auch am Inselapparat des Pankreas, gefolgt von einer Regenerationsphase, während der exokrine Anteil der Drüse zugrunde geht. Nach der Operation nimmt die Menge des Rindengewebes zu und soll 31 Tage nach dem Eingriff das $1\frac{1}{2}$—2fache des Normalwertes betragen. TOKUMITSU sah auch Kernteilungsfiguren an der Grenze von Glomerulosa und Fasciculata, in der Fasciculata eine gewisse Lipoidabnahme. Die Phäochromie der Markelemente erschien ihm in vielen Fällen gesteigert zu sein. TOKUMITSU versuchte, die Nebennierenrinde durch Kauterisation zu zerstören. 7 Std danach folgte eine mäßige Glykosurie, die wieder abklang. Die aus diesen Versuchen gezogenen Schlußfolgerungen sind etwas abenteuerlich. Eine Deutung erscheint aber gerade im Lichte neuerer Forschungsergebnisse recht interessant: Die nach Unterbindung des Ductus pancreaticus auftretende Rindenhypertrophie soll die Funktion der Inseln einigermaßen ersetzen können!

b) Alloxandiabetes und Nebenniere.

Alloxan übt nicht nur eine spezifisch schädigende Wirkung auf die β-Zellen des Pankreas aus, sondern löst auch in anderen Organen Läsionen aus (Nieren, Hypophyse, Nebenniere). Die auf die Nebennieren gerichtete Wirkung wurde von THOMAS und EMERSON (1945), KENDALL, MEYER, LEWIS und VICTOR (1945), HARD und CARR (1944) geprüft. BENNETT und KONEFF (1946) gaben *Ratten*-Männchen (LONG-EVANS-Stamm) intraperitonaeal 200 mg Alloxanmonohydrat je Kilogramm Körpergewicht an zwei aufeinanderfolgenden Tagen. Es kam zu einem geringen Gewichtsverlust der Schilddrüsen und zu einer Hypertrophie der Nebenniere (bezogen auf das Körpergewicht). Im Gegensatz zu den Befunden bei Normaltieren konnte durch Osmierung nach FLEXNER und GROLLMAN (1939) eine Lipoidzunahme in der sog. sudanophoben Zone und im inneren Drittel der Rinde hervorgerufen werden.

Dies gilt für Tiere, die 72 Std nach der ersten Alloxaninjektion getötet wurden. Tiere, die erst 1 Monat später zur Autopsie kamen, zeigten nicht so deutliche Nebennierenveränderungen, aber auch bei diesen war die Aufladung der sudanophoben Zone mit osmierbarem Material deutlich. Dagegen enthielt die innere Rindenhälfte wenig Lipoid, ja sie glich in manchen Fällen der von Kontrolltieren.

Es wird angenommen, daß die Nebennierenvergrößerung nach Alloxan nicht infolge einer direkten Wirkung des Stoffes auf die Nebenniere entsteht, sondern die Folge der Veränderung des Kohlenhydratstoffwechsels im allgemeinen ist. Auch Foglia (1945) hat eine Nebennierenvergrößerung bei teilweise pankreatektomierten *Ratten* beschrieben.

Soulairac und Desclaux (1948) beobachteten bei *Ratten* nach Alloxangaben in den ersten 3—5 Tagen eine Vergrößerung der Nebenniere, die bis zum 18. Versuchstag andauerte und dann wieder zurückging. Offenbar war es zu einer progressiven Transformation im äußeren Rindenbereich gekommen. Im Mark wurde neben einer starken Hyperämie eine Cytoplasmolyse angetroffen. Nach dem 18. Tag traten aber auch die histologischen Veränderungen wieder in den Hintergrund. Je mehr sich die Nebennierenbilder normalisierten, desto deutlicher wurden involutive Erscheinungen an der Schilddrüse.

Bennett und Laundrie (1948) untersuchten alloxandiabetische *Ratten*-Männchen bei kohlenhydratfreier, eiweißreicher Diät. ACTH-Verabreichung (3 mg pro die, 5—6 Tage lang) bewirkte eine Erhöhung der Glykosurie in 5 von 5 Versuchen, Erhöhung der Stickstoffausscheidung im Harn in 4 von 5 Versuchen, der Ketosteroidausscheidung in 4 von 6 Versuchen. Wachstumshormon hatte keinen Einfluß auf die Glykosurie bei 6 von 6 Versuchen; es reduzierte die Stickstoffausscheidung im Harn in 6 von 6 Versuchen und verstärkte die Ketosteroidausscheidung im Harn in 3 von 5 Versuchen. Diese Befunde demonstrieren wieder den Antagonismus zwischen ACTH und Wachstumshormon des Hypophysenvorderlappens.

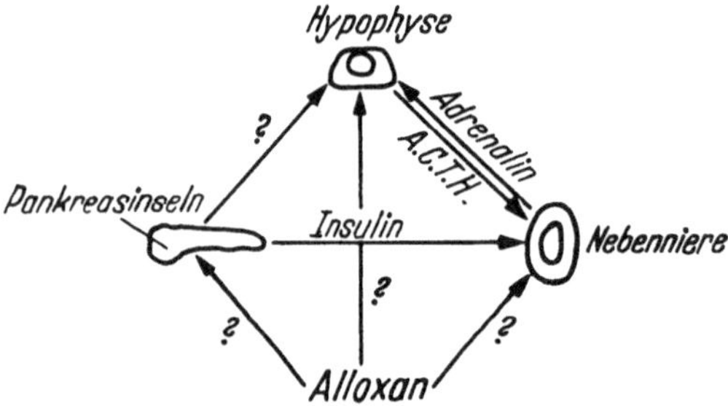

Abb. 253. Schematische Darstellung der durch *Alloxan* ausgelösten Störungen des endokrinen Gleichgewichtes nach Eränkö 1951.

Bargmann und Creutzfeld (1949) haben auch die Nebennieren beim Alloxandiabetes untersucht und verweisen auf Angaben, wonach beim Alloxandiabetes Nekrosen in der Nebennierenrinde entstehen sollen (Duffy 1945), ja auch im Mark Läsionen eintreten können (Hard und Carr 1944). In ihrem eigenen Material *(Hunde)* haben sie allerdings nichts derartiges finden können.

Pincus (Diskussionsbemerkung zu Kendall 1950) weist darauf hin, daß bei alloxandiabetischen *Ratten* eine erhöhte Nebennierenrindensekretion angenommen werden kann (Pincus, Scola und Elmadjian 1950). Bei solchen *Ratten* sei das Cholesterin in den Rindenzellen vermindert.

Neuerdings hat Eränkö (1951) die Gewichtszunahme der Nebennieren mit Alloxan behandelter erwachsener *Ratten*-Männchen statistisch gesichert. Im Gegensatz zu früheren Untersuchern fand Eränkö kaum Veränderungen in der Glomerulosa, hingegen einen beträchtlichen Lipoidverlust in der Fasciculata. Der Verlust acetonlöslichen Materials konnte mittels Sudanschwarzfärbung, Anwendung des Schiffschen Reagens, Untersuchung der Doppelbrechung und Fluorescenz ermittelt werden. Der Autor nimmt eine Rindenstimulierung in der Kettenreaktion Alloxan—Insulin—Adrenalin—ACTH (vgl. Abb. 253) an.

23. Beziehungen zwischen Nebennieren und Niere.

Während stets betont wird, daß die „Nebennieren" ihren Namen nur aus topographischen Gründen erhalten haben, wissen wir seit den 30er Jahren, daß zwischen beiden Organen zweifellos funktionelle Beziehungen bestehen. Sie sollen nur insoweit erörtert werden, als sie ihren Ausdruck im histologisch-cytologischen Bereich finden.

Von älteren Arbeiten seien zunächst die Angaben von Cruveilhier und Blasius (zit. nach Delamare 1904) über eine beträchtliche Hypertrophie der Nebenniere bei einer doppelten Nierenatrophie sowie einer länger dauernden Eiterung erwähnt. Cott hat in einem Fall von Agenesie der rechten Niere eine Atrophie der gleichseitigen Nebenniere geschildert. Unter gleichen Verhältnissen berichten von einer Hypertrophie der Nebenniere Foerster, Hackenberg und Küster.

Wiesel und Mitarbeiter (1906, 1907), Bloch (1920, 1921) fanden bei chronischer Nephritis mit linksseitiger Herzhypertrophie eine Vergrößerung des Nebennierenmarkes, in einigen Fällen vielleicht durch zahlreiche neu eingewanderte (?) Sympathogonien verursacht. Aber auch bei den nicht renal bedingten linksseitigen Herzhypertrophien sollen sich Markvergrößerungen in der Nebenniere nachweisen lassen (s. dazu auch S. 416). Über Gewichtskorrelationen zwischen Nebennieren und Nieren wurde bereits früher berichtet (vgl. SCHILF 1922, S. 502 ff.).

Wir beginnen mit der Besprechung der *Veränderungen der Nebenniere nach Nephrektomie.* WRETE (1946/47) stellte bei rechtsseitig nephrektomierten *Mäuse*-Männchen (Alter 1 Monat) nach 1 Monat durchschnittlich ein höheres Körpergewicht als bei Kontrolltieren fest. Auch die endokrinen Organe der operierten Tiere wogen mehr mit Ausnahme der zusammen gewogenen Nebennieren, deren Gewicht signifikant statistisch niedriger als bei den Kontrollen war. Die Abnahme des Nebennierengewichtes in Relation zum Gehirngewicht betrug etwa 2%, in Relation zum Körpergewicht etwa 7%. Bei Bestimmung der Trockensubstanzen kommt aber bei den operierten Tieren sogar eine Abnahme von 17—19% heraus. Diese Veränderungen könnten nach WRETE auf eine gestörte Blutversorgung der rechten Nebenniere zurückgeführt werden. Da aber rechte und linke Nebenniere gemeinsam gewogen waren, ließ sich hierüber nichts Näheres aussagen. Indessen scheinen die Verhältnisse komplizierter zu liegen. Es kommt nämlich nach einseitiger Nephrektomie zu einer Zunahme des Hypophysen- und Schilddrüsengewichtes. Wenn gewöhnlich die Gewichtszunahme endokriner Organe auf eine Funktionssteigerung hinweist, dann wird der Nebennierenbefund um so merkwürdiger. Denn eine Hyperfunktion von Hypophyse wie Schilddrüse führt im allgemeinen zur Stimulierung der Nebenniere.

Wenn tatsächlich vasculäre Störungen auf der Operationsseite die Nebenniere beeinträchtigen, dann müßte eigentlich eine kompensatorische Hypertrophie des Partners den Gewichtsverlust der Nebennieren wieder ausgleichen. So bleibt die Frage offen, ob die Nephrektomie nicht doch eine direkte Wirkung auf die Nebennieren besitzt. — Eine zur Kontrolle durchgeführte einfache Reduktion von indifferentem Körpergewebe (Schwanzamputation bei *Mäusen*) bewirkte keine gewichtsmäßig erfaßbare Veränderung an den endokrinen Organen.

FICHTELIUS, GARBY, LINDER und STAHLE (1948) wiederholten die WRETEschen Versuche an weißen *Ratten*. Bei einer einseitigen Nephrektomie wurden die venösen Abflüsse aus der Nebenniere soweit wie möglich geschont. Interessanterweise reagiert die *Ratte* offenbar anders als die *Maus*. Die Hypophysen zeigten 30 Tage nach der Nephrektomie höchstens eine geringe Zunahme der Trockensubstanz, an Schilddrüsen und Nebennieren waren keine eindeutigen Gewichtsveränderungen festzustellen. Die linke Nebenniere bot 8 Tage nach der Nephrektomie eine statistisch fast signifikante Zunahme der Trockensubstanz und eine mögliche Vermehrung des Frischgewichtes. Die rechte Nebenniere wies keine Veränderungen auf.

DOPTER und GOURAUD (1904) haben bei doppelseitig nephrektomierten *Kaninchen* eine Urämie erzeugt und die Nebennieren untersucht. Sie stellten außer einer Capillarerweiterung in der Rinde eine Proliferation der Glomerulosa fest. In der Fasciculata war es vermutlich durch den Druck der stark erweiterten Blutgefäße zu Zelläsionen gekommen. Im Mark fanden sich sogar Hämorrhagien.

Die Frage der Beziehungen zwischen Nebennieren und Nieren hat neuerdings an Aktualität gewonnen, nachdem eine Reihe von Untersuchern eine *funktionelle Zweiteilung der Nebennierenrinde* vorgenommen hatte. Der äußeren Rindenabteilung (Glomerulosa) soll die Produktion von Hormonen zur Regulierung des Elektrolythaushalts zukommen, während die Fasciculata angeblich Hormone mit Wirkung auf Eiweiß- und Kohlenhydratstoffwechsel herstellt (vgl. S. 672 ff.). Es sei daran erinnert, daß SARASON (1943) nach Verabreichung von Desoxycorticosteronacetat eine Atrophie und Lipoidentleerung in der Glomerulosa beobachtet hat. Diese Befunde haben GREEP und DEANE (1947) als eine Unterdrückung der sekretorischen Aktivität dieser Zone durch Desoxycorticosteronacetat gedeutet. Da unter diesen Umständen zugleich eine Retention von Natrium eintrat, schloß bereits SARASON auf eine Bedeutung der äußeren Rindenabteilung für den Elektrolythaushalt. Dieser Befund kann in zweierlei Weise erklärt werden: 1. könnte dem Desoxycorticosteronacetat eine unmittelbare Wirkung auf die Niere zukommen (s. u.). Dies würde die Natriumretention als Störung der Nierenfunktion bedeuten. 2. könnte Desoxycorticosteronacetat über eine Bremsung der ACTH-Produktion oder -abgabe seitens des Hypophysenvorderlappens auf die Nebenniere einwirken. Indessen haben GREEP und DEANE (1947), OLSON und DEANE (1949) gerade eine gewisse Unabhängigkeit der Glomerulosa vom Vorderlappen angenommen, während besonders die Fasciculata unter dem Einfluß des Hypophysenvorderlappenhormons stehen soll.

KNOWLTON, LOEB, STOERK und SEEGAL (1947) beobachteten nach Verabreichung von Desoxycorticosteronacetat atrophische Veränderungen im subcapsulären Rindenbereich der *Ratten*-Nebenniere. Zugleich kam es zur Natriumretention bei abfallendem Kaliumspiegel im Blutserum. Die Mitteilungen von GREEP und DEANE (1949) über die Regeneration enucleierter Nebennieren von unbehandelten und mit Desoxycorticosteronacetat behandelten *Ratten* gehören gleichfalls hierher. Die Regeneration, welche in etwa 1 Monat vollendet war, führte zu einer Rinde mit etwas stärkerem Lipoidreichtum der Zona glomerulosa bei gleichzeitig etwas geringerem Lipoidgehalt der Fasciculata. In einer weiteren Versuchsgruppe erhielten die Tiere, bei welchen die Regeneration der Nebennierenrinde etwa $1^1/_2$ Monate im Gang war, täglich 1 Monat lang 2 mg Desoxycorticosteronacetat. Die Glomerulosa atrophierte, die Zellen schrumpften, das Lipoid verschwand. Die Zona fasciculata schien unbeeinflußt. Auch nach Thiouracilbehandlung (S. 607f.) hatten Deane und Greep (1947) bei *Ratten* eine rapide Senkung der Sudanophobie in der Glomerulosa gesehen. Sie erklärten dies mit Störungen im Elektrolythaushalt, da bei einer derartigen Behandlung das Natrium im Blut stark abfällt.

Eine interessante Beobachtung teilen Knowlton, Loeb, Seegal und Stoerk (1949) mit, welche bei nephritisch gemachten *Ratten*, denen außerdem NaCl reichlich zugeführt wurde, eine subcapsuläre Atrophie der Nebenniere sahen, während es nach Salzeinschränkung gerade zur Hyperplasie in diesem Gebiet kam.

Zusatz: Nebenniere und Kreislauf.

Beim sog. Status hypoplasticus fand man unter anderem eine auffallende Kleinheit des Herzens mit Enge des gesamten Gefäßsystems, dabei oft auch eine Unterentwicklung der Nebenniere, insbesondere des Markes (Biedl 1916, Rössle 1919). Im Gegensatz dazu behauptet Goldzieher (1911) bei der Arteriosklerose eine Hypertrophie der Nebenniere. Auf eine Hypertrophie des Nebennierenmarkes bei Nephritis, Herzhypertrophien und Arteriosklerose verweisen v. Gierke (1919), Aschoff (1919), Liebegott (1944). Nach Wiesel (1904, 1906, 1907, s. S. 416) sollen Herzhypertrophien bei Nierenaffektionen und manche Fälle von idiopathischer Herzhypertrophie adrenalen Ursprungs sein. Hecht (zit. nach Biedl 1916) berichtet von konstant erhöhtem Blutdruck, von Herzhypertrophie und sklerotischen Veränderungen der Gefäße bei angeborenem Defekt einer Nebenniere und kompensatorischer Hypertrophie der anderen.

Die These von der adrenalinogenen Pathogenese der Arteriosklerose ist von Josué (zit. nach Aschoff 1919) bekämpft worden. Er hat zeigen wollen, daß die sog. Adrenalinsklerose der Gefäße auf ganz andere Weise zustande kommt und auch andere Bilder zeigt als die Arteriosklerose des *Menschen*. Auch Schilf (1922) bemerkt, daß die Ätiologie der Arteriosklerose zu der Nebenniere in keiner Beziehung steht (über seine Gewichtskorrelationen s. S. 504).

v. Lucadou (1935, 1936) beobachtete bei chronischer Herzbelastung (Hypertonien, chronischer Nephritis usw.) eine Vergrößerung von Nebennierenrinde und -mark. Was hierbei das Primum movens ist, ist schwer zu durchschauen. Es wäre daher naheliegend, nach Bekanntwerden der einzelnen Rinden- und Marksubstanzen die Beziehungen zwischen Nebenniere und Kreislauf erneut zu untersuchen.

24. Die Beziehungen zwischen Nebennieren und Sexualorganen.
a) Allgemeines.

Bereits Meckel (1806, vgl. dagegen Nagel 1836) und Otto (1814) haben enge Beziehungen zwischen Nebennieren und Keimdrüsen angenommen. Huschke (1845) stellte bei Hemmungsmißbildungen der Keimdrüsen oft auch solche der Nebennieren fest. So soll z. B. eine Aplasie beider Organe des öfteren beobachtet worden sein. Man kann verstehen, daß bei den in enger Nachbarschaft sich abspielenden Entwicklungsprozessen von Keimdrüsen und Nebennieren (s. S. 117ff.) auch gemeinsame Fehlentwicklungen vorkommen können. Sehr enge entwicklungsgeschichtliche Beziehungen zwischen beiden Organen nahm insbesondere Janosik (1883ff.) an, welcher darin einen Hinweis auf die späteren funktionellen Beziehungen zwischen beiden Organen sah.

Auch die engen Gefäßbeziehungen zwischen Nebennieren und Sexualorganen geben zu denken (S. 442ff.). Allerdings dürften einige Untersucher dabei übers Ziel hinausgegangen sein; so, wenn beispielsweise Delamare zu dem Schluß kommt, daß über einen portalen Nebennierenkreislauf Produkte der männlichen oder weiblichen Keimdrüse die Nebennierenzelle beeinflussen können.

Die Veränderungen der Nebennierenrinde während der sexuellen Entwicklung und während des Abbaues der sexuellen Leistung sprechen des weiteren deutlich für enge Beziehungen zwischen beiden Systemen. Wir werden sehen, daß bei manchen Species offenbar schon die Dynamik des cyclischen Geschehens bei weiblichen Individuen mit Veränderungen der Nebenniere einhergeht (Gewicht, histologisches Bild). Die Hypertrophie der Nebennierenrinde in der Gravidität ist zeitig bekannt geworden. Das Klimakterium, die Entfernung der Keimdrüsen bei weiblichen wie männlichen Individuen vor oder nach der Pubertät beeinflussen Struktur und Leistung der Nebenniere. Selbstverständlich bleiben auch die von den Keimdrüsen produzierten oestrogenen wie androgenen Stoffe nicht ohne Einfluß auf die Nebenniere. Andererseits sehen wir Schäden an den Fortpflanzungsorganen nach Adrenalektomie oder schon bei Nebennereninsuffizienzen. Ganz besonders deutlich werden aber die Beziehungen zwischen Nebennieren und Keimdrüsen im sog. adrenogenitalen Syndrom.

Ältere Autoren, deren Arbeiten zur Klärung der Beziehungen zwischen beiden Organen beigetragen haben, sind BORTZ (1898), GUIEYSSE (1899), RAINERI (1900), MARRASSINI (1906), THUMIN (1909), CIULLA (1909), ROBINSON (1911), SCHENK (1910), KOLMER (1912, 1918), KOLDE (1913), NICE und SHIFFER (1931), COREY und BRITTON (1933a) usw.

Faßt man dies alles zusammen, so ist es nicht verwunderlich, daß KOLMER (1912a, *Meerschweinchen*) und TAKECHI (1926) der Nebennierenrinde zumindest sekundären Geschlechtscharakter zugesprochen haben, oder daß POLL (1931a, b) davon spricht, daß die Nebennierenrinde einen „internen extragenitalen akzidentellen Geschlechtscharakter" zeigt. Neuerdings hat LLUSIA (1949) von „La troisième gonade" gesprochen, womit er die Nebenniere meint. Nur TONUTTI (1942c) lehnt eine unmittelbare Beziehung zwischen Nebenniere und Keimdrüsen ab. Alle in diesem Zusammenhang beobachteten Veränderungen sollen ihre Ursache darin haben, daß eine quantitative Änderung in der Produktion oder Ausschüttung des corticotropen Hormons hervorgerufen wurde. Dagegen ist einzuwenden, daß die Ergebnisse der biologischen Chemie (Progesteron in der Nebennierenrinde usw.) und 2. die Erkenntnisse der Nebennierenpathologie in eine ganz andere Richtung weisen. Zweifellos hat TONUTTI recht, wenn er bei vielen auf die Keimdrüsen bezogenen Rindenveränderungen den allgemeinen Stressmechanismus zu berücksichtigen empfiehlt. Ich glaube aber nicht, daß damit alles gedeutet werden kann. Wir werden zu prüfen haben, ob heute genügend gesichertes Versuchsmaterial vorliegt, um mindestens eine androgene Wirkung der Nebennierenrinde unter bestimmten Verhältnissen zu postulieren.

b) Sexualdimorphismus der Nebennieren.

Am längsten ist bekannt, daß sich der Sexualdimorphismus der Nebennieren im *Gewichtsverhalten* ausprägen kann. Im allgemeinen sollen die Nebennieren der weiblichen Tiere nach der Pubertät schwerer sein als die der männlichen. Einige Zahlenangaben hierzu:

Bradypodidae. BRITTON (1941): Die Männchen des *dreizehigen Faultieres* besitzen Nebennieren von 0,015%, Weibchen von 0,022% des Körpergewichtes. — *Sciuridae.* HARTMAN und BROWNELL (1949): *Sciurus hudsonicus:* Die Nebennieren von 13 Männchen besaßen ein Durchschnittsgewicht von 0,0451 ± 0,0129% des Körpergewichtes, die Nebennieren von 11 Weibchen ein Durchschnittsgewicht von 0,0431 ± 0,0108% des Körpergewichtes. Also fehlt hier ein deutlicher Unterschied. *Sciurus carolinensis leucotis:* Nach denselben Untersuchern besaßen die 7 Männchen Nebennieren vom Durchschnittsgewicht 0,0231 ± 0,0092% des Körpergewichtes, die Weibchen vom Durchschnittsgewicht 0,0286 ± 0,0089% des Körpergewichtes.

Mus rattus: JACKSON (1913/14, bestätigt durch DONALDSON 1924) hat wohl als einer der ersten behauptet, daß die Nebennieren der *Ratten*-Weibchen nach der Geschlechtsreife mehr wiegen als die der Männchen. Hatte HILL gesagt, daß die Nebennieren der Weibchen von *Carnivoren, Ungulaten* und *Primaten* bereits bei der Geburt schwerer sind als die der männlichen Individuen, so konnte DONALDSON (1924) zeigen, daß dieser Sexualdimorphismus sich bei der *Ratte* jedenfalls nur langsam entwickelt. Etwa zwischen dem 40.—50. Lebenstag. d. h. bei einem Körpergewicht von ungefähr 75 g, wird bei diesem Tier das relative Nebennierengewicht — bezogen auf Körpergewicht — bei den Weibchen größer als bei den Männchen. Dieser Unterschied wird später noch deutlicher, so daß bei einem Körpergewicht von rund 200 g das relative Nebennierengewicht der weiblichen Tiere etwa 50% größer ist als das der männlichen. Die relativen Nebennierengewichte rangieren bei der *Ratte* nach Donaldson in folgender Reihe: bei 50 g-Tieren bei beiden Geschlechtern 0,03%, bei 100 g-Tieren bei den Männchen 0,02%, bei den Weibchen 0,03%, bei 200 g-Tieren bei den Männchen 0,017%, bei den Weibchen 0,026%.

Durch eine Thyreoidektomie kann bekanntlich ein Rückgang des Nebennierengewichtes erreicht werden (S. 604 ff.). Wird diese Operation bei der *Ratte* nach der Pubertät ausgeführt, so kommt es bei Männchen (100 Tage alt) zu einer 9%igen Gewichtsabnahme der Nebenniere, bei Weibchen (150 Tage alt) zu einer 28,8%igen Gewichtsabnahme (Hammett 1923). Die Nebennieren der Weibchen sind offenbar gegenüber dem Versagen der Schilddrüsenfunktion empfindlicher als die der Männchen.

Nach Emery (1935) betrug das Durchschnittsgewicht der Nebennieren bei haarlosen *Ratten* 48,1 mg bei den Männchen, 52,0 mg bei den Weibchen (Albinos 32:42 mg, vgl. ferner Winter und Emery 1936, s. S. 488). Weiter sind die Untersuchungen von Cole und Harned (1942) sowie von Yeakel (1946) zu nennen. Letzterer hat auch die Sexualunterschiede in verschiedenen höheren Altersstufen bei der *Ratte* geprüft (s. ferner Rogers und Richter 1948).

Mus musculus: Masui und Tamura (1926) fanden bei den Weibchen das höhere Nebennierengewicht. Sie erklärten dies mit einer stärkeren Entwicklung der Zona reticularis in der weiblichen Nebenniere, womit sie vermutlich die sog. X-Zone gemeint haben, welche ein Jahr später von Howard-Miller genauer beschrieben wurde (S. 709 ff.). Nach Hett (1926, 1928) ist bei der *Maus* das Gewicht beider Nebennieren zusammen bei den Weibchen größer als bei den Männchen, was auf einer stärkeren Ausbildung der Rindensubstanz bei den Weibchen beruhe (s. Abb. 215, S. 511). Die größere Rindenmenge ist nicht allein dadurch bedingt, daß die Nebenniere des Weibchens im ganzen größer ist, sondern daß auch die prozentuale Zusammensetzung bei beiden Geschlechtern verschieden ist, wie deutlich aus den Hettschen Kurven hervorgeht (vgl. hierzu auch Howard-Miller 1927a, Deanesly 1928, Poll 1931a, Deanesly 1938).

Cricetus auratus: Peczenik (1944) beobachtete eine beträchtliche Differenz der relativen Nebennierengewichte bei männlichen und weiblichen *Hamstern*. Bei 24 Männchen betrug das durchschnittliche Nebennierengewicht 0,0187% des Körpergewichtes, bei 27 Weibchen 0,0083% des Körpergewichtes. Das wäre ein beträchtlicher Unterschied, und zwar im umgekehrten Sinn: die Männchen hätten dann die schwereren Nebennieren. Peczenik (1944) beobachtete zugleich starke individuelle und Altersdifferenzen. Diese Angaben wurden von Koneff, Simpson und Evans (1946), Lavelle (1948) und Keyes (1949) bestätigt. Hartman und Brownell (1949) fanden die Unterschiede des Gewichtes nicht so groß. Bei 19 Männchen (Alter 50—116 Tage) war das Durchschnittsgewicht der Nebennieren 0,0192 ± 0,0042%, bei 11 Weibchen (Alter 48—118 Tage) 0,0142 ± 0,0017%.

Cavia cobaya: Schon Guieysse (1901) kannte den Gewichtsunterschied der Nebennieren. Kolmer (1912a) hat bestätigt, daß die Weibchen die schwereren Nebennieren besitzen (s. a. S. 428). Aus den früher erwähnten Volumenuntersuchungen an Nebennieren von Castaldi (1922, S. 507) geht hervor, daß immer die weiblichen *Meerschweinchen* die größeren Nebennieren besitzen. Deanesly und Rowlands (1936) bestätigten dies für das Gewicht. Zu einem gegensätzlichen Ergebnis kam Eaton (1938). Die Gewichte der Nebennieren von über 36 Tage alten Tieren waren außerordentlich variabel (Inzuchtstamm). Die schwersten Nebennieren fanden sich bei den Gruppen mit dem geringsten Körpergewicht und umgekehrt. Die Nebennieren sollen bei den Männchen größer gewesen sein als bei den Weibchen. Mixner, Bergman und Turner (1943) sowie Schweizer und Long (1950) fanden keinen signifikanten Unterschied im Nebennierengewicht von Weibchen und Männchen. Bei einer Gruppe von 25 *Meerschweinchen* fanden Schweizer und Long unter 10 Männchen (durchschnittliches Körpergewicht 461 g) ein relatives Nebennierengewicht von 51,4 ± 2,8 (= Gewicht in Milligramm je 100 g Körpergewicht und Standardabweichung). Bei 15 Weibchen (durchschnittliches Körpergewicht 462 g) betrug dieses Relativgewicht der Nebenniere 54,9 ± 4,0.

Erethizon d. dorsatum: Das *kanadische Stachelschwein* besitzt relativ kleine Nebennieren. Bei 9 Männchen (Körpergewicht von 1590—9100 g) besaßen die Nebennieren ein relatives (Körpergewicht) Durchschnittsgewicht von 0,0080 ± 0,00145%, bei 6 Weibchen (Körpergewicht von 4560—6580 g) von 0,0121 ± 0,0033%.

Felis dom.: Bei der *Katze* hat bereits Elliott (1912a) Gewichtsunterschiede der Nebennieren beider Geschlechter festgestellt (vgl. ferner Bennett 1940a, s. u.)

Canis fam.: Sato (1930a) verglich die Nebennierengewichte einer großen Anzahl gesunder *Hunde*, welche längere Zeit im Laboratorium gehalten worden waren. Es handelte sich um verschiedene Rassen; das Körpergewicht schwankte zwischen 3,5—40 kg. Die Nebennieren von 77 *Hündinnen* wogen 0,0140 $\pm$ 0,0026%, die von 122 *Hunden* 0,0104 $\pm$ 0,0022% des Körpergewichtes. Auf die Untersuchungen von BAKER (1937) wurde bereits S. 501 verwiesen.

Macacus: KOLMER (1918) fand die Nebennieren der Weibchen größer als die der Männchen, und zwar schien bei den Weibchen das Rindengewebe vermehrt (s. a. S. 114). KENNARD und WILLNER (1941) bestimmten das Verhältnis von Nebennieren- zu Körpergewicht bei 34 Weibchen und 32 Männchen von *Macaca mulatta* und stellten 0,032% für die Weibchen und 0,029% für die Männchen fest. Sie bestimmten ferner das gleiche Verhältnis bei 8 Weibchen und 5 Männchen des *Schimpansen.* HARTMAN und BROWNELL (1949) errechneten aus den Zahlenangaben 0,028 $\pm$ 0,015% für die Weibchen und 0,030 $\pm$ 0,011% für die Männchen.

Was den gewichtsmäßig erfaßbaren *Sexualdimorphismus der menschlichen Nebenniere* angeht, so verweise ich zunächst auf eine Reihe früherer Zahlenangaben (S. 488ff.). Bei neugeborenen Knaben soll das Gewicht der Nebenniere etwas größer als bei neugeborenen Mädchen sein (s. a. die PETERsche Tabelle, Tabelle 22, S. 490). Siehe hierzu auch besonders SCHILF (1922, S. 491ff.), RÖSSLE und ROULET (1932, S. 491ff.), sowie die Tabellen 23 und 25 (S. 491 und 494) von SCHILF (1922), die Abb. 208 (S. 493) von SCHILF (1922) und 209 (S. 495) von RÖSSLE und ROULET (1932).

Besonders wichtig ist wohl, daß sich auch beim *Menschen* der gewichtsmäßige Sexualdimorphismus erst langsam auszubilden scheint. Nach PETER (1938) ist beim Knaben die Nebenniere anfangs sogar schwerer als beim Mädchen. Auch GÜNTHER (1942) hat die Prävalenz des weiblichen Nebennierengewichtes vor der Pubertät in seinem Untersuchungsmaterial nicht finden können und nimmt an, die dann nachweisbaren Differenzen seien hauptsächlich durch die Graviditätshypertrophie der Nebenniere bedingt. Die Untersuchungen von SWINYARD (1940) sind ebenfalls früher bereits besprochen (S. 496). Es seien noch PARHON und ZUGRAVU (1913) sowie FREEMAN (1934) erwähnt, der beim Menschen das größere Nebennierengewicht bei der Frau gefunden hat.

Überblickt man die gesamte Liste, so darf man wohl sagen, daß je neuer die Untersuchung ist, je genauer die statistischen Methoden angewendet wurden (GÜNTHER 1942), desto weniger von der Behauptung übriggeblieben ist, die Nebenniere weiblicher Individuen sei schwerer als die männlicher. Es scheint aber vor allem die Zahl der Graviditäten einen Einfluß auf das Gewicht der Nebennieren zu haben. Man darf daher wohl die weiblichen Nebennieren nicht allgemein als die schwereren betrachten, sondern muß den speziellen sexuellen Individualcyclus berücksichtigen.

Die meisten Angaben über Geschlechtsunterschiede der Nebennieren beruhen auf Gewichtsuntersuchungen. Es ist jedoch auch eine Reihe anderer morphologischer Charakteristika der Drüse gelegentlich in Betracht gezogen worden. So hat man *das Verhältnis von Rinde zu Mark* (s. a. S. 508ff.) auch bei den beiden Geschlechtern geprüft. Gelegentlich wurden Differenzen behauptet. LATIMER und LANDWER (1925), SAUER und LATIMER (1930/31) wiesen nach, daß bei *Hühnchen* etwa 30% mehr Rindensubstanz als bei *Hähnchen* vorhanden ist. MILLER und RIDDLE (1939b) fanden dagegen bei *Tauben* keine derartige Sexualdifferenz. KAR (1947a) schätzte den Anteil des interrenalen Gewebes bei 86 Tage alten männlichen *Hühnchen* auf 40%, auf 71% bei den weiblichen Tieren; bei 156 Tage alten Tieren waren die entsprechenden Werte ähnlich.

Bei der *Ratte* konnte JACKSON (1919) in bezug auf die Rinden-Markproportion keine konstanten Sexualunterschiede beobachten. Die relativ größeren Nebennieren der Weibchen haben sowohl größere Rinde wie größeres Mark. DONALDSON (1924) gab folgende Zahlen an: Markgewicht bei Albinoweibchen 3,1 mg, bei Albinomännchen 2,8 mg, bei Wildweibchen 4,3 mg, bei Wildmännchen 4,7 mg,

Rindengewicht bei Albinoweibchen 47,1 mg, bei Albinomännchen 30,3 mg, bei Wildweibchen 92,7 mg, bei Wildmännchen 75,3 mg.

Beim *Meerschweinchen* liegen außer den Untersuchungen von Castaldi (1922, S. 507) die von Zalesky (1936) vor. Er fand, daß die Breite der Zona glomerulosa bei beiden Geschlechtern in gleichem Maße variiert; die Zona fasciculata war bei den Weibchen etwas breiter als bei den Männchen, während die Zona reticularis bei den Männchen beträchtlich breiter schien als bei den Weibchen. Da Zalesky als „Reticularis" sowohl die innere Abteilung der Fasciculata als auch die eigentliche Reticularis bezeichnet, mithin also seine Reticularis etwa der „Couche pigmentée" von Mulon (1905c) entspricht, ergibt sich aus dieser Bemerkung über die Sexualdifferenzen der Rindenschichten bei *Cavia* Übereinstimmung bei beiden Untersuchern. Das Verhältnis Glomerulosa:Fasciculata: Reticularis (s. o.) gibt Zalesky (1936) bei den Männchen mit 1:6,5:16,7, bei den Weibchen mit 1:7,7:7,7 an.

Mit Erwähnung dieser letzten Arbeit wird bereits das Problem angeschnitten, ob *Sexualdifferenzen im histologischen oder Zonierungsbild* der Nebennieren vorliegen. Ich verweise zunächst auf die Ausführungen über die Histologie der *Opossum*-Nebenniere (S. 93 ff.). Van Dorp und Deane (1950) haben bei *Ratten* gleichen Alters weder histologische noch histochemische Sexualdifferenzen in der Nebenniere gesehen. Beim *Meerschweinchen* hat dagegen Takechi (1926) histologische Differenzen gefunden. Auf Zaleskys (1936) Zonierungsunterschiede war bereits verwiesen.

Ausführlich hat Bennett (1940a) die Nebenniere der *Katze* unter dem Gesichtspunkt der Sexualdifferenzen untersucht. Bei 55 Nebennieren von *Katern* fiel die innere Grenze der sekretorischen Zone (S. 110) mehr oder weniger in die äußere Hälfte der Rinde (2 Ausnahmen). Bei erwachsenen weiblichen *Katzen* variierte die Zonierung mehr. Bei einem Drittel war die sekretorische Zone beträchtlich breiter als bei *Katern*, ihr innerer Rand fiel in die innere Rindenhälfte. Bei trächtigen *Katzen* zeigten die Nebennieren in der ersten Zeit der Gravidität den juvenilen Zonierungstyp. Gelegentlich herrscht der männliche Zonierungstypus mit relativ schmaler sekretorischer Zone schon zu Beginn der Gravidität, immer in späteren Stadien und bei lactierenden *Katzen* vor.

Auch in der färberischen Reaktion (Fixierung Formol-Bichromat, Färbung nach Masson, Trichrom) waren gewisse Unterschiede festzustellen. Bei erwachsenen *Katern* war das Cytoplasma der Nebennierenrindenzellen immer deutlich rötlich bis rosa angefärbt, hellrosa in der sekretorischen Zone, dunkelrot in der postsekretorischen Zone. Bei erwachsenen weiblichen *Katzen* färbte sich dagegen das Cytoplasma graugrün. Der Unterschied zwischen beiden Geschlechtern ist in bezug auf diese Färbungseigentümlichkeit durchaus deutlich.

Aus einer Reihe neuerer Untersuchungen ergibt sich die nach den chromosomalen Verhältnissen erwartete Tatsache eines Sexualdimorphismus der Zellkerne (Barr und Bertram 1949, Barr, Bertram und Lindsay 1950, Barr 1951, Moore, Graham und Barr 1951, Graham und Barr 1952) unter anderem auch für die Zellkerne der Nebennierenrinde der *Katze* (Graham und Barr 1952, Abb. 254). In männlichen Zellkernen soll sich ein Feulgen-negatives Kernkörperchen finden, welches sich bei der Färbung mit Methylgrün-Pyronin mit der Pyroninkomponente anfärbt, daher wohl Pentosenucleinsäure enthält. Eng verbunden mit dem Nucleolus läßt sich zweitens ein Feulgen-positives, mit Methylgrün anfärbbares Chromatin darstellen, welches also offenbar Desoxypentosenucleinsäure enthält und drittens finden sich einige, gleich reagierende Chromatinbröckelchen im Kern. Bei den weiblichen Kernen liegt zusätzlich zu den genannten Kernbestandteilen ein als „sex-chromatin" bezeichnetes

Gebilde an der Kernmembran. Auch dies ist FEULGEN-positiv. Es soll vom Geschlechtschromosom stammen.

Was die *menschliche* Nebenniere angeht, so sind nach PETER (1938) Sexualunterschiede im Bau der kindlichen Nebennieren nicht vorhanden. Sie treten erst beim Erwachsenen auf, indem die Zona glomerulosa bei der Frau deutlicher ausgebildet zu sein scheint als bei Männern und langsamer der Rückbildung anheimfallen soll. Diese Angabe stimmt nicht ganz mit den Befunden von STIEVE (1946, 1947) überein, dem bis jetzt wohl das größte Vergleichsmaterial zur Verfügung gestanden hat. Nach STIEVE ist der komplette Schichtenbau der Nebennierenrinde des Menschen nicht vor Abschluß der Pubertät erreicht.

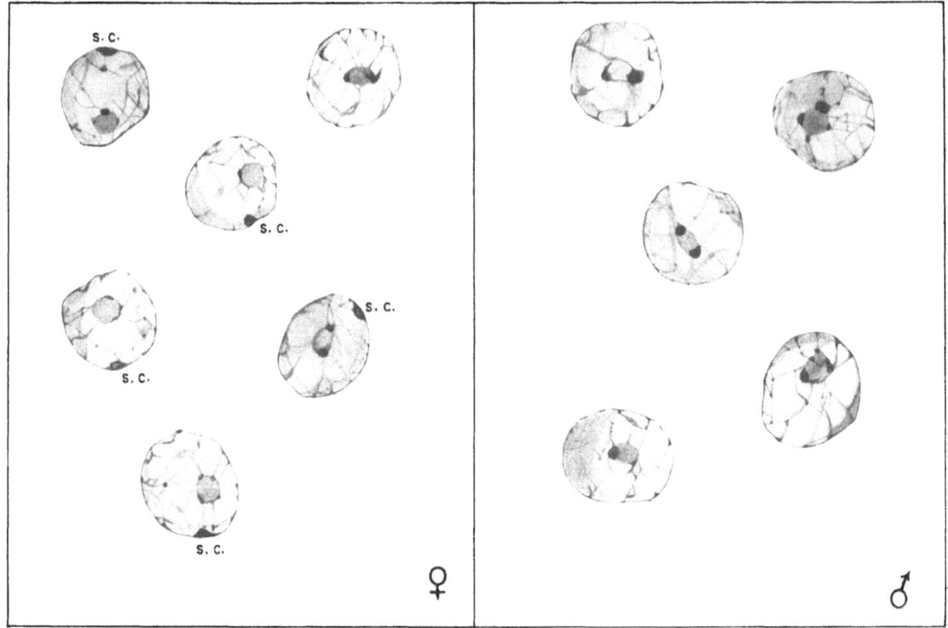

Abb. 254. Zellkerne aus der Nebennierenrinde der *Katze*. ²/₃ der weiblichen Zellkerne zeigen „sex chromatin" (*s.c.*) an der Kernmembran. Rechts typische männliche Zellkerne. (Kresylviolettfärbung.) Aus GRAHAM und BARR 1952.

Des weiteren schildern STIEVE und LAESCHKE (1947) den Sexualdimorphismus der menschlichen Nebennierenrinde folgendermaßen.

Bei gesunden *Frauen* am Ende des 2. Lebensjahrzehntes ist die Nebennierenrinde schmal, die 3 Zonen sind gut ausgebildet und deutlich gegeneinander abgesetzt. Die Zona glomerulosa ist schmal, gleichmäßig aus kleinen Zellen mit schaumigem Cytoplasma zusammengesetzt. Die schmale Fasciculata besteht aus großen lipoidreichen Zellen, die Reticularis ist breit. Pigment kommt in wechselnder Menge vor. Die Reticularis ist breiter als Glomerulosa und Fasciculata zusammengenommen. Bei Frauen vom 18.—45. Lebensjahr mit normalem Cyclus zeigt die breite Nebennierenrinde deutlich voneinander abgesetzte Schichten; die Reticularis ist weiterhin deutlich, und zwar wieder so breit wie Glomerulosa und Fasciculata zusammengenommen. Gegen das Mark ist die Reticularis undeutlich abgegrenzt. Mit dem Cyclus gehen keine eindeutigen Veränderungen des Nebennierenbildes einher. Während der ganzen Zeit nimmt nur die Fasciculata auf Kosten der Reticularis etwas an Breite zu. Etwa von der Mitte des 4. Lebensjahrzehntes an treten die Rindenveränderungen ein, welche zum Bilde der Nebenniere des Klimakteriums führen (S. 739).

Gesunde *Männer* vom 18.—50. Lebensjahr besitzen eine Nebennierenrinde mit ebenfalls sehr deutlichen Schichten; die Reticularis ist aber nur so breit wie jede der beiden anderen und deutlich gegen das Mark abgegrenzt. Die Fasciculata ist gegen die Reticularis nach innen und Glomerulosa nach außen nicht so deutlich abgesetzt wie bei der Frau. Daß Glomerulosa und Fasciculata gleich breit sein sollen, kann ich selbst in vielen Fällen nicht bestätigen; oft ist die Glomerulosa an wirklich repräsentativen Schnitten durch das Organ kleiner als die Fasciculata (in dieser Altersstufe!). Die Zellen der Fasciculata sind nach Stieve zwar lipoidreich, aber nicht übermäßig groß. Die Reticularis bildet eine gleichmäßige, zusammenhängende Lage. Sie ist wohl schmäler als bei der Frau, aber ebenso wie bei der Frau gegen die Fasciculata deutlich, gegen das Mark undeutlich abgegrenzt. Oft habe ich auch die markseitige Grenze deutlich ausgeprägt gefunden. Dieser Bau der männlichen Nebenniere findet sich in etwa gleicher Weise bis zum 50. Lebensjahr; allenfalls wird die Fasciculata mit zunehmendem Alter breiter. Ihre Zellen werden größer, lipoidreicher, die Zone breitet sich langsam in die alten Bereiche von Glomerulosa und Reticularis hinein aus.

Mit Einschränkung der Samenbildung jenseits des 50. Lebensjahres wird die Fasciculata noch breiter, ihre Zellen werden noch größer und lipoidreicher. Die Zellzüge verlaufen dann nicht mehr so geordnet; sie dringen gegen die angrenzenden Lagen weiter vor. Dadurch wird besonders die Glomerulosa verschmälert und teilweise durch die eindringende Fasciculata in einzelne Abteilungen zerlegt. An einigen Stellen sah Stieve in der Fasciculata die Ausbildung regelrechter Fettzellen. Die Gitterfasern des feineren Bindegewebes sollen aber zart bleiben, sie bilden ein lockeres Netzwerk, ohne zu sklerosieren. Manchmal kommt es zu kleineren Lymphocytenansammlungen. Offenbar gehen die Veränderungen aber äußerst langsam vor sich, denn gelegentlich findet man noch bei 70jährigen ein Rindenbild wie im 4. Lebensjahrzehnt. Obwohl ein Zusammenhang mit dem Zustand der Keimdrüsen sicher ist, zweifelt Stieve, daß die Funktion der Keimdrüsen der einzige maßgebende Faktor für die histologischen Veränderungen der Nebennierenrinde sei. Vielleicht ist ein Teil der Umänderungen dem allgemeinen Alterungsprozeß zuzurechnen.

Bei der Frau scheinen die Veränderungen aber enger an das Verhalten der Keimdrüsen gebunden zu sein als beim Mann (s. S. 739 ff., Klimakterium!). Es wäre nach Stieve wichtig zu wissen, wie die Nebennieren des Mannes nach Exstirpation der Keimdrüse in relativ jungen Jahren reagieren. Nun ist aber in der Tat über das histologische Bild der Nebennieren bei Frühkastraten kaum etwas bekannt. Die Übertragung der Ergebnisse von Tierexperimenten auf die Verhältnisse beim Menschen dürfte nur mit Einschränkung möglich sein. Stieve konnte aber zu diesem Problem einen recht interessanten Befund beitragen. Bei Männern, bei denen die Samenbildung durch starke Erregung, besonders Angst zum Stillstand kommt und die Hoden sich mehr oder weniger stark zurückbilden, gestaltet sich auch die Nebennierenrinde um, und zwar erst einige Zeit, nachdem die Veränderungen an den Keimdrüsen eingesetzt haben. In solchen Fällen hat Stieve dann ebenfalls eine Ausbreitung der Fasciculata auf Kosten der angrenzenden Rindenschichten beobachtet.

Nur wenige Angaben finden sich über *Geschlechtsverschiedenheiten des Lipoidbildes der Nebenniere.* Harrison und Cain (1947) haben die Nebennierenrinde der *Ratte* unter diesem Gesichtspunkt untersucht (S. 327 f.). Bemerkungen über derartige Differenzen in der Nebennierenrinde des *Meerschweinchens* habe ich früher gemacht (S. 333 ff.). Ergänzungen sollen hinzugefügt werden. So hat Mulon (1905 c) bereits bei Betrachtung mit bloßem Auge konstatiert, daß die zwischen

der hellgelben Rindenzone und dem grauweißen Mark gelegene dunkelbraune
Zone bei Männchen immer deutlicher als bei Weibchen sei. Nach WHITEHEAD
(1934c) enthält die Nebenniere weiblicher *Meerschweinchen* immer mehr färbbares Fett als die der Böcke. ZALESKY (1936) hat dagegen keine derartigen
Unterschiede beobachten können. Er meint nur, daß sich bei weiblichen *Meerschweinchen* mehr sog. Makroliposomen in den Rindenzellen als bei den Männchen

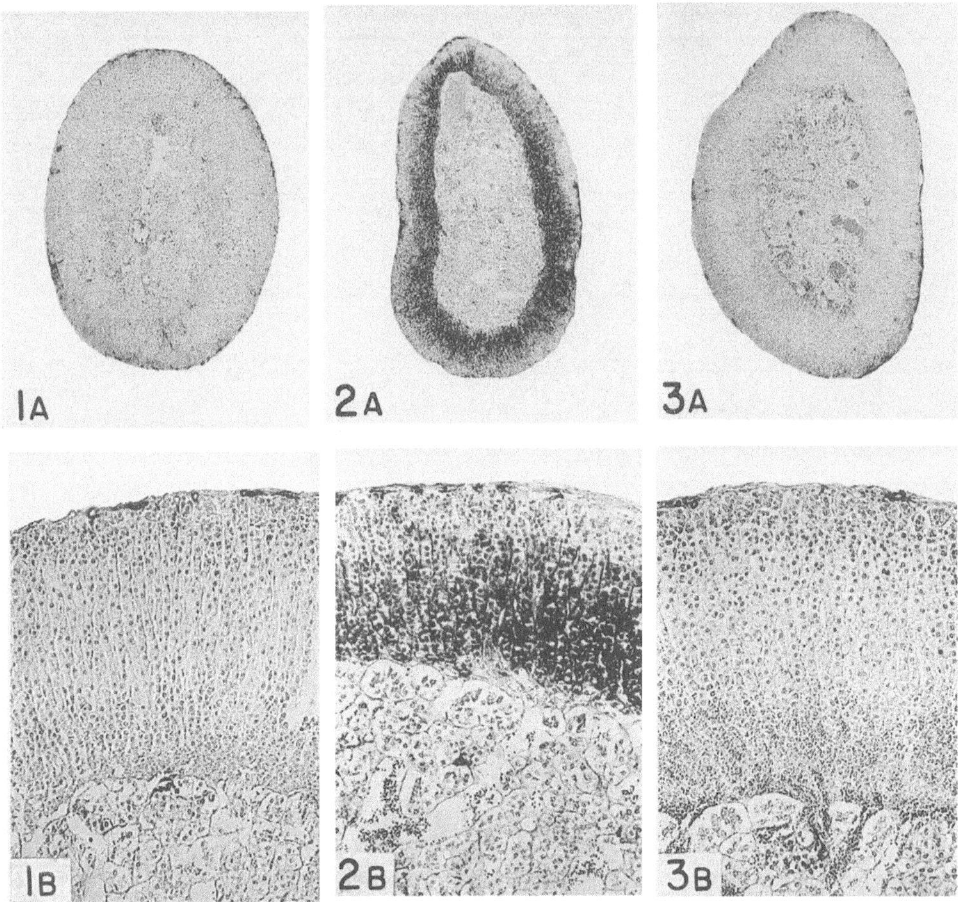

Abb. 255. Verhalten der Aktivität alkalischer Phosphatase in der Nebenniere der *Maus*. *1A* Normales, erwachsenes Weibchen. Phosphatasereaktion negativ (22fach vergrößert). *1B* Dasselbe (100fach vergrößert). *2A* Normales, erwachsenes Männchen. Reaktion in der Nebennierenrinde (Schwärzungszone) positiv (22fach vergrößert).
2B Dasselbe (100fach vergrößert). *3A* Erwachsenes Männchen, vor 33 Tagen kastriert. Phosphatasereaktion
negativ (22fach vergrößert). *3B* Dasselbe (100fach vergrößert). Aus ELFTMAN 1947b.

finden. Ferner liegen die Makroliposomen bei den Männchen in den äußeren
Zellreihen der Fasciculata, bei den Weibchen in der gesamten Fasciculata mit
Betonung der inneren Gebiete. Bezüglich der menschlichen Nebenniere ist
wiederum auf die erwähnten Untersuchungen von STIEVE (1946ff.) und LAESCHKE
(1947) hinzuweisen.

Einen besonders interessanten histochemischen Sexualdimorphismus hat
ELFTMAN (1947a) im Verhalten der *Aktivität der alkalischen Phosphatase* in der
Nebennierenrinde aufgedeckt. In der Zona fasciculata und reticularis männlicher
Tiere ist die Aktivität der alkalischen Phosphatase deutlich mit histo-
chemischen Mitteln nachweisbar (Abb. 174, S. 403). Bei den weiblichen Tieren

ist die Aktivität dieses Enzyms — wenn überhaupt nachweisbar — minimal. Mein Mitarbeiter Neumann konnte dieselbe Gegensätzlichkeit in der Nebennierenrinde bei *Kaninchen* und *Hunden* feststellen (vgl. Abb. 255 und 256).

Bei einigen Versuchen haben sich gewisse Differenzen der Reaktion bei männlichen und weiblichen Tieren ergeben. So soll im Gefolge einer *Hypophys-*

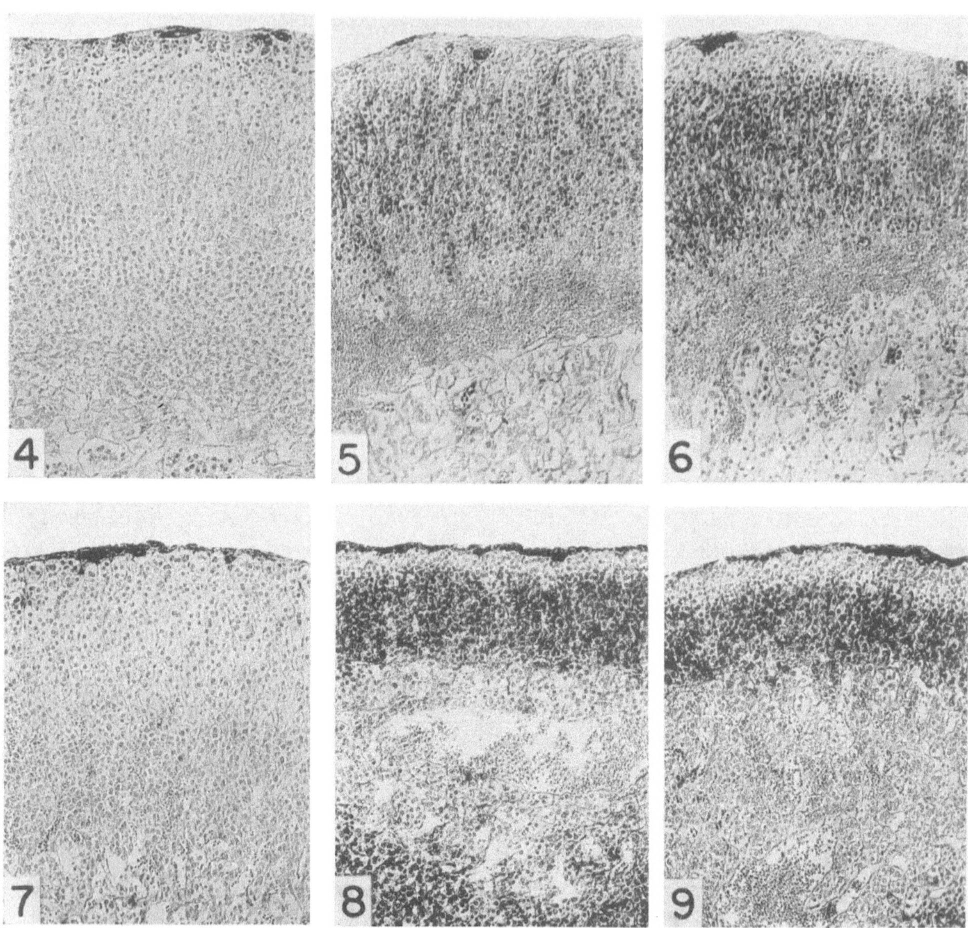

Abb. 256 (4—9). Verhalten der Aktivität alkalischer Phosphatase in der Nebenniere der *Maus*. *4* Erwachsenes, ovariektomiertes Weibchen. Phosphatasereaktion negativ (100fach vergrößert, wie alle folgenden Abbildungen). *5* Erwachsenes, ovariektomiertes Weibchen. 10 Injektionen von je 250 μg Testosteronpropionat. Schwache Aktivität alkalischer Phosphatase (Schwärzung). *6* Erwachsenes, kastriertes Männchen. 10 Injektionen von je 250 μg Testosteronpropionat. Die Phosphataseaktivität, die nach der Kastration verschwunden war (vgl. Abb. 255, *3A* und *3B*), kehrt zurück. *7* Normales, 24 Tage altes Männchen. Noch keine Aktivität alkalischer Phosphatase nachweisbar. *8* Infantiles Weibchen, 22 Tage alt. Fünf Tage lang täglich je 250 μg Testosteronpropionat. Phosphatasereaktion positiv. *9* Infantiles Männchen, 22 Tage alt. Fünf Tage lang täglich je 250 μg Testosteronpropionat. Phosphatasereaktion positiv. Aus Elftman 1947b.

ektomie (Ratte) bei den Weibchen eine stärkere Rindenatrophie einsetzen als bei den Männchen (Cutuly 1936). Zalesky (1936) hat den Sexualdimorphismus der Nebenniere bei *Cavia* generell auf qualitative und quantitative hormonale Differenzen des Hypophysenvorderlappens zurückgeführt.

Daß in der *sekretorischen Leistung der Nebennierenrinde* Sexualdifferenzen vorhanden sind, ist sicher. In den neueren Untersuchungen über die Corticoide im Blut und Harn finden sich zahlreiche quantitative Hinweise. Schließlich darf an eine alte, aber der Nachprüfung harrende Behauptung von POLL (1931b) erinnert werden, nach welchem die männliche Nebenniere, berechnet je Kilogramm Körpergewicht, weniger *Adrenalin* enthalten soll als die weibliche.

c) Beziehungen zwischen Nebennieren und männlicher Keimdrüse.

Eine alte Behauptung lautet: Tiere mit großen Hoden haben auch große Nebennieren. Diese Bemerkung ist auch in einige Lehrbücher eingegangen (z. B. BLOOM-MAXIMOW, 4. Aufl., 1942). Nachdem wir heute mit Sicherheit wissen, daß die Nebennieren eine Quelle androgener Substanzen bei Mann wie Frau darstellen, erscheinen uns Beziehungen zu den männlichen Keimdrüsen verständlich. Hier soll indessen nicht über die Beeinflussung der Sexualorgane durch androgene Stoffe gesprochen werden. Auch auf die Beeinflussung der Nebenniere durch androgene Substanzen komme ich später zurück (S. 757). Hier mögen einige Fälle, die allgemein für eine Koppelung der Funktion von Nebennieren und männlichen Keimdrüsen sprechen, genannt werden. Auf die enge Beziehung zwischen männlicher Keimdrüse und Nebenniere weisen die Beobachtungen gleichzeitiger, an beiden Organen auftretender *Hemmungsmißbildungen*, welche aus der engen Nachbarschaft beider Organe in der Ontogenese verständlich sind (ASCHOFF 1919). Auf das *adrenogenitale Syndrom* kann ich hier nur verweisen.

SCHILF (1922) hat im Rahmen seiner Untersuchungen über *Gewichtskorrelationen* auch *Nebennieren und Hoden miteinander verglichen*. Nach seiner Berechnung beträgt das Verhältnis von Hoden zu Nebennieren 2,48. LEUPOLD (1921) hat die Zahl 2,5 errechnet. Das absolute Gewicht der Hoden nimmt gleichmäßig mit dem der Nebennieren zu. Bei Berücksichtigung der Körpergröße, welche nach SCHILFs Beobachtungen das Gewicht von Hoden wie Nebennieren beeinflußt, ist festzustellen, daß das Gewicht der Hoden mit dem der Nebennieren beständig zunimmt. Sehr konstante Gewichtsbeziehungen zwischen Hoden und Nebennieren können also angenommen werden.

Im folgenden wird nur über *histologisch* faßbare Organveränderungen berichtet, die ein Licht auf die Hoden-Nebennierenbeziehungen werfen. WATRIN (1927) beobachtete, daß bei neugeborenen und jugendlichen *Ratten* in den interstitiellen Zellen des Hodens reichlich Lipoid vorhanden ist, welches zu Beginn der Spermatogenese offenbar verbraucht wird. Dann soll seiner Meinung nach die Nebennierenrinde für das Interstitium des Hodens stellvertretend wirksam werden.

PÉZARD und CARIDROIT (1922) kastrierten 2 Monate alte *Hähnchen* und untersuchten ein Jahr später die Gegend der Keimdrüsen und Nebennieren histologisch. In der Umgebung zufälliger „Hodentransplantate", wie sie die Überbleibsel von Hodengewebe bei unvollständiger Kastration nennen, sammeln sich im Bindegewebe Elemente an, die wie Nebennierenzellen aussehen. In einem 2. Fall drangen solche Nebennierenelemente sogar in das restliche Hodengewebe ein, wo sie sich um besonders stark reduzierte Hodenkanälchen anordneten und schließlich fanden sich in einem 3. Fall zwischen den Hodenkanälchen im Interstitium derartige „suprarenale Elemente".

Da nach LEUPOLD (1920) bei Erwachsenen eine Abhängigkeit des Fettgehaltes der Zwischenzellen des Hodens von der Nebennierenrinde bestehen soll, untersuchte TOBECK (1928) die Verhältnisse bei Kindern. Während der Lipoidstoffwechsel der Nebennieren von verschiedenen Krankheiten beeinflußt wird, reagieren die Lipoide des Hodens bei *Säuglingen* offenbar viel träger.

45*

Eine gewisse Abhängigkeit der Hodenfunktion von der Nebenniere scheint aus folgender Beobachtung von BÜLBRING (1940) hervorzugehen. Beim *Enterich* nehmen die Hoden von etwa Januar bis zum Juni an Größe zu. Beim adrenalektomierten Tier muß man in dieser Zeit mehr Rindenextrakt geben, wenn man das Leben der Tiere und gar, wenn man diese Hodenhypertrophie erhalten will.

Besonders ausführliche Untersuchungen über die sexualspezifischen Charakteristika der Nebennierenrinde beim *Mann* liegen von STIEVE (1946 b, c) vor. Beim *Mann* sind die *Altersveränderungen* der Nebenniere zeitlich auffällig eng mit der Aktivität der Keimdrüse gekoppelt. Sie werden etwa nach dem 50. Lebensjahr manifest, also mit allmählicher Abnahme der Spermatogenese.

Besonders interessant sind in diesem Zusammenhang die Fälle, in denen stärkste nervöse Erregungen eine vorzeitige schnelle Schädigung der männlichen Keimdrüsen hervorrufen. Wenn die Rückbildungen des Hodens nur kurze Zeit gedauert haben (3, höchstens 6 Wochen), dann zeigen die Nebennieren meist noch das dem Alter entsprechende Verhalten; nur ist manchmal schon bei Männern unter 50 Jahren die Fasciculata etwas verbreitert und sehr reich an Lipoiden. Haben aber die Rückbildungen längere Zeit angehalten, so kann man auch bei jüngeren, sonst gesunden Männern sehen, daß die Nebennierenrinde stärkstens mitreagiert. Sie ist dann schmal und ganz unregelmäßig gebaut. Die Glomerulosa ist teilweise erhalten, teilweise bereits verschwunden, was normalerweise erst in höherem Alter beim normalen Mann zu beobachten ist. Hier reicht dann die Fasciculata bis an die Kapsel des Organs heran. Auch die Reticularis wird ganz verschieden breit, an den meisten Stellen sehr schmal. Ihre fein gekörnten Zellen enthalten wenig Pigment. Die Grenze der Reticularis gegen die Fasciculata erscheint unregelmäßig gezackt. An einzelnen Stellen sind die Zellgrenzen verschwunden. Man erkennt mehrkernige Syncytien; viele Kerne gehen zugrunde. Die Fasciculata kann manchmal außerordentlich schmal werden, so daß die Reticularis unmittelbar an die Glomerulosa grenzt. An anderen Stellen durchsetzt eine breite Fasciculata die ganze Rinde von der Kapsel bis zum Mark. Die Zellen der Fasciculata sind klein, ihr Cytoplasma ist feinschaumig-wabig. In allen Schichten finden sich einige pyknotische Kerne.

Das Netz argyrophiler Fibrillen umgibt noch einzelne Zellgruppen in den innersten Lagen der Reticularis, allerdings auch einzelne Zellen. An manchen Stellen erscheinen die Fasern dicker als sonst in der Nebennierenrinde. In mancher Hinsicht erinnert der Bau dieser Nebennieren an die Verhältnisse bei älteren Männern jenseits des 50. Lebensjahres. Es fehlen aber Fettzellen- und Lymphocyteneinlagerungen.

Bilden sich bei Männern jenseits des 50. Lebensjahres die Hoden unter derartigen Milieubedingungen zurück, dann tritt eine viel raschere Rückbildung der Nebennieren ein als gewöhnlich in diesem Alter.

Aus einer Arbeit von HEWITT (1947) möchte ich den folgenden interessanten Befund abschließend mitteilen. Bei den *Sauropsiden* kann bekanntlich das Ovar der rechten Seite atrophieren. Bei der *Henne* findet sich beispielsweise meist auf der rechten Seite eine vollständig rudimentäre Ovotestis. Wird nun auf der linken Seite das Ovar entfernt, so entsteht aus der rechten rudimentären Gonade ein mehr hodenähnliches Gebilde. Bei dieser Umwandlung scheint ebenfalls die Nebenniere eine wichtige Rolle zu spielen. Denn HEWITT konnte bei beidseitig adrenalektomierten und linksseitig ovariektomierten *Hennen* die Umbildung nicht mehr nachweisen.

Wirkung der Vasektomie auf die Nebennieren. ROSSI (1926) resezierte beim *Hund* 2 cm des Ductus deferens. Die Tiere wurden zwischen 10 Tagen bis 8 Monaten nach der Operation getötet. Im Hypophysenvorderlappen sollen sich die Eosinophilen vermehrt haben. Die Nebennieren zeigten keine Veränderungen.

d) Die sog. X-Zone der Maus (HOWARD-MILLER 1927); analoge bzw. homologe Bildungen.

Wahrscheinlich haben MASUI und TAMURA (1926) die „X-Zone" bei *Mäusen* zuerst gesehen. Sie sprechen davon, daß sich die Zona reticularis der Nebennierenrinde bei jungen *Mäuse*-Weibchen allmählich ausbildet, während sie bei den *Mäuse*-Männchen schon vor der Geschlechtsreife wieder verschwinde. Sie beobachteten sogar bereits, daß die „Reticularis" bei kastrierten *Mäuse*-Männchen wieder auftreten kann, wodurch die Nebennierenrinde solcher Männchen das Aussehen wie bei erwachsenen normalen Weibchen bekommen kann. Die Besonderheit der X-Zone richtig erkannt zu haben, ist das Verdienst von EVELYN HOWARD-MILLER (1927). Die Glomerulosa der erwachsenen *Maus* ist weniger deutlich, sie besteht aus ein paar gebogenen Zellreihen mit cytoplasmaarmen Zellen mit sehr stark anfärbbarem Kern. Auch Fasciculata und Reticularis sind nicht besonders gut voneinander zu trennen. Alle Rindenzellen scheinen von ziemlich gleichem Typ; sie enthalten verhältnismäßig große, mit Sudan färbbare Körnchen. Die parallelen Zellreihen werden durch Blutgefäße voneinander geschieden. In der Nähe der Rinden-Markgrenze wird wohl die Zellordnung etwas unregelmäßiger, aber oft laufen parallele, fasciculierte Zellreihen bis an diese Grenze heran. Unmittelbar an der Rinden-Markgrenze liegt eine ganz schmale Zone aus 2—3 Zellagen. Ihre Zellen sind meist etwas schmäler, entsprechen aber sonst Reticulariselementen. Pigment sah die Autorin nicht.

Bei erwachsenen Männchen tritt die Rinden-Markgrenze dadurch besonders deutlich hervor, daß an dieser Stelle eine schmale Bindegewebseinlagerung hinzukommt.

Bei der Untersuchung von erwachsenen *Mäuse*-Weibchen, die noch nie trächtig gewesen waren, fiel eine zusätzliche Zone auf, die oftmals breiter als die aus Glomerulosa und Fasciculata zusammengesetzte Rinde war. Von einer bindegewebigen Grenze gegen das Mark konnte keine Rede sein. Im Gegenteil, es kam zur Vermischung von Rinden- und Markelementen. Diese merkwürdig marknahe Zone bei erwachsenen, nulliparen Weibchen nannte HOWARD-MILLER zunächst einfach die „X-Zone". Ihre Zellen sind kleiner als die üblichen Rindenzellen und besitzen weniger Cytoplasma; sie färben sich nach BOUIN-Fixierung und Hämatoxylin-Eosinfärbung intensiver rot als die anderen Rindenzellen. Die Zellkerne sind rund und stark basophil. Auf der Höhe der Entwicklung lassen sich die Zellen der X-Zone im Gegensatz zu den Fasciculatazellen nicht mit Sudan anfärben; erst wenn Degenerationszeichen in der X-Zone auftreten, wird dies anders. Von vornherein hatte HOWARD-MILLER Bedenken, die X-Zone der *Maus* der gewöhnlichen Reticularis gleichzusetzen.

Um das Wesen dieser X-Zone genauer zu erfassen, untersuchte HOWARD-MILLER die postnatale Entwicklung der *Mäuse*-Nebenniere. Während der ersten 10 Tage nach der Geburt ist eine relativ breite Glomerulosa vorhanden. Nach innen von dieser finden sich schlecht charakterisierbare Zelltrabekel, noch weiter zentralwärts kommt es zur Durchmischung von Rinden- und Markelementen. Etwas später konsolidiert sich das Mark. Es wird dann von einer Lage kleiner basophiler, cytoplasmaarmer Zellen umgeben. Was diese Basophilie angeht, so hat HOWARD-MILLER hier wohl vor allem die mit Kaliumbichromat fixierten Schnitte im Sinn. Spätere Untersucher, die offenbar anders fixiert haben (BOUIN-Fixierung), sprechen durchwegs von einer Eosinophilie der X-Zonenzellen (JONES 1950).

Zwischen dem 10.—14. Lebenstag wird das Gebiet deutlicher, denn es wird schnell breiter, die Zellen vergrößern sich. Bei 3 Wochen alten Tieren beiderlei Geschlechts ist schließlich eine ganz deutliche X-Zone vorhanden.

Mit 4 Wochen wird nun eine Sexualdifferenz deutlich. Bei den Weibchen wächst die Zone weiter, bei den Männchen dagegen nimmt sie nicht mehr eine so große Abteilung der Rinde wie vorher ein, ja sie fängt jetzt bald an, undeutlicher zu werden und zu verschwinden. Es gibt dabei allerlei individuelle Unterschiede; aber nach dem 48. Lebenstag hat Howard-Miller bei *Mäuse*-Männchen nie mehr eine X-Zone gesehen. In manchen Fällen kommt es zu einer ganz deutlichen Degeneration der Zone. Die Zellen werden wieder kleiner, ohne daß eine starke Vacuolisierung in den Zellen dazukommt, wie später bei der Degeneration der weiblichen X-Zone.

Besonders wichtig war die Beobachtung, daß die X-Zone bei den *Mäuse*-Männchen offenbar dann verschwindet, wenn die ersten Zeichen der sexuellen Reife einsetzen. Der Beweis für die Richtigkeit dieser Ansicht ergibt sich aus der oft nachgeprüften Tatsache, daß die X-Zone beim Männchen durch Kastration in der Jugend ebenfalls über viel längere Zeit erhalten werden kann. Schon Howard-Miller sah dann bei kastrierten *Mäuse*-Männchen von 160 Tage Alter noch eine X-Zone.

Bei den Weibchen entwickelt sich die Zone anfänglich noch weiter. Bei manchen Stämmen kann die Breite der X-Zone 50% der gesamten Rindenbreite erreichen. Jones (1950) gibt für den „Swiss-Strain" etwa 40% der Rindenbreite als Maximum an, während die X-Zone bei den Bagg- und Strong-Stämmen nur halb so breit wird. Eine ganz langsame Rückbildung tritt bei jungen erwachsenen *Mäuse*-Weibchen ein. Die Nebennierenstruktur, die bei den normalen Männchen etwa am 40. Lebenstag erreicht ist, wird bei den Weibchen erst zwischen 80.—200. Lebenstag angetroffen.

Eine weitere Stütze für die Ansicht, daß zwischen X-Zone und der Sexualsphäre besondere Beziehungen bestehen, konnte Howard-Miller dadurch gewinnen, daß sie die eine Nebenniere eines Tieres der histologischen Untersuchung durch Adrenalektomie zugänglich machte, die zweite nach verschieden langen Intervallen untersuchte. Der bekannte Prozeß der kompensatorischen Hypertrophie verändert die Verhältnisse der X-Zone nicht! Aufbau und Abbau der X-Zone verläuft offenbar nach eigenen Gesetzen.

Es seien noch einige Beobachtungen zur Degeneration der X-Zone mitgeteilt. Sie setzt zunächst in einigen wenigen Zellen ein. Es kommt dann schnell zu Verschmelzung mehrerer (3—5) Zellen. Vor allem bei Rückbildung der X-Zone der *Mäuse*-Weibchen findet man verfettete Rindenzellen. Eine besondere Hyperämie kann gelegentlich während des Prozesses beobachtet werden. Kernveränderungen (Fragmentationen, Pyknosen, Chromatinverklumpungen) treten hinzu. Am Ende nimmt die ganze X-Zone das Bild einer stark mit Vacuolen durchsetzten, reticulären Schicht an. Es bilden sich Siegelringzellen. Es wird immer schwieriger, zwischen fibroblastenähnlichen Elementen und ehemaligen Parenchymzellen zu entscheiden. Dabei verschmälert sich die X-Zone fortlaufend, so daß endlich Fasciculata und Mark nahezu aneinanderstoßen, nunmehr aber durch eine recht deutliche Markkapsel und eine 2—3 Zellen dicke Schicht getrennt, die endlich einer Zona reticularis entspricht. Vor der Degeneration der X-Zone liegt etwas Bindegewebe zwischen Fasciculata und X-Zone; dieses Bindegewebe ist es, welches nach der Degeneration der X-Zone markwärts verschoben wird.

Bei den Männchen, seltener auch bei den Weibchen, vollzieht sich an Stelle der Degeneration mit Verfettung ein anderer Prozeß. Dabei platten sich die Elemente der X-Zone einfach immer stärker ab. Wo es zur Verfettung in den Zellen der X-Zone kommt, ist die Sudanfärbung meist stark positiv. Aber gelegentlich färben sich auch einige Flecken in den Zellen nicht mit Sudan; hier ist es wohl bereits zu einer weiteren Zersetzung gekommen.

Bei den einzelnen *Mäuse*-Stämmen scheint der Abbau der X-Zone zeitlich etwas verschieden zu verlaufen. Bei dem Swiss-Stamm fand JONES (1950) bei 100 Tage alten Tieren noch eine sehr deutliche X-Zone, in welcher hier und da Degenerationsfelder auftraten, die leicht an ihrer Sudanophilie erkennbar waren. Mittels Azanfärbung konnte er zugleich die ersten Spuren einer Markkapsel erkennen. Bei einem 221 Tage alten, virginellen Weibchen war die X-Zone durch eine Reticularis ersetzt (Abb. 257, S. 717).

Kommt es zur *Gravidität*, dann erfolgt ein rapider Abbau der X-Zone; am 12. Tag der Gravidität ist sie in der Regel verschwunden. Diese Beobachtungen machte HOWARD-MILLER (1927) an primiparen Weibchen, bei denen altersmäßig durchaus mit dem Vorhandensein einer X-Zone zu rechnen war. Folgen weitere Graviditäten, dann treten im Bereich der X-Zone keine neuen Veränderungen ein.

Die Entdeckung der X-Zone gab Anlaß zu einer großen Reihe von vergleichend-histologischen und experimentell-morphologischen Untersuchungen (HOWARD-MILLER 1929, 1930, 1937a, 1938a, DEANESLY 1928, 1938, WARING 1935, McPHAIL und READ 1942 u. v. a.). Besonders ARTHUR GROLLMAN (1936) versuchte die Bedeutung der X-Zone als Ort der Produktion androgener Stoffe zu beweisen. Er sprach direkt von einer „androgenen Zone" der Nebennierenrinde.

WARING (1935) untersuchte die Nebenniere von *Mäuse*-Embryonen und schloß, daß es sich bei der X-Zone um eine transitorische Entwicklung aus Material der Rindenanlage handle. Um den 15. Entwicklungstag herum differenzieren sich Glomerulosa und Fasciculata, während isolierte, wenig differenzierte Rinden-elemente nahe der Markgrenze liegenbleiben. So soll um das Mark eine Zone von 2—3 Zellschichten entstehen; das wäre etwa das Bild zur Zeit der Geburt der Tiere. Die Zellen unterscheiden sich durch die beträchtliche Eosinophilie von den restlichen Rindenelementen.

HOWARD (1939) hat später noch einmal betont, sie könne nicht ganz und gar der Meinung von WARING beipflichten, da die Festlegung einer X-Zone unter Umständen in den ersten 10 Lebenstagen ziemliche Schwierigkeiten mache.

McPHAIL und READ (1942a) haben die Angaben WARINGs bestätigt, nach welchen die erste Rindenanlage bei der *Maus* am 12. Tag der Gravidität auftritt. Am folgenden Tag erscheint die Markanlage und am 14. Tage ist zum ersten Male eine Verbindung zwischen Rinden- und Markgewebe festzustellen. Die Rindenzellen bilden am 14. Tag unregelmäßige Säulen oder Gruppen, zwischen welchen große Blutsinus liegen. Anfangs ist das Cytoplasma aller Rindenzellen stark eosinophil. Die großen ovoiden oder nierenförmigen, meist bläschen-förmigen Zellkerne enthalten ein oder mehrere Kernkörperchen. Die basophilen Markzellen sind kleiner. Sie liegen einzeln oder in Gruppen in der Rindenanlage. Die Rindenzellen bilden um diese Markzellen die von PANKRATZ (1931), KEENE und HEWER (1927) beschriebenen „Rosetten".

Am 16. Tag nimmt ein Teil der Rindenzellen die Charakteristika von Fasci-culataelementen an; sie werden kubisch, stärker vacuolisiert und unterscheiden sich von den dunkleren peripheren Zellen, d. h. der künftigen Zona glomerulosa. Einige Rindenzellen machen aber diese Differenzierung nicht mit. Sie behalten ihr dunkles, eosinophiles Cytoplasma und die syncytiale Anordnung, wie sie am 14. Entwicklungstag noch für die Mehrzahl der Rindenzellen gilt. Die größte Zahl der undifferenzierten Zellen findet sich im Zentrum des Organs, wo sie mit Mark-elementen untermischt sind oder diese auch zu umgeben beginnen. Bei der Geburt bilden sie eine Doppelschicht um das Mark (s. a. WARING 1935). Die X-Zone („interlocking zone", WARING) wird erst am 4. Tage nach der Geburt deutlich.

Es ist trotz der Bedenken von McPHAIL und READ (1942) sehr wahrscheinlich, daß die X-Zone von den eosinophilen, marknahen Zellen der Rinde aus ihre

Entwicklung nimmt, ob man sie nun mit Waring (1935) von Elementen der *Rindenanlage* ausgehen läßt oder mit McPhail und Read (1942a) von innersten Zellen der Zona fasciculata.

Masui und Tamura (1926a) fanden die X-Zone zuerst deutlich zwischen 5. und 15. Lebenstag — allerdings noch als Reticularis (s. o.) bezeichnet —, Howard (1939) sah sie etwa zur gleichen Zeit eindeutig, jedenfalls zwischen 16.—20. Lebenstag. Nach dieser Zeit kommt es zu der eigentümlichen geschlechtsspezifischen Weiterentwicklung der Zone (s. o.). Bei Männchen geht die Entwicklung noch etwa bis zum 30. Lebenstag weiter; dann beginnt die Zone zu degenerieren. Nach McPhail und Read (1942a) ist der Untergang der Zone am 36. Tage vollendet, nach Waring (1935) am 37. Tage, nach Howard (1927) am 38. Tage.

Bei den Weibchen bleibt die Zone viel länger bestehen. Schon bei 4 bis 5 Wochen alten Weibchen nimmt die Zone eine viel größere Rindenbreite ein als je bei Männchen. Schließlich kann die X-Zone 30—40% der gesamten Rindenbreite einnehmen (Howard-Miller 1927). Dann aber beginnt langsam auch bei den Weibchen der Abbauprozeß, welcher etwa 80 Tage dauern kann, es sei denn, er würde durch eine Gravidität rapid beschleunigt.

Der *Untergang der X-Zone* wird in seinen Einzelheiten genauer beschrieben bei Masui und Tamura (1926), Tamura (1927), Howard-Miller (1927), Deanesly (1928), Takewaki (1936). Howard-Miller (1927) kommt zur Auffassung, daß der Abbau der X-Zone stets über eine fettige Degeneration verlaufe. Deanesly (1928) und Whitehead (1933b, c) meinen dagegen, zumindest bei *Mäuse*-Weibchen müsse der Untergang der X-Zone nicht unbedingt über eine fettige Degeneration gehen. Daughaday (1941) stellt fest, daß die X-Zone von virginellen *Mäuse*-Weibchen des „dilute brown strain" über 200 Tage persistiere und daß bei ihrer Rückbildung Vacuolenbildungen in den Zellen zu beobachten waren, während die X-Zone 100 Tage alter *Mäuse*-Weibchen des Stammes C 57 Black (geringe Neigung zu Mammacarcinomen) vollständig, und zwar ohne Vacuolenstadium verschwunden war. Bei virginellen wie trächtigen *Mäuse*-Weibchen vom dba-Stamm (starke Tendenz zum Mammacarcinom) degenerieren die Zellen der X-Zone über ein Vacuolenstadium. Der Prozeß geht ganz langsam vor sich, so daß Reste der Zone noch bei 210 Tage alten Tieren zu beobachten sind. Huseby und Ball (1945) untersuchten den A-Stamm (geringe Neigung zum Mammacarcinom bei virginellen Tieren, hohe Tendenz zum Mammacarcinom bei Tieren, welche geboren haben). Die X-Zone degeneriert über ein Vacuolisationsstadium, ähnlich wie bei dba-Tieren. Zeitlich liegt der Degenerationsprozeß zwischen C 57 Black und dba. "Thus a correlation may exist between the maintenance of the X-zone and its time of normal disappearance with vacuolization and a factor or factors important in carcinogenesis."

Bevor auf die Frage nach der Bedeutung der X-Zone eingegangen wird, sollen einige Angaben zur *experimentellen Morphologie* dieses Rindengebietes gemacht werden.

Da die Reste der X-Zone bei der *Maus* in der *Gravidität* sehr schnell verschwinden, lag es nahe zu fragen, ob die X-Zone nach der Gravidität erneut aufgebaut wird (Masui und Tamura 1926). McPhail und Read (1942a) stellten Versuche an, indem sie einmal die Jungen zum Säugen bei den Muttertieren ließen, zum andern aber die Jungen gleich nach der Geburt töteten. Es stellte sich heraus, daß die X-Zone bei regelrechter Lactation wohl für immer verschwindet. Dagegen kam es bei den nicht nährenden Weibchen zu einer gewissen Regeneration der X-Zone.

Einige Beobachtungen weisen darauf hin, daß die X-Zone sich *histochemisch* anders verhält als der Rest der Nebennierenrinde. "The appearance of *alkaline phosphatase* (hier gesperrt, s. a. S. 705ff.) in the male adrenal cortex parallels the regression of the X-zone" (ELFTMAN 1947b). Über die Verteilung der *Plasmale* s. S. 364, Abb. 160.

Die Wirkung oestrogener Stoffe auf die X-Zone wird nicht einheitlich beschrieben. MARTIN (1930) erhielt bei kurzdauernden Versuchen mit Verabreichung oestrogener Stoffe zunächst keine Veränderungen der X-Zone. Dagegen erzielte er bei längerer Behandlung infantiler, kastrierter Männchen, ferner normaler und kastrierter Weibchen eine Degeneration der X-Zone. Bei Behandlung infantiler normaler Männchen mit oestrogenen Stoffen ging die Entwicklung der X-Zone länger vonstatten als normalerweise. Bei nichtkastrierten erwachsenen Männchen kam es sogar zum Wiederauftreten der X-Zone (POLL 1931a, Versuche mit Progynon). BURROWS (1936) fand bei *Mäuse*-Männchen, daß längere subcutane Verabreichung oestrogener Stoffe zunächst zu einem Wiederauftauchen der X-Zone führt. Danach folgte eine erhebliche Degeneration, wobei „large rounded lipoid-like masses" gebildet wurden. CRAMER und HORNING (1937c) konnten bei Verabreichung oestrogener Stoffe keine Veränderungen an der X-Zone der Nebenniere weiblicher Versuchstiere beobachten. Nach subcutaner Verabreichung sahen sie dagegen (1937b) bei beiden Geschlechtern sog. braune Degeneration der Nebennierenrinde. Bei dieser „braunen Degeneration" handelt es sich um das Auftreten isolierter Massen oder eines kontinuierlichen Bandes nekrotischen Gewebes an der Rinden-Markgrenze, welches mit Fett beladen ist. LACASSAGNE und RAYNAUD (1937a) behaupten, daß die Involution der X-Zone durch oestrogene Stoffe nicht verändert wird, eine allgemeine Reduktion aller Rindenzonen soll aber folgen. MORRELL und HART (1941) beschrieben Schwellung und Vacuolenbildung in der Zona fasciculata der *Ratten*-Nebenniere nach Stilboestrolinjektionen. McPHAIL und READ (1942b) verabreichten Oestron oder Stilboestrol an junge, offenbar aber geschlechtsreife *Mäuse*-Weibchen. Es kam zur Zellschwellung und zur Vacuolenbildung in der Zona fasciculata unmittelbar peripher (kapselwärts) von der X-Zone, die auch selbst von dem gleichen Vorgang betroffen sein konnte. In anderen Nebennieren schien dagegen die verhältnismäßig große X-Zone unbeeinflußt. Die Wirkung auf die der X-Zone benachbarten Fasciculatazellen bezeichnen die Verfasser als „ring-effect". Im Degenerationsbezirk schwellen die Zellen an, verschmelzen teilweise miteinander und verlieren ihre gewöhnlichen Färbungseigentümlichkeiten. Spezifisch ist die Wirkung aber wohl nicht, da ähnliche Bilder auch nach Verabreichung von A.P.L. und P.M.S. (= gonadotrope Hormone aus dem Urin) gelegentlich auftreten können. Dagegen ließen sich durch längere Chloroformnarkose (Stress) keine ähnlichen Wirkungen wie nach Oestron erzielen. Auch den postmortalen Rindenveränderungen entsprachen die Bilder nach Oestronapplikation nicht ohne weiteres. Vielleicht wird durch Oestron oder Stilboestrol eine Erschöpfung der Nebennierenrinde mittelbar (Ausschaltung der ACTH-Wirkung des Vorderlappens) oder unmittelbar erreicht.

Nach LEATHEM (1949) soll der Abbau der X-Zone durch Stilboestrol verzögert werden. Bei infantilen *Mäuse*-Weibchen, welche über 10 Tage täglich 10000 IE Oestron bekommen hatten, degenerierte die X-Zone (McPHAIL und READ 1942b). Schließlich brachten die gleichen Untersucher durch A.P.L. (10 IE täglich) bei *Mäuse*-Weibchen die X-Zone zum Verschwinden. Danach gaben sie 1000 IE Oestron täglich. In der Zona fasciculata traten keine Degenerationen auf, aber die X-Zone entwickelte sich wieder.

Bei erwachsenen Männchen wirkte Oestron fast gar nicht; vor allem erschien die X-Zone nicht wieder (vgl. dagegen MARTIN 1930, BURROWS 1936). Dabei wurden sogar so hohe Dosen verabreicht, daß allgemein toxische Erscheinungen auftraten. Nur zweimal bildeten sich Vacuolen in den Fasciculatazellen.

Nach Vicari (1943b) nimmt der Fettgehalt der Zellen in der X-Zone nach Theelinzufuhr (Oestron) zu, die Zone hypertrophiert.

Die Ergebnisse der Oestronversuche sind also uneinheitlich. Neuere Untersucher haben meist keine Wirkung beobachtet (Leathem und Silverman 1945, Zinsser, Zinsser und Storey 1950, s. ferner S. 750ff.).

Die Wirkung der *Progesteron*-Zufuhr auf die X-Zone ist ebenfalls nicht klar. Howard und Gengradom (1940) verzeichneten nach großen Dosen von Progesteron eine geringe Reduktion, aber keinen vollen Abbau der X-Zone. Nach Selye (1940) soll dagegen die X-Zone nach Progesteron verschwinden. McPhail und Read (1942b) injizierten bei 20 Tage alten *Mäuse*-Weibchen 10—13 Tage lang 0,5 mg Progesteron. Die X-Zone blieb erhalten. Auch bei kastrierten Männchen mit deutlicher X-Zone (s. u.) war durch Progesteroninjektion keine deutliche Wirkung zu erzielen. Dagegen konnte bei Weibchen mit Anhydrooxy-progesteron eine deutliche Wirkung, d. h. ein Verschwinden der X-Zone erreicht werden (Dosis 0,5 mg 11—16 Tage lang).

Mehr im Sinne von Howard und Gengradom sprechen die Versuche von Clausen (1944). Er injizierte täglich intraperitonaeal entweder 0,5 mg kristallisiertes Progesteron oder Desoxycorticosteronacetat an junge weibliche und kastrierte junge männliche *Mäuse*. Alle Tiere wurden vor der Hormonbehandlung einseitig adrenalektomiert. Nach 40tägiger Behandlung wurde die zweite Nebenniere untersucht. Beide Steroide führten zu einer teilweisen Degeneration der X-Zone. Aber es erfolgte keine vollkommene Vacuolisierung der Zone. Die Zellen schrumpfen, viele Zellkerne werden pyknotisch, die weiten Sinusoide verschwinden, die Zellagerung wird dadurch dichter. Die Nebennieren der Weibchen scheinen empfindlicher zu sein als die der kastrierten Männchen. Bourne (1949) äußert Zweifel hinsichtlich einer Progesteronwirkung auf die X-Zone.

Die *Ovariektomie* scheint ohne jeden Einfluß auf die X-Zone zu bleiben (Howard-Miller 1930). In einer späteren Arbeit (Howard 1940) wird jedoch eine gewisse Stimulierung der Entwicklung der X-Zone vermutet.

Das verblüffende Ergebnis der *Kastration jüngerer Mäusemännchen* auf die X-Zone wurde schon erwähnt (S. 710). Die Zone erhält sich viel länger als unter normalen Verhältnissen. Kastration junger *Mäuse*-Männchen vor der Geschlechtsreife führt zu einer Persistenz der X-Zone (Howard 1939), Kastration nach erlangter Geschlechtsreife sogar zu einem Wiederauftauchen der X-Zone. Übrigens hat Howard Bedenken, eine allzu enge Beziehung zwischen der X-Zone und den Gonaden anzunehmen. Sie hat die früher (Howard-Miller 1927) bereits konstatierte Persistenz der X-Zone bei kastrierten *Mäuse*-Männchen wieder überprüft. Das Ergebnis war das gleiche. Nun aber beobachtete sie den weiteren Verlauf der Dinge über längere Zeiträume. Die Männchen wurden im Alter von 12—28 Tagen kastriert, aber erst im Alter von 231—266 Tagen getötet. In allen Fällen enthielten die Nebennieren Reste der X-Zone, entweder in Form eines verstärkten reticulären Gewebes in den innersten Rindenabschnitten oder in Form eines schmalen Zellbandes. Bei 2 *Mäusen* wurde je eine Nebenniere im Alter der Tiere von 160 Tagen, die zweite im Alter von 199 Tagen entnommen. In beiden Fällen war in der jüngeren Nebenniere noch eine X-Zone ohne Degenerationszeichen festzustellen, in der älteren aber nur noch ein Rest einer X-Zone. Die Kastration verhindert also die endgültige Degeneration der X-Zone nicht. Nach Jones (1949) bleibt bei infantilen kastrierten *Mäuse*-Männchen die X-Zone bestehen, ja sie vergrößert sich (s. a. Howard und Benua 1950b). Eine

Produktion androgener Stoffe in der erhaltenen X-Zone konnten die Autoren nicht nachweisen.

Mittels einer Injektion *androgener Stoffe* kann die erhaltene X-Zone kastrierter *Mäuse*-Männchen rasch zum Verschwinden gebracht werden (HOWARD-MILLER 1927a, DEANESLY 1928, MARTIN 1930, POLL 1931a: Provironversuche, DEANESLY und PARKES 1937, CRAMER und HORNING 1937c, LACASSAGNE und RAYNAUD 1937a, STARKEY und SCHMIDT 1938, LEATHEM 1949, JONES 1949, ZINSSER, ZINSSER und STOREY 1950, s. ferner S. 757ff.).

LACASSAGNE und RAYNAUD (1937a) schrieben: «Enfin, la castration du mâle pratiquée entre la 2e et la 3e semaine, permet le même développement et l'égale durée de la zone X que chez la femelle.» STARKEY und SCHMIDT (1938) brachten die X-Zone durch eine einzige Injektion von 0,4 mg Testosteron innerhalb von 6 Tagen zum Verschwinden. Ähnliche Befunde liegen ferner vor von HOWARD (1940), SELYE (1940b). McPHAIL und READ (1942a, b) gaben jungen, nicht geschlechtsreifen, kastrierten *Mäuse*-Männchen Testosteroninjektionen (0,25 mg). Die X-Zone verschwand, wie die einen Tag nach der letzten (4 Tage insgesamt) Injektion herausgenommene Nebenniere erkennen ließ. Nach einer Erholungspause von 21—26 Tagen hatte bei diesen Tieren sich erneut eine X-Zone gebildet. McPHAIL und READ (1942a) meinen, die regenerierte X-Zone gleiche der primären nahezu. Frühere Untersucher waren nicht so sicher. So schrieb DEANESLY (1928), daß sich nach Kastration "an area develops which eventually resembles the x-zone in the young female in all respects — but in animals castrated after sexual maturity growth in the adrenal cortex appears to cease before the condition characteristic of the young female is reached".

CALLOW und DEANESLY (1935) sprachen von einer Zona reticularis, die nach der Kastration bei der *Maus* wieder erscheint. HOWARD (1927, 1938b, 1939) kam zum Schluß, daß zwischen primärer und sekundärer X-Zone gewisse strukturelle Unterschiede vorhanden sind. Andererseits konnten McPHAIL und READ feststellen, daß die echte Reticularis später durch Testosteronpropionat nicht mehr zu beeinflussen ist. Sie gingen dabei bis zu Mengen von 8—17,5 mg Testosteronpropionat auf 10—16 Tage verteilt über, während die typische X-Zone schon bei einer Dosierung von 0,25 mg täglich in 4 Tagen vollständig degeneriert. Dies zeigt eigentlich recht deutlich, daß die X-Zone nicht ohne weiteres der Reticularis gleichgesetzt werden kann.

Hier seien auch die Versuche von VAAL (1946, 1948) erwähnt, der mit Testosteronpropionat (täglich 100 mg) trächtige *Mäuse* die letzten 3—5 Tage vor dem Werfen behandelt hat. VAAL (1946) hat bei männlichen Jungen dieser Tiere Mißbildungen der Genitalien beobachtet; in der Nebenniere bestand eine Hypertrophie der Rinde und fettige Degeneration der X-Zone. Auch die weiblichen Neugeborenen (VAAL 1948) zeigten abnorme Entwicklungen im Bereich des Urogenitaltraktes, vor allem aber der Klitoris. Während die X-Zone bei Kontrolltieren nach der üblichen Zeit zugrunde ging, verbreiterte sie sich bei den Weibchen, die von den hormonbehandelten Müttern stammten. Später kam es zur Verfettung der X-Zone.

Auch bei *Mäuse*-Weibchen konnte LEATHEM (1949) mittels Testosteroninjektion die X-Zone zum Verschwinden bringen (temporär?). Interessanterweise mußte er bei hyperthyreotischen Tieren größere Dosen von Testosteron für die gleiche Wirkung auf die X-Zone geben als bei normalen, woraus er auf einen Schutz der X-Zone durch die Schilddrüse schließt (s. u.). Bei infantilen 10 Tage alten *Mäuse*-Männchen verschwindet die X-Zone nach einer einzigen Dosis von Testosteron. Die Spermatogenese wird übrigens hierdurch gehemmt.

Auch Jones (1949) hat das rasche Verschwinden der X-Zone bei infantilen kastrierten *Mäuse*-Männchen beobachtet. Es entwickelte sich eine Markkapsel. In Fasciculata und Glomerulosa waren unter der Testosteronbehandlung keine sicheren Veränderungen festzustellen.

Es taucht nun die weitere Frage auf, ob die nach Kastration durch Testosteron beseitigte X-Zone durch eine Direktwirkung des Hormons zur Degeneration gebracht wird oder ob hierbei der Hypophysenvorderlappen eingeschaltet ist. Hat der *Hypophysenvorderlappen* einen Einfluß auf Entstehung oder Abbau der X-Zone? Solchen Beziehungen nachzugehen erscheint notwendig, seit Deanesly (1938) bei einem *Zwergmaus*-Stamm (hypophysärer Zwergwuchs) keine X-Zone nachweisen konnte und schloß, daß die Ausbildung dieser Zone von einer voll funktionierenden Hypophyse abhänge. Besonders Jones (1948, 1949, 1950) hat sich dieses Problems angenommen. Jones hypophysektomierte präpuberal kastrierte *Mäuse*-Männchen (Kastration am 21. Lebenstag, Hypophysektomie 12 Tage später). Dann bekamen die Tiere 7 Tage lang täglich 1 mg Testosteronpropionat in Sesamöl. Die biologische Aktivität der Testosterondosis ließ sich eindeutig an der histologischen Reaktion der Samenblasen ablesen. Die Hypophysektomie wurde nach Newton und Richardson (1940) vorgenommen. Nach der Operation erhielten die Tiere eine calorisch hochwertige Nahrung. Die normale X-Zone ist weder sudanophil, noch gibt sie eine positive Schiffsche Reaktion. Auch die Reaktionen auf die sog. Ketosteroide bleiben negativ; die Zone enthält keine doppeltbrechenden Stoffe und gibt keine Autofluorescenz. Nach Hypophysektomie kommt es zu der bekannten Schrumpfung der Fasciculata (Abb. 257, 2). Die Zellen verlieren Cytoplasma, die Kerne zeigen pyknotische Veränderungen. Die Glomerulosa wird von dem Prozeß kaum betroffen, aber auch die X-Zone bleibt noch sichtbar, wenngleich ihre Eosinophilie geringer wird. In der Zona glomerulosa werden die sudanophilen Tropfen vielleicht etwas gröber, die Fasciculata bleibt zunächst aber sehr stark sudanophil. Die Plasmale in der Glomerulosa gehen auch etwas an Menge zurück; auch nimmt dort die Autofluorescenz etwas ab. In der Fasciculata entstehen jetzt aber grobe sudanophile Tropfen mit Neigung zur Verschmelzung. Die Schiffsche Reaktion ist noch positiv. Die Doppelbrechung ist an gröbere Partikel geknüpft, die Autofluorescenz ist gering oder verschwunden. Trotz der Hypophysektomie kommt es nach Kastration + Testosteron zum typischen Abbau der X-Zone. Aus diesem Versuch muß der Schluß gezogen werden, daß die Testosteroninjektionen unmittelbar auf die Nebennierenrinde wirken. Die feineren Rindenveränderungen in Glomerulosa und Fasciculata bleiben praktisch dieselben, wie sie früher unabhängig von dem Verhalten oder überhaupt der Anwesenheit einer X-Zone geschildert wurden.

Ursprünglich hatte Jones angenommen, daß das Luteinisierungshormon des Vorderlappens für die Erhaltung einer X-Zone wichtig sei. Jetzt neigt er zur Hypothese, daß die bei der sexuellen Reifung der *Mäuse*-Männchen entstehenden androgenen Stoffe das Luteinisierungshormon des Hypophysenvorderlappens hemmen (Greep, van Dyke und Chow 1942). Es entsteht schließlich ein Gleichgewicht zwischen beiden Stoffen und dann kommt es zur Direktwirkung des Androgens auf die X-Zone.

Da also recht *enge Beziehungen des Testosterons zur X-Zone* angenommen werden dürfen, hat man diese eindeutige Testosteronwirkung schon als Methode zur Testung von Testosteronpräparaten benutzt.

Leathem und Slobodien (1944) konnten mit einer einzigen subcutanen Injektion von 0,5 mg Testosteronpropionat die X-Zone bei 22—24 Tage alten *Mäuse*-Weibchen innerhalb von 6 Tagen zum Verschwinden bringen. Mit 2 mg

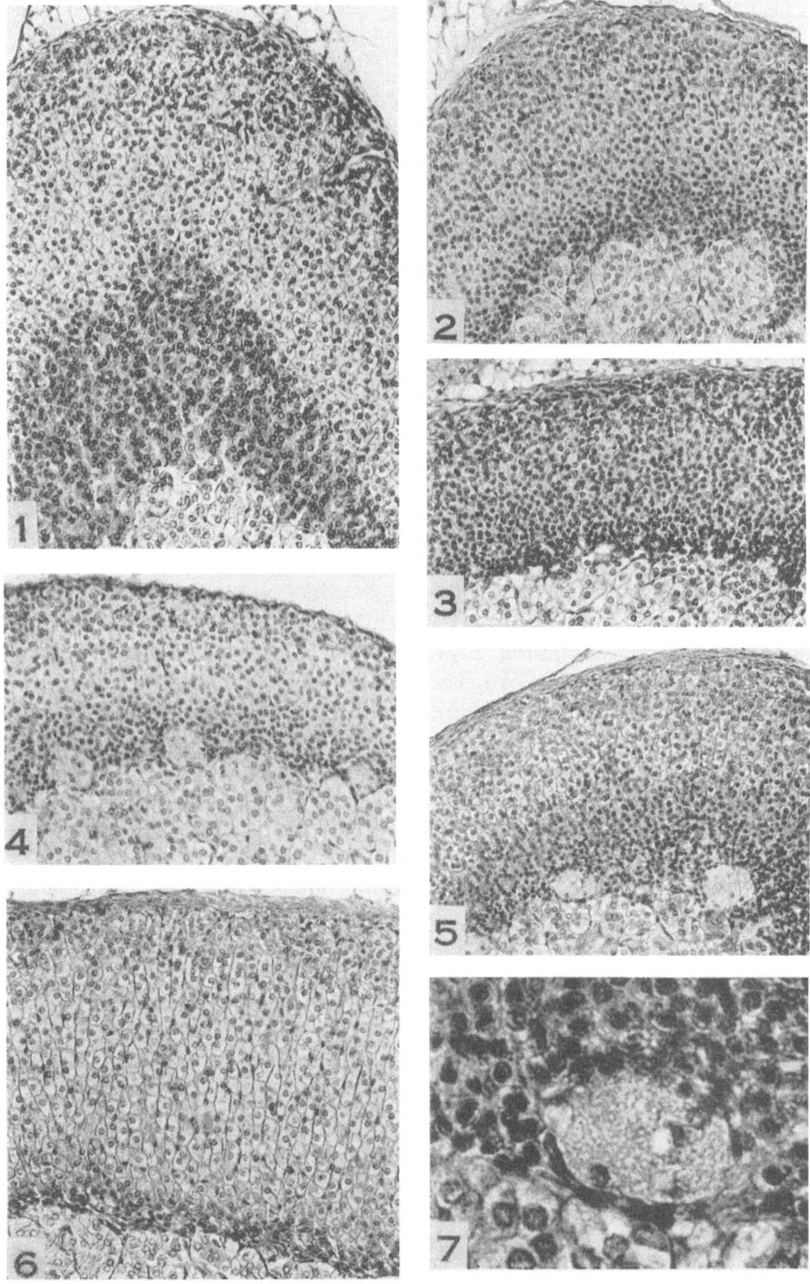

Abb. 257 (1—7). Wirkung der Hypophysektomie auf die X-Zone der *Mäuse*-Nebenniere. *1* Breite X-Zone zwischen Rinde und Mark (dunkleres Gebiet) in der Nebenniere eines normalen, 24 Tage alten *Mäuse*-Weibchens. *2* Dieselbe Gegend, 14 Tage nach Hypophysektomie, X-Zone verschmälert, aber noch nachzuweisen. *3* Dieselbe Gegend 42 Tage nach Hypophysektomie, Reste der X-Zone noch vorhanden. *4* Dieselbe Gegend 98 Tage nach Hypophysektomie, Degeneration der X-Zone (sog. „braune Degeneration"). *5* Dieselbe Gegend 198 Tage nach Hypophysektomie, an der Rinden-Markgrenze sind immer noch degenerierende Elemente nachzuweisen. *6* Nebennierenrinde eines normalen, 221 Tage alten, virginellen Weibchens, X-Zone völlig verschwunden, Zona reticularis aufgebaut. *7* Degenerative Zellverschmelzung in der X-Zone bei stärkerer Vergrößerung (Fixierung in BOUINscher Lösung, Hämatoxylin-Eosinfärbung). Aus JONES 1950.

Methyltestosteron gelang dies nicht; es mußten dann schon 0,5 mg Methyltestosteron täglich 10 Tage lang gegeben werden, um den gleichen Effekt zu erreichen. Nach diesem Test kann man also sagen, daß Testosteronpropionat etwa 5mal stärker als Methyltestosteron wirkt.

Die Wirkung gonadotroper Hormone auf die X-Zone ist im speziellen mehrfach untersucht worden (s. auch S. 757). Martin (1930) injizierte Luteinisierungshormon des Vorderlappens kürzere und längere Zeit ohne Wirkung auf die X-Zone. FSH (das Follikelwachstum anregende Hormon des Hypophysenvorderlappens) führte dagegen zu einer Vergrößerung der X-Zone bei infantilen normalen wie kastrierten Weibchen und zur Persistenz der X-Zone bei infantilen normalen Männchen.

Nürnberger (1932) hat bei jungen *Mäuse*-Weibchen bei Gelegenheit der biologischen Schwangerschaftsreaktion in Fällen mit positiver Prolanreaktion das Verschwinden der X-Zone beobachtet.

McPhail und Read (1942b) erhielten nach Verabreichung gonadotroper Hormone (A.P.L. und P.M.S. aus dem Urin) Involution der X-Zone bei jungen Tieren, ähnlich wie nach Testosteroninjektion (s. o.). Die Wirkung kam nur bei Anwesenheit der Keimdrüsen zustande, bei kastrierten Männchen und Weibchen blieb sie aus. So konnte auch beim erwachsenen *Mäuse*-Männchen, wo eine X-Zone sich nach der Kastration erhalten hatte, mittels A.P.L. oder P.M.S. keine Wirkung erzielt werden.

Daß die X-Zone bei normalen *Mäuse*-Weibchen nach Verabreichung von gonadotropem Hormon verschwindet, steht mit der Tatsache der X-Zonendegeneration während der Gravidität in Einklang, weil in dieser Zeit eine vorübergehende „Überschwemmung" des Körpers mit gonadotropen Hormonen erfolgt. Im Hinblick darauf, daß Testosteron eine schnelle Degeneration der X-Zone bewirkt, könnte man annehmen, daß die gonadotropen Hormone im Hoden oder Eierstock die Abgabe androgener Stoffe anregen. Daß die Ovarien solche besitzen, geht aus Versuchen von Hill (1941) hervor. Hain (1939) hat allerdings gerade ein Nachlassen der androgenen Wirksamkeit der Ovarien während der Gravidität festgestellt. Cramer und Horning (1937a) fanden keine Wirkung von Vorderlappenhormonen auf die X-Zone.

Tonutti (1945), der die besondere Stellung der X-Zone weitgehend leugnet, meint, dieses Gebiet könne sowohl durch eine regressive Transformation (S. 258 ff.) abgebaut werden wie durch eine progressive Transformation, wobei die Zellen des in Betracht kommenden Gebietes durch Anpassung an die Struktur der Fasciculataelemente gleichfalls zu verschwinden scheinen. Die von Nürnberger (1932, s. o.) beobachteten Veränderungen der X-Zone nach Verabreichung gonadotroper Hormone bezieht Tonutti auf ACTH in dessen Injektionsmaterial. Bishop (1946) hat nach Injektion von Gonadotropin (Gonadogen Upjohn) bei *Mäuse*-Weibchen (5—20 Tage alt) keine Beeinflussung der X-Zone gesehen (Tötung der Tiere 120 Std nach der Injektion; eine Ovarvergrößerung zeigte um diese Zeit bereits die Wirksamkeit der Gonadotropininjektion an).

Bishop und Leathem (1946) verabreichten *Mäuse*-Männchen und -weibchen abermals Gonadotropin (Gonadogen Upjohn; einmal 0,1 cm³ subcutan 50 IE). Wieder war nach 120 Tagen bei den Weibchen keine Veränderung der X-Zone zu konstatieren. Bei den Männchen, die im Alter von 10 Tagen getötet wurden, war die X-Zone noch vorhanden. Es können also die vom Hodengewebe — in erster Linie kommen die stimulierten interstitiellen Zellen in Betracht — abgegebenen androgenen Stoffe nicht ausgereicht haben, um einen Effekt an der X-Zone zu bewirken. Bei Männchen, die im Alter von 15 Tagen getötet worden waren, war die X-Zone verschwunden; bei gleichaltrigen Kontrollen war sie noch vorhanden.

Nach Versuchen von HUSEBY und BALL (1945) soll die X-Zone unter der Kontrolle des Hypophysenvorderlappens stehen.

Nach JONES (1949b) entfaltet Gonadotropin — außer an der X-Zone der *Maus* — angeblich keine Wirkung an der Nebennierenrinde.

ROTTER (1949a, b) sagt: „Auch beim Erwachsenen stellt das innere Transformationsfeld, also die Zona reticularis und die zentralen Abschnitte der Zona fasciculata eine jetzt vom gonadotropen Hormon des Hypophysenvorderlappens gesteuerte sekundäre Geschlechtsdrüse dar.“

ZINSSER, ZINSSER und STOREY (1950) untersuchten ebenfalls die Gonadotropinwirkung auf die X-Zone. Die Autoren weisen zunächst darauf hin, daß nach Verabreichung von A.P.L. (= anterior pituitary-like placental substance) eine Stimulierung der extragonadalen Androgenquellen einsetzt (DOMM 1937, PRICE und ORTIZ 1944, ORTIZ 1947). Selbst bei der *Kuh*, wo die Produktion eines maternal-placentalen A.P.L. bezweifelt worden ist (ASCHHEIM und ZONDEK), kommt es zur Erhöhung des Androgenspiegels (untersucht am neugeborenen *Kalb* von WOMACK und KOCH 1930). Die Autoren verabreichten nun an trächtige *Mäuse*-Weibchen Antuitrin S (entspricht dem A.P.L.), um die Nebennierenentwicklung bei Feten zu beeinflussen. Zunächst wird RAYNAUDs (1938) Angabe bestätigt, daß es nach einer solchen Behandlung meist zu Totgeburten kommt. Es gelang aber, einige Würfe bei einer täglichen Injektion von 0,1 cm³ Antuitrin S lebend zu erhalten. Die Nebennieren zeigten keine wesentlichen histologischen Veränderungen. Die Involution der X-Zone war bei weiblichen *Mäusen* in den ersten 30 Lebenstagen bei weiterer Antuitrininjektion beschleunigt. Nach dem 30. Lebenstag wurde "a persistent late involutional phase, with a few fuchsinophilic cells persisting in the fibrous tissue matrix lying between the true cortex and the medulla" beobachtet. "In all males, however, it was impressive that the involution, although slow to start, once started, was more rapid and complete than that in the females, in which remnants of transitory zone could be found as late as 140 days." Die Verfasser nehmen wohl mit Recht an, daß die *Mäuse* gegen das Hormon resistent werden. Allerdings gehen die Meinungen über die antigene Eigenschaft der Gonadotropine auseinander (SULMAN 1937, ROWLANDS und SPENCE 1939).

Die Gonadotropinwirkung könnte nach ZINSSER, ZINSSER und STOREY (1950) auch sekundär über die Gonaden zustande kommen, wenngleich dies für Weibchen nicht leicht einzusehen ist, es sei denn man benutzt die oben bereits genannten Angaben über eine Androgenproduktion im Ovar als Hilfshypothese (HILL 1941, GROAT 1943). Jedenfalls muß man auch im Körper der Weibchen eine Androgenquelle annehmen (MOORE und MORGAN 1943); am ehesten käme dann wohl die Nebennierenrinde in Betracht.

Über die *ACTH-Wirkung auf die X-Zone* ist bislang nicht viel bekanntgeworden. Immerhin liegen einige merkwürdige Nebenbeobachtungen bei Stressversuchen vor, die eine ACTH-Wirkung möglich erscheinen lassen. So haben HUSEBY und BALL (1945, s. ausführlich S. 523f.) einen beschleunigten Abbau der X-Zone bei Hunger-*Mäusen* beschrieben. HOWARD und BENUA (1950b) fanden bei einer Diät mit teilweisem Eiweißmangel eine deutliche Unterdrückung der X-Zone. Auch im Wärmestress scheint die X-Zone schneller zu verschwinden als bei Kontrolltieren (GEIGER 1949, s. ausführlich S. 544).

Die Wirkung von Schilddrüsenhormon auf die X-Zone untersuchte PRESTON (1928), der nach Thyroxinverabreichung eine deutliche Zunahme der Lipoide in der X-Zone beschrieb, während GERSH und GROLLMAN (1939b) nach Verabreichung eines Schilddrüsenextraktes kleine Lipoidtröpfchen in der X-Zone sahen.

Adams, Medlicott und Hopkins (1942) konnten diese Angaben bestätigen. Sie verabreichten Thyroxin (Gesamtmenge 0,6 oder 1,2 mg, verteilt über 6 Tage) an nicht trächtige und trächtige *Mäuse*-Weibchen. Bei beiden Gruppen trat eine Gewichtszunahme der Nebennieren ein, welche auf einer Hypertrophie der inneren Fasciculatazellen beruhte, und — falls die X-Zone noch vorhanden war — auch auf einer Hypertrophie ihrer Zellen. Die Beobachtung von Leathem (1949), daß bei hyperthyreotischen *Mäusen* mehr Testosteron notwendig ist, die X-Zone abzubauen, als bei normalen Tieren, sei ergänzend zu S. 716 f. erwähnt.

Die Wirkung von Nebennierenrindenextrakten bzw. -steroiden auf die X-Zone beschrieben verschiedene Untersucher. Howard (1940) sah nach Desoxycorticosteronacetatzufuhr keine Veränderungen, Gersh und Grollman (1939b), Selye (1940) und Clausen (1944) dagegen eine Involution der X-Zone. Selye arbeitete allerdings mit den beträchtlich hohen Dosen von 3 mg täglich über 20 Tage bei jungen kastrierten Männchen und normalen Weibchen. In den Versuchen von Gersh und Grollman (1939b) verschwand die X-Zone nicht bei allen Versuchstieren. McPhail und Read (1942b) injizierten kastrierten Männchen 0,2 mg Desoxycorticosteronacetat täglich 5 Tage lang, normalen Weibchen 1 mg täglich 15 Tage lang. Bei den Männchen trat wohl eine Verschmälerung der X-Zone, aber kein volles Verschwinden ein, bei den Weibchen ging in der Mehrzahl der Fälle die X-Zone zugrunde. McPhail und Read fanden ferner ähnlich wie Clausen (1940) nach Progesteron in der Nebenniere der *Ratte* Zellverdichtungen in der X-Zone.

Slobodien und Leathem (1944) gaben 24 Tage alten *Mäuse*-Weibchen Desoxycorticosteronacetat (Percortin, Ciba) subcutan (Gesamtdosis 2,5 mg, über 10—30 Tage, ferner Injektionen mit 0,25 oder 1 mg täglich über 20 Tage). Das Gewicht der Nebennieren änderte sich nicht, die X-Zone blieb erhalten. Eine Abnahme der Zahl der Bläschenfollikel und geringere Bildung von Gelbkörpern war im Ovar nach Verabfolgung von 20 mg festzustellen.

Ähnliche Befunde erhob Leathem (1945c), der 22 Tage alten *Mäuse*-Weibchen 1 mg Desoxycorticosteronacetat täglich 20 Tage lang gab. Wieder wurde die X-Zone nicht im geringsten beeinflußt, auch das Gewicht der Nebenniere veränderte sich nicht. Dagegen bewirkte eine einzige subcutane Injektion von 0,5 mg Testosteronpropionat eine Verminderung des Nebennierengewichtes und ein Verschwinden der X-Zone bei Weibchen.

Während also bei den *Ratten*-Männchen Desoxycorticosteronacetat ähnlich wie eine androgene Substanz wirkt, bleibt die X-Zone des *Mäuse*-Weibchens anscheinend unbeeindruckt. Leathem (1949) hat die Desoxycorticosteronacetatversuche mit gleichem negativem Erfolg an der X-Zone der *Maus* wiederholt.

Ferner sei erwähnt, daß das carcinogene 2-Acetylaminofluoren bei der *Maus* keinen Einfluß auf die X-Zone ausübt (Leathem 1949).

Wie verhält sich die X-Zone zur Zona reticularis der Mäusenebennierenrinde? Nach Waring (1935) gliedert sich die Zona reticularis aus den inneren Zellen der Zona fasciculata ab, ist also unabhängig von der X-Zone. Beide Zonen können sogar nebeneinander vorkommen. Auch Howard (1927) und Deanesly (1928) beschreiben einen Ring dunklerer Rindenzellen, welcher oft außerhalb der nach Degeneration der X-Zone entstehenden Markkapsel aus Bindegewebe aufgebaut wird. Die Reticularis wird aber bei der *Maus* überhaupt kaum sehr deutlich. McPhail und Read (1942a) konnten keine einwandfreie Reticularis feststellen und meinen, die Nebennierenrinde erwachsener *Mäuse*-Männchen könne eigentlich nur in Glomerulosa und Fasciculata eingeteilt werden.

Erwähnenswert sind die *Mitosezahlen*, welche McPhail und Read (1942a) mit Hilfe der Colchicintechnik in der Nebennierenrinde junger *Mäuse*-Männchen beobachtet haben. In der Zeit der besten Entwicklung der X-Zone (13.—19. Lebenstag) traten immer mehr Mitosen in der X-Zone als in den beiden äußeren Rindenzonen auf. Auch Whitehead (1933) fand reichlich Mitosen in der X-Zone und kam daher zur Auffassung, sie besitze die Möglichkeit eigener, unabhängiger Proliferation. McPhail und Read (1942a) weisen auch darauf hin, daß die Rindenzellen an der Grenze von Fasciculata und X-Zone außerordentlich flach, geradezu zusammengepreßt erscheinen. Dieses Bild deute darauf hin, daß die Rindenzellen einmal von außen nach innen, 2. aus der X-Zone nach außen zu wachsen.

Nachdem Howard-Miller (1927) die X-Zone bei der *Maus* ausführlich beschrieben hatte, lag es nahe, nach *analogen oder homologen Bildungen in der Nebenniere anderer Species* zu suchen. Das ausgedehnte Schrifttum berichtet über zwei entgegengesetzte Ergebnisse. Die eine Untersuchergruppe ist geneigt, bei einer großen Reihe anderer Tiere und auch beim Menschen eine Rindenabteilung zu erkennen, welche der X-Zone vergleichbar ist, die andere meint, daß alle in Betracht gezogenen Analoga der X-Zone nicht voll und ganz entsprechen.

Schon Howard-Miller (1927) vermittelt einige vergleichende Angaben. So erinnert sie an den Degenerationsprozeß in der Nebennierenrinde des *menschlichen* Neugeborenen und Säuglings, der im Kapitel der postnatalen Rindenveränderungen (S. 276 ff.) geschildert wird. Auch bei der *Ratte* scheine etwas Ähnliches vorhanden zu sein, wenn auch keine so deutlichen Degenerationserscheinungen oder als Endresultat eine bindegewebige Markkapsel nachgewiesen werden können. Aber einige innere Rindenzellschichten sollen durch einen graduellen Prozeß in die erwachsene Reticularis verwandelt werden. Bei *Affen* konnte Howard-Miller keine ähnlichen Vorgänge in den inneren Rindenzellen finden.

Hill (1930, 1937) will mehrfach im äußeren Rindenbezirk fetaler und junger *Schafe, Schweine, Katzen* usw. die echte, permanente Rinde von einer zentraler gelegenen Zellmasse unterschieden haben, in der zum Teil die Rindenelemente untermischt mit Markzellen liegen. Obgleich diese zentralen Rindenzellen nicht in allem den Bildern entsprachen, wie man sie bei der postnatalen Degeneration beim *Menschen* beobachten kann, hält Hill sie doch für ihr Homologon. Auch bei manchen *Lemuren* und höheren *Affen* beschreibt er Ähnliches.

Waring (1935) vergleicht die X-Zone der *Maus* mit der nach der Geburt beim *Menschen* sichtbaren transitorischen Grenzzone um das Mark.

Roaf (1935) schreibt von der Nebenniere des *Kaninchens*: "the innermost cortical zone is interlocked with the medulla and from available embryological evidence it appears to represent the remains of the fetal cortex after the reticular, fasciculata and glomerulosa zones have differentiated."

Grollman (1936) fand bei *Hund, Katze, Kaninchen* und *Kuh* keine spezielle innere Rindenzone, weist aber darauf hin, daß in Kolmers vergleichenden Beschreibungen manches einer X-Zone äquivalent erscheint *(Elefant)*. Es taucht die Vermutung auf, daß bei allen Tieren mit mehr oder weniger deutlicher Markkapsel ursprünglich eine X-Zone vorgelegen haben mag. Bewiesen ist eine solche Ansicht indessen nicht.

Davies (1937) hat die Nebenniere der *Katze* genauer auf das Vorhandenseer einer X-Zone geprüft. Beim 30 mm-Stadium soll die zentrale Zellmasse der Anlage aus großen eosinophilen Elementen bestehen. Um diese herum fand er kleine, stark anfärbbare Zellen, zwischen ihnen einzelne vacuolisierte Elemente. Im Lauf der weiteren Entwicklung sollen letztere mehr ins Zentrum der Drüse gelangen. Die eosinophilen Zellen bilden schließlich eine Schicht zwischen den kleineren Außenelementen, die als die Bildungszellen der permanenten Rinde anzusehen seien. Die vacuolisierten Zellen stellen angeblich die Markbildungselemente vor. Die eosinophilen Zellen entsprächen daher den Elementen eines

„Cortex fetalis", seien vermutlich sogar Analoga der X-Zone. Im weiteren Verlauf der postnatalen Entwicklung verschwinden sie wie die Zellen der X-Zone langsam.

In einer weiteren Arbeit (1938) hat Howard die *Ratten*-Nebenniere auf das Vorhandensein einer X-Zone geprüft, da bei der nahen Verwandtschaft mit der *Maus* hier zu allererst ein Parallelfall zu erwarten war. Bei der *Ratte* bilden die tiefsten Rindenschichten eine nicht so deutliche X-Zone wie bei der *Maus*; immerhin soll ein „juvenile cortex" auch hier vorhanden sein. Ebenso sprechen Walaas und Walaas (1944) von einer Art X-Zone bei der *Ratte*. "The central zone in the fetal adrenal glands of our rats seems to be identical with the 'interlocking zone' in the mouse." Ähnlich wie bei der *Maus* nimmt diese Zone infolge Zellschrumpfung in der 1. Lebenswoche an Ausdehnung ab. Die Zellen gleichen denen der *Maus*-X-Zone. Es kann daher angenommen werden, daß diese Zone bei der *Ratte* eine ähnliche Funktion wie bei der *Maus* ausübt. Nach Adrenalektomie bei den Muttertieren soll eine Hypertrophie der X-Zone bei der *Ratte* auftreten. Injektion von Rindenhormon führt hingegen zur Verschmälerung der X-Zone. Daher sei es wahrscheinlich, daß die Rindenzellen der Zentralzone etwas mit der Hormonproduktion im fetalen Cortex zu tun haben. Auch Mitchell (1948) hat die X-Zonenverhältnisse bei der *Ratte* untersucht. In der 3. Lebenswoche werden die tieferen Schichten der Fasciculata mehr eosinophil, was als Zeichen des Auftretens eines „juvenile cortex" gewertet wird. Hier entstehen große Zellen mit undeutlichen Grenzen. Die Zellkerne sind etwas kleiner und homogener als die der äußeren Abteilung der Fasciculata. Dieser innere Rindenabschnitt entspricht nach der Lage der Reticularis des erwachsenen Organs (Jackson 1919), obgleich er nicht die celluläre Anordnung und Zeichen der Zelldegeneration aufweist wie die erwachsene Reticularis. Weitere Angaben über die vermeintliche X-Zone in der *Ratten*-Nebenniere finden sich bei Frazão (1948, S. 325f.) und van Dorp und Deane (1950, S. 325f.).

Velican (1948b, s. a. S. 284) meint, die X-Zone der *Maus* mit der „fetalen Rinde" des *Menschen* homologisieren zu können. Die „Zone transitoire" des *Menschen* soll wie die inkretorischen Zellen des Ovars und Hodens aus der Gegend der Keimdrüsenanlagen stammen. Sie involviere, wenn die endokrine Tätigkeit der Keimdrüsen beginne, wofür folgende Befunde sprechen: Bei zwei neugeborenen männlichen Individuen mit schlecht entwickelten ektopischen Hoden zeigte die Zone transitoire (= androgène) keine Involution. Ferner sah der Autor bei einem 3 Monate alten Mädchen mit sklerosierten Ovarien bei kongenitaler Syphilis „une zone androgène non involuée". Seiner Meinung nach stützen solche Befunde die Hypothese, daß die „région transitoire" in der Nebennierenrinde des Menschen androgene Bedeutung hat.

Die weitere Untersuchung der „androgenen" Zone der menschlichen Nebenniere (Velican 1948a, b) ergibt, daß ihre Involution bei Knaben 12—14 Monate, bei Mädchen 20—24 Monate dauert. Nach ihrem Abbau soll sich eine Zone sog. reticulo-glandulären Gewebes bilden, in dem Rinden- und Markzellen sich vermischen. In diesem Bereich kommt es auch zur Auflösung roter Blutkörperchen. Eine kolloidale Sekretion will Velican gleichfalls gesehen haben. Das Sekret soll teilweise durch die Zentralvene, teilweise durch ein spezielles portales Gefäßsystem abfließen. Außerdem werden angeblich Kolloidgranula zu den juxtaadrenalen Ganglien, zum Plexus coeliacus geschafft. Durch die präganglionären Fasern des N. splanchnicus könne das Kolloid bis zum Rückenmark und zur Cerebrospinalflüssigkeit gelangen.

Bourne (1949), dem ein außerordentlich großes vergleichendes Material zur Verfügung stand, hat ebenfalls die Frage der X-Zone immer wieder geprüft. Er ist wohl geneigt, schon den Befund einer stärkeren Bindegewebsansammlung zwischen Rinde und Mark als verdächtig anzusehen und gibt eine Liste von Tieren mit einer „Markkapsel". Eine vergrößerte Reticularis, die wie eine nicht involvierte X-Zone aussieht, fand er ferner bei sehr jungen *Känguruh*-Weibchen *(Onychogalea frenata, Macropus dorsalis, Macropus agilis)*. Ferner liegen ähnliche Zellmassen an der Rinden-Markgrenze in der Nebenniere von *Notomys mitchelli*. BOURNE folgert: "In general, one may say that there is considerable evidence that some representatives of the 'juvenile or X-zone' of HOWARD-MILLER is present in the adrenals of all Mammals from the Marsupials upwards, which suggest that this zone has some special function in the foetal (e.g. man and monkey) and possibly in early post-natal life (e.g. mouse)."

Neuerdings hat DELOST (1952) bei *Microtus arvalis* eine etwa am 15. Lebenstag in Erscheinung tretende Eosinophilie der inneren Rindenabteilung beschrieben, die bei den Weibchen schließlich fast die Hälfte, bei den Männchen höchstens $1/_4$ der Gesamtrinde einnimmt. Bei geschlechtsreifen Männchen verschwindet die Eosinophilie, kehrt aber nach der Kastration zurück. Im Gegensatz zum Verhalten der *Maus* bleibt die Eosinophilie bei *Feldmaus*-Weibchen auch während der Gravidität und Lactation bestehen. Auf die weitgehende Homologisierung der X-Zone mit allen möglichen temporären Rindenbildern an der Markgrenze, die DENBER (1944) annimmt, sei kurz verwiesen. Über die von ihm gesehene Innervation der X-Zone vgl. S. 477.

Zum Schluß möchte ich das schwierigste X-Zonenproblem besprechen: *Welche funktionelle Bedeutung kommt dieser Zone bzw. ihren Analoga zu?* Wir haben schon mehrfach erwähnt, daß man von Anfang an mit mehr oder minder guten Gründen vermutet hat, die X-Zone stelle den Ort der Produktion androgener Rindenstoffe (Zone androgène VELICANS s. o.) dar. Ein abschließendes Urteil über das Für und Wider liegt nicht vor.

Die erste Untersuchung von HOWARD-MILLER (1927) machte es wahrscheinlich, daß die X-Zone besonders enge Beziehungen zum Genitalapparat besitzt. WHITEHEAD (1933c) sprach klar aus, die X-Zone sezerniere androgene Substanzen. Auch ARTHUR GROLLMAN (1936) deutete das Gebiet zunächst als „androgene Zone", GERSH und GROLLMAN (1939a, b) äußerten sich allerdings bereits dahingehend, daß das Gebiet einen Reserveabschnitt der Nebennierenrinde darstelle, im übrigen die gleichen Funktionen wie die übrigen Rindenabschnitte besitze. FLEXNER und GROLLMAN (1939) haben die Osmiophilie als einen guten Indicator der Rindenaktivität angesehen. Da sie in der X-Zone ebenfalls osmiophile Substanzen nachweisen konnten, kamen sie zu dem Schluß, daß auch dort Steroide liegen müßten.

Untersuchungen von HOWARD (1938) an kastrierten jungen *Ratten* zeigten indessen, daß der ventrale Teil der Prostata, beurteilt nach dem histologischen Bild, in einem aktiven Zustand verbleibt, solange eine X-Zone vorhanden ist. Am nachdrücklichsten wandte sich TONUTTI (1945) gegen die Meinung, die X-Zone stelle eine spezifische, mit der Sexualsphäre verbundene Abteilung der Nebennierenrinde dar. „Die Tatsache, daß die gesamte X-Zonenphänomenologie, sowohl nach Thyreoidektomie, wie nach Kastration zu erzielen ist, beweist, daß man der X-Zone ebensowenig wie den sonstigen inneren Rindenschichten bei anderen Nebennierenformen irgendwelche besonderen Beziehungen zur Sexualfunktion zuerteilen kann." Da TONUTTI die X-Zone besonders deutlich nach der Hypophysektomie bei der *Ratte* sieht, soll der Zustand dieser Zone weitgehend vom Vorderlappen abhängig sein, indem Maßnahmen an Schilddrüse oder Keimdrüsen zu einer Änderung der glandotropen Vorderlappentätigkeit führen. So soll nach TONUTTI (1943b, 1944) eine durch Thyreoidektomie erhöhte thyreotrope Vorderlappentätigkeit zu gleichzeitiger Senkung der ACTH-Produktion führen.

Dadurch kommt es zu einer regressiven Transformation der Nebennierenrinde. Die spontanen regressiven Transformationen werden als Folge corticotroper Depression des Hypophysenvorderlappens angesehen.

Indessen ist es noch fraglich, ob diese Arbeitsteilungshypothese zu Recht besteht. Winter und Emery (1936) zeigten, daß die Kastration die sog. kompensatorische Hypertrophie einer Nebenniere nach einseitiger Adrenalektomie nicht beeinflußt!

Clausen (1944) hat dagegen die androgene Bedeutung der X-Zone behauptet, während es Carnes (1940) nicht gelang, aus der fetalen menschlichen Nebenniere androgene Stoffe zu gewinnen, wobei offen bleibt, ob ein Vergleich der X-Zone der *Maus* mit dem menschlichen Nebennierenbild überhaupt erlaubt ist. Auch nach Parkes (1945) soll die X-Zone der *Maus* androgene Funktion besitzen.

Jones (1949b) dagegen ist der Ansicht, die X-Zone stehe unter der Kontrolle des Hypophysenvorderlappengonadotropins, wahrscheinlich des Luteinisierungshormons. Eine Bildung androgener Stoffe kommt aber vermutlich nicht in Betracht, weil bei hypophysektomierten kastrierten *Mäusen*, deren X-Zone mittels Gonadotropininjektion erhalten wurde, trotzdem die Samenblasen atrophieren, ebenso wie bei unbehandelten hypophysektomierten, kastrierten Tieren.

Auch Sayers (1950) glaubt nicht, "that an important physiological role can be assigned to pituitary regulation of androgen secretion by the adrenal cortex of the mouse". Beim *Menschen* soll die androgene Bedeutung der Rinde gleichfalls gering sein, weil eine kompensatorische Zunahme der Sekretion von N-Hormon — wenn sie überhaupt vorkommt — nicht groß genug ist, die Kastrationsveränderungen beim männlichen Kastraten zu hemmen. Man muß hier wohl normale und pathologisch veränderte Situationen streng trennen.

Fassbender (1949) erörtert die Möglichkeit einer androgenen Rolle der fetalen Rinde im Hinblick auf eine Rindenhyperplasie bei einem 7jährigen *Knaben* mit hypernephrogener Frühreife. Es könnte möglich sein, daß sich die fetale Rinde in diesem Fall nicht zurückgebildet hat. Dann würde dieser Fall für deren androgene Wirksamkeit sprechen. Allerdings könnte es sich auch um eine vom Hypophysenvorderlappen ausgehende und beherrschte Rindenhyperplasie handeln.

e) Die Veränderungen der Nebennieren während des sexuellen Cyclus beim weiblichen Geschlecht.

Im allgemeinen scheinen die Beziehungen zwischen Nebennieren und weiblichen Sexualorganen verwickelter zu sein als zwischen Nebennieren und männlichen Keimdrüsen (Hewitt 1947). Schon Fraser (1929) hatte den Eindruck, das Interrenale von *Raja clavata* weise mit der Periodizität des geschlechtlichen Geschehens parallele Aktivitätsschwankungen auf. Auch im Adrenale wurden ähnliche Schwankungen vermutet. Fancello (1937) ist den Beziehungen zwischen Interrenale und Adrenale der *Selachier* und der sexuellen Entwicklung der Tiere nachgegangen (*Scyllium canicula* L., *Scyllium stellare* L., *Pristiurus melanostomus* Raf.). Besonders interessant ist die Beobachtung (S. 30, 33), daß das Interrenale bei älteren Weibchen, deren Eiablage verhindert war, eine gewisse Rückbildung zeigt, so daß histologische Bilder wie bei infantilen weiblichen Tieren festgestellt werden konnten. ,,Questo dimostra che le modificazioni da me notate non sono in rapporto allo sviluppo in grandezza e all'età dell'individuo, ma esclusivamente in rapporto all'attività sessuale, e spariscono coll'arrestarsi di questa." Im Adrenale reifer Weibchen soll übrigens mehr phäochromes Gewebe als bei infantilen Tieren nachzuweisen sein.

Die in Zusammenhang mit unserem Problem besonders aufschlußreichen Untersuchungen von Dittus (1941) wurden bereits ausführlich besprochen (vgl.

S. 31 ff.). Daß auch das Interrenale von *Knochenfischen* zum sexuellen Geschehen Beziehungen hat, geht aus den Befunden von BAECKER (S. 44) hervor.

Nach STILLING (1898 b) hypertrophieren die Nebennieren beim *Frosch* während der Ovulation.

Untersuchungen von RIDDLE (1923a) weisen auf periodische, 7—11 Tage anhaltende Vergrößerungen der Nebenniere hin, die in Zusammenhang mit den Ovulationsperioden stehen. Die Organvergrößerung während dieser Zeit soll durchschnittlich 40% betragen. Die Hypertrophie beginnt etwa 108 Std vor der Ovulation, ist während der 44 Std der Ovulationsphase deutlich und 108 Std danach wieder verschwunden. Die *Tauber* haben etwas größere Nebennieren als nicht ovulierende Weibchen. Die Hypertrophie soll von einer funktionellen Mehrleistung der Nebenniere begleitet sein (Messung des Blutzuckers).

Nach Untersuchungen von STECKHAN (1941) an 88 männlichen und weiblichen *Tauben* ist die Menge von Vacuolen oder Lipoidtropfen im Cytoplasma der Rindenelemente bei jungen geschlechtsreifen Vögeln weniger groß als bei älteren. Vor, weniger deutlich während der Legezeit erscheinen bei beiden Geschlechtern kleinere und gröbere Vacuolen in peripheren und zentralen Rindenzellen. Während der Brutzeit finden sich die gleichen Vacuolen nur in peripheren Rindenzellen, dagegen nicht mehr in den zentralen, welche dafür eine beträchtliche Anzahl großer, lichtbrechender Tröpfchen aufweisen. Während der Mauser sind kleine, geschrumpfte polyedrische Zellen in der Nebenniere bei beiden Geschlechtern zu beobachten. Eine Beziehung des Pigmentgehaltes der Rindenzellen zum sexuellen Cyclus besteht nicht. Der Pigmentgehalt der Rindenzellen steigt nach dem 1. Lebensjahr an; das Maximum wird etwa zwischen 5.—7. Lebensjahr erreicht. Das Rindengewebe faltet sich im Lauf des Lebens stärker zusammen; dieser Prozeß läßt keine Beziehungen zum Sexualverhalten erkennen. Auch das Bindegewebe nimmt im Alter zu.

Die Kerne der Markzellen junger *Vögel* enthalten ein deutliches Chromatinnetzwerk. Bei älteren Tieren scheinen die Reste eines solchen Netzes an die Kernmembran gepreßt, die Zellkerne infolgedessen leer und durchsichtig.

Bei *Säugetieren* ist gleichfalls wiederholt ein cyclisches Geschehen in den Nebennieren beobachtet worden. Auch bei männlichen Tieren kann die Nebennierenrinde während der Fortpflanzungsperiode hypertrophieren, was auf eine größere Aktivität des Organs während dieser Zeit hinweist (KOLMER 1912a, MANN 1916a). Im Lehrbuch der Anatomie von BRAUS-ELZE (1934) findet sich die Angabe, daß bei Tieren mit ausgesprochener Brunstzeit (z. B. *Maulwurf*) die Samenepithelien so lange wachsen und funktionieren, wie die Nebennierenrinde reich an Cholesterin ist; sie veröden, sobald diese Substanz abnimmt (s. a. WATSON 1923).

Die Veränderungen des Gewichts und der Struktur der weiblichen Nebenniere im Sexualcyclus wird ausführlich von BOURNE und ZUCKERMAN (1941) und PARKES (1945) behandelt. Es sei ferner auf die interessanten Überlegungen von EMMENS und PARKES (1938) verwiesen. Ergänzende Angaben über Befunde bei verschiedenen Species sollen folgen.

KOLMER (1918) sah, daß die Nebenniere des *Maulwurfs* während des Oestrus hypertrophiert. Nach ZALESKY und WELLS (1940) verursacht die durch niedere Temperatur beim *Erdhörnchen* hervorgerufene Verlängerung der sexuellen Entwicklung auch eine stärkere Ausbildung der Nebennieren. Allerdings ist zu bedenken, daß niedrige Temperatur als Stress die Nebennierenrinde auch ohne Einschaltung der Keimdrüsen bereits aktiviert. Die Rindenhypertrophie bleibt beim *Erdhörnchen* während des Oestrus und während der Gravidität bestehen; wenn die Tiere geworfen haben, tritt eine Rindeninvolution ein (FOSTER 1934).

Bei der *Ratte* hat der Follikelsprung nach WATRIN (1925) keinerlei Einfluß auf die Nebenniere. Ferner fand WATRIN (1927) auch keine Veränderungen des Lipoidgehaltes der Nebennierenrinde, welche auf den Cyclus bezogen werden konnten. Diesen Aussagen stehen indessen positive Befunde neuerer Untersucher gegenüber. So behaupten ANDERSEN und KENNEDY (1932) sowie BAKER (1938) eine Gewichtszunahme der Nebenniere während des Oestrus, die nach MUTOW (1937a) etwa 10% erreichen kann.

ZUCKERMAN, BOURNE und LEWIS (1938) beobachteten Schwankungen der *Nebennierengröße* in einem Rhythmus von etwa 5 Tagen bei kastrierten *Ratten*, die täglich Oestron erhielten, sich also in einem künstlichen Daueroestrus befanden. Im Oestrus normaler *Ratten* war die Drüse größer als im Dioestrus. Veränderungen in der Fasciculata scheinen eine Rolle zu spielen.

BOURNE und ZUCKERMAN (1940a, 1941), die den Beziehungen der Nebennieren zum *Cyclus* nachgingen, konnten wohl bei kastrierten, hypophysektomierten *Ratten* einen Cyclus durch tägliche Verabreichung von Oestron erzeugen, nicht aber bei kastrierten, adrenalektomierten *Ratten*, die mit Desoxycorticosteronacetat am Leben erhalten wurden, obwohl adrenalektomierte *Ratten* mit Ovarien unter Desoxycorticosteronacetat einen normalen Cyclus aufweisen können. Aus solchen Versuchen wurde eine unmittelbare Wirkung der Nebenniere auf die sekundären Sexualorgane geschlossen. Während im Dioestrus (Leukocytenstadium) nach HUNT (1940) bei der *Ratte* in der Zona fasciculata die meisten Mitosen gefunden werden, soll im Oestrus (Schollenstadium) die Glomerulosa am reichsten an Mitosen sein. HARRISON und CAIN (1947, s. a. S. 327ff.) konnten in der Rinde der *Ratten*-Nebenniere keine sicheren Oestrusveränderungen nachweisen.

Auch HOCH-LIGHETI und BOURNE (1948) stellten bei der *Ratte* nur unbedeutende Gewichtsschwankungen während des Cyclus fest; nur im Oestrus schien das Organ etwas schwerer zu sein. Die Autoren haben auch das Verhalten des Vitamin C während des Cyclus in der Nebenniere beobachtet. Der Gesamtvitamingehalt ändert sich nur unwesentlich. Im Oestrus und Metoestrus scheinen die Rindenzellen am meisten auszuscheiden.

HILLARP (1949) hat durch elektrische Reize und Schäden im Gebiet vor und ventral vom Nucleus paraventricularis des Hypothalamus der *Ratte* in manchen Fällen einen Daueroestrus erzeugen können. Weder Nebennieren noch Schilddrüse zeigten in diesen Versuchen histologische Veränderungen.

POUMEAU-DELILLE (1949) stellte fest, daß bei der *Ratte* der Vaginalcyclus nach der Adrenalektomie mit der Hälfte der Dosis von Oestradiolbenzoat erhalten werden kann, die bei nicht adrenalektomierten *Ratten* zur Sicherung eines künstlichen Cyclus notwendig ist. Werden Oestradiol und Progesteron gleichzeitig injiziert, dann braucht man beim adrenalektomierten Tier von ersterem 33% weniger, vom Progesteron 33% mehr.

Bei der *Maus* soll die Nebenniere nach MASUI und TAMURA (1926) während der verschiedenen Abschnitte des Cyclus Größenunterschiede aufweisen. Die histologischen Veränderungen in der Nebennierenrinde während des Oestrus beim *Meerschweinchen* wurden von KOLMER (1912a) untersucht.

Beim *Schaf* sollen sich nach NAHM und MCKENZIE (1937) die dunklen Zellen der Nebennierenrinde und das Lipoid während Oestrus und Gravidität vermehren.

Beim *Hund* hypertrophieren nach D. D. BAKER (1938) Rinde und Mark während des Oestrus. Die Gewichtszunahme war aber, bezogen auf das Körpergewicht, gering oder überhaupt nicht deutlich (Untersuchungen an 500 Tieren).

LONG und ZUCKERMAN (1937) sowie ZUCKERMAN (1938) erklärten es für wahrscheinlich, daß die Nebennierenrinde cyclische Hydrierungen und Dehydrierungen auslöst, wenn der uterine Cyclus bei kastrierten *Äffinnen* mit Oestroninjektionen erhalten bleibt.

Ob es beim *Menschen* zu Veränderungen der Nebennierenrinde während des Cyclus kommt, hat STIEVE (1946) zunächst nicht recht zu entscheiden gewagt. Er hielt eine geringe Verbreiterung der Fasciculata im Prämenstruum für möglich. Später sagt STIEVE (1947) ausdrücklicher, daß beim *Menschen* eindeutige Veränderungen der Nebennierenrinde im Cyclus nicht festzustellen seien (s. a. S. 703). Anders ist es nach STIEVE dagegen bei Cyclusstörungen; hier reagieren die Nebennieren recht schnell. Bei sekundärer Amenorrhoe (Frauen jenseits des 35. Lebensjahres) erscheint die Zona fasciculata wesentlich verbreitert; sie besteht aus dicken Zügen großer, grobschaumiger, lipoidreicher Zellen, wie sie sonst erst im Klimakterium auftreten. Die Fasciculata dringt an manchen Stellen bis an die Kapsel vor, reicht andererseits weit in die Reticularis hinein. In der Fasciculata kommen Fettzellen vor. Dasselbe Bild trifft man in der Nebenniere jüngerer, sekundär amenorrhoischer Frauen. Hält die Amenorrhoe länger als 4—5 Monate an, dann verbreitert sich auch bei den jungen Frauen die Zona fasciculata auf Kosten von Glomerulosa und Reticularis. Auch in diesem Fall werden die Fasciculatazellen enorm fettreich.

Hinsichtlich der Cyclusveränderungen möchte ich nicht ganz so streng wie STIEVE urteilen. STAUDINGER und PFEFFER (1950) haben mit ihrer Methode zum Nachweis von Corticoiden im Harn cyclusabhängige Schwankungen der Ausscheidung nachgewiesen (s. ferner H. J. STAEMMLER 1952). Die zweifelsohne auch im Feinbau ablaufenden Veränderungen sind nur mit den derzeitigen Methoden nicht zu fassen. Es zeigt sich deutlich, daß die Beschränkung auf histologische Methoden zu Fehlannahmen führen kann.

In diesem Zusammenhang erwähnenswert ist auch eine Arbeit von ALBRIEUX und GONZALEZ (1948). Die Autoren verabreichten infantilen *Ratten* 5 Wochen lang täglich Urin von Frauen. Das Gewicht der Nebenniere erreichte bei den behandelten Tieren alle 5 bis 7 Tage ein Maximum, d. h. also 4mal während des ganzen Cyclus. Wurde der Urin erhitzt, so trat keine Wirkung ein.

Nach ROTTER (1949, 1950, s. a. S. 599) sollen sich nach der Geschlechtsreife im inneren Rindenbezirk der Nebenniere cyclische Prozesse abspielen, welche unter anderem rhythmische Abspaltungen von Zellballen auslösen, die dann allmählich zugrunde gehen.

f) Nebennierenrinde und Corpus luteum.

Zwischen Nebennierenrinde und Corpus luteum bestehen histologisch, cytologisch und in mancher Hinsicht sogar histochemisch und chemisch gewisse Ähnlichkeiten. Sie sind manchen Untersuchern so stark aufgefallen, daß an gemeinsame Funktionen gedacht wurde. Zuerst hat wohl CREIGHTON (1877) auf die merkwürdige Ähnlichkeit zwischen Nebennierenrinde und Corpus luteum hingewiesen. Die erste Bemerkung über eine funktionelle Parallelität zwischen beiden Organen fand ich bei LOISEL (1902). Der damals herrschenden Ansicht über die Bedeutung der Nebennierenrinde entsprechend wies LOISEL besonders dem Corpus luteum graviditatis ähnliche antitoxische Aufgaben zu, wie sie in der sog. Entgiftungshypothese für die Nebennierenrinde erörtert wurden. Bei der Neubildung der Gewebe und Organe des Feten soll es zum Durchtritt von Stoffen ins mütterliche Blut kommen, die für die Mutter schädlich sein können. Ob Nebennierenrinde und Corpus luteum des weiteren für einander eintreten könnten, stehe dahin (auch DELAMARE 1904).

Diesen Beziehungen ist vor allem MULON (1912) weiter nachgegangen. Er weist auf eine Beobachtung von GUIEYSSE an *Meerschweinchen* hin. In der

Nebennierenrinde trächtiger Weibchen soll besonders in den äußeren Abschnitten doppeltbrechendes Fett in gröberen Tropfen vorkommen als in der Rinde des Männchens. Das Maximum wird etwa um den 30. Tag der Gravidität erreicht.

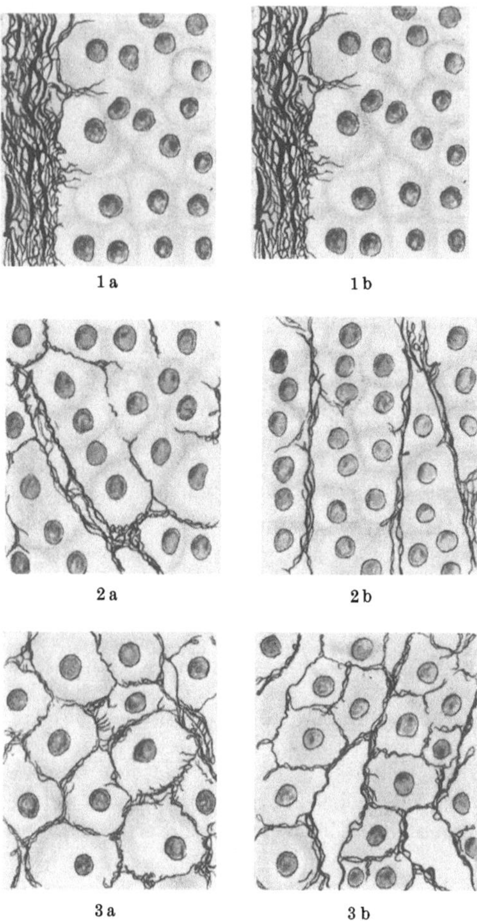

Abb. 258 (1 a—3 b). *1 a* Corpus luteum, kurz nach Follikelsprung. Links Theca interna, rechts Granulosa, eindringende argyrophile Fibrillen. *1 b* Zona glomerulosa der Nebennierenrinde, Umhüllung von Zellgruppen durch argyrophiles Bindegewebe. *2 a* Corpus luteum kurz vor voller Reife. Umhüllung von Zellgruppen durch argyrophiles Bindegewebe. *2 b* Zona fasciculata der Nebennierenrinde. Zellgruppenumhüllung durch argyrophiles Bindegewebe. *3 a* Corpus luteum nach der Reife, Umhüllung einzelner Zellen durch argyrophile Fasern. *3 b* Zona reticularis der Nebennierenrinde, Umhüllung einzelner Zellen durch argyrophile Fasern. Aus Bachmann 1937.

Um diese Zeit kommt es nun im Corpus luteum graviditatis zur Bildung sog. „Corps en peloton sidéro-osmophile", wie sie sonst charakteristisch für die innere, fettärmere Zone der Nebennierenrinde des *Meerschweinchens* sind (S. 198 ff.). In dem Augenblick also, in dem sich das Corpus luteum graviditatis entwickelt, welches histochemisch der inneren Zone der Nebennierenrinde ähnlich ist, vermehrt sich das Fett im äußeren Abschnitt, und zwar durch Vergrößerung der Fetttropfen. Diese Fettvermehrung deutet Mulon nicht als Zeichen einer gesteigerten Funktion der Nebennierenrinde, sondern eines verlangsamten Verbrauchs der Fettstoffe. Denn alle Untersucher seien sich darüber einig, daß Fetttropfen, vor allem gröbere, nicht als solche von den Rindenzellen abgegeben werden. Die Fetttropfen werden als Toxinbindungsstellen gedeutet.

Wenn es nun nicht zu gesteigerter Funktion der Nebennierenrinde während der Gravidität kommt, so ist nach Mulon an ein vikariierendes Eintreten des Schwangerschaftsgelbkörpers zu denken. Mulon sieht die innere Hälfte der Nebennierenrinde des *Meerschweinchens*, in welcher das Lipoid resorbiert sei, als die eigentliche Functionalis an. Dieser Zone soll das Corpus luteum histologisch und histochemisch entsprechen.

Es wurde später festgestellt (Escher 1913), daß in den Luteinzellen und den Nebennierenrindenzellen ganz ähnliche Fettsubstanzen vorkommen. Auch die Silberreaktion auf Ascorbinsäure ist in den Nebennierenrindenzellen wie im Corpus luteum besonders deutlich (Giroud und Leblond 1935 b).

Durch Claras (1936) „vergleichend histobiologischen Untersuchungen", die sich als gutes heuristisches Prinzip erweisen können, wurde ich angeregt, einen Vergleich von Nebennierenrinde und Corpus luteum durchzuführen (Bachmann 1937).

Dem „Primum comparationis", nämlich den 3 Schichten der Nebennierenrinde, stellte ich als „Secundum comparationis" das Corpus luteum in seinen
verschiedenen Stadien gegenüber. Das „Tertium comparationis" betraf das
Verhalten der Stützsubstanz, besonders des argyrophilen Bindegewebes, der
Gitterfasern. Abb. 258 zeigt die Ergebnisse des Vergleiches. Im Corpus luteum
finden sich kurz nach dem Follikelsprung praktisch keine Gitterfasern; nur
von der Theca interna aus dringen einige wenige Silberfasern zwischen die in
Umwandlung zu Luteinzellen befindlichen Granulosazellen ein. Besonders in
der *menschlichen* Nebennierenrinde können wir beobachten, daß jeweils ein ganzes
Glomerulum der Zona glomerulosa von einer Gitterfaserhülle umgeben wird,
ohne daß Silberfibrillen in größerer Menge zwischen die einzelnen Glomerulosazellen eindringen.

Im Corpus luteum kommt es im Zusammenhang mit der Vascularisierung
zum Einwachsen feiner Bindegewebszüge, in erster Linie von Gitterfasernetzen.
Auch hier werden anfangs nur relativ große Zellgruppen von Gitterfasernetzen
umfaßt. Je älter das Corpus luteum wird, desto mehr nimmt die Menge der
Gitterfasern zu, besonders natürlich sobald es zur Regression kommt. Schließlich
wird jede einzelne Zelle von Gitterfasern umschlossen.

Was hier in zeitlicher Folge hintereinander vor sich geht, sehen wir in der
Nebennierenrinde in örtlicher Folge nebeneinander auftreten. In der Fasciculata
werden gelegentlich noch größere Zellgruppen von zarten Gitterfasern eingehüllt.
In den inneren Rindenschichten (Reticularis) werden die Gitterfasern so zahlreich, daß schließlich jede einzelne Zelle ihren Gitterfaserkorb besitzt. Ob es
dabei zugleich zu einer gewissen Vergröberung des Faserkalibers kommt, ist
nicht immer mit Sicherheit zu entscheiden, scheint aber öfters doch der Fall
zu sein.

Aus solchen Befunden habe ich seinerzeit geschlossen, daß in den ganz marknahen Rindengebieten — wie im sich rückbildenden Corpus luteum — die Funktion der Drüse absinkt.

In Untersuchungen des feineren Bindegewebes in der Nebenniere der *Ratte*
haben sich DRIBBEN und WOLFE (1947) meiner Deutung angeschlossen. Interessanterweise ist auch beim älteren Tier nur eine verhältnismäßig geringe Verdickung und Vergröberung von Fasern in der Fasciculata zu beobachten. Hingegen wird gerade beim sehr alten Tier die mengenmäßige Zunahme der Fasern,
ihre Vergröberung und schließlich sogar Kollagenisierung deutlich.

Daß dem morphologischen Vergleich bzw. dem eigentümlichen Verhalten der
Gitterfasern ein vergleichbares funktionelles Geschehen entspricht, läßt sich aus
folgendem Befund schließen. In der Nebennierenrinde junger geschlechtsreifer
Meerschweinchen-Männchen und -Weibchen findet man ein Verhalten der Gitterfasern, wie ich es soeben für die *menschliche* Nebenniere geschildert habe. Anders
beim trächtigen *Meerschweinchen*, wo gerade in den inneren Rindengebieten
größere Zellkomplexe und nicht Einzelelemente von Gitterfaserhüllen umgeben
werden. Daß aber gerade in der Gravidität mit einer erhöhten Funktion der
Nebenniere gerechnet werden darf, werden wir im nächsten Kapitel sehen (vgl.
S. 730ff.).

Die Vorstellung, das Corpus luteum könne stellvertretend für die Nebennierenrinde eintreten, ist auch später noch geäußert worden. COLLINGS (1941)
z. B. nimmt an, die beträchtliche Verlängerung der Überlebenszeit adrenalektomierter *Ratten* während einer experimentell induzierten Pseudogravidität
beruhe auf einer Wirkung des Corpus luteum graviditatis.

Nachdem schließlich BEALL und REICHSTEIN (1938) aus der Nebennierenrinde
das Progesteron isoliert haben, haben die bisherigen spekulativen Äußerungen

über eine Verwandtschaft zwischen Corpus luteum und Nebenniere nachträglich eine Basis gewonnen, von der aus sich die Beziehungen zwischen beiden Organen weiter bearbeiten lassen.

g) Nebennieren und Gravidität.

α) Die Veränderungen der Nebennieren bei der Gravidität.

Daß die Nebennieren während der Gravidität Veränderungen durchmachen, ist eine alte Erfahrung (Gottschau 1883, Guieysse 1899, Testut 1901, Delamare 1904, Hewer 1922, de Lee 1927 u. v. a.). Eine *Vergrößerung* der Nebenniere während der Gravidität oder eine *Zunahme des Nebennierengewichtes* bei Mensch und Tier dürfte als gesicherte Tatsache gelten und wird mit Recht bereits in den Lehrbüchern erwähnt (Maximow und Bloom 1942, 4. Aufl., Benninghoff 1944ff.).

In der zusammenfassenden Arbeit von Delamare (1904), welche den damaligen Stand der Nebennierenforschung insbesondere unter dem Gesichtspunkt der Entgiftungsfunktion der Rinde darstellt, finden wir folgende Angaben zu unserem Problem: «Étant données les fonctions antitoxiques connues de la surrénale, il est logique de penser que cette glande s'hypertrophie dans la gestation, puisque, dans cet état, les poisons de l'organisme augmentent d'une façon incontestable.» Erwähnt werden die Befunde eines erhöhten Nebennierengewichtes in der Gravidität (Gottschau 1883, Alezais 1898, Guieysse 1899).

Zu Beginn der 20er Jahre erwacht erneut das Interesse an diesen Beziehungen. Wir finden bei Hewer (1922) die Angabe einer Rindenhypertrophie und Lipoidvermehrung während der Gravidität, bei Watrin (1925) die Meinung, daß die Schwangerschaftshypertrophie der Nebenniere vor allem durch die Placenta fetalis hervorgerufen würde, bei Grossmann und Schöneberg (1928) die Vermutung, die Nebennierenvergrößerung könne als ein Zeichen der Hyperfunktion (Interrenalismus) aufgefaßt werden, was sich auch beispielsweise in gewissen Pigmentierungen während der Schwangerschaft dokumentiere.

In neuerer Zeit ist man teilweise geneigt, die Schwangerschaftsveränderungen der Nebennieren nicht als ein spezifisches sexualbiologisches Phänomen anzusehen, sondern unter dem Gesichtspunkt einer *Stresswirkung* der Gravidität selbst zu erklären. Andeutungen in dieser Hinsicht kann man schon bei Elliott (1912) finden, deutlicher neuerdings bei Andersen und Sperry (1937), Randall und Graubard (1940). Auch Rotter (1950) behauptet, während der Gravidität werde das ACTH vermehrt gebildet und abgegeben. Er hält es indessen für unwahrscheinlich, daß das große ACTH-Molekül die Placenta passieren könne und auf die Nebenniere des Kindes einwirke.

Auch ich möchte annehmen, daß die Nebennierenveränderungen in der Gravidität zumindest zum Teil ein Stresszeichen sind, bezweifle aber, daß damit alles gesagt ist. Zur Zeit dürfte diese Frage aber eher vom Chemiker als vom Morphologen weiter erfolgreich bearbeitet werden (S. 735). Die Morphologie kann hingegen eine Reihe interessanter Befunde zu dem Thema beisteuern.

Offenbar erfährt bereits das Interrenale der *Selachier* während der Gravidität eine *Aktivierung* (Dittus 1939, 1941, s. a. S. 31ff.). Andererseits fand Pittoti (1937) bei trächtigen Weibchen von *Torpedo marmorata* eine *Vermehrung der phäochromen Zellen.*

Über die Nebenniere bei *Trichosurus vulpecula* während der Gravidität wurde früher berichtet (S. 93f., Bourne 1949), ebenso über eine *Nebennierenvergrößerung* unter gleichen Umständen bei *Talpa* (S. 96, Kolmer 1918).

Beim *Schaf* nimmt die Zahl der dunklen Zellen in der Nebennierenrinde und die Lipoidmenge während Oestrus und Gravidität zu (Nahm und McKenzie

1937). Pavone (1923) untersuchte die Nebennierenrinde trächtiger *Kühe* vor allem in bezug auf das Verhalten der *Lipoide*. Die Lipoide waren bis zum 5. Monat der Gravidität reichlich vorhanden, verringerten sich im 5.—6. Monat, stiegen dann wieder auf die doppelte Menge an und blieben bis zum Ende der Gravidität reichlich erhalten. Die Fettmenge schwankte besonders in der Zona reticularis. In der Reticularis war zu Beginn der Gravidität noch nicht viel Lipoid vorhanden. Am Ende der Gravidität war diese Zone genau so stark verfettet wie Fasciculata oder Glomerulosa.

Vielfach untersucht wurden natürlich die Graviditätsveränderungen in der Nebenniere der typischen *Laboratoriumstiere*.

Ratte. Kolmer (1918) meinte, im allgemeinen seien die Graviditätsveränderungen der Nebennierenrinde der *Ratte* weniger ausgeprägt als jene des *Meerschweinchens*. Donaldson (1924, 1928) fand weder in der Rinde noch im Mark (Bestimmung des relativen Volumens) der graviden *Ratte* Veränderungen. Nur Tiere, die zugleich an irgendwelchen Infektionen litten, sollten ein deutlich höheres Nebennierengewicht gezeigt haben. Andersen und Kennedy (1933b) schließen sich dieser Aussage im wesentlichen an; auch in der Lactation sei nur eine geringe Gewichtszunahme der Nebenniere zu verzeichnen (s. a. Blumenfeld 1934, 1939). Kulka (1934) hat die Nebenniere in der Gravidität bei *Maus, Ratte, Meerschweinchen* und *Kaninchen* untersucht. Besondere Veränderungen gibt er zwar nicht zu (über den Wert seiner Untersuchungen s. Bachmann 1939a). Immerhin spricht Kulka von einer leichten Hypertrophie der Rinde, vornehmlich der Fasciculata und Reticularis. Mutow (1937a) beobachtete eine Gewichtszunahme der *Ratten*-Nebenniere um 30—50%; dabei wurden Tiere mit interkurrenten Infektionen ausgeschlossen. Silvestroni (1938) fand bei trächtigen *Ratten* eine Kernhypertrophie, besonders in der Zona fasciculata und reticularis, in Zona glomerulosa und Mark dagegen annähernd normale Werte. Bacsich und Folley (1939) haben in der Nebennierenrinde der trächtigen *Ratte* eosinophile Zellen beschrieben, die etwa den Elementen in der sog. δ-Zone der *Opossum*-Nebenniere ähnelten. Über feinere Lipoidveränderungen während der Gravidität bei der *Ratte* berichten Harrison und Cain (1947, s. ausführlich S. 327 ff.).

Maus. Die Nebennierenveränderungen bei der trächtigen *Maus* hat zuerst Tamura (1926) genauer beschrieben. Er unterscheidet 5 Perioden. 1. Periode: Vor der Bildung der Placenta steigt die Zahl der Mitosen in der Nebenniere (Glomerulosa). In der Fasciculata finden sich 1. die typischen stark vacuolisierten Zellen, 2. kleinere, nicht vacuolisierte Elemente, die hauptsächlich an der Grenze von Fasciculata und Reticularis gelegen sind. Durch diese Zellen wird geradezu eine neue Zone aufgebaut, als „Zona gestationis" bezeichnet. In der Zone reticularis degenerieren zahlreiche Zellen. 2. Periode: Sie reicht vom Beginn der Placentabildung an bis zur Größe der Embryonen von 5 mm. In der Nebenniere vergrößert sich die Fasciculata weiter, die Reticularis wird hingegen durch beträchtlichen Zelluntergang reduziert. Die Zona gestationis wird deutlicher. 3. Periode: Bei Embryonen von 6—12 mm Länge finden sich keine wesentlichen Veränderungen in den Nebennieren. 4. Periode: Die Zona gestationis der Embryonen von 13—20 mm Länge ist stark verbreitert, im Cytoplasma ihrer Zellen treten siderophile Granula auf. Aber auch in den Zellen der Glomerulosa kommt es zur Granulabildung. 5. Periode: Bei Embryonen von 21 mm Länge und darüber liegen jetzt wieder mehr typische Zellen in der Zona fasciculata, während die Zellen der Zona gestationis zu verschwinden scheinen. In der ersten Zeit der Gravidität nehmen die Mitosen in allen Teilen der Rinde mit Ausnahme der Zona reticularis zu.

Tamura faßt seine Eindrücke so zusammen, daß er für die ersten drei Viertel der Gravidität eine zunehmende sekretorische Aktivität der Nebennierenrinde vermutet, für das letzte Viertel eine Abnahme. Eine einseitige Ovariektomie blieb auf die geschilderten Vorgänge ohne Einfluß. Ähnliche Rindenveränderungen sah Hett (1928) bei trächtigen *Mäuse*-Weibchen. Etwas abweichende Beobachtungen haben Guthmann und Voelcker (1933) mitgeteilt. Nach diesen Untersuchern sollen Rinde und Mark bei der trächtigen *Maus* an Masse zunehmen, die Rinde um etwa $^1/_{50}$, das Mark um $^1/_9$ der Masse. Offenbar haben die Autoren aber noch nicht die eigentümlichen Reaktionen der X-Zone in der Gravidität gekannt. Sie schreiben, daß in der Gravidität die das Mark vorher wie ein dunkler Hof umgebende Reticularis verschwinde; dieser Hof dürfte indessen die X-Zone gewesen sein. Die Reste einer X-Zone bei einer trächtigen *Maus* zeigt Abb. 259.

Carlson, Gustafson und Möller (1937) haben in außerordentlich genauen Studien ebenfalls die Nebenniere der *Maus* während der Gravidität untersucht. Sie weisen, besonders unter Berücksichtigung der Ergebnisse von Guthmann und Voelcker, darauf hin, daß das Nebennierenmark des trächtigen Tieres durchaus keine sicheren Veränderungen zeigt.

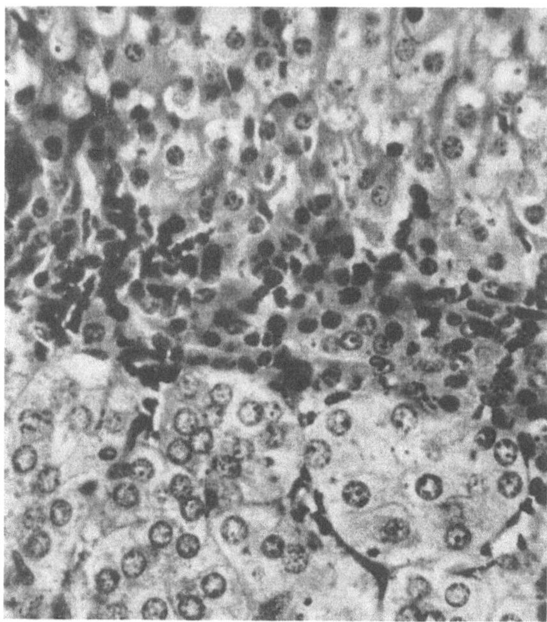

Abb. 259. Rinden-Markgrenze (Rinde oben, Mark unten) der Nebenniere einer trächtigen *Maus*. Rapider Abbau der X-Zone, zahlreiche degenerierende Zellen mit pyknotischen Kernen unmittelbar an der Markgrenze (Fixierung in Stievescher Lösung, Eisenhämatoxylinfärbung, 80fach vergrößert).

Meerschweinchen. In der Nebennierenrinde trächtiger *Meerschweinchen* liegt nach Guieysse (1901, s. a. Kolde 1913) das doppeltbrechende Fett in Form gröberer Tropfen vor, als sie je beim männlichen Tier zu beobachten sind. Das Maximum soll um den 30. Tag der Gravidität erreicht werden. Die Befunde sprechen nach Guieysse für eine während der Gravidität vermehrte sekretorische Aktivität der Nebennierenrinde, wobei im äußeren Bereich der Fasciculata ein mehr wäßriges Produkt entstehe, welches das hypothetische Sekretionsprodukt der inneren Abschnitte der Fasciculata verdünnen soll. Schließlich würden alle diese Sekretionsprodukte samt den aufgelösten Zymogenkörnchen der Zona reticularis in die großen venösen Sinus des Markes abgegeben. Ciaccio (1903) bestätigte die Befunde von Guieysse (1901) teilweise. Er beobachtete beim *Meerschweinchen* eine Vermehrung der von ihm als oxyphile Zellen bezeichneten Elemente in den innersten Rindenschichten (degenerierende Zellen?).

Delamare (1904) bestimmte die *Durchmesser* der Nebennieren trächtiger *Meerschweinchen*. Während der große Durchmesser der Nebennieren von Männchen zwischen 8—10,5 mm variiert, schwankt er bei trächtigen Weibchen zwischen 10,5—14 mm. Nach Färbung mit Eisenhämatoxylin sei in der Rinde eine Zunahme der siderophilen Stoffe (S. 198ff.) festzustellen. Sie sammeln sich besonders in den Zellen im inneren Fasciculatabereich. Bei manchen derartigen Zellen kann das Cytoplasma nach Eisenhämatoxylinfärbung geradezu schwarz erscheinen. Die Pigmente vermehren sich besonders im Bereich der Zona reticularis. Auffallend stark reichern sich die Lipoide an. Im Cytoplasma mancher Fasciculata(spongiosa)-Zellen entstehen dadurch außerordentlich große Vacuolen mit Durchmessern bis zu $20\,\mu$.

Zu der oben geschilderten Sekretionshypothese von GUIEYSSE (1901) äußert sich DELAMARE (1904) kritisch. Er wandte mit Recht ein, daß in Gefrierschnitten keine Vacuolen in der Fasciculata nachzuweisen sind. Damit wird es sehr fraglich, ob man wirklich von einem wäßrigen Extrakt im äußeren Bereich der Fasciculata sprechen kann. Was die sog. ergastoplastischen Substanzen angeht, so ist deren Bedeutung ebenso zweifelhaft, weil es sich vielleicht um künstliche Niederschläge handelt. Dagegen glaubt DELAMARE an die Präexistenz der Granula in der Zona reticularis und deutet sie als Zeichen sekretorischer Aktivität.

MULON (1907, 1912) hat die Hypertrophie der Nebennierenrinde und das vermehrte *Auftreten von Pigment* in den inneren Rindenzellen trächtiger *Meerschweinchen* bestätigt (s. a. S. 372, 376). Er fand wie GUIEYSSE (1901) gröbere Tropfen doppeltbrechender Lipoide, als sie je in der Nebennierenrinde der Männchen zu beobachten sind, ebenfalls mit einem Maximum am 30. Tag der Gravidität. Um diese Zeit treten im Corpus luteum auch die „Corps en peloton sidéro-osmophile" auf (S. 728), wie sie ebenso für die innere, fettärmere Zone der Nebennierenrinde von *Cavia* charakteristisch sind.

Die Vergröberung der Fetttropfen im äußeren Rindenabschnitt deutet MULON nicht als eine Steigerung der Funktion, sondern eher als Speicherung, als Zeichen eines verlangsamten Verbrauchs des Fettes. Allerdings spricht in diesen Überlegungen die Hypothese von der Toxinbildung an Lipoide der Rinde eine Rolle.

Die damit gerade in der Gravidität sich offenbarende Herabsetzung der Rindenaktivität erklärt MULON mit der vikariierenden Leistung des Corpus luteum graviditatis (S. 728). Die innere Hälfte der Nebennierenrinde vom *Meerschweinchen*, in welcher das Lipoid resorbiert werden soll, sieht er als die eigentliche Functionalis an.

KOLMER (1912) beschrieb beim *Meerschweinchen* einen starken Zellzerfall an der Rinden-Markgrenze während der Gravidität. An diesen Stellen waren meist größere Hohlräume in der Reticularis zu beobachten, die seiner Meinung nach gewisse Beziehungen zu den Blutgefäßen aufwiesen. Wichtig dürfte auch der Hinweis sein, daß bei diesem Zellzerfall Pigmentkörnchen frei werden (s. a. S. 375), die sich angeblich zum Teil innerhalb der Blutgefäße wiederfinden lassen.

CASTALDI (1922), dem wir eine gute quantititave Bearbeitung der *Meerschweinchen*-Nebenniere verdanken (S. 507), hat bei schwangeren Tieren eine Zunahme der Größe gemessen; die linke Nebenniere soll sich dabei stärker vergrößern als die rechte.

Nach FIESCHI (1926) vermehren sich beim *Meerschweinchen* die Rindenlipoide am Anfang der Gravidität, fallen dann etwa um die Mitte der Gravidität unter die Normalmenge und steigen gegen Ende wieder an. SLEETH und VAN LIERE (1939) haben behauptet, daß an den Nebennieren des *Meerschweinchens* keine Graviditätsveränderungen festzustellen sind. Dies steht im Widerspruch zu den meisten anderen Untersuchern und auch zu eigenen Befunden (BACHMANN 1939 a, c, vgl. ausführlich S. 368f). Auch HEWITT und VAN LIERE (1941a) korrigierten ihre ältere Ansicht: eine sehr deutliche Zunahme (um 48%) des relativen Nebennierengewichtes — bezogen auf das Körpergewicht — ließ sich gegen Ende der Gravidität beim *Meerschweinchen* nachweisen. Nach der Geburt bleibt die Nebenniere der Muttertiere noch beträchtlich schwerer (um 58%) als die nulliparer Weibchen. In dieser Zeit bestand auch eine geringe, aber signifikante Zunahme des Wassergehaltes der Nebenniere. Fink (1941), welche die Rindenhypertrophie bei trächtigen *Meerschweinchen* bestätigt, findet ferner die Plasmale eher vermindert.

Kaninchen. Nach Schenk (1910) und Kolde (1913) sollen sich in der Nebenniere trächtiger *Kaninchen* keine deutlichen histologischen Veränderungen abspielen. Nach Coppola (1935) nimmt die Zahl der Lipoidgranula in den Rindenzellen des *Kaninchens* während der Gravidität ab; das Gewicht der Nebenniere soll in der ersten Phase der Gravidität fallen, zu Beginn der zweiten Hälfte der Gravidität wieder anzusteigen beginnen. Es fällt wieder etwas, wenn die Tiere geworfen haben und bleibt während der Lactationsperiode niedrig. Die Menge der Phosphorlipoide und Cholesterinester nimmt nach Randall und Graubard (1940) ab, während freies Cholesterin und Gesamtfettmenge unverändert bleiben. Auch die Neutralfette nehmen übrigens etwas an Menge zu. Im Stadium der Hypertrophie (2. Hälfte der Gravidität) steigt die absolute Menge der Phosphorlipoide, des freien Cholesterins, der Cholesterinester und des Gesamtfettes.

Katze. Die Nebennieren trächtiger *Katzen* hat Bennett (1940a) untersucht. Die Rindenverbreiterung betrifft nicht so sehr die „sekretorische Zone" (S. 110), sondern die inneren Rindengebiete, deren Gehalt an Rindensteroiden gering ist. Die Graviditätshypertrophie der Rinde darf man also wohl nicht einfach als Arbeitshypertrophie ansehen. Im übrigen entsteht bei trächtigen *Katzen* nach Bennett das Bild des männlichen Zonierungstypus der Nebennierenrinde, d. h. die sekretorische Zone ist in der Tat relativ schmal (S. 702.).

Hund. Nach Untersuchungen an *Hunden* teilte Caussade (1938a, b) mit, daß bei trächtigen Tieren eine Hypertrophie der Zona arcuata sowie hyperplastische Vorgänge an der Grenze von Arcuata und Fasciculata zu beobachten seien. Auf die früher behandelten Gewichtsuntersuchungen von Baker (1938) sei nochmals verwiesen (S. 501). Ladd (1941) beobachtete bei trächtigen *Fledermäusen* zwar eine größere Variabilität bezüglich der Dimensionen der Nebenniere. Eine signifikante Vergrößerung der Nebenniere dieser Tiere während der Gravidität lehnt er jedoch ab.

Primaten. Baxter und Yoffey (1947) haben die Nebennieren einer graviden *Schimpansin* untersuchen können. Zunächst liegt eine Rindenhypertrophie vor. Die Rindenzellen enthalten nicht mehr viel Lipoid, Plasmal, Ketosteroid (Phenylhydrazinmethode) usw. Auch die Doppelbrechung ist schwächer als in der Nebenniere gravider Frauen.

Auch die Nebenniere des *menschlichen Weibes* scheint in der Gravidität zu reagieren. Bereits Delamare (1904) erwähnte die Nebennierenhypertrophien bei 3 Frauen, die einige Tage nach der Entbindung an Lungentuberkulose verstorben waren. Delamare fand keine Mitosen in der Zona fasciculata, welche sich hauptsächlich verbreitert hatte und nur einige Amitosen in der Zona glomerulosa. Die volumetrisch festgestellte Hypertrophie bedeute nicht eine Hyperaktivität aller Nebennierenfunktion, da sich das Mark nicht mit verändere.

Ferner haben Kolde (1913) und Landau (1915) auf die Verbreiterung der Fasciculata während der Gravidität hingewiesen. Fauvet (1936) sah eine ausgesprochene Verbreiterung der Zona fasciculata mit beträchtlicher Lipoidvermehrung bei normal verlaufener Schwangerschaft, wahrscheinlich unter dem Einfluß der Hypophyse entstanden (s. a. Caussade 1938a, b).

Stieve (1946, s. a. S. 294) ist nicht sicher, ob es während der Schwangerschaft zu einer Pigmentvermehrung in der menschlichen Nebennierenrinde kommt. Die erhebliche Vergrößerung der Schwangerennebenniere, die aber auch Stieve gesehen hat, beruht im wesentlichen auf einer Zellvergrößerung in der Zona fasciculata, vermutlich infolge einer Lipoidaufladung. Im Wochenbett und nach der Stillzeit soll sich eine fast vollständige Rückbildung der Nebennierenhypertrophie abspielen. Doch ist die Zona fasciculata bei Frauen, die entbunden haben, fettreicher, die Glomerulosa breiter als vorher. Die Frauen, die schon kurz nach dem 30. Lebensjahr eine etwas verbreiterte Fasciculata aufweisen, haben meist geboren.

Die Breitenzunahme der Nebennierenrinde in der Gravidität sucht STIEVE mit folgenden Überlegungen zu erklären. Da er ein ähnliches Nebennierenverhalten auch in manchen Fällen der sekundären Amenorrhoe fand, also unter Verhältnissen, in denen ähnlich wie in der Gravidität das Follikelwachstum im Ovar zum Stillstand gekommen ist, ja die vorhandenen Bläschenfollikel wie in der Gravidität atresieren, meint STIEVE, das Versiegen der Follikelhormonproduktion für die Nebennierenveränderungen verantwortlich machen zu können. Ja, er geht noch einen Schritt weiter. Die großen lipoidreichen Fasciculatazellen sollen in der Lage sein, Follikelhormon zu bilden, und zwar um so mehr, je weniger in den Eierstöcken entsteht. So würden die Nebennieren bei alten Frauen, in der Schwangerschaft oder bei sekundärer Amenorrhoe die inkretorische Funktion der Follikelepithelzellen wenigstens teilweise übernehmen können.

Beim Mann könnte die Nebennierenrinde im Fall einer Regressionsphase in den Keimdrüsen, z. B. unter ungünstigen psychischen Momenten, kompensatorisch in die Androsteronbildung eintreten.

STIEVEs Schülerin LAESCHKE (1947) bestätigte zunächst die *Rindenverbreiterung in der Gravidität*. Sie stellte eine Erhöhung des Cholesterinblutspiegels während der Schwangerschaft fest. In der Zona fasciculata erscheint das Cholesterin vermehrt. In der Nebennierenrinde der graviden *Frau* fanden BAXTER und YOFFEY (1947) eine Vermehrung der doppeltbrechenden Stoffe. Dieser Befund läßt sich zu den Cholesterinbefunden LAESCHKEs zwanglos in Beziehung setzen.

β) Verhalten der Corticoide usw. während der Schwangerschaft.

Im Schwangerenharn finden sich Stoffe, welche die Nebenniere beeinflussen können. So kann man durch Injektion von Antuitrin S, einer Substanz aus dem Urin schwangerer Frauen mit Hypophysenvorderlappenpotenzen (ACTH?), eine Gewichtszunahme der Nebenniere schwangerer *Ratten* erreichen (LEIBY 1933b). Injektion von Schwangerenharn ruft bei nicht geschlechtsreifen weiblichen *Meerschweinchen* eine Hypertrophie der Nebennierenrinde hervor (BOISSEZON 1936), zugleich eine Zunahme der Rindenlipoide (ESIASCHWILI 1935). Ferner verursacht diese Behandlung eine 30%ige Zunahme des Nebennierencholesterins bei *Meerschweinchen* jedes Alters (BOISSEZON und PEYROT 1934). BLUMENTHAL (1945b) erhielt aus dem Urin normaler und gravider Frauen eine Substanz, welche die Nebenniere ebenfalls aktivierte. Die aus dem Urin normaler Frauen gewonnene Substanz bewirkt eine Mitosenaktivität vornehmlich in den äußeren Teilen der Zona fasciculata, welche 2,5mal größer wird als bei Kontrolltieren. Die aus dem Harn Schwangerer gewonnene Substanz zeigt ebenfalls eine gewisse Wirksamkeit in gleicher Richtung. Allerdings finden sich die Mitosen in der Zona glomerulosa. BLUMENTHAL meint, es könne sich um eine toxische Reaktion handeln.

Über die Ausscheidung von Nebennierenrindenstoffen während der Gravidität vgl. SAMUELS, EVANS und McKELVEY (1943), TALBOT, BUTLER, HERMAN, RODRIQUEZ und MacLACHLAN (1943), VENNING (1946), DAY (1948), KNOWLTON, MUDGE und JAILER (1949), TOBIAN (1949), HOFBAUER (1950), STAUDINGER und SCHMEISSER (1951), H. J. STAEMMLER (1952) u. a.

γ) Adrenalektomie bzw. Nebenniereninsuffizienz und Gravidität.

STEWART (1921) dürfte zuerst aufgefallen sein, daß trächtige *Katzen* eine Adrenalektomie besser überleben als normale Tiere. ROGOFF und STEWART (1927) konnten dasselbe bei adrenalektomierten trächtigen *Hündinnen* feststellen. Auch eine sog. Pseudogravidität, d. h. Paarung eines normalen Weibchens mit einem vasektomierten Männchen, scheint eine ähnliche Schutzwirkung zu besitzen (Rogoff und Stewart 1927b, Swingle, Parkins, Taylor, Hays und Morrell 1937). Anders lauten aber die Angaben von Granzow (1927), der die Wirkung der Adrenalektomie an graviden und nicht graviden *Kaninchen* und *Meerschweinchen* untersuchte. Die einzeitig durchgeführte doppelseitige Adrenalektomie führt bei nicht graviden Tieren in kurzer Zeit zum Tod. In den Ausnahmefällen sind akzessorische Interrenalia gefunden worden. Bei graviden Tieren kam es nach der Adrenalektomie nicht immer zur Schwangerschaftsunterbrechung, jedoch soll sich die Adrenalektomie bei diesen Tieren noch gefährlicher auswirken als bei nicht graviden Weibchen.

Offenbar reagieren trächtige *Hündinnen* und *Katzen* tatsächlich verschieden auf die Adrenalektomie. Corey (1927, 1928) beobachtete, daß trächtige *Hündinnen* nach beidseitiger Nebennierenentfernung etwas länger lebten als nicht trächtige Tiere, trächtige *Katzen* dagegen nicht. Bei adrenalektomierten *Ratten* sahen Grollman und Firor (1934) sowie Emery und Schwabe (1936) und Collings (1941) in der Gravidität eine verlängerte Überlebenszeit.

Nach Dessau (1937) führt die Adrenalektomie in der ersten Hälfte der Gravidität bei *Ratten* zum Abort oder zur Resorption der Früchte (s. a. McKeown und Spurrell 1940). In der zweiten Hälfte der Schwangerschaft kann sie vertragen werden.

Auch mit Hilfe einer Anregung der Progesteronsekretion des Ovars durch Injektion von „Gonadin" und „Follutein" konnten d'Amour und d'Amour (1939) die Überlebenszeit adrenalektomierter *Ratten*-Weibchen verlängern. Prolactin verursacht bei *Ratten* nach Adrenalektomie eine Erhaltung der Corpora lutea (Tobin 1942).

Tobin (1939b) hatte bereits festgestellt, daß die Zerstörung der Nebennieren die Entwicklung der *Ratten*-Embryonen nicht unmöglich macht. Jedoch zeigen Hypophyse, Schilddrüse, Epithelkörperchen und Thymus bei solchen Muttertieren die typischen Adrenalektomieveränderungen.

Es ist wohl sicher, daß der Nebennierenmangel des Muttertieres durch erhöhte funktionelle Leistung der fetalen Nebenniere kompensiert werden muß (s. o.). Diese Leistungssteigerung drückt sich in einer Zunahme des Nebennierengewichtes bei solchen Feten aus. Walaas und Walaas (1944) adrenalektomierten trächtige *Ratten* im letzten Drittel der Gravidität und fanden beim Neugeborenen eine durchschnittlich 33%ige Hypertrophie der fetalen Nebenniere. Bei Zufuhr von Rindenhormon blieben die Nebennierenvergrößerungen aus. Auch Houssay (1945) bestätigt eine Zunahme des Nebennierengewichtes bei den Nachkommen adrenalektomierter Muttertiere.

Aus diesen Befunden geht hervor, daß die Nebennieren zur Durchführung der Gravidität nicht unabdingbar notwendig sind. Selbstverständlich fragt man sich sofort, ob diese Ergebnisse auch auf den *Menschen* übertragen werden können. Knowlton, Mudge und Jailer (1949) weisen 29 Arbeiten mit insgesamt 39 Fällen von Gravidität bei Addisonscher Krankheit nach. In 30 Fällen trugen die Frauen aus (Barlow 1885, Jaquet 1895, 1902, Fleming und Miller 1900, French 1908, Pollack 1910, Vogt 1913, Seitz 1913, Giusti 1914, von Roten 1919, Falco 1915, Puyg y Roig 1920, Fitzpatrick 1922, Haro Garcia 1931, Bachner 1932, R. Schmidt 1932, Perkins 1932, Charvat 1934, Tapfer 1934, Eng 1935, Thaddea 1935, Valenzi 1936, Marañon 1936, Paucot und Gelle 1937, Galloway, Sutton und Ashworth 1940, Jonas und Jellinek 1942, Samuels, Evans und McKelvey 1943, Sheldon 1945, van Zwanenberg 1945, Simpson 1946). Natürlich liegt in diesen Fällen kein gleichwertiges Material vor. Nur in einem einzigen Fall liegt überdies eine Aussage über die Steroidausscheidung vor (Samuels, Evans und McKelvey 1943), und zwar wurde beobachtet, daß die Ausscheidung von Oestrogen, Pregnandiol und der 17-Ketosteroide (modifizierte Zimmermann-Reaktion) in den letzten 6 Wochen der Schwangerschaft Werte wie bei normalen Gravidae erreichte.

δ) Adrenalsystem und Gravidität.

Die Frage der Beziehungen zwischen dem Adrenalsystem und dem graviden Uterus ist neuerdings von Hofbauer (1950) bearbeitet worden. Der Autor lehnt sich an alte Befunde Blotevogels (1927, 1928, 1931) über die Variabilität der Phäochromie in bestimmten Elementen des Ggl. cervicale uteri (FRANKEN-HÄUSER) der *Maus* an. Als typische Graviditätsreaktion tritt eine auffallende Mengenzunahme der phäochromen Elemente der FRANKENHÄUSERschen Ganglien und eine gesteigerte Phäochromie dieser Zellen ein. Der Ursprung der neuen phäochromen Zellen von undifferenzierten Stammzellen in den Ganglien läßt sich unschwer erkennen. Dagegen ist keine Vergrößerung des nervösen Anteils zu verzeichnen.

Die Massenzunahme der in der Peripherie des FRANKENHÄUSERschen Ganglions in Strängen angeordneten phäochromen Zellen ist individuellen Schwankungen unterworfen; sie wird von HOFBAUER mit durchschnittlich 6fach angegeben. In Anbetracht experimenteller Befunde, welche diese Zellen als Erfolgsorgane oestrogener Hormone erkennen ließen, wird die Neubildung phäochromer Elemente als Folgeerscheinung des im Blute des graviden Organismus überaus reichlichen Angebotes placentar und adrenal (!) gebildeter Hormone oestrogenen Charakters plausibel erscheinen (HOFBAUER 1950). Die Phäochromie der Markzellen wird mit vielen Gründen auf die Adrenalinproduktion bezogen. Damit können wir schließen, daß im FRANKENHÄUSERschen Ganglion eine akzessorische Formation biologisch gleichwertiger Struktur vorliegt, die in der zweiten Hälfte der Gravidität zunehmend deutlicher wird. Die biologische Rolle des hier gebildeten Adrenalins sieht HOFBAUER in der Gewährleistung der Ruhigstellung des graviden Uterus.

Diese klinisch höchst bedeutsamen Überlegungen bedürfen der Nachprüfung, dürften aber für das Problem der Geburtsauslösung, vielleicht auch für die Frage der Graviditätstoxikosen von außerordentlicher Tragweite sein.

h) Nebenniere und Brustdrüse (Lactation).

Einige Befunde sprechen dafür, daß die Nebennieren bei der Lactation, übrigens auch bei der Ausbildung des Kropfes der *Vögel*, eine wichtige Rolle spielen. Von Untersuchungen an *Vögeln* seien kurz die von RIDDLE und LAHR (1944a, b) erwähnt, welche *Tauben* Desoxycorticosteronacetatdepots implantierten und danach eine Vergrößerung der Kröpfe beobachteten.

BOURNE (1949) untersuchte ein Weibchen von *Phascogale macdonnellensis* mit einem Jungtier im Beutel, das also „lactierte". In der Nebenniere des Muttertieres fand BOURNE eine breite Zona reticularis, die fast ein Drittel der ganzen Rinde einnahm. Normalerweise ist eine solche Zone bei diesen Tieren überhaupt kaum differenziert. Ähnliches beobachtete BOURNE bei *Petaurus breviceps* und *Trichosurus vulpecula*.

Bei *Talpa europea* soll es nach KOLMER (1918) zur Vergrößerung der Nebenniere während der Lactationszeit kommen, während bei lactierenden *Hündinnen* eine Nebennierenhypertrophie vermißt wurde (BAKER 1937, 1938).

Eine größere Zahl von Untersuchungen beschäftigt sich mit dem Verhalten von Brustdrüse und Nebenniere der *Ratte*. ANDERSEN und KENNEDY (1933b) fanden während der Lactationszeit eine geringe Gewichtszunahme der Nebenniere. Da die Hypophysektomie eine unmittelbare Involution des Brustdrüsengewebes zur Folge hat, wie sie durch Ovariektomie bei der *Ratte* nicht ausgelöst werden kann, dürfte die Erhaltung des Brustdrüsenparenchyms in erster Linie vom Vorderlappen abhängig sein. Dieser sezerniert vermutlich unter dem Einfluß des Progesteron, vielleicht auch nervöser Reize (Saugakt, SELYE und MCKEOWN 1934), das für die Brustentwicklung notwendige Prinzip. SELYE (1940a) erklärt auch die rätselhafte Tatsache, daß eine große Gruppe verschiedener Steroide (Oestrogen, Androgen, Nebennierenrindenhormone, Progesteron) die

Entwicklung des Brustdrüsengewebes anregen können, letztlich als eine Hypophysenwirkung. Alle diese Stoffe sollen zu ihrer Wirkung weniger die Anwesenheit des Ovars benötigen als vielmehr einen intakten Vorderlappen (Selye und Collip 1936, Selye, Brown und Collip 1936, McEuen, Selye und Collip 1937, Noble 1939). Andererseits scheint aber mit Prolactin allein eine vollkommene Lactationsleistung nicht möglich zu sein. Gaunt und Tobin (1936) nahmen anfangs an, daß adrenalektomierte *Ratten*-Weibchen bei ausreichender Salztherapie regelrecht lactieren können. Später aber wies Tobin (1939a, b, 1942) nach, daß die Behandlung mit NaCl die adrenalektomierten *Ratten* keineswegs in die Lage versetzt, eine regelrechte Lactation durchzuführen. Die Jungen mit Salz behandelter adrenalektomierter Muttertiere sollen nicht besser überleben als die unbehandelter Tiere. Entsprechende Mengen von Rindenextrakt verändern dagegen das Bild rasch. Bei einer solchen Behandlung bringen adrenalektomierte *Ratten* gewöhnlich lebende Junge zur Welt und können sie auch aufziehen. Butcher (1939) beobachtete regelmäßig an den Brustdrüsen unterernährter adrenalektomierter *Ratten* Veränderungen im Sinne eines verbesserten Wachstums des Organs, welches nicht ovariell bedingt war, weil es in gleicher Stärke auch nach Ovariektomie eintrat.

Bei *Ratte* und *Maus* soll Desoxycorticosteronacetat allein oder in Verbindung mit oestrogenen Stoffen keine Wirkung auf die Brustdrüse ausüben, abgesehen vielleicht von einem geringen Wachstum der Brustwarze (Chamorro 1940a). Dagegen erhielt Chamorro (1940b) bei hypophysektomierten *Ratten*-Männchen durch eine Behandlung mit Desoxycorticosteronacetat + Oestrogen eine Brustdrüsenentwicklung. Vielleicht wird das Wachstum des Brustdrüsenparenchyms von einem anderen Faktor beeinflußt als das der Warze.

Auf eine ganz andere, bislang allerdings nur gemutmaßte Rolle der Nebenniere während Gravidität und Lactation wiesen Burrill und Greene (1942) hin. Während der Gravidität wird bekanntlich in verstärktem Maß oestrogene Substanz ausgeschieden. Zugleich scheinen aber auch androgene Substanzen vermehrt abgegeben zu werden, die antagonistisch wirken sollen, um eine übermäßige oestrogene Beeinflussung des Keimlings hintanzuhalten. Jedenfalls haben Burrill und Greene (1941c) am Ende der Gravidität und zu Beginn der Lactation Androgen durch die Stimulation der ventralen Prostata nachweisen können. Zur Untersuchung bedarf man eines *Ratten*-Stammes mit einem hohen Prozentsatz von Weibchen mit der „ventralen Prostata". Das Epithel dieses Drüsengewebes ist androgenabhängig. Es wird unter Androgeneinfluß hochprismatisch; die Zellkerne liegen dann basal. Distal vom Kern finden sich „light areas", die als sekretorisches Zeichen gewertet werden.

Die androgenen Stoffe könnten aus dem Ovar, aus der Nebennierenrinde, vielleicht auch aus der Placenta stammen. Da die Substanzen aber auch in der ersten Zeit der Lactationsperiode wirken, scheidet die Placenta als Quelle aus, es sei denn, es handle sich um zwei verschiedene Wirkstoffe während Gravidität und Lactation. Weitere Untersuchungen über die Ausscheidung androgener Stoffe aus der Nebennierenrinde stammen von Howard (1939), Burrill und Greene (1939, 1940a, 1941b), Crooke und Callow (1939), Callow, Callow und Emmens (1938), Reichstein (1936) u. v. a.

Meites, Trentin und Turner (1942) meinen, daß das Versagen während der Gravidität adrenalektomierter *Ratten* bei der Lactation nicht auf einem Mangel an lactogenem Hormon des Hypophysenvorderlappens beruhen könne, weil eine Adrenalektomie in der letzten Woche der Gravidität den Anstieg dieser lactogenen Substanz nach der Geburt nicht hemmt. Regressive *Veränderungen der Brustdrüse* bei der *Ratte* nach Adrenalektomie wurden oft, aber nicht regelmäßig beobachtet (Cowie und Folley 1947a, b).

Folley und Bachsich (zit. nach Bourne 1949) haben eosinophile Zellen in der inneren Abteilung der Nebennierenrinde als sog. „Lactationszellen" beschrieben und die Ähnlichkeit dieser Elemente und der Zellen in der δ-Zone der Nebennierenrinde des *Opossum*-Weibchens unterstrichen.

Verdozzi beobachtete bereits 1917, daß die Nebennieren von *Cavia*-Muttertieren zur Zeit der Geburt ein höheres Gewicht als für gewöhnlich besitzen. Dies höhere Gewicht bleibt weiterhin bestehen, wenn die Muttertiere ihre Jungen säugen können; es vermindert sich schnell, wenn dies nicht geschieht. Die Rinde scheint bei diesem Prozeß die wesentliche Rolle zu spielen.

Besonders NELSON (1941a) hat sich dann mit der Rolle der Nebenniere bei der Lactation *(Meerschweinchen)* befaßt. Nach täglicher Verabreichung von 10—25 mg ACTH über 10—30 Tage in Anwesenheit der Nebenniere ist auch ein Wachstum der Brustdrüse zu beobachten. Auf die Bedeutung des ACTH für den Lactationsprozeß waren NELSON und GAUNT (1936) schon früher aufmerksam geworden. Beim hypophysektomierten *Meerschweinchen* konnten sie jedenfalls durch das lactogene Hormon allein keine Lactation erreichen. NELSON (1941b) versuchte nun an Stelle eines Rindenextraktes bei hypophysektomierten, mit Prolactin behandelten *Meerschweinchen* mit Injektion von Desoxycorticosteronacetat (0,5—3 mg täglich) auszukommen. Das mißlang; erst nach Verabfolgung des Gesamtextrakts der Rinde (1—2 cm³ täglich) trat die Lactation ein.

Beim *Menschen* sind Desoxycorticosteronacetatwirkungen auf die Brustdrüsen — nämlich eine Vergrößerung — von LAWRENCE (1943) bei ADDISONscher Krankheit beobachtet worden. Nach Absetzen des Desoxycorticosteronacetats verschwanden die Symptome.

Das gleichzeitige Auftreten einer paradoxen Fettsucht (S. 740) und *Gynäkomastie* wurde von OVERZIER (1949) als Folge einer Fehlproduktion der Steroidhormone in der Nebennierenrinde aufgefaßt, vielleicht in Gestalt einer erhöhten Produktion mit verstärkter, „bzw. anderer Wirksamkeit".

Wenn man Tierversuche und Kasuistik überblickt, drängt sich die Feststellung auf, wie vorsichtig man in der Übertragung der bei einer Species beobachteten Befunde auf die andere sein muß, z. B. bezüglich der Desoxycorticosteronacetatwirkungen bei *Rodentiern* und *Primaten*. Grundsätzlich dürfte die Frage der Nebennierenbeteiligung bei der Regulierung der Brustdrüse überhaupt noch nicht zu entscheiden sein. BROWNELL, LOCKWOOD und HARTMAN (1933) teilten zwar mit, daß der Rindenextrakt in zwei Fraktionen eingeteilt werden könne, deren eine die für die Erhaltung des Lebens adrenalektomierter Tiere notwendige Substanz, deren andere einen für den Lactationsprozeß nötigen Stoff enthalte (Corticolactin).

Bei anderer Methodik der Aufbereitung des Extraktes freilich gelang diese Einteilung nicht mehr. Die lebenserhaltende Fraktion allein war nicht imstande, die Lactation bei adrenalektomierten Tieren zu sichern. SPOOR, HARTMAN und BROWNELL (1941) haben eine weitere Methode angegeben, bei welcher der Lactationsfaktor durch isoelektrische Fällung gewonnen werden kann. Später mußten aber HARTMAN und BROWNELL (1949) eingestehen, daß sie bei erneuter Benutzung dieser Methode keine Erfolge mehr hatten. Die damit gewonnene Fraktion erwies sich in Testversuchen an der Kropfdrüse der *Taube* als inaktiv. Ganz allgemein weist SPEERT (1948) darauf hin, daß die gleichsinnigen Wirkungen von Oestron, Progesteron, Testosteron und Desoxycorticosteronacetat an der Brustdrüse angesichts der chemischen Verwandtschaft der Stoffe nicht überraschen (s. aber auch SELYE und Mitarbeiter S. 737).

i) Die Nebennieren im Klimakterium.

BERBLINGER (1926) behauptete bereits, daß die Nebennieren bei einsetzender Atrophie der Ovarien ein Übergewicht bekommen; er erklärte damit auch die im Klimakterium oft zunehmende Gesichtsbehaarung der Frau. Das würde also heißen, daß eine Nebennierenhypertrophie bei Abnahme der oestrogenen Stoffe erfolgt. Wir sehen indessen (S. 750ff.), daß gerade nach Applikation oestrogener Stoffe im Tierversuch vielfach eine Rindenhypertrophie eingetreten ist.

An einem großen Material konnten STIEVE (1946, 1947ff.) und LAESCHKE (1947) die Nebennieren klimakterischer Frauen untersuchen (s. a. früher S. 170, 173, 175). Nach ihrer Darstellung werden Rindenveränderungen während des Klimakteriums innerhalb weniger Jahre deutlich. Etwa in der Mitte des 4. Lebensjahrzehnts treten in der Nebennierenrinde der Frau Veränderungen ein, besonders deutlich in der Zona fasciculata und an deren Grenzen. Die Fasciculatazellen werden größer, lipoidreicher, die ganze Schicht wird breiter, die Reticularis dagegen schmäler und die Grenze zwischen Fasciculata und Reticularis verliert an Deutlichkeit. Immer mehr Zellen der Reticularis büßen ihre Acidophilie ein; ihr Cytoplasma wird schaumig, von Lipoidtropfen durchsetzt. Diese Zellen nehmen also den Typus von Fasciculatazellen an. In den Ovarien dieser Frauen findet man eine beginnende Abnahme der Zahl der Bläschenfollikel.

Der eigentliche klimakterische Zustand der Nebennieren sei durch 2 Beispiele aus Stieves Untersuchungen beleuchtet. Im 1. Fall handelt es sich um eine 52 Jahre alte Frau, die niemals Geschlechtsverkehr gehabt hatte und seit dem 14. Lebensjahr regelmäßig menstruierte. Die Nebenniere bot ein Bild, wie es dem 4. Lebensjahrzehnt entspricht (s. o.). Alle Schichten waren gut erhalten. Die großen Ovarien enthielten Bläschenfollikel. Im 2. Fall handelte es sich um eine 33 Jahre alte Frau, deren Menarche im 12. Lebensjahr gelegen war. Sie war niemals gravid gewesen. Im 37. Lebensjahr hörten die Blutungen auf (psychische Alteration). Die Nebennieren boten ein Bild, wie es sonst bei Frauen im 6. Lebensjahrzehnt vorkommt. Die Ovarien waren klein und atrophisch. Die Nebennierenrinde bestand fast nur aus Fasciculata; von der Glomerulosa war wenig erhalten, die schmale Reticularis enthielt reichlich Pigment. Im Grunde fanden sich eigentlich nur noch einzelne Gruppen von Reticulariszellen an der Rinden-Markgrenze. In der Fasciculata erschienen Fettzellen.

Im Zusammenhang mit diesen klimakterischen Rindenveränderungen muß an die Stieveschen Beobachtungen bei sekundärer Amenorrhoe erinnert werden. Kommt es bei jungen Frauen jenseits des 35. Lebensjahres zur sekundären Amenorrhoe, dann treten ziemlich rasch Veränderungen der Nebennierenrinde ein, und zwar ganz nach Art der im Klimakterium üblichen. Bei sehr lang andauernder Amenorrhoe können auch Ansammlungen von Lymphocyten im Bindegewebe der Nebenniere auftreten, besonders nach der zweiten Hälfte des 5. Lebensjahrzehnts. Setzt dagegen die sekundäre Amenorrhoe schon bei Frauen im Alter von 18—35 Jahren ein, dann können während der ersten 3—4 Monate nach Sistieren der Blutung, manchmal sogar noch länger, Veränderungen der Nebennierenrinde ausbleiben. Nur die Breite der Fasciculata kann auffallen. Hält indessen die Amenorrhoe länger als 4—5 Monate an, so verändern sich natürlich auch die Ovarien immer stärker (Zunahme der Atresien). Dann verbreitert sich die Fasciculata wieder auf Kosten der beiden anderen Schichten, ihre Zellen werden größer und speichern reichlich Lipoid. Manchmal kann man schon bei Frauen im 3. Lebensjahrzehnt regelrechte Fettzellen in der Fasciculata beobachten. Die Fasciculata rückt teilweise bis an die Kapsel, andererseits bis an das Mark heran. Die Glomerulosa wird rückgebildet. An manchen Stellen fehlt sie schon ganz, an anderen Stellen kann sie auffallend breit sein. Auch die Reticularis ist wechselnd breit, vielfach sehr schmal; an anderen Stellen wieder dringt sie keilförmig bis gegen die Glomerulosa vor. In allen Schichten finden sich Zellen mit pyknotischen Kernen, in der Reticularis auch vielkernige Zellen. Die Rinden-Markgrenze wird unscharf.

Die stärksten Nebennierenveränderungen sah Stieve (1946c) bei Frauen, bei welchen die Menstruation unter der Wirkung starker psychischer Erregung ausgeblieben war und die trotz ungenügender Ernährung (1200—1400 Calorien pro die) nach einigen Monaten an Gewicht zunahmen („paradoxe Fettsucht", Stieve). Trotz Mangelernährung hatten diese bedauernswerten Menschen an Körpergewicht zugenommen. Es handelte sich aber nicht um Hungerödeme, sondern um einen echten Fettansatz. Die Frauen waren meist amenorrhoisch. Bei der Sektion stellte Stieve regressive Veränderungen im Ovar fest. Das Bild der paradoxen Fettsucht trat nur selten bei Männern auf, die über mangelnde Libido und Impotenz klagten.

Jenseits des Klimakteriums verwandeln sich immer mehr Fasciculatazellen in fettzellähnliche Gebilde; oft verbinden sich sogar mehrere zu einem ganz großen Element, das von einem einzigen Lipoidtropfen ausgefüllt ist. Einzelne

Zellen gehen zugrunde. An verschiedenen Stellen der Rinde sieht man noch Züge von Reticulariszellen, die wenige oder gar keine Lipoide enthalten, bis gegen die Glomerulosa vordringen. Viele solche Reticulariszellen besitzen pyknotische Kerne. Zwei solche auf dem Schnitt nicht allzu weit voneinander entfernte Züge können größere Bezirke lipoidreicher Zellen umgrenzen. Vermutlich entsprechen sie den von ASCHOFF (1925a) als fettreiche Inseln zwischen atrophischen Faserzügen bezeichneten Bildungen.

k) Nebennieren nach Kastration.

α) Allgemeines.

Nach WINTER und EMERY (1936) soll die Kastration weder bei *Ratten*-Männchen noch -Weibchen die Sekretion des adrenocorticotropen Faktors des Vorderlappens beeinflussen. CLARKE, ALBERT und SELYE (1942b) beobachteten bei kastrierten *Ratten* beiderlei Geschlechtes eine Hemmung der Bildung der sog. Kastrationszellen im Hypophysenvorderlappen bei Verabreichung von Desoxycorticosteronacetat und anderen Corticosteroiden.

β) Nebennieren nach Ovariektomie.

Ratte. HATAI (1914a, 1915a) beobachtete nach einer teilweisen Entfernung der Ovarien keine wesentlichen Veränderungen im Gewicht der endokrinen Organe. Nach totaler Entfernung beider Ovarien kam es dagegen bei *Ratten* unter anderem zu einer 20%igen Reduktion des Nebennierengewichts; in einer zweiten Arbeit ist nur von einem 8,5%-igen Rückgang die Rede. Wurden die Ovarien aber bereits zur Zeit des Entwöhnens der Tiere entfernt, dann betrug der Gewichtsrückgang der Nebennieren sogar 35,8%.

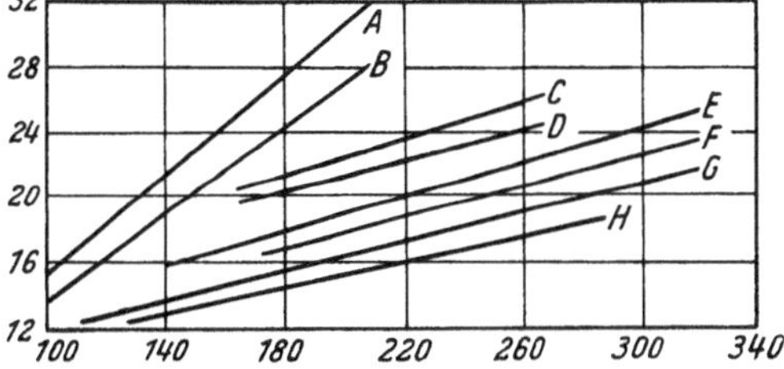

Abb. 260. Nebennierengewichte normaler *Ratten*-Weibchen und -Männchen, sowie kastrierter Weibchen und Männchen. Abszisse: Körpergewicht in Gramm, Ordinate: Nebennierengewicht in Milligramm. *A* 42 linke Nebennieren normaler Weibchen; *B* 43 rechte Nebennieren normaler Weibchen; *C* 39 linke Nebennieren kastrierter Weibchen; *D* 40 rechte Nebennieren kastrierter Weibchen; *E* 44 linke Nebennieren kastrierter Männchen; *F* 44 rechte Nebennieren kastrierter Männchen; *G* 147 linke Nebennieren normaler Männchen; *H* 131 rechte Nebennieren normaler Männchen. Aus WINTER und EMERY 1936.

Sehr bald wurde bemerkt, daß verschiedene Angaben über die Veränderungen des Nebennierengewichtes auf Nichtberücksichtigung des *Zeitfaktors* beruhen. So haben schon ANDERSEN und KENNEDY (1933) bei ovariektomierten *Ratten* eine initiale Nebennierenhypertrophie festgestellt. Eine Woche nach Ovariektomie waren überhaupt keine signifikanten Veränderungen des Nebennierengewichtes vorhanden. Aber auch bei Tieren, die in längeren Abständen von der Ovariektomie untersucht wurden, lagen nicht immer deutliche Veränderungen des Gewichtes vor. ANDERSEN und KENNEDY hatten 80—200 Tage alte *Ratten* kastriert und untersuchten die Nebennieren nach 1, 3, 6 bzw. 8 Wochen. Bei einer Gruppe fanden sie 3 Wochen nach der Operation eine Atrophie der Nebenniere, bei einer 2. Gruppe nach dem gleichen Intervall keine Veränderungen der Drüse. Wir werden weiter unten sehen, daß die Nebennieren offenbar nach einer verschieden lang dauernden anfänglichen Hypertrophie atrophieren. Entnimmt man einer Versuchsreihe nur einzelne Stichproben, dann müssen geradezu widersprechende Ergebnisse auftreten.

BLUMENFELD (1934, 1939) erklärte den Gewichtsverlust der Nebenniere nach Ovariektomie durch eine Vermehrung degenerierender Zellen infolge einer übermäßig gesteigerten Rindenaktivität. Offenbar kann die Bildung neuer Rindenelemente nicht nur mit dem Zelluntergang nicht Schritt halten, sondern die Lebensdauer der einzelnen Rindenzellen soll außerdem verkürzt sein, so daß die Rindenzellen gar nicht ihre volle Größe erreichen können. Betroffen sind vor allem innere Abteilung der Fasciculata und Reticularis. FREUDENBERGER und BILLETER (1935) bestätigten die Nebennierenatrophie bei kastrierten *Ratten*-Weibchen.

WINTER und EMERY (1936) haben die Kastrationsfolgen bei *Ratten*-Weibchen und -Männchen in bezug auf die Nebennieren verglichen. Aus Abb. 260 geht für die Weibchen eine Abnahme, für die Männchen eine Zunahme des Nebennierengewichts nach der Kastration hervor. Das Nebennierengewicht (mg) betrug bei einer Gruppe von *Ratten* von 150—210 g Körpergewicht:

Normale Weibchen. . . . 26,29 ± 0,91 mg   (36 Tiere)
Kastrierte Weibchen . . . 22,65 ± 0,61 mg   (79 Tiere)
Kastrierte Männchen . . . 17,95 ± 0,43 mg   (37 Tiere)
Normale Männchen . . . 15,50 ± 0,27 mg   (131 Tiere)

Die Frist zwischen Kastration und Autopsie ist allerdings nicht angegeben. Rechte und linke Nebenniere sind jeweils für sich berücksichtigt. Die Differenz des Nebennierengewichtes zwischen normalen und kastrierten *Ratten*-Männchen beträgt 2,45 ± 0,50, ist also fast 5mal größer als der Fehler; für normale und kastrierte Weibchen gelten die Werte 3,64 ± 1,10 mg. Die große Variabilität bei den Weibchen könnte vielleicht auf verschiedene Cyclusstadien bezogen werden, welche aber bei der Untersuchung nicht berücksichtigt wurden.

Bemerkenswert ist weiter, daß die Differenzen der Nebennierengewichte zwischen normalen und kastrierten Tieren bestehen bleiben, wenn eine Nebenniere entfernt wurde und die andere kompensatorisch hypertrophierte. Man könnte mithin schließen, daß die Sekretion des ACTH durch die Kastration nicht beeinflußt wird. Vielleicht darf man dann noch weiter gehen und sagen, daß die durch Kastration hervorgerufenen Rindenveränderungen nicht mittelbar über eine Hypophysenwirkung entstehen.

Die Werte, welche Billeter (1937) bei der Kastration 24—25 Tage alter *Ratten* erhielt, die im Alter von 26 bzw. 50 Wochen getötet worden waren, wiesen auf eine eindeutige Nebennierenatrophie. Er verabreichte übrigens an eine Versuchsgruppe sofort nach der Kastration Theelin. In diesem Fall konnte er die Kastrationsfolgen an der Nebenniere verhindern.

Lauson, Golden und Severinghaus (1939) fanden bei einer im Alter von 20 Wochen kastrierten *Ratten*-Versuchsgruppe, die 4 Wochen

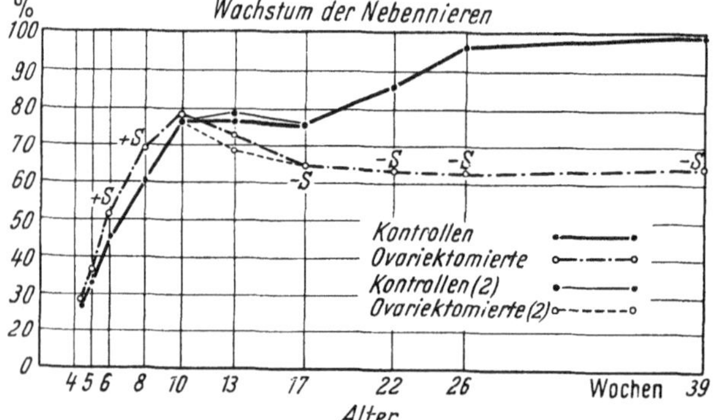

Abb. 261. Wachstum der Nebennieren bei normalen und ovariektomierten *Ratten*. +S Größeres Nebennierengewicht (signifikant) bei den ovariektomierten *Ratten*; —S kleines Nebennierengewicht (signifikant) bei den ovariektomierten *Ratten*. Aus Hashimoto 1941.

später zur Untersuchung kam, keine Atrophie der Nebenniere, nachdem Lauson, Heller und Severinghaus (1937) eine geringe Atrophie der Nebenniere nach 20 Tagen beobachtet hatten. Lauson, Golden und Severinghaus (1939) beobachteten im Gegenteil bei ihren 5, 10 bzw. 20 Tage nach Kastration untersuchten *Ratten* eine Hypertrophie der Nebenniere (vgl. oben Andersen und Kennedy 1933); dies läßt sich jedenfalls ihren Zahlen entnehmen. Die Autoren selbst erwähnen die initiale Hypertrophie nicht. Unverständlich ist allerdings die Angabe dieser Untersuchergruppe, auch 7, 15 bzw. 20 Wochen nach Kastration keine Nebennierenveränderungen beobachtet zu haben.

Nach Chiodi (1938) stieg das Nebennierengewicht bei kastrierten Tieren während des 45.—70. Tages nach der Operation. Bis zum 100. Tag trat nur noch ein langsamer Anstieg ein. Von diesem Termin ab übertraf das Nebennierenwachstum normaler Tiere das der kastrierten. Den Gewichtsrückgang der Nebennieren bei kastrierten *Ratten*-Weibchen bestätigte weiterhin Waterman (1939).

Eine gewisse Klärung der Widersprüche über die Kastrationswirkung auf die Nebennieren scheint sich durch die Untersuchungen von Freudenberger und Mitarbeitern anzubahnen, nach denen es für die Beurteilung der Nebennieren nach Ovariektomie von großer Wichtigkeit ist, die Zeit zwischen Operation und Autopsie zu beachten (s. o.). Hashimoto (1941) hat nicht geschlechtsreife *Ratten* unter Beachtung des genannten Punktes untersucht. Wird die Ovariektomie bei 26 Tage alten *Ratten* vorgenommen, so findet man zunächst eine Periode der Hypertrophie der Nebennieren (5—10 Wochen). Dann folgt eine Periode, in welcher das Wachstum der Nebenniere zu sistieren beginnt (10—13 Wochen nach der Kastration) und endlich atrophieren die Drüsen eindeutig (13—17 Wochen nach der Kastration). Nach der 17. Woche — die Beobachtungen erstreckten sich bis zu 39 Wochen — stellt sich ein neuer Gleichgewichtszustand der atrophischen Nebennieren ein. Ihr Gewicht geht dann offenbar nicht weiter zurück (vgl. hierzu auch Tepperman, Engel und Long 1943).

Betrachtet man die ältere Literatur auf Grund dieser Erfahrungen, so läßt sich nunmehr folgendes sagen. Was zunächst die Versuche an nicht geschlechtsreifen *Ratten* angeht, so hat Hatai (1915) wohl *Ratten* untersucht, welche zur Zeit der Autopsie etwa der 13—26 Wochengruppe HASHIMOTOS (1941) entsprachen; eine Atrophie der Nebennieren war also zu erwarten. ANDERSEN und KENNEDY (1933) untersuchten die *Ratten* eine Woche nach der Ovarektomie und fanden verständlicherweise keine signifikanten Veränderungen an den Nebennieren. Die gleichen Autoren untersuchten noch Tiere von etwa 85 Tagen Alter, konnten aber auch zu diesem Zeitpunkt nichts Wesentliches finden, denn nach Abb. 261 kreuzt hier gerade die Linie der kastrierten Weibchen die der Normaltiere, um nun unter dieser zu liegen (Atrophiephase). Bei *Ratten*, welche im Alter von 6 Monaten kastriert und 12—13 Wochen später getötet wurden, stellten FREUDENBERGER und HASHIMOTO (1939) eine deutliche Nebennierenatrophie fest.

TANG (1941) fand im allgemeinen bei kastrierten *Ratten*-Weibchen eine Abnahme des Nebennierengewichtes um 11,4%. Gruppe A seiner 2 Versuchsgruppen enthielt Tiere, welche entweder gleich bei der Geburt oder im Alter von Wochen, Gruppe B solche, welche im Alter von 45 Tagen kastriert worden waren. Die Gewichtsabnahme war in Gruppe B deutlicher, woraus TANG schließt, die Gonadektomie habe bei geschlechtsreifen Tieren eine größere Wirkung als bei jüngeren. Da die Tiere nach etwa 10 Wochen zur Autopsie kamen, hätte der Anfang des Atrophiestadiums nach den eben genannten Untersuchungen von HASHIMOTO erreicht sein müssen.

Nach TONUTTI (1942c) treten bei *Ratten*-Weibchen namentlich im Bereich der *Zona reticularis* etwa 4 Monate nach Kastration ähnliche regressive Veränderungen wie nach Hypophysektomie ein (S. 587). Auch bei männlichen *Ratten*-Kastraten wie bei E-Avitaminose der *Ratten* beiderlei Geschlechtes will TONUTTI diesen Effekt festgestellt haben. Es entwickelt sich kollagenes Fasergewebe zwischen den Reticulariszellen, die wie zusammengepreßt aussehen. Man findet ferner in diesem Gebiet einen ungewöhnlich starken *Eisen*- und *Pigmentgehalt* (Tannophilie s. S. 201).

WEAVER und NELSON (1943) beobachteten nach der Kastration (beide Geschlechter) in der Rinde der *Ratten*-Nebenniere eine Abnahme der feinen staubartigen, *doppeltbrechenden* Partikel, dagegen eine Zunahme der gröberen Partikel. In etwa 50% der Fälle verschwand die optisch inaktive sudanophobe Zone (s. a. S. 629).

Nach PINTO (1945) beruht die Atrophie im marknahen Rindenbereich, die bei kastrierten *Ratten*-Weibchen auftritt, auf dem Ausfall ovarieller Hormone, denn die Injektion von Ovarialhormonen hemmt nicht nur diese Atrophie (KORENCHEVSKY und JONES 1947), sondern kann bei reichlicher Hormongabe sogar zur Hypertrophie oder Hyperplasie der Nebennierenrinde führen. Dabei sollen die oestrogenen Stoffe in doppelter Weise auf die Rinde einwirken, einmal mittelbar durch eine Anregung des Hypophysenvorderlappens, 2. unmittelbar auf das Organ.

KORENCHEVSKY und JONES (1946, 1947), JONES und KORENCHEVSKY (1946) sind dem funktionellen Zusammenhang zwischen Ovar und Nebenniere weiter nachgegangen. Die Hypoplasie der Nebennieren nach Ovariektomie wird besonders deutlich, wenn die relativen Nebennierengewichte verglichen werden. Im Gegensatz zu WEAVER und NELSON (s. o.) fanden sie aber keine starken Lipoidveränderungen in der Nebenniere. In der Reticularis beobachteten die Autoren eine Hyperämie. Die nach der Ovariektomie auftretenden Schäden an der Nebenniere der *Ratte* können durch Oestradiol, noch besser durch eine Kombinationsbehandlung von Oestradiol und Schilddrüsenhormon ausgeglichen werden. Dieselben Untersucher gaben nach der Ovariektomie kombiniert Androsteron und Oestradiol. Die zur Regression in der Nebennierenrinde führende Androsteronwirkung konnte durch Oestradiol vollkommen kompensiert werden (HALL 1940).

Ein besonders merkwürdiges Phänomen ist die *Tumorbildung nach Gonadektomie in der Nebennierenrinde* von *Mäusen, Ratten* und *Meerschweinchen* (SPIEGEL 1939, GARDNER 1941, WOOLLEY, FEKETE und LITTLE 1939, 1941, WOOLLEY und LITTLE 1945a, b, HEIMAN 1944). WOOLLEY, FEKETE und LITTLE (1939, 1941) beobachteten nach Ovariektomie eine noduläre Hyperplasie in der Nebennierenrinde bei *Ratten* und *Mäusen* (s. dort).

Maus. ANSELMINO, HOFFMANN und HEROLD (1933, 1934), ANSELMINO und HOFFMANN (1934) zeigten, daß die Nebennieren kastrierter *Mäuse*-Weibchen (vgl. BLOTEVOGEL 1927) durch eine im Vorderlappenauszug enthaltene, von anderen damals bekannten Hypophysenvorderlappenhormonen isolierbare, aktive Substanz zur Hypertrophie, besonders im Bereich der Fasciculata, gebracht werden können.

WOOLLEY, FEKETE und LITTLE (1939, 1941) beschrieben eine knötchenförmige Hyperplasie in der Nebennierenrinde bei ovariektomierten *Mäuse*-Weibchen wie kastrierten *Mäuse*-Männchen, ebenso FEKETE, WOOLLEY und LITTLE (1941) bei ovariektomierten *Mäuse*-Weibchen vom dba-, ce-Stamm usw.

Es gibt bestimmte *Mäuse*-Stämme (z. B. den ce-Stamm), bei welchen nach der Kastration bei beiden Geschlechtern die Entwicklung von Carcinomen in der Nebennierenrinde einsetzt. WOOLLEY und LITTLE (1946) konnten das Auftreten solcher Nebennierentumoren durch ein subcutanes Diäthylstilboestroldepot bei gonadektomierten ce-*Mäusen* verhindern. Sie schlossen aus diesem Versuch, daß Stilboestrol zumindest in diesem Zusammenhang die gleiche

Wirkung wie die Keimdrüsenhormone haben muß. Auch im NH-Stamm treten Adenome der Nebennierenrinde bei Weibchen von etwa 1 Jahr Alter bis zu einem gewissen Grad sogar spontan auf. Durch Ovariektomie kommt es bereits früher zur Tumorbildung. Auch bei kastrierten Männchen bilden sich Tumoren in der Nebennierenrinde. Alle diese Tumoren sezernieren oestrogene Stoffe. Es ist daher verständlich, daß nach der Adrenalektomie älterer *Mäuse* (d. h. nach Entfernung solcher Tumoren) Uterus und Vagina dieser Tiere trotz vorhandener Ovarien atrophieren, genau so wie beim kastrierten Tier. Bei den NH-*Mäusen* sistiert die Follikelbildung im Ovar, wenn die Tiere 9—11 Monate alt werden, der Cyclus wird unregelmäßig oder verschwindet. Bei anderen Inzuchtstämmen enthalten die Ovarien 1 Jahr alter *Mäuse*-Weibchen durchaus noch reichlich Follikel. Marthella Frantz (1948) hat aus diesen interessanten Beobachtungen geschlossen, daß beim Auftreten spontaner Nebennierenrindentumoren mit einer funktionellen Kastration gerechnet werden kann. Hertz (1951) faßt die nach Gonadektomie auftretenden Nebennierentumoren als Zeichen einer längeren Störung des Hypophysen-Nebennierengleichgewichtes auf.

Casas, King und Visscher (1949) ovariektomierten Weibchen nach dem Entwöhnen (C 3 H-Stamm) und setzten die Calorienzufuhr herab. Auch in diesem Stamm entwickeln sich bei ovariektomierten *Mäusen Rindenadenome*. Die Nahrungseinschränkung auf 50% der ad libitum aufgenommenen Menge verhindert zwar nicht das Auftreten der Rindenadenome, hemmt aber einen kontinuierlichen Suboestrus, wie er bei den voll gefütterten Kontrollen zu beobachten ist. Wird nach einiger Zeit der Unterernährung wieder voll gefüttert, dann tritt auch dieser Suboestrus sofort wieder auf. Histologisch lassen sich Rindenadenome in beiden Versuchsgruppen nicht unterscheiden, obwohl angenommen werden muß, daß diese Tumoren nur beim voll gefütterten Tier oestrogene Stoffe ausscheiden (s. ferner Christy, Dickie, Atkinson und Woolley 1951).

Meerschweinchen. Was die Kastrationsfolgen auf die Nebennieren weiblicher *Meerschweinchen* oder *Kaninchen* angeht, so haben bereits Bär und Jaffé (1924) darauf hingewiesen, daß der Gehalt der Rinde an Seifen und Fettsäuren steigt, was sie als Degenerationserscheinung gewertet haben.

Zalesky (1936) beschrieb nach der Kastration männlicher und weiblicher *Meerschweinchen* degenerative Veränderungen in der Reticularis, was übrigens Deanesly (1928) bei *Mäusen* nicht gesehen hat. Die bilaterale Kastration wurde vor Eintritt der Geschlechtsreife an 3—4 Wochen alten Tieren durchgeführt; 18 Monate später kamen die Tiere zur Autopsie. Weder bei Männchen noch bei Weibchen war eine eindeutige Hypertrophie der Nebennieren zu beobachten. Auch die Breitenverhältnisse der einzelnen Rindenschichten zeigten keine signifikanten Veränderungen. Bei normalen *Meerschweinchen*-Weibchen lautet das Verhältnis der Breiten von Glomerulosa:Fasciculata:Reticularis wie 1:7,7:7,7, bei kastrierten Weibchen wie 1:7,4:9,8. Auch das Rinden-Markverhältnis war nicht gestört. Dagegen war in der Zona fasciculata besonders bei den Weibchen eine Lipoidzunahme festzustellen. Einige Zellkerne waren hyperchromatisch oder bereits pyknotisch. Alles dies sollen indessen nicht spezifische Kastrationsfolgen sein, da sich die gleichen Veränderungen nach Behandlung der Tiere mit Senfgas, Diphtherietoxin usw. nachweisen lassen.

Je mehr Makroliposomata in der Fasciculata auftreten, um so gröbere Herdnekrosen kann man in der Reticularis nachweisen. Zellen mit lipochromen Pigmenten, welche sich nach Mallory-Färbung grün tingieren, sind zahlreich. Sie sollen als degeneratives Zeichen zu deuten sein. In fortgeschrittenen Stadien verschmelzen solche Zellen zu Syncytien mit mehreren Kernen oder Kerntrümmern. Schließlich verschwinden auch die Kerntrümmer und Massen eines alveolären Cytoplasmas bleiben übrig, die wohl auf dem Blutweg eliminiert werden oder vielleicht auch in Wanderzellen aufgenommen und abtransportiert werden. Zalesky meint, durch die Kastration werde der individuelle Lebenscyclus der Rindenzelle beschleunigt. Indessen konnte er keine Anreicherung von Mitosen beobachten, was gegen eine solche Mutmaßung zu sprechen scheint.

Hodler (1936, 1937) erzeugte bei kastrierten *Meerschweinchen*-Weibchen mit einem Präparat (l.a.H.) aus dem Hypophysenvorderlappen eine Hyperplasie der Nebennierenrinde mit Zeichen von Virilismus. Über die Veränderungen der *Tannophilie* in den Rindenzellen der *Meerschweinchen*-Nebenniere nach Kastration, die Tonutti (1942) beobachtet hat, habe ich früher berichtet (S. 201).

Kaninchen. Schenk (1910) und Kolde (1913) beschrieben beim ovariektomierten *Kaninchen* Nebennierenrindenbilder, die etwa denen von ovariektomierten *Mäuse*-Weibchen entsprechen. Die Zona reticularis, welche bei *Kaninchen*-Weibchen normalerweise fehlt, soll nach der Ovariektomie auftreten. Dick und Curtis (1912) haben diesen Befund allerdings nicht bestätigt. Nach Bär und Jaffé (1924) lagern sich bei kastrierten *Kaninchen*-Weibchen Seifen und Fettsäuren in der Nebennierenrinde ab, diese Erscheinung wird als Degenerationszeichen gewertet.

Nach Torgersen (1940) sollen die „hellen" Zellen in der Nebennierenrinde des *Kaninchens* nach der Kastration an Menge zunehmen. Nach der Injektion oestrogener Stoffe verwandeln sie sich in lipoidreiche delomorphe Zellen. Diese Veränderungen sollen mit der Produktion von Sexualhormonen in der Nebennierenrinde in Zusammenhang stehen.

Goldhamster. Peczenik (1944) wies nach, daß sich nach der Entfernung der Keimdrüsen das zum Körpergewicht relative Gewicht der Nebennieren männlicher und weiblicher *Goldhamster* einander angleicht, während an sich ein beträchtlicher Gewichtsunterschied, und zwar zugunsten der Männchen (!) beim *Hamster* vorliegt (vgl. S. 700). Keyes (1949) stellte nach der Ovariektomie eine Zunahme des Nebennierengewichtes (!) bei *Hamster*-Weibchen fest (ebenso Lavelle 1948).

Bei männlichen wie weiblichen *Hamstern* kommt es nach der Gonadektomie fernerhin zur Entwicklung kleiner, weißlicher Fleckchen von der Größe einer Stecknadelspitze auf der Oberfläche der Nebenniere. Bei Kontrolltieren war dergleichen nicht zu sehen. Die nähere Untersuchung dieser Flecken ergab: "There was a subcapsular proliferation of cells in the outer part of the cortex which occured largely at the expense of the zona fasciculata." An anderen Stellen schien es sich mehr um eine Hypertrophie der Zona glomerulosa zu handeln. In den Herden waren nicht viele Mitosen festzustellen. Maligne Entartung kam nie vor. Die Herde bestanden aus großen, ziemlich hellen Zellen mit undeutlichen Zellgrenzen. Gelegentlich bildeten sich Follikel. An anderen Stellen kam es zur Anhäufung subcapsulärer Elemente, die so dicht beieinander lagen, daß keine deutlichen Zellgrenzen festgestellt werden konnten. Auch diese Zellen besaßen große ovoide Kerne, welche aber grobes granuläres Material enthielten; Cytoplasma war nur wenig vorhanden. An anderen Stellen wiederum schienen sich solche Zellen zu vergrößern. Die kleineren Zellen waren von spindelzelligen Elementen umgeben.

Durch Implantation von Testosteronpropionatdepots (25 mg) konnten die geschilderten Kastrationsveränderungen verhindert werden. Der Versuch wurde an 5 kastrierten *Hamster*-Männchen und an 10 kastrierten Weibchen durchgeführt. Kastration und Implantation des Testosteronpropionats erfolgten, als die Tiere 22—38 Tage alt waren; die Autopsie wurde 137 Tage später durchgeführt.

Hartman und Brownell (1949) kastrierten einen Monat alte *Goldhamster*. Die Nebennieren nahmen dann nicht mehr an Gewicht zu, wiesen aber auch keine weitere Sexualdifferenz auf. Die von 7 Monate alten Tieren untersuchten Nebennieren wogen bei Männchen $0,0100 \pm 0,0025$, die der Weibchen $0,0094 \pm 0,0023\%$ des Körpergewichtes.

Ziesel. Bei *Citellus tridecemlineatus* scheinen nach Zalesky (1934) ähnliche Bilder in der Nebennierenrinde zu entstehen wie bei kastrierten *Meerschweinchen.*

Katze. Sserdjukoff (1922) beobachtete bei der *Katze* 2—3 Wochen nach doppelseitiger Ovariektomie Anzeichen einer Hyperfunktion der Nebennierenrinde, vor allem eine Vergrößerung der Glomerulosazellen. Bei kastrierten *Katzen* soll sich nach Bennett (1940a) der männliche Zonierungstyp der Nebennierenrinde mit einer relativ schmalen sekretorischen Zone ausprägen.

Mensch. Auch beim *Menschen* konnte Kolde (1913) Befunde erheben, die als Kastrationsfolgen angesprochen werden können, so eine starke Ausbildung der Fasciculata mit zahlreichen Mitosen sowie eine sehr deutliche Reticularis in der Nebennierenrinde einer Frau, der 8 Monate vor dem Tode die Ovarien entfernt worden waren.

γ) Die Nebennieren nach Exstirpation der männlichen Keimdrüsen.

Amphibien. Ciaccio (1903) sah beim *Frosch* 15 Tage nach *Kastration* eine Hyperämie und Hypertrophie der Nebennieren bei gleichzeitiger Vermehrung der sog. granulierten Zellen von Stilling. Injektion eines Hodenextraktes hatte einen gegensätzlichen Effekt.

Vögel. Juhn und Mitchell (1929) kastrierten etwa 42—84 Tage alte Brown-Leghorn-*Hähnchen*; die Tiere wurden erst im Alter von 235—334 Tagen getötet und untersucht. Das Nebennierengewicht betrug dann 0,0154% des Körpergewichtes, was eine gewisse Verminderung gegenüber Normaltieren bedeutet. Dakin und Hamilton (1928) sahen bei *Vogel*-Männchen Nebennierenvergrößerungen, wenn die Entwicklung der Hoden verzögert war.

Ausführliche Untersuchungen an *Hähnchen* veröffentlichte Kar (1947). Werden 44 Tage alte *Hähnchen* kastriert, dann setzt eine Hypertrophie der Nebennierenrinde ein. Die Lipoidmenge in den interrenalen Zellen nimmt zu, der Cholesterintest wird stark positiv. Bei 86 Tage alten *Hähnchen* macht das Interrenalgewebe schließlich 70% der gesamten Nebenniere aus, bei 156 Tage alten Tieren 77%. Das Nebennierengewicht beträgt bei den ersten 0,0112% des Körpergewichtes, beim Normaltier 0,0082%. Nach Verabreichung von Testosteronpropionat oder Diäthylstilboestrol normalisiert sich das Lipoidbild. Bei kastrierten *Hähnchen* nimmt ferner die Zahl der sog. fuchsinophilen Zellen (S. 204) zu, nach Testosteronpropionat wieder ab. Ähnlich verhalten sich die Mitochondrien (S. 196). Die gleichen Effekte sind auch nach Verabreichung von Diäthylstilboestrol zu beobachten.

Auf Grund dieser histologischen Veränderungen wird geschlossen, daß die Nebennierenrinde des *Hähnchens* nach der Kastration die Produktion von männlichem Sexualhormon aufnimmt. Der Prozeß setzt offenbar allmählich ein, gemessen am Bild der langsam zunehmenden Rindenhypertrophie. Einen gewissen Beweis für ihre Annahme sieht Kar (1947c) darin, daß z. B. die nach Kastration degenerierende Glandula uropygialis, welche die Erhaltung und Ausbildung des Federkleides bei beiden Geschlechtern mitreguliert, bei alten *Kapaunen* histologisch wieder fast normal erscheint. Nach Kar ist in der Zwischenzeit die Produktion androgener Stoffe in der Nebennierenrinde so stark geworden, daß auch sekundäre Geschlechtsorgane beeinflußt werden können.

Ratte. Schon Hatai (1914a, 1915), später Andersen und Kennedy (1933), Winter und Emery (1936) stellten fest, daß bei der männlichen *Ratte* die Nebenniere nach Kastration hypertrophiert, bei weiblichen Kastraten atrophiert (s. S. 741ff.). Hatai (1914a) fand nach Kastration von *Ratten*-Männchen eine Gewichtszunahme der Nebenniere von 15% (ähnlich später Leathem 1945c). Andersen und Kennedy (1933a) stimmen zu, behaupten aber außerdem, daß Kastration nach eingetretener Geschlechtsreife ohne Wirkung auf die Nebenniere bleibt. Auch Lawless (1936) bestätigt die Nebennierenhypertrophie nach Kastration unter Schonung des Nebenhodens, wenn man die relativen Nebennierengewichte vergleicht. Die anschließenden Ergebnisse von Winter und Emery (1936) sind bereits ausführlich dargestellt (S. 741f.).

Recht genaue Untersuchungen über die Kastrationsfolgen bei *Ratten*-Männchen stammen von Hall und Korenchevsky (1937, 1938, vgl. auch Bemerkung S. 743).

Nicht geschlechtsreife Tiere im Alter von 21—27 Tagen wurden kastriert und zu verschiedenen Zeiten nach der Operation getötet. Die Kastrationsveränderungen treten langsam ein. Voll entwickelt sind sie erst bei etwa 80 Tage alten *Ratten*. Die Nebenniere nimmt an Gewicht und Größe infolge Hypertrophie der Fasciculata und besonders der Reticularis zu. Es handelt sich um eine echte Hypertrophie, d. h. Zunahme der individuellen Zellgröße. In der Reticularis macht sicher auch die Hyperämie etwas aus. Schließlich könnten in dieser Zone sogar hyperplastische Prozesse eine Rolle spielen. Die Vacuolisierung nimmt nach Kastration in den Rindenzellen zu, d. h. es kommt zur Lipoidvermehrung selbst im Bereich der sog. sudanophoben Zone, die infolgedessen verschwindet. Vielleicht gewinnt auch das Mark etwas an Größe, aber die diesbezüglichen Zahlenwerte sind nicht signifikant.

Verabreichung verschiedener androgener Stoffe (Androsteron, Androstandiol, Transdehydroandrosteron, Androstendion, Androstendiol, Testosteron, Testosteronpropionat) normalisieren das Rindenbild wieder. Sogar nach Dehydroandrosteron, einem besonders schwachen Androgen, tritt diese Kompensationswirkung ein. Mit Androsteron, Androstandiol und Testosteron ist ein vollkommener Rückgang der Veränderungen in Fasciculata und Reticularis zu erreichen. Mit Transdehydroandrosteron, Androstendion und Testosteronpropionat kann die Reticularis wieder normalisiert werden, die Fasciculata nur teilweise. Mit Androstendiol ist bei den meisten Tieren nur ein teilweiser Rückgang der Kastrationsfolgen zu erreichen. Nach Androsteron und Androstandiol kann es sogar zu einem Abbau (einer Verschmälerung) der Reticularis kommen, bei großen Dosen von Androsteron greift diese Wirkung auch auf die Fasciculata über.

Auch die Lipoidmenge geht nach der Androgenbehandlung zurück. Ja, es läßt sich mit täglicher Injektion von 0,9 mg oder mehr Androsteron erreichen, daß die Fasciculatazellen durch Verlust ihrer Vacuolen geradezu untypisch (entdifferenziert?) werden. Bei den meisten androgenen Hormonen wird bei steigender Dosis immer mehr Lipoid abgebaut. Eine Ausnahme machen Testosteron und Testosteronpropionat, wo die Vacuolen nach kleiner Dosis schneller verschwinden als nach großer. Von allen diesen Lipoidverschiebungen wird das Lipoid in der Glomerulosa viel weniger betroffen als in den beiden anderen Schichten. "Such a difference in the resistance to the action of hormones suggests a difference in the chemical nature of the lipoids in different zones and, perhaps, a difference in their endocrinological function." Geht durch die Injektionen die Lipoidmenge zurück, dann taucht auch die sudanophobe Zone wieder auf. Interessanterweise behaupten die Untersucher noch eine Diskrepanz zwischen Vacuolisierungsbild und Lipoidtröpfchen; sie erklären dies mit einem Hinweis auf verschiedene chemische Formen, in welchen die Lipoide vorliegen können. So soll beispielsweise nach einer Injektion von 1,4 mg Testosteron eine ausgesprochene Vacuolisierung auftreten, während mit anderer Technik gar nicht so viele Lipoidtröpfchen nachgewiesen werden können.

Injiziert man normalen *Ratten* Testosteronpropionat, dann nimmt die Breite von Fasciculata und Reticularis sowie die individuelle Zellgröße etwas zu, d. h. es geschieht das Umgekehrte wie in der Kastratennebenniere.

Durch Zufuhr von Prolan oder Follikulin konnte Silvestroni (1938, 1939) den Fettgehalt der Nebenniere kastrierter *Ratten*-Männchen noch steigern.

Aus den Arbeiten von Burrill und Greene (1939, 1940a) geht mit ziemlicher Sicherheit hervor, daß die Nebennieren nicht geschlechtsreifer *Ratten*-Männchen nach Kastration die Fähigkeit besitzen, das Wachstum der sekundären Geschlechtsorgane, im besonderen der ventralen Prostata zu erhalten. Wurden die Keimdrüsen allein entfernt, dann blieb diese

Drüse in ihrer histologischen Struktur unverändert. Wurden aber mit den Keimdrüsen auch die Nebennieren entfernt, dann trat eine Prostatainvolution ein. Adrenalektomie allein ergab auch noch keine Veränderung. Es scheint aber nur die Nebenniere nicht geschlechtsreifer Tiere eine solche androgene Wirkung entfalten zu können, da bei älteren Tieren nach der Kastration die Prostata immer atrophiert.

WYMAN und TUM SUDEN (1941) beobachteten, daß nach Kastration männlicher *Ratten* die Erfolge homoioplastischer Transplantationen von Nebennierenrindengewebe verbessert werden; bei Weibchen fehlen solche Effekte. Waren aber bei den *Ratten*-Männchen zwischen Kastration und Transplantationsversuch 2—3 Monate vergangen, dann unterschied sich die Zahl erfolgreicher Transplantationen auch nicht mehr wesentlich von jener der Kontrolltiere. BOTELLA (1941) und JORDE (1950) beobachteten übrigens, daß adrenalektomierte *Ratten* nach der Kastration schwieriger am Leben zu erhalten waren.

In einem gewissen Gegensatz zu den Angaben der bis jetzt erwähnten Autoren stehen die Mitteilungen von TONUTTI (1942) über die Kastrationsfolgen bei der *Ratte* (s. a. S. 743). Leider fehlen des öfteren (z. B. TONUTTI 1942c, S. 55 unten) Angaben über das Geschlecht der kastrierten Tiere. Wie wichtig diese Angabe aber ist, dürfte zur Genüge aus den bisherigen Mitteilungen hervorgehen. Bei *Ratten*-Weibchen hat TONUTTI (1942c) — und das stimmt zunächst mit den übrigen Befunden durchaus überein — namentlich im Bereich der Reticularis etwa 4 Monate nach der Kastration regressive Veränderungen gesehen. Aber er beschreibt nun ähnliche Vorgänge auch bei kastrierten *Ratten*-Männchen. Seine weiteren Angaben beziehen sich auf *Meerschweinchen* und sollen dort abgehandelt werden.

WEAVER und NELSON (1943) untersuchten die Veränderungen der *doppeltbrechenden Stoffe* in der Nebenniere der *Ratte* nach Kastration (s. a. S. 629f., 743). In der Regel kommt es bei beiden Geschlechtern zu einem Verlust der feinen staubartigen doppeltbrechenden Partikel, besonders in der an sich stark optisch aktiven äußeren Abteilung der Fasciculata. Dafür vermehren sich die unregelmäßig geformten gröberen doppeltbrechenden Partikel, besonders der inneren Rindenabschnitte. In etwa der Hälfte der Fälle ist die optisch inaktive sudanophobe Zone verschwunden. Das Bild wird so gedeutet, daß die Sexualhormone der Nebennierenrinde, welche nach der Kastration hier vermehrt gebildet werden sollen (WINTERSTEINER 1942), relativ schnell abgegeben werden.

Die zum Teil histochemischen Angaben über die Nebennierenrinde kastrierter *Ratten* von HARRISON und CAIN (1947) sind früher besprochen worden (S. 327ff.). Auffallend geringe Veränderungen in der Nebennierenrinde kastrierter *Ratten*-Männchen beschreibt OVERZIER (1950). Meist soll die Rinde etwas verschmälert sein (!). Die Zellen der Glomerulosa und Reticularis verkleinern sich etwas. In der Reticularis werden vereinzelte Kernpyknosen gefunden, seltener in der Fasciculata. Bisweilen zeigt das Gebiet der Fasciculata und Reticularis eine geringe Hyperämie. Das Bindegewebe ist in Rinde und Mark unverändert.

Nach Cortironbehandlung (= Desoxycorticosteronacetat) verstärken sich die Rindenveränderungen. OVERZIER erklärt dies durch eine „Sensibilisierung" der Nebennierenrinde infolge der Kastration. Er findet diesen Befund insofern wichtig, als die Nebennierenrinde unter gewissen Umständen (Kastration, Altersinvolution usw.) kompensatorisch einen Teil der Hormonproduktion der Gonaden übernehmen soll (s. ferner die Angaben auf S. 576).

Maus. Als Kastrationsfolgen hat ALTENBURGER (1924, 1926) an der Nebenniere von *Mäuse*-Männchen eine Rindenverbreiterung bei gleichzeitiger Markverschmälerung gesehen. Wahrscheinlich handelte es sich um eine Verbreiterung der X-Zone (S. 709ff.), wie sie dann von MASUI und TAMURA (1926; noch ohne Bezeichnung des Terminus „X-Zone"), HOWARD-MILLER (1927) und POLL (1931; „Hemmung des Reticularisschwundes") beschrieben wurde. Transplantation von Hodengewebe hemmt dagegen den Abbau dieser Zone (TAKEWAKI 1938). Wird die Kastration jedoch nach Erlangen der Geschlechtsreife durchgeführt, dann tritt oft keine Wirkung auf die X-Zone mehr ein (Ausnahmen usw. s. S. 709ff).

Ganz anders sieht TONUTTI (1945) diese Vorgänge in der Nebennieren nach Kastration von *Mäuse*-Männchen an. Er kastrierte die Tiere im Alter von 3 Monaten; 7 Monate später wurden sie getötet. Die Zona glomerulosa war weitgehend fettfrei (= periphere Entspeicherung), die Fasciculata fettreich. Dann folgte eine Zone verminderter Sudanophilie und schließlich nahe dem Mark ein Gebiet mit verstreut liegenden großtropfig verfetteten Zellen. Im großen und ganzen entspricht das Bild nach TONUTTI dem nach Thyreoidektomie zu beobachtenden. Ein Unterschied liegt darin, daß die fettarme Rindenzone weiter markwärts gelegen ist; dementsprechend ist die noch weiter nach innen gelegene Zone mit grobtropfig verfetteten Zellen erheblich schmäler.

Betrachten wir dieses Bild, indem wir das Verhalten der X-Zone bei *Mäuse*-Männchen nach Kastration zugrunde legen (S. 709ff.), so könnten wir die marknahen Veränderungen als ein schwaches Wiederauftreten der X-Zone nach Kastration deuten. Wir wissen, daß die X-Zone der *Mäuse*-Männchen bei Frühkastration längere Zeit erhalten bleibt bzw. bei Spätkastration gelegentlich wieder auftritt.

Tonutti (1945) folgert unter Zugrundelegen seiner Transformationsfeldlehre (S. 258ff.) etwas ganz anderes aus diesen Bildern. Die Kastration soll in erster Linie einen Umbau im Bereich des inneren Transformationsfeldes bewirken. und zwar im Sinne einer regressiven Transformation. Dabei erfolgt der Umbau nach der Kastration angeblich tiefer in der Rinde als nach der Thyreoidektomie.

Meerschweinchen. Auch bei männlichen *Meerschweinchen* soll die Kastration eine vorübergehende Hypertrophie der Nebennierenrinde hervorrufen (Marrassini 1906). Takechi (1926) stellte zunächst einen histologischen Gegensatz in dem Rindenbild normaler Männchen und Weibchen auf. Bei den Weibchen soll die Pigmentbildung im Vordergrund stehen, die Ausbildung der sog. Corps sidérophiles (S. 198ff.) dagegen zurücktreten, bei den Männchen soll dies gerade umgekehrt sein.

Nach Kastration eines halbwüchsigen *Männchens* bleibe nun die volle Entwicklung der „Siderophilie" aus. Nach Kastration erwachsener Männchen soll sie zum Teil wieder verschwinden, und zwar bereits 3 Wochen nach dem Eingriff; dagegen komme es zur Pigmentvermehrung. Die Befunde gelten nur für doppelseitige Kastrationen; die einseitige Kastration ist ohne jede Wirkung auf die Nebenniere. Ähnlich wie die Kastration wirkt allerdings noch die doppelseitige Herstellung eines künstlichen Kryptorchismus durch Rückverlagerung der Hoden in die Bauchhöhle.

Schließlich hat Takechi (1926) noch eine Art künstlichen Hermaphroditismus herzustellen versucht, indem er Ovarialgewebe in einen Hoden transplantierte und den anderen Hoden entweder entfernte oder an Ort und Stelle ließ. Auch bei Implantation von Ovarialgewebe in die Niere hatte er Erfolg, und zwar kam es unter diesen Verhältnissen zu ganz ähnlichen Rindenbildern wie nach Kastration, d. h. Abnahme der Siderophilie und Zunahme des Pigmentes. Aus diesen Befunden zog Takechi den Schluß, daß die männlichen Keimdrüsen die Ausbildung der Siderophilie, die weiblichen Keimdrüsen die Pigmentbildung in der Nebennierenrinde beherrschen.

Dagegen beobachtete Zalesky (1936) nach bilateraler Kastration vor Eintritt der Geschlechtsreife weder bei Männchen noch bei Weibchen von *Cavia* eindeutige Nebennierenveränderungen (s. a. S. 744).

Etwas ausführlicher muß ich wieder auf die Untersuchungen von Tonutti (1942ff.) eingehen (s. a. S. 564). Tonutti beobachtete, daß 3—4 Monate nach der Kastration mit sehr großer Regelmäßigkeit die Glomerulosa, ebenso die Reticularis und große Teile der inneren Fasciculataschicht weitgehend die Sudanophilie verlieren. Je länger man nach der Kastration wartet, um so schmäler wird der verbleibende sudanophile Streifen, der schließlich nur mehr $^1/_4$—$^1/_5$ der Rinde ausmacht.

Etwas Ähnliches hatte Tonuttis Mitarbeiter Kroczeck (1941) am Verhalten der Plasmalreaktion gesehen. Bei Tieren, die länger als 6 Monate vor der Untersuchung kastriert worden waren, fiel zwar die Plasmalreaktion sehr stark aus, war aber nur mehr auf den schmalen peripheren sudanophilen Streifen beschränkt („Plasmalstreifenreaktion"). In diesem Fall liefern also Lipoide und Plasmale in der Nebennierenrinde ein ziemlich übereinstimmendes Bild (vgl. auch Abb. 160). Allerdings tritt nach Tonutti dies Verhalten beider Stoffe erst geraume Zeit nach der Kastration auf. Die Plasmalreaktion soll nach der Kastration längere Zeit in der ganzen Rinde verstärkt ausfallen. „Diese Beobachtungen am Sudan- und Plasmalbild zeigen zunächst jedenfalls, daß lange Zeit nach der Kastration Rindenveränderungen eintreten, die gänzlich anders geartet sind, wie bei der Skorbuthypertrophie, trotzdem auch nach Kastration jedenfalls für sehr lange Zeit die Nebenniere gleichfalls vergrößert ist."

Um die feineren Rindenveränderungen nach Kastration deutlicher verfolgen zu können, hat Tonutti (1942c) *Meerschweinchen*-Böcke kastriert und in folgender Weise behandelt. Etwa 4 Monate oder später nach Kastration wurde die linke Nebenniere herausgenommen. Ein oder zwei Tage danach erhielt das Versuchstier $^1/_4$—$^1/_5$ D.l.m. Diphtherietoxin, in einzelnen Fällen auch $^1/_2$ D.l.m. Bei den kleineren Dosen wurden die Tiere am 5. Tage nach der Injektion getötet, bei den großen Dosen schon nach 15—25 Std. Das Experiment soll die Dynamik der Transformationsfelder demonstrieren.

Nach dem, was wir aber über die Wirkung der Kastration auf die Nebennieren männlicher Versuchstiere wissen (s. o.), könnte man Tonuttis Befund (Abb. 11a seiner Arbeit von 1942c) doch am ehesten als „progressive" Transformation — und zwar während der Hypertrophie post castrationem — ansehen, obschon der Untersucher selbst hier eine regressive Transformation für wahrscheinlich hält.

Tonutti schildert weitere cytologische Veränderungen im Bereich des sog. inneren Transformationsfeldes: „Wie ich schon erwähnte, erfährt die Nebenniere des *Meerschweinchens* bei der Kastration zweifellos eine Volumvergrößerung, die sogar ohne Anwendung quantitativer Untersuchung recht auffällig in Erscheinung tritt. Auch zu dem Zeitpunkt nach der Kastration, den ich als Ausgangspunkt für den eigentlichen Versuch nahm, sind die Nebennieren noch überaus deutlich vergrößert, trotzdem qualitativ ... recht beachtliche regressive Veränderungen vorhanden sind."

Die meines Erachtens unglückliche Kombination der Kastrationsversuche mit der Diphtherietoxinverabreichung zwingen TONUTTI, der eine allgemeine Anwendung seiner Transformationsfeldlehre anstrebt, die folgenden Beobachtungen unter dem Aspekt „Regression" anzusehen — trotz der eindeutigen Hypertrophie des Organs. Er stützt sich hierbei auf DANNERS Arbeit (1940) über die Wirkung lang andauernder Verabreichung von Follikelhormon auf die Nebenniere der *Maus* (S. 752).

Die Befunde im inneren Nebennierenrindengebiet — Reticularis einschließlich eines großen Teiles der Fasciculata — schildert TONUTTI folgendermaßen. Bei Hämatoxylin-Eosinfärbung fällt eine starke Eosinophilie auf. Nach Azanfärbung erscheint alles Zellmaterial nach innen von dem sudanophilen Streifen als eine „verquollene Masse", in der nur undeutlich Kerne zu erkennen waren, während sich die Zellen mit schlierenartigen Massen erfüllt, oft bizarr geformt und aufgequollen darbieten.

Dieses Bild ergibt sich, wenn man so weit differenziert, daß gerade die Kerne der Zona glomerulosa und äußeren Fasciculataschichten richtig gefärbt erscheinen. Differenziert man weiter, so entfärben sich die in den inneren Rindenbereichen liegenden rot und blau gefärbten Massen weiter, bis auch gelbliche Farbtöne auftreten. „In den Zellen, deren Kerne nun besser sichtbar sind, erkennt man nun fädige, oft zu Bändern verschlungene, oder längsoval aussehende Einlagerungen." Oft hat man den Eindruck von konzentrisch geschichteten Ablagerungen. Ein ähnliches Bild findet man auch bei erwachsenen Normaltieren; allerdings ist der entsprechende um das Mark gelegte Rindenstreifen mit diesem Verhalten schmäler.

Es handelt sich bei diesen Einlagerungen um die *Corps sidérophiles* (S. 198 ff.), die besonders nach Färbung mit Eisenhämatoxylin bzw. anderen Hämatoxylinlacken gut dargestellt werden können. TONUTTI hat diese Schicht mit der Tannineisenmethode nach SALAZAR darzustellen versucht, um einen schnellen Überblick über ihre Ausdehnung zu bekommen.

Bei Kastratennebennieren ist nun diese Tannineisenreaktion stark verbreitert. Sie erstreckt sich von der Rinden-Markgrenze beginnend weit nach außen, wo nur ein verhältnismäßig schmaler hellerer Streifen übrigbleibt, der sich ungefähr mit dem Gebiet der sudanophilen Zone zur Deckung bringen läßt. Zwischen diesem hellen Streifen und den inneren sehr stark schwarz gefärbten Gebieten befindet sich eine mehr graue Zone, in deren Bereich man die Zellkonturen der Fasciculataelemente nicht deutlich erkennen kann. In diesem Teil zeigen sich die tannophilen Zellen, das sind fast alle in dieser Gegend, von schwarzgrauen Körnern erfüllt, zwischen denen einzelne feine Vacuolen liegen. In den tieferen Schichten findet man dagegen weniger granuläre tannophile Zellen; jetzt vielmehr erscheint das Cytoplasma von schwarzgrauen Schlieren und konzentrisch geschichteten Körpern angefüllt. Nun deutet TONUTTI das Bild so, daß er — von der Tannophilie ausgehend — eine Angleichung großer Teile der Fasciculata an die Reticularis in den Vordergrund stellt. Auch der Eisengehalt ist in der tannophilen Zone erhöht.

„Wir können also sagen, daß nach dem Zellbild zu urteilen, von einer gewöhnlichen Zona fasciculata nur ein schmaler Streifen übrigbleibt, alles was markwärts davon liegt cellulär die Merkmale der gewöhnlichen Reticulariszelle annimmt." „Ich fasse diese Einlagerung tannophiler Substanzen als eine besondere Form der Involution des inneren Transformationsfeldes auf. Im Gegensatz zu den weiblichen *Ratten*-Kastraten verläuft die Involution hier viel weniger durch Zellatrophie der inneren Schicht und Einbeziehung der geschrumpften Zellen in Bindegewebe, sondern fast nur durch Einlagerung eines vermutlich Eiweißnatur besitzenden Körpers in die Zellen des der Rückbildung verfallenden inneren Transformationsfeldes. Dieser Involutionstypus verhindert das Auftreten einer Volumverkleinerung der Nebennierenrinde trotz der deutlich regressiven Veränderungen."

Das wäre also eine Hypertrophie regressiver Art. Ich glaube jedoch, daß mit Hilfe der Vorstellungen über den Sekretionsmodus der Nebennierenrinde die Bilder auch anders gedeutet werden können, und zwar im Sinne einer echten Hypertrophie (vielleicht Hormonspeicherung).

TONUTTI selbst hat ein recht überzeugendes Experiment in dieser Richtung angestellt. Er spritzte solchen Kastraten Diphtherietoxin und konnte damit fast schlagartig die Tannophilie beseitigen. Unter der damit erfolgten Belastung (Stress) tritt also eine akute Nachfrage nach Rindenstoffen ein. Ohne sagen zu wollen, daß die Tannophilie die Hormonspeicherung exakt anzeigt oder gar, daß die tannophilen Gebilde ohne weiteres den Rindensteroiden entsprechen, sieht es aber doch ganz so aus, als ob mit der unter dem Toxin eintretenden Hormonausschüttung (s. Stresskapitel) plasmatische Einlagerungen, welche vorher in der inneren Abteilung der Nebennierenrinde des kastrierten *Meerschweinchen*-Bockes gestaut waren, mobilisiert werden. Lipoid (Rohstoff) rückt nunmehr nach. Zusammenfassend könnte man also sagen, daß TONUTTIs Experimente den Nachweis einer Speicherungshypertrophie erbracht haben. Selbstverständlich ist TONUTTI beizupflichten, wenn er die Tannophilie nicht als spezifische Folge des Keimdrüsenausfalles ansehen will. Jede Hypertrophie der Nebennierenrinde (Gravidität!) wird ähnliche Bilder bieten. Im übrigen ist es aber gerade von der Kastration bekannt, daß bei männlichen Versuchstieren Speicherungen von Fetten und Lipoiden u. dgl. in der Nebennierenrinde auftreten können.

Kaninchen. Eine Hypertrophie der Nebenniere nach Kastration beim *Kaninchen* beschrieben Schenk (1910) und Kolde (1913). Diese Hypertrophie beruht nach Schenk auf einer Zunahme von Rindengewebe, während das Mark eher verschmälert erscheint. In der Rinde ist wiederum besonders die Zona fasciculata breiter. Sowohl Schenk wie Kolde betonen, daß nach der Kastration auch stets eine deutliche Reticularis vorhanden sei, die beim *Kaninchen* normalerweise nur sehr schmal ist bzw. fehlen kann.

Hamster. Dagegen soll bei *Cricetus auratus* das absolute wie relative Nebennierengewicht nach der Kastration fallen (Keyes 1949, s. a. S. 745, ferner Hartman und Brownell 1949). Der *syrische Hamster* scheint überhaupt eine Ausnahme zu bilden insofern, als die normalen Männchen die schwereren Nebennieren besitzen.

Mensch. Hinsichtlich der Verhältnisse beim *Menschen* erwähne ich zunächst einen alten Befund von Delamare (1904), der bei einem Kastraten eine verkalkte Nebenniere gesehen hat. — Staemmler (1943) meint, die Menge des normalerweise in der Nebenniere gebildeten Androsterons reiche nicht aus, um die Atrophie der sekundären Geschlechtsorgane nach Kastration aufzuhalten. Staemmler betrachtet überhaupt die Beziehungen zwischen Nebennierenrinde und männlicher Keimdrüse sehr skeptisch. Daß es Ausnahmen geben muß, geht außer den bereits erwähnten Fällen auch aus Versuchen von Spiegel (1939) hervor, in welchen bei frühkastrierten *Meerschweinchen*-Männchen nach 2, 3, 4 und 5 Jahren eine deutliche Vergrößerung des Penis beobachtet werden konnte. Bei 3 von 9 solcher frühkastrierter Tiere ließ sich eine Vergrößerung der übrigen sekundären Geschlechtsorgane nachweisen. Zugleich fanden sich Adenome in der Nebennierenrinde.

Hamilton (1943) versuchte die bei Eunuchen gelegentlich zu beobachtende übermäßige Bildung und Abgabe von Sexualhormonen mit einer gesteigerten Funktion der Nebenniere zu erklären.

l) Die Wirkung oestrogener Stoffe auf die Nebenniere.

Vögel. Verabreichung von Diäthylstilboestrol verursacht nach Kar (1947b) keine Veränderungen des Nebennierengewichtes bei *Hähnchen.* Dagegen nimmt die Zahl der Vacuolen in den interrenalen Zellen zu, d. h. der Lipoidgehalt steigt. Nach Zufuhr von Testosteronpropionat sinkt der Lipoidgehalt wieder ab. Die Hypertrophie des interrenalen Gewebes nach Kastration läßt sich durch Diäthylstilboestrol hemmen.

Ratte. Eine Hypertrophie der Nebennierenrinde der *Ratte* erzielten Leiby (1933a), Ellison und Burch (1936) mit der Injektion von Theelol (= Trioxyoestrin), Dioxyoestrin, Theelin (= Ketoxyoestrin), Oxyoestrin und Emminin. Andersen (1934) injizierte kastrierten *Ratten*-Weibchen 3mal täglich 2 Tage lang Ovarialhormone. Es kam zu einer Hypertrophie der Nebenniere von 35%. Die Vergrößerung soll auf einer Zunahme der Plasma- und Lipoidmenge in den Rindenzellen beruhen. Dagegen behaupten Korenchevsky und Dennison (1935), daß auch große Dosen von oestrogenen Stoffen bei kastrierten Tieren keine Vergrößerung der Nebenniere hervorrufen (s. a. Lauson, Heller und Severinghaus 1937). Deanesly (1939) beobachtete bei *Ratten*-Männchen unterschiedliche Reaktionen der Nebennieren auf Oestrogen, welche offenbar von der Dauer der Behandlung abhängig waren. Anfänglich trat eine Verbreiterung der Nebennierenrinde ein, später atrophierte sie. Hall (1940) stellte nach chronischen Oestradiolinjektionen (87—105 Tage) Hyperämie und Degenerationen in der Zona reticularis der *Ratten*-Nebenniere fest. Im äußersten Fall verschwand die Zona reticularis vollkommen und nur einige wenige Gewebsinseln blieben liegen. Das Bild könnte dem von Cramer und Horning (1937b) bei der *Maus* beschriebenen („braune Degeneration") entsprechen. Bacsich und Folley (1939) beobachteten bei *Ratten*-Weibchen Hyperämie und Degeneration der Nebennierenrinde nach täglicher Verabreichung hoher Dosen von Oestradiol. Odendaal (1941) fand ähnliche Veränderungen nach einer Behandlung mit Oestradiolbenzoat über 130 Tage. Nach Korenchevsky und Hall (1941) wird die Nebennierenhypertrophie bei Kombination von oestrogenen Stoffen mit Schilddrüsenhormon verstärkt. Oestrinbehandelte *Ratten* (α-Oestradioldipropionat) zeigen eine geringe Aktivität des Vorderlappens in bezug auf das Wachstumshormon, die thyreotrope, gonadotrope, adrenocorticotrope (!) Aktivität und das Prolactin. Dieser Befund ist insofern wichtig, als eine Wirkung der oestrogenen Stoffe im Sinne eines Stressmechanismus des öfteren erörtert worden ist (s. u.). Morrell und Hart (1941) fanden in der Fasciculata der *Ratten*-Nebenniere nach Stilboestrolverabreichung Schwellung und Vacuolenbildung. Nach Selye (1940c), Selye und Beland (1943) verursacht die Injektion von Oestradiol bei jungen *Ratten*-Weibchen eine Nebennierenvergrößerung.

Janes (1943) injizierte *Ratten* 13 Monate lang täglich mit 100 µg Diäthylstilboestrol subcutan. Das Nebennierengewicht stieg an, vor allem schienen die Elemente der Zona fasciculata vergrößert. Vielleicht kann man diesen Versuchen den Hinweis auf eine Beteiligung der Hypophyse entnehmen, denn besonders bei den *Ratten*-Männchen stellte sich stets auch eine Vergrößerung der Hypophyse ein. Bei 2 Männchen waren chromophobe Adenome im Vorderlappen vorhanden.

HESKETT und HOFFMAN (1943) injizierten erwachsenen *Ratten*-Weibchen mit 1—5 mg Stilboestrol täglich 1—10 Tage lang. Die Behandlungsdauer schien von größerer Bedeutung für das Endergebnis, welches in jedem Fall in einer Nebennierenvergrößerung bestand, als die Dosis. Hyperämie und sogar Blutungen waren in der Zona reticularis zu beobachten. Die Veränderungen gingen aber nach Absetzen des Stilboestrols wieder zurück. Die Wirkung wurde als eine spezifische, toxische aufgefaßt.

Nach PINTO (1945) zeigt sich die Wirkung oestrogener Stoffe auf die Nebenniere nicht nur bei Anwesenheit der Hypophyse, obschon sie dann verstärkt zu sein scheint. Eine direkte Wirkung auf die Nebennierenrinde dürfte nicht unmöglich sein.

Es handelt sich um eine Hypertrophie, vielleicht sogar Hyperplasie der Nebennierenrinde bei ovarieller Hyperfunktion bzw. Verabreichung oestrogener Stoffe. Besonders beteiligt erscheint die Zona reticularis. Als Durchschnittszahlen gibt PINTO für die Nebennierengewichte unbehandelter *Ratten* 27,5 mg an, für die mit Oestrogen behandelter *Ratten* 44 mg.

Die Implantation von Hexestrol führte zu einer Nebennierenhypertrophie, wobei innerhalb von 10 Tagen die Rindenlipoide vollständig verschwanden (!) (VOGT 1945). SEGALOFF und DUNNING (1945) beobachteten, daß zwei verschiedene Stämme von *Ratten* ziemlich verschieden auf Diäthylstilboestrol reagierten (kontrolliert am Nebennierenbild). Nach einer Adrenalektomie ist die anregende Wirkung von Oestradiolbenzoat auf den Vorderlappen, die sich einer in verstärkten Sekretion von Luteinisierungshormon äußert, vermindert (CHAMORRO 1946).

Die Injektion höherer Dosen oestrogener Stoffe, natürlicher wie künstlicher, beseitigt die durch Kastration (*Ratten*-Weibchen) ausgelöste Atrophie der Nebennierenrinde (KORENCHEVSKY und JONES 1947, s. a. S. 743). Bei ausreichender Menge oestrogener Stoffe tritt sogar Hypertrophie bzw. Hyperplasie, besonders im Reticularisbereich, ein. Die Implantation von Ovargewebe wirkt ähnlich. Wird nach der Ovariektomie außer Oestradiol zusätzlich Schilddrüsenhormon gegeben, so werden die nach Kastration aufgetretenen Rindenveränderungen noch besser ausgeglichen. Die zur Regression in der Nebennierenrinde führende Androsteronwirkung konnte durch Oestradiol voll auskompensiert werden.

Bei alternden *Ratten*, die Oestradiol mit oder ohne Zusatz von Progesteron erhielten, haben KORENCHEVSKY, PARIS und BENJAMIN (1950) keine Wirkungen an der Nebenniere hervorrufen können. Nur in Verbindung mit Schilddrüsenhormon kam es noch zum Gewichtsanstieg der Drüse. Die Zellen der Glomerulosa verarmten dabei an Lipoiden. Zu hohe Dosen von oestrogenen Stoffen wirken auf die Nebennierenrinde von *Ratten* toxisch.

O. W. SMITH (1947) fand nach Oestronbehandlung keine wesentliche Gewichtszunahme von Nebennieren und Hypophysen normaler *Ratten*-Männchen; wenn die Tiere aber etwa 16 Tage vor Beginn der Injektionen kastriert wurden, dann war die Gewichtszunahme beider Organe eindeutig. Auch HAOUR und SELYE (1948) stellten fest, daß androgene und oestrogene Substanzen, zugleich gegeben, sich kompensieren. In diesem Fall hemmten die Untersucher die Wirkung von Stilboestrol mit androgenen Stoffen [17(β)-methyl-Δ5-androsten-3(β), 17(α)-diol = Methylandrostendiol]. Auch schwächer wirksame androgene Stoffe [wie β-Äthylandrostan-3-on-17(α)-ol = Dihydroäthyltestosteron] verhinderten die morphokinetischen Wirkungen von Stilboestrol an Hypophyse und Nebenniere, konnten aber die Hoden gegen die Oestrogenwirkung nicht schützen. Desoxycorticosteronacetat und ein lyophiles Extrakt des Hypophysenvorderlappens *(Rind)* waren wirkungslos. BRAND (1949) verabreichte *Ratten* 0,5 mg Stilboestrol 10 Tage lang, worauf das Gewicht der Nebenniere erwachsener Weibchen und Männchen anstieg. Bei infantilen *Ratten* kam es nur zu geringem Gewichtsanstieg, bei kastrierten erwachsenen Männchen zu keinem. Bei infantilen *Ratten*-Weibchen verstärkte Serumgonadotropin die Stilboestrolwirkung auf die Nebennieren, nicht aber bei infantilen *Ratten*-Männchen. Bezüglich der Wirkungsweise der oestrogenen Stoffe s. BAKER (1949) und HUNT (1950) sowie S. 598.

Ob und wieweit die *Hypophyse* bei den Oestrogenwirkungen auf die Nebenniere beteiligt ist, ist noch schwer zu entscheiden. SKELTON, FORTIER und SELYE (1949) beobachteten bei *Ratten*, die mit Stilboestrol behandelt worden waren, einen fast völligen Schwund der Lipoide aus der Nebennierenrinde, außerdem ein Sinken des Gehaltes an Cholesterin und Ascorbinsäure. Unter der Wirkung eines lyophilen Extrakts (LAP) aus dem Vorderlappen mit ACTH-Wirkung erfolgte eine Anhäufung von sudanophilen Stoffen in der Nebennierenrinde. Die Werte für Cholesterin und Ascorbinsäure waren aber wieder niedrig. Nunmehr wurden Stilboestrol und LAP verabreicht. Offenbar wirkte das Stilboestrol dem ACTH entgegen. Die Autoren halten neben der Wirkung über die Hypophyse eine direkte Wirkung oestrogener Stoffe auf die Nebenniere für denkbar.

Maus. Die Wirkung oestrogener Substanzen auf die Nebenniere der *Maus* ist nicht klar. MARTIN (1930) erhielt in kurzdauernden Versuchen mit oestrogenen Stoffen zunächst keine Veränderungen der X-Zone (s. a. S. 709ff.), dagegen bei längerer Behandlung nicht geschlechtsreifer kastrierter Männchen, ferner normaler und kastrierter Weibchen (Degeneration der X-Zone). Bei Behandlung infantiler normaler Männchen konnte die X-Zone länger erhalten werden als normalerweise; bei nicht kastrierten erwachsenen Männchen trat sie nach Oestrogenzufuhr wieder auf. Burrows (1936) fand bei *Mäuse*-Männchen, daß längere subcutane Verabreichung von oestrogenen Stoffen zunächst zu einem Wiederauftauchen der X-Zone führt. Dann folgt eine ausgiebige Degeneration, wobei „large rounded lipoid-like masses" gebildet werden. Anfänglich wirken die oestrogenen Substanzen bei den *Mäuse*-Männchen wie eine Kastration. Cramer und Horning (1937b, c, s. a. S. 750) konnten nach Verabreichung oestrogener Stoffe keine Veränderungen an der X-Zone der Weibchen beobachten (1937c). In einer weiteren Arbeit (1937b) beschreiben sie eine sog. „braune Degeneration" im inneren Rindenbereich. Lacassagne und Raynaud (1937a, b, c) behaupteten zunächst, die Involution der X-Zone werde durch oestrogene Stoffe nicht verändert; dagegen sollten sich alle Rindenzonen verschmälern. Weiterhin wurden *Mäuse* verschiedener Stämme abermals mit oestrogenen Stoffen behandelt (Oestradiol, Oestron, Equilin, Equilinin). Es entstanden merkwürdige mehrkernige Gebilde an der fibrovasculären Grenze, welche bei der *Maus* Rinde von Mark trennt, ferner im Mark. Diese sog. „Symplasmen" gehen anscheinend aus bindegewebigen bzw. endothelialen Elementen hervor. Lymphocytäre und histiocytäre Reaktionen scheinen sich zu beteiligen. Die Gefäßendothelien können sich auch mit Lipoid beladen und vielkernig werden („par incorporation de leucocytes immigrés"). Degenerierende Zellen der Reticularis sollen sich an den Vorgängen beteiligen. Auch in sie können Leukocyten eindringen. Besonders bei alten Tieren treten solche Formationen in großer Menge auf.

Untersuchungen von Danner (1938, 1940) sprechen dafür, daß eine längere Verabreichung (4—16 Monate) von Follikelhormon auf die Nebenniere toxisch wirkt. Tägliche Injektionen von 10 IE bei kastrierten und 20 IE bei normalen *Mäusen* verursachen eine schwere Degeneration der Nebenniere, in erster Linie in Fasciculata und Reticularis, nicht in Glomerulosa. Zeichen von Rindeninsuffizienz treten auf (Kachexie, Schwäche, Verlust der Haare, des Depotfettes, Abnahme des Körpergewichtes). Nach peroraler Progynonbehandlung fand Danner (1940) charakteristische Veränderungen in der Nebenniere: teils hypertrophierte Reticulariszellen, teils amyloide Entartung.

Nach Gardner (1940, 1941c) sollen mit Oestrogenen behandelte *Mäuse*-Männchen stärkere Nebennierenläsionen als die Weibchen aufweisen, während McPhail und Read (1942b) gerade bei jungen *Mäuse*-Weibchen nach Verabreichung von Oestron und Stilboestrol einen sog. „Ringeffekt" in den der X-Zone angelegten Fasciculatazellen festgestellt haben. Die Nebennieren erwachsener *Mäuse*-Männchen blieben nach diesen Untersuchern unbeeinflußt.

Eine genauere Beschreibung der Theelinwirkung auf die *Rindenlipoide* bei *Mäusen* vom dba-Stamm verdanken wir Vicari (1943b, vgl. Abb. 157, S. 331). Die Tiere wurden im Alter von 27 Tagen in den Versuch genommen; sie bekamen täglich 0,4 cm³ Theelin subcutan, zum Teil etwas mehr. Nach 10 Tagen wurden sie getötet. Der streifige unregelmäßige Rand der Zone II (Zonen s. Abb. 157) gegen Zone III verschwand. Die Zone II wurde breiter, dichter mit Lipoid beladen als bei den dba-Kontrollen. Bei beiden Geschlechtern waren die gleichen Veränderungen nachzuweisen. Die Zone III war entsprechend verschmälert.

Die früheren Bemerkungen über *tumorartige Veränderungen* in der Nebennierenrinde kastrierter *Mäuse* werden durch Angaben von Woolley und Little (1945a, b, 1946) ergänzt. Bei den Weibchen des JAX-Stammes, welche bald nach der Geburt kastriert worden waren, entwickelte sich eine noduläre Hyperplasie der Nebennierenrinde, welche nahezu in 100% der Fälle in eine Carcinombildung überging. Wurden bei solchen Tieren im Alter von 7 Wochen Depots mit Diäthylstilboestrol angelegt, dann blieb die Tumorentwicklung, übrigens bei beiden Geschlechtern, aus.

Meerschweinchen. Watrin (1925) spritzte *Meerschweinchen* Liquor folliculi intraperitonaeal. Eine Hyperämie des gesamten weiblichen Genitaltraktes war die Folge. Die Veränderungen an den Nebennieren seien dagegen, abgesehen von einer gewissen Größenzunahme, minimal gewesen. Nach Allen und Bern (1941, 1942) entsteht durch eine über mehrere Wochen durchgeführte Behandlung mit Diäthylstilboestrol eine Zunahme des Nebennierengewichtes, etwa um 37% bei den Männchen, um 33% bei den Weibchen. Histologisch ließen sich an den Nebennieren keine wesentlichen Veränderungen feststellen. Bei beiden Geschlechtern kam es unter dieser Behandlung zum Wachstumsstillstand. Vielleicht spielt die Schilddrüse eine Rolle bei der Wirkung des Diäthylstilboestrols auf die Nebennieren mit. Nach Thyreoidektomie kommt es nämlich unter der Wirkung der oestrogenen Substanz nur zu einer geringen Größenzunahme der Nebennieren. Die Thyreoidektomie an sich bewirkt bereits eine Atrophie der Nebennierenrinde, welche offenbar durch Diäthylstilboestrol nicht behoben werden kann. Im übrigen scheint Diäthylstilboestrol eine Lipoidzunahme in den Rindenzellen zu verursachen, was Levin (1945) mit einer ACTH-Aktivierung im Hypophysenvorderlappen nach Oestrogen erklärt hat. Es vermehrt sich dann auch der Cholesteringehalt der Nebenniere (Sayers, Sayers, Fry, White und Long 1944, Sayers, Sayers, Liang und Long 1946).

Kimeldorf und Soderwall (1947) injizierten kastrierten weiblichen *Meerschweinchen* 5—20 RE Oestrogen (Progynon B) in 48stündigen Intervallen. Zwei Tage nach der 3. Injektion war das relative Nebennierengewicht vergrößert, verglichen mit den Verhältnissen bei normalen und kastrierten *Meerschweinchen*, die Rinde hypertrophiert. Die Größe der Zellen in Glomerulosa und Fasciculata hatte zugenommen. Die Glomerulosa war verbreitert, die Fasciculata eher etwas verschmälert (!), die an degenerierenden Zellen reiche Reticularis beträchtlich breiter. Aus diesen Befunden schließen die Untersucher, daß oestrogene Stoffe den Untergang der Rindenzellen beim *Meerschweinchen* beschleunigen. Dieser Vorgang führt zur Abnahme der Rindenaktivität, was unter Rückwirkung auf die Hypophyse eine vermehrte Ausscheidung von ACTH zur Folge hat. Dieser letzte Punkt erklärt die Rindenhypertrophie. Nach Fetzer (1952) konnte bei hypophysenlosen *Meerschweinchen* mit Oestradioldipropionat Lipoid- und Plasmabild der Nebennierenrinde normalisieren (S. 588).

Bei länger dauernder Behandlung mit Diäthylstilboestrol lagert sich sudanophiles Material in der Nebennierenrinde bei *Hamstern* beiderlei Geschlechtes ab (Koneff, Simpson und Evans 1946). Alpert (1950) verabreichte *Goldhamster*-Männchen täglich subcutan 1 cm³ Sesamöl mit 1 mg Diäthylstilboestrol, insgesamt 27 mg während der ganzen Versuchsdauer. Außerdem wurden bei manchen Tieren 25 mg-Depots subcutan implantiert, welche 3 bis 4 Monate zur Wirkung kamen. Das Gewicht der Versuchstiere stieg langsamer an als das der Kontrolltiere. Die Nebennieren erlitten Gewichtsverluste, welche von der Länge der Behandlung abhängig schienen (etwa 24% Gewichtsabnahme der Nebenniere bei älteren Männchen). Diese Gewichtsabnahme haben auch Koneff, Simpson und Evans (1946) gesehen, während bei anderen Versuchstieren meist eine Gewichtszunahme beobachtet wurde (s. o., ferner Haam, Hammel, Rardin und Schoene 1941, Janes und Nelson 1942, Leathem und Silverman 1945).

Interessant sind die histochemischen Befunde von Alpert (1950). Nach Diäthylstilboestrolgaben werden sudanophile Stoffe (Pigmente) in der Reticularis der Nebenniere von *Goldhamster*-Männchen abgelagert, hin und wieder auch in innersten Fasciculataabschnitten. Schon im frischen ungefärbten Schnitt fallen diese Stoffe auf, die sich mit Alkohol oder Aceton nicht extrahieren lassen. Nach dem histochemischen Verhalten zu schließen, dürfte es sich um Lipochrome handeln.

Es ist offenbar dasselbe Pigment, welches bei der sog. „braunen Degeneration" in verschiedenen Organen älterer Tiere und auch des Menschen beobachtet wird („Abnützungspigment"). Bei *Mäusen* ist das gleiche Pigment in der Nebennierenrinde gefunden worden, wenn sie mit oestrogenen Stoffen behandelt worden waren (s. o. Cramer und Horning 1937a, Tobin und Birnbaum 1947).

Das meiste Pigment fand sich bei den Tieren, die am längsten (4 Monate) unter der Einwirkung des Diäthylstilboestrols gestanden hatten. Alpert denkt an eine Art von Degenerationsvorgang. Das einzige ältere Männchen, welches nach der Hormonbehandlung kein Pigment zeigte, besaß dafür reichlich sudanophile Stoffe in der Nebennierenrinde (s. Teilbild 5 der Abb. 262), was beim *Goldhamster* ganz ungewöhnlich ist. Interessant war bei diesem Tier auch eine positive Schultz-Reaktion, die beim *Goldhamster* gewöhnlich ebenfalls negativ ausfällt. Die grüne Färbung trat etwa in dem gleichen Bezirk auf, der vorher die Sudanophilie gegeben hatte (Teilbild d der Abb. 262). Wurden die Schnitte mit Ätheralkohol behandelt, so blieben Nachweis der Sudanophilie wie Schultz-Test negativ.

Nach Diäthylstilboestrol kommt es übrigens auch zu einem chemisch nachgewiesenen Verlust von Ascorbinsäure in der Nebennierenrinde älterer Männchen von 11,8%, dagegen bei infantilen Männchen zu einem Anstieg von 36%.

Eine Hypertrophie der Nebennierenrinde durch Dienoestrol und Indenoestrol „A" bekamen Smith und Vanderlinde (1951).

Fragt man sich angesichts dieser Kasuistik, ob eine Wirkung der Oestrogene auf die Nebennierenrinde angenommen werden darf, so wäre wohl zuerst die bereits mehrfach berührte Frage der Hypophysenbeteiligung zu erörtern. So sollen z. B. nach Ansicht mancher Untersucher oestrogene Stoffe bei kastrierten wie bei normalen Tieren eine Nebennierenhypertrophie auf dem Wege über die Einschaltung des Hypophysenvorderlappens erzeugen. Der Vorderlappen zeigt allerdings bei den Kastrationen die bekannten typischen Veränderungen (Friedl 1933). Nach der Hypophysektomie soll die Wirkung der Oestrogene auf die Nebenniere aufgehoben sein (Bourne und Zuckerman 1940a, b). In diesem

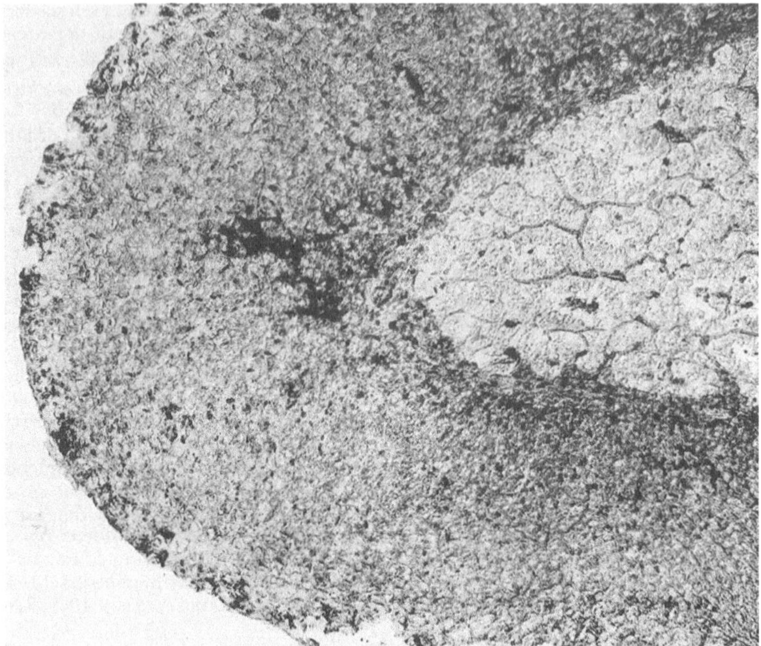

Abb. 262 a.

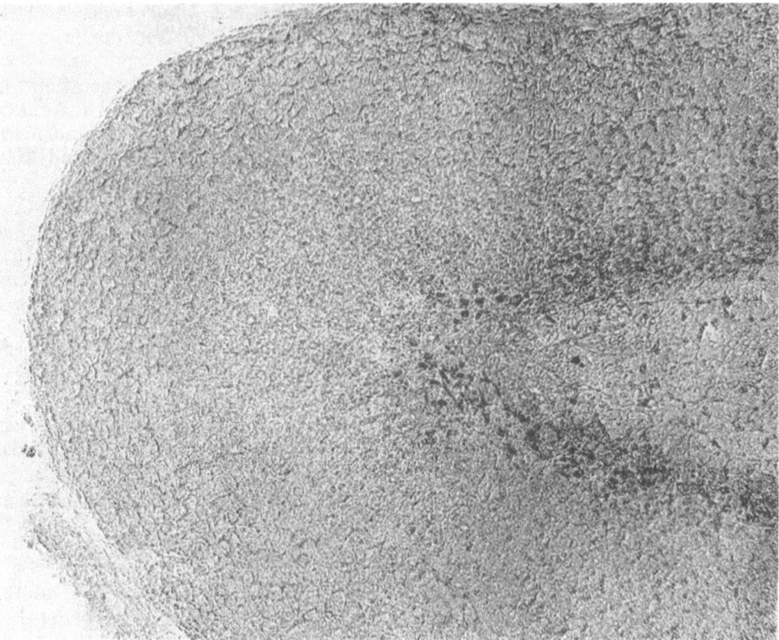

Abb. 262 b.

Sinne sprechen auch die Befunde von Albert und Selye (1942), die nach Desoxycorticosteronacetatgaben bei Oestrogenbehandlung keine Nebennierenhypertrophie mehr sahen; es könnte ein Stressgeschehen vorliegen. Aber auch

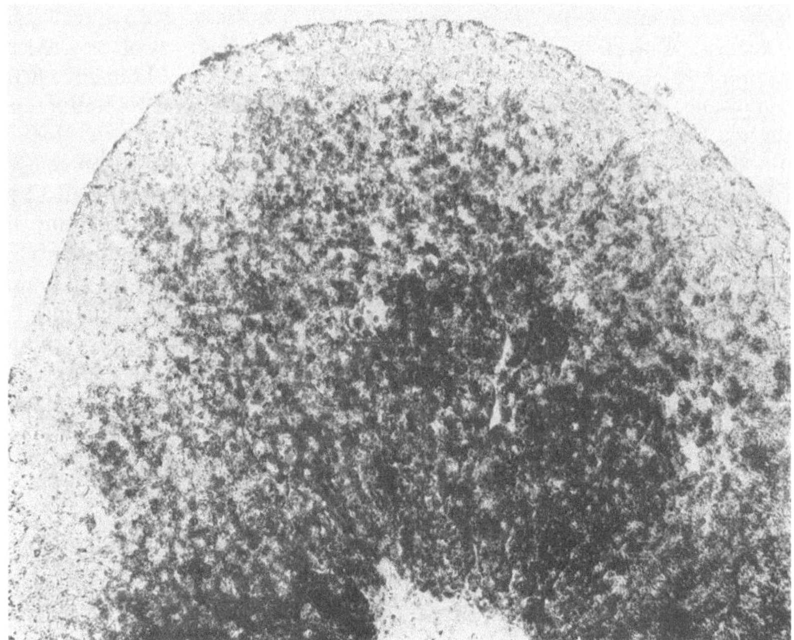

Abb. 262 c.

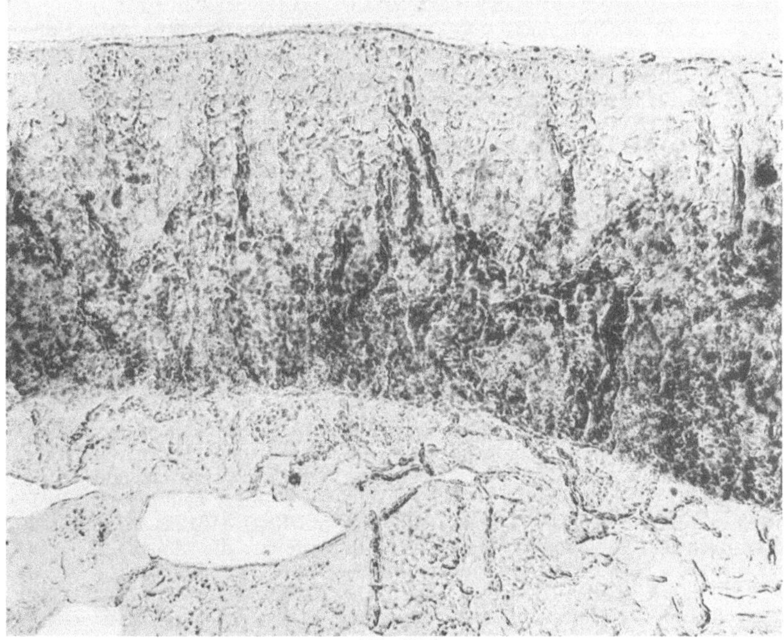

Abb. 262 d.

Abb. 262a—d. Reaktion der Nebennierenrinde des *Goldhamsters* auf Verabreichung von Diäthylstilboestrol.
a Lipochromes Pigment in der Zona reticularis (Sudanschwarzfärbung). b Dasselbe (ungefärbter Gefrierschnitt).
c Starke Sudanophilie. d Starke histochemische Cholesterinreaktion (weitere Erklärung im Text S. 753).
Aus ALPERT 1950.

48*

eine unmittelbare Wirkung der Oestrogene auf die Nebenniere haben wir mehrmals in Betracht gezogen.

Tepperman, Engel und Long (1943a, b) beschreiben zwei verschiedene Mechanismen, welche eine Nebennierenhypertrophie auslösen können. Einmal werden typische Stressverhältnisse erörtert, bei welchen eine Nebennierenvergrößerung als Folge einer Eiweißzunahme auftreten kann. Der zweite Mechanismus kann durch natürliche oder synthetische oestrogene Substanzen ausgelöst werden, wobei das Hormon den Hypophysenvorderlappen aktivieren soll. Levin (1945) hatte angenommen, das Diäthylstilboestrol wirke ganz im Sinne einer Stressreaktion. Immerhin sollte man bedenken (Alpert 1950), daß die oestrogene Substanz zumindest einen Teil der Hypophysenvorderlappenhormone zu hemmen imstande ist, nämlich die gonadotropen Hormone. Die Rolle der Abbauprodukte oestrogener Stoffe für die Freisetzung von Gonadotropin und Adrenotropin haben Smith und Smith (1941, 1946, 1948), Smith und Vanderlinde (1951) untersucht. Die Hoden der von Alpert untersuchten *Goldhamster*-Männchen zeigten eine beträchtliche Atrophie, was Nalbandow und Baum (1948) auch bei *Ratten*-Männchen beobachtet haben. Skelton, Fortier und Selye (1949) vertraten weiterhin die Meinung, daß oestrogene Stoffe Rindenveränderungen bewirken, welche nicht nur auf Hypophysenvorderlappenaktivierung beruhen. Sayers (1950) bemerkt aber, daß die angewandten beträchtlich hohen Oestrogendosen vielleicht toxische Veränderungen in der Nebenniere gesetzt haben. Baker (1949) und vor allem Hunt (1950) haben aber eine ACTH-Stimulierung durch Oestrogengaben propagiert.

Auf die Vorstellungen Bournes (1949) über gewisse Beziehungen zwischen Oestron und Pigmentbildung bin ich schon früher eingegangen (S. 375).

m) Die Wirkung von Progesteron auf die Nebenniere.

Progesteron ist in der Nebenniere selbst aufgefunden worden (S. 729 f.). Seine Rolle haben wir verschiedenenorts bereits erörtert (S. 727 ff., S. 730 ff.: Gravidität). Ziemlich sicher kann man mit Progesteron die Überlebenszeit adrenalektomierter Tiere verlängern (Bourne 1938, Gaunt und Hays 1938). Auf die immer wieder auftauchende Hypothese, die Nebennierenrinde könne gelegentlich vikariierend für das Corpus luteum eintreten, sei nochmals hingewiesen.

Clausen (1940a) beobachtete nach Progesterongaben bei der *Ratte* in der Zona reticularis Zellverdichtungen. Nach Selye (1940c) wogen die Nebennieren mit Progesteron behandelter normaler *Ratten* nur 29 mg im Durchschnitt (19—36 mg), während die unbehandelter Kontrolltiere ein Durchschnittsgewicht von 44 mg (33—53 mg) besaßen. Die Atrophie betraf nur die Rinde und ähnelte der nach Desoxycorticosteronacetatinjektionen auftretenden. Clausen hat dies nicht beobachten können; er arbeitete aber an *Ratten*-Männchen, während Selye gerade zeigen konnte, daß diese weniger progesteronempfindlich sind als die Weibchen. Bei hypophysektomierten *Ratten* hat Progesteron offenbar gar keinen Einfluß auf die Sekretion der Nebennierenrinde. Hisaw und Velardo (1951) berichten, daß Pregnandiol bei normalen *Ratten* unter anderem zur Gewichtsabnahme der Ovarien, des Uterus, der Nebennieren und des Thymus führt. Die Überlebenszeit der Tiere im Kälteversuch sinkt auf etwa die Hälfte ab.

Bei der *Maus* will Selye (1940) nach Progesteron ein Verschwinden der X-Zone konstatiert haben. In diesem Zusammenhang sei auf die von Greene, Burrill und Ivy (1939) behauptete androgene Wirksamkeit des Progesteron verwiesen. Howard und Gengradom (1940) sahen nach großen Dosen von Progesteron bei der *Maus* eine gewisse Reduktion, aber nicht einen vollen Abbau der X-Zone. McPhail und Read (1942b) injizierten 20 Tage alten *Mäuse*-Weibchen 10—13 Tage lang 0,5 mg Progesteron; die X-Zone blieb erhalten. Auch bei kastrierten *Mäuse*-Männchen mit erhaltener X-Zone war durch Progesteron keine deutliche Wirkung zu erzielen. Dagegen konnte die X-Zone bei Weibchen mit Anhydrooxy-progesteron zum Verschwinden gebracht werden (Dosis 0,5 mg Progesteron, 11 bis 16 Tage lang).

Kimeldorf und Soderwall (1947) injizierten kastrierten *Meerschweinchen*-Weibchen Progesteron (0,05—0,2 mg) in ähnlicher Weise wie in ihren Oestrogenversuchen (S. 753). Es folgte eine geringe Zunahme des relativen Nebennierengewichtes, Verbreiterung der Zona glomerulosa und reticularis. Die Degeneration von Reticulariszellen war nur wenig verstärkt. Mit Progesteron konnte FETZER (1952) das Lipoid- und Plasmalogenbild in der Nebennierenrinde hypophysektomierter *Meerschweinchen* normalisieren (S. 588). ROGOFF und STEWART (1928) konnten zeigen, daß Progesteron während der Gravidität und nach dem Oestrus beim *Hund* eine Hemmung der Ausbildung einer Rindeninsuffizienz bewirkt.

n) Die Wirkung von Gonadotropin auf die Nebenniere.

UOTILA (1939c) konnte bei *Hühnchen*, denen er gonadotrope Hormone injiziert hatte, in keinem Fall wesentliche Gewichts- oder histologische Veränderungen der Nebenniere sehen. Die Zahl der sog. fuchsinophilen und hellen Zellen des Rindengewebes (MASSONS Trichrom III-Färbung) wurde nicht beeinflußt. Im übrigen ist die Zahl solcher Zellen bei normalen *Hühnchen* größer als bei erwachsenen *Hennen*.

TAILLARD und VEYRAT (1947) beobachteten an *Ratten*-Weibchen, die ein Extrakt aus Schwangerenharn erhalten hatten, eine Maskulinisierung (Veränderungen an Klitoris, Speicheldrüsen, Prostatatransplantaten usw.). Ähnliche Wirkungen ließen sich aber auch bei adrenalektomierten *Ratten*-Weibchen erzielen. Die Nebenniere scheint also bei dem Maskulinisierungsprozeß nicht unbedingt notwendig zu sein. HORTOBÁGYI und ÁGOSTON (1949) beobachteten 10 Tage nach einseitiger Adrenalektomie bei der *Ratte* eine Gewichtszunahme der verbleibenden Nebenniere von 26,7 auf 36,3 mg, also die typische kompensatorische Hypertrophie (s. a. S. 568); 500 IE choriogenes Gonadotropin, 10 Tage lang gegeben, bewirkten eine Verstärkung der kompensatorischen Hypertrophie (Nebennierengewicht 44 bis 56 mg!). EVANS, PENCHARZ, MEYER und SIMPSON (1932), FETZER (1952, vgl. S. 588) konnten die nach Hypophysektomie auftretenden Schäden der Nebennierenrinde mit gonadotropem Hormon nicht beheben.

BAU-KIEN-TSING (1936) behandelte *Mäuse* mit Injektionen von Schwangerenharn, der unter anderem reichlich Gonadotropine enthält; daher wurde in Parallelversuchen auch Prolan gegeben. Bei der Verabreichung an erwachsene *Mäuse*-Männchen kommt es zur Hyperämie in der Umgebung der Nebenniere und in der Nebenniere selbst. Wenn ich die histologische Beschreibung des Verfassers richtig verstanden habe, erneuert sich die X-Zone (der Untersucher spricht von Reticularis). Da aber nach Verabreichung eines Corpus luteum-Extraktes, ferner von Prolan, ja sogar nach Terpentinöl ebenfalls zuerst eine Hyperämie, dann das Wiedererscheinen einer X-Zone festzustellen war, hält er es für möglich, daß jeder beliebige, zur Hyperämie der Nebennierenrinde führende Reiz, besonders wenn er sich in den inneren Rindenschichten auswirkt, auch zu einem Wiederaufbau der „Reticularis" bei erwachsenen *Mäuse*-Männchen führt.

Die von JONES (1949b) festgestellten Wirkungen von Gonadotropin auf die X-Zone der *Maus*-Nebennieren wurde geschildert (S. 719). Nach ROTTER (1949, 1950), dessen Vorstellungen ebenfalls schon abgehandelt wurden (S. 598, 719), verkörpert das innere Transformationsfeld auch des Erwachsenen, also die Zona reticularis und die zentralen Abschnitte der Zona fasciculata, eine jetzt vom gonadotropen Hormon des Vorderlappens gesteuerte „sekundäre Geschlechtsdrüse".

Die von SCHENK (1934) nach Prolaninjektion an der Nebennierenrinde des *Meerschweinchens* geschilderten Veränderungen gleichen so sehr den von ANSELMINO, HEROLD und HOFFMANN (1934) nach Verabreichung ihres corticotropen Hormons beschriebenen, daß letztere meinen, SCHENKs Präparate seien mit corticotropem Hormon verunreinigt gewesen. Nach BOISSEZON (1936) verursachen 4 Injektionen von 4 cm³ Schwangerenharn in 4 Tagen bei *Meerschweinchen*-Weibchen Erhöhung des Cholesteringehaltes der Nebennierenrinde. Bei nicht geschlechtsreifen Tieren entwickelt sich eine Hypertrophie (Gewichtsvermehrung) der Nebenniere. Versuche mit Harn von Männern oder nicht graviden Frauen verliefen negativ. In der Rinde vollzog sich eine Verschmälerung der Glomerulosa bei gleichzeitiger Verbreiterung der Fasciculata (Hypertrophie nicht Hyperplasie). Die Lipoide nahmen an Menge zu, die Zellkerne hellen sich auf. Die Veränderungen der Nebenniere entsprachen ganz denen, die man bei graviden *Meerschweinchen* beobachten kann.

o) Die Wirkung androgener Substanzen auf die Nebenniere.

FRIEDGOOD und UOTILA (1939) stellten bei maskulinisierenden Ovarialtumoren bei *Hennen* eine Nebennierenatrophie bei gleichzeitiger Abnahme der sog. fuchsinophilen Zellen fest. Bei *Hähnchen* entwickelt sich nach Injektion von 10 mg Androsteron (20 Tage lang) eine deutliche Nebennierenatrophie. Die für die Erhaltung des Lebens adrenalektomierter *Enteriche* notwendige Nebennierenextraktmenge ist während der Brutzeit 2—3mal größer als außerhalb dieser Zeit. Werden die Hoden entfernt, dann fällt dieser Unterschied fort (BÜLBRING 1940). Es scheint also, daß androgene Stoffe den Bedarf an Corticosteroiden mit regeln. Nach Zufuhr von Testosteronpropionat erhielt KAR (1947b, vgl. S. 750) bei *Vögeln* eine Abnahme des Lipoids in den Rindenzellen, nach Diäthylstilboestrol eine Zunahme.

Zalesky, Wells, Overholser und Gomez (1941) sahen beim hypophysektomierten *Ziesel* keine Wirkung des Testosterons. Es kam zur typischen Atrophie der Nebenniere. Überhaupt kann man durch Verabreichung androgener Stoffe nach Hypophysektomie zwar Spermiogenese und Hodengewicht normal erhalten, nicht aber die Nebennieren (Walsh, Cuyler und McCullagh 1934, Nelson und Gallagher 1936, Cutuly, McCullagh und Cutuly 1937, Nelson und Marckel 1938). Immerhin konnte wenigstens das Nebennieren-gewicht nach Hypophysektomie durch Verabfolgung von Testosteronpropionat an infantilen *Ratten*-Männchen gehalten werden (Cutuly, Cutuly und McCullagh 1938, Leonard 1942). In weiteren Versuchen konnte allerdings Cutuly (1942) die Testosteronwirkung nicht wieder bestätigen. Die Nebennieren wurden atrophisch. Eine unmittelbare Wirkung androgener Stoffe auf die Nebenniere scheint also in gewissem Umfange möglich; das Problem bedarf aber weiterer Prüfung.

Leonard (1942, 1944) behauptete, bei der hypophysektomierten *Ratte* übe Testosteron einen ACTH-ähnlichen Effekt aus, d. h. die nach der Hypophysektomie typischerweise auftretende Rindenatrophie könne aufgehalten werden. Die Nebennieren derartig behandelter Tiere sollten schwerer sein als die von hypophysektomierten, unbehandelten Tieren. Für gewöhnlich tritt allerdings nach Verabreichung androgener Stoffe eine Atrophie der Neben-nierenrinde ein (Selye 1939b, Parkes 1945). In guter Übereinstimmung mit den Angaben von Leonard befinden sich aber die Beobachtungen von Cutuly und Cutuly (1938), daß zwar die Nebennierenrinde hypophysektomierter *Ratten* nach Androgenverabreichung histologisch dieselben Schrumpfungsbilder aufweise wie nach Hypophysektomie, daß aber trotzdem diese Nebennieren in 5 von 12 Fällen noch schwerer waren als die der hypophysektomierten, unbehandelten *Ratten* (vgl. ferner Leathem 1944, s. S. 599).

Auch die Kastrationshypertrophie der Nebennierenrinde von *Ratten*-Männchen kann durch Verabreichung androgener Stoffe gehemmt werden (Hall und Korenchevsky 1938, Hall 1937, s. a. S. 746). McEuen, Selye und Collip (1937), Selye (1940c) setzten die Nebennierengröße normaler *Ratten*-Weibchen durch Testosteronbehandlung um fast ein Drittel herab. Verglichen mit der ähnlichen Desoxycorticosteronacetatwirkung hat Testosteron den größten Effekt (Howard 1938b). Aus der Reihe fällt eine Beobachtung von Freud, Manus und Muhlbock (1938), welche bei *Ratten* und *Meerschweinchen* durch Injektion der Fettsäurenfraktion aus dem Hoden eine Vergrößerung der Nebennieren erzielt haben wollen.

Die androgenen Stoffe sollen eine Senkung des Lipoidgehaltes der Rindenzellen bewirken (Silvestroni 1938, 1939b). Nach Nathanson und Brues (1941a) regt Testosteron die Mitosenbildung in der Nebenniere infantiler *Ratten*-Weibchen an. Simpson, Li und Evans (1942) hatten bei hypophysektomierten Tieren mit androgenen Hormonen nur wenig günstige Erfolge bezüglich des Erhaltungszustandes der Nebenniere. Eine lang dauernde Behandlung von *Ratten*-Männchen mit großen Dosen von Methyltestosteron verursacht eine Involution der Zona glomerulosa, während zugleich grobe Fetttröpfchen in den Zellen der Fasciculata und Reticularis auftreten (Selye, Rowley und Hall 1943). Desoxycorticosteronacetat-und Testosteronwirkung verglich ferner Leathem (1945c). Normale wie kastrierte 14 Tage alte *Ratten*-Männchen erhielten 24 Tage lang täglich subcutan 1 mg Testosteronpropionat (Perandren, Ciba) oder Desoxycorticosteronacetat (Percorten, Ciba). Bei allen injizierten Tieren konnte, ganz besonders deutlich bei den kastrierten *Ratten* — die Kastration führt bei *Ratten*-Männchen an sich zur Hypertrophie der Nebennieren — eine deutliche Hemmung des Nebennierenwachstums gewichtsmäßig festgestellt werden. Diese Hemmung war speziell auf die Nebenniere gerichtet, denn das allgemeine Körperwachstum war nicht wesentlich beeinträchtigt.

Lewis, de Majo und Rosemberg (1949) konnten mit 17-Vinyltestosteron die Größe von *Ratten*-Nebennieren herabsetzen. Auch Korenchevsky, Paris und Benjamin (1950) erhielten in Bestätigung älterer Versuche mit Androsteron oder Testosteronpropionat eine Hypoplasie der Nebenniere.

Eine Neutralisation der Hypoplasie wurde durch Verabreichung oestrogener Stoffe und Schilddrüsenhormon erreicht. Bei der Kombination dieser 2 Hormone hypertrophierte die Nebenniere sogar. Korenchevsky und Jones (1947) gaben nach Ovariektomie Androsteron und Oestradiol; auch durch diese Kombination konnte die zur Regression der Nebennieren führende Androsteronwirkung durch Oestradiol voll kompensiert werden. Umgekehrt betont Hall (1940) die Hemmung der Oestrogenwirkung auf die Nebenniere durch androgene Stoffe. Korenchevsky, Paris und Benjamin (1950) geben auch Zahlenwerte zu den Proportionsänderungen der einzelnen Rindenzonen und zur Größe der Fasciculatazellen. Mit androgenem Hormon bzw. Testosteron erreichten sie eine Hypoplasie der Rindenzelle und ihres Kernes; eine gewisse Lipoidabnahme kam hinzu. Die „Demarkationszone" (= suda-nophobe Zone der Autoren) verbreiterte sich. Wurden aber außer Androsteron gleichzeitig Oestradiol, Progesteron oder Schilddrüsenhormon verabfolgt, dann vergrößerten sich die Fasciculatazellen in den meisten Fällen wieder. Bei den Testosterontieren fanden sich auch zweimal adenomartige Bildungen in der Rinde, aus sehr großen Zellen mit großen bläschen-förmigen Kernen und eosinophilem Cytoplasma bestehend. Obwohl diese Bildungen im allgemeinen von den gewöhnlichen Fasciculata- und Reticulariselementen abzutrennen waren, fanden sich doch einige Zellen, die als Übergangsformen angesprochen werden konnten. Keine Kapsel trennte diese Adenome vom normalen Rindengewebe.

Zizine, Simpson und Evans (1950) zeigten, daß Testosteron die Atrophie der Nebennierenrinde der *Ratte* nach Hypophysektomie in Gewicht und Verteilung der Sudanophilie 15 Tage lang verhindert. Über die Beeinflussung der Plasmalogenverteilung in der Nebennierenrinde des hypophysektomierten *Meerschweinchens* mit androgenen Stoffen hat Fetzer (1952) gearbeitet (S. 588).

Die Injektion androgener Stoffe bei kastrierten, infantilen *Mäuse*-Männchen hemmt die Entwicklung und Erhaltung der *X-Zone* (S. 715; Deanesly und Parkes 1937, Cramer und Horning 1937c, Tolenaar 1939, letzterer bei *Ratten*). Eine braune Degeneration der Nebenniere, wie sie ähnlich nach längerer Verabreichung oestrogener Hormone auftritt, ist bei *Mäusen* auch nach Zufuhr androgener Stoffe zu beobachten, zusammen übrigens mit einer auffallenden Neigung zur Spontanbildung von Brustdrüsencarcinomen (Cramer und Horning 1939b).

Elftman (1947, s. a. S. 705 und Abb. 255) teilt die überraschende Beobachtung mit, daß die Aktivität der *alkalischen Phosphatase* zwar im Zellkern und Cytoplasma von Fasciculata- und Reticulariszellen der Nebennierenrinde erwachsener *Mäuse*-Männchen eindeutig nachzuweisen sei, jedoch nicht in der Nebennierenrinde von *Mäuse*-Weibchen. Interessanterweise tritt die Phosphataseaktivität bei den *Mäuse*-Männchen in dem Augenblick in den Rindenzellen ein, in welchem die X-Zone in ihre regressive Phase übergeht. Die Aktivität dieses Enzyms scheint daher in irgendeiner Beziehung zum Androsteron zu stehen, wofür weiter spricht, daß Behandlung kastrierter, infantiler Tiere beiderlei Geschlechts mit Testosteron zu einer positiven Phosphatasereaktion führt.

Testosteronverabreichung bringt das Lipoid aus den Glomerulosazellen hypophysektomierter *Mäuse* zum Verschwinden (Jones 1949a). Über die Versuche von Freud, Manus und Muhlbock (1938), die sich auch auf *Meerschweinchen* erstreckten, ist oben (S. 758) berichtet worden.

Über die Verhältnisse beim *Menschen* ist begreiflicherweise relativ wenig Sicheres bekannt. Reifenstein jr., Forbes, Albright, Donaldson und Carroll (1945) prüften mit einem 17-Methyltestosteron die Wirkung einer Testosteronverbindung auf die endogene Bildung von 17-Ketosteroiden. Das Methyltestosteron kann nicht in ein 17-Ketosteroid umgewandelt werden, jedenfalls nicht vor der Ausscheidung im Urin. Auf Grund der an Patienten gemachten Erfahrungen wird gefolgert, daß die beobachtete Hemmung der Bildung von 17-Ketosteroiden genau so vor sich geht wie die Hemmung der Testosteronbildung im Hoden nach Injektion von Methyltestosteron, nämlich durch Bremsung von Hypophysenvorderlappenhormonen, welche für die Aktivierung der Nebennierenrinde wie des Hodens verantwortlich sind. Venning und Browne (1947b) zeigten, daß die Verabreichung von Testosteron beim Menschen die Ausscheidung von Glucocorticoiden herabsetzt. Wilbur und Burger (1948) beschrieben einen schwer deutbaren Fall von Kombination einer ungewöhnlichen Hyperplasie der interstitiellen Zellen im Hoden, basophiler Hyperplasie im Hypophysenvorderlappen und Rindenadenom der Nebenniere.

p) E-Avitaminose und Nebenniere.

Siehe Tonutti (1942c), Hüppe (1951) S. 534.

q) Die Wirkung der Nebennierenrindeninsuffizienz auf die männlichen Sexualorgane.

Erste Beobachtungen: Launois (1900), Novak (1914). — Experimentelle Untersuchungen an *Vögeln*: Herrick und Torstveit (1938), Herrick und Finerty (1940), Hewitt (1947), Bülbring (1940), an *Ratten*: McMahon und Zwemer (1929), Freed, Brownfield und Evans (1931), Waitz (1937), Burrill und Greene (1939), Spurr und Kochakian (1939), Staemmler (1949), Jorde (1950), an *Mäusen*: Pfeiffer und Hooker (1940), an *Kaninchenböcken* und *Katern*: Leupold (1923).

r) Die Wirkung der Nebennierenrindeninsuffizienz auf die weiblichen Sexualorgane.

Erste Beobachtungen: Cesa Bianchi (1903), Novak (1914). — Experimentelle Untersuchungen an *Vögeln*: Hewitt (1947), an *Ratten*: Novak (1914), Lewis (1923), del

Castillo (1928), Schiffer und Nice (1930), Kitagawa (1927), Wyman (1928), Martin (1932), Gaunt (1933), Firor und Grollman (1933), Corey und Britton (1934), Schiller (1935), Kutz, McKeown und Selye (1934), Kroc und Martin (1934), Paiva (1941), Hicks und Matters (1935), Dessau (1937), Martin und Fazekas (1937), di Paola (1939), del Castillo und di Paola (1939), Ring (1945), Harrison (1947), Harrison und Cain (1947), Cowie und Folley (1947), Butcher (1939), Levenstein (1937), Dietlein (1951), an *Mäusen*: Masui (1928), Thaddea (1935), Jaffé und Marine (1923), am *Ziesel*: Groat (1943, 1944), an *Kaninchen* und *Katzen*: Leupold (1923), Sserdjukoff (1922), Friedgood und Foster (1938), Verzár (1943), an *Hunden*: Rogoff und Stewart (1927), Swingle, Parkings, Taylor, Hays und Morrell (1937), Beobachtungen am *Menschen*: Mussio, Fournier, Pollack und Lussich Siri (1949), Thaddea (1935, 1938), Marx (1941), Williams, Wittenberger, Bissell und Weinglass (1945), Poumeau-Delille (1949).

s) Der Einfluß von Nebennierenwirkstoffen auf die männlichen Sexualorgane.

Allgemeine Darstellungen: Albright (1942ff.), Speert (1948), Forsham, Bennett, Roche, Reiss, Slessor, Flink und Thorn (1949), Dorfman, Horwitt, Shipley, Fish und Abbott (1947), Sayers (1950), Conn, Louis, Wheeler (1948), Forsham, Thorn, Prunty und Hills (1948), Mason, Power, Rynearson, Ciaramelli, Li und Evans (1948), Reichstein (1936), Reichstein und Euw (1938), Pfiffner und North (1940).

Experimentelle Untersuchungen an *Vögeln*: Fournier, Albrieux und Prego (1940), Paris, Benoit, Kehl und Gros (1942), Hooker und Collings (1940), Bülbring (1940), Selye und Alpert (1942), bei *Ratten*: Hoskins und Hoskins (1916), Hewer (1922), Klein (1931, Stein (1931), Freud und Oestreicher (1933), Davidson und Moon (1936), Davidson (1937), Nelson (1941), Howard (1937, 1938), Burrill und Greene (1939, 1940, 1941), Price (1942), Pottinger jr. und Simonsen (1938), Dantschakoff (1939), Howard (1941), Selye (1941), Selye und Albert (1942), Gros, Benoit, Paris und Kehl (1942), Poumeau-Delille (1942), Masson und Selye (1943), Giroud, Desclaux, Martinet und Piat (1944), Katsh, Charipper und Gordon (1947), Haour und Selye (1948), Hoch-Ligeti (1948), Staemmler (1949), Baker, Schairer, Ingle und Li (1950), bei der *Maus*: Mira (1927), Tonutti (1945), Heuverswyn, Folley und Gardner (1939), Chamorro (1940), Burdick und Konanz (1941), Courrier und Bennetz (1942), Arvy (1942), Clausen (1944), Marvin (1947), bei *Meerschweinchen*: Hodler (1937), Clausen (1941), Torstveit und Mellish (1941).

Über die Wirkung von Adrenalin auf die männliche Keimdrüse: Becher (1931), Perry (1941), Wheeler, Searcy und Andrews (1942), Lamar (1943), Adams und Hunter (1944), Robbins und Parker (1949).

t) Der Einfluß von Nebennierenwirkstoffen auf die weiblichen Sexualorgane.

Experimentelle Untersuchungen bei *Fischen*: Barnes, Kanter und Klavans (1936), Kleiner, Weisman und Mishkind (1937), Fleischmann und Kann (1938), Eversole (1941), bei *Anuren*: Atwell (1932), Corey und Britton (1934), Sapeika (1943), bei *Vögeln*: Riddle und Minoura (1923), Riddle und Lehr (1944), Carr und Connor (1933), Gaunt und Parkins (1933), beim *Pferd*: Casida und Hellbaum (1934), bei *Ratten*: Corey und Britton (1931), Casida und Hellbaum (1934), Hoffmann (1937), Atwell (1932), Gaunt und Parkins (1933), Carr und Connor (1933), Davidson und Moon (1936), Moon (1937), Hall, Chamberlin und Miller (1938), Castillo und Paola (1939), Wade und Haselwood (1941), Hechter, Krohn und Harris (1942), Kehl, Benoit und Gros (1942), Selye (1942), Masson (1943), Lipschütz, Varas und Nunez (1941), Lipschütz (1946), Marvin (1947), Alden und Leathem (1948), Hartman und Brownell (1949), Dietlein (1951), Hisaw und Velardo (1951), Ingle (1950), Seifter, Christian und Ehrich (1951), bei *Mäusen*: Migliavacca (1933), Neumann (1936), Schirrmeister (1940), Burdick und Konanz (1941), Slobodien und Leathem (1944), Hooker (1945), Christy, Dickie, Atkinson und Woolley (1951), bei *Meerschweinchen*: Migliavacca (1932, 1933), Hodler (1936), van Heuverswyn, Collins, Williams und Gardner (1939), bei *Kaninchen*: Ogawa (1931), Engelhart (1930, 1937), Hoffmann (1937), Gallardo (1939), Manardo (1937/40), Hohlweg (1939), O. Neumann (1943), Courrier und Cologne (1951), bei *Hamstern*: Isaacson jr. (1949), bei *Katzen*: Leathem und Crafts (1940), bei *Äffinnen*: Speert (1940), Engle (1941), Zuckerman (1941), Gilbert und Gillman (1944), bei der *Frau*: Salmon (1939). Die Wirkung von *Adrenalin* auf die weiblichen Keimdrüsen behandeln Robson (1932), Perry (1941, 1943).

u) Adrenogenitales Syndrom.

Tierversuche ergeben wohl mit Sicherheit: Zwischen Nebennieren und männlichen wie weiblichen Keimdrüsen bestehen Beziehungen in beiden Richtungen. Diese Beziehungen mögen im einzelnen noch recht umstritten sein. Nachdem aber in der Nebennierenrinde oestrogene wie androgene Stoffe festgestellt wurden, müssen die Relationen anerkannt werden. Normalerweise mögen die Mengen gerade dieser Stoffe so gering sein, daß sie ohne Wirkung bleiben. Es gibt aber pathologische Prozesse und Grenzfälle zum Pathologischen, bei denen solche Quantitäten von androgenen usw. Stoffen erscheinen, daß der Körper an vielen Stellen zu reagieren gezwungen wird. Umgekehrt können wir aus der pathologischen Verzerrung wenigstens einige vorsichtige Rückschlüsse auf den Normalzustand wagen.

Es erscheint möglich, daß die Produktion der übrigen Steroide bei übermäßiger Bildung und Abgabe von Sexualhormonen seitens der Nebennierenrinde entweder nahezu sistiert oder auch im Übermaß erfolgt. Letzteres wird von den Klinikern als das Wahrscheinlichere angesehen. Es ist eine charakteristische klinische Beobachtung, daß bei Nebennierenrinden-hyperfunktionen sexuelle Störungen gemeinsam mit solchen des Stoffwechsels vorkommen (MAININI).

Seit längerer Zeit ist das Syndrom von Hypertrichosis, Adipositas und Nebennieren-tumor bekannt. MARCHAND (1891), BULLOCK und SEQUEIRA (1905) wiesen wohl mit als erste auf dies „adrenogenitale Syndrom" hin.

MARCHAND (1883, 1891) beschrieb einen Fall von Pseudohermaphroditismus femininus, bei welchem ein Nebennierenrindentumor festgestellt wurde. In einem anderen Fall beob-achtete er eine akzessorische Nebenniere (Rinde?) in der Plica lata bei einer Frau mit den Symptomen eines Hermaphroditismus. Die Ovarien waren atrophisch.

SCHWARZ (1927) schlug den Namen „interrenal-genitales" Syndrom vor, weil wohl die Nebennierenrinde (Interrenale) bei dieser Beziehung durchaus den Vorrang verdient. Die ersten Sammlungen diesbezüglicher Fälle veröffentlichten GLYNN (1911), GALLAIS (1912), HEALLY und GUY (1931).

Heute bezeichnen wir den Symptomenkomplex meist als „*adrenogenitales Syndrom*". Eine ausgezeichnete Darstellung findet man bei HARTMAN und BROWNELL (1949, Kasuistik und Literatur).

v) Nebennieren und Integument.

Die Beziehungen zwischen Nebennieren und Haut sind Gegenstand der Forschung geworden, seit THOMAS ADDISON (1855) Pigmentveränderungen an Haut und Schleimhaut als Teil des nach ihm benannten Syndroms erkannt hatte. Gegen Ende des vorigen Jahr-hunderts entstand die Hypothese, daß eine Nebenniereninsuffizienz zur Ablagerung von pigmentierten Stoffwechselschlacken in der Haut führe. Neuere Arbeiten über dieses Gebiet stammen von HEWER (1922), CASTALDI (1924), GROSSMANN und SCHÖNEBERG (1928), BUTCHER (1937, 1942), WRIGHT (1947), BAKER und WHITAKER (1948), WHITAKER (1948), BAKER, INGLE, LI und EVANS (1948), BAKER (1949), CASTOR und BAKER (1950), BAKER und CASTOR (1950), FORBES (1942), KATAOKA (1949), JONES (1949), GREEN und BULLOUGH (1950), MARTIN, MORGAN und LOVINGOOD (1952).

25. Die biologische Stellung der Nebenniere.

Nachdem der Verfasser sich bemüht hat, spekulativen Gedankengängen einen möglichst geringen Raum zu gewähren und das Tatsächliche ganz in den Vorder-grund zu stellen, sei ihm abschließend doch eine zusammenfassende Betrachtung erlaubt, welche die Grenzen der experimentellen Biologie überschreiten mag.

Bei der funktionellen Ausdeutung des Organs Nebenniere stand anfangs der Markanteil ganz und gar im Vordergrund des Interesses. Die „Chromreaktion", die Eisenchloridreaktion lenkten die Aufmerksamkeit in diese Richtung. Die Rinde blieb zunächst ein recht rätselhaftes Gebilde, welches — von seinem Reichtum an Fetten oder Lipoiden abgesehen — wenig Auffallendes bot. Durch die Entdeckung des Adrenalins wurde die dominierende Rolle des Markes für Jahre festgelegt („Adrenalinära"). Noch 1921 schrieb TOKUMITSU, es gebe manche, „welche unter dem Worte ‚Nebenniere' in assoziativer Weise ohne weiteres das chromaffine System (nämlich die Marksubstanz) verstehen wollen, . . ."

Nur schrittweise ist die Erkenntnis von der lebensnotwendigen Rolle der Nebennierenrinde erreicht worden. Erst in den 30er Jahren unseres Jahrhunderts wurde die korrelative Bedeutung des Rindenorgans im endokrinen System klarer. Dann schien sich die Situation allerdings gerade ins Gegenteil zu verkehren: die Marksubstanz hatte anscheinend ihr wesentliches Geheimnis preisgegeben, die Untersuchung der Nebennierenrinde — und zwar recht oft unter gänzlicher Außerachtlassung der Markverhältnisse — erschien einzig lohnenswert. Erst seit wenigen Jahren sind Morphologie und Physiologie des Nebennierenmarkes wieder stärker beachtet worden (Noradrenalinproblem). Schließlich hat sich im Zusammenhang mit den Stressuntersuchungen ergeben, daß Mark *und* Rinde an dem Stressgeschehen beteiligt sind.

Aber selbst wenn wir Struktur und Funktion von Rinde und Mark bis ins letzte analysiert hätten, bliebe eine ungelöste Frage, die sich dem aufdrängt, der sich mit der Phylogenese und Ontogenese des adrenalen und interrenalen Systems und ihren merkwürdig häufigen Abartigkeiten beschäftigt: Warum kommt es zu der Annäherung von Rinde und Mark, warum zur Bildung eines „Doppelorgans", warum bleiben die beiden Anteile nicht voneinander getrennt — wissen wir doch, daß versprengte Rinden- wie Markanteile jeweils für sich allein offenbar so gut wie voll funktionsfähig sein können?

Hierauf das Interesse zu lenken, halte ich für wichtig, weil vielleicht hinter dieser „Annäherung" ein allgemein-wichtiges biologisches Prinzip steckt, das wir vorerst mehr ahnen als exakt umreißen können.

Clara hat die Idee gehabt, den Bauplan eines bestimmten Organs dadurch besser zu begreifen, daß er die vorgefundenen Strukturen mit anderen zu analogisieren versuchte („Vergleichende Histobiologie" s. beispielsweise Claras Vergleich von Lungenalveole und Nierenglomerulum, 1936a, s. a. Clara 1939a). Es handelt sich dabei weniger um ein Analogisieren im Sinne der vergleichenden Anatomie — obschon dies die Basis sein mag, auf welche die Claraschen Gedankengänge zurückgehen —, als vielmehr um eine vom Funktionellen her getragene Analogielehre.

Wohlverstanden: die vergleichende Histobiologie erklärt noch nichts, sie ist nicht final und nicht kausal, sondern lediglich ein heuristisches Prinzip.

Geht man unter diesem Aspekt auf die Suche, so drängt sich ein Objekt geradezu zum Vergleichen auf, die Hirnanhangsdrüse. Man betrachte beispielsweise die Abb. 38a (S. 67). Die Ordnung von adrenalen und interrenalen Anteilen der Nebenniere von *Anolis carolinensis* ist schematisch wiedergegeben (Hartman und Brownell 1949). Von Rinde und Mark kann man in diesem Fall nicht sprechen, eher scheinen diese Anteile wie bei einer Hypophyse in Form von „Lappen" aneinandergelagert zu sein. Das ist allerdings zunächst nur ein ganz roher Vergleich. Geht man ihm aber weiter nach, so kommt man von einer merkwürdigen Tatsache zur anderen. Bevor ich dies erörtere, ist einzufügen, daß auch anderen Untersuchern schon die Bauplanähnlichkeit zwischen Hypophyse und Nebenniere aufgefallen ist. So ging Watzka (1931) dem Problem der Verbindung inkretorischer und neurogener Organe nach. Die Nebennierenrinde ist das eigentliche endokrine Organ, das Mark ist neurogen (Sympathicus). Die Abkömmlinge des Nervensystems bestehen im Nebennierenmark aber nicht mehr aus gewöhnlichen Neuronen, sondern aus Geweben, welche zu gewissen stofflichen Sonderleistungen befähigt sind, weswegen Kohn von neurogenen Nebenzellen und Nebenorganen gesprochen hat. Als zweites Beispiel nennt Watzka das „Infundibularorgan", welches sich mit der inkretorischen, epithelialen Hypophyse verbindet. „Man darf jedoch diese neurogenen Vermittler nicht etwa nur für indifferente und untätige Verbindungsbrücken zwischen Inkretionsorgan und Nervensystem halten, da sie allem Anschein nach auch selbst wichtige Sonderaufgaben zu erfüllen vermögen."

Auch das Paraganglion caroticum kann genannt werden, dessen neurogene Natur Watzka sehr wahrscheinlich ist. Es hat indessen unter den Paraganglien eine Sonderstellung, denn es gehört nicht nur dem Sympathicus an, sondern auch Hirnnerven sind an seiner Zusammensetzung beteiligt. Meist enthält es nur wenig, bei manchen Tieren überhaupt keine chromierbaren Zellen. Mit seinen Extrakten soll daher auch keine Blutdrucksteigerung, sondern eine Blutdrucksenkung herbeizuführen sein.

Im Zusammenhang mit der hier angeschnittenen Frage ist interessant, daß bei *Vögeln* regelmäßig enge nachbarliche Beziehungen zwischen den branchiogenen Epithelkörperchen und dem Paraganglion caroticum bestehen (KOSE 1907, WATZKA 1935). Das Paraganglion caroticum kann vom kranialen Epithelkörperchen in ähnlicher Weise umfaßt werden wie die Marksubstanz der Nebenniere von der Rinde. Gelegentlich sollen auch beim Menschen derart enge Beziehungen zwischen beiden Gebilden zu beobachten sein. WATZKAS Schüler SCHNEIDER (1951) hat die Ähnlichkeit dieser Epithelkörper-Glomusbeziehung

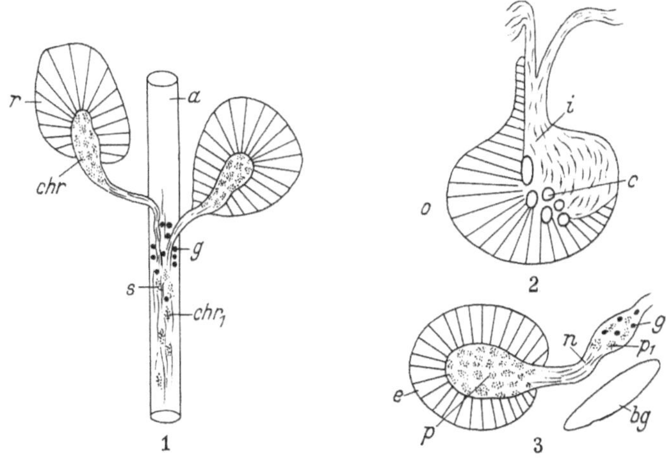

Abb. 263. Schematische Darstellung der Verbindungen inkretorischer und neurogener Organe. Aus WATZKA 1931.

mit Adeno- und Neurohypophyse weiter herausgearbeitet. Er diskutiert die Möglichkeit, daß spezifische, das Epithelkörperchen beeinflussende Wirkstoffe des Glomus caroticum auf humoralem Weg abgegeben werden. Die in der Nähe der Kontaktfläche gefundenen sekretgefüllten Cysten im Epithelkörperchen lassen sich an der Grenzfläche Adeno-Neurohypophyse mit auftretenden Hohlräumen der Pars intermedia vergleichen usw.

Schließlich weist WATZKA auch auf die postbranchialen Körper der *Vögel* und *Reptilien* hin, welche nahe Beziehungen zu Nachbarvenen unterhalten, ferner darauf, daß die Zwischenzellen der menschlichen Keimdrüsen oft entlang oder innerhalb der Hilusnerven von Hoden und Ovarium gelagert sind. Manche Gewebe zeigen also eine Art „Neurotropismus". WATZKAS (1931) schematische Abb. 263 zeigt die Verhältnisse. Das Teilbild 1 dieser Skizze erinnert lebhaft an einen von WATZKAS Lehrer ALFRED KOHN (1903) gezeichneten Befund. In seiner großen Paraganglienarbeit bildet KOHN einen *Kaninchen*-Embryo vom 16. Tage (Abb. 264) und 21 mm Länge ab. Es sind bereits große Mengen von phäochromem Gewebe nachzuweisen. Interessant ist nun, wie die phäochrome Paraganglienmasse nach kranial jeweils nach rechts und links zwei Fortsätze in die epitheliale Nebenniere hinein entwickelt und so deren Mark bildet. Angesichts dieses Bildes wird es übrigens leicht verständlich, daß auch beim Menschen gelegentlich über die Mittellinie hinwegziehende Nebennieren(mark)verschmelzungen vorkommen

(s. a. S. 142 ff.). Auch beim neugeborenen *Kaninchen* ist diese Anordnung von adrenalem und interrenalem Gewebe noch oft nachzuweisen (Abb. 265).

Gehen wir weiter in der Literatur zurück, so finden wir aber schon bei älteren Autoren, z. B. bei Jakob Henle (1865), Ansätze eines Vergleichs zwischen Nebenniere und Hypophyse. Die Zusammenstellung dieser beiden Organe wird nicht überraschen. Während man einerseits die Nebenniere wegen ihres besonderen Nervenreichtums, „... in eine Beziehung zum Nervensystem zu bringen suchte, wurde andererseits die Hypophyse von Hassall zwischen die Nervenganglien und Blutgefäßdrüsen gestellt und von Rathke und Ecker zu den letzteren herübergezogen, bis in jüngster Zeit Luschka Nebennieren und Hypophyse mit der Glandula coccygea in eine besondere Gruppe der Nervendrüsen vereinigte." Luschka ist dabei allerdings zu weit gegangen und mußte sich

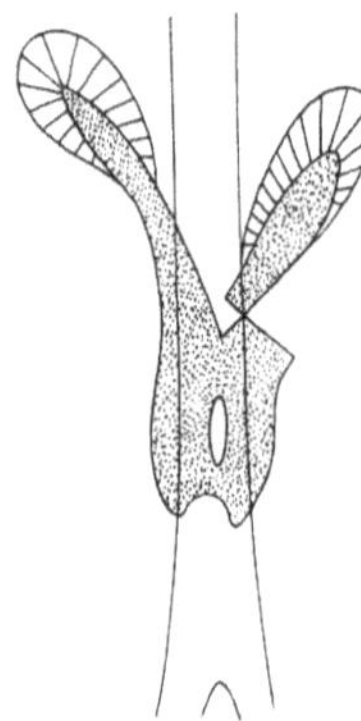
Abb. 264. Halbschematische Darstellung des Paraganglion suprarenale (punktiert) und der Nebennierenrinde (schraffiert) eines 16 Tage alten *Kaninchen*embryos. Aus Kohn 1903.

von Henle einige Korrekturen gefallen lassen. So hat er die Markzellen mit verzweigten Ganglienzellen verglichen, was Henle mit Recht ablehnt. Ferner weist Henle Luschkas Behauptung zurück, die Fortsätze von Markzellen gingen in markhaltige Nervenfasern über. Henle betrachtet den Vergleich zwischen Hypophyse und Nebenniere recht kritisch, allerdings seinerseits von einem falschen Standpunkt aus. Er hatte die Vorstellung, daß der Hypophysenvorderlappen — offenbar nur dieser Teil der Drüse — histologisch ähnlich aufgebaut sei wie das Nebennierenmark, ja er suchte sogar danach, durch die Chromreaktion auch eine Bräunung an den Zellen des Hypophysenvorderlappens zu erreichen. Da ihm dies mißlang, paßte ihm schließlich die Vergleichung der beiden Organe nicht mehr, obwohl er im Grunde die Ähnlichkeit des Aufbaues geahnt haben muß. Noch vorher hat Kölliker (1854) Nebennieren und Hypophysen kurz verglichen.

Am weitesten aber ist — genau vor 100 Jahren — Franz Leydig (1852) gegangen. „Überlegt man sich die Sache weiter, so wird man zu der schon von anderen Forschern ausgesprochenen Vermuthung kommen, daß die Nebennieren in einer näheren Beziehung zum Nervensystem stehen und man wird schließlich die Beobachtungen auch so auslegen können, daß, wie der Hirnanhang ein integrirender Theil des Gehirnes ist, so die Nebennieren ein Theil des Sympathicus . . ."

Wenn man hier noch dazufügt, daß die Alten, vermutlich unter dem Einfluß der Ära Reils und der romantischen Naturwissenschaft den Plexus solaris und alles, was sich an autonomen Nervenfasern und -ganglien um diesen herum gruppiert, kurzerhand als das „Cerebrum abdominale"[1] bezeichneten, dann wird wohl evident, daß man die Nebenniere als die „Hypophyse" des Bauches auffassen kann. Wie der glanduläre Teil der Hypophyse mit einer neuralen Ausstülpung des Diencephalon (Zentrale des autonomen Nervensystems) in Kontakt kommt, so die Nebennierenrindenzellen mit einer „Ausstülpung" im Bereich des peripheren autonomen Nervensystems.

Hypophysenhinterlappen wie Nebennierenmark entstammen neuralem Gewebe. In beiden Fällen differenzieren sich aber die Neuroglioblasten in eigentümlicher Weise. Nur wenige bilden im Mark überhaupt regelrechte Nervenzellen. Die meisten übernehmen spezielle Aufgaben: im Nebennierenmark ent-

---

[1] Zum Begriff des „Cerebrum abdominale" s. auch die Arbeit meiner Schülerin Wagner: E. T. A. Hoffmanns Beziehungen zur Naturwissenschaft usw. Diss. Göttingen 1947.

wickeln sich aus ihnen die phäochromen Elemente, die mit der Adrenalin- und Noradrenalinbildung zu tun haben; im Hypophysenhinterlappen kennen wir zwar keine den „Pituicyten" eigene Reaktion wie die Phäochromie. Auch ist ihre Rolle der Sekretabgabe noch recht dunkel (vgl. BARGMANN 1949 sowie den Beitrag Neurosekretion von B. u. E. SCHARRER in diesem Band, 1953).

Hypophysenhinterlappen wie Nebennierenmark werden reichlich innerviert, im ersten Fall unter anderem durch den Tractus supraoptico-hypophyseus, im zweiten durch die Menge der autonomen Nervenfasern aus dem Plexus coeliacus. Die außerordentlich auffallende Fülle der zur Nebenniere ziehenden Nervenfasern hat schon dazu geführt, daß in manchen älteren Lehrbüchern die Nebenniere unter „Nervensystem" besprochen wurde (vgl. z. B. STÖHR 1898).

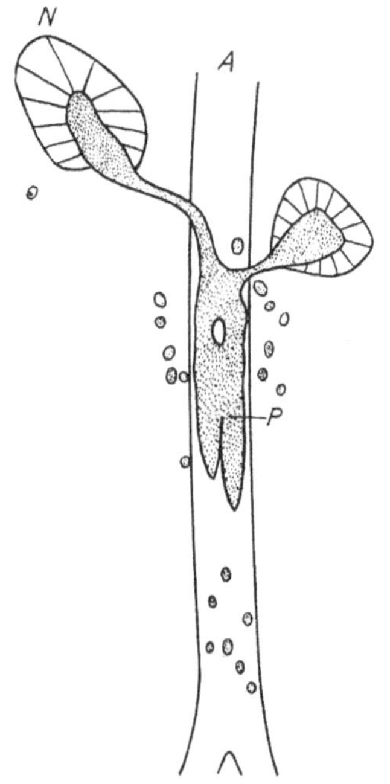

Reminiszenzen an die Myelinisierungshypothese (S. 603) finden sich noch im Lehrbuch von BRAUS-ELZE (1934):

„Da in die Zellen der Nebennierenrinde (nephrogene Komponente) nach der Geburt in hohem Maße Lipoide eingelagert werden, welche dem Myelin in der Mark-scheide der peripheren Nerven nahestehen, so hat man eine Parallele zwischen sympathischen und cerebrospinalen Nerven darin gesehen, daß die letzteren auf ihrem ganzen Wege mit der fetthaltigen Markscheide in Berührung sind, daß die sympathischen Nerven eine solche Symbiose mit einem lipoiden Organ auch besitzen, aber nicht überall, sondern nur an einer Stelle, in der Nebenniere. Aus dem Versagen dieser als lebensnotwendig betrachteten Bezie-hung wird der Sympathicustod erklärt, eine der häufigeren letzten Ursachen des Ablebens. Diese Todesursache hat ihren Sitz in der Nebenniere, wie aus den post mortem gefundenen Veränderungen der Größe des Organs ge-schlossen wird."

Nach RITTER (1946/47, S. 473 ff.) sollen die nervö-sen Strukturen des Nebennierenmarkes eine gewisse Autonomie besitzen. Auch ein so guter Kenner des vegetativen Nervensystems wie BRAEUCKER (1951, s. a. S. 582) schreibt: „Die Gesamtheit der in die linke Nebenniere eintretenden Nerven ist im Hinblick auf die Kleinheit des drüsigen Organs so groß, daß man allein schon aus dieser Tatsache

Abb. 265. Halbschematische Darstel-lung des Paraganglion suprarenale eines neugeborenen *Kaninchens*. *A* Aorta; *N* Nebennierenrinde; *P* Pa-raganglion aorticum abdominale, wel-ches mit dem Nebennierenmark in breiter Verbindung steht. Aus KOHN 1903.

zu der Annahme gedrängt wird, daß die innere Sekretion der Nebenniere in engen Beziehungen zu den Funktionen des vegetativen Systems stehen muß."

In neuerer Zeit haben neben dem reinen Innervationsproblem vor allem neurosekretorische Beziehungen zwischen Hypothalamus und Hypophyse das Interesse der Untersucher auf sich gezogen (BARGMANN 1949, BARGMANN und HILD 1949 usw.). Es wäre natürlich höchst bemerkenswert, wenn auch im Bereich der Nebenniere entsprechende Beobachtungen gemacht werden könnten. Hierbei wäre auf die Verbindungswege zwischen dem Plexus coeliacus und der Nebenniere zu achten. In der Tat sind nun einige ältere und neuere Beobach-tungen vorhanden, die eine neurosekretorische Beziehung zwischen beiden Organen möglich erscheinen lassen. Ich erinnere zuerst an Untersuchungen von TAMMANN (1925), der mittels der Kresylviolettmethode eine Grünfärbung des „Adrenalins" erreicht zu haben meinte. Damit kommt er zu dem Ergebnis, daß das Adrenalin in den Markzellen meist diffus, seltener in Tropfenform vorliegt, daß weiterhin das bindegewebige und elastische Gerüst des Markes von Adrenalin durchtränkt ist und daß auch die Nerven „von einer Adrenalinlösung umspült" werden, weil die Nervenscheiden sich ebenfalls grün anfärben.

Weit mehr im Sinn der modernen Endokrinielehre lassen sich aber Beobachtungen von Velican (1948) verwenden, über die ich bereits ausführlich berichtet habe (S. 284, 722). Seine Angaben, daß Kolloidgranula aus der Nebenniere, deren Quelle vielleicht in Ganglienzellen des Markes zu suchen ist, zu den juxtaadrenalen Ganglien bzw. zum Plexus coeliacus geschafft werden können, ja über die präganglionären Fasern des N. splanchnicus weiter bis zum Rückenmark, bedürfen dringend der Nachprüfung. Die im Nebennierenmark des *Goldhamsters* regelmäßig vorkommenden kolloidhaltigen Ganglienzellen (Abb. 205, S. 479) werden von Eichner (1951) als Ausdruck neurosekretorischer Vorgänge aufgefaßt.

Ob sich bei vergleichend-anatomischen Untersuchungen von Nebennieren und Hypophysen über den Bezirk der *Vertebrata* hinaus noch nicht aufschlußreiches Material für unsere Art histobiologischer Vergleichung ergibt, steht dahin. Ich erinnere daran, daß zumindest adrenale Elemente auch bei *Invertebraten* gefunden wurden (S. 15). Für die Hypophyse sei auf B. Hanström (1946/47) und B. Scharrer (1952) verwiesen.

Folgende weitere Parallelen zwischen Nebennieren und Hypophyse sollen noch hervorgehoben werden. Sowohl Nebennierenmark wie Hypophysenhinterlappen sind besonders reich an *Cholinesterase* (Lanzmann 1942), während Nebennierenrinde und Vorderlappen gerade sehr wenig davon enthalten. Recht interessant sind auch die *Blutgefäßverhältnisse* beider Organe. Sie sind wie alle endokrinen Organe sehr reichlich mit Blut versorgt (S. 442). Merkwürdigerweise werden bei beiden sog. „portale "Gefäße diskutiert. Bezüglich der Hypophyse verweise ich auf Romeis (1940), Green (1947, 1948), Harris (1948), Spatz (1952) usw. Über die portalen Systeme um die Nebennieren ist im Blutgefäßkapitel mehrfach berichtet (S. 442). Erinnert sei an die nun fast 100 Jahre alten Untersuchungen von Gratiolet an der Nebenniere von *Sauropsiden*, sowie von Barpi (1902), aus welchen enge Blutgefäßbeziehungen zwischen Nebenniere und Ggl. coeliacum hervorgehen (S. 444). Wieder ist aus neuerer Zeit Velican (1947, 1948) zu erwähnen, der wohl in der Deutung seiner Gefäßbefunde am weitesten geht (S. 160, 457).

Um das vergleichende Bild abzurunden, stelle ich noch der Vielzahl der Vorderlappenhormone die Vielzahl der Rindensteroide gegenüber, das Bild der Insuffizienz der Hypophyse (Simmondssche Kachexie) dem der Nebenniereninsuffizienz (Addisonsche Krankheit), und wenn wir uns auf ganz hypothetisches Gebiet wagen, der Differenzierung der Elemente im Hypophysenvorderlappen die Schichtung der Nebennierenrinde (Hypothese der funktionellen Rindenaufteilung!). Ein guter Teil der Untersucher bestreitet die Innervation von Nebennierenrinde wie Hypophysenvorderlappen — abgesehen von den mit den Gefäßen eindringenden vegetativen Fasern — während Mark und Hinterlappen nicht an Gefäße gebundene Nervenfasern erhalten sollen. Doch ist dieser Punkt noch nicht vollkommen geklärt.

Selbstverständlich hat dieser wie jeder Vergleich seine Grenzen. Das gilt für anatomische wie physiologische Einzelheiten. So reicht die Einteilung der Hypophyse in Vorder- und Hinterlappen nicht aus; aber ich glaube bei dem hier durchgeführten Vergleich mit der Nebenniere dürfen die Pars infundibuli und das eigentümliche Grenzgebiet zwischen Vorder- und Hinterlappen (Zona intermedia) vernachlässigt werden. Was die Pars infundibuli angeht, so wäre vergleichsweise an die Einschlagung der Nebennierenrinde am sog. Hilus des Organs zu erinnern, wo die Zona glomerulosa, der Vena suprarenalis angeschmiegt, gelegentlich bis an das Mark eindringen kann.

Wie die Hypophyse in Kontakt mit einem vegetativen Hauptort des Zentralnervensystems stehend Stoffwechsel und Wachstum entscheidend beherrscht, so die Nebenniere in Kontakt mit dem peripheren Hauptort des vegetativen Nervensystems.

Ohne die übrigen Organe des Endokriniums in ihrer Bedeutung zu verkennen, darf man daher wohl der Konzeption eines in der physiologischen Literatur oft genannten „Hypophysen-Nebennierensystems" folgen. Manches spricht gerade für die enge Verbindung dieser beiden endokrinen Drüsen.

Beginnen wir mit dem Negativen: Die *Acrania* haben weder eine Hypophyse noch eine Nebenniere. Immerhin besitzt *Branchiostoma* am Stirnhirnbläschen offenbar ein dem Zwischen- und Mittelhirn der *Cranioten* entsprechendes Gebilde. Das sog. Infundibularorgan wird allerdings von BOEKE (1902, 1908, 1913) als Homologon des Sinnesepithels im Saccus vasculosus der *Fische* aufgefaßt. V. FRANZ (1927) denkt jedoch an ein Schattensinnesorgan.

Zweitens verweise ich auf das Problem der Nebenniere bei Anencephalie (S. 599ff.). Die Hypothese von KOHN (1924, s. S. 602) besagt, daß die bei Anencephalie oft zu beobachtende Aplasie oder Hypoplasie der Nebenniere (Rinde!) auf der Aplasie der Hypophyse beruhe. Geklärt ist diese Frage nicht, denn bei den neueren genaueren histologischen Untersuchungen hat man, öfter als früher vermutet, bei der Anencephalie doch eine Nebenniere gefunden. PETER (1938) spricht sogar davon, daß die Nebennierenmißbildungen bei der Anencephalie die Nebennierenrinde betreffen, welche sich bezüglich des postnatalen Umbaus und des Anstiegs des Cholesteringehaltes vorzeitig entwickelt.

Nach HONAN (1930) ist die Nebenniere neugeborener Anencephaler soweit entwickelt wie die eines 7wöchigen normalen Kindes (d. h. im besonderen bezogen auf die postnatale Involution, S. 276ff.). KEENE und HEWER (1925, 1927) gehen zu weit, wenn sie den Zustand der Anencephalennebenniere mit dem eines Kindes von 12 Monaten Alter vergleichen; ihr beigegebenes Schnittbild zeigt die Degenerationszone noch breit entwickelt, deutet also auf einen früheren Termin. HONAN (1930) fand aber auch normale Nebennieren bei Anencephalen, wenngleich seltener.

Es ist ziemlich unwahrscheinlich, daß der Anlagerung des Hypophysenvorderlappens an das Infundibulum, der Nebennierenrinde um das Nebennierenmark keine physiologische Bedeutung zukommen soll. So findet man denn auch tatsächlich immer wieder Überlegungen, wie die beiden Anteile in beiden Organen in Wechselwirkung stehen könnten.

Man darf dabei in der Vereinheitlichung beider Anteile sicher nicht soweit gehen wie v. LUCADOU (s. S. 175f.), der anatomische Tatsachen schließlich vergewaltigt hat, um eine Rinde und Mark durchziehendes Epinephron zu konstruieren. Aber andererseits wissen wir aus entwicklungsphysiologischen Beobachtungen, daß eine regelrechte Hypophyse überhaupt nur entsteht, wenn die orale und neurale Abteilung in Kontakt kommen.

Über die wechselseitigen Beziehungen zwischen Rinde und Mark ist an anderer Stelle berichtet worden (S. 685). Von anatomischer Seite haben POLL (1899), LANDAU (1915) und COWDRY (1938) die Verzahnung von Rinde und Mark betont. KOLMER (1918) meinte, daß die in der Nähe der Rinden-Markgrenze zerfallenden Rindenzellen für die Funktion des Nebennierenmarkes von wesentlicher Bedeutung seien. Nach THOMAS (1924) sollen die stammesgeschichtliche und auch ontogenetische Entwicklung dafür sprechen, daß ein „einheitliches" Organ geschaffen werden soll. Die funktionellen Gründe sind dunkel. Nach CRAMER (1926ff.) soll erst durch die gemeinsame Leistung von Rinde und Mark die richtige Adrenalinmenge produziert werden. In diesem Zusammenhang ist bemerkenswert, daß man mit der von Lehmann (1949) angegebenen fluorescenz-optischen Methode zum Nachweis von Adrenalin zwar einen beträchtlichen Abfall des Adrenalins sieht, dagegen nach Verabreichung von Rindenextrakten einen Anstieg des Adrenalinwertes, was Lehmann als eine Stimulierung des Markgewebes durch Rindenstoffe auffaßt. Braus-Elze (1934) meinen: „Möglicherweise beruht auf dieser großen Berührungsfläche zwischen zwei heterogenen, jetzt zu einem Organ verschmolzenen Anlagen *eine* Funktionseigenart der Nebenniere." Auch von Kemp und Okkels (1936) wird eine Zusammenarbeit der Reticulariszellen mit dem Mark angenommen. Die Rinde soll Adrenalinvorstufen enthalten. Die Vereinigung von Rinde und Mark gehe bei den einzelnen Species der Ausbildung der Wärmeregulation parallel. „Je stärker die Eigenschaft der selbständigen Temperaturregulation entwickelt ist, desto enger ist die Verbindung der beiden Nebennierenanteile!" Aber auch die Beeinflussung der Nebennierenrinde durch das Mark ist erörtert worden (Vogt 1944, S. 553, 583).

Ich möchte annehmen, daß in einigen der genannten hypothetischen Äußerungen ein Körnchen Wahrheit steckt. Es dürfte sich dabei weniger darum handeln, daß in der Nebennierenrinde Adrenalinvorstufen gebildet werden, als *daß die phylogenetisch ansteigende Vereinigung von Rinde und Mark der zunehmenden Notwendigkeit schnellerer und sichererer Regulationen parallel geht.* Die von Cramer (1926) erwähnte Wärmeregulation dürfte nur einen Sonderfall darstellen.

Wenn wir der Nebenniere zusammen mit der Hypophyse die wichtigsten Rollen im Endokrinium, insbesondere in der neuro-endokrinen Verknüpfung zusprechen, so erscheint es schließlich fragenswert, wieweit der Nebenniere Selbständigkeit zugesprochen werden kann, oder wieweit sie im Lauf der Phylogenie unter die Suprematie der Hirnanhangsdrüse geraten ist.

Bislang scheinen mir überhaupt noch keine eindeutigen Untersuchungen darüber vorzuliegen, ob die Nebenniere nach der Hypophysektomie noch gewisse Funktionen ausüben kann. Zu schnell hat man aus der anatomisch sicheren Atrophie der Nebennierenrinde allgemein funktionelle Schlüsse auf das ganze Organ gezogen. Indessen haben einige wenige Autoren behauptet, daß die Nebenniere (Rinde) nach der Hypophysektomie gleichwohl noch weiter sezerniere, aber in sehr geringer und gleichmäßiger Weise (Sayers 1950). Interessanterweise scheinen niedere Wirbeltiere eher imstande zu sein, ohne Hypophyse über die Nebenniere Stoffwechselregulationen vorzunehmen als höhere. So behauptet Dittus (1939), daß nicht geschlechtsreife, hypophysektomierte, thyreoprive *Selachier* weiterleben können, also Tiere, bei denen praktisch jede Stimulation des Interrenalorgans wegfällt, dessen Funktion zur Erhaltung des Lebens unbedingt notwendig ist. Dittus schließt daher auf eine „autonome Inkretion" des Interrenalorgans. Auch aus dem cytologischen Bild explantierter Interrenalzellen kann man schließen, daß eine selbständige Inkretbildung noch möglich ist.

Eine gewisse funktionelle Selbständigkeit schreiben Gordon und Katsh (1949b) der Nebennierenrinde im Zusammenhang mit ihren Untersuchungen über die Beeinflußbarkeit des RES durch Rindensteroide zu. Nach Adrenalektomie wird die Aktivität des RES herabgesetzt, durch Rindensubstanzen gesteigert. Hypophysektomie wirkt bei weitem geringer. Die Autoren schreiben: "It is of interest that the effects of hypophysectomy upon macrophagic structure and activity are not so striking as those induced by adrenal ablation. This might be interpreted to mean either that the hypophysectomized animal is still capable of secreting sufficient amounts of cortical factor to prime the macrophage for phagocytosis, or that other types of compensatory mechanisms, not directly related to the endocrine system, are operative in such animals."

Auch LANGENDORFF und TONUTTI (1950), FETZER (1952) sind der Auffassung, die Nebenniere könne nach der Hypophysektomie (ausführlicher S.588) noch in beschränktem Umfang Hormone bilden. SAYERS (1950) ist ähnlicher Meinung. "Even in the complete absence of ACTH, the adrenal cortex continues to secrete a constant minimal quantity of cortical hormone which under optimal conditions may be adequate to maintain the tissue cells in a state approaching eucorticism..."

Ich fasse abschließend zusammen: Aus vergleichend-histobiologischen Gründen müssen wir der Nebenniere in ihrem Kontakt mit dem peripheren vegetativen Nervensystem eine ähnliche Rolle zuschreiben wie der Hypophyse in ihrem Kontakt mit dem Zwischenhirn. Die neurohumoralen Regulationen des Körpers scheinen an zwei Stellen abgestimmt zu werden.

Literatur.

Abderhalden, Emil: Der Einfluß von Vitamin C-Ascorbinsäure auf die Wirkung von Tyrosinase. Fermentforsch. 14, 367—369 (1935). — Alloxandiabetes. Dtsch. med. Wschr. 1946, 241—242. — **Abderhalden, Rudolf:** Die Hormone. Berlin-Göttingen-Heidelberg 1952. — **Abdon, N. O.:** Acta pharmacol. (Københ.) 1, 169 (1945a). — Acta pharmacol. (Københ.) 1, 325 (1945b). — **Abdon, N. O., u. T. Bjarke:** Acta pharmacol. (Københ.) 1, 1 (1945). — **Abel, John J.:** Further observations on the chemical nature of the active principle of the suprarenal capsule. Bull. Hopkins Hosp. 9, 215—218 (1898). — Über den blutdruckerregenden Bestandtheil der Nebenniere, das Epinephrin. Z. physiol. Chem. 28, 318—362 (1899). — On the phenylcarbamic esters of epinephrin. Amer. J. Physiol. (Proc. Amer. Physiol. Soc. XVII) 3 (1900). — Further observations on epinephrine. Bull. Hopkins Hosp. 12, 80—84 (1901a). — On the behavior of epinephrin to Fehling's solution and other characteristics of this substance. Bull. Hopkins Hosp. 12, 337—343 (1901b). — A simple method of preparing epinephrin and its compounds. Bull. Hopkins Hosp. 13, 29—36 (1902). — Some recent advances in our knowledge of the ductless glands. Bull. Hopkins Hosp. 38, 1—32 (1926). — **Abel, John J.,** and **Albert C. Crawford:** On the blood-pressure-raising constituent of the suprarenal capsule. Bull. Hopkins Hosp. 1897. — **Abel, John J.,** and **D. I. Macht:** Two crystalline pharmacological agents obtained from the tropical toad, *Bufo agua.* J. of Pharmacol. 3, 319—377 (1912). — **Abelin, I.:** Zur Kenntnis der Wechselbeziehungen zwischen Nebenniere und Schilddrüse. Z. exper. Med. 94, 353—358 (1934). — Zur Kenntnis des Cholesterinstoffwechsels der Nebenniere. Helvet. physiol. Acta 1, 81—83 (1943). — Zur Kenntnis des Cholesterinstoffwechsels der Nebenniere und dessen Beeinflussung durch das Schilddrüsenhormon. Helvet. chim. Acta 27, 293—298 (1944). — Zur Frage der Beteiligung der Nebenniere am Zuckerstoffwechsel. Helvet. physiol. Acta 3, 71—82 (1945a). — Über den Einfluß der schwefelhaltigen Aminosäuren (Methionin, Cystein, Cystin) auf den Verlauf der experimentellen Hyperthyreose. Helvet. physiol. Acta 3, 481—495 (1945b). — Nebennierenfunktion und Cholesterinstoffwechsel bei der Narkose. Helvet. physiol. Acta 4, 1—9 (1946a). — Über den verschiedenen Einfluß fett- oder ölhaltiger Nahrung auf den Steringehalt der Nebenniere. Experientia (Basel) 2, 105 (1946b). — Schweiz. med. Wschr. 1946c, 527. — Zur Frage der Sterinbildung im tierischen Körper. I. Öle und Fette in ihrer Beziehung zum Cholesteringehalt der Nebenniere und anderer Organe. Helvet. physiol. Acta 4, 551—567 (1946d). — Helvet. physiol. Acta 7, 427 (1949). — **Abelin, I., u. U. Althaus:** Über den gegensätzlichen Einfluß der Hormone der Nebenniere und der Schilddrüse auf den Glykogenstoffwechsel der Leber. Helvet. chim. Acta 25, 205—215 (1942). — **Abelin, I., u. G. Bracker:** Zur Kenntnis der hormonalen und diätetischen Beeinflussung des Nebennieren-Cholesterins. Helvet. physiol. Acta 4, 383—393 (1946). — **Abelin, I., u. P. Kürsteiner:** Biochem. Z. 198, 19 (1928). — **Abelin, I., u. H. Pfister:** Über die Ausscheidung der 17-Ketosteroide nach Glucosebelastung. Klin. Wschr. 1950, 790. — **Abell, Richard G.,** and **Eliot R. Clark:** A method of studying the effects of chemicals upon living cells and tissues in the moat chamber, a transparent chamber inserted in the *rabbit's* ear. Anat. Rec. 53, 121—140 (1932). — **Abelous, J. E.:** La physiologie des glandes à sécrétion interne. Corps thyroide et capsules surrénales. Rev. g n. Sci. 4, 273—278 (1893a). — Des rapports de la fatigue avec les fonctions des capsules surrénales. Arch. de Physiol. 5, 720—728 (1893b). — Sur l'action antitoxique des capsules surr.nales. C. r. Soc. Biol. Paris 1895. — Sur l'origine musculaire des troubles consécutifs à la déstruction des glandes surrénales. C. r. Soc. Biol. Paris 56, 951—952 (1904a). — Les troubles de pigmentation de la *grenouille* à la suite de la déstruction des glandes surr.nales. C. r. Soc. Biol. Paris 56, 952—953 (1904b). — C. r. Soc. Biol. Paris 1905. — **Abelous, J. E., et Ardaud:**

Sur la formation de l'adrénaline dans la glande surrénale. C. r. Soc. Biol. Paris **1931**. — Sur la formation de l'adrénaline dans la glande surrénale. Adrénaline combinée ou virtuelle et adrénaline libre. C. r. Acad. Sci. Paris **199**, 318 (1934a). — Sur la formation de l'adrénaline dans la glande surrénale. Rôle des lipides et des lipoïdes dans l'adrénalogénèse. C. r. Acad. Sci. Paris **199**, 535 (1934b). — **Abelous, J. E., Charrin** et **P. Langlois:** La fatigue chez les Addisoniens. Arch. de Physiol. 4, 14—24 (1892). — **Abelous, J. E.,** et **P.·Langlois:** Note sur les fonctions des capsules surrénales chez la *grenouille*. C. r. Soc. Biol. Paris **1891**a, 793—798. — La mort des *grenouilles* après la déstruction des deux capsules surrénales. C. r. Soc. Biol. Paris **1891**b, 855—857. — C. r. Soc. Biol. Paris **1891**c, 292. — C. r. Soc. Biol. Paris **1891**d, 835. — Essai de greffe de capsules surrénales sur la *grenouille*. C. r. Soc. Biol. Paris **1892**a, 864—866. — Note sur l'action toxique du sang de *Mammifères* après la destruction des capsules surrénales. C. r. Soc. Biol. Paris **1892**b, 165. — Recherches expérimentales sur la fonction des capsules surrénales de la *grenouille*. Arch. de Physiol. 4, 269—278 (1892c).— Destruction des capsules surrénales chez le cobaye. C. r. Soc. Biol. Paris **1892**d, 388—391. — Toxicité de l'extrait alcoolique du muscle des *grenouilles* privées des capsules surrénales. C. r. Soc. Biol. Paris **1892**e, 490. — Sur les fonctions des capsules surrénales. Arch. de Physiol. 4, 465—476 (1892f). — Sur les fonctions des capsules surrénales. C. r. Soc. Biol. Paris **1895**. — **Abelous, J. E.,** et **L. C. Soula:** C. r. Soc. Biol. Paris 85, 6 (1922). — C. r. Acad. Sci. Paris **178**, 1850 (1924). — **Abelous, J. E., A. Soulié** et **G. Toujan:** Sur la formation de l'adrénaline par les glandes surrénales. C. r. Soc. Biol. Paris 58, 533—534 (1905). — **Abelous, J. E.,** et **Soulier:** Démonstration de la sécrétion interne cholestérogène de la rate. C. r. Soc. Biol. Paris 94, 268—269 (1926). — **Abelson, D.,** and **E. N. Moyes:** Lancet **1950** II, 50. — **Aboim, A. Nunes:** La graisse de l'organe interrénal des *Sélaciens*. Bull. Soc. portug. Sci.nat. **13** (1939). — Essais de détection histo-chimique de l'hormone cortico-surrénale. Bull. Soc. portug. Sci. nat. **14**, 119—123 (1943). — L'organe interrénal des *sélaciens*. Arch. portug. Sci. biol. **7**, 89—134 (1944). — L'organe interrénal des *cyclostomes* et des *poissons*. Portugal. Acta Biol., Sér. A 1, 353—382 (1946). — **Abraham, A.:** Beiträge zur Kenntnis der sensiblen Endorgane der Sinusreflexe von Hering. Z. Zellforsch. **34**, 208—299 (1949). — **Abramow, Sergei:** Z. Immun.forsch. **15** (1912). — C. r. Soc. Biol. Paris 94 (1926). — **Abramow, Sergei,** u. **S. Mischenikow:** Z. Immun.forsch. 20 (1914). — **Abramow, Sergei,** u. **Wsewolod Sadownikow:** Virchows Arch. **313** (1944). — **Abrams, A.,** and **P. P. Cohn:** Federat. Proc. 7, 140 (1948). — J. of Biol. Chem. **177**, 439 (1949). — **Abramson, Doris:** Zur Methodologie der modifizierten Salkowskischen Reaktion für quantitative Cholesterinbestimmung im Blutserum. Biochem. Z. **198**, 233—240 (1928). — **Abramson, E. A.,** and **W. J. Eversole:** The effects of pentobarbitol sodium and the methyl ether of bis-dehydrodoisynolic acid on the blood sugar of *rats*. Amer. Soc. Zool. 1947 Chicago. Anat. Rec. **99**, 678 (1947). — **Achard, C.,** et **J. Thiers:** Bull. Acad. Méd. Paris 86, 51—66 (1921). — **Acheson, G. H.,** and **G. K. Moe:** J. of Pharmacol. 87, 220—236 (1946). — **Ackerman, G. A., R. A. Knouff** and **H. A. Hoster:** J. Nat. Canc. Inst. 12, 465 (1951). — **Ackermann, W.:** Rev. méd. Suisse rom. 68, 7](1948). — **Adami, J. G.,** and **L. Aschoff:** On the myelins, myelin bodies and potential fluid crystals of the organism. Proc. Roy. Soc. Lond. 78 (1906). — **Adams, A. Elizabeth,** and **Elizabeth M. Boyd:** Changes in adrenals of *newts* following hypophysectomy or thyroidectomy. Amer. Soc. Zool. Harvard 1933. Anat. Rec. **57**, Suppl., 34 (1933). — **Adams, A. Elizabeth,** and **Alice Louise Bull:** Effects of injections of thiourea and thiouracil on *chick* embryos. Amer. Assoc. Anat. Wisconsin 1948. Anat. Rec. **100**, 729 (1948). — **Adams, A. Elizabeth,** and **Elsie F. Hunter:** The effects of adrenalin injections on male *newts*. Amer. Assoc. Anat. 1944. Anat. Rec. **88**, 418 (1944). — **Adams, A. Elizabeth,** and **D. Jensen:** The effect of thyroxin injections on the thyrotropin content of the anterior pituitary of the male albino *mouse*. Endocrinology **35**, 296—308 (1944). — **Adams, A. Elizabeth, Mary Medlicott** and **Marjorie Hopkins:** The effects of thyroxin administration on the adrenals, thyroids and anterior pituitaries of non-pregnant and pregnant *mice*. Amer. Soc. Zool. Anat. Rec. **84**, 523—524 (1942). — **Adams, A. Elizabeth,** and **K. Paul:** The histology of certain endocrine glands of adrenalin-injected male albino *mice*. Anat. Rec. **94**, 510 (1946). — **Adams, E.,** and **M. Baxter:** Arch. of Path. 48, 13—26 (1949). — **Adams, Leverett A.,** and **Samuel Eddy:** Comparative anatomy. An introduction to the *vertebrates*. New York 1949. — **Adams, R., W. Bachman, L. Fieser, J. Johnson** and **H. Snyder:** Organic reactions. New York 1944. — **Adams, W. E.:** The carotid sinus complex and epithelial body of *Varanus varius*. Anat. Rec. **113**, 1—27 (1952). — **Adamstone, F. B.,** and **A. B. Taylor:** A study of periodide bodies found in liver cells. Amer. Soc. Zool. Chicago 1947. Anat. Rec. **99**, 584 (1947). — **Addis, T.,** and **H. Gray:** Body size and suprarenal weight. Growth 14, 81—92 (1950). **Addis, T., J. Marmorston, H. Goodman** and **A. Sellers:** Adrenalectomy and proteinuria in the *rat*. Federat. Proc. 9, 3 (1950). — **Addison, Thomas:** Anaemia-disease of the suprarenal capsules. London Med. Gaz. **43**, 517—518 (1849). — On the constitutional and local effects of disease of the supra-renal capsules. London 1855. (Auch in Medical Classics, Bd. 2, 1937/38; dtsch. Übersetzung unter: Die Erkrankungen der Nebennieren und ihre Folgen von Ebstein. Leipzig 1912.) — **Adelon, N. P.:** Physiologie de l'Homme. Paris 1824. — **Adler, D. K.:** Atypical

Addisons disease associated with diabetes mellitus. New England J. Med. **237**, 805—809 (1947). — **Adler, H.,** u. **F. Reimann:** Beitrag zur Funktionsprüfung des retikulo-endothelialen Apparates. Z. exper. Med. **47**, 617—633 (1925). — **Adlersberg, David, Louis E. Schaefer** and **Rhoda Dritch:** Adrenal cortex and lipid metabolism: effects of cortisone and adrenocorticotropin (ACTH) on serum lipids in *man*. Proc. Soc. Exper. Biol. a. Med. **74**, 877—879 (1950). — **Aeby, Chr.:** Der Bau des menschlichen Körpers mit besonderer Rücksicht auf seine morphologische und physiologische Bedeutung. Leipzig 1868. — **Agate jr., F. J.,** and **R. L. Zwemer:** Amer. J. Physiol. **111**, 1 (1935). — **Agati, V. C. d',** and **B. A. Marangoni:** New England J. Med. **232**, 1—7 (1945). — **Agostini, Luciano:** Sulla regolazione neuro-umorale dell' emopoiesi. Rass. Neur. veget. **7**, 1—25 (1949). — **Aguirre, M.,** y **E. Arjona:** Bull. Inst. Med. Res. **2**, 131—137 (1949). — **Agulhon** et **Leobardy:** C. r. Soc. Biol. Paris **1921**. — **Ahlfeld, F.:** Die Mißbildungen des Menschen. Leipzig 1880. — **Ahlmark, T.,** u. **T. G. Kornerup:** Skand. Arch. Physiol. (Berl. u. Lpz.) **82**, 39 (1939). — **Aichel, O.:** Vorläufige Mitteilung über die Nebennierenentwicklung der *Säuger* und die Entstehung accessorischer Nebennieren des *Menschen*. Anat. Anz. **17** (1900a). — Vergleichende Entwicklungsgeschichte und Stammesgeschichte der Nebennieren. Über ein neues normales Organ des *Menschen* und der *Säugetiere*. Arch. mikrosk. Anat. **56**, 1—19 (1900b). — Eine Antwort auf die Angriffe des Herrn Prof. S. Vincent in London. Anat. Anz. **18** (1900c). — Arch. mikrosk. Anat. **56**, 75—80 (1900d). — **Ainley jr., Alan B.:** Treatment of the nephrotic phase of chronic glomerulonephritis with ACTH. Report of two cases. Arch. of Pediatr. **68**, 431—440 (1951). — **Aird, R. B.:** J. Nerv. Dis. **99**, 501 (1949). — **Aitken, J. T. M,. Sharman** and **J. Young:** Maturation of regenerating nerve fibres with various peripheral connexions. J. of Anat. **81**, 1—22 (1947). — **Ajutolo, d':** Arch. Sci. med. **8**, 283 (1884a). — Su di una struma suprarenale accessoria in un rene. Boll. Sci. med. Bologna, Ser. IV **17** (1884b). — Boll. Sci. med. Bologna **18** (1886). — **Akaoka, S.,** and **H. Nakamura:** A study on the influence of some solvents on Kon's silver reaction and vitamine C of the hypophysis and the suprarenal glands of *cow*. Trans. Jap. Path. Soc. **28**, 61 (1938). — **Albanese, Manfredi:** Recherches sur la fonction des capsules surrénales. Arch. ital. Biol. **18**, 49—53 (1892a). — La fatigue chez les animaux privés de capsules surrénales. Arch. ital. Biol. **1892**b. — **Albanese, Manfredi,** e **Supino:** Riforma med. **3**, 686—691 (1892). — **Albarran** et **Cathelin:** Anatomie descriptive et topographique des capsules surrénales. Rev. de gynéc. et de chir. abdom. **5**, 973 (1901). — **Albert, S.,** and **C. P. Leblond:** The distribution of the Feulgen and 2,4 dinitrophenylhydrazine reactions in normal, castrated, adrenalectomized and hormonally treated *rats*. Endocrinology **39**, 386—400 (1946). — **Albert, S.,** and **H. Selye:** J. Pharmacol. **75**, 308—315 (1942). — **Albinus, Bernh. Siegf.:** Annotationum academicarum libri VIII. Lud. 1754/68. — Explicatio tabularum anatom. B. Eustachii. Lugd. Bat. **1764**. — **Albrand, M.:** Arch. mikrosk. Anat. **72** (1908). — **Albrecht, H.,** u. **O. Weltmann:** Über das Lipoid der Nebennierenrinde. Wien. klin. Wschr. **24**, 483—484 (1911). — **Albrich** u. **Bertschinger:** Klin. Wschr. **1943**, 31. — **Albrieux, A. S.,** y **M. Gonzalez:** Hormonas adrenótropicas en la orina durante el ciclo menstrual en la *mujer*. Arch. Soc. Biol. Montevideo **14**, 14—18 (1948). — **Albright, F.:** Cushing's syndrome. Harvey Lect. **38**, 122—186 (1943). — Recent Progr. in Hormone Res. **1**, 293—353 (1947). — **Albright, F., A. P. Forbes** and **F. C. Bartter:** The number of adrenocorticotrophic hormones in *man*. Tr. 17. conference on metabol. asp. of convalesc. 1948. — **Albright, F., W. Parson** and **E. Bloomberg:** Cushings syndrome interpreted as hyperadrenocorticism leading to hypergluconeogenesis: Results of treatment with testosterone propionate. J. Clin. Endocrin. **1**, 375—384 (1941). — **Albright, F.,** and **E. C. Reifenstein:** The parathyroid glands and metabolic bone diseases. Baltimore 1948. — **Albright, F., P. H. Smith** and **R. Fraser:** A syndrome characterized by primary ovarian insufficiency and decreased stature. Report of 11 cases with a digression on hormonal control of axillary and pubic hair. Amer. J. Med. Sci. **204**, 625—648 (1942). — **Albus, G. P.:** Dtsch. med. Wschr. **1951**, 939. — **Alden, Roland H.:** The effect of desoxycorticosterone acetate on epithelial lipids in the *rat* uterus. Amer. Assoc. Anat. Wisconsin 1948. Anat. Rec. **100**, 729—730 (1948). — **Alden, Roland H.,** and **Frank E. Whitacre:** Histological changes in skin transplants to the lower genital tract for congenital absence of the vagina. Amer. Assoc. Anat. New Orleans 1950. Anat. Rec. **106**, 167—168 (1950). — **Aldrich:** Amer. J. Physiol. **5**, 457 (1901). — Amer. J. Physiol. **7**, 359 (1902). — **Aleshin, B. V.,** and **P. F. Sarenko:** The action of mediators on the thyroid. Amer. Rev. Soviet Med. **4**, 269—270 (1947). — **Alessandrini:** Mschr. Psychiatr. **28**, 411. — **Alexander, C.:** Untersuchungen über die Nebennieren und ihre Beziehungen zum Nervensystem. Beitr. path. Anat. **11**, 145—197 (1892) (= Diss. Freiburg i. Br. 1891). — **Alezais, A.:** Note sur l'évolution de quelques glandes. C. r. Soc. Biol. Paris **1898**a, 425—427. — Contribution à l'étude de la capsule surrénale du *cobaye*. Arch. Physiol. norm. et Path. **1898**b, 444—454. — **Alezais** et **Arnaud:** Recherches expérimentales et critiques sur la toxicité de la substance des capsules surrénales. Marseille méd. **26**, 637 (1889). — Travaux du laborat. du Prof. Livon (1890/91). — Sur les caractères du sang efférent des capsules surrénales. Marseille méd. **28**, 393—396 (1891a). —

Étude sur la tuberculose des capsules surrénales et de ses rapports avec la maladie d'Addison. Rev. Méd. 11, 283—326 (1891b). — Recherches expérimentales sur les capsules surrénales. Marseille méd. 28, 11, 94, 131, 195 (1891c). — **Alezais et Peyron:** L'organe parasympathique de Zuckerkandl chez de jeune *chien*. C. r. Soc. Biol. Paris 60, 1161—1163 (1906). — Sur quelques particularités du développement des paraganglions lombaires. C. r. Soc. Biol. Paris 62, 549—550 (1907). — Aplasie des paraganglions surrénaux chez un *Anencéphale*. C. r. Soc. Biol. Paris 67, 619 (1909). — Sur les caractères cytologiques de la cellule chromaffine dans les paragangliomes surrénaux. C. r. Soc. Biol. Paris 69, 206—208 (1910a). — Paraganglions médullo-surrénaux avec involution épidermoide au début. C. r. Soc. Biol. Paris 69, 219 (1910b). — Sur certains aspects de néoplasie conjonctive observés dans les paragangliomes carotidiennes. C. r. Soc. Biol. Paris 70, 545 (1911a). — Sur une tendance évolutive fréquente dans les paraganglions médullo-surrénaux. C. r. Soc. Biol. Paris 70, 718 (1911b). — Les vacuoles et les enclaves des cellules chromaffines. C. r. Soc. Biol. Paris 70, 820 (1911c). — **Alison:** Outlines of physiology and pathology. London a. Edinburgh 1833. — **Allara, E.:** Modificazioni dello stroma sottomascellare di *cane* in mezzi ipo-ed ipertonici. Monit. zool. ital. Suppl. 49, 70—72 (1938). — Sul significato dei follicoli e della sostanza colloide nelle ghiandole a secrezione interna. Rass. biol. uman. 2, 189—194 (1947). — Cenni di istologia della midollare surrenale. Monit. zool. ital. 57, 93—94 (1950). — Ricerche sui processi secretori nelle ghiandole endocrine. I. Gli acidi nucleinici nella midollare surrenale di *Bos taurus*. Boll. Soc. ital. Biol. sper. 27, 747—748 (1951). — **Allardyce, John, Freeman Fitch** and **Robert Semple:** Amelioration of experimental hypertension. Trans. Roy. Soc. Canada Sect. 5 42, 25—35 (1948). — **Allegra, G.:** Contributo allo studio delle cosidette „artropatie endocrine". Giorn. Clin. med. 30, 96—112 (1949). — **Allen, Bennet M.:** The embryonic development of the ovary and testis of the *mammals*. Amer. J. Anat. 3, 89 (1904). — The origin of the sex-cords and rete-cords of *Chrysemys*. Science (Lancaster, Pa.) 21 (1905a). — The embryonic development of the rete-cords and sex-cords of *Chrysemys*. Amer. J. Anat. 5, 79 (1905b). — **Allen, Bennet M.,** and **Howard Bern:** The influence of stilbestrol upon the adrenal cortex of the *guinea pig*. Anat. Rec. 81, Suppl. 31 (1941). — Influence of diethylstilbestrol upon the adrenal cortex of the *guinea pig*. Endocrinology 31, 586—591 (1942). — **Allen, Edgar:** (edit.) Sex and internal secretions: a survey of recent research. Baltimore 1932. — **Allen, Edgar,** and **P. M. Vespignani:** Active testicular epithelium in the connective tissue surrounding a *human* suprarenal gland. Anat. Rec. 72, 293 (1938). — **Allen, R.,** and **G. Bourne:** An extract from the adrenal gland causing luteinization of the ovaries and endometrial hyperplasia. Austral. J. Exper. Biol. a. Med. Sci. 14, 45—50 (1936). — **Allen, W.:** The suprarenal glands and hypertension. Ann. Int. Med. 3, 181—189 (1929). — **Allen, W. M.,** and **O. Wintersteiner:** Science (Lancaster, Pa.) 80, 190 (1934). — **Allers, W. D.,** and **E. C. Kendall:** Maintenance of adrenalectomized *dogs* without cortin through control of mineral constituents of the diet. Amer. J. Physiol. 118, 87 (1937). — **Almy, T. P.,** and **J. H. Laragh:** Amer. J. Med. 6, 507 (1949). — **Alpern et Collazo:** Influence de l'adrénaline sur le chimisme sanguin, à l'état normal, dans l'inanition et l'avitaminose. Z. exper. Med. 35, 288—295 (1923). — **Alpert, L. K.:** The innervation of the *human* suprarenal glands. Proc. Soc. Exper. Biol. a. Med. 28, 325 (1930). — The innervation of the suprarenal glands. Anat. Rec. 50, 221—233 (1931). — **Alpert, Morton:** Observations on the histophysiology of the adrenal gland of the *golden hamster*. Endocrinology 46, 166—176 (1950). — **Alquier, L.:** Sur les modifications de l'hypophyse après l'extirpation de la thyroide ou des surrénales chez le *Chien*. J. Physiol. et Path. gén. 9, 492—499 (1907a). — Étude histologique de l'hypertrophie expérimentale des capsules surrénales chez le *Chien*. Gaz. Hôp. 1907b, Nr 61, 723—728. — **Alsterberg, Gustav:** Über Bau und Funktion der Nebennierenrinde. Lund 1928. — Über Vorkommen und Physiologie der Phosphatide in tierischen Zellen, besonders im Nervensystem. Z. Zellforsch. 31, 364—407 (1941). — **Altenburger, H.:** Kastration und Nebennieren. Pflügers Arch. 202, 668—669 (1924). — Die histologische Struktur innersekretorischer Drüsen nach Beeinflussung des Gallenabflusses. Pflügers Arch. 122, 369—371 (1926). — **Altland, Paul D.:** Effects of discontinuous exposure to 18000 ft. simulated altitude on the body weight and breeding behavior of the *albino rat*. Amer. Soc. Zool. 1947. Anat. Rec. 99, 574—575 (1947). — **Altmann, R.:** Die Elementarorganismen und ihre Beziehungen zu den Zellen. Leipzig 1890. — **Altschule, Mark D.:** Further observations on vagal influences on the heart during electroshock therapy for mental disease. Amer. Heart J. 39, 88—91 (1950). — **Altschule, Mark D.,** and **L. H. Altschule:** Effect of electrically induced convulsions on cutaneous lymphatic flow. Arch. of Neur. 63, 593—595 (1950). — **Altschule, Mark D., L. H. Altschule** and **K. J. Tillotson:** Changes in urinary uric acid-creatinine ratio after electrically induced convulsions in *man*. J. Clin. Endocrin. 9, 548—554 (1949). — **Altschule, Mark D., I. Ascoli** and **K. J. Tillotson:** Extracellular fluid and plasma volumes in depressed patients given electric shock treatment. Arch. of Neur. 62, 618—623 (1949). — **Altschule, Mark D.,** and **J. E. Cline:** Decreases in plasma volume during electrically induced convulsions in *man*. Proc. Soc. Exper. Biol. a. Med. 69, 598—601 (1948). — **Altschule, Mark D.,**

J. E. Cline and **K. J. Tillotson:** Fall in plasma protein level associated with rapid gain in weight during course of electroshock therapy. Arch. of Neur. **59**, 476—480 (1948). — **Altschule, Mark D., Henry Grunebaum** and **Elaine Promisel:** Significance of changes in extracellular fluid volume during insulin therapy for mental disease. J. Appl. Physiol. **2**, 477—480 (1950). — **Altschule, Mark D.,** and **M. Lorenz:** Observations of nitrite-induced postural syncope of patients with mental disease. Proc. Soc. Exper. Biol. a. Med. **71**, 6—9 (1949). — **Altschule, Mark D., B. P. Parkhurst** and **K. J. Tillotson:** Decreases in blood eosinophilic leukocytes after electrically induced convulsions in *man*. J. Clin. Endocrin. **9**, 440—445 (1949). — **Altschule, Mark D.,** and **W. M. Sulzbach:** Effect of carbon dioxide on acrocyanosis in schizophrenia. Arch. of Neur. **61**, 44—55 (1949). — **Altschule, Mark D., Wolfgang M. Sulzbach** and **Kenneth J. Tillotson:** Effect of electrically induced convulsions on peripheral venous pressure in *man*. Arch. of Neur. **58**, 193—199 (1947). — Significance of changes in the electrocardiogram after electrically induced convulsions in *man*. Arch. of Neur. **58**, 716—720 (1947). — **Altschule, Mark D.,** and **K. J. Tillotson:** Modification by curare of circulatory changes during electrically induced convulsions in *man*. A note an D-Tubocurarine. Arch. of Neur. **59**, 469—475 (1948). — Untoward reactions to curare consequent to vagal hyperactivity following electroshock convulsions. Arch. of Neur. **60**, 392—401 (1948). — Mechanisms underlying pulmonary and cardiac complications of electrically induced convulsions. New England J. Med. **238**, 113—115 (1948). — The use of testosterone in the treatment of depressions. New England J. Med. **239**, 1036—1038 (1948). — Effects of electroshock therapy on water diuresis. Arch. of Neur. **61**, 184 (1949). — Effect of electro-convulsive therapy on water metabolism in psychotic patients. Amer. J. Psychiatry **1950.** — **Altshuler, C. H.,** and **D. M. Angevine:** Amer. J. Path. **25**, 1061 (1949); **27**, 141 (1951). — **Amabile, Gennaro:** Variazioni cariometriche della surrenale in rapporto all'azione dell'ormone follicolare. Ann. Obstetr. **63**, 365—416 (1941). — **Amano, N.:** Arch. klin. Chir. **182**, 392 (1935). — **Ambrose, A. M.,** and **F. de Eds:** Arch. of Biochem. **12**, 375 (1947). — **Ambrosius, W.:** Beiträge zur Lehre von den Nierengeschwülsten. Diss. Marburg 1891. — **Ammon, Robert:** Erg. Enzymforsch. **4**, 102 (1935). — **Ammon, Robert,** u. **Wilhelm Dirscherl:** Fermente, Hormone und Vitamine. Leipzig 1948. — **Amour, M. C. d',** and **F. E. d'Amour:** Effect of luteinization on the survival of adrenalectomized *rats*. Proc. Soc. Exper. Biol. a. Med. **40**, 417—418 (1939). — **Anders:** Demonstration eines *Holocardius*. Verh. dtsch. path. Ges. **1921**, 328. — **Andersen, Dorothy H.:** The effect of ovarian hormone on the pituitary, thyroid, and adrenal glands of spayed female *rats*. J. of Physiol. **83**, 15—25 (1934). — The effect of food and exhaustion on the pituitary, thyroid, adrenal, and thymus glands of the *rat*. J. of Physiol. **85**, 162—167 (1935). — **Andersen, Dorothy H.,** and **H. S. Kennedy:** Studies on the physiology of reproduction. IV. Changes in the adrenal gland of the female *rat* associated with the oestrous cycle. J. of Physiol. **76**, 247—260 (1932). — The effect of gonadectomy on the adrenal, thyroid, and pituitary glands. J. of Physiol. **79**, 1—30 (1933a). — The adrenal cortex in pregnancy and lactation. J. of Physiol. **77**, 159—173 (1933b). — **Andersen, Dorothy H.,** and **W. M. Sperry:** J. of Physiol. **90**, 296—302 (1937). — **Andersen, Dorothy H.,** and **A. Wolf:** Pinealectomy in *rats*, with a critical survey of the literature. J. of Physiol. **81**, 49—62 (1934). — **Anderson, Doris:** Studies on the *opossum (Trichosurus vulpecula)*. The effects of splenectomy, adrenalectomy and injections of the cortical hormone. Austral. J. Exper. Biol. a. Med. Sci. **15**, 24—32 (1937). — **Anderson, Evelyn,** and **W. Haymaker:** Adrenal cortical hormone in blood and urine of patients with Cushings disease. Proc. Soc. Exper. Biol. a. Med. **38**, 610—613 (1938). — **Anderson, Evelyn,** and **M. Joseph:** Urinary excretion of radioactive Na and K in adrenalectomized *rats*, with and without salt. Proc. Soc. Exper. Biol. a. Med. **40**, 347 (1939). — **Anderson, Evelyn, M. Joseph** and **Herring:** Proc. Soc. Exper. Biol. a. Med. **44**, 477 (1940). — **Anderson, Evelyn, Laurance W. Kinsell, Troy C. Daniels** and **Edward Henderson:** The intraoral administration of desoxycorticosterone acetate tablets in the treatment of Addisons disease. J. Clin. Endocrin. **8**, 884—886 (1948). — The treatment of Addisons disease by the intraoral administration of desoxycorticosterone acetate tablets. J. Clin. Endocrin. **9**, 1324—1332 (1949). — **Anderson, Evelyn, E. W. Page, C. H. Li** and **E. Ogden:** Amer. J. Physiol. **141**, 393—396 (1944). — **Anderson, J. A.:** J. Clin. Endocrin. **3**, 615 (1943). — **Anderson, J. A.,** and **W. R. Murlin:** J. of Pediatr. **21**, 326 (1942). — **Anderson, W. A. D.:** Pathological morphology of the adrenals, S. 1091—1105; Pathological morphology of the pituitary gland, S. 1019—1050. In Pathology. St. Louis; C. V. Mosby Comp. (1948). — **Andora:** Ars med. **5**, 324 (1929). — **André et Favre:** J. Physiol. et Path. gén. **1906.** — **Andreae, W. A.,** and **J. S. L. Browne:** Canad. Med. Assoc. J. **55**, 425—432 (1946). — **Andreasen, Erik:** On the lymphatic activity of the different lymphoid organs of *mice*. Amer. Assoc. Anat. Wisconsin 1948. Anat. Rec. **100**, 634—635 (1948). — **Andreasen, Erik, Harald Engberg** u. **Jens Ottesen:** Sex difference in the size of the thymus in *guinea pigs*. Acta anat. (Basel) **1**, 1—14 (1945/46.) — **Andreasen, Erik,** u. **Chr. Hamburger:** Function of the thymus. II. On the effect of thymus extract (Hanson) and homologous thymus implants in successive generations of *rats*. Acta anat. (Basel) **6**, 1—13 (1948). — **Angelo, Savino A. d':** Attempted blockade of the adrenotrophic mechanism of the pituitary in starvation. Federat. Proc. 8, 31 (1949). — Pituitary-thyroid gland interaction on the *guinea pig* after treatment with propyl thiouracil. Amer. Assoc. Anat. New Orleans 1950. Anat. Rec. 106, 186—187 (1950). — Thyrotrophic hormone content of blood in starvation. Anat. Rec. 109, 286 (1951). — **Angelo, Savino A. d', Albert S. Gordon** and **Harry A. Charipper:** A study of pituitary-adrenal-thyroid function in the starved *guinea pig*. Anat. Rec. 81, Suppl. 96 (1941a). — The effect of thyrotropic hormone on pituitary-adrenal-thyroid function in the starved *guinea pig*. Anat. Rec. (Suppl.) 81, 96—97 (1941b). — Effect of thiourea on the growth, plumage, and endocrine organs in the *fowl*. Amer. Soc. Zool. Chicago 1947. Anat. Rec. 99, 663—664 (1947). — A differential response of the *rodent* adrenal gland in acute starvation. Proc. Soc. Exper. Biol. a. Med. 68, 527—529 (1948a). — The effect of inanition on the anterior pituitary-adrenocortical interrelationship in the *guinea pig*. Endocrinology 42, 399—411 (1948b). — Effects of steroids on the endocrine system of the starved *guinea pig*. Federat. Proc. 8, 31 (1949a). — Modifications in the endocrine system of the *rat* in acute starvation. Amer. Assoc. Anat. Philadelphia 1949. Anat. Rec. 103, 26 (1949b). — **Angerer, C. A.,** and **H. Angerer:** Amer. J. Physiol. 133, 197 (1941). — **Anker, H. S.,** and **K. Bloch:** J. of Biol. Chem. 178, 931 (1947). — **Annersten, S., A. Grönwall** and **E. Köiw:** The fluorimetric determination of adrenaline in blood plasma. Scand. J. Clin. Labor. Invest. 1, 60—69 (1949). — **Ans, J. d',** u. **W. Frey:** Ber. dtsch. chem. Ges. 45, 1845 (1912). — Z. anorg. Chem. 84, 145 (1913). — **Anschütz, R.,** u. **G. Schroeter:** In v. Richter, Chemie der Kohlenstoffverbindungen, 11. Aufl., Bd. 1. Bonn 1909. — **Anselmino, K. J., L. Herold** u. **Fr. Hoffmann:** Vergleichende Untersuchungen über die Wirkung des corticotropen Hormons des Hypophysenvorderlappens bei *verschiedenen Tierarten*. Z. exper. Med. 94, 323—328 (1934a). — Arch. Gynäk. 158, 531 (1934b). — Klin. Wschr. 1934 II, 1724. — **Anselmino, K. J.,** u. **Fr. Hoffmann:** Klin. Wschr. 1934 I, 209. — Die Wirkstoffe des Hypophysenvorderlappens. In Handbuch der experimentellen Pharmakologie, Erg.-Werk Bd. 9. Berlin 1941. — **Anselmino, K. J., Fr. Hoffmann** u. **L. Herold:** Klin. Wschr. 1933, 944. — Das corticotrope Hormon des Hypophysenvorderlappens. Arch. Gynäk. 157, 86 (1934). — Z. exper. Med. 97, 329 (1935). — **Anselmino, K. J.,** u. **M. Lotz:** Zur Frage des thymotropen Hormons des Hypophysenvorderlappens und des Thymushormones. Klin. Wschr. 1941, 1190—1192. — **Anselmino, K. J.,** u. **Pencharz:** Z. exper. Med. 1934. — **Anson, B. J.,** and **E. W. Cauldwell:** The pararenal vascular system. Quart. Bull. Northwest. Univ. Med. School, Chicago 21, 320—328 (1947). — **Anson, B. J., J. W. Pick** and **L. E. Beaton:** The renal and suprarenal blood vessels. Anat. Rec. 73, Suppl. 2, 4 (1939). **Antopol, William:** Anatomic changes produced in *mice* treated with excessive doses of cortisone. Proc. Soc. Exper. Biol. a. Med. 73, 262—265 (1950). — **Antopol, William, Glaubach** and **Guittner:** Rheumatism. 7, 187 (1951). — **Antopol, William,** and **D. Glick:** J. of Biol. Chem. 132, 669 (1940). — **Apert, E.:** Bull. Soc. Pédiatr. Paris 12, 501 (1910). — **Apitz, K.:** Die Geschwülste und Gewebsmißbildungen der Nierenrinde. 1. Mitt. Die intrarenalen Nebennereninseln. Virchows Arch. 311, 285—305 (1943). — **Apor, L.:** Über die jahreszeitlichen Veränderungen im Hypophysen-Hauptlappen der *Tauben*. Z. Zellforsch. 32, 217—228 (1942). — **Applegarth, A.:** Endocrinology 44, 197—199 (1949). — **Archer, Benjamin H.:** Arch. Int. Med. 84, 361 (1949). — Pituitary adrenocorticotropic hormone. J. Amer. Med. Assoc. 143, 570 (1950). — **Archibald, Reginald M.,** and **Jacques Genest:** Chromatographic fractionation of steroids of blood and adrenal tissue. Federat. Proc. 9, 147 (1950). — **Arey, Leslie Brainerd:** Developmental anatomy, 5. Aufl. Philadelphia 1946. — **Argaud, R.,** et **P. de Boissezon:** Les rapports du corpuscule carotidien chez l'embryon de *cheval*. Bull. Histol. Appl. 17, 258—267 (1940). — **Arguëllo, R. A.:** Influence de l'administration prolongée d'oestrone sur le peau et les annexes du *rat blanc*. C. r. Soc. Biol. Paris 124, 497—498 (1937). — **Arloing, F., A. Josserand** et **M. Levrat:** Étude anatomique des lésions rénales observées chez les *lapins* normaux et chez les *lapins* traités par l'adrénoferrine et l'adrénaline. C. r. Soc. Biol. Paris 115, 521—522 (1934). — **Arlotta, Michele:** Un caso di monstruosità fetale doppia. Riv. Ostetr. 6, 493—505 (1924). — **Armour, R. G.,** and **T. R. Elliott:** The development of the cortex in the *human* adrenal gland and its conditions in hemicephaly. J. of Path. 15, 481—488 (1911). — **Armstrong, C. N.,** and **J. Simpson:** Adrenal feminism due to carcinoma of the adrenal cortex. Brit. Med. J. 1948, No 4555, 782—784. — **Armstrong, G. R.:** A modification of Ogata's silver method of staining for chromaffin granules. J. Med. Labor. Techn. 9, 49 (1951). — **Armstrong, L. T. E.,** and **C. M. Spencer:** Effects of pituitary extract upon the *turtle* adrenal cortex. Anat. Rec. 75, Suppl. 123 (1939). — **Arndt, Hans Joachim:** Verh. dtsch. path. Ges. (20. Tagg) 1923, 127. — Erfahrungen mit histochemischer Lipoiddifferenzierung. Mikrosk. Naturforsch. 2, 109—116 (1924a). — Beitr. path. Anat. 72 (1924b). — Zum histologisch-färberischen Lipoidnachweis mit Chlorophyll. Z. wiss. Mikrosk. 41, 481—486 (1924c). — Zur Klinik neuerer Methoden des histochemischen Lipoidnachweises. Verh. dtsch. path. Ges. 1925a, 143—149. — Zbl. Path. 35 (1925b). — Über das retikuloendotheliale System. Dtsch. tierärztl. Wschr. 1927, 497—500. — **Arnett, J. H.:** Addisons disease and diabetes mellitus occuring simultaneously, report of a case. Arch. Int. Med. **39**, 698—704 (1927). — **Arnold, Friedrich:** Handbuch der Anatomie des *Menschen*. Freiburg 1844. (2 Bde. Freiburg 1846/47; weitere Ausgaben Bd. 2/1, Nebenniere S. 215. 1851; 1881). — Lehrbuch der Physiologie des *Menschen*. Zürich 1836. (Zugleich mit J. W. Arnold: Die Erscheinungen und Gesetze des lebendigen *menschlichen* Körpers im gesunden und kranken Zustande. Bd. 1, Teil 1: Lehrbuch der Physiologie des *Menschen* von Friedrich Arnold. Bd. 2, Teil 1: Lehrbuch der pathologischen Physiologie des *Menschen* von J. W. Arnold). — Tabulae anatomicae. Turici 1838/1843. — **Arnold, Julius:** Ein Beitrag zur Structur der sogenannten Steißdrüse. Vorläufige Mitt. Zbl. med. Wiss. **1864**, Nr 5. — Ein Beitrag zu der Structur der sogenannten Steißdrüse. Virchows Arch. **32**, 293—331 (1865a). — Über die Structur des Ganglion intercaroticum. Virchows Arch. **33**, 190—209 (1865b). — Zwei Fälle von Hygroma colli cysticum congenitum und deren fragliche Beziehung zu dem Ganglion intercaroticum. Virchows Arch. **33**, 209—228 (1865c). — Zur Steißdrüsenfrage. Virchows Arch. **33**, 454—456 (1865d). — Ein Beitrag zu der feineren Structur und dem Chemismus der Nebennieren. Virchows Arch. **35**, 64—107 (1866a). — Ein weiterer Beitrag zu der Steißdrüsenfrage. Virchows Arch. **35**, 220—223 (1866b). — **Arnold, R.,** et **P. Gley:** Sur l'origine de l'adrénaline. C. r. Soc. Biol. Paris **92**, 1413 (1925). — **Arnstein, K.** usw.: Grundzüge zum Studium der mikroskopischen Anatomie des *Menschen* und der *Tiere*. Zusammengestellt von den Professoren und Dozenten K. Arnstein, W. Bechterew, A. Geberg u. A. Dogiel in Kasan; W. Weliki, M. Lawdowski, Ph. Owsjannikow, P. Rosenbach u. A. Erlizki in St. Petersburg; H. Hoyer u. W. Komozki in Warschau; P. Peremeschko und L. Stieda in Königsberg. Redigiert von M. Lawdowski u. Ph. Owsjannikow. Teil II. Die Lehre von dem Bau der Organe. St. Petersburg 1888 (russ.). — **Arren, Louis:** Essai sur les capsules surrénales. Thèse de Paris **1894**. — **Artemof, N. M.:** La présence de substances adrénaloïdes dans les organes du système chromaffine des embryons de *vache*. Bull. Soc. Nat. Moscou, Sér. biol. **46**, 323 (1937). — **Artom, C.:** Arch. internat. Physiol. **20**, 17 (1923). — **Arvay, A. v.:** Biochem. Z. **205**, 441 (1928). — **Arvay, A.,** u. **F. Verzár:** Biochem. Z. **234**, 186 (1931). — **Arvay, A.,** u. **L. Lengyel:** Biochem. Z. **239**, 128 (1931). — **Arvy, L.:** Action de l'acétate de désoxycorticostérone sur l'appareil génital de la *souris* femelle. C. r. Soc. Biol. Paris. **136**, 465—466 (1942a). — C. r. Soc. Biol. Paris **136**, 660—662 (1942b). — **Arzac, J. P.:** Acido periódico carbolfuchsina para la demostración de carbohydratos en los tejidos. Ann. Méd. **9**, 15—17 (1948). — Acidos crómico y periódico en la demostración argéntica del glucógeno. Rev. mexic. Labor. Clin. **2**, 107—113 (1949). — A simple histochemical reaction for aldehydes. Stain Technol. **25**, 187—194 (1950a). — A simple histochemical reaction for aldehydes. Proc. histochem. Soc. in: J. Nat. Canc. Inst. **10**, 1341 (1950b). — **Arzac, J. P.,** and **L. G. Flores:** The histochemical demonstration of glycogen by silver complexes. Stain Technol. **24**, 25—31 (1949). — Demonstration of Golgi zones by three technics for carbohydrates. Stain Technol. **27**, 9—15 (1952). — **Asch:** Über einen Fall von heterosexueller Frühreife durch Geschwulstbildung der Nebennierenrinde. Sitzgsber. der Med. Sekt. der Schles. Ges. für Vaterländ. Kultur zu Breslau, 16. Juli 1920. Berl. klin. Wschr. **1921**. — **Aschheim, S.,** u. **B. Zondek:** Klin. Wschr. **1928**, 1404. — **Aschner, B.:** Die Blutdrüsenerkrankungen des Weibes. Wiesbaden 1918. — Technik der experimentellen Untersuchungen an der Hypophyse und am Zwischenhirn. In Handbuch der biologischen Arbeitsmethoden, Liefg 129, Abt. 5, Teil 3B, Heft 2, S. 125—148. Berlin u. Wien 1924. — **Aschoff, Ludwig:** Cystisches Adenofibrom der Leistengegend. Mschr. Geburtsh. **9**, 25 (1899). — Über die Lage des Paroophoron. Verh. dtsch. path. Ges. **2**, 433 (1899). — Über das Vorkommen chromaffiner Körperchen in der Paradidymis und im Paroophoron *Neugeborener* und ihre Beziehungen zu den Marchandschen Nebennieren. Festschrift für Orth, 1903. — Verh. dtsch. path. Ges. **1906**. — Bemerkungen zu der Schur-Wieselschen Lehre von der Hypertrophie des Nebennierenmarkes bei chronischen Erkrankungen der Niere und des Gefäßapparates. Verh. dtsch. path. Ges. **1908**. — Zur Morphologie der lipoiden Substanzen. Ein Beitrag zur Verfettungsfrage. Beitr. path. Anat. **47** (1910). — Zur Cholesterinämie der *Schwangeren*. Wien. klin. Wschr. **1911** I, 559. — Lehrbuch der pathologischen Anatomie. Jena 1919. — Lectures on pathology. New York 1924a. — Das reticulo-endotheliale System. Erg. inn. Med. **26**, 1 (1924b). — Über die ortho- und pathologische Morphologie der Nebennierenrinde. Jena 1925a. — Vorträge über Pathologie. Jena 1925b. — **Ascoli, G.,** u. **T. Legnani:** Münch. med. Wschr. **1912** I, 518. — **Ashbel, Rivka,** and **Arnold M. Seligman:** A new resgent for the histochemical demonstration of active carbonyl groups. A new method for staining ketonic steroids. Endocrinology **44**, 565—583 (1949). — **Asher, Leon:** Die innere Sekretion der Nebenniere und deren Innervation. Zbl. Physiol. **24**, 928 (1910). — Beiträge zur Physiologie der Drüsen. 17. Mitt. Die innere Sekretion der Nebenniere und deren Innervation. Z. Biol. **58**, 274—304 (1912). — Die Innervation der Nebenniere durch den Splanchnicus. Arch. f. Physiol. **166**, 372—374 (1917). — Innere Sekretion und Phagocytose. Klin. Wschr. **3**, 308—309 (1924). — Neue Erfahrungen über den funktionellen Aufbau der tierischen Organisation. Naturforsch. Ges. Bern. Sitzung vom 21. Nov. 1925. — Allgemeine Physiologie der inneren Sekretion. In Handbuch der inneren Sekretion, Bd. 2/1, 1929. — Integration durch innere Sekrete. Schweiz. med. Wschr. **1934 I**, 532—534. — Physiologie der inneren Sekretion. Wien u. Leipzig 1936. — **Asher, Leon, u. Y. Abe:** Beiträge zur Physiologie der Drüsen. Nr 79. Fortgesetzte Untersuchungen über die Abhängigkeit der Phagocytose von der inneren Sekretion. Biochem. Z. **157**, 103—125 (1925). — **Asher, Leon, u. K. Furuya:** Beiträge zur Physiologie der Drüsen. Nr 63. Experimentelle Untersuchungen über den Einfluß der Drüsen mit innerer Sekretion auf die Wachstumsvorgänge, zugleich ein Beitrag zum Konstitutionsproblem. II. Mitt. Die Abhängigkeit der Phagocytose von der inneren Sekretion, eine neue Methode zur Untersuchung der inneren Sekretion. Biochem. Z. **147**, 410—424 (1924). — **Asher, Leon, u. O. Gantenbrin:** Verh. Schweizer Physiol. 16. Tagg Basel 1940. — **Asher, Leon, u. O. Klein:** Der Einfluß der Hyperinterrenalisierung auf die Entwicklung der männlichen Geschlechtsorgane. Klin. Wschr. **1930**, 1076. — **Asher, Leon, u. J. Masuno:** Beiträge zur Physiologie der Drüsen. Nr 69. Fortgesetzte Untersuchungen über die Abhängigkeit der Phagocytose von der inneren Sekretion. Biochem. Z. **152**, 302—308 (1924). — **Askanazy, M.:** Die bösartigen Geschwülste der in der Niere eingeschlossenen Nebennierenkeime. Beitr. path. Anat. **14**, 32 (1893). — Kommen in den Zellkomplexen der Nebennierenrinde drüsenartige Lumina vor? Berl. klin. Wschr. **1908 II**, 1603—1605. — Bemerkungen zu B. Fischer. Schweizer med. Wschr. **1928**, 865. — **Asling, C. Willet, Donald G. Walker, Miriam E. Simpson and Herbert M. Evans:** Differences in the skeletal development attained by 60-day-old female *rats* hypophysectomized at ages varying from 6 to 28 days. Anat. Rec. **106**, 555—569 (1950). — **Asling, C. Willet, Donald G. Walker, Miriam E. Simpson, Choh Hao Li and Herbert M. Evans:** Deaths in *rats* submitted to hypophysectomy at an extremely early age and the survival effected by growth hormone. Anat. Rec. **114**, 49—66 (1952). — **Astwood:** Endocrinology **28**, 309 (1941). — **Aszodi, Zoltan, u. Ludwig Paunz:** Chemisches über die Zugehörigkeit der Carotisdrüse zu dem Adrenalsystem. Biochem. Z. **136**, 159—162 (1923). — **Aterman, K.:** Lancet **1950 II**, 517. — **Atkinson:** Anat. Anz. **19**, 610 (1901). — **Atkinson, F. R. B.:** The hormones of the pineal gland. Bull. Soc. roum. Endocrin. **5**, 119—125 (1939). — **Atkinson, William B.:** Effect of androgen on alkaline phosphatase in the seminal vesicle of the *mouse*. Amer. Assoc. Anat. Wisconsin 1948. Anat. Rec. **100**, 731 (1948). — **Atkinson, William B., and H. Elftman:** Proc. Soc. Exper. Biol. a. Med. **62**, 148 (1946). — Mobilization of alkaline phosphatase in the uterus of the *mouse* by estrogen. Endocrinology **40**, 30—36 (1947). — **Atria, A., R. Sanz and S. Donoso:** Necropsy study of a case of Turners syndrome. A case report. J. Clin. Endocrin. **8**, 397—405 (1948). — **Atwell, W. J.:** Effects of administration of corticoadrenal extract to the hypophysectomized *anuran*. Proc. Soc. Exper. Biol. a. Med. **29**, 621—623 (1932a). — Effects of administration of cortin to the hypophysectomized *rat*. Proc. Soc. Exper. Biol. a. Med. **29**, 1259—1260 (1932b).— An experimental analysis of certain pituitary-adrenal-gonad relationships. Endocrinology **16**, 639—647 (1932c). — Effects of thyrotropic and adrenotropic principle on hypophysectomized *amphibia*. Anat. Rec. **62**, 361 (1935). — Effects of administering adrenotropic extract to hypophysectomized and thyroidectomized *tadpoles*. Amer. J. Physiol. **118**, 452—456 (1937). — **Aub, J. C., W. Bauer, C. Heath and M. Ropes:** J. Clin. Invest. **7**, 97 (1929). — **Aub, J. C., E. M. Bright and J. Forman:** Amer. J. Physiol. **61**, 349 (1922). — **Audigé:** Arch. Zool. exper. **4** (1910). — **Augereau, Pierre, et Colette Faucher:** Note préliminaire concernant les produits d'oxydation de l'adrénochrome. Bull. Soc. chim. France **1950**, 683—685. — **Auld:** Brit. Med. J. 1896. — **Auler, H., u. Rubenow:** Weitere Untersuchungen über die Beziehung zwischen Nebennieren und Geschwulstwachstum. Z. Krebsforsch. **33**, 292 (1930). — **Auscher:** Bull. Soc. anat. **1892**, 321. — **Averseng et A. Mouchet:** Lymphatiques superficiels du rein chez le *chien*. Bibliogr. anat. **21**, 25—28 (1911). — **Awapara, Jorge, Alton J. Landua and Robert Fuerst:** Free aminoethylphosphoric ester in *rat* organs and human tumors. J. of Biol. Chem. **183**, 545—548 (1950). — Distribution of free amino acids and related substances in organs of the *rat*. Biochim. et Biophysica Acta **5**, 457—462 (1950). — **Awapara, Jorge, Horace N. Marvin and Benjamin B. Wells:** The quantitative relation between certain amino acids and glycogenesis as influenced by adrenalectomy and adrenal replacement. Endocrinology **44**, 378—383 (1949). — **Axenfeld, H., u. W. Nonnenbruch:** Münch. med. Wschr. **1951**, 15.

Babès, V.: Observations sur la graisse surrénale. C. r. Acad. Sci. Paris **144**, 766—768. (1907). — Les rapports entre la graisse, le pigment et des formations cristallines dans les capsules surrénales. C. r. Soc. Biol. Paris **64**, 83—84 (1908). — **Babès, V., et V. Jonesco:** Distribution de la graisse dans les capsules surrénales. C. r. Soc. Biol. Paris **65**, 235—237 (1908). — **Bacchus, Habeeb:** Cytochemical study of the adrenal cortex of the *rat* under salt stresses. Amer. J. Physiol. **163**, 326—331 (1950a). — Ascorbic acid and ketosteroid cytochemistry in the *rat*'s adrenal cortex following prolonged injections of epinephrine. Federat. Proc. **9**, 7 (1950b). — Ketosteroid and ascorbic acid cytochemistry observed in the adrenal cortices of *rats* flooded with either sodium or potassium chloride, or given prolonged injections of DCA. Federat. Proc. **9**, 7 (1950c). — Leukocyte response to stress in normal and adrenalectomized *rats* pretreated with ascorbic acid. Proc. Soc. Exper. Biol. a. Med. **77**, 167—169

(1951a). — Effect of ascorbic acid, potassium chloride flooding, and cortisone on the course of formaldehyde-irritation arthritis. Endocrinology **49**, 789—794 (1951b). — Proc. Soc. Exper. Biol. a. Med. **76**, 391 (1951c). — Cytological distribution of cholesterol and ascorbic acid in the adrenal cortex of the *rat* exposed to cold. Anat. Rec. **110**, 495—501 (1951d). — **Bacchus, Habeeb** u. **Mitarb.**: Science (Lancaster, Pa.) **113**, 269, 367 (1951). — **Bacchus, H., A. Dury** and **D. B. Young:** Hyperplasia of chromaffin material in the sympathetic paraganglia of adrenalectomized *rats*. Federat. Proc. **8**, 6 (1949). — **Bach, Francis,** and **H. J. Jacobs:** Splenectomy in rheumatoid arthritis. Ann. Rheumat. Dis. **10**, 320—327 (1951). — **Bachmann, Rudolf:** Untersuchungen über den Ovulationstermin nebst Bemerkungen zur Histologie des Corpus luteum. Z. mikrosk.-anat. Forsch. **40**, 57—109 (1936). — Über die Bedeutung des argyrophilen Bindegewebes (Gitterfasern) in der Nebennierenrinde und im Corpus luteum. Z. mikrosk.-anat. Forsch. **41**, 433—446 (1937). — Über die Nebennierenrinde des *Meerschweinchens* während der Tragzeit. Z. mikrosk.-anat. Forsch. **45**, 157—178 (1939a). — Zur Frage der Zona germinativa der Nebennierenrinde. Klin. Wschr. **1939 Ib,** 783—784. — Über die Nebennierenrinde des *Meerschweinchens* in der Gravidität. Anat. Anz. Erg. Heft **87**, 416—420 (1939c). — Nebennierenstudien. Erg. Anat. **33**, 31—134 (1941). — Zwischenhirnstudien. II. Z. Naturforsch. **3b**, 51—55 (1948). — Veränderungen der Nebennierenrinde des *Hundes* bei akuter und chronischer Kreislaufbelastung. Z. Zellforsch. **38**, 1—25 (1953a). — Die Nebennierenrinde des *Hundes* bei Hypoxie. Verh. anat. Ges. (50. Verslg Marburg) **1953b.** — Referat: Nebenniere (Normale Anatomie). Ber. über die 36. Tagg der Dtsch. Ges. Pathol. Freiburg 1952, S. 68—90 (1953c). — **Bachner, F.:** Zur Frage der Schwangerschaftsunterbrechung bei Morbus Addison. Zbl. Gynäk. **56**, 1039—1042 (1932). — **Bacon, Robert L.:** Changes with age in the reticular fibers of the myocardium of the *mouse*. Amer. J. Anat. **82**, 469—475 (1948). — Changes in testes of *golden hamsters* implanted with pellets of diethylstilbestrol or of diethylstilbestrol and cholesterol. Amer. Assoc. Anat. New Orleans 1950. Anat. Rec. **106**, 171—172 (1950). — **Bacq, Z. M.:** C. r. Soc. Biol. Paris **130**, 1369 (1939a). — Arch. Inst. Pharm. **63**, 59 (1939b). — The metabolism of adrenaline. J. Pharmacol. **95**, Pharmacol. Rev. II, 1—26 (1949). — **Bacsich, P.,** and **S. J. Folley:** The effect of oestradiol monobenzoate on the gonads, endocrine glands and mammae of lactating *rats*. J. of Anat. **73**, 432—440 (1939). — **Badano:** Referat siehe Münch. med. Wschr. 1898, 475. — **Badinez, O.,** y **H. Croxatto:** Modificaciones histologicas de la corteza suprarenal en la *rata* provocadas por la administracion de cloruro de potasio y chloruro de sodio. Rev. Med. y Aliment. **7**, 40—43 (1947a). — Efectos del cloruro de potasio y cloruro de sodio sobre el peso de las suprarrenales de *ratas*. Rev. Med. y Aliment. **7**, 37—40 (1947b). — **Baecker, Richard:** Über die Nebennieren der *Teleostier*. Z. mikrosk.-anat. Forsch. **15**, 204—273 (1928). — **Baena, V.:** Biochem. Z. **274**, 362—366 (1934). — **Bänder, Alfred:** Über zwei verschiedene chromaffine Zelltypen im Nebennierenmark und ihre Beziehungen zum Adrenalin- und Arterenolgehalt. Verh. anat. Ges. **1950**, 172—176. — Die Beziehungen des 24-Stunden-Rhythmus vegetativer Funktionen zum histologischen Funktionsbild endokriner Drüsen. Z. exper. Med. **115**, 229—250 (1950). — **Baer, E., J. M. Grosheintz** and **H. O. L. Fischer:** Oxidation of 1,2-glycols or 1,2,3-polyalcohols by means of lead tetraacetate in aqueous solution. J. Amer. Chem. Soc. **61**, 2607—2609 (1939). — **Baer, Karl Ernst v.:** Beitrag zur Kenntniss vom Bau des *dreizehigen Faulthiers*. Meckels dtsch. Arch. Physiol. **8**, 354—369 (1823). — **Bär, Richard,** u. **Rudolf Jaffé:** Lipoiduntersuchungen an den Nebennieren der *Anencephalen*. Zbl. Path. **35**, 179 (1924a). — Lipoidbefunde in Nebennieren und Keimdrüsen beim *Kaninchen*. Z. Anat. **10**, 321—328 (1924b). — **Baer, Walter:** Die Stellung des Ovariums im endokrinen System. Klin. Wschr. **1927**, 1603—1606. — **Baeumer, Sibylle-Erdmuthe:** Arteriographische Untersuchungen an 120 Leichennieren. Diss. Med. Göttingen 1946. — **Báez-Villaseñor, J., C. E. Rath** and **C. A. Finch:** Blood **3**, 769—773 (1948). — **Bager, Bertil:** Bidrag till binjuraruas åldersanatomi hos *kaninen*. Beitrag zur Alteranatomie der Nebennieren der *Kaninchen*. Uppsala Läkför. Förh. **23**, 48—116 (1917). — **Baghvat, K., D. Richter** and **H. Schlossmann:** Biochemic. J. **31**, 2187 (1937). — **Baginski, S.:** Medyc. dosw. i spol. 4 (1925)= Méd. exper. et publique (Varsovie) 4 (1925). — L'influence de la résection du nerf vague sur la lipoidogenèse des capsules surrénales *mammifères*. Bull. Histol. appl. **3**, 185—198 (1926). — Sur la nature des cellules lipopigmentaires dites de „Ciaccio". Bull. Histol. appl. **4**, 173—179 (1927). — Sur la détection histochimique de l'adrénaline. Bull. Histol. appl. **5**, 129—130 (1928). — Die Histo-Physiologie des retikulo-endothelialen Systems (RÉS). II. Mitt. Histologische Untersuchungen über die Blockade des retikulo-endothelialen Systems. Z. Zellforsch. **28**, 382—402 (1938). — **Bailey, C. H.:** Atheroma and other lesions produced in *rabbits* by cholesterol feeding. J. of Exper. Med. **23**, 69—84 (1916). — **Baillif, Ralph N.:** Amer. J. Anat. **61**, 1—19 (1937); **62**, 475—496 (1938). — Response of thymic epithelial cells in induced involution. Amer. Assoc. Anat. Wisconsin 1948. Anat. Rec. **100**, 638 (1948). — The influence of injection site on the segregation of acid colloidal substances. Amer. Assoc. Anat. Anat. Rec. **109**, 266 (1951). — **Baillif, Ralph N.,** and **C. Kimbrough:** Studies on leucocyte granules after staining with Sudan black B. J. Labor. a. Clin. Med. **32**, 155 (1947). —

Baiocchi: Capsule surrenali e timo nella cloronarcose sperimentale. Sperimentale **77,** 5—32 (1923). — **Bairati, Angelo:** I caratteri ottici, meccanici, strutturali della tramula di Renaut e dello stroma di organi parenchimatosi (tessuto reticolare). Ricerche in campo oscuro ed a fresco. Z. Zellforsch. **30,** 389—431 (1940). — **Baird, P. C., E. Cloney** and **F. Albright:** Amer. J. Physiol. **104,** 489—501 (1933). — **Bakay, Lajos:** Untersuchungen über Korrelation und Veränderungen innersekretorischer Drüsen, auf Grund variationsstatistischer Erhebungen über Zellkerngröße. Mat. természett. Értès **61,** 299—311 (dtsch. Zusammenfassung) (1942). — **Baker, Burton L.:** Some aspects of the cytology of the metrial gland in the *rat.* Amer. Assoc. Anat. 1948. Anat. Rec. **100,** 638 (1948a). — Growth inhibition in bone and bone marrow following treatment with adrenocorticotropine (ACTH). Endocrinology **43,** 422—429 (1948b). The rôle of the adrenals in the inhibition of growth by estrogen. Amer. Assoc. Anat. Philadelphia 1949. Anat. Rec. **103,** 422 (1949). — In: Pituitary-adrenal-function. Edit. R. C. Christman. Amer. Assoc. Adv. Sci. **1950,** 88. — A comparison of the histological changes induced by experimental hyperadrenocorticalism and inanition. Recent. Progr. in Hormone Res. **7** (1952). — **Baker, Burton L.,** and **C. William Castor:** Cutaneous atrophy induced by local treatment with adrenocortical steroids. Amer. Assoc. Anat. New Orleans 1950. Anat. Rec. **106,** 173 (1950). — **Baker, Burton L., Dwight J. Ingle** and **Choh Hao Li:** A study of the anatomical response of the lymphoid system to adrenocorticotropin. Amer. Assoc. Anat. 1951. Anat. Rec. **109,** 265 (1951). — **Baker, Burton L., Dwight J. Ingle, Choh Hao Li** and **Herbert M. Evans:** Growth inhibition in the skin induced by parenteral administration of adreno-corticotropin. Anat. Rec. **102,** 313—331 (1948a). — The effect on liver structure of treatment with adrenocorticotropin under varied dietary conditions. Amer. J. Anat. **82,** 75—103 (1948b). — **Baker, Burton L., Marjorie A. Schairer, Dwight J. Ingle** and **Choh Hao Li:** The induction of involution in the male reproductive system by treatment with adrenocorticotropin. Anat. Rec. **106,** 345—359 (1950). — **Baker, Burton L.,** and **Wayne L. Whitaker:** Growth inhibition in the skin following direct application of adrenal cortical preparations. Anat. Rec. **102,** 333—347 (1948). — Amer. J. Physiol. **159,** 118 (1949). — Endocrinology **46,** 544 (1950). — **Baker, Dan Dysart:** A comparison cf the weights of the suprarenal glands of male and female *dogs* (preliminary report). Amer. Assoc. Anat. Anat. Rec. **61** Suppl., 33 (1935). — Studies of the suprarenal glands of *dogs.* I. Comparison of the weights of suprarenal glands of mature and immature male and female *dogs.* Amer. J. Anat. **60,** 231—252 (1937). — Comparison of the weights of suprarenals of *dogs* in estrus, pregnancy and lactation. J. of Morph. **62/63,** 1—15 (1938). — Differential stain for the nuclei of the suprarenal cortical cells. Anat. Rec. **74,** 401—408 (1939a). — Differential stain for the nuclei of the suprarenal cortical cells. Anat. Rec. **73,** Suppl. 2, 5 (1939b). — **Baker, D. D.,** and **R. N. Baillif:** The rôle of the capsule in suprarenal regeneration. Anat. Rec. **70** Suppl. 3, 5—6, 87 (1938). — The rôle of capsule in suprarenal regeneration studied with aid of colchicin. Proc. Soc. Exper. Biol. a. Med. **40,** 117—121 (1939). — **Baker, J. R.:** Quart. J. Microsc. Sci. **85,** 1 (1944). — The structure and chemical composition of the Golgi element. Quart. J. Microsc. Sci. **85,** 1—71 (1945a). — Cytochemical technique. London 1945b. — The histochemical recognition of lipine. Quart. J. Microsc. Sci. **87,** 441—470 (1946). — Further remarks on the histochemical recognition of lipine. Quart. J. Microsc. Sci. **88,** 463—465 (1947). — Further remarks on the Golgi element. Quart. J. Microsc. Sci. **90,** 293—307 (1949). — Studies near the limit of vision with the light microscope, with special reference to the so-called Golgi-bodies. (Discussion of morphology and fine structure.) Proc. Linnean Soc. Lond. **162,** 67—72 (1950). — **Baldwin, W. M.:** Mercuro-chrome-220 soluble as a histologic stain. Anat. Rec. **39,** 229—230 (1928). — **Balfour, D. C.,** and **F. Wildner:** The intercarotid paraganglion and its tumors. Surg. etc. **18,** 203—213 (1914). — **Balfour, F. M.:** The development of *elasmobranch* fishes. J. Anat. a. Physiol. **10,** 377—411, 517—570, 672—688 (1876); **11,** 128—172, 406—490, 674—706 (1877); **12,** 177—216 (1878). (Dasselbe auch als: A monograph on the development of *elasmobranch* fishes, published 1878. In Memorial edition: The works of F. M. Balfour, Bd. I, S. 203—520 1885.) — A treatise on comparative embryology, Bd. I 1880, Bd. II 1881. (Ebenfalls in Memorial edition. The works of F. M. Balfour, Bd. III, Nebenniere S. 664—666, London 1885.) — Über die Entwicklung und Morphologie der Suprarenalkörper (Nebennieren). Biol. Zbl. **1,** 136—138 (1881a). — The pronephros of the *teleosteans* and *ganoids.* Brit. Assoc. Rep. 1881b, 721. — On the nature of the organ in adult *teleosteans* and *ganoids* which usually regarded as the head-kidney or pronephros. Quart. J. Microsc. Sci. **22,** 12 (1882). — **Balint, J.:** Beziehungen zwischen Hypophysenvorderlappen, Nebenniere und Luteinisierung. Klin. Wschr. **1937,** 136. — **Ball, E. G., T. T. Chen** and **W. M. Clark:** J. of Biol. Chem. **102,** 691 (1933). — **Ballance, H. A.:** Brit. Med. J. **1923** I, 926. — **Ballantyne, J. W.:** Manual of antenatal pathology and Hygiene. Edinbourgh 1902. — **Ballif, O.,** et **J. Gherscovici:** Le contenu de l'adrénaline dans les glandes surrénales post-mortem. Bull. Soc. roum. Neur. etc. **17,** 143 (1936). — **Ballmann, E.:** Die Hypophyse. Ihr Bau, ihre Funktion und die durch ihre Veränderungen bedingten Krankheitsbilder. Erg. Med. **9,** 277—338

(1926). — **Baltaceanu, G., A. Comanesco, G. Eustatziou, I. Iacobovici** et **S. Vasilesco:** La vitamine C est-elle indcateur de l'activité biologique des tissus dans les affections gastro-duodénales? Rev. Ştiinţelor med. 1946, Nr 9—12, 946. — **Balze, F. A. de la, R. E. Mancini, S. J. Scarpa** and **F. C. Arrillaga:** J. Clin. Endocrin. 11, 777 (1951). — **Balze, F. A. de la, E. C. Reifenstein** and **F. Albright:** J. Clin. Endocrin. 6, 312—319 (1946). — **Banerjee, S.,** and **N. C. Ghosh:** J. of Biol. Chem. 168, 207 (1947). — **Bangerter, A.:** Endokrinol. 11, 175 (1932). — **Bangham, A. D.:** Brit. J. [Exper. Path. 32, 77 (1951). — **Banting, F. G.,** and **S. Gairns:** Suprarenal insufficiency. Amer. J. Physiol. 77, 100 (1926). — **Barbacci, O.:** Sulla patologia del sistème delle „Gitterfasern" in alcuni organi parenchimali. Atti Accad. Fisiocritici Siena 5, Ser. V, 111—127. — **Barber, M.,** et **A. Delaunay:** Effet du plasma prélevé chez de *cobayes* traités par la cortisone sur des cultures in vitro de fibroblastes et de macrophages. Ann. Inst. Pasteur 81, 193—205 (1951). — **Barbera, A. G., e D. Bicci:** Contributo istologico alla conoscenza delle modificazioni che il digiuno apporta negli elementi anatomici' dei vari organi e tessuti dell'economia animale. Prima nota: capsule sovrarenali. Bol. Sci. med. Soc. med.-chir. Scuola Med. Bologna, 71, Ser. 7, 11, 679—682 (1900a). — Contributo alla conoscenza delle modificazioni che il digiuno apporta negli elementi anatomici dei vari organi e tessuti dell'economia animale. Capsule sovrarenali. Monit. zool. ital. 11, 214 (1900b). — **Barberi, Salvatore:** Contributo sperimentale allo studio dei rapporti fra tiroide ed altri organi endocrini. Endocrinologia 1, 241—260 (1926). — **Barbier:** Des rapports entre les lésions des capsules surrénales, les lésions nerveuses et la maladie d'Addison. Gaz. méd. Paris 1892. — **Bardeleben, Karl v.:** Übersicht über die wichtigsten Vorkommnisse auf dem Gebiete der Anatomie. Dtsch. med. Wschr. 1887, 49—52. — Handbuch der Anatomie des Menschen. Jena 1896. — Lehrbuch der systematischen Anatomie des Menschen. Berlin 1896. — **Bardier** et **Bonne:** Modifications produites dans la structure des surrénales par la tétanisation des muscles. C. r. Soc. Biol. Paris 55, 355—357 (1903a). — Sur les modifications produites dans la structure des surrénales par la tétanisation musculaire. J. de Anat. 1903b, 296—312. — **Bargmann, Wolfgang:** Über den Bau der Nebennierenvenen des *Menschen* und der *Säugetiere.* Z. Zellforsch. 17, 118—138 (1933). — Untersuchungen über Histologie und Histophysiologie der *Fisch*niere. II. *Selachier.* Z. Zellforsch. 26, 765—788 (1937). — Innersekretorische Drüsen. I. Schilddrüse, Epithelkörperchen und Langerhanssche Inseln. In Handbuch der mikroskopischen Anatomie des *Menschen,* hrsg. von W. v. Möllendorff, Bd. VI/2, S. 160. 1939. — Über Kernsekretion in der Neurohypophyse des *Menschen.* Z. Zellforsch. 32, 394—400 (1943a). — Die Epiphysis cerebri. In Handbuch der mikroskopischen Anatomie des *Menschen,* hrsg. von W. v. Möllendorff, Bd. VI/4. 1943b. — Über die neurosekretorische Verknüpfung von Hypothalamus und Neurohypophyse. Z. Zellforsch. 34, 610—634 (1949a). — Über die neurosekretorische Verknüpfung von Hypothalamus und Hypophyse (Anat.-Kongr. Bonn 1949). Dtsch. med. Rdsch. 1949b, 631—632. — Über die neurosekretorische Verknüpfung von Hypothalamus und Hypophyse. Klin. Wschr. 1949, 617—622. — Zwischenhirn und Neurohypophyse. Eine neue Vorstellung über die funktionelle Bedeutung des Hinterlappens. Med. Mschr. 5, 466—470 (1951a). — Histologie und mikroskopische Anatomie des *Menschen.* Bd. 2, Organe und Systeme. Stuttgart: 1951b. — **Bargmann, W.,** u. **W. Hild:** Über die Morphologie der neurosekretorischen Verknüpfung von Hypothalamus und Neurohypophyse. Acta anat. (Basel) 8, 264—280 (1949). — **Bargmann, Wolfgang, W. Hild, R. Ortmann** u. **Th. H. Schiebler:** Morphologische und experimentelle Untersuchungen über das hypothalamisch-hypophysäre System. Acta neurovegetativa (Wien) 1, 233—275 (1950). — **Bargmann, Wolfgang,** and **Ernst Scharrer:** The site of origin of the hormones of the posterior pituitary. Amer. Scientist 39, 255—259 (1951). — **Barker, N. W.:** Arch. of Path. 8, 432 (1929). — **Barker, W. L.:** A cytochemical study of lipids in *sows'* ovaries during the estrous cycle. Endocrinology 48, 772—785 (1951). — **Barlow:** Medical Societies. Pathol. Doc. of London. Lancet 1885 I, 251. — **Barlow, D. L.:** Apituitarism and the anencephalic syndrome. Brit. Med. J. 1923 I, 15—16. — **Barlow, O. W.:** Amer. J. Physiol. 70, 453 (1924). — Fasting and rice disease in *pigeons;* the parallelism of loss of body weight, temperature and respiration rate; the absence of B vitamins from the cortex of the beef suprarenal. Amer. J. Physiol. 78, 322—324 (1926). — **Barnes, B. O., A. E. Kanter** and **A. H. Klavans:** *Bitterling* ovipositor lengthening produced by adrenal extracts. Science (Lancaster, Pa.) 84, 310 (1936). — **Barnes, R. H., E. S. Miller** and **G. O. Burr:** The influence of the adrenals on the transport of fact into the liver. J. of Biol. Chem. 140, 247—253 (1941). — **Barnett, H. L.,** and **Helen McNamara:** Electrolyte balances in a male *infant* with adrenocortical insufficiency and virilism. The effect of desoxycorticosterone acetate and salt therapy with special reference to potassium. J. Clin. Invest. 28, 1498—1506 (1949). — **Barnett, J., A. A. Henley, C. J. O. R. Morris** and **F. L. Warren:** Biochemic. J. 40, 778 (1946). — **Barnett, L.:** Austral. a. New Zealand J. Surg. 12, 241 (1942). — **Barnett, S. A.,** and **G. Bourne:** The distribution of ascorbic acid (vitamin C) in the early stages of the developing *chick* embryo. J. of Anat. 75, 251—264 (1940). — **Barnett, S. A.,** and **R. B. Fisher:** J. of Exper. Biol. 20, 14 (1943). — **Baroncini, L.,** e **A. Beretta:** Ricerche istologiche sulle modificazioni degli organi *mammiferi ibernanti*. IV. Capsule surrenali (Nota preventiva). Riforma med. **16**, 162—163; **17**, 76—78 (1901). — **Barpey-Gampert, M.**: Les recherches de H. C. B. Denber sur l'innervation des capsules surrénales. Bull. Histol. appl. **1945**, 30—32. — **Barpi, Ugo**: Intorno ai rami minori dell'aorta addominale ed all'irrigazione arteriosa del ganglio semilunare, del plesso solare e delle capsule surrenali negli *equini*, nei *carnivori* e nei *roditori* domestic Arch. ital. Anat. **1**, 491—522 (1902). — **Barrows, H. R.**: The histological basis of the different shank colors in the domestic *fowl*. Ann. Rep. Maine Agric. exper. Stat. for **1914**, 237—252. — **Barsantini, J. C., G. Masson** et **H. Selye**: Effets des stéroides sur la lactation. Rev. Canad. de Biol. **5**, 407—427 (1946). — **Barta, L.**: Influence of desoxycorticosterone acetate on the clearance of creatinine. Paedit. Danubiana **5**, 137—142 (1949). — **Bartelheimer, H.**, u. **J. F. Cabeza**: Klin. Wschr. **1942**, 630. — **Bartels**: Das Lymphgefäßsystem. In Handbuch der Anatomie, hrsg. von v. Bardeleben. Jena 1909. — **Barten, Heinz**: Über das Vorkommen von Knochenmarksgewebe in den Nebennieren. Virchows Arch. **294**, 139 (1934). — **Bartholinus, Caspar**: Exercitationes miscellaneae Lugd. Bat. **1675**. — Exercitationes anatomicae. Hafn. **1678**, **1692**. — **Bartholinus, Th.**: Anatomia reformata Lugd. Bat. **1651** (**1669**; engl. London **1668**). — Historiarum anat. rarior. Cent. VI. Hafn. **1654**—**1665** (in Centuria II. Nebenniere S. 276—278, 28, 67). — Anatome quartum renovata. Lugd. Bat. **1673** (dtsch. Nürnberg **1677**). — **Bartlakowski, Johannes**: Über die Lage der Nebennieren zu den Nieren. Anat. Anz. **59**, 508—511 (1925). — **Bartles, E. D.**: Studies on hereditary dwarfism in *mice*. III. Development of the adrenal in dwarf *mice*. Acta path. scand. (København.) **18**, 20—35 (1941). — **Bartoli, O.**: Sulla interpretazione di alcune infiltrati cellulari in surrenali di individui sani. Pathologica (Genova) **22**, 8, 468, 539 (1930). — **Basir**: J. of Anat. **66**, 628 (1931). — **Bass, A. D.**, and **M. Feigelson**: Cancer Res. **8**, 503—509 (1948). — **Basset, David L,**: Ethyl methacrylate as a preserving medium for gross anatomical serial sections. Anat. Rec. **99**, 145—150 (1947). — Cellular proliferations in the corpus luteum of pregnancy in the albino *rat* revealed by colchicine. Amer. Assoc. Anat. Wisconsin 1948. Anat. Rec. **100**, 731—732 (1948). — Mitotic activity in the blood and tissue of the corpus luteum of pregnancy in the *rat* demonstrated by colchicine. Amer. Assoc. Anat. Wisconsin 1948. Anat. Rec. **100**, 763 (1948). — **Bastenie, P.**, et **J. Maes**: Influence de l'ablation des surrénales sur la structure histologique de la thyroide du *cobaye*. C. r. Soc. Biol. Paris **123**, 532 (1936). — **Bastos, J.**, e **S. Pinto**: Arch. portug. Sci. biol. **8**, 242 (1946). — **Basylewycz, I.**: Hormonorgane und Alter. Bemerkungen zur Klinik des normalen Seniums. Z. Vitamin-, Hormon- u. Fermentforsch. **2**, 265—287 (1948/49). **Bates**: N. Y. Med. J. **63**, 647 (1896). — **Baucke**: Ein Beitrag zur Pathologie der Nebennieren. Diss. Göttingen 1899. — **Bauer, H.**: Innere Sekretion. Berlin 1927. — Paraganglion, operativ geheilt. Dtsch. med. Wschr. **1934 II**, 1494. — **Bauer, Hans**: Mikroskopisch-chemischer Nachweis von Glykogen und einigen anderen Polysacchariden. Z. mikrosk.-anat. Forsch. **33**, 143—160 (1933). — **Bauer, Julius**: Dtsch. Arch. klin. Med. **107**, 39 (1912). — Individual constitution and endocrine glands. Endocrinology **8**, 297 (1924). — Klin. Wschr. **1933**, 1553. — Der Einfluß der Nebennieren und Hypophyse auf die Blutdruckregulation und Umstimmung des Geschlechtscharakters beim *Menschen*. Klin. Wschr. **1935 I**, 361—367. — **Bauer, Julius**, and **Elmer Belt**: Paroxysmal hypertension, with concomitant swelling of the thyroid due to pheochromocytoma of the right adrenal gland. Cure by surgical removal of the Pheochromocytoma. J. Clin. Endocrin. **7**, 30—46 (1947). — **Bauer, Julius**, u. **Siegmund Brügel**: Bibliographie auf dem Gebiete der Konstitutionslehre im Jahre 1921. Z. Anat., Abt. 2 **9**, 460—500. — **Bauer, Julius**, u. **R. Leriche**: Zur Klinik und Therapie des Paraganglioms. Adrenalogene Hochdruckkrisen. Wien. klin. Wschr. **1934 II**, 1224—1228. — **Bauer, Karl Friedrich**: Über In-vitro-Züchtung endokriner Drüsengewebe zum Zwecke der Reimplantation in den *menschlichen* Organismus. Helvet. med. Acta **15**, 569—580 (1948). — Über therapeutische Anwendung von Gewebekulturen bei inneren Erkrankungen. Med. Mschr. **3**, 452—454 (1949). — **Bauhinus, C.**: De corporis fabrica. Basil. **1590**. — Institutiones anatomicae. Basil. **1592** (Bern **1604**). — Theatrum anatomicum. Fcft. M. **1605** (**1621**). — **Bau-Kien-Tsing**: Über die Wirkung des Harnes von Schwangeren auf die Nebennierenrinde der männlichen *Maus*. Z. Zellforsch. **24**, 714—726 (1936). — **Baum, Hermann**: Das Lymphgefäßsystem des *Hundes*. — **Baumann, E. J.**, and **Holly**: Relations entre les lipoides et la physiologie surrénale. Le contenu en cholesterine et en lipoides phosphorés du sang de *lapin* avant et après surrénalectomie. J. of Biol. Chem. **55**, 457—475 (1923); **63**, LXIII—LXIV (1925). — **Baumann, E. J.**, and **S. Kurland**: J. of Biol. Chem. **71**, 281 (1927). — **Baumann, E. J.**, and **D. Marine**: Endocrinology **36**, 400—405 (1945). — **Baumann, J. Aimé**: Développement et anatomie de la loge rénale chez l'*homme*. Acta anat. (Basel) **1**, 15—65 (1945/46). — **Baumann, R.**: Virchows Arch. **277**, 833 (1930). — **Baxter, J. S.**: Growth cycle of the cells of the adrenal cortex in the adult *rat*. J. of Anat. **80**, 139—146 (1946). — **Baxter, J. S.**, and **J. M. Yoffey**: Histochemistry of the suprarenal cortex in *man* and the *chimpanzee*. Proc. Anat. Soc. Great Britain. 1947. J. of Anat. **81**, 402 (1947). — **Bayer, Gustav**: Nebennieren. In Handbuch der inneren Sekretion, hrsg. von M. Hirsch. Leipzig 1929. — **Bayer, Gustav**, u. **F. J. Lang**: Über kongenitale interrenale Makrosomie. Endokrinol. **14**, 225—245 (1934). — **Bayer, Gustav**, u.

Theodor Wense: Arch. ges. Physiol. **237,** 651—654 (1936). — Zur Frage Nebenniere und Infektion. Wien. klin. Wschr. **1937,** Nr 20. — **Bayle, A. L. J.:** Roux' J. de Méd. **25,** 518 (1760). — Petit manuel d'anatomie descriptive. Paris et Montpellier 1823. — **Bayle, A. L. J.,** et **A. Hollard:** Manuel d'anatomie générale. Paris 1827. — **Beaird jr., R. D.,** and **H. S. Swann:** Proc. Soc. Exper. Biol. a. Med. **36,** 194 (1937). — **Beale, L. S.:** Die Structur der einfachen Gewebe. Aus dem Englischen von V. Carus. Leipzig 1862. — **Beall, D.:** The isolation of progesterone and 3,20-allopregnanolone from *ox* adrenals. Biochemic. J. **32,** 1957—1960 (1938). — Isolation of estrone from the adrenal gland. Nature (Lond.) **144,** 76 (1939). — Isolation of oestrone from *ox* adrenals. J. Endocrin. **2,** 81—87 (1940). — **Beall, D.,** and **T. Reichstein:** Isolation of progesterone and allopregnanolone from the adrenal cortex. Nature (Lond.) **142,** 479 (1938). — **Beard, J.:** The inter-relationship of the *Ichthyoprida.* Anat. Anz. **5** (1890). — **Beattie, J.:** Brit. Med. J. **1947,** 813—817. — **Beatty, B.:** A comparative account of the adrenal glands in *Rana t. temporaria* and *R. esculenta.* Proc. Leeds Phil. Lit. Soc. **3,** 633—637 (1940). — **Becher, Hellmut:** Histochemische Untersuchung an den inkretorischen Organen mit der Plasmalreaktion. Verh. Anat. Ges. Königsberg. Anat. Anz. (Erg.-H.) **85,** 38—47 (1938). — **Bechgaard, Poul,** and **Anders Bergstrand:** Can the administration of desoxycorticosterone acetate give rise to nephrosclerosis? Acta endocrin. (Københ.) **2,** 61—69 (1949). — Bechholds Handlexikon der Naturwissenschaften und Medizin. Bearb. von A. Velde, W. Schauf, V. Loewenthal u. J. Bechhold. Frankfurt 1890. — **Beck** and **Diller:** Amer. J. Med. Sci. **212,** 125—126 (1946). — **Beck, J. C., J. S. L. Browne, L. G. Johnson, B. J. Kennedy** and **D. W. MacKenzie:** Occurence of peritonitis during ACTH administration. Canad. Med. Assoc. J. **62,** 423—426 (1950). — **Beck, K.:** Beiträge zu den Nebennierentumoren bei *Tieren.* Diss. Leipzig 1922. — Dtsch. tierärztl. Wschr. **1926,** 398—399. — **Beck, M.:** Zbl. Path. **47,** 181 (1929). — **Beckmann, R.:** Die Lumina in den Zellkomplexen der Nebenniere und ihre Genese. Beitr. path. Anat. **60,** 139—149 (1914). — **Becks, Hermann, C. W. Asling, M. E. Simpson, H. M. Evans** and **C. H. Li:** Ossification at the distal end of the humerus in the female *rat.* Amer. J. Anat. **82,** 203—230 (1948). — **Béclard, F. A.:** Mémoire sur les *Acéphales.* Leroux' J. Méd. 1815, 1816. — Additions à l'anatomie générale de X. Bichat. Paris 1821. (Dtsch. von L. Cerutti, Leipzig 1823.) — Eléments d'anatomie générale. Paris 1825. — Traité élémentaire de physiologie *humaine,* 2. Aufl. Paris 1856. — **Beddard:** Proc. Zool. 1908, 561. — **Beer, A. G.:** Z. exper. Med. **105** (1939). — **Beer, A. G.,** u. **G. Bedacht:** Klin. Wschr. 1941, 1000. — **Behrens, H.:** p-nitrophenylhydrazin als mikrochemisches Reagens. Chem.-Ztg **27,** 1105 (1903). — **Behrens, W., A. Kossel** u. **P. Schiefferdecker:** Die Gewebe des *menschlichen* Körpers und ihre mikroskopische Untersuchung. Braunschweig 1891. — **Behring, Emil:** Dtsch. med. Wschr. 1890. — **Beiglböck, W.:** Z. klin. Med. **6,** 1333 (1937). — Wien. klin. Wschr. **1941,** 262. — **Bein, H. J., R. Meier** u. **P. Miescher:** Internat. Arch. Allerg. a. Appl. Immunol. Suppl. 1, **1950.** — **Belding, David L.,** and **Leland C. Wyman:** The rôle of the suprarenal gland in the natural resistance of the *rat* to diphtheria toxin. Amer. J. Physiol. **78,** 50—55 (1926). — **Bell:** J. Med. Res. **24,** 539 (1911). — **Bell, A. W.:** The origin of neutral fats from the Golgi apparatus of the spermatid of the *dog.* J. of Morph. **48,** 611—623 (1928). — **Bell, W. B.:** Experimental operations on the pituitary. Quart. J. Exper. Physiol. **11,** 77—126 (1917). — **Benazzi-Lentati, Giuseppina:** Contributo all'istofisiologia delle isole del Langerhans. Ricerche su *Anas domestica.* Arch. ital. Anat. **32,** 321—347 (1934). — Contributo alla istofisiologia delle isole del Langerhans. Parte II. Ricerche su *Anas domestica* e su *Mus musculus.* Arch. ital. Anat. **37,** 437—452 (1936). — Sulla distribuzione del glicogeno e sulla glicemia vera degli *invertebrati.* Atti Zool. **5,** 35—70 (1939). — **Benda:** Virchows Arch. **161** (1900). — **Benda, L.,** u. **E. Rissel:** Wien. klin. Wschr. **1950,** 23. — **Bender, X.,** et **A. Léri:** De l'atrophie des capsules surrénales chez les *foetus anencéphales.* C. r. Soc. Biol. Paris **1903,** 1137—1139. — **Benedict, F. G.:** Abderhaldens Handbuch der biologischen Arbeitsmethoden, Abt. IV, Teil 10, S. 440. 1926. — Erg. Physiol. **36,** 300 (1934). — **Beneke:** Zur Lehre von den Versprengungen von Nebennierengewebe in die Niere. Beitr. path. Anat. **9,** 440 (1980). — Pathologische Anatomie der Nebennieren. In Zülzers Handbuch der Harn- und Geschlechtsorgane. 1902. — Untersuchungen über gleichzeitige peritoneale Transplantation verschiedener Organstücke. Beitr. path. Anat. **74** (1925). — Über Status thymicus und Nebennierenatrophie bei Kriegsteilnehmern. Zbl. Path. **27** (Beih.). — **Bengtson, Gösta:** Morph. Jb. **88,** 343—350 (1943). — **Bengtson, Gösta, Karl-Axel Melin** u. **Ture Petrén:** Studien über die Blutmenge der Nebennierenrinde in Ruhepause bei „chronisch" muskeltrainierten *Meerschweinchen.* Morph. Jb. **83,** 287—294 (1939a). — Beiträge zur Methodik bei quantitativ-anatomischen Untersuchungen der Nebennieren. Morph. Jb. **83,** 277—286 (1939b). — **Benner, Miriam C.:** Studies on the involution of the foetal cortex of the adrenal glands. Amer. J. Path. **16,** 787—798 (1940). — **Bennett, H. Stanley:** The blood vessels of the adrenal medulla and their relation to the chromaffin cells. Anat. Rec. **73,** Suppl. 2, 6—7 (1939a). — Localization of adrenal cortical hormones in the adrenal cortex of the *cat.* Proc. Soc. Exper. Biol. a. Med. **42,** 786 (1939b). — The life history and secretion of the cells of the adrenal cortex of the *cat*. Amer. J. Anat. **67**, 151—227 (1940a). The distribution of the corticosterones in the adrenal cortex of the *cat*. Amer. Assoc. Anat. Anat. Rec. **76**, Suppl. 2, 5 (1940b). — Cytological manifestations of secretion in the adrenal medulla. Amer. Assoc. Anat. Chicago. Anat. Rec. **79**, Suppl., 7—8 (1941a). — Cytological manifestations of secretion in the adrenal medulla of the *cat*. Amer. J. Anat. **69**, 333—375 (1941b). — The demonstration of thiol groups in certain tissues by means of a new colored sulfhydryl reagent. Anat. Rec. **110**, 231—247 (1951). — **Bennett, H. Stanley,** and **L. Kilham**: The blood vessels of the adrenal gland of the adult *cat*. Anat. Rec. **77**, 447—471 (1940). — **Bennett, Leslie L.:** Effects of the pituitary growth and adrenocorticotropic hormones on the urinary glucose and nitrogen of hypophysectomized diabetic *rats*. Amer. J. Physiol. **155**, 24—27 (1948). — **Bennett, Leslie L., A. P. Applegarth** and **C. H. Li:** Proc. Soc. Exper. Biol. a. Med. **65**, 256 (1947). — **Bennett, Leslie L., Joseph F. Garcia** and **Choh Hao Li:** Production of increased ketonemia in a normal *dog* by adrenocorticotropic hormone. Proc. Soc. Exper. Biol. a. Med. **69**, 52—53 (1948). — **Bennett, Leslie L.,** and **Alexei A. Koneff:** Atrophy of the thyroid and hypertrophy of the adrenal in *rats* with alloxane diabetes. Anat. Rec. **96**, 1—11 (1946). — **Bennett, Leslie L.,** and **Barbara Laundrie:** Effects of the pituitary growth and adrenocorticotropic hormones on the urinary glucose, nitrogen and ketone bodies of diabetic *rats* maintained on a carbohydrate-free diet. Amer. J. Physiol. **155**, 18—23 (1948). — **Bennett, Leslie L.,** and **C. H. Li:** Amer. J. Physiol. **150**, 400 (1947). — **Benninghoff, Alfred:** Zur Kenntnis und Bedeutung der Amitose und amitoseähnlicher Vorgänge. Sitzgsber. Ges. Naturwiss. Marburg **7**, 45—68 (1922). — Blutgefäße und Herz. In Handbuch der mikroskopischen Anatomie des *Menschen*, hrsg. von W. v. Möllendorff, Bd. VI/1, S. 1—232. 1930. — Lehrbuch der Anatomie des *Menschen*. Dargestellt unter Bevorzugung funktioneller Zusammenhänge, Bd. 2, Teil 1. München u. Berlin 1944. — **Benoit, A.:** Archives de Biol. **38**, 219 (1928). — **Benoit, J.:** Stimulation du développement testiculaire par l'éclairement artificiel. C. r. Soc. Biol. Paris **118**, 664—668 (1935a). — Rôle des yeux dans l'action stimulante de la lumière sur le développement testiculaire chez le *canard*. C. r. Soc. Biol. Paris **118**, 669—671 (1935b). — **Benoit, J., R. Kehl** et **M. Leportois:** Techniques biométriques appliquées à l'histophysiologie des organes glandulaires, en particulier dans le domain endocrinologique. Techniques cytométriques. C. r. Soc. Biol. Paris **136**, 514—517 (1942). — **Bensen, W.:** Beitrag zur Kenntnis der Organveränderungen nach Schilddrüsenexstirpation bei *Kaninchen*. Virchows Arch. **170**, 229—242 (1902). — **Bensley:** Trans. Linn. Soc. London **9**, 83 (1903). — **Bensley, Caroline M.:** Comparison of methods for demonstrating glycogen microscopically. Stain Technol. **14**, 47 (1939). — **Bensley, R. R.:** On the nature of the pigment of mitochondria and of submicroscopic particles in the hepatic cell of the *guinea-pig*. Anat. Rec. **98**, 609—619 (1947). — Facts versus artefacts in cytology: the Golgi apparatus. Exper. Cell. Res. **2**, 1—9 (1951). — **Bensley, R. R.,** and **S. H. Bensley:** Handbook of histological and cytological technique. Chicago 1938. — **Bensley, S. H.:** The normal mode of secretion in the parathyroid gland of the *dog*. Anat. Rec. **98**, 361—381 (1947). — **Benthin:** Innere Sekretion und ihre Störungen. Dtsch. med. Wschr. **1925 II,** 1265. — **Benua, R. S.,** and **E. Howard:** Endocrinology **36**, 170—177 (1945). — A carbonyl reaction differentiating the fetal zona reticularis of the *human* adrenal cortex from the *mouse* X zone. Bull. Hopkins Hosp. **86**, 200—214 (1950). — **Benznák, M.,** et **Z. Korényi:** Arch. internat. Pharmacodynamie **65**, 321—328 (1941). — **Berberich, J.,** u. **Rudolf Jaffé:** Der Lipoidstoffwechsel der Ovarien mit besonderer Berücksichtigung des Menstruationszyklus nebst Untersuchungen an Nebennieren und Mamma. Z. Anat. **10**, 1—27 (1924). — Z. angew. Anat. **18**, 1 (1925). — **Berblinger, Walther:** Zur Frage der genitalen Hypertrophie bei Tumoren der Zirbeldrüse und dem Einfluß embryonalen Geschwulstgewebes auf die Drüsen mit innerer Sekretion. Virchows Arch. **227** (Beih.), 38—81 (1920). — Zur Frage der Zirbelfunktion. Virchows Arch. **237**, 144—153 (1922). — Klimakterische Gesichtsbehaarung und endokrine Drüsen. Z. Anat. **10**, 412—433 (1924). — Zur Frage der Gesichtsbehaarung bei *Frauen* (im Zusammenhang mit Keimdrüsen, Nebennieren und Hypophyse). Z. Konstit.lehre **12**, 193—214 (1926a). — Die Glandula pinealis. In Handbuch der speziellen pathologischen Anatomie, Bd. 8. 1926b. — Innere Sekretion im Lichte der morphologischen Forschung. Jenaer akad. Reden, Heft 15. 1928. — Physiologie und Pathologie der Zirbel. Erg. Med. **14** (1929). — Pathologie und pathologische Morphologie der Hypophyse des *Menschen*. In Handbuch der inneren Sekretion, Bd. 1, S. 910. 1932. — Schweiz. med. Wschr. **1940,** 133, 157. — Die Adenohypophyse bei chronischer Nebennireninsuffizienz. Virchows Arch. **309**, 302—332 (1942). — Schweiz. med. Wschr. **1943,** 1159. — **Berdach:** Zur Pathologie der Nebennieren. Wien. med. Wschr. **1894.** — **Berdach** u. **Pal:** Zur Pathologie der Nebennieren. Berl. klin. Wschr. **1894.** — **Berdés:** Contribution à l'étude des tumeurs des capsules surrénales. Arch. méd. expér. **4** (1892). — **Bereterwide, J. J.,** y **Rosemblatt:** Los factores hereditarios en endocrinologia. Prensa méd. argent. **24,** 1965 (1937). — **Berg, Nils O.:** A histological study of masked lipids. Stainability, distribution and functional variations. Acta path. scand. (København) Suppl. **90**, 1—192 (1951). —

Berg, W.: Über spezifische in den Leberzellen nach Eiweißfütterung auftretende Gebilde. Anat. Anz. **42**, 251—262 (1912). — **Berger, Benjamin:** Changes in the adrenal cortex of the albino *rat* following splenectomy. Amer. Assoc. Anat. Chicago. Anat. Rec. **79**, Suppl., 83 (1941). — **Berger, C. A.,** and **E. R. Witkus:** Some cytological effects of cortisone. Bull. Torrey Bot. Club **78**, 422—425 (1951). — **Berger, Louis:** Arch. d'Anat. **2** (1923a). — Die sympathicotropen und phäochromen Zellen des *menschlichen* Ovariums. C. r. Soc. Biol. Paris **90**, 267—268 (1923b). — The sympathicotropic, interstitial, and phaeochrome cells in the *human* foetal testis. Trans. Roy. Soc. Canada, Sect. 5 **42**, 45—49 (1948). — **Bergman, H. C., D. D. Rosenfeld, O. Hechter** and **M. Prinzmetal:** Amer. Heart J. **29**, 506—512 (1945). — **Bergmann, G. H. B.:** De glandulis suprarenalibus. Gottingae 1839. — **Bergmann, Gustav v.:** Dtsch. med. Wschr. **1934 I**, 123. — Dtsch. med. Wschr. **1936.** — Verh. dtsch. Ges. inn. Med. **50**, 161 (1938). — Geburtsh. u. Frauenheilk. **6**, 12 (1944). — Das Bild der modernen Klinik im Rahmen anderer Wissenschaften. Antrittsvorlesung bei Übernahme der II. Med. Univ.-Klin. München. Med. Klin. **1946**, 465—471. — **Bergner, Grace E.,** and **Helen Wendler Deane:** Effects of pituitary adrenocorticotrophic hormone on the intact *rat,* with special reference to cytochemical changes in the adrenal cortex. Endocrinology **43**, 240—260 (1948). — **Bergstrand, Anders:** A case of essential hypertension in connection with enlarged adrenals. Acta path. scand. (København.) **24**, 412—416 (1948). — **Bergstrand, H.:** Luteinisierung der Ovarien bei einem Fall von basophilem Hypophysenadenom mit Cushings Symptomenkomplex. Virchows Arch. **293**, 412—428 (1934). — Ett fall av s.k. Phaeochromocytoma glandulae suprarenalis med hypertrophi av myocardiet i vänstra hjärtsalvan. Hygiea (Stockh.) **82**, 321—335 (1920). — **Berkelbach van der Sprenkel, H.:** Nebenniere und Paraganglien. In Handbuch der vergleichenden Anatomie der *Wirbeltiere,* Bd. 2, 1. Hälfte, S. 777—816. 1934. — **Berman, Doreen, Eleanor Hay** and **Hans Selye:** Influence of high carbohydrate diets upon the development of experimental nephrosclerosis and allied cardiovascular phenomena. Canad. Med. Assoc. J. **54**, 69—72 (1945). — **Berman, Doreen, Marjorie Sylvester, Eleanor C. Hay** and **Hans Selye:** The adrenal and early hepatic regeneration. Endocrinology **41**, 258—264 (1947). — **Berman, Louis:** Anthropology and the endocrine glands. Sci. Monthly **21**, 157—166 (1925). — The glands regulating personality. A study of the glands of internal secretion in relation to the types of human nature. London 1926. — **Bern, Howard A.:** Effects of sex hormones on certain of the sex accessories of castrate male dutch *rabbits.* Amer. Soc. Zool. 1947. Anat. Rec. **99**, 573 (1947). — **Bernard, Léon:** J. Physiol. et Path. gén. **8**, 84 (1906). — **Bernard, Léon, et Bigart:** Sur les réactions histologiques générales des surrénales à certaines influences pathogènes. C. r. Soc. Biol. Paris **1902a.** — Étude anatomo-pathologique des capsules surrénales dans quelques intoxications expérimentales. J. Physiol. et Path. gén. **4**, 1014—1029 (1902b). — Réactions histologiques des surrénales au surmenage musculaire. C. r. Soc. Biol. Paris **54**, 1400—1401 (1902c). — Note sur l'aspect macroscopique des capsules surrénales du *cobaye* à l'état normal et pathologique. Bull. Soc. Anat. Paris **1903a**, 835—837. — Quelques détails de la structure des glandes surrénales normales du *cobaye,* décelés par l'acide osmique. Bull. Soc. Anat. Paris **1903b**, 837—839 (1903b. — Sur les réactions histologiques générales des surrénales à certaines influences pathogènes expérimentales. C. r. Soc. Biol. Paris **1903c**, 1219—1221. — Réactions histologiques des surrénales au surmenage musculaire. C. r. Soc. Biol. Paris **1903d**, 1400—1402. — Note sur la graisse dans les capsules surrénales normales de l'*homme.* Bull. Soc. Anat. Paris **1903e**, 929—931. — Suractivité fonctionelle des glandes surrénales dans l'intoxication saturnine expérimentale. C. r. Soc. Biol. Paris **56**, 59—60 (1904). — Les processus sécrétoires dans la substance corticale de la glande surrénale. C. r. Soc. Biol. Paris **57**, 504—506 (1905). — **Bernard, Léon, Bigart** et **Henry Labbé:** Sur la sécrétion de lécithine dans les capsules surrénales. C. r. Soc. Biol. Paris **55** (1903). — **Berner, O.:** A case of „Virilisme surrénal". Vidensk. selsk. Skr. Christiania, Math.-naturwiss. Kl. I, **1923**, Nr 7,1—18. — Norsk Mag. Laegevidensk. **84**, 849—864 (1923). — Kan en soulst i eggstokken forwandle en *høne* till en *hane?* Norsk. Mag. Laegevidensk. **1928**, 349—364. — **Bernheim, F.,** et **M. L. C. Bernheim:** J. of Pharmacol. **57**, 427 (1936). — J. of Biol. Chem. **145**, 213 (1942). — **Bernstein, D. E.:** Diabetes mellitus followed by Addisons disease and hypothyroidism simulating panhypopituitarism. J. Clin. Endocrin. **8**, 687—693 (1948). — **Bernstein, Joseph G.:** The effect of the thermal environment on the morphology of the thyroid and adrenal cortical glands in the albino *rat.* Amer. Assoc. Anat. Anat. Rec. **76**, Suppl. 2, 6 (1940a). — Experimental variations in the histological structure of the adrenal cortex of the albino *rat* as a result of artificial fever induced by ultra-high frequency radio emanations. Amer. J. Anat. **66**, 177—196 (1940b). — Endocrinology **28**, 985—997 (1941). — **Bernstein, Julius:** Lehrbuch der Physiologie des tierischen Organismus, im Speciellen des *Menschen.* Stuttgart 1894. — **Bernstein, S.:** Klin. Wschr. **1911**, 1794. — **Berres, Chr. Jos.:** Anatomie der mikroskopischen Gebilde des *menschlichen* Körpers, Anatomia partium microscopicarum corp. hum. I.—VI. 1836. — **Berruti:** Siehe Beruti. — **Berry, L. J.,** and **T. D. Spies:** Phagocytosis. Medicine **28**, 239—300 (1949). — **Berthold, Am. Ad.:** Lehrbuch der Physiologie des *Menschen* und der *Thiere.* 2 Bde. Göttingen 1829. — **Berthold, A. P.:** Arch. f. Anat. **1849,**

42. — **Berthrough, M., A. R. Rich** and **P. C. Griffith:** Bull. Hopkins Hosp. 80, 131 (1950). — **Bertram:** Betrachtungen über Adenomknötchen an den Nebennieren und über Tumoren an den Nebennien. Festschrift für Orth. 1903. — **Berutti et Perosino:** Ablation des capsules surrénales. Gaz. hebd. Sci. méd. 1856, III, Nr 52. — **Besnier:** Dégénérescence cancéreuse complètement des deux capsules surrénales. Bull. Soc. Anat. Paris 1850. — **Bessesen jr., Alfred N.,** and **Herbert A. Carlson:** Postnatal growth in weight of the body and the various organs in the *guinea-pig*. Amer. J. Anat. 31, 483—521 (1923). — **Bessesen, D. H.:** Changes in the organ weights of the *guinea pig* during experimental survey. Amer. J. Physiol. 63, 245—256 (1923). — **Bessey, O. A., M. L. Menken** and **C. G. King:** Pathologic changes in the organs of scorbutic *guinea pigs*. Proc. Soc. Exper. Biol. a. Med. 31, 455—460 (1934). — J. of Biol. Chem. 126, 771—784 (1938). — **Bessho, Masataka:** Über das Nebennierenmark. Fol. anat. jap. 3, 147 (1925). — **Bessho, Masayazu:** Histologische und histogenetische Untersuchungen über die Nebenniere der *Ratte*. Aichi Jg. Kw. Z. Nagoya 34 (1927). — **Bessis, M.:** Études sur la cellule réticulaire normale et pathologique (Genèse des cellules souches. Sér. histiocytaire. Cytologie des réticuloses). Rev. d'Hématol. 2, 339—395 (1947). — **Best, C. H.,** and **J. Campbell:** Anterior pituitary extracts and liver fat. J. of Physiol. 86, 190—203 (1936). — The effect of anterior pituitary extracts on the liver fat of various *animals*. J. of Physiol. 92, 91—110 (1938). — **Best, C. H., C. C. Lucas, J. M. Patterson** and **J. H. Ridout:** The lipotropic properties of inositol. Science (Lancaster, Pa.) 103, 12 (1946). — **Best, W. R., R. C. Muehrcke** and **R. M. Kark:** J. Clin. Invest. 30, 629 (1951). — **Best, W. R.,** and **M. Samter:** Blood 6, 61 (1951). — **Betz, H.:** Le rôle de la surrénale dans la résistance générale de l'organisme aux radiations. J. belge Radiol. 35, 380—392 (1952). — **Betz, H.,** et **L. Fruhling:** Étude de la régénération des organes hématopoiétiques chez les *souris* irradiées à fortes doses et protigées par injection de KCN. C. r. Soc. Biol. Paris 144, 1013—1015 (1950). — **Beumer, H.:** Ein Beitrag zur Chemie der Lipoidsubstanzen in den Nebennieren. Arch. exper. Path. u. Pharmakol. 77, 304—316 (1914). — **Beumer, H.,** u. **F. Lehmann:** Z. exper. Med. 37, 274 (1923). — **Bevier, G.,** and **A. E. Shevsky:** Amer. J. Physiol. 50, 191 (1919). — **Beyer, K. H.:** and **S. H. Shapiro:** Amer. J. Physiol. 144, 321 (1945). — **Bichat, X.:** Traité d'anatomie générale et descriptive. Paris 1801. — **Bichel, J.,** u. **Kissmeyer-Nielson:** 3. Internat. Europ. Haematol.-Kongr. Rom 1951. — **Bickel, G.:** Gastroenterologia (Basel) 69 (1944). — Diabète pancréatique sévère, devenu aglycosurique à l'occasion du développement d'une maladie d'Addison. Helvet. med. Acta 12, 281—283 (1945). — **Bicknell, F.,** and **Fr. Prescott:** Vitamin E. In The vitamins in medicine. London 1948. — **Biebl, M.,** u. **P. Wichels:** Physiologische und pathalogisch-anatomische Betrachtungen im Anschluß an einen Fall von Paragangliom beider Nebennieren. Virchows Arch. 257, 182—201 (1925). — **Bieck, P.:** Beiträge zur Kenntnis der Nierengeschwülste. Diss. Marburg 1886. — **Biedl, A.:** Pflügers Arch. 67, 443—477 (1897). — Wien. klin. Wschr. 14, 1278 (1901). — Innere Sekretion. Wien. klin. Wschr. 1903. — Die funktionelle Bedeutung des Interrenalorgans der *Selachier*. Verh. 8. Internat. Zool.-Kongr. 1910. — Innere Sekretion. Berlin u. Wien 1933, 2. Aufl.; 1916, 3. Aufl. — **Biedl, A.,** u. **J. Wiesel:** Über die funktionelle Bedeutung der Nebenorgane des Sympathicus (Zuckerkandl) und der chromaffinen Zellgruppen. Arch. ges. Physiol. 91, 434—461 (1902). — **Biedl, A.,** u. **M. Reiner:** Arch. ges. Physiol. 79, 158—194 (1900). — **Bielschowsky, Max:** Neuroblastic tumours of the sympathetic nervous system. In Penfields Cytology and cellular pathology of the nervous system, Bd. 3, S. 1085—1094. New York 1932. — **Bierring, Karl:** Action de l'extrait préhypophysaire sur les surrénales chez le *rat*. Bull. Histol. appl. 12, 269—273 (1935). — **Bierry et Malloizel:** C. r. Soc. Biol. Paris 65, 232 (1908). — **Biesele, J. J.:** Chromosome size in normal *rat* organs in relation to B vitamins, ribonucleic acid, and nuclear volume. Cancer Res. 4, 529—539 (1944). — **Biesing, Karl:** Über die Nebennieren und den Sympathicus bei *Anencephalen*. Diss. Bonn 1886. — **Biétrix:** Étude de quelques faits relatifs à la morphologie générale du système circulatoire à propos du réseau branchial des *poissons*. Paris 1895. — **Bigart et L. Bernard:** Note sur la graisse dans les capsules surrénales de l'*homme*. Bull. Soc. Anat. Paris 1902, 929. — Presse méd. 1903. — **Billeter, Oscar A.:** The effect of spaying and theelin injections on body growth and organ weights of the albino *rat*. Amer. J. Anat. 60, 367—395 (1937). — **Billington, W.:** Movable kidney, its etiology, pathology, diagnosis, symptoms, and treatment, 2. Aufl. London 1929. — **Billmann, F.,** u. **R. Engel:** Vikariierender Einsatz fetaler Nebennieren in der Schwangerschaft beim nebennierenlosen *Hund*. Klin. Wschr. 1939 I, 599—600. — **Bimar, A.:** Sur un monstre acéphale, description et reflexions. Gaz. hebd. Sci. méd. Montpellier 8, 220—224 (1886). — **Bimmer, Edith:** Metrische Untersuchungen über die Entwicklung der Nebenniere und der von ihr benachbarten Organe bei *Eidechsen*. Anat. Anz. 97, 276—311 (1950). — **Binet, L., J. Verne** et **G. L. Parrot:** C. r. Soc. Biol. Paris 125 (1937). — **Birch, T. W.,** and **W. J. Dann:** Estimation and distribution of ascorbic acid (Vitamin C) and glutathione in animal tissues. Nature (Lond.) 131, 469—470 (1933). — **Birch, T. W., Leslie J. Harris, S. N. Ray:** Hexuronic (Ascorbic) acid as the antiscorbutic factor, and its chemical determination. Nature (Lond.) 131, 273—274 (1933). — **Birch-Hirschfeld:** Lehrbuch der pathologischen Anatomie. 1877. — **Birnbaum, R.:** Klinik der Mißbildungen und kongenitale

Erkrankungen. Berlin 1909. — **Birnie, James H., W. J. Eversole, W. R. Boss, C. M. Osborn** and **Robert Gaunt:** Federat. Proc. 8, 12 (1949). — An antidiuretic substance in the blood of normal and adrenalectomized *rats*. Endocrinology 47, 1—12 (1950). — **Birnie James H., W. J. Eversole** and **Robert Gaunt:** Extra-renal action of adrenal cortical hormones in water intoxication. Amer. Soc. Zool. Chicago. Anat. Rec. 99, 596 (1947). — Endocrinology 42, 412 (1948). — **Birnie, James H., Rosemary Jenkins, W. J. Eversole** and **Robert Gaunt:** An antidiuretic substance in the blood of normal and adrenalectomized *rats*. Proc. Soc. Exper. Biol. a. Med. 70, 83—85 (1949). — **Bisceglie, V.:** Sugli effetti che la iperormonizzazione con liquido folliculare determiva nella ipofisi, tiroide e capsule surrenali. Endocrin. e Pat. costit. 5, 70 (1930). — Endocrinology 16, 302 (1932). — **Bischoff:** Entwicklungsgeschichte mit besonderer Berücksichtigung der Mißbildungen. In Handwörterbuch der Physiologie. — **Bischoff, Th. C. W.:** Entwicklungsgeschichte der *Säugethiere* und des *Menschen.* Leipzig 1842. — **Bishop, Charles, William Garner** and **John H. Talbott:** Pool size, turnover rate, and rapidity of equilibration of injected isotopic uric acid in normal and pathological subjects. J. Clin. Invest. 30, 879—888 (1951). — **Bishop, D. H.:** Response of prepuberal female *mice* to equine gonadotropin. Amer. Soc. Zool. Boston. Anat. Rec. 96, 541 (1946). — **Bishop, D. H.,** and **J. H. Leathem:** Response of prepuberal male *mice* to equine gonadotropin. Anat. Rec. 95, 313 (1946). — **Bishop, P. M. F.:** J. of Endocrin. 5, LXXI—LXXVII (1948). — **Biskind, G. R.,** and **J. Mark:** Inactivation of testosterone propionate and estrone in *rats.* Bull. Hopkins Hosp. 65, 212—217 (1939). — **Bisset, K. A.:** The influence of adrenal cortical hormones upon immunity in *cold-blooded vertebrates.* J. of Endocrin. 6, 99—103 (1949). — **Bittorf, Alexander:** Die Pathologie der Nebennieren und der Morbus Addisonii. Jena 1907. — Dtsch. Arch. klin. Med. 100, 116 (1910). — Berl. klin. Wschr. 1919 I, 776. — **Bizzozero, G.,** u. **G. Vassale:** Über die Erzeugung und die physiologische Regeneration der Drüsenzellen bei den *Säugetieren.* Virchows Arch. 110, 155—214 (1886). — Intorno al tessuto delle glandole secernenti. Atti Congr. Assoc. med. ital. Pavia 1, 133—134 (1887a). — Arch. ital. Biol. 1887b. — **Bjerkelund, C. J.,** and **O. Torgersen:** Cushings syndrome in a 55-year-old man. Report of a case with decreased serum protein values and pathologic changes of the adrenal cortical cells. Acta med. scand. (Stockh.) 130, 584—594 (1948). — **Bjørneboe, M., Chr. Hamburger** and **M. Jersild:** Steroid hormones in hepatitis. Acta med. scand. (Stockh.) 136, 287—292 (1950). — **Black, E. M., M. Hupper** and **J. Rogers:** The effects of adrenal feeding upon the iodine content of the thyroid gland. Amer. J. Physiol. 59, 222—226 (1922). — **Blacklock, J. W.:** Neurogenic tumors of the sympathetic system in *children.* J. of Pathol. 39, 27—48 (1934). — **Blackman, S. S.:** Concerning the function and origin of the reticular zone of the adrenal cortex. Bull. Hopkins Hosp. 78, 180—214 (1946). — **Blaisdell, J. S., W. U. Gardner** and **L. C. Strong:** Adrenal glands of *mice* from strains with different susceptibilities to mammary carcinoma. Cancer Res. 1, 283—289 (1941). — **Blalock, A.,** and **S. E. Levy:** Ann. Surg. 106, 826—847 (1937). — **Blanchard, Ernest W.:** An experimental study of the opsonins of the blood. I. Effect of bilateral adrenalectomy. Physiologic. Zool. 4, 302—323 (1931). — Relation of adrenal cortical function to certain aspects of resistance. Amer. Soc. Zool. Harvard. Anat. Rec. 57, Suppl. 30 (1933). — An experimental study of the opsonins of the blood. III. Further studies of their relationship to adrenal cortical function. Physiologic. Zool. 7, 493—508 (1934). — A study of possible synergists with the adrenal cortical hormone. Anat. Rec. 78, 114—115 (1940/41). — **Blanchard, K. C., E. H. Deaborn, Th. H. Maren** and **E. K. Marshall** jr.: Bull. Hopkins Hosp. 86, 89 (1950). — **Blanchard, L.:** Étude anatomique des cortex surrénaux aberrants, siégant au niveau du péritoine pariétal non mésentérique, chez le *cheval.* C. r. Soc. Biol. Paris 126, 1120 (1937a). — L'acide ascorbique réduit, le carotène et le cholestérol des cortex surrénaux aberrants du *cheval.* C. r. Soc. Biol. Paris 126, 1122 (1937b). — Au sujet de l'adrénalinogenèse dans la surrénale. Absence d'adrénaline dans les cortex surrénaux aberrants du *cheval.* C. r. Soc. Biol. Paris 127, 750 (1938). — **Blanchard, R.:** Note sur l'histoire de la découverte de la capsule surrénale. C. r. Soc. Biol. Paris 1882a, 325—327. — Progrès méd. 1882b, 409. — **Blaschko, H., D. Richter** and **H. Schlossmann:** J. of Physiol. 90, 1 (1937).— **Bleicher, M.:** La loge surrénale. Rev. franç. Endocrin. 9, 82 (1931a). — L'enveloppe fibro-adipeuse des glandes surrénales. C. r. Assoc. Anat. 26. Réun. Varsovie 1931b, S. 54—57. — **Bliss, E. L., S. Rubin** and **T. Gilbert:** J. Clin. Endocrin. 11, 46 (1951). — **Bloch, Vennesland** and **Gurney:** J. Labor. a. Clin. Med. 38, 234 (1951). — **Bloch, Br.:** Der jetzige Stand der Pigmentlehre. Zbl. Hautkrkh. 8, 1—10 (1923). — **Bloch, K.:** The biological conversion of cholesterol to pregnanediol. J. of Biol. Chem. 157, 661—666 (1945). — **Bloch, K., E. Borek** and **D. Rittenberg:** J. of Biol. Chem. 149, 511 (1942). — **Bloch, K.,** and **D. Rittenberg:** J. of Biol. Chem. 143, 297 (1942). — **Bloch, K.,** and **R. Schönheimer:** J. of Biol. Chem. 145, 625 (1942). — **Bloch, Richard:** Entwicklungsstörung und Entwicklungshemmung der Nebennieren bei Addisonscher Erkrankung. Beitr. path. Anat. 67, 71—113 (1920). — Einiges zur pathologischen Entwicklung der Nebennieren des *Meerschweinchens.* Virchows Arch. 232, 232—280 (1921). — **Blodinger, J., H. E. Klebanoff** and **Henry Laurens:** Suprarenal transplantation in the *dog.* Amer. J. Physiol. 76, 151—157

(1926). — **Bloomfield, A. L.:** The coincidence of diabetes mellitus and Addisons disease; effect of cortical extract on glycemia and glycosuria. Bull. Hopkins Hosp. **65**, 456—465 (1939). — **Bloor, W. R.:** Determination of small amounts of lipids in blood plasma. J. of Biol. Chem. **77**, 53—73 (1928). — The oxidative determination of phospholipid (lecithin and cephalin) in blood and tissues. J. of Biol. Chem. **82**, 273—286 (1929). — Biochemistry of fatty acids and other compounds, the lipids. New York 1943. — **Bloor, W. R.,** and **Frances L. Haven:** Lipids of the adrenals and blood plasma in cancer. Cancer Res. **10**, 205 (1950). — **Blotevogel, Wilhelm:** Sympathicus und Sexualzyklus. Versuch einer Histophysiologie des Ganglion cervicale uteri. Z. mikrosk.-anat. Forsch. **10**, 141—168 (1927). — Sympathicus und Sexualzyklus. Versuch einer Histophysiologie des Ganglion cervicale uteri. Das Ganglion cervicale uteri des kastrierten Tieres. Z. mikrosk.-anat. Forsch. **13**, 625—668 (1928a). — Zur Histo-Physiologie der Sexualhormonproduktion. Verh. anat. Ges. **37** (Ergh. z. Anat. Anz. **66**), 31—38 (1928b). — Follekelatresie, Strahlenwirkung und Adrenalineffusion. Verh. anat. Ges. Amsterdam. Anat. Anz. (Erg.-H.) **71**, 172—178 (1931). — **Blotevogel, Wilhelm, u. H. Poll:** Ganglion cervicale uteri und Corpus luteum. Med. Klin. **1927**, Nr 39. — **Blount, Raymond: F.** Differential growth effects of additional pituitary tissue in developing *amphibian larvae*. Amer. Assoc. Anat. Wisconsin. Anat. Rec. **100**, 733—734 (1948). — The inhibitory influence of the brain upon the hypophysis. Amer. Assoc. Anat. New Orleans. Anat. Rec. **106**, 177—178 (1950). — **Blum, F.:** Über Nebennierendiabetes. Dtsch. Arch. klin. Med. **71**, 146 (1901). — Weitere Mittheilungen zur Lehre von dem Nebennierendiabetes. Arch. ges. Physiol. **90**, 617—629 (1902a). — 20. Kongr. Inn. Med. 1902b, S. 502. — Über medikamentöse Blutzuckersenkung, ihr Wesen und ihre Bekämpfung; zugleich ein Beitrag zum Wirkungsmechanismus des α-oxybenzylphosphinigsauren Natrium („Phos"). Helvet. physiol. Acta **4**, 43—68 (1946). — **Blumenau:** Über die Nebennieren der *Kinder*. Diss. Petersburg 1901. — **Blumenbach, Joh. Fr.:** Institutiones physiologicae, Edit. IV. Göttingen 1798. — Handbuch der vergleichenden Anatomie, 3. Aufl. Göttingen 1824. — **Blumenfeld, Ch. M.:** The weights and corticomedullary proportions of suprarenal glands in adult Wistar albino and Long-Evans hybrid *rats*. Anat. Rec. **48**, Suppl. 10 (1931). — Weight changes in the suprarenal glands of albino *rats* on vitamin E and fat deficient diets. Endocrinology **18**, 367—381 (1934). — Effect of spaying on the adrenal glands of the albino *rat*. Amer. Assoc. Anat. Anat. Rec. **61**, Suppl. 6 (1935). — The effects of ovariectomy on the adrenal glands of the albino *rat*. Endocrinology **24**, 723—738 (1939). — **Blumensaat, C.:** Virchows Arch. **271**, 639—669 (1929). — **Blumenthal, Herman T.:** The mitotic count in the adrenal cortex of normal *guinea pigs*. Endocrinology **27**, 477—480 (1940). — Aging processes in the endocrine glands of the *guinea pig*. I. The influence or age, sex and pregnancy on the mitotic activity and the histologic structure of the thyroid, parathyroid and adrenal glands. Arch. of Path. **40**, 264—269 (1945a). — An adrenal cortex stimulating substance in female *human* urine. J. Labor. a. Clin. Med. **30**, 428—432 (1945b). — Metabolism and mitotic activity in the thyroid, parathyroid, and adrenal glands of the *guinea pig*. Amer. Soc. Zool. Anat. Rec. **101**, 679—680 (1948). — **Blumenthal, Herman T.,** and **Leo Loeb:** Two antagonistic effects of underfeeding on the adrenal cortex of the *guinea pig*. Amer. J. Path. **18**, 615—628 (1942). — **Blunt, J. Wallace** jr., **Charles M. Plotz, Raffaele Lattes, Edward L. Howes, Karl Meyer** and **Charles Ragan:** Effect of cortisone on experimental fractures in the *rabbit*. Proc. Soc. Exper. Biol. a. Med. **73**, 678—681 (1950). — **Boas:** Berl. klin. Wschr. 1911. — **Boas, N. F.,** and **J. W. Jailer:** J. Clin. Endocrin. **9**, 655 (1949). — **Boatman, Joseph, J. H. Sunder, Clem. Russ** and **Campbell Moses:** Changes in adrenal and pituitary concentration of J 131 and P 32 following thyreoidectomy. Proc. Soc. Exper. Biol. a. Med. **78**, 250—253 (1951). — **Boattini, Giorgio:** Gli innesti delle ghiandole a secrezione interna. Arch. Sci. med. **46**, 323—327. — Boll. Soc. med.-chir. Pavia **35**, 1—11 (1923). — **Bobin, Geneviéve:** Images histo-cytologiques des corpuscules de Stannius de *l'anguille* européenne. Archives de Zool. **86**, 1—7 (1949). — **Bock, K. A.:** Klin. Wschr. **17**, 1311—1314 (1938). — **Bodansky, Oscar,** and **George F. McInnes:** Thermal coagulation of serum proteins in cancer, in the postoperative phase of surgery, and in the administration of adrenocorticotropic hormone. Cancer **3**, 1—14 (1950). — **Bodechtel, G.,** and **H. Sack:** Diencephalose und Hirntrauma. Med. Klin. **1947**, 133—140. — **Bodian, David:** The staining of paraffin sections of nervous tissue with activated protargol. The rôle of fixatives. Anat. Rec. **69**, 153—162 (1937). — Nerve endings, neurosecretory substance and lobular organization of the neurohypophysis. Bull. Hopkins Hosp. **89**, 354—376 (1951). — **Bodo, R. C. de, S. P. Kiang** and **I. H. Slater:** Rôle of the adrenal cortex in the abnormal insulin and adrenaline response of hypophysectomized *dogs*. Federat. Proc. **8**, 32 (1949). — **Böhm, A. A., u. M. von Davidoff:** Lehrbuch der Histologie des *Menschen* einschließlich der mikroskopischen Technik. Wiesbaden 1895, 2. Aufl. 1898. — **Boehnheim, F.:** Klin. Wschr. 1925a, 1159. — Arch. Verdgskrkh. **35** (1925b). — Klin. Wschr. **1926 II**, 1322. — **Boeke, J.:** Über das Homologon des Infundibularorgans bei *Amphioxus lanc.* Anat. Anz. **21** (1902). — Das Infundibularorgan im Gehirn des *Amphioxus.* Anat. Anz. **32** (1908). — Neue Beobachtungen über das Infundibularorgan des *Amphioxus* und das homologe Organ des *Kranioten*gehirns. Anat. Anz. **44** (1913). — **Boeminghaus, Hans:** Über den Wert der Nilblaumethode für die Darstellung der Fettsubstanzen und den Einfluß einer längeren Formalinfixierung auf den Ausfall der Färbung. Beitr. path. Anat. **67**, 533—538 (1920). — **Böning, H.:** Studien zur Körperverfassung der Langlebigen. Z. Konstit.lehre **8**, 459—506 (1922). — **Boerhaave, Hermannus:** Opuscula Lugd. Bat. 1707. — Opusculum anatomicum de fabrica glandularum in corpore *humano*, continuens binas epistolas, quarum prior est Hermanni Boerhaave super hac re ad Fr. Ruyschium; altera Fr. Ruyschii ad Herm. Boerhaave, qua priori respondetur. Lugd. Bat. 1722 (et in Ruyschii O. o.). — Physiologie, 2. Ausg. von Joh. Pet. Eberhardt. Halle 1780. — **Boerner, Dora:** Die Beziehungen der ersten Anlage der Nebenniere und ihrer Gefäße zueinander. Z. mikrosk.-anat. Forsch. **59**, 137—160 (1952). — **Bogart, R., J. F. Lasley** and **D. T. Mayer:** Influence of reproductive hormone upon growth in ovariectomised and normal female *rats*. Endocrinology **35**, 173—181 (1949). — **Bøggild, D. H.:** Acta path. scand. (Københ.) **2**, 68 (1925). — **Bogomolez, A.:** Beitr. path. Anat. **38** (1905). — Zur Physiologie der Nebennieren. Zur Kenntnis der Suprarenolysine. Fol. ser. **3**, 125—144 (1909). — Z. Immun.forsch. **8** (1911). — **Boguth, W., H. Langendorff** u. **E. Tonutti:** Zellkerngröße als Indikator der Funktionsbeziehung Hypophyse-Nebennierenrinde. Physiologische Ausgangsreaktion und toxische Läsion des Rindenorgans durch Diphtherietoxin. Med. Welt **20**, 408—414 (1951). — **Bohle, A., G. Hieronymi** u. **F. Hartmann:** Morphologische und elektrophoretische Veränderungen nach toxischen Desoxykortikosteronazetat-Gaben bei *Albinoratten*. Z. Kreislaufforsch. **40**, 161—174 (1951). — **Boinet, E.:** Resultats éloignés de soixante-quinze ablations des deux capsules surrénales. C. r. Soc. Biol. Paris **47**, 162—167 (1895a). — Recherches expérimentales sur les capsules surrénales. Marseille méd. **32**, 16—25 (1895b). — Résistance à la fatigue de 11 *rats* décapsulés depuis cinq et six mois. C. r. Soc. Biol. Paris **1895c**. — Nouvelles recherches sur la résistance à la fatigue de *rats* décapsulés depuis longtemps. C. r. Soc. Biol. Paris **1895d**. Ablation des capsules vraies et accessoires chez le *rat* d'égout. C. r. Soc. Biol. Paris **1895e**. — Maladie d'Addison expérimentale chez le *rat* d'égout. C. r. Soc. Biol. Paris **48**, 164—166 (1896a). — Action antitoxine des capsules surrénales sur la neurine. C. r. Soc. Biol. Paris **48**, 364—367 (1896b). — Résultats éloignés de 25 ablations de capsules surrénales. C. r. Soc. Biol. Paris **1896c**. — **Boissezon, P. de:** La corticale surrénale du *cobaye* et ses modifications, après injection d'urine de *femme* enceinte. Bull. Histol. appl. **13**, 129—136 (1936). — Action des urones de *femme* gravide sur la glycémie et sur la structure histologique des surrénales, de l'hypophyse et du pancréas chez le *cobaye* et la *lapine*. C. r. Soc. Biol. Paris **127**, 296 (1938). — **Boissezon, P. de,** et **Peyrot:** Arch. Soc. Sci. méd. et biol. Montpellier **1934**, 307—312. — **Boivin, A.,** et **R. Vendrely:** Sur le rôle possible des deux acides nucléiques dans la cellule vivante. Experientia **3** (Basel), 32—34 (1947). — **Bojanus:** Anatome *testudinis*. Wilnae 1814 (1819—1821). — **Boldingh:** Experientia (Basel) **4**, 270 (1948). — **Bommer, S.:** Acta dermato-vener. (Stockh.) **10**, 391 (1929). — **Bomskov, Christian:** Methodik der Hormonforschung, Bd. 1. Leipzig 1937 (Adrenalektomie S. 480—484). Bd. 2. Leipzig 1939. — **Bomskov, Christian,** u. **Bahnsen:** Biologische Standardisierung der Hormone der Nebennierenrinde. Arch. exper. Path. u. Pharmakol. **178** (1935). — **Bomskov, Christian,** u. **K. N. von Kaulla:** Beitrag zur Frage nach der Wirkungsweise des Vitamins E. Klin. Wschr. **20**, 334—340 (1941). — **Bomskov, Christian,** u. **E. Schneider:** Klin. Wschr. **1939**, 12—14. — **Bondy, Philip K.:** The effect of the adrenal and thyroid glands upon the size of plasma amino acids in the eviscerated *rat*. Endocrinology **45**, 605—608 (1949). — **Bondy, Philip K., Frank L. Engel** and **Betty Farrar:** The metabolism of amino acids and protein in the adrenalectomized-nephrectomized *rat*. Endocrinology **44**, 476—483 (1939). — **Boni, M.:** Il reattivo di Schiff nella tecnica istologica. Quad. Anat. prat. **6**, 22—79 (1951). — **Bonke, Elisabeth:** Über die Beziehungen der Nebennierenrinde zum Ovar. Diss. Erlangen 1946. — **Bonke, Franz:** Über die Beziehungen der Nebennierenrinde zum Hoden. (Eine Studie an weißen *Ratten*.) Diss. Erlangen 1946. — **Bonnamour, Stéphane:** Recherches histologiques sur la sécrétion des capsules surrénales. C. r. Assoc. Anat. **1902**. — Étude histologique des phénomènes de sécrétion de la capsule surrénale chez les *mammifères*. Thèse Lyon. **1905a**. — Modifications histologiques de la capsule surrénale dans certains états physiologiques (hibernation, inanition) et pathologiques expérimentaux (diphthérie, rage). C. r. Assoc. Anat. **7**, 87—93 (1905b). — **Bonnamour, Stéphane, Doubrow** et **Montegue:** Sur le comportement des métastases pleurales des paragangliomes. Ann. d'Anat. path. **4**, 141—146 (1927). — **Bonnamour, Stéphane,** et **Pinatelle:** Note sur l'organe parasympathique de Zuckerkandl. Bibliogr. anat. **11**, 127—136 (1902a). — Note sur les organes parasympathiques de Zuckerkandl. C. r. Soc. Biol. Paris **1902b**, 924—925. — Note sur la structure des organes parasympathiques de Zuckerkandl. C. r. Soc. Biol. Paris **1902c**, 925—926. — **Bonnamour, Stéphane,** et **A. Policard:** Note histologique sur la capsule surrénale de la *grenouille*. C. r. Assoc. Anat. **1903a**, 102—104. — Sur la graisse de la capsule surrénale de la *grenouille*. C. r. Soc. Biol. Paris **1903b**, 471—473. — **Bonner, C. D.:** J. Amer. Med. Assoc. **148**, 634 (1952). — **Bonnet, Robert:** Grundriß der

Entwicklungsgeschichte der *Haussäugetiere*. Berlin 1891. — **Booker, Walter M., Raymond L. Hayes** and **Frances M. Dent**: Influence of adreno-cortical hormone on the day-to-day blood levels and excretion of ascorbic acid in *dogs*. Federat. Proc. 9, 14 (1950). — **Boorsook, H. u. Mitarb.**: J. of Biol. Chem. 117, 237 (1937). — **Borberg, N. C.**: Bidrag til Bieryrens Fysiologi og Pathologie. I. Det kromaffine Vaers indre Sekretion. København 1912a. — Das chromaffine Gewebe. Nebennierenuntersuchungen. II. Skand. Arch. Physiol. (Berl. u. Lpz.) 28, 91 (1912b). — **Borchardt, L.**: Konstitution und innere Sekretion. Slg Abh. Verdgskrkh. 9, 1—56 (1926). — Arch. exper. Path. u. Pharmakol. 137 (1928); 139 (1929). — **Bordeu, Theophile de**: Recherches anatomiques sur la position des glandes et sur leurs actions. Paris 1751. — **Borell, U.**, and **Hj. Holmgren**: The effect of methylthiouracil on the oxygen consumption of the thyroid, liver and kidneys. Endocrinology 42, 427—435 (1948). — **Borghese, E.**: L'emopoiesi nella ghiandola surrenale fetale di *Mus musculus*. Boll. Soc. ital. Biol. sper. 27, 635—637 (1951). — **Bori, V. D.**: Sul tenore in acido ascorbico nei tessuti nelle varietà con particolare riguardo al sistema nervoso centrale *umano*. Boll. Soc. ital. Biol. sper. 23, 715—717 (1947). — **Bornstein, A., u. H. Gremels**: Über den Anteil von Mark und Rinde an den Ausfallserscheinungen der Nebennieren-Exstirpation. Virchows Arch. 254, 409—424 (1925). — **Bornstein, A., u. K. Holm**: Über die Ausfallserscheinungen nach Nebennierenexstirpation. 1. Mitt. Z. exper. Med. 37 (1923). — **Borst, Max**: Pathologische Histologie. Leipzig 1926. — **Bortz, H.**: Arch. Gynäk. 88 (1898). — **Boruttau**: Arch. f. Physiol. 78. — **Bory, Louis**: La glande pigmentaire de la peau. Progrès méd. 54, 671—684 (1926). — **Boscott, R. J.**: Nature (Lond.) 159, 342 (1947). — **Boscott, R. J.**, and **A. M. Mandl**: The histochemical demonstration of ketosteroids in adrenal tissue. J. of Endocrin. 6, 132—136 (1949). — **Boscott, R. J., A. M. Mandl, J. F. Danielli** and **C. W. Shoppee**: Cytochemical demonstration of ketosteroids. Nature (Lond.) 162, 572 (1948). — **Boss, W. R., J. H. Birnie** and **Robert Gaunt**: Federat. Proc. 8, 13 (1949a). — J. Clin. Endocrin. 9, 658 (1949b). — **Bossak, Elaine T., Albert S. Gordon** and **Harry A. Charipper**: Effects of sex hormones and thyroxine on hematopoiesis in the *frog, Rana pipiens*. Amer. Soc. Zool. Chicago. Anat. Rec. 99, 679 (1947). — **Bossard, R.**: Ein Fall von Lymphangioma cysticum der rechten Nebenniere. Zürich 1900. — **Bosselmann, H.**: Nebenniere und Zwitterbildung. Beitr. path. Anat. 98, 65 (1936). — Intersex mit suprarenalem Virilismus (Knochenmarksentwicklung in der hyperplastischen Nebenniere). Endokrinol. 19, 292 (1937). — **Botar, J., et L. O'Shaugnessy**: L'innervation de la glande surrénale. Verh. anat. Ges. Anat. Anz. (Ergh.) 83, 89—90 (1937a). — L'innervation de la glande surrénale. Monit. zool. ital. Suppl., 47 106—107 (1937b). — **Botella**: Rev. clin. españ. 3, 309 (1941). — **Bottini, A. C.**: Anatomia descriptiva de las capsolas suprarrenales. Rev. Asoc. méd. argent. 60, 573—574 (1946). — **Bouchard**: Les auto-intoxications. Paris 1886. — **Bouckaert, J., et C. Heymans**: Arch. internat. Pharmacodynamie 35, 153 (1929). — **Bouin, P.**: Eléments d'histologie, 2. Aufl. Paris 1932. — **Bourcy, P., et F. Legueu**: J. d'Urol. 1, 181 (1912). — **Bourgery, N.**: Traité complet de l'anatomie de l'*homme*. Paris 1832. — **Bourne, Geoffrey H.**: Vitamin C in the adrenal gland. Nature (Lond.) 131, 874 (1933a). — The staining of vitamin C in the adrenal gland. Austral. J. Exper. Biol. a. Med. Sci. 11, 261 (1933b). — Vitamin C in the *human* foetal adrenal and the physical state of the vitamin in the gland cell. Nature (Lond.) 132, 850 (1933c). — A study on the Golgi apparatus of the adrenal gland. Austral. J. Exper. Biol. a. Med. Sci. 12, 123—139 (1934a). — Vitamin C. Med. J. 1934b, 339. — Unique structure in the adrenal of female *opossum*. Nature (Lond.) 134, 664—665 (1934c). — Physiology of vitamin C. Assoc. for the Adv. of Sci. 22, 388 (1935a). — The distribution of vitamin C in the organs of the *fox (Vulpes vulpes)*. Austral. J. Exper. Biol. a. Med. Sci. 13, 113—125 (1935b). — Mitochondria, Golgi apparatus, and vitamins. Austral. J. Exper. Biol. a. Med. Sci. 13, 234 (1935c). — The physiology of vitamin C. Scientia 1935d. — The significance of vitamin C in the organism as suggested by its cytology. Physiologic. Rev. 1935e. — The sterols, sex hormones and cancer. J. Canc. Res. Comm. Univ. Sidney 7, 34—39 (1935f). — The vitamin C technique as a contribution to cytology. Anat. Rec. 66, 369—385 (1936a). — The adrenal gland in new-born *mammals*. Proc. Linnean Soc. N. S. Wales 61, 221 (1936b). — The phylogeny of the adrenal gland. Amer. Naturalist 70, 159 (1936c). — J. of Physiol. 95, 12 (1939). — Mitochondria and Golgiapparatus. In G. Bourne, Cytology and cell physiology. Oxford 1942a. — The distribution of alkaline phosphatase in various tissues. Quart. J. Exper. Physiol. 32, 1—19 (1943). — Nature (Lond.) 153, 254 (1944). — The *mammalian* adrenal gland. Oxford 1949. — The adrenal gland. Discovery 11, 5—7 (1950a). — Intra-cellular distribution of vitamin C in the adrenal cortex. Nature (Lond.) 166, 549—550 (1950b). — **Bourne, G.**, and **S. Zuckerman**: The influence aif the adrenals on cyclical changes in the accessory reproductive organs of female *rats*. J. of Endocrin. 2, 268—282 (1940). — Changes in the adrenals in relation to the normal and artificial threshold oestrous cycle in the *rat*. J. of Endocrin. 2, 268—310 (1941). — **Boutwell, R. K., M. K. Brush** and **H. P. Rusch**: Amer. J. Physiol. 154, 517—524 (1948). — **Bovin**: Nord. med. Ark. 41 (1909). — **Bowen, B. D., G. F. Koepf, G. Bissell** and

D. Hall: Metabolic changes in coexisting diabetes mellitus and Addisons disease. Proc. Assoc. Study Int. Secret. Endocrinology **30**, 1026 (1942). — **Bowen, R. H.:** On a possible relation between the Golgi apparatus and secretory products. Amer. J. Anat. **33** (1924). — Notes on the topography of the Golgi apparatus in gland cells. Science (Lancaster, Pa.) **61** (1925). — Studies on the Golgi apparatus in gland-cells. II. Glands producing lipoidal secretions-the so-called skin glands. Quart. J. Microsc. Sci. **70** (1926a). — Studies on the Golgi apparatus in gland-cells. IV. A critique of the topography, structure and function of the Golgi apparatus in glandular tissue. Quart. J. Microsc. Sci. **70** (1926b). — The cytology of glandular secretion. Quart. Rev. Biol. **4** (1929). — **Bowman, D. E.,** and **E. Muntwyler:** Proc. Soc. Exper. Biol. a. Med. **35**, 557—558 (1937). — **Boxter, Johnson, Mader** and **Schiller:** Canad. Med. Assoc. J. **63**, 540 (1950). — **Boycott, A. E.,** and **C. H. Kelloway:** Compensatory hypertrophy of suprarenals. J. of Path. **27**, 171—180 (1924). — **Boyd, J. D.:** Anat. Rec. **61**, Suppl. 52 (1934). — **Boyd, W.:** Three tumors arising from neuroblasts. Ann. Surg. **12**, 1031—1048 (1926). — **Boyd, W. M., B. K. Lee** and **M. Stevens:** Endocrinology **32**, 27 (1943). — **Boyden, Edward A.:** A volumetric analysis of young *human* embryos of the 10- and 12-somite stage. Contrib. to Embryol. **28**, 157—192 (1940). — A laboratory atlas of the 13-mm *pig* embryo (prefared by younger stages of the *chick* embryo), 3. Aufl. Philadelphia 1951. — **Bozzolo, C.:** La coloration vitale en rapport avec les méthodes de Ciaccio et sous leur action pour la diagnose différentiale des cellules à sécrétion interne. Arch. ital. Biol. **75**, 186—190 (1926). — **Brachet, A.:** Traité d'embryologie des *vertébrés*, 2. Aufl. Paris 1935. — **Brachet, J.:** La détection histochimique des acides pentose nucléiques. C. r. Soc. Biol. Paris **133**, 88—90 (1940). — **Brachet, J., u. R. Jenner:** Recherches sur des particules cytoplasmiques de dimensions macromoléculaires riches en acide pentose-nucléique. I. Propriétés générales, relations avec les hydrolases, les hormones, les proteins de structure. Enzymologica **11**, 196—212 (1944). — **Bradley, H. C.,** and **S. Belfer:** Autolysis of adrenal gland tissue. J. of Biol. Chem. **124**, 331—338 (1938). — **Braeucker, W.:** Die Nerven der Schilddrüse und der Epithelkörperchen. Anat. Anz. **56** (1923). — Der Bauchteil des vegetativen Nervensystems mit besonderer Berücksichtigung der Niereninnervation. Anat. Nachr. **1**, 217—232 (1951). — **Bramwell:** Brit. Med. J. **1897.** — **Brand, M.:** The influence of stilboestrol on the size on the adrenal glands. Arch. internat. Pharmacodynamie **79**, 298—305 (1949). — **Brander, J.:** Secretory pathways of the anterior lobe of the hypophysis cerebri. Proc. Anat. Soc. Great Britain June 1947. J. of Anat. **81**, 402 (1947). — **Brandt, Alexander:** Über den Zusammenhang der Glandula suprarenalis mit dem Parovarium resp. der Epididymis bei *Hühnern.* Biol. Zbl. **9** (1899). — **Brandt, W.:** Z. angew. Anat. **5** (1920). — **Brass, Arnold :** Kurzes Lehrbuch der normalen Histologie des *Menschen* und typischer *Tierformen* Leipzig 1888. — Atlas der Gewebelehre des *Menschen.* Göttingen 1895. — **Brauer, A.:** Zool. Jb. **10** (1897); **12** (1898). — Beiträge zur Kenntnis der Entwicklung und Anatomie der *Gymnophionen.* III. Die Entwicklung der Excretions-Organe. Zool. Jb., Abt. Anat. u. Ontog. **16**, 134 (1902). — A topographical and cytological study of the sympathetic nerve components of the suprarenal of the *chick* embryo. Anat. Rec. **51**, 61 (1931). — The differentiation of the sympathetic nervous components of the *chick* suprarenal in chorio-allantoic grafts. Anat. Rec. **60**, 60—61 (1934). — **Brauer, E. W.:** Endokrinol. **19**, 10 (1937). — **Brauer, Irmgard:** Die Wirkung von Adrenalin, Adrenalin-Abbauprodukten sowie ihren Ascorbinaten auf Wurzelspitzen-Mitosen von *Vicia faba.* Biol. Zbl. **70**, 152—172 (1951). — **Braun, L.:** Über Adrenalinarteriosklerose. Sitzgsber. Akad. Wiss. Wien, Math.-naturwiss. Kl. III, **116**, 3—24 (1907). — **Braun, M.:** Arb. zool. zoot. Inst. Würzburg **4** (1877/78). — Zool. Anz. **2** (1879). — Bau und Entwicklung der Nebennieren bei *Reptilien.* Arb. zool. zoot. Inst. Würzburg **5**, 1—30 (1882). — **Braunsteiner, H.:** Große Blutaustauschtransfusionen, Physiologie und therapeutische Wirkung. Klin. Wschr. **1951**, 435—438. — **Braunsteiner, H., K. Fellinger, H. Kolder** u. **F. Pakesch:** Gleichzeitige Verabreichung von Stickstofflost und Cortison. Klin. Wschr. **1952**, 997—998. — **Braunsteiner, H., E. Gisinger** u. **F. Pakesch:** Ferritin, Transferrin und Serumeisen. Klin. Wschr. **1952**, 394—401. — **Braus, Hermann:** Anatomie des *Menschen,* 2. Aufl., Bd. 2, Eingeweide, von C. Elze. Berlin 1934. — **Bremer, Frédéric:** Nerve and synaptic conduction. Amer. Ann. Rev. Physiol. **9**, 457—476 (1947). — **Bremer, John Lewis:** The origin of the renal artery in mammals and its anomalies. Amer. J. Anat. **18**, 179—200 (1915). — **Breneman, W. R.:** Growth of endocrine glands and viscera in normal white Leghorn *chicks* compared with limited diet and estrogen injected *birds.* Anat. Rec. **78**, 45 (1940/41). — **Brenner, L. O., S. O. Waife** and **M. G. Wohl:** J. Labor. a. Clin. Med. **37**, 593 (1951). — **Brera:** Singol. Monstruosità d'un feto *umano.* Mem. di Verona **17**, 354 (1815). — **Breschet, G.:** Medic. chir. transact. **9**, 433 (1818). — Über zwei neugeborene wasserköpfige und hirnlose *Kinder.* Meckels Arch. dtsch. Physiol. **8**, 151—156 (1823). — **Brezzi, Jolanda:** Ricerche sull'istogenesi dell ghiandole surrenali negli *uccelli (Gallus* e *Columba).* Arch. ital. Anat. **44**, 551—555 (1940). — **Brian, Otto:** Über eine aus Knochenmark bestehende Geschwulst zwischen Niere und Nebenniere. Virchows Arch. **186** (1906). — **Bricaire, H.:** Un nouveau test d'insuffisance surrénale: l'épreuve à l'hormone adrénocorticotropique. Presse méd. 57, 200 (1949). — **Bridge, T. W.**: Fishes. The suprarenal bodies. Cambridge natural history 7, 346—348 (1904). — **Brieger, H.**: Die Auswirkung tierischer, pflanzlicher und gemischter Rohnahrung auf den Entfaltungsgrad von Nebenniere, Milz, Hoden und Thymusdrüse bei der weißen *Ratte*. Roux' Arch. 142, 225 (1942). — **Brigidi, V.**: Delle capsule suprarenali accessorie. Sperimentale 36, 581 (1882). — **Brin, M. H.**: De l'évolution des tumeurs propres à la capsule surrénale. Thèse Paris. 1892. — Assoc. franç. d'urol. 15, 33 (1911). — **Brischke, H.**: Experimentelle Untersuchungen über die Verpflanzung von Nebennieren. Diss. Halle 1939. — **Briseño-Castrejon, B.**: Estudio estadistico y estructural acerca de la interdependencia hipófiso-corticosuprarrenal en la suprarrenalectomia unilateral en la *rata*. I. Hipofisis. An. Escuela Nacion, Cienc. Biol. México 5, 167—187 (1948). — **Briseno-Castrejon, B.**, and **J. C. Finerty**: An azocarmine stain for differential cell analysis oft the *rat* anterior hypophysis. Stain Technol. 24, 103—107 (1949). — **Brites, G.**: A propos de l'union réno-surrénale et de sa signification pathologique. Fol. anat. Univ. coimbr. 9, 1—22 (1934). — Encore les·surrénales accessoires sous-capsulaires, dans le rein de l'*homme*. Fol. anat. Univ. coimbr. 10, 1 (1935). — **Britton, S. W.**: Neural and hormonal factors in bodily activity. The prepotency of medulliadrenal influence in emotional hyperglycemia. Amer. J. Physiol. 86, 340—352 (1928). — Adrenal insufficiency and related considerations. Physiologic. Rev. 10, 617—682 (1930a). — Seasonal variations in survival after adrenalectomy. Amer. J. Physiol. 94, 686—691 (1930b). — Observations on adrenalectomy in *marsupial*, hibernating and higher *mammalian* types. Amer. J. Physiol. 99, 9—14 (1931). — Form and function in the sloth. Quart. Rev. Biol. 16, 190—207 (1941). — **Britton, S. W.**, and **E. L. Corey**: Pancreatic and cortico-adrenal involvment in carbohydrate regulation. Amer. J. Physiol. 131, 790—798 (1941a). — Antagonistic adrenal and pituitary effects on body salts and water. Science (Lancaster, Pa.) 93, 405—406 (1941b). — **Britton, S. W., J. C. Flippin** and **H. Silvette**: The oral administration of corticoadrenal extract. Amer. J. Physiol. 99, 44—51 (1931). — **Britton, S. W.**, and **R. F. Kline**: Effects of saline and other solutions on estrus and survival after adrenalectomy. Amer. J. Physiol. 113, 17 (1935). — Augmentation of activity in the sloth by adrenal extract emotion and other conditions. Amer. J. Physiol. 127, 127—130 (1939); 133, 503 (1941). — Federat. Proc. 1, 10 (1942). — Age, sex, carbohydrate, adrenal cortex and other factors in anoxia. Amer. J. Physiol. 145, 190—202 (1945). — **Britton, S. W., R. F. Kline** and **H. Silvette**: Blood-chemical and other conditions in normal and adrenalectomized *sloths*. Amer. J. Physiol. 123, 701—704 (1938). — **Britton, S. W.**, and **H. Silvette**: Some effects of cortico-adrenal extract and other substances on adrenal-ectomized animals. Amer. J. Physiol. 99, 15—32 (1931). — The effects of cortico-adrenal extract on carbohydrate metabolism in normal animals. Amer. J. Physiol. 100, 693—700 (1932a). — The apparent prepotent function of the adrenal glands. Amer. J. Physiol. 100, 701—713 (1932b). — Amer. J. Physiol. 100, 685 (1932c). — Amer. J. Physiol. 107, 190 (1934a). — Amer. J. Physiol. 108, 535 (1934b). — Amer. J. Physiol. 115, 628 (1936a). — Amer. J. Physiol. 118, 21 (1936b). — The adrenal cortex and carbohydrate metabolism. Cold Spring Harbor Symp. Quant. Biol. 5, 357 (1937a). — Amer. J. Physiol. 118, 594 (1937b). Amer. J. Physiol. 122, 446 (1938). — **Britton, S. W., H. Silvette** and **R. F. Kline**: Adrenal insufficiency in American *monkeys*. Amer. J. Physiol. 123, 705—711 (1938). — **Brøchner-Mortensen, K., Joh. Georg, Chr. Hamburger, E. Snorrason, M. Sprechler, A. A. Videbaek** and **Torben K. With**: The effects of adrenocorticotrophic hormone (ACTH) in a case of chronic rheumatoid arthritis. Acta endocrinol. (Københ.) 3, 39—55 (1949). — **Brody, H.**, and **P. L. Bailey** jr.: Unilateral renal agenesia in a fetal *pig*. Anat. Rec. 74, 159—163 (1939). — **Broek, van den**: Morph. Jb. 37 (1908). — **Brokaw, Rodman, Benjamin Briseno-Castrejon** and **John C. Finerty**: Quantitative studies of cell types in the *rat* hypophysis following prolonged periods of unilateral adrenalectomy. Texas Rep. Biol. a. Med. 8, 312—319 (1950). — **Brolin, Sven Elov**: A study of the structural and hormonal reactions of the pituitary body of *rats* exposed to cold. Illustrating the regulatory influence of the anterior lobe on the thyroid gland. Acta anat. (Basel) Suppl. 3, 1946. — The possibilities of analysing experimental inducement of acute thymus involution. Acta anat. (Basel) 11, 586—589 (1951). — **Broman, Ivar**: Normale und abnorme Entwicklung des *Menschen*. Wiesbaden 1911. — Die Entwicklung des *Menschen* vor der Geburt. München 1927. — **Brooks, Ch. M.**: Amer. J. Physiol. 107, 577 (1934). — **Broster, L. R.**: A review of sex characters, with special reference to the adrenal cortex. Brit. Med. J. 1931, 743—748. — Eight years experience with the adrenal gland. Arch. Surg. 34, 761—791 (1937). — **Broster, L. R., C. Allen, H. W. C. Vines, J. Patterson, A. W. Greenwood, G. F. Marrian** and **G. C. Butler**: The adrenal cortex and intersexuality. London 1938. — **Broster, L. R.**, and **H. Gardiner-Hill**: A case of Addisons disease successfully treated by a graft. Brit. Med. J. 1946, 570—572. — **Broster, L. R.**, and **Jocelyn Patterson**: An unusual case of adrenal carcinoma. With the note on the application of a new colour test. Brit. Med. J. 1948, No 4555, 781—782. — **Broster, L. R.**, and **H. W. C. Vines**: The adrenal cortex; a surgical and pathological study. London 1933. — **Broucha, L.**, et **H. Simon-**

net: Nouvelles recherches concernant l'action de l'urine de *femme* enceinte sur le tractus genital male. C. r. Soc. Biol. Paris **103** (1930). — **Brouha, L., W. B. Cannon** and **D. B. Dill:** J. of Physiol. **87**, 345—359 (1936). — **Broun, G. O., Victor Hager, M. C. Goehausen, C. B. Grebel, W. M. Sweeney** and **R. H. Hellmann:** Remission in Hodgkins disease following colchicine, desoxycorticosterone, and ascorbic acid. J. Labor. a. Clin. Med. **36**, 803—804 (1950). — **Broussy, J.:** Arch. Soc. Sci. med. et biol. Montpellier **9**, 177 (1927). — Amino acides phénoliques et hyperadrénalinogénèse. Arch. Soc. Sci. méd. et biol. Montpellier **15**, 716 (1934a). — Sur un point particulier de l'histophysiologie de la surrénale. Amino-acides phénoliques et hyperadrénalinogénèse. C. r. Assoc. Anat. **1934b**, 529. — **Broussy, J.,** et **H. Daniel:** Sur les modifications histologiques du cortex surrénal au cours de divers états pathologiques et expérimentaux. Arch. Soc. Sci. méd. et biol. Montpellier **1938**, 431. — **Brovnell, K. A.:** Proc. Soc. Exper. Biol. a. Med. **30**, 783 (1933). — **Brown, G. Malcolm:** The effect of ACTH in a case of beta islet cell adenoma of the pancreas. Amer. J. Digest. Dis. a. Nutrit. **18**, 145—146 (1951). — **Brown, J. B.:** Arachidonic acid in lipids of thyroids, adrenal and spleen. J. of Biol. Chem. **83**, 777—782 (1929). — **Brown, J. B., R. Knouff, M. Conlin** and **B. Schneider:** Comparative lipid analysis of cortex and medulla of *beef* adrenals. Proc. Soc. Exper. Biol. a. Med. **37**, 203—205 (1937). — **Brown, N. Catherine:** Histologic changes in the adrenal glands of albino *rats* suffering from avitaminosis of the vitamin B complex. Univ. Colorado Stud., Ser. A **27**, 40 (1945). — **Brown, Wade H.,** and **Louise Pearce:** On the pathological action of arsenicals on the adrenals. J. of Exper. Med. **22**, 535—542 (1915). — **Brown, Wade H., Louise Pearce** and **Chester M. van Allen:** Effects of obscure lesions on organ weights of apparently normal *rabbits*. J. of Exper. Med. **42**, 163—178 (1925). — Effects of spontaneous disease in organ weights of *rabbits*. J. of Exper. Med. **43**, 241—262 (1926a). — Organ weights of normal *rabbits*. J. of Exper. Med. **43**, 733—741 (1926b). — **Brown, W. Langdon:** The biology of the endocrine system. New York Med. J. **115**, 373—376 (1922a). — The position of the thyroid in the endocrine system. Brit. Med. J. **31**, 85—88 (1922b). — **Browne, J. S. L.:** Conf. metab. asp. convalesc, 11.—12. Juni 1943, S. 88—94. — **Browne, J. S. L., M. M. Hoffman, V. Schenker, E. H. Venning** and **P. Weil:** Conf. metab. asp. convalesc, 2.—3. Febr. 1945, S. 15—25. — **Browne, J. S. L., L. G. Johnson** and **H. McAlpine:** Some effects of large doses of adrenocorticotrophic hormone. Tr. 17. conf. metab. asp. convalesc. 1948. — **Browne, J. S. L., S. Karady** and **H. Selye:** J. of Physiol. **97**, 1 (1939). — **Browne, J. S. L., V. Schenker** and **H. Cohen:** Conf. metab. asp. convalesc., 15.—16. Okt. 1945, S. 100—105. — **Browne, J. S. L.,** and **E. M. Venning:** Lancet **1936 II**, 1507. — **Brownell, K. A.,** and **F. A. Hartman:** Influence of adrenal preparations on basal metabolism and specific dynamic action. Endocrinology **29**, 430—442 (1941). — Increased glyconeigenetic factor production after adrenal enucleation. Endocrinology **42**, 232—235 (1948). — **Brownell, K. A., J. E. Lockwood** and **F. A. Hartman:** A lactation hormone of the adrenal cortex. Proc. Soc. Exper. Biol. a. Med. **30**, 783—784 (1933). — **Browning, Henry C.:** Heterologous and homologous growth of transplants during the course of development of spontaneous mammary tumors in C 3 H *mice*. J. Nat. Canc. Inst. **8**, 173—189 (1948). — Homologous and heterologous growth of transplants of various tissues during the course of development in the *mouse*. Cancer **2**, 646—672 (1949). — **Brownlee, G.:** Lancet **1950 I**, 157. — **Brown-Séquard:** Recherches expérimentales sur la physiologie et la pathologie des capsules surrénales. C. r. Acad. Sci. **43**, 22, 422—425, 542 (1856a). — Recherches expérimentales sur la physiologie des capsules surrénales. Moniteur des hôpitaux. Paris 1856b. — Recherches expérimentales sur la physiologie et la pathologie des capsules surrénales. Arch. gén. méd. 1856c. — Nouvelles recherches sur les capsules surrénales. C. r. Acad. Sci. **45**, 1036 (1857). — Nouvelles recherches sur l'importance des fonctions des capsules surrénales. J. de Physiol. **1**, 160 (1858a). — Nouvelles recherches sur l'importance des fonctions des capsules surrénales. Gaz. méd. 1858b, Nr 1. — Influence de l'extrait aqueux de capsules surrénales sur les *cobayes* presque mourants à la suite de l'ablation de ces organes. C. r. Soc. Biol. Paris **44**, 410 (1892a). — Influence heureuse de la transfusion du sang normal après l'extirpation des capsules surrénales chez le *cobaye*. C. r. Soc. Biol. Paris 1892b, 467. — **Bruck, H.,** and **D. J. MacCune:** Involution of the adrenal glands in newly born infants. A biochemical inquiring into its physiologic significance. Amer. J. Dis. Childr. **52**, 863 (1936). — **Brues, Austin M.,** and **Agnes N. Stroud:** Effects of tritium on cells cultivated in vitro. Amer. Assoc. Anat. New Orleans. Anat. Rec. **106**, 181 (1950). — **Brüschweiler, Hans Peter:** Über die Verkalkungen der Nebenniere der Katze. Virchows Arch. **255**, 494—503 (1925). — **Bruhn, J. M.:** Amer. J. Physiol. **135**, 572 (1942). — **Brunes, Joyce A.,** and **Emil Witschi:** Distribution of chorionic gonadotropin. Amer. Soc. Zool. Chicago. Anat. Rec. **99**, 662 (1947). — **Bruni:** Anat. Anz. **42** (1912). — **Brunn, A. v.:** Ein Beitrag zur Kenntnis des feineren Baues und der Entwicklungsgeschichte der Nebennieren. Arch. mikrosk. Anat. **8**, 618—638 (1872). — Über das Vorkommen organischer Muskelfasern in den Nebennieren. Nachr. kgl. Ges. Wiss. Göttingen **1873**, 421—422. — **Brunner:** Schweiz. Wschr. Chem. u. Pharm. **30**, 121—123 (1892). — **Brunner, Albert:** Analyse der Azofarbstoffe. Berlin 1929. — **Brunschwig, Alexander:** Paroxysmal hypertension from pheochromocytomas. J. Amer. Med. Assoc. **134**, 253—254 (1947). — **Brunswick, Hermann:** Der mikroskopische Nachweis der Phytosterine und von Cholesterin als Digitonin-Steroide. Z. wiss. Mikrosk. **39**, 316—321 (1922). — Die Grenzen der mikrochemischen Methodik in der Biologie. Naturwiss. **11**, 881—885 (1923). — **Bruzzone, Silvio,** and **Hugo Lopez:** Comparative cortical action of different pregnenolones in the adrenalectomized *guinea pig*. Proc. Soc. Exper. Biol. a. Med. **68**, 578—579 (1948). — **Bryan, A. H.,** and **H. T. Ricketts:** J. Clin. Endocrin. **4**, 450—464 (1944). — **Bubenaite, J.:** Über einige Erfahrungen mit der Golgi-Methode. Z. wiss. Mikrosk. **46**, 259—260 (1920). — **Buchanan** and **Fraser:** J. of Anat. **53**, 35 (1918). — **Buchholz, B.:** Z. exper. Med. **63**, 188—197 (1928). — **Bucura, K. J.:** Nachweis von chromaffinem Gewebe und wirklichen Ganglienzellen im Ovar. Wien. klin. Wschr. **1907.** — **Buday, K.:** Beitrag zur Cystenbildung in den suprarenalen Nierengeschwülsten. Beitr. path. Anat. **24** (1898). — **Budde, C. C. L. G.:** A new and improved method for the decomposition of fats and oils into fatty acids and glycerine. Brit. Patent No 5, 715, 1909. — **Buddenbrock, W. v.:** Grundriß der vergleichenden Physiologie. 3. Teil: Ernährung, innere Sekretion, Exkretion, Blutkreislauf, S. 525—830. 1928. — **Budge, J.:** Specielle Physiologie des Menschen. Weimar 1856. — **Bücherl, E.,** u. **M. Schwab:** Der Einfluß der Milz auf das weiße Blutbild. Klin. Wschr. **1951,** 731—736. — **Büchmann, P.,** u. **H. Schulze-Buschoff:** Med. Klin. **1949,** 881. — **Büchner, Fr.:** Spezifische Tumoren des Nebennierenmarkes mit Hypertonie. Klin. Wschr. **1934 I,** 617. — **Bülbring, Edith:** J. of Physiol. **89,** 64 (1937). — The relation between cortical hormone and the size of the testis in the *drake*, with some observations on the effect of different oils as solvents and an desoxycorticosterone acetate. J. of Pharmacol. **69,** 52—63 (1940). — The action of adrenaline on transmission in the superior cervical ganglion. J. of Physiol. **103,** 55—67 (1944). — **Bülbring, Edith,** and **J. H. Burn:** Liberation of nor-Adrenaline from adrenal medulla by splanchnic stimulation. Nature (Lond.) **163,** 363 (1949). — **Bülbring, Edith,** and **D. Whitteridge:** The effect of adrenaline on nerve action potentials. J. of Physiol. **99,** 201—207 (1941). — **Büttner, C. G.:** Anatomische Betrachtungen. Königsberg u. Leipzig 1768. — **Bujard, Eug.:** Essai de classification synthétique des formations glandulaires de l'*homme*. Bibliogr. anat. **21,** 86—116 (1911). — **Bull, H. B.:** The biochemistry of the lipids. London 1937. — **Bulliard, H.:** Recherches sur les cultures de tissus: La corticale surrénale. Arch. de Zool. **61,** 553—579 (1923). — **Bulliard, H., I. Grundland** et **M. Maillet:** Détection histochimique des phosphatides cellulaires. C. r. Soc. Biol. Paris **144,** 192—194 (1950). — **Bulliard, H.,** et **M. Maillet:** Médullo-surrénale et yohimbine. C. r. Assoc. Anat. Lyon. — Bull. Assoc. Anat. **1949,** 87—90. — **Bullock, W.,** and **J. H. Sequeira:** On the relation of the suprarenal capsules to the sexual organs. Trans. Path. Soc. London **56,** 189—208 (1905). — **Bullough, W. S.:** Stress and epidermal mitotic activity. I. The effects of the adrenal hormones. J. of Endocrin. **8,** 265—274 (1952a). — Stress and epidermal mitotic activity. II. The effects of the sex hormones. J. of Endocrin. **8,** 365—376 (1952b). — **Bullough, W. S.,** and **F. J. Ebling:** Cell replacement in the epidermis and sebaceous glands of the *mouse*. J. of Anat. **86,** 29—34 (1952). — **Buno, W.,** u. **P. Engel:** Über die histologischen Veränderungen inkretorischer Organe durch chronische Zufuhr gonadotroper Hormone. Klin. Wschr. **1936,** 716. — **Bunting, Henry:** The histochemical detection of iron in tissues. Stain Technol. **24,** 109—115 (1949). — Ann. New York Acad. Sci. **52,** 977 (1950). — **Bunting, H., G. B. Wislocki** and **E. W. Dempsey:** Chemical histology of *human* eccrine and apocrine sweat glands. Anat. Rec. **100,** 61 (1948). — **Burchenal, Stock** and **Rhoads:** Cancer Res. **10,** 209 (1950). — **Burdach, Karl Friedrich:** Handbuch der Pathologie. Leipzig 1808. — Handbuch der Physiologie. Leipzig 1810. — Anatomische Untersuchungen. Leipzig 1814. — **Burdick, H. O.,** and **E. J. Konanz:** The effect of desoxycorticosterone acetate on early pregnancy. Endocrinology **28,** 555—560 (1941). — **Burgaetzy:** De *vespertilionibus* quibusdam gravidis aerumque foetuum velamentis. Tubingae 1817. — **Burghart:** A case of diabetes with complete destruction of one adrenal. Medical Week **1897,** 141. — **Burn, J. H.,** and **H. Dale:** J. of Physiol. **61,** 185 (1926). — **Burns, B. I., J. D. Reese** and **A. H. Sellman:** Lymphatic ganglion cell changes in adrenalectomized animals. Proc. Soc. Exper. Biol. a, Med. **36,** 261 (1937). — **Burns, Thomas W., George Sayers, Frank H. Tyler, H. V. Jager, T. B. Schwartz, Emil L. Smith** and **L. T. Samuels:** Fats and metabolic action of intravenously administered adrenocorticotropic hormone (ACTH). J. Clin. Endocrin. **8,** 590 (1948). — **Burns, Thomas W., Marshall Merkin, Marion A. Sayers** and **George Sayers:** Concentration of adrenocorticotrophic hormone in *rat, porcine* and *human* pituitary tissue. Endocrinology **44,** 439—444 (1949). — **Burrage, W. C.,** and **J. H. Halsted:** Adrenal medullary tumor — Phaeochromocytoma. Case report with successful operation. Ann. internat. Med. **28,** 238—249 (1948). — **Burresi:** Morbo dell'Addison. Sperimentale 1880. — **Burrill, M. W.:** Further studies in the andromimetic function of the immature male *rat* adrenal. Endocrinology **26,** 645—660 (1940a). — The liver and endogenous androgens. Proc. Soc. Exper. Biol. a. Med. **44,** 273—276 (1940b). — **Burrill, M. W.,** and **R. R. Greene:** Androgenic function of the adrenals in immature male castrate *rat*. Proc. Soc. Exper. Biol. a. Med. **40**, 327—330 (1939a). — Androgen production in normal intact and castrate immature female *rats*. Proc. Soc. Exper. Biol. a. Med. **42**, 764—766 (1939b). — Liver and adrenal androgen of the *rat*. Endocrinology **28**, 874—876 (1941a). — Androgen production in the female *rat*. Endocrinology **28**, 871—873 (1941b). — Androgen production in the pregnant and lactating *rat*. Amer. J. Physiol. **133**, 233 (1941c). — Androgen production during pregnancy and lactation in the *rat*. Anat. Rec. **83**, 209—227 (1942). — **Burrill, M. W.,** and **A. C. Ivy:** Excretion of neutral 17-keto-steroids in *human* subjects repeatedly exposed to hypoxia under conditions of simulated high altitude. J. Appl. Physiol. **2**, 437—445 (1950). — **Burrill, M. W., F. Smith** and **A. C. Ivy:** J. of Biol. Chem. **157**, 297 (1945). — **Burrows, Harold:** Changes induced by oestrogens in the adrenals of male *mice*. J. of Path. **43**, 121—126 (1936). — Biological actions of sex hormones. New York 1945. — **Burrows, Harold, J. W. Cook, E. M. F. Roe** and **F. L. Warren:** Isolation of Δ-3-5 androstadiene-17-one from the urine of a *man* with a malignant tumor of the adrenal cortex. Biochemic. J. **31**, 950—961 (1937). — **Burton-Opitz, R.:** The vascularity of the liver. VIII. The influence of adrenalin upon the arterial inflow. Quart. J. Exper. Physiol. **5**, 309—324 (1912). — **Burton-Opitz, R.,** and **D. J. Edwards:** The vascularity of the adrenal bodies. Amer. J. Physiol. **43**, 408—414 (1917). — **Busacchi, P.:** I corpi cromaffini del cuore *umano*. Arch. ital. Anat. **1912/13**. — **Busch:** Beschreibung zweier merkwürdiger Mißgeburten, S. 17, Nebennieren. Marburg 1803. — **Busse, O.:** Über Bau, Entwicklung und Einteilung der Nierengeschwülste. Virchows Arch. **157**, 346 (1899). — **Busse, Walter:** Zur Frage des Ileothoracopagus tripus. Z. Anat. **90**, 671—689 (1929). — **Butcher, Earl O.:** Hair growth in adrenalectomized, and adrenalectomized tyroxin treated *rats*. Amer. J. Physiol. **120**, 427—434 (1937). — Effect of adrenalectomy on the growth of mammary glands in underfed albino *rats*. Proc. Soc. Exper. Biol. a. Med. **42**, 571—573 (1939). — Oxygen consumption of skin and hair growth after adrenalectomy in the white *rat*. Amer. Soc. Zool. Anat. Rec. **84**, 489 (1942a). — The oxygen consumption of skin during the hair cycle in the normal *rat* and after adrenalectomy in underfed *rats*. Amer. Assoc. Anat. Anat. Rec. **82**, 403 (1942b). — Effects of adrenalectomy on pigmentation of hair in *rats* fed a deficient diet. Proc. Soc. Exper. Biol. a. Med. **60**, 396—397 (1945). — Adrenal autotransplants with hepatic portal drainage in the *rat*. Endocrinology **43**, 30—35 (1948a). — Adrenal transplants in the liver, spleen and kidney of the *rat*. Amer. Assoc. Anat. Wisconsin. Anat. Rec. **100**, 735 (1948b). — **Butcher, Earl O.,** and **R. A. Richards:** The relation of the adrenals to the retarded hair growth in underfed albino *rats*. Endocrinology **25**, 787—792 (1939). — **Butenandt, Adolf, Heinz Dannenberg** u. **Dorothee v. Dresler:** Methylhomologe des 1.2-Cyclopenteno-phenanthrens. II. Mitt. Synthese des 3-Methyl-, 4-Methyl- und 3.4-Dimethyl-1.2-cyclopenteno-phenanthrens. Z. Naturforsch. **1**, 153—156 (1946). — **Butenandt, Adolf,** u. **U. Westphal:** Ber. dtsch. chem. Ges. **67**, 1440 (1934). — **Butenandt, Adolf, U. Westphal** u. **H. Cobler:** Ber. dtsch. chem. Ges. **67**, 1611 (1934). — **Butler, A. M., R. A. Ross** and **N. B. Talbot:** Probable adrenal insufficiency in an *infant*; report of a case. J. Pediatry **15**, 831—835 (1939). — **Buu-Höi, N.,** et **Rakoto Ratsimamanga:** Bull. Soc. Chim. biol. Paris **29**, 325—329 (1947). — **Byhovskiy, Z. S.:** Zur Lehre über die Drüsen mit innerer Ausscheidung. Neurol. **1925**, 76—83 (Russisch). — **Byrom, F. B.:** Clin. Sci. **1**, 273 (1934).

Cabrera, Angel: Genera *Mammalium*. Madrid 1919. — **Cacciola, S.:** Un caso di capsule surrenale accessoria aderente al rene. I. Alcune osservazioni anatomiche. Padova 1885. — **Cagan, Ralph N., John L. Gray** and **H. Jensen:** The influence of certain endocrine secretions on amino acid oxidase. J. of Biol. Chem. **183**, 11—20 (1950). — **Cagianut:** Schweiz. Z. Path. u. Bakter. **14**, 667 (1951). — **Cahill, G. F.:** Adrenal cortical syndromes and adrenal tumors. Trans. Amer. Assoc. Genito-urin. Surgeons **31**, 111 (1938a). — The adrenogenital syndrome and adrenocortical tumors. New England J. Med. **218**, 803—815 (1938b). — Studies of adrenals by x-rays in adrenal-genital syndromes. South Surg. **7**, 489—586 (1938c). — Hormonal tumors of the adrenal. In Endocrinology of neoplastic diseases, S. 291—328. Oxford: Univ. Press 1947. — **Cahill, G. F., M. N. Melicow** and **H. H. Darby:** Adrenal cortical tumors. The types of non-hormonal and hormonal tumors. Surg. etc. **74**, 281—305 (1942). — **Cahill, G. F.,** and **Meyer M. Melicow:** Tumors of the adrenal gland. J. of Urol. **64**, 1—25 (1950). — **Caillau:** Notice sur les capsules surrénales suivie d'un discours prononcé sur le même sujet par Montesquieu prononcé en 1718. Ann. Soc. Méd. Montpellier **1819**. — **Cain, A. J.:** The use of Nile Blue in the examination of lipoids. Quart. J. Microsc. Sci. **88**, 383—392 (1947a). — An examination of Baker's acid haematein test for phospholipines. Quart. J. Microsc. Sci. **88**, 467—487 (1947b). — On the significance of the plasmal reaction. Quart. J. Microsc. Sci. **90**, 75—86 (1949a). — A critique of the plasmal reaction with remarks on recently proposed techniques. Quart. J. Microsc. Sci. **90**, 411—426 (1949b). — The histochemistry of lipoids in *animals*. Biol. Rev. Cambridge Philos. Soc. **25**, 73—112 (1950). — **Cain, A. J.,** and **R. G. Harrison:** Cytological and histochemical variations in the adrenal cortex of the albino *rat*. J. of Anat. **84**, 196—226 (1950). — **Cain, J. C.:** The chemistry and technology of the diazo-compounds. New York 1920. — **Calderwood:** The head-kidney of *teleostean fishes*. J. Mar. Biol. Assoc. U. Kingd., N. S. 2, No 1 (1891). — **Calendoli, Angelica:** Sul „Glomerulogeno" delle capsule surrenali di *Delphinus Delphis* L. Boll. Zool. 11, 191—202 (1940). — **Calhoon, Thomas B.,** and **Clifford A. Angerer:** The effect of relatively large doses of sesame oil on oxygen consumption and the antagonistic action of adrenocortical extract. Endocrinology 46, 327—333 (1950). — **Calkins, Evan, G. W. Dana, J. C .Seed** and **J. E. Howard:** On piperidylmethyl-benzodioxane (933-F), hypertension and pheochromocytoma. J. Clin. Endocrin. 10, 1 (1950). — **Callow, N. H.:** Biochemic. J. 33, 559 (1939). — **Callow, N. H.,** and **R. K. Callow:** The isolation of 17-ketosteroids from the urine of normal *women*. Biochemic. J. 33, 931—934 (1939). — Excretion of androgens by *eunuchs*; the isolation of 17-ketosteroids from the urine. Biochemic. J. 34, 276—279 (1940). — **Callow, N. H., R. K. Callow** and **C. W. Emmens:** Colorimetric determination of substances containing the grouping — $CH_2 \cdot CO$ — in urine extracts as an indication of androgen content. Biochemic. J. 32, 1312 (1938). — 17-ketosteroid, androgen and oestrogen excretion in the urine of cases of gonadal or adrenal cortical deficiency. J. of Endocrin. 2, 88—98 (1940). — **Callow, N. H., R. K. Callow, C. W. Emmens** and **S. W. Stroud:** J. of Endocrin. 1, 76 (1939). — **Callow, N. H.,** and **A. C. Crooke:** Diagnosis of adrenal tumors. Estimation of 17-ketosteroids in urine. Lancet 1944 I, 464—465. — **Callow, R. K.:** The significance of the excretion of sex hormones in the urine. Proc. Roy. Soc. Med. 31, 841—856 (1938a). — Biochemic. J. 32, 1312 (1938b). — J. of Endocrin. 5, LXVII—LXX (1948). — **Callow, R. K.,** and **R. Deanesly:** The effects of androsterone and male hormone concentrates on the accessory reproductive organs of castrate *rats, mice* and *guinea pigs*. Biochemic. J. 29, 1424—1445 (1935). — **Callow, R. K.,** and **A. S. Parkes:** J. of Physiol. 87, 28 (1936); 87, 16 (1937). — **Calma, J.,** and **C. L. Foster:** Trypan blue and cell migration in the adrenal cortex of *rats*. Nature (Lond.) 152, 536 (1943). — **Camber, Bernard:** Histochemical demonstration of keto-steroids in the adrenal cortex. Nature (Lond.) 163, 285—286 (1949). — Precipitation and separation of 2-hydroxy-3-naphthoic acid hydrazones of conjugated and free ketosteroids. Federat. Proc. 9 (1950). — **Cameron, Alexander Thomas:** Quart. J. Exper. Physiol. Suppl. 78 (1923). — Amer. J. Physiol. 63, 670 (1925). — Recent advances in endocrinology, 6. Aufl. Philadelphia 1947. — **Cameron, Alexander Thomas,** and **J. Carmichael:** The comparative effects of thyroid feeding and iodide feeding on growth in white *rats* and in *rabbits*. J. of Biol. Chem. 45, 69—100 (1920). — The effect of thyroxin on growth in white *rats* and in *rabbits*. J. of Biol. Chem. 46, 35—52 (1921). — Acceleration of growth and regression of organ-hypertrophy in young *rats* after cessation of thyroid feeding. Trans. Roy. Soc. Canada 16, 57—60 (1922). — **Cameron, Alexander Thomas,** and **F. A. Sedziak:** The effect of thyroid feeding on growth and organ-hypertrophy in adult white *rats*. Amer. J. Physiol. 58, 7—13 (1921). — **Campbell, H. J.:** Text-book of elementary biology. London 1892. — **Campenhout, Ernest van:** The epithelioneural bodies. Quart. Rev. Biol. 21, 327—347 (1946). — Les cellules sympathicotropes de Berger. Acta anat. (Basel) 4, 73—78 (1947). — Sympathicotropic cells in the testis of *primates*. Amer. Assoc. Anat. Wisconsin. Anat. Rec. 100, 720—721 (1948a). — Sympathicotropic cells in the testis of *primates*. Amer. Assoc. Anat. Wisconsin. Anat. Rec. 100, 760—761 (1948b). — **Camper, Petrus:** Demonstrationum anatomico-pathologicarum libri. II. Amsteld. 1760. — Description anatomique d'un *éléphant* mâle. Paris 1802. — **Campora, G.:** Pathologica (Genova) 18 (1926). — **Canalis, Pierre:** Contribution à l'étude du développement et de la pathologie des capsules surrénales. Internat. Mschr. Anat. 4, 312—344 (1887a). — Contributo allo studio dello sviluppo e della patologia delle capsule soprarenali. Atti R. Accad. Sci. Torino 22 747—769 (1887b) (auch separat Torino 1887b). — **Candia, de:** Endocrinology 4, 3 (1929). — **Cannon, W. B.:** Amer. J. Physiol. 29, 274—280 (1911). — The emergency function of the adrenal medulla in pain and the major emotions. Amer. J. Physiol. 33, 356—372 (1914). — Studies on the conditions of activity in endocrine glands. V. The isolated heart as an indicator of adrenal secretion induced by pain, asphyxia and excitement. Amer. J. Physiol. 50, 399—432 (1919). — Evidence that medulli-adrenal secretion is not continuous. Amer. J. Physiol. 98, 447—453 (1931). — The wisdom of the body, 2. Aufl. New York 1939. — **Cannon, W. B.,** and **McK. Cattell:** The influence of the adrenal secretion on the thyroid. Amer. J. Physiol. 41, 74—78 (1917). — **Cannon, W. B.,** and **S. W. Britton:** The influence of motion and emotion on medulli-adrenal secretion. Amer. J. Physiol. 79, 433—465 (1927). — **Cannon, W. B.,** and **H. Gray:** The hastening or retarding of coagulation by adrenalin injections. Amer. J. Physiol. 34, 232—242 (1914). — **Cannon, W. B.,** and **R. G. Hoskins:** The effects of asphyxia, hyperpnoea and sensory stimulation on adrenal secretion. Amer. J. Physiol. 29, 274—279 (1911). —**Cannon, W. B., J. R. Linton** and **R. R. Linton:** The effects of muscle metabolites on adrenal secretion. Amer. J. Physiol. 71, 153—162 (1924). — **Cannon, W. B.,** and **K. Lissak:** Evidence for adrenaline in adrenergic neurones. Amer. J. Physiol. 125, 765—777 (1939). — **Cannon, W. B.,** and **H. Lyman:** The depressor effect of adrenalin on arterial pressure. Amer. J. Physiol. 31, 376—398 (1913). — **Cannon, W. B., M. A. McIver** and **S. W. Bliss:** A sympathetic and adrenal mechanism for mobilizing sugar in hypoglycemia. Amer. J. Physiol. 69, 46—66

(1924). — **Cannon, W. B.,** and **D. de la Paz:** Emotional stimulation of adrenal secretion. Amer. J. Phvsiol. 28, 64—70 (1911a). — The stimulation of adrenal secretion by emotional excitement. J. Amer. Med. Assoc. 56, 742 (1911b). — **Cannon, W. B.,** and **J. R. Pereira:** Increase of adrenal secretion in fever. Proc. Nat. Acad. Sci. U.S.A. 10, 247—248 (1924). — **Cannon, W. B., A. Querido, S. W. Britton** and **E. M. Bright:** The rôle of adrenal secretion in the chemical control of body temperature. Amer. J. Physiol. 79, 466—507 (1927). — **Cannon, W. B.,** and **D. Rapport:** VI. Further observations on the denervated heart in relation to adrenal secretion. Amer. J. Physiol. 58, 308—336 (1922a). — The reflex center for adrenal secretion and its response to excitatory and inhibitory influences. Amer. J. Physiol. 58, 338—352 (1922b). — **Cannon, W. B.,** and **A. Rosenblueth:** Electrical excitability of the denervated adrenal. C. r. Soc. Biol. Paris 124, 1262—1264 (1937a). — Autonomic neuro-effector systems. New York 1937b. — **Canzanelli, Attilio, Ruth Guild** and **David Rapport:** Pituitary and adrenocortical relationship to liver regeneration and nucleic acids. Endocrinology 45, 91—95 (1949). — **Cappello, van de:** Waarneming van een ontdekt kraakbenig gertel der miltvaten en renes succenturiati, welke kwaal zo men meende, door tovery veroorzakt, en *kind* van 5 jaaren ten graave sleepte. Ver. van het maatch te blaachem. Deel 3. Bl. 610. — **Caramanian, M. K.,** et **R. Debré:** Comparaison des éosinophiles circulant dans le sang veineux et capillaire chez l'*homme.* C. r. Soc. Biol. Paris 145, 827—829 (1951). — **Carbone, T.:** Neurine et capsules surrénales. Arch. ital. Biol. 22, 122—124 (1895). — **Caridroit, Fernand:** Effets antagonistes de l'adrénaline et de la thyroxine dans la masculinisation de la créte du *chapon.* C. r. Acad. Sci. 227, 539—540 (1948). — **Caridroit, Fernand,** et **L. Arvy:** Action de la désoxycorticostérone et de la téstostérone sur les vésicules séminales des *souris* castrées. C. r. Soc. Biol. Paris 136, 339—341 (1942). — **Carl, Elisabeth, Gerhard Hildebrand,** u. **Peter Marquardt:** Wechselnder Adrenalin-Arterenolquotient im Urin bei einem Phaeochromocytom. Klin. Wschr. 1951, 24—26. — **Carl, Elisabeth, G. Hildebrand, J. Rehn** u. **P. Marquardt:** Arch. exper. Path. u. Pharmakol. 209, 82 (1950). — **Carl, W.:** Arch. mikrosk. Anat. 89 (1916). — **Carleton, H. M.:** In Schaefers Essentials of Histology. — **Carlier:** Note on the structure of the suprarenal body. Anat. Anz. 8, 443—445 (1892/93). — **Carlson, H., B. Gustafson** u. **Kj. L. Möller:** Quantitative mikromorphologische Studien über die Nebennieren einjähriger weißer *Mäuse* unter besonderer Berücksichtigung von Geschlechtsverschiedenheiten. Uppsala Läk.för. Förh. följd 43, 49—82 (1937). — **Carnes, W. H.:** Androgenic essay of the *human* fetal adrenal. Proc. Soc. Exper. Biol. a. Med. 45, 502—505 (1940). — **Carnes, W. H., C. Ragan, J. W. Ferrebee** and **J. O'Neil:** Endocrinology 29, 144—149 (1941). — **Carr, C. J.,** and **F. F. Beck:** The metabolism of adrenalectomized *rats.* Amer. J. Physiol. 119, 589 (1937).— **Carr, J. L.:** Effects of ovaries in various stages of activity and of pregnancy upon adrenalectomized *rats.* Proc. Soc. Exper. Biol. a. Med. 29, 128—130 (1931). — **Carr, J. L.,** and **L. C. Connor:** Animal experiments with adrenal cortical extracts. Ann. Int. Med. 6, 1225—1229 (1933). — **Carra, J.:** Boll. Soc. med.-chir. Modena 24/25, 60 (1924). — **Carrasco, R.,** y **L. Vargas:** Hormonas esteroideas y estilbestrol en el tratamiento de la diabetes aloxanica. Med. Rev. y Aliment. 8, 61—63 (1948/49). — **Carrato, Ibanez A.:** Datos morfologicos sobre la inervacion de las capsulas suprarenales en el *cobaya.* Arch. portug. Sci. biol. 8, 128—132 (1945/46). — **Carreyett, R. A., Y. M. L. Golla** and **M. Reiss:** J. of Physiol. 104, 210 (1945). — **Carrière, G., J. Morel** et **P. J. Gineste:** Influence de l'adrénaline et de l'extrait cortico-surrénal sur le thymus du lapin et du rat. C. r. Soc. Biol. Paris 126, 46—48 (1937). — La glande thyroide. Histologie expérimentale. Paris 1939. — **Carter, Anne C.,** and **Ephraim Shorr:** A study of the biological activity and the magnitude of endogenous androgen production in a case of adrenogenital syndrome. J. Clin. Endocrin. 8, 583 (1948). — **Cartland, G. F.,** and **M. H. Kuizenga:** J. of Biol. Chem. 116, 57 (1936a). — Amer. J. Physiol. 117, 678—685 (1936b). — **Cartwright** u. **Mitarb.:** Endocrinology 48, 1 (1951). — **Cartwright, Hamilton, Gubler, Fellows, Ashenbrucker** and **Wintrobe:** J. Clin. Invest. 30, 161 (1951). — **Carus, G.:** Grundzüge der vergleichenden Anatomie. Dresden 1828. — Handbuch der vergleichenden Anatomie. 1836. — System der Physiologie. 1838. — **Casady, R. B., H. H. Cole** and **G. H. Hart:** Factors modifying the excretion of fetal androgens in the *cow.* J. Dairy Sci. 32, 265—277 (1949). — **Casas, Carmen B., Joseph T. King** and **M. B. Visscher:** Effect of caloric restriction on the adrenal response of ovariectomized C 3 H mice. Amer. J. Physiol. 157, 193—196 (1949). — **Case, J. F.:** Influence of pituitary on adrenal chemodifferentiation in the *chick* embryo. Amer. Assoc. Anat. Anat. Rec. 109, 277—278 (1951). — **Casella, C.:** Il permanganato di potassio quale ossidante in alcune reazzioni istochimiche dei polisaccaridi. Anat. Anz. 93, 289—299 (1942). — **Casella, C.,** e **M. Reggiani:** Istospettrografia di fluorescenza. Arch. di Biol. 60, 207—234 (1949). — **Casida, L. E.,** and **A. A. Hellbaum:** Ovarian stimulation by adrenal extracts. Endocrinology 18, 249—253 (1934). — **Caspersson, Torbjörn,** and **Lars Santesson:** Studies on protein metabolism in the cells of epithelial tumours. Acta radiol. (Stockh.) Suppl. 46, 1942. — **Cassan:** Hufelands Annalen 1, 475. — **Cassebohm, Johann Friedrich:** Methodus secandi oder deutliche Anweisung zur anatomischen Betrachtung und Zergliederung des *menschlichen* Cörpers. Berlin 1746. — **Casselman, W. C. B.:** The in *vitro* preparation and histochemical properties of substances resembling ceroid. J. of Exper. Med. **94**, 549—562 (1951). — **Casserius, Plac. J.:** Tabulae anatomicae LXXVIII cum supplemento XX. tabularum O. Bucretii. Ven. 1627 (dtsch. von J. J. Ficker, Frankf. M. 1707). — **Castaldi, Luigi:** Arch. ital. Anat. **17**, 373—506 (1919). — Accrescimento delle sostanze corticale e midollare della glandola surrenale e loro rapporti volumetrici. Ric. istologico-biometriche in *Cavia cobaya*. Arch. di Fisiol. **20**, 33—127 (1922). — Ricerche sperimentali circa l'influenza della corticale surrenale sull'accrescimento somatico della *cavia*. Boll. Accad. med. Perugia **1924a**. — Primi risultati di ricerche sperimentali sugli effeti della somministrazione di corticale surrenale sull'accrescimento somatico di giovani *cavie*. Atti Accad. naz. Lincei **33**, 94 (1924b). — Corticale surrenale et croissance du corps. Ar. Assoc. Anat. Turin **1925a**, 144—145. — Corticale surrenale e accrescimento somatico. Ricerche sperimentali in *Cavia cobaya*. Arch. ital. Anat. **22**, 297—368 (1925b). — Osservazioni ad un articolo del Falta sulle funzioni della corticale surrenale. Scritti biol. **1926**, 203—207. — Boll. Accad. med. pist. Fil. Pacini **1932**. — **Castillo, E. B. del:** C. r. Soc. Biol. Paris **99**, 1403—1404 (1928). — Pouvoir gonadostimulant ou thyréostimulant de l'hypophyse du *rat* surrénoprive. C. r. Soc. Biol. Paris **115**, 317—319 (1934). — **Castillo, E. B. del, L. F. Leloir** et **A. Novelli:** Action de l'extrait cortico-surrénal sur les glandes endocrines. C. r. Soc. Biol. Paris **115**, 338—340 (1934). — **Castillo, E. B. del, y G. di Paola:** Rev. Soc. argent. Biol. **15**, 434—437 (1939). — **Castillo, E. B. del, y C. E. Rapela:** Rev. Soc. argent. Biol. **21**, 338—359 (1945). — **Castillo, E. B. del, y R. Sammartino:** Rev. Soc. argent. Biol. **13**, 455 (1937). — Action des fortes doses prolongées d'oestrone sur les organes endocrines et sexuels du *rat*. C. r. Soc. Biol. Paris **129**, 870—872 (1938). — **Castillo, E. B. del, T. Schlossberg y J. L. Curuchet:** La finción sexual en la virilisación suprarenal. Semana méd. **46**, 210—214 (1939). — **Castor, C. William:** Microscopic changes in the brain following treatment with adrenocorticotropin or cortisone. Amer. Assoc. Anat. Anat. Rec. **109**, 278 (1951). — **Castor, C. William,** and **B. L. Baker:** Endocrinology **47**, 234 (1950). — **Castro, F. de:** Sur la structure et l'innervation de la glande intercarotidienne (Glomus caroticum) de *l'homme* et des *mammifères*, et sur un nouveau système d'innervation autonome du nerf phonopharyngique. Trab. Labor. Rech. biol. Univ. Madrid **24**, 365—432 (1926). — Sur la structure et l'innervation du sinus carotidien de *l'homme* et des *mammifères*. Nouveaux faits sur l'innervation et la fonction du glomus carotidien. Trab. Labor. Rech. biol. Univ. Madrid **25**, 331—380 (1927/28). — **Catchpole, H. R.:** Cellular distribution of glycoprotein in the anterior lobe of the pituitary gland. Federat. Proc. **6**, 88 (1947). — Distribution of glycoprotein hormones in the anterior pituitary gland of the *rat*. J. of Endocrin. **6**, 218—225 (1949). — Ann. New York Acad. Sci. **52**, 989 (1950). — **Cathelin, F.:** Sur la topographie des capsules surrénales de *l'homme* adulte. Bull. Soc. Anat. Paris **1902**, 215—217. — **Cattaneo, G.:** Embriologia e morfologia generale. Milano 1894. — **Caussade, G.:** Sur les effets de l'injection sous-cutanée d'extrait de capsules surrénales chez les animaux. C. r. Soc. Biol. Paris **48**, 67—68 (1896). — La circulation du sang dans les capsules surrénales. Presse méd. **55**, 1083, (1938a). — Hypertrophie et hyperplasie de la zone glomérulaire des capsules surrénales. (Expériences, constatations anatomiques entre autres au cours de la gravidité. Considérations sur les raisons de ces phénomènes.) Ann. d'Anat. path. **15**, 788—792 (1938b). — Nouvelles expériences en faveur de la prolifération des glandes surrénales. Ann. d'Anat. path. **15**, 658—661 (1938c). — **Caussard:** Sur les effets de l'injection sous-cutanée d'extrait de capsules surrénales chez les animaux. C. r. Soc. Biol. Paris **1896**. — **Cauwenberge, H. van:** Lancet **1951** II, 374. — **Cauwenberge, H. van,** and **H. Betz:** Lancet **1952** I, 1083. — **Cavanaugh, C. J.,** and **Robert Gaunt:** Effect of pituitary substances on adrenalectomized *rats*. Proc. Soc. Exper. Biol. a. Med. **37**, 222—228 (1937). — **Caylor, Harold O.:** Suprarenal-renal heterotopia. J. of Urol. **20**, 197—202 (1928). — **Cazzaniga, A.:** Gli indici ponderali dei surreni in funzione della lunghezza e del peso del prodotto del concepimento. Sperimentale **76**, 121—129 (1922). — **Celestino da Costa, A.:** Quelques vues sur la structure des cellules glandulaires. XV. Congrès internat. Méd. Lisbonne, Sect. I, **1906a**. — Notes cytologiques sur les cellules corticales des glandes surrénales. XV. Congrès internat. Méd. Lisbonne, Sect. I, **1906b**. — Sur la signification des „Corps sidérophiles" de Guieysse chez les cellules cortico-surrénales. Anat. Anz. **31**, 70—79, 87—99 (1907a). — Bull. Soc. portug. Sci. Nat. **1**, 105 (1907b). — Bull. Soc. portug. Sci. nat. **1908** II. — Sôbre a histofisiologia das glândulas de secreção interna. Lisboa **1911a**. — Notes sur le chondriome des cellules de la capsule surrénale. Bull. Soc. portug. Sci. nat. **5** (1911b). — Recherches sur l'histo-physiologie des glandes surrénales. Archives de Biol. **28**, 111—196 (1913). — Note sur la cytogenèse de glandes surrénales du *cobaye*. C. r. Soc. Biol. Paris **77**, 67 (1914). — Bull. Soc. portug. Sci. Nat. **7**, 14, VI (1916). — Mém. Soc. portug. Sci. Nat. **4** (1917). — Note sur le développement de la surrénale du *Hérisson*. C. r. Soc. Biol. Paris **83**, 878 (1920). — Structure et histogenèse du cortex surrénal des *mammifères*. C. r. Assoc. Anat. **17**, 79—87 (1922). — L'appareil surrénal. Presse méd. **31**, 769—772 (1923a). — Le rôle de l'histologie dans la connaissance des sécrétions internes. Rev. franç. Endocrin. **1**, 377—390 (1923b). — Le tissu paraganglionnaire. Bull. Histol. appl. **3**, 10—25 (1926a). — Quelques points de l'histologie et du développement de la surrénale. Démont. C. r. Assoc. Liège 1926 b, 606. — Sur le développement du tissu paraganglionnaire chez l'*hérisson* et sur d'autres types évolutifs de ce tissu. C. r. Assoc. Anat. Liège 1926 c, 156—159. — Les formations vésiculeuses dans les glandes endocrines. C. r. Assoc. Anat. Prague 23, 69—75 (1928 a). — Mecanismos de excrecao dos produtos endócrinos. Relatório apves. ao III Congr. Nac. de med. Lisboa 1928 b. — Cicatrisation de plaies de la surrénale. C. r. Soc. Biol. Paris 98, 1005—1006 (1928 c). — Sur quelques problèmes de l'histophysiologie surrénale. C. r. Assoc. Anat. Amsterdam 1930 a. — Sur les rapports entre la substance corticale et la substance médullaire de la surrénale des *mammifères*. C. r. Soc. Biol. Paris 105, 141 (1930 b). — Le cortex surrénal. Bull. Assoc. Anat. 1933, Nr 33. — Paraganglia and carotid body. J. of Anat. 69, 479—483 (1935). — Nouvelles recherches sur le développement des paraganglions chez certains *chéiroptères* de la famille des *vespertilionidés*. Arch. portug. Sci. biol. 5, 115 (1936 a). — Sur les éléments paraganglionnaires des embryons des *mammifères*. C. r. Assoc. Anat. Milano 1936 b.— Les paraganglions cervicaux des embryons de *chéiroptères*. C. r. Soc. Biol. Paris 122, 242 (1936 c). — Les paraganglions du coeur chez l'embryon. C. r. Soc. Biol. Paris 123, 628 (1936).— Eléments d'embryologie. Paris 1938. — Signification histologique et embryologique du corpuscule carotidien. C. r. Assoc. Anat. Budapest 1939 a. — Le système paraganglionnaire. La notion de paraganglion et les principaux problèmes qu'elle soulève. Montpellier méd. 16, 139—167 (1939 b). — Conception unitaire des paraganglions. C. r. Soc. Biol. Paris 133, 103 (1939 c). — Paraganglions et sympathique. Ann. d'Endocrin. 1, 337—357, 449—464 (1939/40). — Sur les dispositifs glomiques du corpuscule carotidien. Arch. portug. Sci. biol. 8 Suppl. (1943). — Chronologie des ébauches nerveuses périphériques chez l'embryon de *cobaye*. Arch. portug. Sci. biol. 9, 82—84 (1946 a). — Présence de ribonucléiques dans certaines ébauches embryonnaires. C. r. Soc. Biol. Paris 142, 1254—1257 (1948 a). — Le cycle sécrétoire dans les glandes endocrines. Acta endocrin. (København.) 1, 385—407 (1948 b). — Présence de ribonucléines dans certaines ébauches embryonnaires. Arch. portug. Sci. biol. 10, 39—43 (1948 c). — Les zones du cortex surrénal des *mammifères*. Arch. portug. Sci. biol. 10, 44—46 (1948 d). — Sur quelques aspects cytochimiques de l'ébauche corticosurrénale. C. r. Assoc. Anat. 1948 e. — Les zones du cortex surrénal des *mammifères*. C. r. Soc. Biol. Paris 143, 1618—1620 (1949 a). — Função sexual do córtex suprarenal. Cadernos cient. 2, 151—177 (1949 b). — Reflexions sur les rapports entre les hormones de la corticale surrénale et la structure de cet organe. Semaine Hop. 27, 17—26 (1951). — **Celestino da Costa, A., e F. Geraldes Barba:** Sobre as inclusões celulares da medula suprarenal da *cobaia* na raiva e noutras condições experimentais. Livro da I. Reun. biol. Portug. 1945 a. — Inclusions cytoplasmiques de la surrénale rabique. Arch. portug. Sci. biol. 8, 38—39 (1945 b). — Sur les inclusions cytoplasmiques de la moelle surrénale du *cobaye* intoxiqué par la toxine diphthérique. Arch. portug. Sci. biol. 9, 33—35 (1946). — **Celestino da Costa, A., F. Geraldes Barba** et **J. Vascencelos Frazao:** Formations basophiles de nature ribonucléique dans les glandes endocrines. C. r. Assoc. Anat. Lyon 1949, 111—115.— **Celestino da Costa, Jaime:** A Zona X da suprarenal do *murganho*. Imprensa Méd. 7, Nr 20 (1941). — **Celotti, A.:** Innervazione delle capsule surrenali in alcuni *mammiferi*. Monit. zool. ital. 41 Suppl. 36, (1931). — **Ceresoli, A.:** Il comportamento della tiroide e delle capsule surrenali nel trattamento con estratti placentari, ovarici e corpuluteinici. Soc. Lombard. Sci. med. e biol. 1924. — **Cerviño, J. M., J. Morató-Manaro, J. Saralegui** y **E. Larrainci:** Los linfocitos en las endocrinopatias con alteraciones de la función suprarenal. Agric. Uruguayos Med., Cir. y Espec. 34, 432—443 (1949). — **Cesa-Bianchi, G.:** Gaz. med. ital. 1903. — Anat. Anz. 32 (1908). — **Chabanier:** Action comparée des extraits hypophysaires et surrénaux sur la sécrétion rénale. J. d'Urol. 11, 322 (1921). — **Chadwick, C. S.:** Evidence for a thyroidskin gland relationship in the induction of molting in the red eft of *Triturus viridescens*. Amer. Soc. Zool. Anat. Rec. 101, 678—679 (1948 a). — Failure to mature the ovaries in the red eft of *Triturus viridescens* by pituitary treatment. Amer. Soc. Zool. Anat. Rec. 101, 718 (1948 b). — **Chadwick, C. S.,** and **H. R. Jachson:** Acceleration of skin growth and molting in the red eft of *Triturus viridescens* by means of prolactin injections. Amer. Soc. Zool. Anat. Rec. 101, 718 (1948). — **Chaikoff, I. L., C. L. Connor** and **G. R. Biskind:** Fatty infiltration and cirrhosis of the liver in depancreatized *dogs* maintained with insulin. Amer. J. Path. 14, 101—110 (1938). — **Chaikoff, I. L., K. B. Eichorn, C. L. Connor** and **C. Entenman:** The production of cirrhosis in the liver of the normal *dog* by prolonged feeding of a higher-fat diet. Amer. J. Path. 19, 9—21 (1943). — **Chain, E.,** and **E. S. Duthie:** Nature (Lond.) 144, 977 (1939). — **Chakovitch, X.,** et **M. Vichnjitch:** Existe-t-il un rapport entre les lipoides des capsules surrénales et celles se trouvant dans les cellules réticulo-endothéliales? Acta path. Belgrade 1, 79 (1937). — **Chamberlain, E.N.:** The cholesterol content of normal tissues and the effect of intravenous injections of cholesterol theron. J. of Physiol. 66, 249—261 (1928). — Sex difference in the cholesterol content of tissues. J. of Physiol. 68, 259 (1929). — The effect of insulin and other endocrine extracts on the cholesterol content of tissues. J. of Physiol. 70, 441—448 (1930). — **Chambers, G. H.:** Anat.

Rec. **92**, 391 (1945). — **Chambers, G. H., E. V. Melville, R. S. Hare** and **K. Hare:** Amer. J. Physiol. **144**, 311 (1945). — **Chambers, R.,** and **Gladys Cameron:** The effect of Kendalls cortical extracts on kidney tubules in tissue culture. Amer. Soc. Zool. Anat. Rec. **84**, 462 (1942). — Amer. J. Physiol. **141**, 138 (1944). — **Chambers, R.,** and **B. W. Zweifach:** Physiologic. Rev. **27**, 436 (1947). — **Chambers, Wallace L.:** Adrenal cortical carcinoma in a *male* with excess gonadotropin in the urine. J. Clin. Endocrin. **9**, 451—456 (1949). — **Chamorro, A.:** L'action de la désoxycorticostérone sur le mamelle et sur l'appareil sexuel secondaire de la *souris* mâle hypophysectomisée. C. r. Soc. Biol. Paris **133**, 546—547 (1940a). — Stimulation de la mamelle du *rat* mâle, atrophiée par hypophysectomie. C. r. Soc. Biol. Paris **134**, 228—229 (1940b). — Absence d'action androgène de l'acétate de désoxycorticostérone sur la zone X et sur la sous-maxillaire de la *souris*. C. r. Soc. Biol. Paris **136**, 489—491 (1942). — Oestrogènes et zone X de la surrénale de la *souris*. C. r. Soc. Biol. Paris **138**, 757 (1944); **140**, 722—723 (1946). — **Chamovitz, J.,** and **Herbert Fanger:** Malignant pheochromocytoma and hypertension. Amer. J. Clin. Path. **19**, 243—251 (1949). — **Champy, Christian:** De l'existence d'un tissu glandulaire endocrine temporaire dans le testicule (corps jaune testiculaire). C. r. Soc. Biol. Paris **74**, 367 (1913). — Arch. de Morph. **4** (1922). — Manuel d'embryologie, 2. Aufl. Paris 1927. — Régénérats testiculaires à l'intérieur de la surrénale. C. r. Soc. Biol. Paris **106** (1931). — **Champy, Christian, R. Coujard** u. **Ch. Coujard-Champy:** L'innervation sympathique des glandes. Acta anat. (Basel) **1**, 233—283 (1945). — **Champy, Christian,** et **A. Dreyfus:** Y a-t-il un mécanisme nerveux terminal dans les actions hormoniques? C. r. Soc. Biol. Paris **124**, 640—642 (1937). — **Champy, Christian,** et **E. Gley:** C. r. Soc. Biol. Paris **71**, 430 (1911). — **Channon, H. J.:** Biochemic. J. **19**, 425 (1925). — Biochemic. J. **20**, 400 (1926). — **Chappell, R. H.,** and **J. R. Phillips:** Adenomatoid changes of renal glomerular capsular epithelium associated with adrenal tumor. Arch. of Path. **49**, 70—72 (1950). — **Charipper, A. H.,** and **A. S. Gordon:** The biology of antithyroid agents. Vitamins a. Hormones **5**, 273—316 (1947). — **Charles, D. R.,** and **M. E. Rawless:** Proc. Soc. Exper. Biol. a. Med. **43**, 55 (1940). — **Charpy:** Organes génito-urinaires. Paris 1890. — **Charrin, A.:** La résistance aux virus. Variété des conditions qui l'influencent; Role des viscères, du corps thyroide, des capsules surrénales. Rev. gén. Sci. **4**, 561—567 (1893). — Les toxines; mécanisme de leur action. Rev. gén. Sci. **6**, 24—32 (1895). — **Charrin, A.,** et **Langlois:** Action antitoxique des capsules surrénales. C. r. Soc. Biol. Paris **1895.** — Hypertrophie expérimentale des capsules surrénales. C. r. Soc. Biol. Paris **1896.** — **Charvat, J.:** Nekolik poznamek k problemu korove einnosti nedledvinkove. Čas. lék. česk. **73**, 1217—1223 (1934). — **Chase, J. H., A. White** and **T. F. Dougherty:** The enhancement of circulating antibody concentration by adrenal cortical hormones. J. of Immun. **52**, 101 (1946). — **Chase, Samuel W.:** The mesonephros and urogenital ducts of *Necturus maculatus* RAF. J. of Morph. **37**, 457—531 (1923). — **Chasis, H., H. A. Ranges, W. Goldring** and **H. W. Smith:** J. Clin. Invest. **17**, 683 (1938). — **Chassevant** et **Langlois:** Des gaz du sang éfferent des capsules surrénales. C. r. Soc. Biol. Paris **1893.** — **Chatin:** Anatomie comparée. Paris 1896. — **Chauchard, P.:** Recherches sur les effets de l'excitation du nerf splanchnique. Rev. sci. **80**, 179—182 (1942). — **Chauchard, P., H. Mazoué** et **R. Lecoq:** Influence immédiate de quelques extraits glandulaires et de quelques hormones sur l'équilibre acido-basique de l'organisme. C. r. Acad. Sci. Paris **231**, 303—304 (1950). — **Chauffard, A.:** C. r. Soc. Biol. Paris **23**, 401 (1902). — Ann. Méd. 8, 69, 149, 321 (1920). — **Chauffard, A., Georg Laroche** et **A. Grigaut:** C. r. Soc. Biol. Paris **73**, 23 (1912). — Nouvelles recherches sur la teneur en cholestérine des capsules surrénales dans les différents états pathologiques. C. r. Soc. Biol. Paris **76**, 529 (1914). — C. r. Soc. Biol. Paris 81, 87—89 (1918). — **Chauvard, Arloing** et **Lestre:** Traité d'anatomie comparée des animaux domestiques, 5. Aufl. 1903. — **Chauveau, A.,** et **Arloing:** Traité d'anatomie comparée des animaux domestiques, 4. Aufl. Paris 1889 (Lyon 1890). (Nebenniere S. 370—371.) — **Chauvin, E.,** et **H.-F. Chauvin:** Les anomalies congénitales de l'orientation rénale. J. d'Urol. **56**, 481—493 (1950). — **Chen, G.,** and **E. M. K. Geiling:** Proc. Soc. Exper. Biol. a. Med. **52**, 152 (1943). — **Cheng, Chi-Ping,** and **George Sayers:** Insulin hypersensitivity following the administration of desoxycorticosterone acetate. Endocrinology **44**, 400—408 (1949). — Desoxycorticosterone acetate and adenohypophyseal content of adrenocorticotrophic hormone. Proc. Soc. Exper. Biol. a. Med. **74**, 674—677 (1950). — **Cheng, Chi-Ping, George Sayers, L. S. Goodman** and **C. A. Swinyard:** Amer. J. Physiol. **158**, 45—50 (1949a). — Amer. J. Physiol. **159**, 426—432 (1949b). — **Cheng, Chi-Ping, Marion A. Sayers** and **George Sayers:** Effect of desoxycorticosterone acetate (DCA) on pituitary content of adrenocorticotrophic hormone (ACTH) after adrenalectomy. Federat. Proc. **8**, 24 (1949). — **Cheselden, G.:** The anatomy of the *human* body. London 1713 (dtsch. Göttingen 1790). — **Chevrel, René:** Sur l'anatomie du système nerveux grand sympathique des *Elasmobranches* et des *poissons osseux*. Arch. de Zool. **5** (1887). — Sur l'anatomie du système nerveux grand sympathique des *Elasmobranches* et des *poissons osseux*. Thèse de Paris 1889. (Sér. A, Nr 126, No. d'ordre 671.) — Recherches anatomiques sur le système nerveux grand sympathique de l'*esturgeon*. Arch. de Zool. 1894. — **Chèvremont, M.,** et **J. Frédéric:** Une nouvelle méthode histichimique de mise en évidence des substances à fonction sulfhydrile. Archives de Biol. **54**, 589—605 (1943). — **Cheymol, J., et A. Pfeiffer:** Atteinte de la surrénale au cours de l'intoxication phalloidienne. Essai de traitement par les hormones cortico-surrénales. Arch. internat. Pharmacodynamie **79**, 273—281 (1949). — **Chiari, H.:** Zur Kenntnis der accessorischen Nebennieren des *Menschen*. Prager Z. Heilk. **5**, 449 (1884). — Wien. klin. Wschr. **1929**, 1318. — Zur pathologischen Anatomie der Nebenniere. Wien. med. Wschr. **1936 II**, 1293. — **Chiarugi, Giulio:** Lezioni elementari di anatomia generale. Siena 1892. — **Chidester, F. E., A. G. Eaton** and **G. P. Thompson:** The influence of adrenal cortex and medulla on the growth and maturity of *Aguti rats*. Anat. Rec. **37**, 326—327 (1928). — **Chieffi, Giovanni:** Sull'organogenesi dell'interrenale e della medulla della gonade in *Torpedo ocellata* e in *Scylliorhinus canicula*. Pubbl. Staz. zool. Napoli **23**, 186—200 (1952). — **Chiffelle, Thomas L.,** and **Frederick A. Putt:** Propylene and ethylene glycol as solvents for sudan IV and sudan black B. Stain Technol. **26**, 51—56 (1951). — **Chiodi, Hugo:** Rev. Soc. argent. Biol. **13**, 455 (1938a). — Acción de la castración prepuberal sobre el peso de los órganos endocrinos de las *ratas* albinas. Rev. Soc. argent. Biol. **14**, 246—252 (1938b). — **Chiu, C. Y.:** The effect of adrenal cortical preparations added in vitro upon the carbohydrate metabolism of liver slices. 2. The effect of some pure steroids upon carbohydrate synthesis, oxygen uptake and non-protein nitrogen. Biochemic. J. **46**, 120—124 (1950). — **Chiu, C. Y.,** and **D. M. Needham:** The effect of adrenal cortical preparations added in vitro upon the carbohydrate metabolism of liver slices. 1. The effect of adrenal cortical extract (Eschatin) upon synthesis os glycogen and of total carbohydrate. Biochemic. J. **46**, 114—120 (1950). — **Chossat:** Mém. Acad. Sci. 8, 438 (1843). — **Chowdhary, D. S.:** A note on the carotid body and carotid sinus of *Varanus monitor*. Anat. Rec. **107**, 235—241 (1950). — **Christ, J.:** Infundibulum und Tuber cinereum beim erwachsenen *Menschen*. Dtsch. med. Rdsch. **1949**, 631. — Zur Anatomie des Tuber cinereum beim erwachsenen *Menschen*. Dtsch. Z. Nervenheilk. **165**, 340—408 (1951). — **Christeller:** Zbl. Path. 1916. — **Christensen, K.,** and **W. H. Griffith:** Involution and regeneration in *rats* fed choline deficient diets. Endocrinology **30**, 574 (1942). — **Christian, John J.:** The relation of adrenal weight to body weight in mammals. Science (Lancaster, Pa.) **117**, 78—80 (1953). — **Christiani, H.,** et. Mme. **A. Christiani:** Rôle préponderant de la substance médullaire des capsules surrénales dans la fonction de ces glandes. C. r. Soc. Biol. Paris **54** (1902). — Recherches sur les capsules surrénales. J. de Physiol. 4 (1902). — **Christy, Nicholas P., Margaret M. Dickie, William B. Atkinson** and **George W. Woolley:** The pathogenesis of uterine lesions in virgin *mice* and in gonadectomized *mice* bearing adrenal cortical and pituitary tumors. Cancer Res. **11**, 413—422 (1951). — **Chu, C. H. U.:** Staining of nerve endings in *mouse* epidermis by Feulgen nuclear reaction. Science (Lancaster, Pa.) **106**, 70 (1947). — A histochemical study of staining the axis cylinder with fuchsin-sulfurous acid (Schiffs reagent). Anat. Rec. **108**, 723—745 (1950). — **Chura, Alojz:** Beitrag zur Fixation der Mitochondrien. Z. wiss. Mikrosk. **42**, 55—60 (1925). — **Ciaccio, Carmelo:** Ricerche sui processi di secrezione cellulare nelle capsule surrenali dei *vertebrati*. Anat. Anz. **23**, 401—424 (1903a). — Sopra una nuova specie di cellule nelle capsule surrenali degli *Anuri*. Anat. Anz. **1903**b. — Communicazioni sopra i canaliculi di secrezione nelle capsule soprarenali. Anat. Anz. **22**, 493—497 (1903c). — Sui caratteri citologici e microchimici delle cellule cromaffini. Anat. Anz. **24**, 244 (1904). — Sur la fine structure et sur les fonctions des capsules surrénales des *vertébrés*. Arch. ital. Biol. **43**, 17—34 (1905). — Sur la sécrétion de la couche médullaire de la surrénale. C. r. Soc. Biol. Paris **1906**a, 332. — Sur la topographie de l'adrénaline. C. r. Soc. Biol. Paris **1906**b, 333—334. — Rapporti istogenetici tra il simpatico e le cellule cromaffini. Arch. ital. Anat. **5**, 256—267 (1906c). — Zbl. Path. **20**, 385, 771 (1909). — Contributo alla distribuzione ed alla fisio-patologia cellulare dei lipoidi. Arch. exper. Zellforsch. **5**, 235—363 (1910a). — Virchows Arch. **199**, 378 (1910b). — Contributo alla conoscenza dei lipoidi cellulari. Anat. Anz. **35**, 17—31 (1910c). — Beitr. path. Anat. **50**, 317 (1911). — Les lipides intracellulaires. Biol. méd. **10**, 275—302 (1912). — Zbl. Path. **24**, 49 (1913). — Beitrag zur Funktion der Nebennierenrinde. Arch. exper. Path. u. Pharmakol. **78**, 347—369 (1915). — Sur la distribution des lipoides histogènes (histolipoides) dans la cellule. C. r. Assoc. Anat. Liège **1926**a, 160—165. — I lipoidi considerati come costituenti essenziali della cellula. I. Introduzione e tecnica. Boll. Soc. Biol. sper. **1**, 47—50 (1926b). — I lipoidi considerati come costituenti essenziali della cellula (Istolipoidi). II. Distribuzione degli istolipoidi nei costituenti morfologici della cellula. Boll. Soc. Biol. sper. **1**, 144—146 (1926c). — Contributo all'istochimica del lipidi. C. r. Assoc. Anat. Amsterdam **1930**. — Boll. Soc. Biol. sper. **6**, 301 (1931a). — Contribution à l'histichimie des lipides. Verh. Anat. Ges. Amsterdam. Anat. Anz. (Erg.h.) **71**, 216 (1931b). — Contributo all'istochimia delle cellule cromaffini della midolla surrenale. Rend. R. Accad. Naz. Lincei, C.1 Soc. Fis., Mat. e Nat. **3**, 626—629 (1942). — Contributo all'istochimica dei lipidi. I. Struttura dei cromolipidi. Boll. Soc. ital. Biol. sper. **26**, 534—535 (1950). — **Cicconardi, A.,** e **G. Lorusso:** Boll. Soc. ital. Biol. sper. **20**, 63—65 (1945). — **Ciminata, A.:** Über Nebennierenentnervung und ihre Folgen für den Organismus. Abh. neur. Inst. Univ. Wien **28**, 95—102 (1926). — **Cimino, S.:** L'importanza della corteccia surrenale sui rapporti tra acido ascorbico e lattoflavina. Arch. di Sci. biol. 32, 46—52 (1947). — Cirillo, Nicola, e G. Gilberto: Il peso dei reni, dei surreni, delle vesicole seminali e della milza in seguito a gonadectomia in *Cavia cobaya*. Scritti biol. 8, 253—265 (1933). — Ciulla, M.: Gli organi a secrezione interna nelle gravidanza e nel puerperio. Palermo 1909. — Claesson, Lennart, and Nils-Åke Hillarp: Acta physiol. scand. (Stockh.) 1946. — Critical remarks on the histochemical reactions for ketosteroids. Acta anat. (Basel) 3, 109—114 (1947). — Sterol content of the interstitial gland and corpora lutea of the *rat, guinea pig* and *rabbit* ovary during pregnancy, parturition and lactation. Acta anat. (Basel) 5, 301—305 (1948). — Clara, Max: Eine Studie zur Kenntnis der Langerhansschen Inseln. Z. mikrosk.-anat. Forsch. 1, 513—562 (1924). — Die arteriovenösen Anastomosen der *Vögel* und *Säugetiere*. Erg. Anat. 27, 246—301 (1927). — Considerazioni sulla struttura e sullo sviluppo del cosidetto tessuto adiposo secondario. Monit. zool. ital. 40 (1929). — Untersuchungen an der menschlichen Leber. II. Über die Kerngröße in den Leberzellen. Zugleich über Amitose und über das Wachstum der „stabilen" Elemente. Z. mikrosk.-anat. Forsch. 22, 145—219 (1930). — Bau und Bedeutung der dunklen Leberzellen. Z. mikrosk.-anat. Forsch. 31, 193—249 (1932). — Sulla natura della cosidetta cromoreazione di Henle („cromaffinità"). Monit. zool. ital. 44, 199—202 (1933a). — Warum ist eine möglichst genaue (variations-statistische) Bestimmung der Kern- bzw. Zellgrößen notwendig? Z. Anat. 99, 622—631 (1933b). — Über die hellen Leberzellen. Morphologische und experimentelle Untersuchungen an der Kaninchenleber. III. Z. mikrosk.-anat. Forsch. 34, 379—416 (1933c). — Über die Diazokuppelungsreaktion zum Nachweis der ortho- und para-Phenole in der histologischen Technik. Z. wiss. Mikrosk. 51, 316—337 (1934). — Über die Aufgabe und Ziele der Anatomie in unserer Zeit. Leipzig 1935. — Vergleichende Histologie des Nierenglomerulus und der Lungenalveole nach Untersuchungen beim *Menschen* und beim *Kaninchen*. Z. mikrosk.-anat. Forsch. 40, 147—280 (1936a). — Über arterio-venöse Anastomosen. Münch. med. Wschr. 1936 Ib, 651. — Über die physiologische Regeneration der Nebennierenmarkzellen beim *Menschen*. Z. Zellforsch. 25, 221—235 (1937a). — Bau und Bedeutung der arteriovenösen Anastomosen. Zbl. Chir. 64, 642—645 (1937b). — Anatomie und Biologie des Blutkreislaufes in der Niere. Arch. Kreislaufforsch. 3, 42—94 (1938a). — Arteriovenöse Nebenschlüsse. Verh. dtsch. Ges. Kreislaufforsch. 1938b, 226—253. — Begrüßungsansprache. Anat. Ges. Budapest. Anat. Anz. (Ergh.) 88, 7—24 (1939a). — Die arterio-venösen Anastomosen. Anatomie, Biologie und Pathologie. Leipzig 1939b. — Über die Beziehungen zwischen Epithel und den Blutkapillaren. Anat. Anz. 90, 161—172 (1940). — Beiträge zur Histotopochemie des Vitamin C im Nervensystem des *Menschen*. Z. mikrosk.-anat. Forsch. 52, 359—392 (1942a). — Die anatomischen Grundlagen der peripheren Kreislaufregulation. Jahrb. des Auslandsamtes der dtsch. Dozentenschaft 1942b. — Das Nervensystem des Menschen. Leipzig 1942c. — Histotopochemische Untersuchungen über das Vitamin C in menschlichen Organen. Sitzgsber. Ges. Morph. u. Physiol. Münch. 52 (1943). — Entwicklungsgeschichte des Menschen, 4. Aufl. Heidelberg 1949. — Das Beziehungsgefüge von Struktur und Funktion als morphologisches Problem. Z. klin. Med. 145, 73—86 (1949). — Beiträge zur Kenntnis der Gitterfasern. Z. Zellforsch. 37, 389—405 (1952). — Clark, G.: Quart. Bull. Northwestern Univ. Med. School 14, 96 (1940). — Clark, I.: Effect of cortisone on protein metabolism in the rat as studied with isotopic glycine. Federat. Proc. 9, 161 (1950). — Clark, I. C., and C. D. Kochakian: J. of Biol. Chem. 1947, 170. — Clark, J. H., and L. G. Rowntree: Studies of the adrenal gland in health and disease. I. Diseases of the adrenal glands as revealed in 25000 autopsies. Endocrinology 18, 256—273 (1934). — Clark, W. G.: Proc. Soc. Exper. Biol. a. Med. 40, 468 (1939). — Clark, W. G., R. I. Akawie, R. S. Poyrund and T. A. Geissman: Abstr. of commun. of the 18. Int. Physiol.-Congr. Copenhagen 1950. — Clark, W. G., and D. F. Clausen: Amer. J. Physiol. 139, 70 (1943). — Clarke, A. P. W., R. A. Cleghorn, J. K. W. Ferguson and G. L. A. Fowler: J. Clin. Invest. 26, 359—363 (1947). — Clarke, Eleanor, Samuel Albert and Hans Selye: The influence of various steroids on the development of castration changes in the hypophysis of the *rat*. Anat. Rec. 83, 449—455 (1942a). — The prevention of castration changes in the pituitaries of gonadectomized *rats* as a common action of all steroid hormones. Amer. Assoc. Anat. Anat. Rec. 82, 482—483 (1942b). — Clarke, Eleanor, and Hans Selye: The action of steroid compounds on the vaginal epithelium of the *rat*. Amer. J. Med. Sci. 204, 401—409 (1942). — The overt and masked manifestations of folliculoid hormones. J. of Pharmacol. 78, 187—196 (1943). — Clatworthy and Andersson: Amer. J. Dis. Childr. 67, 167 (1944). — Claude, Henri, et A. Baudoin: Étude histologique des glandes à sécrétion interne dans un cas d'acromégalie. C. r. Soc. Biol. Paris 71, 75 (1911). — Claude, Henri, et H. Gougerot: Sur l'insuffisance simultanée de plurieuses glandes à sécrétion interne (insuffisance pluriglandulaire). C. r. Soc. Biol. Paris 43, 785—787 (1907). — Claus, C., Karl Grobben u. Alfred Kühn: Lehrbuch der Zoologie, 10. Aufl. Berlin u. Wien 1932. — Clausen, H. J.: The atrophy of the adrenal cortex following the administration of large amounts of progesterone. Endocrinology 27, 989—993 (1940a). — The effect upon the adrenal glands of the administration of large amounts of progesterone to male *rats*. Amer. Assoc. Anat. Anat. Rec. **76**, Suppl. 2, 14 (1940b). — The effect of progesterone and desoxycorticosterone on the accessory sex organs of the male *guinea pig*. Anat. Rec. Suppl. 14—15, 1941. — The effect of some steroid hormones on the seminal vesicles of the *mouse*. Amer. Soc. Zool. Anat. Rec. **89**, 564 (1944a). — Effect of progesterone and desoxycorticosterone acetate on the x-zone of the *mouse* adrenals. Amer. Assoc. Anat. Anat. Rec. **88**, 427 (1944). — **Cleghorn, A.:** The action of adrenal extracts, bacterial cultures, and culture filtrates on the *mammalian* heart muscle. Amer. J. Physiol. **2**, 273—290 (1899). — **Cleghorn, R. A.:** Observations on extracts of *beef* adrenal cortex and *elasmobranch* interrenal body. J. of Physiol. **75**, 413 (1932a). — J. of Physiol. **76**, 193 (1932b). — A comparative assay of desoxycorticosterone acetate and acetoxy pregnenolone in the adrenalectomized *dog*. Endocrinology **32**, 165—169 (1943). — **Cleghorn, R. A., C. W. J. Armstrong** and **D. C. Austen:** Clinical and chemical observations on adrenalectomized *dogs* maintained by a diet high in sodium salts and low in potassium. Endocrinology **25**, 888 (1939). — **Cleghorn, R. A., C. W. J. Armstrong, D. C. Austen** and **G. A. McVicar:** The response of the denervated nictitating membrane and of blood pressure to sympathetic nerve stimulation in adrenalectomized *cats*. Amer. J. Physiol. **132**, 542—551 (1941). — **Cleghorn, R. A., A. P. W. Clarke** and **W. F. Greenwood:** Activity of desoxycorticosterone acetate in propylene glycol by oral and intravenous routes in adrenalectomized *dogs*, and its effect on the cardiac arrhythmia of adrenal insufficiency. Endocrinology **32**, 170—175 (1943). — **Cleghorn, R. A., S. M. M. Cleghorn, M. G. Forster** and **G. A. McVicar:** Some factors influencing the survival of *rats* after adrenalectomy and the suitability of the young *rat* for testing the potency of adrenal cortical extracts. J. of Physiol. **86**, 229—249 (1936). — **Cleghorn, R. A., J. L. A. Fowler, J. S. Wenzel** and **A. P. W. Clarke:** The desoxycorticosterone acetate requirement of the adrenalectomized *dogs*. Endocrinology **29**, 535—544 (1941). — **Cleghorn, R. A., A. J. Goodman, B. F. Graham, M. H. Jones** and **N. K. Rublee:** Activation of adrenal cortex in *human* subjects following electroconvulsive therapy (ECT) and psychomotor stress. J. Clin. Endocrin. **8**, 608 (1948). — **Cleghorn, R. A., E. W. McHenry, G. A. McVicar** and **D. W. Overend:** Experimental and clinical studies on the adrenal insufficiency. Canad. Med. Assoc. J **37**, 48—52 (1937). — **Cleghorn, R. A.,** and **G. A. McVicar:** High-potassium diet and the survival of adrenalectomized *rats*. Nature (Lond.) **38**, 124 (1936). — **Clement, R.:** Hermaphrodisme et ambigite sexuelle. Rôle des perturbations hormonales pendant la vie foetale. Ann. paediatr. **171**, 264—266. — **Clemente:** Siehe Ber. Gynäk. **8**, 338. — **Clerc, A., M. Mouquin** et **C. Macrez:** Une nouvelle observation de surrénalome hypertensif opéré. Arch. Mal. Coeur **40**, 49—54 (1947). — **Clevers** et **Goormaghtigh:** Bull. Acad. Méd. Belg. **2**, 425—438 (1922). — **Clinton jr., M.,** and **G. W. Thorn:** Science (Lancaster, Pa.) **96**, 343 (1942). — Bull. Hopkins Hosp. **72**, 255 (1943). — **Clinton, jr., M., G. W. Thorn, H. Eisenberg** and **K. E. Stein:** Endocrinology **31**, 578 (1942). — **Cloez** et **Vulpian:** Note sur l'existence des acides hippurique et choléique dans les capsules surrénales chez *animaux herbivores*. C. r. Acad. Sci. 1857. — **Cloquet, H.:** Traité d'anatomie descriptive. Paris 1816. — **Cloudman, A. M.:** Spontaneous neoplasms in *mice*. In Biology of the laboratory *mouse*, S. 168—233. Philadelphia: G. D. Snell 1941. — **Cluxton, jr., Harley E., Warren E. Bennett** and **Edvin J. Kepler:** Anterior pituitary insufficiency (panhypopituitarism-Simmonds disease), pituitary myxedema and congestive heart failure (myxedema heart); report of a case and findings at necropsy. Ann. Int. Med. **29**, 732—745 (1948). — **Cocchi, U.:** Die Frage des hormonalen Einflusses bei der Entwicklung maligner Tumoren. Sammelreferat Oncologia **1**, 259—266 (1949). — **Code:** J. of Physiol. **89**, 257 (1937). — **Coelho, E.:** Pluriglandular pathogenesis of Cushings syndrome demonstrated by therapy. Presentation of 3 cases. Acta clin. belg. **4**, 197 (1949). — **Coester, C.:** Z. physiol. Chem. **215**, 207—214 (1933). — **Cohen, Georges N.:** Les étages de l'anabolisme et du catabolisme de l'adrénaline. Enzymologia **12**, 373—374 (1948). — **Cohen, R. B., K.-C. Tsou, S. H. Rutenberg** and **A. M. Seligman:** The volumetric estimation and histochemical demonstration of beta-D-galactosidase. J. of Biol. Chem. **195**, 239—249 (1952). — **Cohen, Saul L.:** A simple, continuous, liquid-liquid extraction apparatus suitable for the removal of steroids from urine at low temperatures. J. Labor. a. Clin. Med. **36**, 769—772 (1950). — **Cohen-Kramer, A. H.:** The influence of pituitary extracts on the growth of *rats* that had been deprived of their adrenals and gonads. Acta brev. neerl. Physiol. **16**, 62—64 (1948). — **Cohn:** Primäres Nebennierensarkom beim neun-monatlichen *Kind*. Berl. klin. Wschr. 1894. — **Cohn, E. J.,** and **J. T. Edsall:** Proteins, amino acids and peptides. New York 1943. — **Cohoe, B. A.:** Endocrin. a. Metab. **2**, 277 (1922). — **Cole, V. V.,** and **B. K. Harned:** Adrenal and pituitary weights in *rats* with reduced glucose tolerance. Endocrinology **30**, 146—149 (1942). — **Coleman, L. C.:** Preparation of leucobasic fuchsin for use in the Feulgen reaction. Stain Technol. **13**, 123—124 (1938). — **Colfer, H. F., J. de Groot** and **G. W. Harris:** Pituitary gland and blood lymphocytes. J. of Physiol. **3**, 328—334 (1950). — **Colin, G.:** Traité de physiologie comparée des *animaux domestiques*. Paris 1856. — **Collett, A.:** Genito-suprarenal syndrome (suprarenal virilism) in a *girl* one and a half years old, with successful operation. Amer. J. Dis. Childr. **27**, 204—218 (1924). — **Collin, R.:** Réflexes neuro-endocriniens extéroréceptifs. Scientia **59**, 20 (1936). — Les hormones. Paris 1938. — **Collin et Drouet:** Rev. franç. Endocrin. **1933**, 161—177. — **Collinge, Walter E.:** The suprarenal bodies of *fishes*. Nat. Sci. **10**, 318—322 (1987). — **Collinge, Walter E., and Swale Vincent:** On the so-called suprarenal bodies in the *cyclostomata*. Anat. Anz. **12**, 232—241 (1896). — **Collings, W. D.:** The effect of experimentally induced pseudopregnancy upon the survival of adrenalectòmized *cats*. Endocrinology **28**, 75—82 (1941). — **Collings, W. D., C. F. Downing and R. E. Hodges:** Federat. Proc. **8**, 27 (1949). — **Collins, Donald C.:** Formation of bone marrow in the suprarenal gland. Amer. J. Path. **8** (1932). — **Collip, J. B.:** Lancet **1933**a, No 5727, 1208. — J. Mount Sinai Hosp. **1**, 28 (1934). — **Collip, J. B., E. M. Anderson and D. L. Thompson:** The adrenotropic hormone of the anterior pituitary lobe. Lancet **1933** I, 347—348. — **Collip, J. B., H. Selye and D. L. Thompson:** Gonad-stimulating hormones in hypophysectomized *animals*. Nature (Lond.) **131**, 56 (1933a). — Beiträge zur Kenntnis der Physiologie des Gehirnanhanges. Virchows Arch. **290**, 23—46 (1933b). — Proc. Soc. Exper. Biol. a. Med. **31**, 682 (1934). — **Collip, J. B., Hans Selye and J. E. Williamson:** Changes in the hypophysis and the ovaries of *rats* chronically treated with anterior pituitary extract. Endocrinology **23**, 279 (1938). — **Collip, J. B., and J. C. Williamson:** Canad. Med. Assoc. J. **34**, 458 (1936). — **Colonge, R., et A. Raffy:** C. r. Soc. Biol. Paris **141**, 63—64 (1947). — **Colowick, S. P., C. F. Cori and M. W. Slein:** J. of Biol. Chem. **121**, 465 (1937). — **Colson, Robert:** Histogènese et structure de la capsule surrénale adulte. Archives de Biol. **25**, 535—681 (1910). — **Comessatti, G.:** Beitrag zur Kenntnis der drucksteigernden Substanzen. Münch. med. Wschr. **1908** II, 1926. — Systematische Dosierungen des Nebennieren-Adrenalins in der Pathologie. Arch. exper. Path. u. Pharmakol. **62** (1910). — **Commichau:** Z. Kreislaufforsch. **25**, 253 (nicht auffindbar gewesen). — **Commons, Robert R., and Claude P. Callaway:** Adenomas of the adrenal cortex. Arch. Int. Med. **81**, 37—41. — **Comolli, A.:** Struttura ed istogenesi del connettive del corpo surrenale. Arch. ital. Anat. **7**, 145—164 (1908). — Arch. ital. Anat. **11**, 377 (1912). — Ricerche istologiche sull'interrenale dei *Teleostei*. Arch. ital. Anat. **40**, 408 (1913). — **Congdon, Edgar D., and John N. Edson:** The cone of renal fascia in the adult *white male*. Anat. Rec. **80**, 289—313 (1941). — **Coninx-Girardet, Berta:** Beiträge zur Kenntnis innersekretorischer Organe des *Murmeltieres* (*Arctomys marmota* L.) und ihrer Beziehungen zum Problem des Winterschlafes. Acta zool. (Stockh.) **8**, 161—224 (1927). — **Conn, H. J.:** Biological stains. 5. Aufl. Geneva (N. Y.) 1946. — **Conn, Jerome W.:** Arch. Int. Med. **83**, 416—428 (1949a). — The mechanism of acclimatization to heat. In Advances in internal Med. New York 1949b. — J. Clin. Endocrin. **10**, 825 (1950). — **Conn, Jerome W., M. W. Johnston and L. H. Louis:** J. Clin. Invest. **25**, 912—913 (1946). — **Conn, Jerome W., and L. H. Louis:** J. Clin. Endocrin. **10**, 12 (1950). — **Conn, Jerome W., Lawrence H. Louis and Stefan S. Fajans:** The probability that compound F (F 17-hydroxycorticosterone) is the hormone produced by the normal *human* adrenal cortex. Science (Lancaster, Pa.) **113**, 713—714 (1951). — **Conn, Jerome W., Lawrence H. Louis and Margaret W. Johnston:** Studies upon mechanisms involved in the induction with adrenocorticotropic hormone of temporary diabetes mellitus in *man*. Proc. Amer. Diabetes Assoc. **8**, 1—24 (1948). — Metabolism of uric acid, glutathione and nitrogen, and excretion of „11-oxysteroids" and 17-ketosteroids during induction of diabetes in *man* with pituitary adrenocorticotropic hormone. J. Labor. a. Clin. Med. **34**, 255—269 (1949). — **Conn, Jerome W., L. H. Louis and C. E. Wheeler:** J. Labor. a. Clin. Med. **33**, 651—661 (1948). — **Conn, Jerome W., u. Mitarb.:** J. Labor. a. Clin. Med. **35**, 504 (1950a). — J. Labor. a. Clin. Med. **36**, 813 (1950b). — **Connor, C. L.:** Fatty infiltration of the liver and the development of cirrhosis in diabetes and chronic alcoholism. Amer. J. Path. **14**, 347—364 (1938). — **Constantinides, P.:** Formation of secondary deciduomata in spayed *mice* and lactating *rats*. Endocrinology **43**, 380—388 (1948). — **Constantinides, P. C., and N. Carey:** The alarm reaction. Soc. Amer. **180**, 20—23 (1949). — **Consden, R., A. Gordon and A. J. P. Martin:** Biochemic. J. **38**, 224 (1944). — **Cook, R. P.:** Nutrit. Abstr. a. Rev. **12**, 1 (1942). — **Cooper, Eugenia R. A.:** The histology of the more important *human* endocrine organs at various ages. Oxford Med. Press 1925. — **Cope:** Brit. Med. J. **1951**, No 4701, 271. — **Cope, O., A. G. Brenizer and H. Polderman:** Amer. J. Physiol. **137**, 69 (1942). — **Coppitz, Antonio, e Guido Cinti:** L'ipertrofia e l'attivazione del „blastema subcapsulare" di R. Bachmann dopo enervazione della regione sino-carotidea in *Canis fam.* Linn. Arch. „De Vecchi" **12**, 745—765 (1949). — **Coppola, M.:** Arch. Farmacol. sper. **59**, 232—244 (1935). — **Corcoran, A. C., and Irvine H. Page:** Methods for the chemical determination of cortico-steroids in urine and plasma. J. Labor. a. Clin. Med. **33**, 1326—1333 (1948). — **Cordier, P., L. Devos et J. Wattel:** Rapports entre la vascularisation de la capsule fibro-adipeuse du rein et celle des organes génitaux internes. C. r. Assoc. Anat. Bâle **1938**, 38. — **Cordier, R.:** L'argentaffinité en histologie. Bull. Histol. Appl. **4**, 161—169 (1927). — **Corey, E. L.:** The effect of pregnancy and lactation upon the life-span of adrenalectomized *cats*. Anat. Rec. **37**, 138 (1927a). — Observations on life-span of epinephrectomized *cats*. Proc. Soc. Exper.

Biol. a. Med. 24, 779—780 (1927b). — A study of the survival period in the pregnant and lactating *cat* following bilateral adrenal extirpation. Physiologic. Zool. 1, 147—152 (1928). — An apparent sex-specifity in the action of progesterone on adrenalectomized *cats*. Proc. Soc. Exper. Biol. a. Med. 41, 397—398 (1939). — Comparative effects of progesterone and cortico-adrenal extracts on normal, adrenalectomized and other *animals*. Amer. J. Physiol. 132, 446—453 (1941). — **Corey, E. L.,** and **S. W. Britton:** The induction of precocious sexual maturity by cortico-adrenal extract. Amer. J. Physiol. 99, 33—43 (1931a). — Effects on the gonads of cortico-adrenal extract. Science (Lancaster, Pa.) 74, 101 (1931b). — Blood-cellular changes in adrenal insufficiency and the effects of cortico-adrenal extract. Amer. J. Physiol. 102, 699—706 (1932). — The ovarian cycle and the adrenal glands. Amer. J. Physiol. 107, 207—212 (1934). — Hypophyseal and adrenal interrelationships and carbohydrate metabolism. Amer. J. Physiol. 126, 148—154 (1949). — Glycogen levels in the isolated liver perfused with cortico-adrenal extract, insulin and other preparations. Amer. J. Physiol. 131, 783—789 (1941a). — The antagonistic action of desoxycorticosterone and post-pituitary extract on chloride and water balance. Amer. J. Physiol. 133, 511—519 (1941b). — **Corey, E. L., H. Silvette** and **S. W. Britton:** Hypophyseal and adrenal influence on renal function in the *rat*. Amer. J. Physiol. 125, 644—651 (1939). — **Cori, C. F.:** Physiologic. Rev. 11, 143 (1931). — Enzymatic reactions in carbohydrate metabolism. Harvey Lect. (1945/46) 41, 253—272 (1947). — **Cori, C. F.,** and **G. T. Cori:** The fate of sugar in the animal *body*. VII. The carbohydrate metabolism of adrenalectomized *rats* and *mice*. J. of Biol. Chem. 74, 473—494 (1927). — **Corkhill:** J. of Physiol. 75, 29 (1932). — **Corner, G. W.:** On the widespread occurrence of reticular fibrils produced by capillary endothelium. Carnegie Instn. Washington Publ. 272, Contr. to embr. 9, 87 (1920). — **Cornil:** Rapport sur un mémoire de MM. es D^{es} Kalindero et Babès, concernant un cas de maladie d'Addison, avec des lésions des racines spinales ainsi que de la moelle. Bull. Acad. Sci. Paris 1889. — **Cornil, J.,** et **V. Ranvier:** Manuel d'histologie pathologique, 3. Aufl. Paris 1901 (II, 417—523: Nebenniere.). — **Corning, H. K.:** Lehrbuch der Entwicklungsgeschichte des *Menschen*, 2. Aufl. München 1925. — **Cornman, Ivor:** Responses of fetal heart to potassium and adrenal cortical extract in roller tube cultures. Amer. Assoc. Anat. New Orleans. Anat. Rec. 106, 185—186 (1950). — Science (Lancaster, Pa.) 113, 37 (1951). — **Corona, G. L.:** Contributo alla conoscenza della struttura e delle innervazione della neuroipofisi. Z. Anat. u. Entw.gesch. 115, 658—675 (1951). — **Correa, P. Riet** et **Hans Selye:** Actions sur le rein de l'administration combinée de cortisone et de LAP. Rev. canad. de Biol. 9, 479—480 (1951). — **Corti, A.:** Momenti di accrescimento di ghiandole endocrine (surreni, tiroide, pancreas, timo). Riv. Biol. 40, 106—124 (1924). — **Cosmos, Ethel, Helen Duell** and **Robert Gaunt:** Anat. Rec. 101, 74 (1948). — Some biological properties of desoxycorticosterone glucoside. Endocrinology 46, 30—38 (1950). — **Costa:** Siehe Celestino da Costa, A. — **Costa-Severid, A.:** Istologia e significato fisio-patologico del sistema venoso delle capsule surrenali. Sperimentale 72, 321 (1936). — **Coste, F., F. Delbarre, F. Laurent** et **F. Lacronigne:** Presse méd. 1950, 1337. — **Cotereau, H., M. Gabe, E. Giro** and **J. L. Parrot:** Influence of vitamin P (Vitamin C 2) upon the amount of ascorbic acid in the organs of the *guinea pig*. Nature (Lond.) 161, 557—558 (1948). — **Cottentot, Mulon** et **Zimmern:** Action des rayons X sur la corticale surrénale. C. r. Soc. Biol. Paris 73, 717—720 (1912). — **Coujard, Roger:** Le rôle du sympathique dans les actions hormonales. Bull. biol. 77, 193—223 (1943). — **Courrier, R.:** L'apparition de graisse osmiophile au cours du cycle sécrétoire de certaines cellules glandulaires. C. r. Soc. Biol. Paris 89 (1923). — Les effets de la castration chez les *cheiroptéres*. C. r. Soc. Biol. Paris 94, 1386—1388 (1926). — Endocrinologie de la gestation. Paris 1945. — **Courrier, R.,** et **H. Bennetz:** Ann. d'Endocrin. 3, 118—120 (1942). — **Courrier, R.,** et **A. Cologne:** C. r. Acad. Sci. Paris 232, 1164 (1951). — **Courrier, R.,** et **A. Jost:** C. r. Soc. Biol. Paris 130, 726 (1939). — **Courrier, R.,** et **G. Poumeau-Delille:** Action comparée de quelques stéroides sur le tractus génital male. C. r. Soc. Biol. Paris 136, 360—361 (1942a). — C. r. Soc. Biol. 136, 261 (1942). — **Coutu, Lucien,** et **Hans Selye:** Rev. canad. Biol. 9, 258 (1950). — **Coutu, Lucien, H. Selye** et **R. J. Gareau:** Étude morphologique de l'arthrite expérimentale à la moutarde chez le *rat*. Rev. canad. de Biol. 10, 228—245 (1951). — **Covian, M. R.:** Apetito especifico de las *ratas* suprarrenoprivas para el cloruro de sodio. Rev. Soc. argent. Biol. 22, 383—393 (1946). — **Coward, K.:** Biological standardisation of the vitamins. London 1938. — **Cowdry, E. V.:** The mitochondrial constituents of protoplasm. Contrib. to Embryol. 8 (1918). — The carotid bodies. Endocrinology and metabolism (ed. by Barker), Bd. 2, S. 73—74. 1922a. — Anatomy, embryology, comparative anatomy and histology of the suprarenals. Endocrinology and metabolism. New York 1922b. — General cytology. Chicago 1924. — Reactions of mitochondria to cellular injury. Arch. of Path. 1, 237—255 (1926). — A textbook of histology. Philadelphia 1938. — Laboratory technique in biology and medicine. Baltimore 1948. — **Cowie, A. T.,** and **S. J. Folley:** The role of the adrenal cortex in mammary development and its relation to the mammogenic action of the anterior pituitary. Endocrinology 40, 274—285 (1947a). — The measurement of lactational performance in the *rat* in studies of the endocrine control of lactation. J. Endocrin. 5, 9—13 (1947b). — Adrenalectomy and replacement therapy in lactating *rats*. 2. Effects of desoxycorticosterone acetate on lactation in adrenalectomized *rats*. J. of Endocrin. 5, 14—23 (1947c). — Adrenalectomy and replacement therapy in lactating *rats*. 3. Effects of desoxycorticosterone acetate and 11-oxygenated cortical steroids on lactation in adrenalectomized *rats* maintained on stock or high-protein diets. J. of Endocrin. 5, 24—31 (1947d). — **Cowie, D. M.,** and **P. W. Beaven:** On the clinical evidence of involvement of the suprarenal glands in influenza and influenzal pneumonia. Arch. Int. Med. 24, 78—88 (1919). — **Cox, A. A.:** Federat. Proc. 7, 23 (1948). — **Cox, E. G.,** and **E. L. Hirst:** Constitution of Vitamin C. Nature (Lond.) 131, 402 (1933). — **Craddock, C. G., W. N. Valentine** and **J. S. Lawrence:** J. Labor. a. Clin. Med. 34, 158—177 (1949). — **Crainiceano, Al., L. Copelman, E. Banu** et **Sarbou:** L'action de l'hormone gonadotrope sur la corticale surrénale. C. r. Soc. Biol. Paris 125, 227 (1937). — **Cramer, W.:** J. of Physiol. 1916. — Further observations on the thyroid-adrenal apparatus. A histochemical method for the demonstration of adrenalin granules in the suprarenal gland. J. of Physiol. 52, VIII—XII (1918). — Sixth Rep. Imper. Cancer Res. Fund. 1919. — Brit. J. Exper. Path. 1, 31 (1920); 5, 128 (1924). — Fever, infections and the thyroid-adrenal apparatus. Brit. J. Exper. Path. 7, 95—110 (1926a). — Self-control and inhibition in the adrenal gland. Brit. J. Exper. Path. 7, 88—94 (1926b). — The thyroadrenal apparatus. London 1928a. — Fever, heat regulation, climate and the thyroidadrenal apparatus. London 1928b. — **Cramer, W.,** and **J. B. Gatenby:** Fatty substances. Lee's microtomist's vademecum, 9. Aufl., Kap. 35, S. 459—472. 1928. — **Cramer, W.,** and **E. S. Horning:** Lancet 1936 I, 247. — Adrenal changes associated with estrin administration and mammary cancer. J. of Path. 44, 633—642 (1937a). — Adrenal degeneration in a pure strain of *mice* subjet to mammary cancer. Nature (Lond.) 139, 196—197 (1937b). — Hormonal relationship between the ovary and the adrenal gland. Lancet 1939 a, 192. — On association between brown degeneration of adrenals and incidence of mammary cancer in inbred strains of *mice*. Amer. J. Canc. 37, 343—354 (1939b). — **Cramer, W.,** and **M. A. Horning:** On the relationship between the male gonads and the adrenal glands. Lancet 1937 I, 1330. — **Cramer, W.,** and **R. McCall:** Carbohydrate metabolism in relation to the thyroid gland. III. The effect of thyroidectomy in *rats* on the gaseous metabolism. Quart. J. Exper. Physiol. 12, 92—109 (1918). — **Crampton, E. W.:** J. Nutrit. 33, 491 (1947). — **Crampton, Joseph H., Sidney T. Scudder** and **Clarence D. Davis:** Carbohydrate metabolism in the combination of diabetes mellitus and Addisons disease, as illustrated by a case. J. Clin. Endocrin. 9, 245—254 (1949). — **Craver, Bradford N.:** The effect of adrenal cortical injury on the toxicity of Roentgen rays. Amer. J. Roentgenol. 59, 404—407 (1948). — **Crawford, A. C.:** Chemistry of chromaffin tissue. Endocrin. a. Metab. 2 (1922). — **Credé, R. H.,** and **H. D. Moon:** Effect of adrenocorticotropic hormone on the thymus of *rats*. Proc. Soc. Exper. Biol. a. Med. 43, 44 (1940). — **Creighton:** Points of resemblance between the suprarenal bodies of the *horse* and *dog* and certain occasional structures in the ovary. Proc. Roy. Soc. Lond. 26, 500 (1877). — A theory of the homology of the suprarenals based on observations. J. Anat. a. Physiol. 13 (1878). — **Crema:** Boll. Soc. ital. Biol. sper. 3, 59—62 (1928). — **Criegee, R.:** Eine oxydative Spaltung von Glykolen. II. Über Oxydationen mit Blei(IV)-salzen. Ber. dtsch. chem. Ges. 64, 260—266 (1931). — Sitzgsber. Ges. Naturwiss. Marburg 69, 25 (1934). — The specificity of oxidizing agents. A comparison of the oxidizing action of lead tetraacetate and periodic acid upon polyhydroxy compounds. Chem. Abstr. 29, 6820 (1935). — Oxidations with lead tetraacetate and periodic acid. In: Newer methods of preparative organic chemistry, S. 1—17. New York 1948. — **Criegee, R., L. Kraft** u. **B. Rank:** Die Glykolspaltung, ihr Mechanismus und ihre Anwendung auf chemische Probleme. Liebigs Ann. 507, 159—197 (1933). — **Crile, G.,** and **D. P. Quiring:** A record of the body weight and certain organ and gland weights of 3690 *animals*. Ohio J. Sci. 40, 219—259 (1940). — **Crile, R.:** The comparative anatomy of the thyroid and adrenal glands in *wild animals*. Ohio J. Sci. 37, 42 (1937). — **Crippa, A.:** Sulla utilizzazione del tetracetato di piombo come ossidante in istochimica. Boll. Soc. ital. Biol. sper. 27, 599—601 (1951). — **Crismen, J. M.,** and **J. Field:** Amer. J. Physiol. 130, 231 (1940). — **Cristiani:** Des néoplasmes congénitaux. J. de Anat. 1891. — C. r. Soc. Biol. Paris 1902, 1124. — **Cristiani** et **Christiani:** Histologie pathologique des greffes de capsules surrénales. C. r. Soc. Biol. Paris 54, 811—814 (1902a) (= Rev. méd. de la Suisse Romande 684—697). — Recherches sur les capsules surrénales. J. Physiol. et Path. gén. 1902b, 837—844. — **Cronkite, E. P.,** and **W. H. Chapman:** Effect of adrenalectomy on radiation-induced mortality of the *mouse*. Proc. Soc. Exper. Biol. a. Med. 74, 337 (1950). — **Crooke, A. C.:** Change in basophil cells of pituitary gland which exhibit syndrome attributed to basophil adenoma. J. of Path. 41, 339—349 (1935). — The endocrine disorders associated with Cushings syndrome and virilism. J. Clin. Endocrin. 7, 787—794 (1947). — **Crooke, A. C.,** and **R. K. Callow:** The differential diagnosis of forms of basophilism (Cushings syndrome) particularly by the estimation of urinary androgen. Quart. J. Med. 8, 233—249 (1939). — **Crooke, A. C.,** and **J. R. Gilmour:**

A description of the effect of hypophysectomy on the growing *rat*, with the resulting histological changes in the adrenal and thyroid glands and the testicles. J. of Path. 47, 525—544 (1938). — **Crooke, A. C.,** and **D. S. Russell:** The pituitary gland in Addisons disease. J. of Path. 40, 255 (1935). — **Crowden, G. P.:** J. of Physiol. 68, 313 (1929/30). — **Crowden, G. P.,** and **M. G. Pearson:** J. of Physiol. 65, 25 P (1928). — **Crowe, S. J.,** and **G. B. Wislocki:** Bull. Hopkins Hosp. 1914, 284—287. — **Crowe, S. J., H. Cushing** and **J. Homans:** Experimental hypophysectomy. Bull. Hopkins Hosp. 21, 126—169 (1910). — **Cruickshank:** Geschichte und Beschreibung der einsaugenden Gefäße. 1767. — **Cruickshank, J. N.,** and **M. J. Miller:** The weight of foetal organs. A study of the relations between organ weight and body weight in the later months of development, based upon the examination of 470 normal foetuses out of a series of 1000 foetuses of new born infants in Glasgow. Med. Res. Council. Spec. therap. Ser. No 86. London 1924. — **Cruveilhier, J.:** Traité d'anatomie, 4. Aufl. 1865. — **Csik, L.,** u. **G. Ludány:** Pflügers Arch. 232, 187 (1933). — **Cuatrecasas, J.:** Semana méd. 56, 613 (1949). — **Cuénot, L.:** Hormones d'*invertébrés*. Rev. Sci., Paris 81, 513—514 (1943). — **Cullen, Thos. S.:** Tumor developed from aberrant adrenal in the kidney. Bull. Hopkins Hosp. 6, 37—39 (1895). — **Cumia, H.:** C. r. Soc. Biol. Paris 68 (1910). — **Cunningham, D. J.:** A manual of practical anatomy, 2. Aufl. Edinburgh 1889. — **Curran, R. C.:** Brit. J. Exper. Path. 33, 82 (1952). — **Cushing, H.:** Bull. Hopkins Hosp. 50, 137 (1932). — „Dyspituitarism" twenty years later with special consideration of the pituitary adenomas. Arch. Int. Med. 51, 487—557 (1933). — **Cushing, H.,** and **L. M. Davidoff:** The pathological findings in four autopsied cases of acromegaly with a discussion of their significance. Monogr. Rockefeller Inst. 1927, No 22, 1—131. — **Cutuly, Eugene:** Quantitative study on the adrenals of hypophysectomized *rats*. Anat. Rec. 66, 119—122 (1936). — Autoplastic grafting of the anterior pituitary in male *rats*. Anat. Rec. 80, 83—97 (1941). — Study on spermatogenesis in *rats*. Amer. J. Physiol. 137, 521—527 (1942). — **Cutuly, Eugene,** and **E. C. Cutuly:** Pigmented cells in adrenals and testes of hypophysectomized *rats*. Proc. Soc. Exper. Biol. a. Med. 36, 335 (1937). — **Cutuly, Eugene, E. C. Cutuly** and **D. R. McCullagh:** Spermatogenesis in immature hypophysectomized *rats* injected with androgens. Proc. Soc. Exper. Biol. a. Med. 38, 818—823 (1938). — **Cutuly, Eugene, D. R. McCullagh** and **E. C. Cutuly:** Effects of androgenic substances in hypophysectomized *rats*. Amer. J. Physiol. 119, 121—126 (1937). — **Cuvier, Georges:** Leçons d'anatomie comparée. Paris 1805. — Le règne animal. Paris 1817. — **Cybulski, N.:** Weitere Untersuchungen über die Function der Nebenniere. Anz. Akad. Wiss. Krakau, 4. März 1895a. — Sur les fonctions des capsules surrénales. Gazeta lekarska Warschau, Nr 12, 23. 3. 1895b. — Über die Funktion der Nebennieren. Wien. med. Wschr. 1896, 214—218; 255—259. — **Czarnecki, Edw.,** et **L. Sababia:** La sécrétion surrénale d'adrénaline chez les *chiens* éthyroidés. C. r. Soc. Biol. Paris 97, 455—456 (1927). — **Czerny:** Hydrocephalus und Hypoplasie der Nebennieren. Zbl. Path. 10, 281 (1899).

Da Costa: Siehe Celestino da Costa. — **Daddi, Lamberto:** Nouvelle méthode pour colorer la graisse dans les tissus. Note de technique histologique. Arch. ital. Biol. 26, 143 (1896a). — Giorn. Accad. Med. Torino 59, 87 (1896b). — **Daft, F. S., A. Kornberg, L. L. Ashburn** and **W. H. Sebrell:** Proc. Soc. Exper. Biol. a. Med. 61, 154 (1946). — **Dagonet, J.:** Beiträge zur pathologischen Anatomie der Nebennieren des *Menschen*. Prager Z. Heilk. 6, 1 (1885). — **Daïnow, I.:** Ann. de Dermat. 6, 830 (1935). — **Dakin, H.:** Note on the use of paranitrophenylhydrazine for identification of some aliphatic aldehydes and ketones. J. of Biol. Chem. 4, 235—238 (1908). — **Dakin, W. J.,** and **M. A. Hamilton:** Notes on a naturally occuring abnormality in the domestic *fowl* associated with enlarged suprarenal glands. Proc. Zool. Soc. Lond. 4, 993—1004 (1928). — **Dale, H. H.:** Thomas Addison, Pioneer of Endocrinology. Brit. Med. J. 1949, 347. — **Dale, H. H.,** and **Richards:** J. of Physiol. 61, 185 (1926). — **Dalton, Albert J.:** The effect of maintenance of normal body temperature during the alarm reaction. Anat. Rec. 78, 110—111 (1940/41). — **Dalton, Albert J., C. Dosne** and **Hans Selye:** Anat. Rec. 76, 85 (1940). — **Dalton, Albert J., B. F. Jones, V. B. Peters** and **E. R. Mitchell:** Organ changes in *rats* exposed repeatedly to lowered oxygen tension with reduced barometric pressure. J. Nat. Canc. Inst. 6, 161—185 (1945). — **Dalton, Albert J., E. R. Mitchell, B. F. Jones** and **V. P. Peters:** Changes in the adrenal glands of *rats* following exposure to lowered oxygen tension. J. Nat. Canc. Inst. 4, 527—536 (1943/44). — **Dalton, Albert J., H. P. Morris** and **C. S. Dubnik:** J. Nat. Canc. Inst. 5, 451 (1945). — **Dalton, Albert, J.,** and **Virginia B. Peters:** Histologic changes in the adrenal glands of tumor bearing *mice*. J. Nat. Canc. Inst. 5, 99—109 (1944). — **Dalton, Albert J.,** and **Hans Selye:** The blood picture during the alarm reaction. Fol. haemat. (Lpz.) 62, 397 (1939). — **Dam, C. van:** Kwaadardige Bijniergefoellen. Amsterdam. Akad. Proefschrift. 1924. — **Damberg, S.:** Über die extramedulläre Bildung des hämopoetischen Gewebes. Fol. haemat. (Lpz.) 16 (1913). — **Dan Berceanu:** Un cas de capsule suprarenale accessorii. Spitalul 1923, 73—74. — **D'Angelo:** Siehe Angelo. — **Danielli, J. F.:** A critical study of techniques for the cytochemical demonstration of aldehydes. Quart. J. Microsc. Sci. 90, 67—74 (1949). — On the cytochemical demonstration of aldehydes. Quart. J. Microsc. Sci. 91, 215—216 (1950). — **Danisch:**

Vergleichende Untersuchungen über den Adrenalingehalt der Nebennieren und Zuckerkandlschen Organe. Verh. dtsch. path. Ges. Freiburg **1926**, 222—236. — **Danneel, Rolf:** Melaninbildende Fermente bei *Drosophila melanogaster*. II. Nachweis einer Dehydrase. Neuformulierung der Tyrosinase-Tyroxin-Reaktion. Biol. Zbl. **65**, 115—119 (1946a). — Tyraminderivate als Pigmentvorstufen. Ein Beitrag zur biologischen Adrenalinsynthese. Z. Naturforsch. **1**, 87—92 (1946b). — Theorien der Krebsentstehung und ihre Unterlagen. Dtsch. med. Wschr. **1946** Ic, 52—56. — **Danner, M.:** Die Einwirkung langdauernder peroraler Verabreichung geringer Mengen von Follikelhormon auf die Nebenniere. Klin. Wschr. **1938**, 658—660. — Über die Wirkung lang dauernder peroraler Verabreichung von Follikelhormon auf die Nebenniere der weißen *Maus*. Arch. Entw.mechan. **140**, 345—378 (1940). — **Danowski, T. S., L. Greenman, R. Tarail, F. M. Mateer, E. N. Ward** and **J. S. Youngner:** Effect of cortisone upon chemical composition of allantoic fluid of the *chick* embryo. Proc. Soc. Exper. Biol. a. Med. **77**, 839—841 (1951). — **Dantschakoff, Vera:** Corrélations entre actions hormonales. Effets d'un traitément simultané par la cortine et la testostérone. C. r. Soc. Biol. Paris **131**, 464—467 (1939). — Der Aufbau des Geschlechts beim höheren *Wirbeltier*. Jena 1941. — **Danysz et Laskownicki:** C. r. Soc. Biol. Paris **91** (1924). — **Darby:** Anatomy, physiology and pathology of the suprarenal capsules. Charleston. Rev. 1859. — **Darby, Hugh H.:** Calcium usage in the *vertebrates*. Amer. Soc. Zool. Anat. Rec. **101**, 684 (1948). — **Dardin, V. J.,** and **D. Feriozi:** Presence of basophilic cells in the pituitary and adrenal glands in hypertension. Med. Ann. Distr. Columbia **20**, 527—529 (1951). — **Darlington, J. McD.:** The use of trypan blue in detecting cell death in the perfusion of the mammalian kidney, and the evaluation of some modified Ringer-Locke fluids by this method. Anat. Rec. **67**, 253—269 (1937). — **Darrow, D. C., H. E. Harrison** and **M. Taffel:** J. of Biol. Chem. **130**, 487 (1939). — **Darrow, D. C.,** and **H. C. Miller:** J. Clin. Invest. **21**, 601—611 (1942). — **Darrow, D. C.,** and **E. L. Sarason:** Some effects of low atmospheric pressure on *rats*. J. Clin. Invest. **23**, 11—23 (1944). — **Darrow, D. C.,** and **H. Yamet:** J. Clin. Invest. **14**, 266 (1935). — **Daubenton:** In Histoire natur. de Buffon. 1758/1766. (Nebennieren in Bd. 7, Bd. 8, 11, 111, 228, 316, Bd. 14, 171.) — **Daughaday, William H.:** A comparison of the X-zone of the adrenal cortex in two inbred strains of *mice*. Cancer Res. **1**, 883—885 (1941). — **Daughaday, William H., H. Jaffe** and **R. H. Williams:** J. Clin. Endocrin. **8**, 166—174 (1948a). — J. Clin. Endocrin. **8**, 244—256 (1948b). — **Daughaday, William H.,** and **Cyril M. MacBride:** Renal and adrenal mechanism of salt conservation. J. Clin. Invest. **1950**. — **Daughaday, W. H., W. E. Perry** and **C. M. MacBride:** Hyperadrenalcorticism in acromegaly with insulin resistant diabetes. J. Clin. Endocrin. **10**, 410—422 (1950). — **Davidson, Alex.:** Notice of a case of malposition of the right kidney. J. Anat. a. Physiol. **2**, 282 (1868). — **Davidson, C. S.:** Effect of adrenocorticotropic extracts on accessory reproductive organs of castrate *rats*. Proc. Soc. Exper. Biol. a. Med. **36**, 703—705 (1937). — **Davidson, C. S.,** and **H. D. Moon:** Effect of adrenocorticotropic extracts on accessory reproductive organs of castrate *rats*. Proc. Soc. Exper. Biol. a. Med. **35**, 281—282 (1936). — **Davidson, J. N.,** and **I. Leslie:** Nucleic acids in relation to tissue growth: a review. Cancer Res. **10**, 587—594 (1950). — **Davidson, J. N.,** and **C. Waymouth:** The histochemical demonstration of ribonucleic acid in *mammalian* liver. Proc. Roy. Soc. Edinburgh **62**, 96—98 (1944). — **Davies, D. V.,** and **T. Mann:** The function, anatomy and development of the „prostate" gland in the *rabbit*. Proc. Anat. Soc. J. Anat. **81**, 385—386 (1947). — **Davies, S.:** The development of the adrenal gland of the *cat*. Quart. J. Microsc. Sci. **80**, 81—98 (1937). — **Davis, David E.:** The weight of wild brown *rats* at sexual maturity. Amer. Soc. Zool. Anat. Rec. **99**, 575—576 (1947). — **Davis, J. E.,** and **A. B. Hastings:** The relationship of the adrenal and thyroid glands to excised muscle metabolism. Amer. J. Physiol. **105**, 110—121 (1933). — **Davis, M. E.,** and **B. E. Hulit:** J. Clin. Endocrin. **9**, 714—724 (1949). — **Davis, jr., W. D., A. Segaloff, W. S. Jacobs** and **J. B. Callahan:** Renin sensitivity and renin substrate levels in adrenalectomized *dogs*. J. Labor. a. Clin. Med. **36**, 729—734 (1950). — **Dawson:** Amer. J. Anat. **78**, 347—409 (1946). — **Dawson** and **Friedgood:** Anat. Rec. **70**, 21 (1938). — **Dawson, Alden B.:** Some morphological aspects of the secretory process. Symposium on the mechanism of secretion. Amer. Physiol. Soc. Federat. Proc. 1 (1942). — **Dawson, Alden B.,** and **Marcia McCabe:** The interstitial tissue of the ovary in infantile and juvenile *rats*. Amer. Soc. Zool. Anat. Rec. **1948**. — **Dawson, Alden B.,** and **J. H. Reis:** An anomalous arterial supply to suprarenal, kidney and ovary. Anat. Rec. **23**, 161—167 (1922). — **Day, E. M. A.:** The urinary excretion of 17-ketosteroids and of corticosteroid-like hormones by the new born *infant*. Med. J. Austral. **2**, 122—124 (1948). — **Deane, Helen Wendler:** The basophilic bodies in hepatic cells. Amer. J. Anat. **78**, 227—243 (1946). — Physiological regulation of the zona glomerulosa of the *rat's* adrenal cortex, as revealed by cytochemical observations. In: Pituitary-Adrenal Function, Amer. Assoc. Adv. Sci. (o. J.). — **Deana, Helen Wendler,** and **Don W. Fawcett:** Pigmented interstitial cells showing "brown degeneration" in the ovaries of old *mice*. Anat. Rec. **113**, 239—245 (1952). — **Deane, Helen Wendler,** and **Lytt I. Gardner:** Ouabain and the adrenal cortex. Endocrinology **48**, 237—238 (1951). — **Deane, Helen Wendler,** and **Roy O. Greep:** A morphological and histochemical study of the *rat's* adrenal cortex after hypophysectomy, with comments on the liver. Amer. J. Anat. 79, 117—146 (1946). — A cytochemical study of the adrenal cortex in hypo- and hyperthyroidism. Endocrinology 41, 243—257 (1947). — Restoration of zonation and secretory activity in the cortex after enucleation of the adrenal. Amer. Assoc. Anat. Philadelphia. Anat. Rec. 103, 22 (1949). — **Deane, Helen Wendler,** and **Georges M. C. Masson:** Changes in the adrenal cortex of *rats* with experimental hypertension. Amer. Assoc. Anat. Anat. Rec. 109, 287 (1945). — Adrenal cortical changes in *rats* with various types of experimental hypertension. J. Clin. Endocrin. 11, 193—208 (1951). — **Deane, Helen Wendler,** and **John M. McKibbin:** The chemical cytology of the *rat's* adrenal cortex in pantothenic acid deficiency. Endocrinology 38, 385—400 (1946). — **Deane, Helen Wendler,** and **Anna Morse:** The cytological distribution of ascorbic acid in the adrenal cortex of the *rat* under normal and experimental conditions. Anat. Rec. 100, 127—141 (1948). — **Deane, Helen Wendler,** and **Robert E. Olson:** Stimulation of the zona glomerulosa of the *rat's* adrenal cortex associated with the „hemorrhagic" kidney of choline deficiency. Amer. Assoc. Anat. Wisconsin. Anat. Rec. 100, 653 (1948). — **Deane, Helen Wendler,** and **James H. Shaw:** A cytochemical study of the responses of the adrenal cortex of the *rat* to thiamine, riboflavin and pyridoxine deficiencies. J. Nutrit. 34, 1—19 (1947). — **Deane, Helen Wendler, James H. Shaw** and **Roy O. Greep:** The effect of altered sodium or potassium intake on the width and cytochemistry of the zona glomerulosa of the *rat's* adrenal cortex. Endocrinology 43, 133—153 (1948). — **Deanesly, Ruth:** A study of the adrenal cortex in the mouse and its relation to the gonads. Proc. Roy. Soc. Lond. B 103, 523—546 (1928). — The histology of adrenal enlargement under experimental conditions. Amer. J. Anat. 47, 475—498 (1931). — Adrenal cortex differences in male and female *mice.* Nature (Lond.) 141, 79 (1938). — Depression of hypophyseal activity by implantation of tablet of estrone and oestradiol. J. of Endocrin. 1, 36—48 (1939). — **Deanesly, Ruth, A. R. Fee** and **A. S. Parkes:** J. of Physiol. 70, 38 (1930). — **Deanesly, Ruth,** and **A. S. Parkes:** Multiple activities of androgenic compounds. Quart. J. Exper. Physiol. 26, 393—402 (1937). — Lancet 1938, 606. — **Deanesly, Ruth,** and **J. W. Rowlands:** Growth of reproductive and endocrine glands of *guinea pig.* J. of Anat. 70, 331—338 (1936). — **Debenedetti, E.:** Di un caso di grande eosinofilia con distrofie endocrine. Haematologica 4, 394—410 (1923). — **Debeyre** et **Riche:** Surrénale accessoire dans l'ovaire. C. r. Soc. Biol. Paris 43, 733—734 (1907). — **Debierre, Ch.:** Manuel d'embryologie *humaine* et comparée. Paris 1889. — Traité élémentaire d'anatomie de l'*homme.* Paris 1890. — **Debrunner, H.:** Michel de Montaigne und die Lehre von der Mißbildung. Gesnerus 3, 1—7 (1946). — **De la Balze:** Siehe Balze. — **Delage, J.:** Les lymphatiques des capsules surrénales chez l'*homme.* Ann. d'Anat. path. 4, 1045 (Soc. Anat. Paris) (1927). — **Delamare, Gabriel:** Recherches sur la sénescence de la glande surrénale. C. r. Soc. Biol. Paris 55, 1152 bis 1154 (1903). — Glandes surrénales. In: Traité d'ant. hum. par Poirier et Champy, T. V. II. F., P. 1433—1483, 1904. — **Delamater, E. D., H. Mescon** and **J. D. Barger:** The chemistry of the Feulgen reaction and related histo- and cytochemical methods. J. Invest. Dermat. 14, 133—152 (1950). — **Delaunay, A., J. Lebrun** et **E. Lasfargues:** Rev. sci., Paris 9, 532 (1947). — **DeLee, J. B.:** The principles and practice of versetrics, 4. Aufl. Philadelphia 1927. — **Della-Chiaje:** Esistenza delle glandule renale di *Batrachi* e di *Pesci.* 1837. — **Delost, P.:** Structure histologique et étude de l'activité phosphatasique alcaline du canal déférent du *campagnol des champs (Microtus arvalis P.).* État du cortex surrénal. C. r. Soc. Biol. Paris 145, 373—377 (1951a). — C. r. Soc. Biol. Paris 145, 1775 (1951b). — Le cortex surrénal du *campagnol des champs (Microtus arvalis P.)* et ses modifications après castration. C. r. Soc. Biol. Paris 146, 27—31 (1952). — **Demaria-Massey, C.:** C. r. Soc. Biol. Paris 97, 405 (1927). — **Demel, R.:** Experimentelle Studie zur Funktion der Zirbeldrüse. I. Mitt. Grenzgeb. Med. u. Chir. 40, 302—312 (1926). — Experimentelle Studie zur Funktion der Zirbeldrüse. II. Mitt. Arb. neur. Inst. Wien 30, 13—26 (1927). — Klinisches und Experimentelles zur Funktion der Zirbeldrüse. Bruns' Beitr. 147, 66—70 (1929). — **Demel, R., S. Iatrou** u. **A. Walner:** Beziehungen der Ovarien, Nebennieren und des Thymus zur Thyreoidea bei *Ratten.* Mitt. Grenzgeb. Med. u. Chir. 36, 306—333 (1923). — **Demole** u. **Guy:** Praxis (Bern) 32, 517 (1943). — **Demole, Victor:** Zbl. path. Anat. 27 (1916). — **Dempsey, Edward W.:** The chemical cytology of endocrine glands. Recent Progr. in Hormone Res. 3, 127—157 (1948). — The chemical cytology of the thyroid gland. Ann. New York Acad. Sci. 50, 336—357 (1949). — **Dempsey, Edward W.,** and **D. L. Bassett:** Endocrinology 33, 384 (1943). — **Dempsey, Edward W., H. Bunting, Singer** and **G. B. Wislocki:** The dyebinding capacity and other chemohistological properties of *mammalian* mucopolysaccharides. Anat. Rec. 98, 417—429 (1947). — **Dempsey, E. W., H. Bunting** and **G. B. Wislocki:** Amer. J. Anat. 81, 309 (1947). — **Dempsey, Edward W.,** and **Helen Wendler Deane:** The cytological localization, substrate specifity, and p_H optima of phosphatases in the duodenum of the *mouse.* J. Cellul. a. Comp. Physiol. 27, 159—179 (1946). — **Dempsey, Edward W., Roy O. Greep** and **Helen Wendler Deane:** Changes in the distribution and concentration of alkaline phosphatases in tissues of the *rat* after hypophysectomy or gonadectomy, and after replacement therapy. Endocrinology **44**, 88—103 (1949). — **Dempsey, Edward W.,** and **H. F. Searles:** Endocrinology **32**, 119 (1943). — **Dempsey, E. W.,** and **M. Singer:** Endocrinology **38**, 270 (1946). — **Dempsey, E. W., M. Singer** and **G. B. Wislocki:** Stain Technol. **25**, 73 (1950). — **Dempsey, Edward W.,** and **G. B. Wislocki:** Endocrinology **35**, 409 (1944). — Histochemical contributions to physiology. Physiologic. Rev. **26**, 1—27 (1946). — Amer. J. Anat. **81**, 309 (1947). — **Denber, Herman C.B.:** Altérations nerveuses dans le voisinage de tumeurs de la surrénale *humaine*. C. r. Soc. Physiol. Genève **61**, 245 (1944a). — Cellules nerveuses rudimentaires dans la médullo-surrénale du *chat* et du *rat* adulte. C. r. Soc. Physiol. Genève **61**, 88 (1944b). — Recherches sur l'innervation des capsules surrénales chez l'*Homme* et quelques autres *Mammifères*. Thèse de Doctorat en Méd. Genève 1944. Auch Arch. suiss. Neur. **54**, 361—399 (1944c.) — Innervation de la zone X dans la cortico-surrénale des *Mammifères*. C. r. Soc. Physique de Genève **61**, 185—188 (1944d). — A study of *human* splanchnic nerves removed at operation for hypertension. Acta anat. (Basel) **4**, 117—118 (1947a). — The question of regeneration of nerve fibers to the *human* adrenal gland after bilateral sympathectomy. Ann. Surg. **126**, 332—339 (1947b). — Nonencapsulated adrenal cortical tissue in the peri-adrenal fat. Amer. J. Path. **25**, 681—688 (1949). — **Deniker:** Recherches anatomiques et embryologiques sur les *singes anthropoïdes*. Thèse de Paris. 1886. — **Dennis, C.,** and **E. H. Wood:** Amer. J. Physiol. **129**, 182 (1940). — **De Ritter:** Siehe Ritter, de. — **Derjugin, K. M.:** Proc. I. Congr. Russ. Zool., Anat. and Histol. in Petrograd 15.—21. 12. 22. 1922. — **De Robertis, E. D. P., W. W. Nowinski** and **Francisco A. Saez:** General cytology. Philadelphia 1948. — **Derouaux, G.:** Étude du temps de saignement dans deux états physiopathologiques expérimentaux: l'anémie post-hémorrhagique et les convulsions. Arch. internat. Physiol. **51**, 269—277 (1941). — Acta biol. belg. **3**, 81 (1943a). — Soc. Belg. Biol. 17. April 1943b. — **Derrien, Y., R. Michel** et **J. Roche:** Recherches sur la préparation et les propriétés de la thyroglobuline pure. Biochim. et Biophysica Acta **2**, 454—470 (1948). — **Desclaux, P.:** L'hypophyse du *cobaye* normal et sous-alimenté. Archives Anat. microsc. **36**, 91—120 (1946/47).— **Desclaux, P.,** et **M. Martinet:** Assoc. Anat. Mars 1948. — **Desclin, L.:** Détection de substances pentosenucléiques dans les cellules du lobe antérieure de l'hypophyse du *rat* et du *cobaye*. C. r. Soc. Biol. Paris **133**, 457—459 (1940). — **Deskin, J. A.:** Endokrinol. **11**, 249 (1932). — **Desmarais, A.:** Differences in the effects of cold environment and of muscular work on adrenal function. Federat. Proc. **8**, 34 (1949). — **Desmarais, A.,** et **L. P. Dugal:** La circulation périphérique chez le *rat* blanc exposé au froid. Rev. canad. de Biol. **9**, 206—209 (1950). — **Dessau, F.:** Acta brev. neerland. **5**, 173 (1935). — Beobachtungen an nebennierenlosen schwangeren *Ratten*. Acta brev. neerland. **7**, 55 (1937). — **Dessau, F.,** u. **J. E. Vyldert:** Beziehungen zwischen Nebenniere und Schilddrüse mit Berücksichtigung des Thymus. Acta brev. neerland. **7**, 64 (1937). — **Dessy, G.:** Endokrinol. **7**, 432 (1930). — **Detharding, Grg. Chrstph.:** De administratione anatomica. Rostock 1752. — **Deucher, J. W.:** Veränderungen der Nebennierenrinde bei Peritonitis und Sepsis. Arch. klin. Chir. **125**, 578—596 (1923). — **Devis, R.,** et **J. Férin:** Ann. d'Endocrin. **9**, 417 (1948). — **Devitt, J. S.,** and **F. D. Murphy:** Diabetes mellitus complicated by Addisons disease; case report with a review of the literature. Amer. J. Digest. Dis. **14**, 164—166 (1947). — **Dew, H. R.:** Hydatid disease: its pathology, diagnosis and treatment. Sidney 1928. — **Dewitzky, Wladimir:** Beiträge zur Histologie der Nebennieren. Beitr. path. Anat. **52**, 431—443 (1912). — **Diamare, V.:** Morphologie des capsules surrénales. Anat. Anz. 1889. — I corpuscoli surrenali di Stannius ed i corpi del cavo addominale de'*Teleostei*. Notizie anatomiche e morfologiche. Boll. Soc. natur. Napoli **9**, 10 (1895). — Ricerche intorno all'organo interrenale degli *Elasmobranchi* ed ai corpuscoli di Stannius de'*Teleostei*. Contributo alla morfologia delle capsule surrenali. Mem. Soc. ital. Sci., Ser. III, **25**, 1896. — Sulla morfologia delle capsule surrenali. Anat. Anz. **15**, 357 (1899a). Mem. Soc. ital. Sci., Ser. III **15** (1899b). — Sulla costituzione dei gangli simpatici negli *Elasmobranchi* e sulla morfologia dei nidi cellulari del simpatico in generale. Anat. Anz. **20**, 418 (1902). — Sviluppo e morfologia delle capsule soprarenali. Boll. Soc. natur. Napoli **17**, 55 (1903a). — Metaplasma e immagini di secrezione nelle capsule soprarenali. Arch. Zool. ital. **1**, 121 (1903b). — Anat. Anz. 1905a. — Varietà anatomiche dell'interrenale. Arch. ital. Anat. **4**, 366—369 (1905b). — Sull'interrenale vero nel cosidetto „Sistema interrenale". Anat. Anz. **78**, 90—99 (1934). — **Diaz, J. T., D. Phelps, E. T. Ellison** and **J. T. Burch:** The effects of various gonadotropic substances on the ovaries, pituitaries and adrenals of animals receiving longterm injections of estrin. Amer. J. Physiol. **121**, 794—799 (1938). — **Dick, G. F.,** and **A. H. Curtis:** Concerning the function of the corpus luteum and some allied phenomena. Surg. etc. **15**, 588—593 (1912). — **Dickie, M. M.,** and **G. W. Woolley:** Spontaneous basophilic tumors of the pituitary glands in gonadectomized *mice*. Cancer Res. **9**, 372—384 (1949). — **Dieckmann, H.:** Histologische und experimentelle Untersuchungen über extramedulläre Blutbildung. Virchows Arch. **239** (1922). — **Dieckhoff, J.,** u. **E. Schulze:** Naunyn-Schmiedebergs Arch. **186**, 462 (1937). — **Diehl, F.:** Dtsch. Arch. klin. Med. **175**, 177 (1933). — **Diemerbroek, J. de:** Anatomia corporis humani. Ultraj. 1672. — **Diepen, Rudolf:** Afferent nerve fibres from the hypophysis to the tuber cinereum. Fol. psychiatr. néerl.

53, 204—212 (1950). — **Dieterich:** Epithelkörperchen und Carotisdrüse. Beitr. klin. Chir. **131**, 708 (1924). — **Dietlein, Lawrence F.:** Some responses of the immature *rat* uterus to hormonal stimulation with special reference to fat deposition in the luminal epithelium. Amer. Assoc. Anat. Anat. Rec. **109**, 287 (1951). — **Dietrich, A.:** Naphtholblausynthese und Lipoidfärbung. Zbl. Path. **19** (1908). — Zbl. Path. **21**, 465 (1910a). — Zur Differentialdiagnose der Fettsubstanzen. Verh. dtsch. path. Ges. 1910b, 263—268. — Die Nebennieren bei den Wundinfektionskrankheiten. Zbl. Path. **29** (1918). — Isopropylalkohol für histologische Zwecke. Zbl. Path. **47**, 83 (1929). — **Dietrich, A.,** u. **H. Siegmund:** Die Nebenniere und das chromaffine System (Paraganglien, Steißdrüse, Karotisdrüse). In Handbuch der speziellen pathologischen Anatomie und Histologie, Bd. 8, S. 951—1089. 1926. — **Dietrich, A.,** u. **Kleeberg:** Erg. Path. **20**, 912 (1924). — **Dill, D. B., S. H. Talbott** and **H. T. Edwards:** J. of Physiol. **69**, 267 (1930); **77**, 49 (1932). — **Diller, Irene Corey:** The effect of simultaneous administration of bacterial toxins and adrenal cortex extract on cells of *mouse* tumors and on the adrenal glands of the host. Amer. Soc. Zool. Boston. Anat. Rec. **96**, 533—534 (1946). — **Diller, Irene C., L. V. Beck** and **B. Blauch:** Cancer Res. **8**, 581 (1948). — **Diller, Irene Corey, B. Blauch** and **L. V. Beck:** Histological changes in adrenal glands of tumorbearing *mice* injected with Serratia marcescus polysaccharide alone and in combination with adrenalcortical extract. Cancer Res. **8**, 591—606 (1948). — **Dimroth, O.,** u. **R. Schweizer:** Bleitetraacetat als Oxydationsmittel. Ber. dtsch. chem. Ges. **56**, 1375—1385 (1923). — **Dingemanse, E., H. Borchardt** and **E. Laqueur:** Capon comb growth-promoting substances („male hormones") in human urine of males and females of varying age. Biochemic. J. **31**, 500—507 (1937). — **Dingemanse, E.,** and **L. G. Huis in't Veld:** Acta brev. neerland. **14**, 34 (1946). — **Dingemanse, E., L. G. Huis in't Veld** and **B. M. de Laat:** Clinical method for the chromatographic-colorimetric determination of urinary 17-ketosteroids. J. Clin. Endocrin. **6**, 535—548 (1946). — **Dingemanse, E., L. G. Huis in't Veld** and **S. Hartogh-Katz:** Nature (Lond.) **161**, 848 (1948). — **Dingemanse, E.,** and **E. Laqueur:** Occurrence of abnormally large quantities of testis hormone in urine of patients with adrenal tumor. Nederl. Tijdschr. Geneesk. **82**, 4166—4170 (1938). — **Dionis, Pierre:** Anatomie de l'*homme* suivant la circulation du sang. Genève 1690. — **Dippel, L.:** Das Mikroskop und seine Anwendung. In Handbuch der allgemeinen Mikroskopie, I. Teil. 1882. — **Dirr, K.,** u. **O. v. Soden:** Biochem. Z. **312**, 263 (1942). — **Dirscherl, W.,** u. **H. Traut:** Hoppe-Seylers Z. **262**, 61 (1939). — **Dirscherl, W.,** u. **F. Zilliken:** Naturwiss. **27**, 664 (1943). — **Discombe, G.:** Nature of neutrophilic granulation. J. of Path. **58**, 572 (1946). — **Disse, J.:** Grundriß der Gewebelehre. Stuttgart 1892. — Handbuch der Anatomie des *Menschen*, Bd. 7. 1902. — **Dittus, Paul:** Interrenalsystem und chromaffine Zellen im Lebensablauf von *Ichthyophis glutinosus*. Z. wiss. Zool. **147**, 459—512 (1936). — Experimentelle Untersuchungen am Interrenalorgan der *Selachier*. I. Atemfrequenz und Melanophoren bei interrenopriven und mit corticotropem Hormon behandelten *Selachiern*. Pubbl. Staz. zool. Napoli **16**, 402—435 (1937). — Das Verhalten der Melanophoren hypophysektomierter *Selachier* und *Amphibien* nach Zufuhr von kortikotropem Hormon. Biol. Zbl. **59**, 627—652 (1939). — Histologie und Cytologie des Interrenalorgans der *Selachier* unter normalen und experimentellen Bedingungen. Ein Beitrag zur Kenntnis der Wirkungsweise des kortikotropen Hormons und des Verhältnisses von Kern zu Plasma. Z. wiss. Zool. **154**, 40—124 (1941). — **Dixon:** On Addisons disease. Lancet 28. 3. u. 4. 4. 1891. — **Dobriner, Konrad:** Adrenal function and steroid excretion in disease. In: Symposium on Steroids in Experimental and Clinical Practice. Philadelphia: A. White 1951. — **Dobriner, Konrad, E. Gordon, C. P. Rhoads, S. Lieberman** and **L. F. Fieser:** Steroid hormone excretion by normal and pathological individuals. Science (Lancaster, Pa.) **95**, 534—536 (1942). — **Dobriner, Konrad, S. Lieberman** and **C. P. Rhoads:** J. of Biol. Chem. **172**, 241 (1948). — **Dobriner, Konrad, Seymour Lieberman** and **Hildegard Wilson:** Adrenal function in patients with neoplastic disease. Cancer Res. **10**, 213 (1950). — **Dobriner, Konrad, C. P. Rhoads, S. Lieberman, B. R. Hill** and **L. F. Fieser:** Abnormal alpha ketosteroid excretion in patients with neoplastic disease. Science (Lancaster, Pa.) **99**, 494—496 (1944). — **Dobrovlskaia-Zavadskaia, N.:** La surrénale chez les *souris* mortes d'adénocarcinome, de sarcome, de lymphadénome et de certaines maladies non néoplasiques. C. r. Soc. Biol. Paris **125**, 877 (1937). — La surrénale dans les lignées de *souris* à potentialité cancéregène différente. C. r. Soc. Biol. Paris **128**, 971 (1938). — **Dobrovlskaia-Zavadskaia, N.,** et **Z. M. Pezzini:** Dégénérescence des capsules surrénales chez les *souris* de différentes lignées cancéreuses. C. r. Soc. Biol. Paris **131**, 240 (1939). — **Döllinger:** Grundriß der Physiologie. Regensburg 1835. — **Döring, G.:** „Trophik"studien. I. Grundsätzliches zur Frage der Beziehung von Nervensystem und Gewebe. Dtsch. Z. Nervenheilk. **158**, 449—502 (1948). — **Doetsch, R., F. Verzár** u. **H. Wirz:** Nebennierenrinde und Schilddrüse. Helvet. physiol. Acta **3**, 565—587 (1945). — **Dogiel, A. S.:** Die Nervenendigungen in den Nebennieren der *Säugetiere*. Arch. Anat., Anat. Abt. 1894, 90—104. — **Dogliotti** et **Giordaneneo:** Sur le contenu en adrénaline des capsules surrénales dans le shock traumatique expérimental. Ann. ital. Chir. **8**, 381 (1929). — **Dogliotti, G. C.:** Ricerche istologiche sullo sviluppo e sulla regressione del tessuti adiposo di varie regioni del corpo *umano*. Arch. ital. Anat. **25**, 76 (1928). — **Dohan, F. C.**, and **F. D. W. Lukens:** Endocrinology **42**, 244—262 (1948). — **Dolfini, Giulio:** Pathologica **20** (1928). — Su un nuovo metodo di colorazione dei grassi. Bull. Histol. appl. **6**, 137—141 (1929a). — Monit. zool. ital. **40**, 362 (1929b). — **Dolley** and **Guthrie:** J. Med. Res. **40**, 289 (1919). — **Domagk, G.:** Neuerungen auf dem Gebiete der histologischen Technik. In Medizin und Chemie. 1933. — **Domenici, F.:** Ghiandole surrenali e stati intersessuali. Boll. Soc. ital. Biol. sper. **10**, 515 (1935). — **Domini, G.:** Sul contenuto in acido ascorbico delle surrenali di *cavia* nell'ipocalcemia sperimentale da miscele di ossalati fosfati. Boll. Soc. ital. Biol. sper. **11**, 677 (1936). — **Dominici, G.:** Il comportamento e la struttura delle surrenali nella ipocalcemia sperimentale da ossalati. Boll. Soc. ital. Biol. sper. **6**, 386 (1931). — **Dominicis, N. de:** Ricerche sperimentali su gli effeti dellasoppressione delle capsule surrenali. Atti Accad. med.-chir. Napoli 1892. — Le capsule surrenali sono organi depuratori? Giorn. Assoc. Napol. Med. e Nat. **4**, 257—266 (1894). — **Domm, L. V.**, and **P. Leroy:** A method for hypophysectomy of *rat* fetus by decapitation. Amer. Assoc. Anat. Rec. **109**, 395—396 (1951). — **Donaggio:** Riv. sper. Freniatr. **34** (1906). — **Donahue, J. K.**, and **W. M. Parkins:** Proc. Soc. Exper. Biol. a. Med. **32**, 1249—1253 (1935). — **Donaldson, H. H.:** The *rat*. References, tables and data. Memoirs of the Wistar Inst. No 6. Philadelphia 1915; 2. Aufl. 1924. — Summary of data for the effects of exercise on the organ weights of the albino *rat*: comparison with similar data from the *frog*. Amer. J. Anat. **56**, 57—70 (1935). — **Donaldson, H. H.**, and **H. D. King:** Life processes and size of the body and organs of the gray Norway *rat* during ten generations in captivity. Amer. Anat. Mem. **1929**, No 14. — **Donaldson, H. H.**, and **R. E., Meeser:** On the effects of exercise carried through seven generations on the weight of the musculature and the composition and weight of several organs of the albino *rat*. Amer. J. Anat. **50**, 359—396 (1932). — Effect of prolonged rest following exercise on the weights of the organs of the albino *rat*. Amer. J. Anat. **56**, 45—55 (1935). — **Donaldson, John C.:** The relative volumes of the cortex and medulla of the adrenal gland in the albino *rat*. Amer. J. Anat. **25**, 290—298 (1919). — Note on the weight of the adrenals in crosses between the albino and the wild Norway *rat (Mus norvegicus)*. Proc. Soc. Exper. Biol. a. Med. **21**, 157—160 (1923). — The influence of pregnancy and lactation on the weight of the adrenal glands in the albino *rat*. Anat. Rec. **27**, 202 (1924a). — The influence of pregnancy and lactation on the weight of adrenal glands in the albino *rat*. Amer. J. Physiol. **68**, 517—522 (1924b). — Adrenal gland in wild gray and albino *rat*. Cortico-medullary relations. Proc. Soc. Exper. Biol. a. Med. **25**, 300—301 (1928a). — The adrenal glands in pregnancy: cortico-medullary relations in albino *rats*. Anat. Rec. **38**, 239 (1928b). — The silhouette method for comparing the volumes of the two parts of the adrenal glands in small animals. Endocrinology **19**, 523—531 (1935). — **Donders:** Physiologie des *Menschen* (dtsch. von Theile). Leipzig 1856. — **Donetti, E.:** Des altérations du système nerveux central dans l'urémie expérimentale. C. r. Soc. Biol. Paris **1897a**, 502—504. — Les altérations du système nerveux central après l'ablation des capsules surrénales. Revue neur. **1897b**, 566—570. — **Donn, L. V.:** Sex reversal following ovariotomy in the *bird*. Proc. Soc. Exper. Biol. a. Med. **22**, 28—35 (1924). — Observations in the female *fowl* rendered completely sexless. Anat. Rec. **37**, 142—143 (1927a). — New experiments on ovariotomy and the problem of sex inversion in the *fowl*. J. of Exper. Zool. **48**, 31—173 (1927b). — Cold Spring Harbor Symp. Quant. Biol. **5**, 241 (1937). — Modifications in sex and secondary characteristics in *birds*. Ch. V. sec. A. Sex and internal secretions ed. by Edgar Allen. Baltimore 1939. — **Donn, L. V.**, and **Ben B. Blivaiss:** Plumage and other sex characters in thiouracil-treated brown Leghorn *fowl*. Amer. Soc. Zool. Chicago. Anat. Rec. **99**, 633 (1947). — Plumage and other sex characters in thiouracil-treated brown Leghorn *fowl*. Amer. J. Anat. **82**, 167—201 (1948). — **Dontigny, P.:** Morphologic effect of desoxycorticosterone acetate on the thymus. Proc. Soc. Exper. Biol. a. Med. **63**, 248—250 (1946). — **Dontigny, P., E. Béland, E. Hall** et **Hans Selye:** Influence de l'adrénalectomie sur l'action néphrosclérotique des préparations hypophysaires. Rev. canad. de Biol. **5**, 356—358 (1946). — **Dontigny, P., E. C. Hay, J. L. Prado** and **Hans Selye:** Hormonal hypertension and nephrosclerosis as influenced by the diet. Amer. J. Med. Sci. **215**, 442—447 (1948). — **Dopter** et **Gouraud:** Les capsules surrénales dans l'urémie expérimentale. C. r. Soc. Biol. Paris **56**, 251—253 (1904). — **Doran, A. H. G.:** Brit. Med. J. **1908**, 1558. — **Dordoni, F.**, and **Claude Fortier:** Proc. Soc. Exper. Biol. a. Med. **75**, 815 (1950). — Ann. Acfas. **17**, 117 (1951). — **Dorfman, Ralph J.:** The bioasay of adrenal cortical steroids. Ann. New York Acad. Sci. **50**, 556—574 (1949a). — The comparative activities of 11-dehydrocorticosterone isolated from the adrenal gland and that produced synthetically. Ann. New York Acad. Sci. **50**, 551—553 (1949b). — Influence of adrenal cortical steroids and related compounds on sodium metabolism. Proc. Soc. Exper. Biol.a. Med. **72**, 395—398 (1949c). — **Dorfman, Ralph I., J. W. Cook** and **J. B. Hamilton:** J. of Biol. Chem. **130**, 285 (1939). — **Dorfman, Ralph I.**, and **W. U. Gardner:** Metabolism of the steroid hormones. The excretion of estrogenic material by ovariectomized *mice* bearing adrenal tumors. Endocrinology **34**, 421—423 (1944). — **Dorfman, Ralph I.**, and **J. B. Hamil-**

ton: J. of Biol. Chem. **133**, 753 (1940). — **Dorfman, Ralph I.**, and **B. N. Horwitt:** Federat. Proc. **2**, 60 (1943). — **Dorfman, Ralph I., B. N. Horwitt** and **W. R. Fish:** The presence of a cortin-like substance (cold protecting material) in the urine of normal *men.* Science (Lancaster, Pa.) **96**, 496—497 (1942). — **Dorfman, Ralph I., B. N. Horwitt, R. A. Shipley** and **W. E. Abbott:** Metabolism of the steroid hormones: The adrenal gland as a source of cortin-like material in the urine of *monkeys.* Endocrinology **35**, 15—21 (1944). — **Dorfman, Ralph I., B. N. Horwitt, R. A. Shipley, W. R. Fish** and **W. E. Abbott:** Endocrinology **41**, 470—488 (1947). — **Dorfman, Ralph I., A. M. Potts** and **M. L. Feil:** Endocrinology **41**, 464 (1947). — **Dorfman, Ralph I., E. Ross** and **R. A. Shipley:** Endocrinology **38**, 178—188 (1946). — **Dorfman, Ralph I., R. A. Shipley, E. Ross, S. Schiller** and **B. N. Horwitt:** The relative potencies of adrenal cortical steroids as determined by cold protection test and by glycogen deposition test. Endocrinology **38**, 189—196 (1946). — **Dorfman, Ralph I., R. A. Shipley, S. Schiller** and **B. N. Horwitt:** Studies of the „cold test" as a method for the assay of adrenal cortical steroids. Endocrinology **38**, 165—177 (1946). — **Dorfman, Ralph I.,** and **Gertrude van Wagenen:** Surg. etc. **73**, 545 (1941). — **Dorfman, Ralph I., J. E. Wise** and **R. A. Shipley:** Endocrinology **42**, 81 (1948). — **Dornfeld, Ernst J.:** Nuclear and cytoplasmic phenomena in the centrifuged adrenal gland of the albino *rat.* Anat. Rec. **65**, 403—415 (1936). — Regeneration of ultracentrifuged adrenal tissue in the albino *rat.* Science (Lancaster, Pa.) **85**, 564 (1937a). — Structural and functional reconstitution of ultracentrifuged *rat* adrenal cells in autoplastic grafts. Anat. Rec. **69**, 229—245 (1937b). — **Dornfeld, Ernst J.,** and **James H. Berrian:** Stimulation of mitoses in the germinal epithelium of the *rat* ovaries by intracapsular injections. Anat. Rec. **109**, 129—137 (1951). — **Dorp, Arnolda W. V. van,** and **Helen Wendler Deane:** A morphological and cytochemical study of the postnatal development of the *rat's* adrenal cortex. Anat. Rec. **107**, 265—281 (1950). — **Dorris, F.:** J. of Exper. Zool. **80**, 315 (1939). — **Dosne, Christiane,** and **Albert J. Dalton:** Changes in the lipoid content of the adrenal gland of the *rat* under conditions of activity and rest. Anat. Rec. **80**, 211—217 (1941). — **Dostojewsky, A.:** Material zur mikroskopischen Anatomie der Nebennieren. Diss. Petersburg 1884. — Ein Beitrag zur mikroskopischen Anatomie der Nebennieren bei *Säugetieren.* Arch. mikrosk. Anat. **27**, 277—296 (1886). — **Dougherty, Jean H.,** and **Thomas F. Dougherty:** Acute effect of 4-amino-pteroylglutamic acid on blood lymphocytes and the lymphatic tissue of intact and adrenalectomized *mice.* J. Labor. a. Clin. Med. **35**, 271—279 (1950). — **Dougherty, Thomas F.:** Effect of administration of adrenotrophic hormone on the cells of the juxtaglomerular apparatus. Amer. Assoc. Anat. Wisconsin. Anat. Rec. **100**, 737 (1948a). — In: Factors regulating blood pressure. B. W. Zweifach und E. Shorr. S. 17—40. New York 1948b. — The rôle of the adrenal gland in the protection against anaphylactic shock. Amer. Assoc. Anat. Philadelphia. Anat. Rec. **103**, 24 (1949). — **Dougherty, Thomas F., J. H. Chase** and **A. White:** Pituitary-adrenal cortical control of antibody release from lymphocytes. An explanation of the anamnestic response. Proc. Soc. Exper. Biol. a. Med. **58**, 135—140 (1945). — **Dougherty, Thomas F.,** and **Jean H. Dougherty:** The roles of adrenal cortical secretions and hypersensitivity in etiology of mesenchymal dyscrasias. Amer. Assoc. Anat. New Orleans. Anat. Rec. **106**, 188—189 (1950). — **Dougherty, T. F.,** and **L. F. Kumagai:** Influence of stress stimuli on lymphatic tissue of adrenalectomized *mice.* Endocrinology **48**, 691—699 (1951). — **Dougherty, Thomas F.,** and **G. L. Schneebeli:** Proc. Soc. Exper. Biol. a. Med. **75**, 854 (1950). — **Dougherty, Thomas F.,** and **A. White:** Effect of pituitary adrenotropic hormone on lymphoid tissue. Proc. Soc. Exper. Biol. a. Med. **53**, 132—133 (1943). — Influence of hormones on lymphoid tissue structure and function. The role of the pituitary adrenotrophic hormone in the regulation of the lymphocytes and other cellular elements of the blood. Endocrinology **35**, 1—14 (1944a). — Relationship of the effects of adrenal cortical secretion on lymphoid tissue and on antibody titer. Proc. Soc. Exper. Biol. a. Med. **56**, 28 (1944b). — Regulation of functional alterations in lymphoid tissue induced by adrenal cortical secretion. Amer. J. Anat. **77**, 81—116 (1945a). — Role of the adrenal cortex in lymphoid tissue involution produced by inanition. Anat. Rec. **91**, 269—270 (1945b). — Functional alterations in lymphoid tissue induced by adrenal cortical secretion. Amer. J. Anat. **60**, 423—435 (1945c). — Increased „plasma cell" production following adrenal cortical stimulation. Anat. Rec. Suppl. **94**, 13 (1946a). — Pituitary adrenal cortical control of lymphocyte structure and function as revealed by experimental X-radiation. Endocrinology **39**, 370—385 (1946b). — An evaluation of alterations produced in lymphoid tissue by pituitary-adrenal cortical secretion. J. Labor. a. Clin. Med. **32**, 584—605 (1947). — **Dougherty, Thomas F., A. White** and **J. H. Chase:** Relationship of the effects of adrenal cortical secretion on lymphoid tissue and on antibody titer. Proc. Soc. Exper. Biol. a. Med. **56**, 28—29 (1944). — **Dougherty, Thomas F.,** and **L. A. Woodbury:** The effect of adrenalectomy on the rate of growth of the *mouse* thymus. Anat. Rec. **103**, 533 (1949a). — The effect of adrenalectomy on the rate of growth of the *mouse* thymus. Amer. Assoc. Anat. Philadelphia. Anat. Rec. **103**, 117 (1949b). — **Douglas, Jac.:** An account of a hydrops ovarii, with a new and exact figure of the glandulae renales, and of the uterus in a *puerpera*. Philos. Trans. **1706**, 2317. — **Dounce:** J. of Biol. Chem. **151**, 221 (1943). — **Douthat, A.,** y **R. Pardiñas:** Observaciones acerva de la naturaleza y extension de los reticulos del timo. Arch. Hist. norm. y Pat. **1**, 415—439 (1943). — **Doyle, L.:** À propos de la détection histochimique du cholestérol. Bull. Histol. appl. **10**, 20—21 (1933). — **Doyon, M.,** et **N. Kareff:** Action de l'adrénaline sur le glycogène du foie. C. r. Soc. Biol. Paris **56**, 66 (1904). — **Draganesco, State,** et **D. Strzeszewska-Filibiu:** Sur le contenu lipidique des glandes endocrines du *poule et* soumis à une alimentation cholestérique. Soc. méd. Hôp. de Bucarest 1942. — **Draganesco, State,** et **I. Tucolesco:** Recherches sur les lipides figurés biréfringentes des glandes surrénales chez l'*homme* dans divers états pathologiques. Bull. Sect. Endocrin. Soc. Roum. Neur. etc. Bucarest **4**, 3 (1938). — **Drager, Glenn A.:** The termination of the hypothalamico-hypophyseal nerve fibers in the *bovine* hypophysis. Amer. Assoc. Anat. Wisconsin. Anat. Rec.**100**, 737—738 (1948). — Anat. Rec. **103**, Suppl. Abstr. 25 (1949 a). — Texas Rep. Biol. a. Med. **7**, 468 (1949 b). — Neurosecretion following hypophysectomy. Proc. Soc. Exper. Biol. a. Med. **75**, 712—713 (1950). — **Drager, Glenn A.,** and **C. A. Baker:** An anatomical investigation of the retino-pituitary reflex. Texas Rep. Biol. a. Med. **2**, 401—404 (1944). — **Drekter, I. J., S. Pearson, E. Bartczak** and **T. H. McGavack:** A rapid method for the determination of total urinary 17-ketosteroids. J. Clin. Endocrin. **7**, 795—800 (1947). — **Dreyer:** Pflügers Arch. **137**, 59 (1910/11). — Amer. J. Physiol. **2**, 203. — **Dribben, I. S.,** and **J. M. Wolfe:** Structural changes in the connective tissue of the adrenal glands of female *rats* associated with advancing age. Anat. Rec. **98**, 557—585 (1947). — **Drips, Della:** Studies on the ovary of the *spermophile (Spermophilus Citellus tridecemlineatus)* with special reference to the corpus luteum. Amer. J. Anat. **25**, 116—184 (1919). — **Drogleever, Fortuyn J.:** Over de nerveuze verbindingen van de hypophyse met de hypothalamus. Nederl. Tijdschr. Geneesk. **95**, 750—752 (1951). — **Droysen, Jul. Fr.:** De renibus et capsulis suprarenalibus. Göttingen 1752. — **Drüner, L.:** Über die anatomischen Unterlagen der Sinusreflexe Herings. Dtsch. med. Wschr. **1925**, 51. — **Dsershinsey, Wl.:** Die Entwicklung der Nebenniere, ihre Histogenese, Ontogenese und Phylogenese. Diss. Moskau 1910. Ref. Schwalbes Jber. Fortsch. Anat. usw., N. F. **16**, 501, 510. — **Dubois:** Note préliminaire sur l'action des extraits de capsules surrénales. C. r. Soc. Biol. Paris **48**, 14—16 (1896 a). — Des variations de toxicité des extraits de capsules surrénales. Arch. de Physiol. **1896** b, 412—426. — De la pathologie et du traitement de la maladie d'Addison. Nancy 1896 c. — **Dubreuil, G.:** Transformation directs des mitochondries et des chondriocontes en graisse dans les cellules adipeuses. C. r. Soc. Biol. Paris **70**, 264 (1911). — La musculature des veines centrales surrénales de l'*homme*. C. r. Soc. Biol. Paris **83**, 958 (1920). — **Duclos:** Contribution à l'étude des capsules surrénales dans la race *nègre*. Rev. gén. Clin. et Thér. **4**, 473 (1890). — **Ducommun, Pierre,** et **R. S. Mach:** Effet de l'hormone adrenocorticotrope sur la morphologie du cortex surrénalien, son contenu en acide ascorbique et en esters de cholestérol chez le *rat* normal. Acta endocrinol. **3**, 17—26 (1949). — **Ducommun, Pierre, Claude Fortier** et **Hans Selye:** Effet de l'hormone somatotrophique (STH) sur la formule sanguine du *rat*. Rev. canad. de Biol. **9**, 477—478 (1951). — **Duffy, E.:** J. of Path. **57**, 199 (1945). — **Dugal, L. P.:** Canad. J. Med. Sci. **20**, 35 (1951). — **Dugal, Louis-Paul,** et **A. Desmarais:** Hépatectomie partielle et résistance aux brulures. V. Variations de l'acide ascorbique et du poids des surrénales. Canad. J. Res., Sect. E. Med. Soc. **27**, 59—62 (1949). — **Dugal, Louis-Paul,** and **Mercedes Thérien:** Rev. canad. de Biol. **6**, 552 (1947). — The influence of ascorbic acid on the adrenal weight during exposure to cold. Endocrinology **44**, 420—426 (1949). — **Dugès:** Traité de physiologie comparée de l'*homme* et des *animaux*. Montpellier 1838. — **Duke, Kenneth L.:** Ovarian histology of *Ochotona princeps, the Rocky Mountain Pika.* Anat. Rec. **112**, 737—759 (1952). — **Dumm, Mary E., P. Ovando, P. Roth** and **E. P. Ralli:** Proc. Soc. Exper. Biol. a. Med. **71**, 368—371 (1949). — **Dumm, Mary E.,** and **Elaine P. Ralli:** The critical requirement for pantothenic acid by the adrenalectomized *rat*. Endocrinology **38**, 283—292 (1948). — **Dumortier:** Recherches sur la structure comparée et le développement des *animaux* et des *végétaux*. Bruxelles 1833. — **Dungern, Emil Freiherr v.:** Beitrag zur Histologie der Nebennieren bei Morbus Addison. Diss. Freiburg i. Br. 1892. — **Dunglison, R.:** Human physiology, 8. Aufl. Philadelphia 1856. — **Dunihue, F. W.:** The effect of bilateral adrenalectomy on the juxtaglomerular apparatus. Amer. Soc. Zool. Boston. Anat. Rec. **96**, 536 (1946). — The effect of adrenal insufficiency and of desoxycorticosterone acetate on the juxtaglomerular apparatus. Amer. Soc. Anat. Philadelphia. Anat. Rec. **103**, 26—27 (1949). — **Dunin-Karwicka:** Beitr. path. Anat. **56** (1913). — **Dunn, J. S., H. L. Sheehan** and **N. G. B. McLetchie:** Lancet **1943** I, 484. — **Dunn, Thelma B.:** Relationship of amyloid infiltration and renal disease in *mice*. J. Nat. Canc. Inst. **5**, 17—28 (1944). — Some observations on the normal and pathological anatomy of the kidney of the *mouse*. J. Nat. Canc. Inst. **9**, 285—301 (1949). — **Dunn, Thelma B., Harold P. Morris** and **Celia S. Dubnik:** Lesions of chronic thiamine deficiency in *mice*. J. Nat. Canc. Inst. **8**, 139—155 (1947). — **Durante, Luigi:** Résultats de 510 médullectomies surrénales dans les syndromes de l'hypersurrénalisme médullaire. Presse méd. **1952**, 102—105. — **Durey, Jeanne-Marie:** Action de la thyroxine et de l'aminothiazol sur la cortico-surrénale du *rat* normal et castré. Ann. d'endocrin. **10**, 31—37 (1949). — **Durgin, M. L.,** and **R. L. Meyer:** Endocrinology **48**, 518 (1950). — **Durlacher, S. H., D. C. Darrow** and **M. C. Winternitz:** Amer. J. Physiol. **136**, 346—349 (1942). — **Dury, Abraham:** The correlation of the circulating polymorphonuclear leucocytes (neutrophiles) with the adrenal ascorbic acid in the *rat*. Endocrinology **43**, 336—348 (1948). — Leucocyte picture of the *rat*. Relation of adrenal and spleen. Amer. J. Physiol. **160**, 75—82 (1950a). — Amer. J. Physiol. **163**, 96 (1059b). — Endocrinology **47**, 387 (1950c). — **Dury, Abraham,** and **E. D. Robin:** Endocrinology **42**, 320—325 (1948). — **Dushane, G. P.:** J. of Exper. Zool. **72**, 1 (1935). — **Dussa, Maria:** Beitrag zur vergleichenden Anatomie der Zellkerngröße in der Entwicklung. Anat. Anz. **91**, 321—370 (1941). — **Dustin, A. P.:** C. r. Assoc. Anat. **1938**, 205. — **Duval, Matthias:** Atlas d'embryologie. Paris 1889. — Précis d'histologie. Paris 1896. — **Duval, Matthias,** et **Paul Constantin:** Anatomie et Physiologie animales. Paris 1891. — **Duvernoy, J. G.:** Animadversiones variae ad renum succenturiatorum illustrationem. Petropol. 1750/51. — De glandulis renalibus Eustachii. Comm. Accad. Petropol. **13**, 361—373 (1751). — Von den Nierendrüsen des Eustachius. In Phys. u. med. Abh. der Akad. der Wiss. in Petersburg. Aus dem Lat. Bd. 31, S. 546. Riga 1785. — Animadversiones variae in crinaceorum terrestrium Anatomen. Comm. Acad. Petropol, **14**, 119—206 (1751). — De quadrupede volatili Russiae. Comm. Acad. Soc. Petropol. **5**, 218—234 (1751).

Eartly, H. H.: Effects of thyroidectomy on young *rats* fed various diets. Amer. Assoc. Anat. New Orleans. Anat. Rec. **106**, 190 (1950). — **Eaton, A. G., W. M. Insko, G. P. Thompson** and **F. E. Chiedester:** The influence of adrenal cortex and medulla on the growth and maturity of young (white Leghorn) *chicks*. Anat. Rec. **37**, 326 (1928). — **Eaton, O. N.:** Weights and measurements of the parts and organs of mature inbred and crossbred *guinea pigs*. Amer. J. Anat. **63**, 273—295 (1938). — **Ebenhoech, P.:** Le corps humain, ses organs internes et leur fonctionnement. Manuel d'anatomie physiologique. Paris 1895. — **Eberth, C. J.:** Die Nebennieren. In Strickers Handbuch C. XXII, S. 508—516. Leipzig 1871. — Circulationsorgane, sog. Blutgefäßdrüsen. Anat. Hefte, Abt. 2. Ergebn. **2**, 179—192 (1892/93). — Erg. Anat. **3** (1893/94). — Arch. Anat. u. Entw.gesch. **4**, 61—77 (1896). — **Ebner, V. v.:** In Köllikers Handbuch der Gewebelehre des *Menschen*, 6. Aufl., Bd. 3. Leipzig 1902. — **Eck, W. F. van,** and **J. Freud:** Analysis of the growth of very young, hypophysectomized, immature *rats*. Acta brev. neerl. **11**, 43—46 (1941). — **Ecker, Alexander:** Der feinere Bau der Nebennieren beim *Menschen* und den vier *Wirbelthierclassen*. Braunschweig 1846. — Recherches sur la structure intime des corps surrénaux. Ann. des Sci. natur., 3. sér. **8**, 103—118 (1847). — Blutgefäßdrüsen. In R. Wagners Handbuch der Physiologie, Bd. 4, S. 128. 1849. Braunschweig 1853. — **Ecker, Alexander,** u. **Wiedersheim** (später u. **Gaupp**): Die Anatomie des *Frosches*. Braunschweig 1864—82 (1899 bis 1902). — **Eckstein, H. C.,** and **C. R. Traedwell:** J. of Biol. Chem. **112**, 373 (1935/36). — **Edelmann, Abraham:** Federat. Proc. **9**, 36 (1950). — Adrenal shielding and survival of *rats* after X-irradiation. Amer. J. Physiol. **165**, 57—60 (1951). — **Edwards, Edward A.,** and **S. Quimby Duntley:** Post ovariectomy and cyclic cutaneous vascular changes in *women*. Amer. Assoc. Anat. Wisconsin. Anat. Rec. **100**, 738 (1948). — **Eger, W.:** Die Nebennieren bei der Glykogenbildung in der Leber und im Fettgewebe. Virchows Arch. **309**, 811—832 (1942). — **Eggeling, H. v.:** Eine Nebenniere im Ligamentum hepato-duodenale. Anat. Anz. **21**, 13 (1902). — **Eggert-Schabbel, Else:** Die Drüsen mit innerer Sekretion. Jena 1944. — **Eggleston, N. M., B. J. Johnston** and **K. Dobriner:** Endocrinology **38**, 197 (1946). — **Ehrenstein, Maximilian:** Synthesis of steroids of the progesterone series. Chem. Rev. **42**, 457—490 (1948). — **Ehrenstein, Maximilian** and **S. W. Britton:** Purification of adrenal extracts and isolation of the activator of male sex hormones. Amer. J. Physiol. **120**, 213—221 (1937). — **Ehrich, William E.:** J. Philadelphia Gen. Hosp. **1** (1950). — Pathologic aspects of adrenal cortical hormones. Adv. Med. a. Surg. 1952a, 13—26. — Nature of collagen diseases. Amer. Heart J. **43**, 121—156 (1952b). — **Ehrich, William E.** and **Seifter:** Arch. of Path. **45** (1948). — **Ehringhaus, A.:** Das Mikroskop. Seine wissenschaftlichen Grundlagen und seine Anwendung, 3. Aufl. Leipzig u. Berlin 1943. — **Ehrlich, P.:** Arch. mikrosk. Anat. **13** (1877). — **Ehrmann:** Mitteilungen zur Nebennierenphysiologie und über im Blut vorhandene und andere pupillenerweiternde Substanzen. Sitzgsber. Ver. Inn. Med. Berlin. Münch. med. Wschr. **1908 I**, 652. — **Eichelberger, L.,** and **W. G. Bibler:** J. of Biol. Chem. **132**, 645 (1940). — **Eichler** u. **Barfuss:** Arch. exper. Path. u. Pharmakol. **195**, 245 (1940). — **Eichner, Dietrich:** Zur Frage der Neurosekretion der Ganglienzellen des Nebennierenmarkes. Z. Zellforsch. **36**, 293—297 (1951). — Zur Frage der Neurosekretion in den Ganglienzellen des Grenzstranges. Z. Zellforsch. **37**, 274—280 (1952). — Über den morphologischen Ausdruck funktioneller Beziehungen zwischen neurosekretorischem Zwischenhirnsystem und Nebennierenrinde der *Ratte*. Z. Zellforsch **38**, 488—508 (1953). — **Eiler, J. J., T. L. Althausen** and **M. Stockholm:** Amer. J. Physiol. **140**, 699 (1944). — **Einarson, L.,** et **H. Okkels:** Les glandes endocrines et le cerveau dans la vieillesse. Ann. d'Anat. path. **13**, 557—580 (1936). — **Eisen, H. N., M. M. Mayer, D. H. Moore, R. R. Tarr** and **H. C. Stoerk:** Proc. Soc. Exper. Biol. a. Med. **65**, 301—306

(1947). — **Eisenberg, Ph.**: Über Fettfärbung. Farbchemische und histologische technische Untersuchungen. Virchows Arch. 199 (1910). — **Eisendrath, D. N.**: Congenital solitary kidney. Ann. Surg. 79, 206—228 (1924). — **Eisenhardt, L.**, and **K. W. Thompson**: Yale J. Biol. a. Med. 11, 507—522 (1939). — **Eisenstein, A. B.**, and **R. E. Shank**: Assoc. Study Internat. Secret. Atlantic City 1951. — **Eisler, Paul**: Grundriß der Anatomie des *Menschen*. Stuttgart 1893. — **Eitel, H.**: Klin. Wschr. 1933 I, 615. — **Ekholm, Erik**, and **K. Niemineva**: On prenatal changes in the relative weights of the *human* adrenals, the thymus and the thyroid gland. Acta paediatr. (Stockh.) 39, 67—86 (1950). — **Ekman, Carl-Axel**, and **Hjalmar Holmgren**: The effect of alimentary factors on liver glycogen rhythm and the distribution of glycogen in the liver lobule. Anat. Rec. 104, 189—216 (1949). — **Elaut, L.**: Arch. internat. Méd. expér. 5, 69 (1929). — La structure de l'artère afférente du glomérule rénal chez le *chien* hypertendu. C. r. Soc. Biol. Paris 115, 1416—1418 (1934). — **Elchlepp, Jane G.**: The prostate of the female cottontail *rabbit, Sylvilagus floridanus*. Amer. Soc. Zool. Chicago. Anat. Rec. 99, 656 (1947). — **Eleftheriou, D. S.**: Sur la question des épithéliomes primitifs de la sur- rénale. Ann. d'Anat. path. 11, 673 (1934). — **Elert, R.**: Med. Klin. 1943, 19—20. — Über Schwangerschaft und Nebennierenrindenfunktion. Ref. Klin. Wschr. 1953, 142. — **Elftman, Herbert**: Anat. Rec. 97, 331 (1947a). — Response of the alkaline phosphatase of the adrenal cortex of the *mouse* to androgen. Endocrinology 41, 85—91 (1947b). — The Sertoli cell cycle in the *mouse*. Anat. Rec. 106, 381—393 (1950). — **Elftman, Herbert**, and **S. R. Detwiler**: Differential growth of the epidermis in *Amblystoma punctatum*. J. of Exper. Zool. 101, 241—260 (1946). — **Elftman, Herbert, Alice G. Elftman** and **Raymund L. Zwemer**: Histochemical distribution of gold after administration of gold chloride. Anat. Rec. 96, 341—353 (1946). — **Elftman, Herbert, H. Kaunitz** and **C. A. Slanetz**: Histochemistry of uterine pigment in vitamin E-deficient *rats*. Ann. New York Acad. Sci. 52, 72—79 (1949). — **Elias, Hans**: Cortical cell replacement in the adrenal gland of domesticated *Ungulata*. Amer. Soc. Zool. Chicago. Anat. Rec. 99, 609 (1947). — Growth of the adrenal cortex in domesticated *Ungulata*. Amer. J. Vet.-Res. 9, 173—189 (1948). — **Eliel, Leonard P.**, and **Olof H. Pearson**: The metabolic effects of adreno- corticotropic hormone (ACTH) in a patient with Cushing syndrome and acromegaly. J. Clin. Endocrin. 11, 913—925 (1951). — **Eliel, Leonard P., Olof H. Pearson, Bernice Katz** and **Frances W. Kraintz**: Comparison of lymphoid tumor and muscle electrolyte composition in patients treated with ACTH and cortisone acetate. Federat. Proc. 9, 168 (1950). — **Ellenberger**: Handbuch der vergleichenden Histologie und Physiologie der *Haussäugethiere* (Nebennieren bearbeitet von Parey, S. 269—272), Bd. 1 Histologie. Berlin 1887a usw. (17. Aufl. mit Baum 1932.) — Grundriß der vergleichenden Histologie der *Haussäugethiere*. Berlin 1887b. — **Ellenberger** u. **Baum**: Systematische und topographische Anatomie des *Hundes*. Berlin 1891. — **Ellestad, M. H.**, and **J. Reed**: Ann. Int. Med. 36, 551 (1952). — **Ellinger, Friedrich**: The biologic fundamentals of radiation therapy. New York 1941. — Proc. Soc. Exper. Biol. a. Med. 64, 31—35 (1947). — The use of adrenal cortical hormone in radiation sickness. Radiology 51, 394—399 (1948). — **Elliott, G. F.**, and **B. T. Shallard**: Cushings syndrome. Med. J. Austral. 1, 390—393 (1938). — **Elliott, T. R.**: The action of adrenalin. J. of Physiol. 32, 401—467 (1905). — The innervation of the bladder and urethra. J. of Physiol. 35, 367—445 (1907). — The control of the suprarenal glands by the splanchnic nerves. J. of Physiol. 44, 374—409 (1912a). — Proc. Physiol. Soc. J. of Physiol. 43, XXVII (1912b). — The innervation of the adrenal glands. J. of Physiol. 46, 285—290 (1913). — Brit. med. J. 1914a, 1393. — Pathological changes in the adrenal glands. Quart. J. Med. 8, 47—90 (1914b). — Some results of excision of the adrenal glands. J. of Physiol. 49, 38—53 (1914c). — **Elliott, T. R.**, and **R. G. Armour**: The development of the cortex in the *human* suprarenal gland and its condition in hemicephaly. J. of Path. 15, 481—488 (1911). — **Elliott, T. R., N. C. Borberg** and **L. Sydenstrikker**: J. of Exper. Med. 19, 536 (1914). — **Elliott, T. R.**, and **H. E. Durham**: On subcutaneous injections of adrenalin. J. of Physiol. 34, 490—498 (1906). — **Elliott, T. R.**, and **Ivor L. Tuckett**: The cortex and medulla in the suprarenal glands. J. of Physiol. 34, 332—369 (1906). — **Ellison, E. T.**, and **J. C. Burch**: The effect of estrogenic substances upon the pituitary, adrenals and ovaries. Endocrinology 20, 746—752 (1936). — **Elmadjian, F., H. Freeman** and **G. Pincus**: Endo- crinology 39, 293—299 (1946). — **Elmadjian, F.**, and **G. Pincus**: Endocrinology 37, 47—49 (1945). — J. Clin. Endocrin. 6, 287 (1946a). — J. Clin. Endocrin. 6, 295 (1946b). — **Elmer, A.**, et **M. Scheps**: Distribution de l'iode dans les substances corticale et médullaire des capsules surrénales. C. r. Soc. Biol. Paris 118, 1374 (1935). — **Elsner, Hans**: Tumorwachstum und endokrines System. Die Beeinflussung des Tumorwachstums bei *Mäusen* durch Extrakte endokriner Drüsen. Z. Krebsforsch. 23, 28—44 (1926). — **Emerson, Wurtz** and **Zametti**: Federat. Proc. 9, 357 (1950). — **Emery, C.**: R. Accad. Lincei, Mem. Cl. Sci. fis. mat. e nat., Ser. 3a 7 (1880). — Studii intorno alla morfologia ed allo sviluppo del rene nei *Teleostei*. Mem. della R. Accad. Lincei, Ser. 3 13 (1881). — Zur Morphologie der Kopfniere der *Teleostier*. Zool. Anz. 8 (1885). — **Emery, Frederick E.**: Some chronic effects of the anterior pituitary sex hormone on the weights of body, ovaries, uterus, pituitary and adrenal glands. Endocrinology 17, 64 (1933). — The estrus cycle and weights of organs in relation to the hypophysis in the hairless *rat*. Amer. J. Physiol. 111, 392—396 (1935). — Relaxation of the pubic symphysis in *guinea pigs* following injections of desoxy-corticosterone acetate. Proc. Soc. Exper. Biol. a. Med. 63, 100—102 (1946). — **Emery, Frederick E.,** and **W. J. Atwell:** Hypertrophy of the adrenal glands following administration of pituitary extract. Anat. Rec. 58, 17—24 (1933). — **Emery, Frederick E.,** and **L. G. Gottsch:** Studies on pituitary implants and extracts in adrenalectomized *rats*. Endocrinology 28, 321—324 (1941). — **Emery, Frederick E.,** and **P. A. Greco:** Comparative activities of desoxy-corticosterone acetate and progesterone in adrenalectomized *rats*. Endocrinology 27, 473 bis 476 (1940). — **Emery, Frederick E.,** and **Fr. R. Griffith** jr.: The influence of adrenalin, pituitrin, histamine and peptones on the volume of the liver. J. of Pharmacol. 42, 233—244 (1931). — **Emery, Frederick E.,** and **E. L. Schwabe:** The rôle of the corpora lutea in prolonging the life of adrenalectomized *rats*. Endocrinology 20, 550—555 (1936a). — The vaginal smears of *rats* as influenced by frequent examination. Anat. Rec. 64, 147—154 (1936b). — **Emery, Frederick E.,** and **Charles A. Winter:** The adrenotropic substance of the hypophysis as influenced by age, castration, sex, and thyroparathyroidectomy. Anat. Rec. 60, 381—390 (1934). — **Emlet, J. R., K. S. Grimson, D. M. Bell** and **E. S. Orgain:** Use of piperoxan and Regitine as routine tests in patients with hypertension. J. Amer. Med. Assoc. 146, 1383—1386 (1951). — **Emmens, C. W.,** and **A. S. Parkes:** The oestrogens of the testis and of the adrenal in relation to the treatment of enlarged prostate with testosterone propionate. J. of Path. 47, 279—283 (1938). — Effect of exogenous estrogens on the male *mammal*. Vitamins a. Hormones 5, 233—272 (1947). — **Emmert:** Beobachtungen über einige anatomische Eigenheiten der *Vögel*. Arch. Physiol. (von Reil und Autenrieth) 10, 377—392 (1811). — **Emmert** u. **Burgaetzy:** Beobachtungen über einige schwangere *Fledermäuse* und ihre Eihüllen. Dtsch. Arch. Physiol. 4, 1—33 (1818). — **Endicott, K. M., A. Kornberg** and **F. S. Daft:** Publ. Health Rep. 59, 49 (1944). — **Endicott, K. M.,** and **R. D. Lillie:** Ceroid and the pigment of dietary cirrhosis of *rats*, its characteristics and its differentiation from hemofuscin. Amer. J. Path. 20, 149—153 (1944). — **Eng, H.:** Zur Kenntnis des Wechselspieles zwischen Keimdrüsen und anderen endokrinen Organen. Klin. Wschr. 1935, 6—7. — **Engel, A.,** and **U. S. v. Euler:** Diagnostic value of increased urinary output of noradrenaline and adrenaline in pheochromocytoma. Lancet 1950 I, 387. — **Engel, Frank L.:** Endocrinology 45, 170—177 (1949). — **Engel, Frank L., Sara Schiller** and **E. Irene Pentz:** Studies on the nature of the protein catabolic response to adrenal cortical extract. Endocrinology 44, 458—475 (1949). — **Engel, Frank L., M. G. Winton** and **C. N. H. Long:** J. of Exper. Med. 77, 397—410 (1943). — **Engelberth** u. **Masek:** Čas. lék. česk. 82, 14, 373 (1943). — **Engelhardt, E.:** Klin. Wschr. 1930, 2114—2115. Arch. Gynäk. 149, 688 (1932). — Zbl. Gynäk. 61, 1098—1101 (1937). — Klin. Wschr. 1942 II, 937. — **Enghusen, E.:** Über die Bildung der argyrophilen Fibrillen. Acta anat. (Basel) 11, 664—676 (1951). — **Engle, E. T.:** Arch. Gynäk. 166, 131 (1938). — Pathological uterine bleeding in experimental animals. J. Clin. Endocrin. 1, 197—199 (1941). — **Engleman, Krupp** and **Molyneaux:** Cortisone Research (Symposion). Washington: Merck & Co. 1950. — **Engström, A.:** Korrelation zwischen Aschengehalt und Ultraviolettabsorption bei verschiedenen Zellbestandteilen. Chromosoma 2, 459—472 (1943). — **Engström, H.:** Studien über die postnatale Entwicklung der Nebennierenrinde der weißen *Ratte*. Anat. Anz. 83, 1—19 (1936). — **Engström, W. W.:** Yale J. Biol. a. Med. 21, 21—85 (1948). — **Engström, W. W.,** and **H. L. Mason:** Endocrinology 33, 229 (1943). — **Engström, W. W., H. L. Mason** and **E. J. Kepler:** Excretion of neutral 17-ketosteroids in adrenal cortical tumor and feminine pseudohermaphroditism with adrenal cortical hyperplasia. J. Clin. Endocrin. 4, 152—155 (1944). — **Eöllös, Zoltán,** u. **György Szabó:** A phosphorylatio szerepe a tubularis cukor-resorptioban. Orv. Hétil. (ung.) 90, 19—21 (1949). — **Épelbaum:** Contribution à l'étude de l'organothérapie. Corps thyroide. Capsules surrénales. Thèse Paris 1895. — **Eppinger, H.:** Verh. dtsch. Ges. inn. Med. 1938. — **Eppinger, H., W. Falta** u. **C. Rüdinger:** Z. klin. Med. 66, 1—52 (1908). — **Eränkö, O.:** Wirkung des Alloxandiabetes auf die Nebennieren erwachsener männlicher und weiblicher *Ratten*. Acta anat. (Basel) 9, 251—257 (1950). — Histochemical evidence of the presence of acid-phosphatase-positive and -negative all islets in the adrenal medulla of the *rat*. Nature (Lond.) 168, 250—251 (1951a). — Histochemical changes in the adrenal cortex of male *rats* induced by Alloxan diabetes. Acta endocrinol. (København) 6, 97—109 (1951b). — On the histochemistry of the adrenal medulla of the *rat*, with special reference to acid phosphatase. Acta anat. (Basel) Suppl. 17 = 1 ad. 16, 1—60 (1952). — **Erbslöh, Friedrich:** Über die normale und pathologische Histologie der *Säuglings*nebennieren. Ein Beitrag zur morphologischen Funktionsanalyse der Nebennieren. Klin. Wschr. 1947, 622—625. — **Erdheim, J.,** u. **E. Stumme:** Über die Schwangerschaftsveränderung der Hypophyse. Beitr. path. Anat. 46, 1—132 (1909). — **Eriksson-Lihr, Z.:** La fonction de la glande cortico-surrénale dans les états allergiques et le traitement par hormones adréno-cortico-tropiques. Acta allergol. (København) 4, 158—167 (1951). — **Ernould, H. J.:** Traitement d'un cas de maladie d'Addison par la testostérone en implantation associée à la désoxycorticostérone. Influence sur le métabolisme des hydrates de carbones. Ann. d'Endocrin. 9, 410—416 (1948). — L'emploi de la testostérone dans l'insuffisance surrénale avec hypoglycémie. Ann. d'Endocrin. 10, 115—119 (1949). — Ernould, H. J., et E. Picard: Un cas de sympathome sympathogonique avec hypertension artérielle paroxystique. Rev. belge Sci. méd. 6, 223—251 (1934). — Erös, G.: Zbl. Path. 54, 385 (1932). — Ershoff, B. J.: Endocrinology 43, 36 (1948). — Beneficial effects of liver on cortisone acetate toxicity in the *rat*. Proc. Soc. Exper. Biol. a. Med. 78, 836—840 (1951). — Erspamer, V.: Sostanze attive delle ghiandole salivari posteriori degli *Octopodi* e dell'organo ipobranchiale dei *Muridici*. Studia ghisleriana 1, Ser. 3, 209—220 (o. J., 1951 ?). — Esau: Akzessorische Nebenniere am Samenstrang. Dtsch. Z. Chir. 185, 417—418. — Escamilla, Roberto F.: Diagnostic significance of urinary hormonal assays; report of experience with measurements of 17 ketosteroids and follicle stimulating hormone in the urine. Ann. Int. Med. 30, 249—260 (1949). — Escher: Endokrinol. 11, 249 (1913). — Escher, H. H.: Grundlagen einer exakten Histochemie der Fettstoffe. Korresp.bl. Schweiz. Ärzte 1919, 1609—1623. — Esiaschwili, J. N.: Zbl. Gynäk. 59, 2741—2746 (1935). — Esselier, A. F., u. K. F. Wagner: Das Verhalten der Eosinophilen in Blut und Knochenmark auf Verabreichung von adrenocorticotropem Hormon. Beitrag zum Wirkungsmechanismus des ACTH. Klin. Wschr. 1952, 705—709. — Essenberg, J. M.: The effect of tobacco smoke on endocrine glands of albino *mice*. Amer. Assoc. Anat. Anat. Rec. 109, 290 (1951). — Essenberg, J. M., and Lewis Fagan: The effect of nicotine and tobacco smoke on the ovaries and testes of albino *rats* and *mice*. Amer. Assoc. Anat. New Orleans. Anat. Rec. 106, 192 (1950). — Etcheverry, M. A., y R. E. Mancini: Reacción fotoquímica para la investigación de polisacáridos en los tejidos. Rev. Soc. argent. Biol. 24, 155—159 (1948). — Étienne-Martin, Pierre: Le facteur corticosurrénalien dans l'hypertension artérielle permanente. Presse méd. 58, 273—276 (1950). — Euler, Hans v.: Sv. kem. Tidskr. 44, 290 (1932). — Sv. Vet. Akad. Arkiv Kemi B 11, Nr 13 (1933). — Euler, Hans v., u. E. Klussmann: Z. physiol. Chem. 217, 167—176 (1933). — Euler, Hans v., u. Maj Malmberg: Sv. kem. Tidskr. 47, 16 (1935). — Blutzellenbestand und Ascorbinsäure-Gehalt bei *Meerschweinchen*. Z. physiol. Chem. 243, 121—143 (1936). — Euler, Hans v., Myrbäck u. Larsson: Z. physiol. Chem. 217, 1 (1933). — Euler, U. S. v.: Biochem. Z. 260, 18—25 (1933). — An adrenaline-like action in extracts from the prostatic and related glands. J. of Physiol. 81, 102—112. — Action of adrenaline, acetylcholine and other substances on nerve-free vessels (*human* placenta). J. of Physiol. 93, 129—143 (1938). — A specific sympathomimetic ergone in adrenergic nerve fibers (sympathin) and its relations to adrenaline and noradrenaline. Acta physiol. scand. (Stockh.) 12, 73—97 (1946). — Acta physiol. scand. (Stockh.) 19, 207 (1949). — Noradrenalin- und Adrenalinausschüttung im Harn bei Normalen und in Phaeochromozytomen. Dtsch. med. Wschr. 1951a, 406—407. — The nature of adrenergic nerve mediators. Pharmacol. Rev. 3, 247—277 (1951b). — Increased urinary excretion of noradrenaline and adrenaline in cases of pheochromocytoma. Ann. Surg. 134, 929—933 (1951c). — Euler, U. S. v., and U. von Hamberg: Science (Lancaster, Pa.) 110, 561 (1949). — Euler U. S. v., u. S. Hammarström: Skand. Arch. Physiol. (Berl. u. Lpz.) 77, 163—178 (1937). — Euler, U. S. v., u. S. Hellner: Acta physiol. scand. (Stockh.) 1951. — Euler, U. S. v., and G. Liljestrand: Skand. Arch. Physiol. (Berl. u. Lpz.) 71, 73—84 (1934). — Eustachius, Bartholomaeus: De renibus libellus. Venetiis 1563. (Auch in: Opusc. anat. Venet. 1564, in: Edit. opusc. anat. L. B. 1707.) — Tabulae anatomicae clarissimi viri Bartholomaei Eustachii quas e tenebris tandem vindicatas et sanctissimi domini Clementis XI., Pont. Max. munificentia dono acceptas praefatione, notisque illustravit, ac ipso suae bibliothecae dedicationis die publici juris fecit Jo. Maria Lancisius intimus cubicularius, et archiater pontificus. Romae MDCCXIV. Ex officina typographica Francisci Gonzagae in Via lata. Praesisium permissum. — Eustatziou, G., A. Comanesco et S. Vasilesco: Les variations saisonnières de la vitamine C dans les organes des *cobayes* normaux. Rev. Ştiint. med. 1944, Nr 7—12. — Vitamine C indicateur de l'activité biologique des tissus. I. Variations du taux de la vitamine C dans les tissus normaux. Arch. roum. Path. expér. 14, 277 (1945a). — La vitamine C indicateur de l'activité biologique tissulaire. II. Variations du taux de la vitamine C dans les tissus pathologiques. C. R. Soc. Roum. Zool. Arch. roum. Path. expér. 14, 280—282 (1945b). — Euw, J. v., A. Lardon u. T. Reichstein: Über Bestandteile der Nebennierenrinde und verwandte Stoffe. 68. Mitt. Pregnandiol-(3α, 11α)-on-(20) und Pregnandiol-(3β, 11α)-on-(20). Helvet. chim. Acta 27, 821—839 (1944a). — Über Bestandteile der Nebennierenrinde und verwandte Stoffe. 70. Mitt. Teilsynthese des Corticosterons. Helvet. chim. Acta 27, 1287—1296 (1944b). — Euw, J. v., F. Reber et T. Reichstein: Sur la provenance de la sarmentocymarine: Strophantus spec. var. sarmentogenifera No MPD 50. (Comm. préliminaire). Hétérosides et génines, 68. comm. Helvet. chim. Acta 34, 413—427 (1951). — Euw, J. v., u. T. Reichstein: Über Bestandteile der Nebennierenrinde und verwandte Stoffe. 56. Mitt. „Substanz V" und Konfigurationsbestimmungen in der $C_{21}O_5$-Gruppe. Helvet. chim. Acta 25, 988—1022 (1942). — Über Bestandteile der Nebennierenrinde und verwandte Stoffe, Pregna-4,11-dien-21-ol-3,20-

dion-acetat ($\Delta^{11,12}$-anhydrocorticosteron-acetat) und eine weitere Teilsynthese von 11-Dehydro-corticosteron. Helvet. chim. Acta **31**, 2076—2079 (1948). — **Evans, D. H. Lodwick:** Endings produced by somatic nerve fibres growing into the adrenal gland. J. of Anat. **81**, 225—232 (1947a). — Endings produced by somatic nerve fibres growing into the adrenal gland. Proc. Anat. Soc. J. of Anat. **81**, 376 (1947b). — **Evans, G.:** Amer. J. Physiol. **114**, 297—308 (1936). — **Evans, Herbert M.:** The growth and gonad-stimulating hormones of the anterior hypophysis. Mem. Univ. Calif. **11** (1933a). — J. Amer. Med. Assoc. **101**, 425—432 (1933b). — Récents progrès de nos connaissances sur les hormones du lobe antérieur de l'hypophyse. J. de Physiol. **39**, 121—136 (1947). — **Evans, H. M., Hermann Becks, C. Willet Asling** and **Choh Hao Li:** The growth of hypophysectomized female *rats* following chronic treatment with pure pituitary growth hormone. II. Skeletal changes. Amer. Assoc. Anat. Anat. Rec. **100**, 657 (1948a). — Differences in bones as regards their response to the pituitary growth hormone. Amer. Assoc. Anat. Anat. Rec. **100**, 739 (1948b).— **Evans, H. M., H. L. Fraenkel-Conrat, M. E. Simpson** and **C. H. Li:** Science (Lancaster, Pa.) **89**, 249 (1939). — **Evans, Herbert M., H. D. Moon, M. E. Simpson** and **W. R. Lyons:** Atrophy of thymus of the *rat* resulting from administration of adrenocorticotropic hormone. Proc. Soc. Exper. Biol. a. Med. **38**, 419 (1938). — **Evans, Herbert M., R. I. Pencharz, K. Meyer** and **M. E. Simpson:** Anat. Rec. **45**, 215 (1930). — Science (Lancaster, Pa.) **1932**, 442. — Interrelations of hypophysis and adrenals. Part 2: Maintenance and repair of adrenal and thyroid after hypophysectomy. Mem. Univ. Calif. **1933**. — **Evans, Herbert M., M. E. Simpson** and **Choh Hao Li:** Endocrinology **33**, 237 (1943). — **Evans, L. Thomas:** The effects of gonadotropic and androgenic hormones upon dorso nuchal crest of the *lizard*. Amer. Assoc. Anat. Anat. Rec. **100**, 657 (1948). — **Evant, T. d':** Sui rami minori dell'aorta ventrale e specialmente sulla irrigazione del plesso celiaco del simpatico. Rend. 2a Assem. ordin. Unione Zool. Ital. Napoli. Monit. zool. ital. **12**, 195—196 (1901a). — Dei rami minori dell'aorta addominale con speciale considerazione intorno alla irrigazione del plesso solare. Monit. zool. ital. **12**, 287—293 (1901b). — **Everett, John W.:** The microscopically demonstrable lipids of the cyclic corpora lutea of the *rat*. Amer. J. Anat. **77**, 293—323 (1945). — Hormonal factors responsible for deposition of cholesterol in the corpus luteum of the *rat*. Endocrinology **41**, 364—377 (1947). — Disclosure of a 24-hour rhythm in the „LH-release apparatus" of female *rats* by barbiturate sedation. Amer. Assoc. Anat. New Orleans. Anat. Rec. **106**, 193—194 (1950). — **Everett, John W., C. H. Sawyer** and **J. E. Markee:** The timing of the neurogenic stimulus for release of the ovulating surge of LH in the *rat*. Amer. Assoc. Anat. Wisconsin. Anat. Rec. **100**, 740 (1948). — **Everett, Newton B.:** Autoplastic and homoplastic transplants of the *rat* adrenal cortex and medulla to the kidney. Anat. Rec. **103**, 335—347 (1949). — **Everhard:** Lux e tenebris effulsa ex viscerum monstrosi partus enucleatione. Medioburg 1663. — **Everse, J. W. R.,** and **P. de Fremery:** Acta brev. neerland. **2**, 152 (1932). — Nederl. Tijdschr. Geneesk. **5** (1933). — **Eversole, Wilburn J.:** The effects of pregneninolone and related steroids on sexual development of the *fish. (Lebistes reticulatus).* Endocrinology **28**, 603—610 (1941). — Calcification in *rat* adrenals. Amer. Assoc. Anat. Anat. Rec. **82**, 409—410 (1942). — Studies on the efficacy of desoxycorticosterone acetate in adrenalectomized *rats* on (A) a low sodium chloride diet, (B) a diet deficient in cystine. Amer. Soc. Zool. Cleveland. Anat. Rec. **89**, 564 (1944a). — The effectiveness of desoxycorticosterone acetate in adrenalectomized *rats* on a low sodium chloride diet. Amer. Assoc. Anat. Anat. Rec. **88**, 431 (1944b). — Studies on the effectiveness of adrenal cortex extract and desoxycorticosterone acetate in adrenalectomized *rats* fed diets free of proteins or carbohydrates. Anat. Rec. **91**, 273 (1945a). — Studies on the effectiveness of desocycorticosterone in adrenalectomized *rats*. Proc. a. Trans. Texas Acad. Sci. **28**, 138—145 (1945b). — Relation of carbohydrate deficient diets to the effectiveness of the hormones of the adrenal cortex. Endocrinology **37**, 450—455 (1945c). — **Eversole, Wilburn J., J. H. Birnie** and **Robert Gaunt:** J. Clin. Endocrin. **8**, 616 (1948). — **Eversole, Wilburn J., A. Edelmann** and **Robert Gaunt:** Effect of adrenal cortical transplants on life-maintenance and „water intoxication". Anat. Rec. **76**, 271 (1940). — **Eversole, Wilburn J.,** and **Robert Gaunt:** The partial inactivation of desoxycorticosterone by the liver. Amer. Soc. Zool. Anat. Rec. **84**, 490 (1942). — Methods of administering desoxycorticosterone and the problem of its inactivation by the liver. Endocrinology **32**, 51—56 (1943). — **Eversole, Wilburn J., Robert Gaunt** and **E. C. Kendall:** The effect of adrenal steroids in water intoxication. Anat. Rec. **81**, Suppl. 98 (1941). — Adrenal steroids in water intoxication. Amer. J. Physiol. **135**, 378—382 (1942). — **Ewald, Paul:** Über Fettgehalt und multiple Adenombildung in der Nebenniere. Diss. München 1902. — **Ewert, B.:** Uppsala Läk.för. Förh. **40**, 421—559 (1935). — **Exner, A.:** Über Hypophysentransplantationen und die Wirkung dieser experimentellen Hypersekretion. Dtsch. Z. Chir. **107**, 172—182 (1910). — **Eyselius, J. Phil.:** De glandularum natura et usu. Erford (o. J.).

Faak, K.: Lehrbuch der Anatomie und Physiologie der landwirtschaftlichen *Haussäugetiere*, 2. Aufl. Hannover 1923. — **Faber, H.:** Studies on the hormonal interrelationship of the anterior pituitary and the adrenal cortex. Copenhagen 1945. — **Fabre, I.,** u. **R. S.**

Mach: Schweiz. med. Wschr. **1951**, 473. — **Fabricius, Phil. Conr.:** Observationes anatomicae. Helmstedt 1751. (Fabricius ab Aquapendente: Opera omnia anatomica et physiologica. Praef. J. Bohnius. Lips. 1687. Ausgabe von B. S. Albinus Lugd. Bat. 1737.) — **Fadem, R. S., S. S. Berson, A. S. Jacobson** and **B. Strauss:** Amer. J. Clin. Path. **21**, 799 (1951). — **Fahr, Th., u. O. Lubarsch:** Die Nierengewächse. In Handbuch der speziellen pathologischen Anatomie und Histologie, Bd. VI/1, S. 587—720. 1925. — **Fahrländer, Hansjürg:** Untersuchungen über den Adrenalinabbau durch Leberbrei mittels der Warburg-Barcroft-Methode. Helvet. physiol. Acta **4**, 181—197 (1946). — **Fahrländer, Hansjürg, u. E. Rothlin:** Untersuchungen über den Adrenalinabbau in Leberbrei von *Ratte* und *Meerschweinchen* mittels der Warburg-Barcroft-Methode. Verh. Schweiz. Ver. Physiol. 1946. Helvet. physiol. Acta **4**, C 10 (1946). — **Fain, W. R.,** and **J. M. Wolfe:** A cytological stain for the anterior pituitary gland involving the use of basic fuchsin. Anat. Rec. **90**, 311—314 (1944). — **Fajans, S. S., L. H. Louis** and **J. W. Conn:** Metabolic effects of compound S(11-desoxy-17-hydroxycorticosterone) in *man.* J. Labor. a. Clin. Med. **38**, 911 (1951). — **Falco, A.:** Morbo di Addison e gravidanza. Rassegna d'ostetr. a ginec. **24**, 434—456 (1915). — **Falloppius, Gabriel:** Observationes anatomicae. Venetiis 1561. — Opera. Frankfurt a. M. 1600. **Faloon, William W., Lloyd A. Owens, Margaret C. Broughton** and **L. Whittington Gorham:** The effect of testosterone on the pituitary-adrenal cortex mechanism in cancer subjects. J. Clin. Endocrin. **11**, 173—185 (1951). — **Falta, W.:** Die Erkrankungen der Blutdrüsen. Berlin 1913a. — Wien. klin. Wschr. **1913**b, 912. — Die Funktion der Nebennierenrinde. Wien. klin. Wschr. **1925**, Nr 45. — **Fancello, Omiti:** Interrene, surreni e ciclo sessuale nei *Selaci* ovipari. Publ. Staz. zool. Napoli **16**, 80—88 (1937). — **Fanconi, G.:** Klinische Beiträge zur Pathologie der Nebennierenrinde im Kindesalter. Bull. schweiz. Akad. med. Wiss. **5**, 15—33 (1949). — **Fantoni, Jo.:** De renibus et primum de succenturiatis, de ureteribus et vesica. In ejusdem anat. Aug. Taur. 4, 129 et in Diss. VII. prior renov. Taurin. 1745. — **Farr, L. E.,** and **L. K. Alpert:** Amer. J. Physiol. **128**, 772 (1940). — **Fassbender, H. G.:** Beitrag zum Problem der hypernephrogenen Frühreife. Endokrinol. **26**, 47—56 (1949). — **Faurbye, Vestergård, Kobbernagel** u. **Nielsen:** Nord. Med. **45**, 182 (1951). — **Fauré-Frémiet, E.:** Réactions de quelques mitochondries. C. r. Acad. Sci. **149**, 163 (1909). — Mitochondries et liposomes. C. r. Soc. Biol. Paris **68**, 537 (1910a). — Anat. Anz. **26**, 596 (1910b). — Sur la valeur des indications mitochondriques fournies par quelques colorants vitaux. Anat. Anz. **40**, 378 (1912). — **Fauré-Frémiet, E., A. Mayer** et **G. Schoeffer:** Sur la microchimie des corps gras. Application à l'étude des mitochondries. Arch. d'Anat. microsc. **12**, 19—103 (1910). — **Fauré-Frémiet, E.,** et **G. Schoeffer:** Sur la constitution et le rôle des mitochondries. C. r. Soc. Biol. Paris **66**, 921 (1909). — **Fauvet, E.:** Eklampsie und Nebennieren. Klin. Wschr. **1936** II, 1356—1358. — **Fawcett, Don W.:** The effect of hypo- and hyperinsulinism on the deposition of glycogen in the adipose tissue of *rats.* Amer. Assoc. Anat. Wisconsin. Anat. Rec. **100**, 740 (1948). — **Fawcett, Don W.,** and **I. Chester Jones:** The effects of hypophysectomy, adrenalectomy and of thiouracil feeding on the cytology of brown adipose tissue. Endocrinology **45**, 609—621 (1949). — **Fearnly, Wm.:** A course of elementary practical histology. London 1887. — **Feder, Diana,** and **Albert S. Gordon:** The influence of starvation and adrenocortical hormones upon the macrophagic and lymphocytic tissues. Amer. Assoc. Anat. Philadelphia. Anat. Rec. **103** (1949). — **Fegler, J., H. Kowarzyk** u. **Lelusz-Lachowicz:** Klin. Wschr. **1938**, 667. — **Feigl, F.:** Qualitative analysis by spot tests, 3. Aufl. New York 1946. — Chemistry of specific, selective and sensitive reactions. New York 1949. — **Feinstein:** S. Afric. Med. J. **21**, 905 (1947). — **Fekete, Elizabeth:** Histology. In Biology of the laboratory *mouse.* Philadelphia: G.D. Snell 1941. — **Fekete, Elizabeth, G. W. Woolley** and **C. C. Little:** Histological changes following ovariectomy in *mice.* I. DBA high tumor strain. J. of Exper. Med. **74**, 1—8 (1941). — **Feldberg, W., u. B. Minz:** Arch. exper. Path. u. Pharmakol. **163**, 65 (1931). — **Feldberg, W.,** and **J. A. Grimarâis:** J. of Physiol. **86**, 306 (1936). — **Feldberg, W., B. Minz** and **H. Tsudzimura:** J. of Physiol. **81**, 286 (1934). — **Feldman, D., C. Silverberg, A. Birenbaum** and **S. Jick:** Amer. J. Med. Sci. **223**, 168 (1952). — **Feldman, Joseph D.:** Histochemical reactions of adrenal cortical cells. Anat. Rec. **107**, 347—358 (1950a). — The in vitro reaction of cells to adrenal cortical steroids with special reference to lymphocytes. Endocrinology **46**, 552—562 (1950b). — Endocrine control of the adrenal gland. Anat. Rec. **109**, 41—69 (1951a). — Endocrines control of lymphoid tissue. Anat. Rec. **110**, 17—39 (1951b). — **Feldmann, Ernst:** Zur Kenntnis der suprarenalen Pseudoarrhenie (Pseudohermaphroditismus femininus externus). Virchows Arch. **259**, 608—616 (1926). — **Félicine, Lydia:** Beitrag zur Anatomie der Nebenniere. Anat. Anz. **22**, 152—156 (1902). — Über die Beziehungen zwischen dem Blutgefäßsystem und den Zellen der Nebenniere. Arch. mikrosk. Anat. **63**, 281—312 (1904) (Dissertation Bern 1905). — **Felix:** Anat. Hefte 7 (1897). — **Felix, Kurt:** Physiologische Chemie. Heidelberg 1951. — **Fellinger, Feistl, Leonhardsberger** u. **J. Schmidt:** Med. Klin. **1951**, 976. — **Fenger:** J. of Biol. Chem. 11. — **Fenn, W. O.:** The phagocytosis of solid particles. I. Quartz. J. Gen. Physiol. **3**, 439—464 (1921). —

Physiologic. Rev. **20**, 377 (1940). — **Fenwick:** Trans. Path. Soc. London **33**, 353. — **Ferguson, J. H.:** Amer. J. Obstetr. **61**, 603 (1951). — **Ferguson, J. S.:** The veins of the adrenal. Amer. J. Anat. **5**, 63—71 (1905). — **Ferner, Helmut:** Weitere Untersuchungen über die Bedeutung der Silberzellen in den Langerhansschen Inseln des *Menschen*. Verh. Anat. Ges. Budapest. Anat. Anz., Ergh. **88**, 104—112 (1939). — Pankreasdiabetes und Inselzellen. Ist der Pankreasdiabetes in einer Minderwertigkeit der Inselzellen an sich begründet? Dtsch. med. Wschr. 1947, 540—542. — Das gemeinsame Substrat am Inselapparat und Gangbaum der Bauchspeicheldrüse bei experimentellen Diabetesformen und beim Pankreasdiabetes. Klin. Wschr. 1948, 481—486. — **Ferner, Helmut,** u. **W. Stoeckenius** jr.: Die Cytogenese des Inselsystems beim *Menschen*. Z. Zellforsch. **35**, 147—175 (1950). — **Fernholz, E.:** Z. physiol. Chem. **232**, 97 (1935). — **Ferraciu:** Fol. gynaec. (Genova) **1923**, 241. — **Ferraro, Louis R.,** and **Robert G. Angle:** Pheochromocytoma with symptomes of epinephrine stock. Arch. Int. Med. **81**, 793—798 (1948). — **Ferrebee, J. W., D. Parker, W. H. Carnes, W. K. Gerity, D. W. Atchley** and **R. F. Loeb:** Amer. J. Physiol. **135**, 230 (1941). — **Ferrebee, J. W., C. Ragan, D. W. Atchley** and **R. F. Loeb:** J. Amer. Med. Assoc. **113**, 1725 (1939). — **Ferreira de Mira, M.:** Note sur une surrénale accessoire chez un *lapin* ayant survécu à la capsulectomie. Bull. Soc. portug. Sci. nat. **6**, 74 (1914). — Action des extraits de capsules surrénales sur les muscles fatigués de la *grenouille*. C. r. Soc. Biol. Paris **94**, 911—913 (1926). — C. r. Soc. Biol. Paris **97**, 709—711 (1927). — **Ferreira de Mira, M.,** et **A. da Cruz:** Sur quelques composés phosphoriques du muscle de *lapin* privé de capsules surrénales. C. r. Soc. Biol. Paris **125**, 552 (1937). — **Ferreira de Mira, M.,** et **Joaquim Fontes:** Nouvelles recherches sur les capsules surrénales dans leurs rapports avec la fonction musculaire. C. r. Soc. Biol. Paris **98**, 1013—1015 (1928a). — Action de l'adrénaline sur la contractilité du muscle fatigué chez le *lapin* privé de capsules surrénales. C. r. Soc. Biol. Paris **98**, 1011—1013 (1928b). — La fatigué musculaire chez les *lapins* privés de capsules surrénales. C. r. Soc. Biol. Paris **98**, 987—989 (1928c). — Contribution à l'étude de la physiologie des capsules surrénales. Arch. portug. Sci. biol. **2**, 110—145 (1928d). — Quelques essais de traitement des *chats* surrénalectomisés par un régime pauvre en potassium et riche en sodium. Arch. portug. Sci. biol. **4**, 199—206 (1937). — C. r. Soc. Biol. Paris **131**, 655—657 (1939). — Influence de l'acide ascorbique sur le développement du jeune *chat* privé d'une capsule surrénale. Arch. portug. Sci. biol. **6**, 7—12 (1940). — **Ferreira de Mira, M., Joaquim Fontes** et **Kurt P. Jacobsohn:** Les extraits de cortex surrénal et leur influence sur la survie du *cobaye* décapsulé. Arch. portug. Sci. biol. **3**, 24—42 (1931). — **Ferrer:** Rev. méd. Barcelona **7**, 150 (1927). — Ars medica **4**, 213 (1928). — **Ferstl, A., E. Heppich** u. **K. Neugebauer:** Die Wirkung kombinierter ACTH-Vitamin C-Gaben auf die Magensekretion nach Histamin. Gastroenterologia (Basel) **77**, 299—303 (1951). — **Fertik, I. M., A. I. Majanz** u. **Monossohn:** Über die endokrinologische Formel bei Kindern in verschiedenen Altersperioden. Jb. Kinderheilk. **115** (1927). — **Fetzer, Siegbert:** Beeinflussung der Plasmalogenverteilung in der Nebennierenrinde des hypophysektomierten *Meerschweinchens*. Naturwiss. **39**, 114—115 (1952a). — Zur Funktion des Nebennierenmarkes bei hypophysenlosen *Meerschweinchen*. Ber. Anat. Verslg Marburg 1952b. — **Feulgen, R.:** Handbuch der biologischen Arbeitsmethoden, Bd. 5/2, 2. 1926. — **Feulgen, R.,** u. **N. Behrens:** Zur Kenntnis des Plasmalogens. III. Eine weitere Methode zur Identifizierung des Plasmals. Z. physiol. Chem. **256**, 15—20 (1938a). — Zur Kenntnis des Plasmalogens. III. Eine neuartige Gruppe von Phosphatiden (Acetalphosphatide). Z. physiol. Chem. **260**, 217—245 (1938b). — **Feulgen, R.,** u. **T. Bersin:** Z. physiol. Chem. **260**, 217 (1939). — **Feulgen, R., R. Imhauser** u. **M. Behrens:** Z. physiol. Chem. **180** (1929). — **Feulgen, R.,** u. **H. Rossenbeck:** Mikroskopisch-chemischer Nachweis einer Nucleinsäure vom Typus der Thymonucleinsäure und darauf beruhende elektive Färbung von Zellkernen in mikroskopischen Präparaten. Z. physiol. Chem. **135**, 203—248 (1924). — **Feulgen, R.,** u. **K. Voit:** Über den Mechanismus der Nuclealfärbung. I. Z. physiol. Chem. **135**, 249—252 (1924a). — Über den Mechanismus der Nuclealfärbung. II. Z. physiol. Chem. **136**, 57—61 (1924b). — Über einen weitverbreiteten festen Aldehyd. Seine Entstehung aus einer Vorstufe, sein mikrochemischer und mikroskopisch-chemischer Nachweis und die Wege zu seiner präparativen Darstellung. Pflügers Arch. **206**, 389—410 (1924c). — **Fex, J.:** Chemische und morphologische Studien über das Cholesterin und die Cholesterinester in normalen und pathologisch veränderten Organen. Biochem. Z. **104**, 82—174 (1920). — **Feyel, P.:** C. r. Acad. Sci. **1942**, 718. — **Feyrter, Friedrich:** Über die cyanochromen Zellen des *menschlichen* Körpers. Z. Zellforsch. **34**, 179—195 (1948). — Zur Histopathologie der Ganglienzellen des Truncus sympathicus beim *Menschen*. Wien. med. Wschr. 1949, 164—169. Über ein morphologisches Prinzip zentraler und peripherer endokriner Regulation. Klin. Wschr. 1950a, 533—535. — Über die Unterschiedlichkeit des menschlichen Fettgewebes. Wien. klin. Wschr. 1950b. — Über die Pathologie der vegetativen nervösen Peripherie und ihrer ganglionären Regulationsstätten. Wien 1951. — **Feyrter, Friedrich,** u. **Albert Pischinger:** Wien. klin. Wschr. 1942. — **Fichtelius, Karl-Erik, Lars Garby, Lars Linder** u. **Jan Stahle:** The effect of unilateral nephrectomy on the weight of some endocrine organs in *rats*. Acta anat. (Basel) 4, 410—417 (1948). — **Fick, A.:** Kompendium der Physiologie des *Menschen*. Wien 1891. — **Field, James B.,** and **Alex. Marble:** Diminished adrenal cortical function in diabetes as shown in eosinophil response to stress of surgery. Proc. Soc. Exper. Biol. a. Med. 77, 195—198 (1951). — **Fierz-David, H. E.:** Künstliche organische Farbstoffe. Berlin 1926. Erg.-Bd. Berlin 1935. — **Fierz-David, H. E.,** u. **L. Blangey:** Grundlegende Operationen der Farbenchemie, 4. Aufl. Berlin 1938. — **Fieschi, A.:** Boll. Soc. med.-chir. Pavia 1, 1289—1305 (1926). — Boll. Soc. med.-chir. Pavia 2, 1 (1927). — **Fieser, L. F.:** The chemistry of natural products related to phenanthrene. New York 1936. — **Fieser, L. F., M. Fields** and **S. Lieberman:** J. of Biol. Chem. 156, 191—201 (1944). — **Figg** and **Allen:** Endocrinology 29, 262 (1941). — **Finci, O.:** Arch. path. Anat. 214, 413 (1913). — **Findlay, G. M.:** The pigments of the adrenals. J. of Path. 23, 482—489 (1920). — **Findley, T. W., D. Swern** and **J. T. Scanlan:** J. Amer. Chem. Soc. 67, 412 (1945). — **Fine, J.,** and **J. Fischmann:** Proc. Soc. Exper. Biol. a. Med. 49, 98 (1942). — **Finerty, John C.:** The effects of graded dosages of estrogen upon pituitary structure and function. Amer. Assoc. Anat. New Orleans. Anat. Rec. 106, 195—196 (1950). — **Finerty, John C.,** and **Benjamin Briseno-Castrejon:** The effect of unilateral adrenalectomy on histology of the *rat* anterior-hypophysis. Amer. Assoc. Anat. Wisconsin. Anat. Rec. 100, 659—660 (1948). — Quantitative studies of cell types in the *rat* hypophysis following unilateral adrenalectomy. Endocrinology 44, 293—300 (1949). — **Finerty, John C., Melvin Hess** and **Robert Binhammer:** Pituitary cytological manifestations of heightened adrenocorticotrophic activity. Anat. Rec. 114, 115—125 (1952). — **Fink, W.:** Histochemische Studien über Vitamin C und Plasmalogen an Ovarium und Nebenniere von *Meerschweinchen*. Z. mikrosk.-anat. Forsch. 50, 558—589 (1941). — **Firor, W. M.,** and **A. Grollman:** Adrenalectomy in *mammals* with particular reference to the white *rat*. Amer. J. Physiol. 103, 686—698 (1933). — **Fischel, Alfred:** Untersuchungen über vitale Färbung an *Süßwassertieren*, insbesondere bei *Cladoceen*. Internat. Rev. Hydrobiol. 1, 73—140 (1908). — Anat. H. 48 (1913). — **Fischel, E. E., M. Lemay** and **E. A. Kabat:** J. of Immun. 61, 89—93 (1949). — **Fischer et Engel:** Rev. franç. Endocrin. 1938, 400. — **Fischer, B.:** Zbl. Path. 13 (1902). — **Fischer, W.:** Die angeborene allgemeine Wassersucht. Dtsch. med. Wschr. 1912, 410. — Über die Funktion der Carotisdrüse. Z. exper. Med. 39, 477—486 (1924). — **Fischler, F.:** Über die Unterscheidung von Neutralfetten, Fettsäuren und Seifen im Gewebe. Zbl. Path. 15, 913 (1904a). — Beitr. allg. Path. (Festschrift für Arnold) 1904b. — Physiologie und Pathologie der Leber nach ihrem heutigen Stande. Berlin 1916. — **Fisher, C., W. R. Ingram** and **S. W. Ranson:** Diabetes insipidus and the neuro-hormonal control of water balance. Ann. Arbor 1938. — **Fitzhufh, O.:** Effects of cortico-adrenal extract on growth and sexual activities. Amer. J. Physiol. 118, 677 (1937). — **Fitzpatrick, G.:** Addisons disease complicating pregnancy, labor or puerperium. Surg. etc. 35, 72—76 (1922). — **Flanagan, J. B.,** and **R. R. Overman:** Federat. Proc. 8, 46 (1949). — **Fleischmann, F. L.:** Bildungshemmungen des *Menschen* und der *Thiere*. Nürnberg 1823. — **Fleischmann, W.:** Die physiologischen Lebenserscheinungen der Leukozytenzelle. Erg. Physiol. 27, 1—146 (1928). — **Fleischmann, W.,** and **S. Kann:** The *bitterling* ovipositor reaction to corticosterone. Science (Lancaster, Pa.) 87, 305—306 (1938). — **Fleming, R. A.,** and **J. Miller:** A family with Addisons disease. Brit. Med. J. 1900, 1014—1015. — **Flemming, W.:** Über Bau und Eintheilung der Drüsen. Arch. Anat. u. Physiol., Anat. Abt. 1888, 287. — **Flexner, Louis B.,** and **Arthur Grollman:** The reduction of osmic acid as an indicator of adrenal cortical activity in the *rat*. Anat. Rec. 75, 207—221 (1939). — **Flint, A.:** The physiology of *man*. New York 1867. — **Flint, J. M.:** Reticulum of the adrenal. Anat. Anz. 16, 1—13 (1899). — The blood-vessels, angiogenesis, organogenesis, reticulum and histology of the adrenal. Bull. Hopkins Hosp. 9, 153—230 (1900). — **Flörken:** Karzinom und Nebenniere. Dtsch. Z. Chir. 224, 116 (1930). — **Florentin, P.:** La neurocrinie hypophysaire interstitielle chez les *Téléostéens*. C. r. Soc. Biol. Paris 115, 1444—1446 (1934). — **Florey, C. M.,** and **A. Thal:** A transparent chamber for the observation of the pancreas in the living *mouse*. Anat. Rec. 97, 33—39 (1947). — **Flower** and **Lydekker:** *Mammals* living and extinct. London 1891. — **Flower, W. H.,** and **James Murie:** Account of the dissection of a *Bushwoman*. J. of Anat. 1, 189—208. — **Foà:** Contribuzione allo studio della malattia dell'Addison. Riv. Clin. Bologna 1874. — **Foà e Pellacani:** Arch. Sci. med. 7, 113—166 (1883). — **Förster:** Die Mißbildungen des *Menschen*. Jena 1861. — **Foglia, V. G.:** El peso de los órganos de la *rata* diabetica. Rev. Soc. argent. Biol. 21, 45 (1945). — **Fol, Hermann:** Lehrbuch der vergleichenden mikroskopischen Anatomie mit Einschluß der Histologie und Histogenese. Leipzig 1885 (1896). — **Foley, James O.:** A new silver method for staining nerve fibres in blocks of nervous tissue. Anat. Rec. 73, 465—473 (1939). — **Folley, S. J.:** Lactation. Biol. Rev. Cambridge Phil. Soc. 15, 421—458 (1940). — **Folley, S. J.,** and **A. L. Greenbaum:** Effects of adrenalectomy and of treatment with adrenal cortex hormones on the arginase and phosphatase levels of lactating *rats*. Biochemic. J. 40, 46—51 (1946). — Effect of adrenalectomy on the arginase levels of liver, mammary gland and kidney in lactating *rats*. Studies by the paired feeding technique. Biochemic. J. 43, 581—584 (1948). — **Fölling:** Skand. Arch. Physiol. (Berl. u.

Lpz.) **63**, 30 (1931). — **Follis jr., Richard H.**: Effect of cortisone on growing bones of the *rat*. Proc. Soc. Exper. Biol. a. Med. **76**, 722—724 (1951). — **Fontaine, Réne:** Österr. Ärztetagg Wien 1948. — **Fontaine, Réne, Paul Frank** et **Georges Stoll:** La chirurgie des surrénales. Paris 1949. — **Fontaine, Réne**, et **Louis Fruhling:** Syndrone Addisonien survenu chez un tuberculeux trois ans après l'extirpation accidentelle, au cours d'une néphrectomie d'une des deux surrénales par atrophic simple de la glande restante. Ann. d'Endocrin. **3**, 152—156 (1942). — **Fontaine, T.**: Sur le mécanisme de la régression renale à la suite de l'hypophysectomie chez le *rat*. Arch. Sci. physiol. **1**, 357—373 (1948). — **Foot, N. C.**: The Manson trichrome staining methods in routine laboratory use. Stain Technol. **8**, 101—110 (1933). — **Forbes, A. P., E. C. Donaldson, E. C. Reifenstein** jr. and **F. Albright:** The effect of trauma and disease on the urinary 17-ketosteroid excretion in *man*. J. Clin. Endocrin. **7**, 264—288 (1947). — **Forbes, A. P., E. C. Reifenstein** jr., **L. W. Kinsell** and **F. Albright:** Is testosterone therapy indicated in female patients with Addisons disease. Assoc. Study intern. Secr. 27. Meet. Abstr. No 71. 1944. — **Forbes, Thomas R.**: The development of the adrenal cortex of *Alligator mississippiensis*. Anat. Rec. **73** Suppl. 2, 20 (1939). — Studies on the reproductive system of the *Alligator*. IV. Observations on the development of the gonad, the adrenal cortex, and the Müllerian duct. Carnegie Inst. Washington Publ. 518. Contrib. to Embryol. **174**, 129 (1940). — The relative absportion rates and effects on *rat* hair of pellets of some crystalline compounds. Amer. Assoc. Anat. Anat. Rec. **82**, 412 (1942). — Plasma levels of progesterone during pregnancy in the *mouse*. Anat. Rec. **100**, 661—662 (1948). — **Fordham:** J. of Morph. **46**, 563 (1928). — **Foreman, C., J. Seifter** and **W. E. Ehrich:** J. Allergy **20**, 273 (1949). — **Forsgren, A. L., W. D. Nesset** and **D. M. Anderson:** Pheochromocytoma of the adrenal with successful removal. Minnesota Med. **32**, 170—174 (1949). — **Forsham, P. H., L. L. Blennett, M. Roche, R. S. Reiss, A. Slessor, E. B. Flink** and **G. W. Thorn:** J. Clin. Endocrin. **9**, 660 (1949). — **Forsham, P. H., G. W. Thorn, Th. F. Frawley** and **L. W. Wilson:** J. Clin. Invest. **29**, 812 (1950). — **Forsham, P. H., G. W. Thorn, F. T. Garnet Prunty** and **A. G. Hills:** Clinical studies with pituitary adrenocorticotropin. J. Clin. Endocrin. **8**, 15—66 (1948). — **Forster, F. M., A. Cantorow, P. A. Herbut, K. E. Paschkis** and **A. E. Rakoff:** J. Clin. Endocrin. **6**, 77—87 (1946). — **Fortier, Claude:** Effect of atmospheric carbon dioxide on adrenal cortical hyperplasia and associated changes due to stress. Proc. Soc. Exper. Biol. a. Med. **70**, 76—78 (1949). — Rev. canad. Biol. **9**, 70 (1950a). — Ann. Acfas. **16**, 130 (1950b). — Dual control of adrenocorticotrophin release. Endocrinology **49**, 782—788 (1951a). — Rev. canad. Biol. **10**, 67 (1951b). — Stimulation sonore et fonction corticotrophique. Ann. Acfas. **17**, 110—117 (1951c). — **Fortier, Claude**, and **Hans Selye:** Amer. J. Physiol. **159**, 433 (1949). — **Fortier, Claude, Floyd R. Skelton, Paris Constantinides, Paola S. Timiras, Marc Herlant** and **Hans Selye:** A comparative study of some of the chemical and morphological changes elicited in the adrenals by stres and purified ACTH. Endocrinology **46**, 21—29 (1950). — **Fortier, Claude, Sergio Yrarrazaval** and **Hans Selye:** Limitations of the ACTH regulating effect of corticoids. Amer. J. Physiol. **165**, 466—468 (1951a). — Corticoïdes et régulation de la fonction corticotrophique. Rev. canad. de Biol. **9**, 478 (1951b). — **Foster, C., J. H. Jones, W. Henle** and **F. Dorfman:** The comparative effects of vitamin B_1 deficiency and restriction of food intake on the response of *mice* to the Lansing strain of poliomyelitis virus, as determined by the paired-feeding technique. J. of Exper. Med. **80**, 257 (1944). — **Foster, C. L.**: Some observations upon the Golgi elements of the anterior pituitary cells of normal and stilboestrol-treated male *rats*, using the Sudan black technique. Quart. J. Microsc. Sci. **88**, 409—417 (1947). — **Foster, G. L.**, and **P. E. Smith:** Hypophysectomy and replacement therapy in relation to basal metabolism and specific dynamic action in the *rat*. J. Amer. Med. Assoc. **87**, 2151—2153 (1926). — **Foster, M. A.**: The reproductive cycle in the female ground squirrel *Citellus tridecemlineatus*. Amer. J. Anat. **54**, 487—506 (1934). — **Fourman, P.** u. **Mitarb.**: J. Clin. Invest. **29**, 1462 (1950). — **Fournier, J. C., A. S. Albrieux** y **L. Prego:** Arch. clin. e inst. endocrin. Fac. Med. (Montevideo) **1**, I, 333—337 (1937/40). — **Fox, F. W.**, and **L. F. Levy:** Biochemic. J. **30**, 211 (1936). — **Fraenkel, L.**: Structure and functions of the endocrine glands, particularly of the ovary. Amer. J. Obstetr. **12**, 606—610 (1927). — **Fränkel, S.**: Beiträge zur Physiologie und physiologischen Chemie der Nebennieren. Wien. med. Wschr. 1896, 211—212, 228—230, 246—247. — Nachweis, Bestimmung und Darstellung der Inkrete der einzelnen Organe mit Einschluß der Abbaustadien und der Synthese. In Handbuch der biologischen Arbeitsmethoden, Liefg 129, Abt. 5, Teil 3B, Heft 2, S. 195—268. 1924. — **Fraenkel-Conrat, J., H. Fraenkel-Conrat** and **H. M. Evans:** Amer. J. Physiol. **137**, 200 (1942). — **Fralick, Rachel L.**, and **Roger C. Murray:** Pseudohermaphroditism in an adult *dog*. Amer. Assoc. Anat. Wisconsin. Anat. Rec. **100**, 741—742 (1948). — **Frame, E. G.**: Endocrinology **34**, 175 (1944). — **Frame, E. G., W. Fleischmann** and **L. Wilkins:** Bull. Hopkins Hosp. **75**, 95 (1944). — **Frame, E. G.**, and **J. A. Russell:** Endocrinology **39**, 420 (1946). — **Francis, E. T. B.**: Anatomy of the *salmander*. Oxford 1934. — **Franck, L.**: Handbuch der Anatomie der *Haussäugetiere* mit besonderer Berücksichtigung des *Pferdes*, 3. Aufl. von P. Martin. Stuttgart 1891. — **Frank, R. T.**: Endocrinology **10**,

260 (1926). — A suggested test for functional cortical adrenal tumor. Proc. Soc. Exper. Biol. a. Med. **31**, 1204—1206 (1934). — A suggested test for cortical adrenal carcinoma. J. Amer. Med. Assoc. **109**, 1121 (1937). — **Franke, Rolf Joachim:** Über die Wirkung des Cortins auf die Nebennierenrinde der *Ratte.* Z. mikrosk.-anat. Forsch. **48**, 83—591 (1940). — **Frankel u. Allers:** Biochem. Z. **18**, 40 (1909). — **Franklin, K. J.:** A monograph of veins. London 1937. — **Frantz, Marthella J.:** Functional castration and the occurrence of spontaneous adenomas of the adrenal cortex in the inbred NH stock of *mice.* Amer. Assoc. Anat. Wisconsin. Anat. Rec. **100**, 662 (1948). — **Frantz, Marthella, A. Kirschbaum** and **C. Casas:** Endocrine interrelationship and spontaneous tumors of the adrenal cortex in NH *mice.* Proc. Soc. Exper. Biol. a. Med. **66**, 645—646 (1947). — **Franz, V.:** Morphologie der *Akranier.* Erg. Anat. **27**, 464—692 (1927). — **Fraser, A. H. H.:** J. of Anat. **53**, 97 (1918). — Nature (Lond.) **122**, 206 (1928). — Lipin secretion in the *Elasmobranch* interrenal. Quart. J. Microsc. Sci. **73**, 121—134 (1929). — **Fraser, I.:** Precocious puberty in a *boy* of one year. Brit. J. Surg. **27**, 521—526 (1940). — **Fraser, R. W., A. P. Forbes, F. Albright, H. Sulkowitch** and **C. Reifenstein** jr.: Colorimetric assay of 17-ketosteroids in urine. J. Clin. Endocrin. **1**, 234—255 (1941). — **Frasinetti, A.,** e **B. Lanza:** Fol. endocrinol. (Pavia) **3**, 903 (1950). — **Frazão, J. Vasconcelos:** Note sur les lipides du cortex surrénal du *rat* blanc. Arch. portug. Sci. biol. **10**, Suppl. C. r. Soc. portug. biol. 11. juin 1948. — Sur la localisation des formations basophiles ribonucléiques dans le cortex surrénal *humain.* Arch. portug. Sci. biol. **10**, Suppl. C. r. Soc. portug. biol. 4. févr. 1949a. — Les réactions plasmale et à la phénylhydrazine. Bol. Soc. portug. Ciê. nat. **2**, 249—272 (1949b). — Corpuscules sphéroïdes dans la médullaire surrénale de l'homme et du cheval. C. r. Soc. Biol. Paris **146**, 956—958 (1952a). — La méthode de Mac-Manus pour la recherche des glycoprotéines dans l'étude cytologique de la glande surrénale. C. r. Soc. Biol. Paris **146**, 958—960 (1952b). — **Frechin:** Thèse pharmac. Nancy 1927. — **Fredenhagen, H.:** Schweiz. med. Wschr. **1947**, 1254. — **Frederici:** Sperimentale **1903**. — **Freed, S. C.:** Traumatic shock in adrenalectomized *rats.* Proc. Soc. Exper. Biol. a. Med. **30**, 677—679 (1933). — **Freed, S. C., B. Brownfield** and **H. Ch. Evans:** Effect of adrenalectomy on the testes of the *rat.* Proc. Soc. Exper. Biol. a. Med. **29**, 1—3 (1931). — **Freed, S. C.,** and **E. Lindner:** The effect of steroids of the adrenal cortex and ovary on capillary permeability. Amer. J. Physiol. **134**, 258—262 (1941). — **Freedmann, M.,** and **H. Kabat:** The pressiv response to adrenaline in the course of traumatic shock. Amer. J. Physiol. **130**, 620—626 (1940). — **Freeman, Ann:** Adrenal cortical adenoma of the epididymis. Arch. of Path. **39**, 336—337 (1945). — **Freeman, W.:** The weight of the endocrine glands. Biometrical studies in psychiatry. Human. Biol. **6**, 489—523 (1934). — **Freeman, W.,** and **W. E. Glass:** Relation of the adrenal glands at autopsy with clinico-pathological findings and with blood vitamin C. Amer. J. Clin. Path. **8**, 197—205 (1938). — **Freeman, W., J. M. Melick** and **D. K. McClusky:** Suprarenal cortex therapy in vomiting of pregnancy. II. Results in seventy-eight cases. Amer. J. Obstetr. **33**, 618—624 (1937). — **Freerksen, Enno:** Ein neuer Beweis für das rhythmische Wachstum der Kerne durch vergleichende volumetrische Untersuchungen an den Zellkernen von *Meerschweinchen* und *Kaninchen.* Z. Zellforsch. 18, 362—399 (1933). — **Frei, W.:** Nebennierenmark und Hypertonie. Frankf. Z. Path. **46**, 523—545 (1934). — **Freifeld, H.,** u. **Anne Ginsburg:** Erythropoese in Kulturen in vitro von *Kaninchen*nebennieren. Arch. exper. Zellforsch. 4 (1927). — **Fremery, P. de, E. Laqueur, T. Reichstein, R. W. Spanhoff** and **I. E. Uyldert:** Corticosterone, a crystallized compound with the biological activity of the adrenal-cortical hormone. Nature (Lond.) **139**, 26 (1937). — **French, D.,** and **J. T. Edsall:** The reactions of formaldehyde with amino acids and protein. Adv. Protein Chem. **2**, 278—336 (1945). — **French, H.:** The Goulstonian lectures on the influence of pregnancy upon certain medical diseases and of certain medical diseases upon pregnancy. Lancet **1908** I, 1393—1401. — **Frenk, S., S. Wolf** and **K. E. Paschkis:** Endocrinology **47**, 386 (1950). — **Freud, J., M. B. C. Manus** and **O. Muhlbock:** Enlarged adrenals after administration of fatty acid extracts of testicles. Acta brev. neerland. **8**, 6—9 (1938). — **Freud, J.,** and **F. Oestreicher:** Adrenal cortex hormone (Cortin) and the sexual apparatus. Acta brev. neerland. **3**, 82—83 (1933). — **Freud, J., I. E. Uyldert** and **M. L. Waterman:** The technique of adrenalectomy in *dogs.* Endocrinology **22**, 497—499 (1938). — **Freudenberger, C. B.:** Variability in body length, body weight and organ weights of the *rat.* Anat. Rec. **56**, 47—56 (1933). — **Freudenberger, C. B.,** and **O. A. Billeter:** The effect of spaying on body growth and the organ weights of the albino *rat.* Endocrinology **19**, 347—355 (1935). — **Freudenberger, C. B.,** and **F. W. Clausen:** The effect of continued theelin injections on the body growth and organ weights of young female *rats.* Anat. Rec. **68**, 133—144 (1937a). — Quantitative effects of theelin on body growth and endocrine glands in yuong albino *rats.* Anat. Rec. **69**, 171—177 (1937b). — **Freudenberger, C. B.,** and **E. J. Hashimoto:** A summary of data for the effects of ovariectomy on body growth and organ weights of the young albino *rat.* Amer. J. Anat. **62**, 93—119 (1937). — Quantitative results of ovariectomy in immature and adult *rats.* Proc. Soc. Exper. Biol. a. Med. **41**, 530—532 (1939). — **Freudenberger, C. B.,** and **P. M.**

Howard: Effects of gonadectomy in the female albino *rat*. Anat. Rec. **61**, Suppl. 19 (1935). — Effects of ovariectomy on body growth and organ weights of the young albino *rat*. Proc. Soc. Exper. Biol. a. Med. **36**, 144—148 (1937). — **Frey, Heinrich:** Supra-renal capsules. In: The Cyclopaedia of anatomy and physiology, herausgeg. von Robert B. Todd, Bd. IV, S. 827—841. London 1852. — Histologie und Histochemie des *Menschen* mit Holzschnitten. Leipzig 1859 (1876). — **Frey, Joachim:** Einfluß experimenteller Saloprivie auf die renale Ausscheidung von Steroiden der Nebennierenrinde. Klin. Wschr. **1951**, 262—263. — **Frey-Wyssling, A.:** Submikroskopische Morphologie des Protoplasmas und seiner Derivate. Protoplasma-Monographien, Bd. 15. Berlin 1938. — **Friebel, H.:** Arch. exper. Path. u. Pharmakol. **1952.** — **Friede, F.:** Z. Geburtsh. **105**, 227—235 (1933). — **Friedenthal:** Zbl. Physiol. **1900.** — **Friedgood, Charles E., C. A. Swinyard** and **Charles B. Ripstein:** Histological effect of nitrofurazone in the *rat*. Amer. Assoc. Anat. Anat. Rec. **109**, 294 (1951). — **Friedgood, H. B.:** Endocrine function of the hypophysis. New York 1946. — **Friedgood, H. B.,** and **R. A. Berman:** Endocrinology **28**, 248 (1941). — **Friedgood, H. B.,** and **M. A. Foster:** The experimental production of ovulation, luteinization and cysts of the corpus luteum in adrenalectomized anestrous *rats*. Amer. J. Physiol. **123**, 137—242 (1938). — **Friedgood, H. B., E. H. Taylor** and **M. L. Wright:** J. clin. Endocrin. **3**, 638 (1943). — **Friedgood, H. B.,** and **U. U. Uotila:** Occurrence of ovarian tumors in spontaneous virilism of the *hen*. Anat. Rec. **1939.** — **Friedland, Franz:** Über einen Fall von accessorischen Nebennieren in den beiden Samensträngen bei gleichzeitigem Conflux des Ureters und des Vas deferens der rechten Seite. Prag. med. Wschr. **1895**, 145—147. — **Friedman** and **Hall:** Endocrinology **29**, 179 (1941). — **Friedman, Meyer, Donald Bernstein** and **Sanford O. Byers:** Rôle of the adrenal cortex in the excretion of purines. Federat. Proc. **8**, 52 (1949). — **Friedman, Sydney M.:** Effect of progesterone anesthesia on systemic blood pressure. Proc. Soc. Exper. Biol. a. Med. **46**, 197—198 (1941). — The histology of the *rat* kidney in post-DCA hypertension. Amer. Assoc. Anat. Anat. Rec. **109**, 294 (1951). — **Friedman, Sydney M.,** and **Constance L. Friedman:** The relation of renal function to DCA induced hypertension. Amer. Assoc. Anat. Wisconsin. Anat. Rec. **100**, 662—663 (1948). — Observations on the rôle of the *rat* kidney in hypertension caused by desoxycorticosterone acetate. J. of Exper. Med. **89**, 631—641 (1949). — **Friedman, Sydney M., Constance L. Friedman** and **Charles G. Campbell:** Effects of adrenalectomy and of adrenal cortical extract on DCA-hypertension in the *rat*. Amer. J. of Physiol. **157**, 241—247 (1949). — **Friedman, Sydney M., K. R. MacKenzie** and **C. L. Friedman:** Endocrinology **43**, 123 (1948). — **Friedman, Sydney M., J. R. Polley** and **C. L. Friedman:** J. of Exper. Med. **87**, 329—338 (1948). — **Friedmann:** Hofmeisters Beitr. chem. Physiol. **8**, 95 (1906). — **Frischmann, Fr.:** Das Verhalten des Bindegewebsgerüstes der Leber des *Menschen* beim Wachstum und Altern. Z. mikrosk.-anat. Forsch. **31**, 635—648 (1932). — **Fritschek, F.:** Über eine amniogene Schädel- und Hirnmißbildung. Virchows Arch. **267**, 318—325 (1928). — **Fritze:** Über Megalencephalie. Diss. Jena 1919. — **Frizzi:** Ress. Ostetr. **1929.** — Monit. ostetr. ital. **1930**, 371. — **Froboese, Curt:** Über das Vorkommen von Fett in jungen Embryonen. Z. mikrosk.-anat. Forsch. **7**, 527—641 (1926). — **Froboese, Curt, u. Gertrud Spröhnle:** Untersuchungen zur Theorie und Technik der Sudanfärbung. Z. mikrosk.-anat. Forsch. **14**, 13—59 (1928). — **Frommel, E., A. D. Herschberg** et **J. Piquet:** Helvet. physiol. Acta **1**, 229 (1943). — Helvet. physiol. Acta **2**, 507 (1944a). — Helvet. physiol. Acta **2**, 169, 193 (1944b c). — **Frommel, E.,** et **M. Loutfi:** L'intoxication au bismuth étudiée dans le cadre de „l'hypovitaminose C médicamenteuse", ses relation avec la cholinestérase. Helvet. physiol. Acta **4**, 315—317 (1946). — **Frommel, E., J. Piquet** et **C. L. Cuénod:** L'intoxication saturnine étudiée dans le cadre de „l'hypovitaminose C cellulaire". Rôle protecteur de l'acide ascorbique. Helvet. physiol. Acta **4**, 301—303 (1946a). — L'intoxication au mercure étudiée dans le cadre de l'hypovitaminose C cellulaire. Helvet. physiol. Acta **4**, 305—307 (1946b).— L'intoxication au baryum étudiée dans le cadre de „l'hypovitaminose C cellulaire" et de ses rapports avec la cholinestérase sérique et son rôle antitoxique. Helvet. physiol. Acta **4**, 311—313 (1946c). — **Frommel, E., J. Piquet, C.-L. Cuénod** et **M. Loutfi:** L'aurothérapie étudiée dans le cadre de „l'hypovitaminose C médicamenteuse". Helvet. physiol. Acta **4**, 105—106 (1946a). — La strychnine étudiée dans le cadre de „l'hypovitaminose C médicamenteuse". Helvet. physiol. Acta **4**, 107—108 (1946b). — Narcose générale et hypovitaminose C. L'éther et le chloroforme étudiés dans le cadre de „l'hypovitaminose C médicamenteuse". Helvet. physiol. Acta **4**, 109—112 (1946c). — **Fronius, S., u. H. Poll:** Über die Einwirkung von Insulin auf die Ausschüttung von Adrenalin. Naturwiss. **19** (1931). — **Frost, J. W., R. L. Dryer** and **K. G. Kohlstaedt:** J. Labor. a. Clin. Med. **38**, 523 (1951). — **Frugoni, C.:** Études sur la glande carotidienne de Luschka. Arch. ital. Biol. **59**, 208—212 (1913). — **Fry, E. G.:** The effect of adrenalectomy and thyroidectomy on ketonuria and liver fat content of the albino *rat* following injection of anterior pituitary extract. Endocrinology **21**, 283—291 (1937). — **Fuchs, B.:** Z. Anat. u. Entw.gesch. **72**, 383—389 (1924). — **Fuchs, R. F.:** Zur Physiologie der Pigmentzellen. Sitzgsber. physik.-med. Soz. Erlangen **41** (1909). — **Fuerst, Robert, Alton J. Landua** and **Jorge Awapara:** The presence in animal organs and human blood of a peptide detected by paper chromatography. Science (Lancaster, Pa.) 111, 635 (1950). — **Fürth, v.**: Z. physiol. Chem. **24**, 105, 142 (1897); **26**, 15 (1898); **29**, 105 (1900). — **Fugo, N. W.**: Effects of hypophysectomy in the *chick* embryo. J. of Exper. Zool. **85**, 271—297 (1940). — **Fuhrmann**: Anat. Anz. **24** (1904). — **Fuhrmann, K., H. Fedtke** u. **E. Wöhlisch**: Die Einwirkung der Verfütterung laktierender Rindermamma auf die Genitalorgane und Nebennieren der weißen *Maus*. Arch. Gynäk. **181**, 153—167 (1952). — **Fujii**: Epinephrin content of *dog* suprarenals after ether anesthesia. Tohoku J. of Exper. Med. **5**, 566 (1925). — **Fukuoka, Fumiko**, and **Waro Nakahara**: Toxohormone and thymus involution in tumor bearing animals. A fourth study on toxohormone, a characteristic toxic substance produced by cancer tissue. Gann (jap.) **43**, 55—62 (1952). — **Fulk, M. E.**, and **J. J. R. Macleod**: Evidence that the active principle of the retroperitoneal chromophil tissue has the same physiological action as the active principle of the suprarenal gland. Amer. J. Physiol. **40**, 21—29 (1916). — **Fumagalli, Z.**: La vascolarizzazione dell'ipofisi *umano*. Z. Anat. u. Entw.gesch. **111**, 266—306 (1941). — **Furuya, K.**: Die Abhängigkeit der Phagocytose von inneren Sekreten, eine neue Methode zur Untersuchung der inneren Sekretion. Biochem. Z. **147**, 410 (1924). — **Fusari, Romeo**: Contributo allo studio delle terminazioni nervose delle sviluppo della capsula surrenale. Sicilia med. **2**, 768—775 (1890). — Sulla terminazione delle fibre nervose nelle capsule surrenali dei *mammiferi*. Atti R. Accad. Soc. Torino **26**, 374—388 (1891a). — De la terminaison des fibres nerveuses dans les capsules surrénales des *mammifères*. Arch. ital. Biol. **16**, 191, 262—275 (1891b). — Contribuzione allo studio dello sviluppo delle capsule surrenali e del simpatico nel *pollo* e nei *mammiferi*. Arch. Soc. med. Torino **16**, 249—301 (1892a). — Contribution à l'étude du développement des capsules surrénales et du sympathique chez le *poulet* et chez les *mammifères*. Arch. ital. Biol. **18**, 161—182 (1892b). — Sullo sviluppo delle capsule surrenali. Risposta al G. Valenti. Letta all'Accad. Sc. med. e nat. Ferrara. 25. Juni 1893a. — Sulla terminazione delle fibre nervose nelle capsule surrenali dei *mammiferi*. Atti R. Accad. med. Torino **26** (1901). — **Fustinoni, O.**, y **J. Porto**: Morfologia das las glandules adrenales del sapo *Bufo arenarum* (Hensel). Rev. Soc. argent. Biol. **14**, 315—320 (1938). — **Fyfe, A.**: A system of anatomy of the *human* body. London 1827.

Gaarenstroom, J. H., and **S. E. de Jongh**: On the importance of the adrenal glands for the survival of the *rat* following hypophysectomy. II. Proc. Kon. nederl. Akad. Wetensch. Amsterdam **51**, 73—75 (1948). — **Gaarenstroom, J. J., L. Waterman** and **L. Laqueur**: A method for standardizing the cortical hormone. Acta brev. neerland. **1**, 10—13 (1937). — **Gabe, M.**, et **J. L. Parrot**: Action de la vitamine C_2 (Vitamine P) sur la structure du cortex surrénal du *cobaye*. J. de Physiol. **40**, 185A—186A (1948). — **Gabrilove, J. L.**: J. Clin. Endocrin. **10**, 637 (1950). — **Gabrilove, J. L., M. Volterra, M. D. Jacobs** and **L. J. Soffer**: Blood **4**, 646—652 (1949). — **Gaddum, J. H.**, u. **H. H. Dale**: Gefäßerweiternde Stoffe der Gewebe. Leipzig 1936. — **Gaddum, J. H.**, and **H. Kwiatorski**: J. of Physiol. **94**, 87 (1938). — **Gaddum, J. H.**, and **H. Schild**: J. of Physiol. **80**, 9 P (1934). — **Gaebler, O. H.**: J. Exper. Med. **57**, 349 (1933). — **Gaede, Karl**, u. **Helmut Ferner**: Zur funktionellen Bedeutung des sog. „insulären Gangorgans" von Feyrter. Klin. Wschr. **1950**, 621—622. — **Gaertner, K.**: Pathologisch-anatomische Untersuchung eines nach Röntgenbestrahlung geheilten Falles von Morbus Cushing. Virchows Arch. **310**, 388—394 (1943). — **Gaetani, G. F. de**: Adrenalina et morfologia del sangue. Boll. Soc. ital. Biol. sper. **18**, 38 (1943). — **Gaetani, L. de**: Éléments chromaffines de *Sauriens*. Arch. ital. Biol. **58**, 28 (1912). — Cortical surrénale e spermatogenesi. Monit. zool. ital. **41**, Suppl. 186 (1931). — **Gaetano, O.**: Sulla vascularisazione della ghiandola suprarenali dell'*uomo*. Arch. ital. Anat. **52**, 173—214 (1936). — **Gage, H.**, and **P. Gage**: Science (Lancaster, Pa.) **28**, 494 (1908). — **Gahlen, W., N. Klüken** u. **J. Latz**: Zur Wirkung homologer und heterologer Keimdrüsenhormone auf die Adrenalin-Leukocytose. Klin. Wschr. **1952**, 633—635. — **Gaifani, Paolo**: Note di endocrinologia fetale. Soc. Ital. Ostetr. Ginecol. Napoli 23. Congr. 1924, S. 3—11. — **Gaillard, L.**: Bull. Soc. Méd. Hôp. Paris **37**, 272 (1914). — **Galeotti e Villa Santa**: Sugli innesti di cellule embrionali, tra tessuti ontogeneticamente affini. Roux' Arch. **13** (1902). — **Galesco et Bratiano**: C. r. Soc. Biol. Paris **99**, 1460 (1928). — **Galesco, Bratiano et Salomon**: C. r. Assoc. Anat. (24. Réun.) **1929**, 241. — **Gallagher, T. F.**, and **F. C. Koch**: The quantitative assay for the testicular hormone by the comb-growth reaction. J. of Pharmacol. **55**, 97—117 (1935). — **Gallagher, T. F., D. H. Peterson, R. I. Dorfman, A. T. Kenyon** and **F. C. Koch**: The daily urinary excretion of estrogenic and androgenic substances by normal *men* and *women*. J. Clin. Invest. **16**, 695 (1937). — **Gallais, A.**: Thèse de Paris 1912. — **Gallardo, J. B. S.**: Progestational action of desoxycorticosterone. Rev. Soc. argent. Biol. **15**, 523—526 (1939). — **Galli, T.**, e **F. Sabatelli**: Pathologica **32**, 113—118 (1940). — **Galli Mainini, C., E. B. del Castillo, J. Reforzo Membrives** y **M. A. Gambin**: Medicina (Buenos Aires) **4**, 391—411 (1944). — **Galloni, L.**: Thèse de Lyon 1937. — **Galloway, C. E., D. Sutton** and **J. Ashworth**: An acute crisis of suprarenal insufficiency complicating pregnancy. Amer. J. Obstetr. **40**, 148—149 (1940). — **Galvao, P. E.**, et **D. M. Cardoso**: Vitamine C et surrénales. C. r. Soc. Biol. Paris

115, 350—352 (1934). — **Gambaro, P.:** L'azione del digiuno prolungato su alcuni organi ghiandolari dell'*anguilla*. 2. La tiroide, corpuscoli di Stannius, rene. Arch. ital. Anat. **49**, 327—372 (1943). — **Ganfini, Carlo:** Alcune particolarità morfologiche e topografiche, delle glandulae suprarenales dell'*uomo*. Arch. ital. Anat. **4**, 63—80 (1905). — **Gans, H. M.,** and **H. M. Miley:** Ergographic studies on adrenalectomized animals. Amer. J. Physiol. **82**, 1—6 (1927). — **Gantenbrin, O.:** Z. Biol. **100**, 8—14 (1940). — **Garafolini, Livia:** Lo sviluppo del sistema cromaffine e la comparsa della cromoreazione nel *triton cristatus*. Atti R. Accad. Lincei **33**, 193—196 (1924). — Modificazioni citologiche nello sviluppo dell'abbozzo interrenale. Boll. Soc. Biol. sper. **1**, 219—221 (1926). — **Garciá Solá, D. Eduardo:** Tratado elemental de histologia e histoquimia normales. Barcelona 1889. — **Gardner, Lytt I.** u. Mitarb.: Biopsy and steroid-excretion studies in congenital adrenal cortical hyperplasia. Cancer Res. **10**, 218—219 (1950). — **Gardner, William U.:** Growth of the mammary glands in hypophysectomized *mice*. Proc. Soc. Exper. Biol. a. Med. **45**, 835—837 (1940). — Experiments on mammary growth in hypophysectomized and intact male *mice*. Anat. Rec. **79**, Suppl., 23—24 (1941a). — Cancer Res. **1**, 632 (1941b). — The effect of estrogen on the incidence of mammary and pituitary tumors in hybrid *mice*. Cancer Res. **1**, 345—358 (1941c). — Endocrinology **31**, 124 (1942). — **Gardner, William U.,** and **A. White:** Mammary growth in hypophysectomized male *mice*. Amer. Assoc. Anat. Anat. Rec. **82**, 414 (1942). — **Garland, H. G., A. P. Deck** and **C. U. M. Whitty:** Lancet **245**, 566 (1943). — **Garm, O.,** and **P. Meschaks:** Investigations on the urinary androgen excretion in endocrinely normal non-pregnant *cows* and in *cows* with adrenal virilism. Nordisk. Veter. Med. **1**, 967—974 (1949). — **Garnier, M.,** et **E. Schulmann:** J. Physiol. et Path. gén. **21**, 92—102 (1923). — **Garrett, Frederic D.:** Development of the cervical vesicles in *man*. Anat. Rec. **100**, 101—113 (1948). — **Gasche, P.:** Verh. schweiz. naturforsch. Ges. **1942**, 158. — Helvet. physiol. Acta **2**, 607 (1944). — Einwirkung von Desoxycorticosteronacetat (Percorten) auf Larven von *Xenopus laevis* in den verschiedenen Metamorphosestadien. Helvet. physiol. Acta **3**, C 10—C 11 (1945). — **Gasche, P.,** and **W. Schuler:** Zur Wirkung von Pregnenolon [Δ^5 Pregnen-ol(3β)-on(20)] und Testosteronpropionat (Perandren) auf *Ratten*organe. Verh. Schweiz. Ver. Physiol. 28. Tagg. Helvet. physiol. Acta **4**, C 11—C 12 (1946). — **Gasic, G.:** Proc. Soc. Exper. Biol. a. Med. **66**, 579—582 (1947). — **Gaskell, J. F.:** The distribution and physiological action of the suprarenal medullary tissue in *Petromyzon fluviatilis*. J. of Physiol. **44**, 59—67 (1912). — The chromaffine systeme of *annelids* and the relation of this system to the contractile system in the *leech, Hirudo medicinalis*. Phil. Trans. Roy. Soc. B **205**, 153—211 (1914). — Adrenalin in *annelids*. J. Gen. Physiol. **2**, 73—85 (1919). — **Gastaldi, A.:** Su alcuno modificazioni osservate nelle cellule nervoso dopo trattamento con ormoni sessuali feminili. Boll. Soc. ital. Biol. sper. **26**, 789—791 (1950). — **Gatenby, J. Bronte,** and **E. V. Cowdry** (später and **H. W. Beams**): Lee's Microtomist's Vademecum. London u. Philadelphia 1928 (1950). — **Gatz, Arthur J.:** The gross and histological effects of adrenalectomy upon the spleen and thymus of the albino *rat*. Amer. Assoc. Anat. Chicago. Anat. Rec. **79**, Suppl. 24 (1941). — Pituitary studies on riboflavin deficient *rats*. Amer. Assoc. Anat. Wisconsin. Anat. Rec. **100**, 664 (1948). — **Gatz, Arthur J.,** and **Roy Kendall:** The effect of the adrenalectomy upon the histology of the anterior lobe of the *rat* hypophysis. Anat. Rec. **78**, Abstr. 89—90 (1940/41). — **Gaudino, N. Mario:** Rev. Soc. argent. Biol. **20**, 470—486, 529—545 (1944). — **Gaudino, N. Mario,** and **Marvin F. Lewitt:** Action of DOCA and adrenal cortical extract on body water and kidney function. Federat. Proc. **8**, 54 (1949). — **Gaunt, Robert:** Adrenalectomy in the *rat*. Amer. J. Physiol. **103**, 494—510 (1933). — Effect of pregneninolone and propylene glycol on adrenalectomized animals. Anat. Rec. **78**, 151—152 (1940/41). — Proc. Soc. Exper. Biol. a. Med. **54**, 19 (1943). — Trans. New York Acad. Sci., Ser. II **6**, 179 (1944a). — Water diuresis and water intoxication in relation to the adrenal cortex. Endocrinology **34**, 400—417 (1944b). — Animal experiments relating to water diuresis tests for adrenal insufficiency. J. Clin. Endocrin. **6**, 595—606 (1946). — **Gaunt, Robert, James H. Birnie** and **W. J. Eversole:** Adrenal cortex and water metabolism. Physiologic. Rev. **29**, 281—310 (1949). — **Gaunt, Robert, M. Cordson** and **M. Liling:** Water intoxication in relation to thyroid and adrenal function. Endocrinology **35**, 105—111 (1944). — **Gaunt, Robert, Gerald Dolin** and **Samuel Joseph:** Steroid hormones in experimental diabetes mellitus of *ferrets*. Anat. Rec. **78**, Abstr. 151 (1940/41). — **Gaunt, Robert,** and **W. J. Eversole:** Notes on the history of the adrenal cortical problem. Ann. New York Acad. Sci. **50**, 511—521 (1949). — **Gaunt, Robert, W. J. Eversole** and **E. C. Kendall:** Influence of some steroid hormones on lactation in adrenalectomized *rats*. Endocrinology **31**, 84—88 (1942). — **Gaunt, Robert,** and **Gaunt:** Proc. Soc. Exper. Biol. a. Med. **31**, 480 (1934). — **Gaunt, Robert, J. H. Gaunt** and **C. E. Tobin:** Proc. Soc. Exper. Biol. a. Med. **32**, 888 (1935). — **Gaunt, Robert,** and **H. W. Hays:** Role of progesterone and other hormones in survival of pseudopregnant adrenalectomized *ferrets*. Amer. J. Physiol. **124**, 767—773 (1938). — **Gaunt, Robert,** and **E. C. Kendall:** Adrenal steroids in the maintenance of lactation. Anat. Rec. **81**, Suppl., 99 (1941). — **Gaunt, Robert, M. Liling** and **M. Cordson:** Endocrinology **37**, 136 (1945). — **Gaunt, Robert, M. Liling** and **C. Muskett:**

Disturbances of water metabolism in vitamin deficiencies and effects of adrenal cortical hormones. Endocrinology **38**, 127—132 (1946). — **Gaunt, Robert, W. O. Nelson** and **E. Loomis:** Cortical hormon-like action of progesterone and non-effect of sex hormones on „water-intoxication". Proc. Soc. Exper. Biol. a. Med. **39**, 319—322 (1938). — **Gaunt, Robert,** and **W. M. Parkins:** The alleged interrelationship of the adrenal cortical hormone and the gonads. Amer. J. Physiol. **103**, 511—516 (1933). — **Gaunt, Robert, H. E. Potts** and **E. Loomis:** Endocrinology **23**, 216 (1938). — **Gaunt, Robert, J. W. Remington** and **M. Schweizer:** Some effects of intraperitoneal glucose injections and the excess water in normal, adrenalectomized and hypophysectomized *rats*. Amer. J. Physiol. **120**, 532—543 (1937). — **Gaunt, Robert,** and **C. E. Tobin:** Lactation in adrenalectomized *rats*. Amer. J. Physiol. **115**, 588—598 (1936). — **Gaunt, Robert, C. E. Tobin** and **J. H. Gaunt:** The survival of salt-treated adrenalectomized *rats*. Amer. J. Physiol. **111**, 321—329 (1935). — **Gaunt, W. E.,** and **G. P. Wright:** Comparison of distribution between various organs of arsenicated serum proteins and of colloidal thorium dioxide (thorotrast) following their intravenous injection. J. Inf. Dis. **67**, 217—221 (1940). — **Gaupp, Ernst, A. Ecker** u. **R. Widersheim:** Anatomie des *Frosches*, 2. Aufl. Braunschweig 1899. — **Gautier, Cl.:** C. r. Soc. Biol. Paris **67** (1909). — **Gedigk, Peter:** Histochemische Darstellung von Kohlenhydraten. Klin. Wschr. **1952**, 1057—1065. — **Gegenbaur, Carl:** Grundriß der vergleichenden Anatomie. Leipzig 1874. — Lehrbuch der Anatomie des *Menschen*. Leipzig 1883 (ff.). — **Gehry, Leonie:** Die Wirkung von wasserlöslichen Vitaminen auf Fibrocyten der Gewebekultur, untersucht an Vitalfärbungsversuchen mit Neutralrot und Toluidinblau. Z. Zellforsch. **33**, 86—108 (1943). — **Gehuchten, A. van:** Contribution à l'étude du mécanisme de l'excrétion cellulaire. Cellule **9**, 95—116 (1893). — **Geiger, E.:** Klin. Wschr. **1933 II**, 1313. — **Geiger, Irmgard:** Der Einfluß erhöhter Temperatur auf die X-Zone der *Mäuse*-Nebenniere. Roux' Arch. **143**, 593—614 (1949). — **Gellhorn, E.:** Methoden zum Nachweis des Adrenalins. In Handbuch der biologischen Arbeitsmethoden, Abt. 5, Teil 3 B, Heft 3, Liefg 195, S. 269—284. 1926. — Autonomic regulations. New York 1943. — **Gellhorn, E.,** and **H. M. Ballin:** Amer. J. Physiol. **146**, 559 (1946). — **Gellhorn, E.,** and **S. Frank:** Sensitivity of the lymphopenic reaction to adrenalin. Proc. Soc. Exper. Biol. a. Med. **69**, 426—429 (1948). — Lymphopenia and the secretion of adrenalin. Proc. Soc. Exper. Biol. a. Med. **71**, 112—115 (1949). — **Gellhorn, E.,** and **Helen Safford:** Influence of repeated anoxia, electroshock and insulin hypoglycemia on reactivity of sympathetico-adrenal system. Proc. Soc. Exper. Biol. a. med. **68**. 77—79 (1948). — **Gemzell, Carl A.:** Acta endocrinol. (København) Suppl. 1, 1—75 (1948). — **Gemzell, C. A., D. C. van Dyke, C. A. Tobias** and **H. M. Evans:** Increase in the formation and secretion of ACTH following adrenalectomy. Endocrinology **49**, 325—336 (1951). — **Gemzell, Carl A.,** and **Leo T. Samuels:** The effect of hypophysectomy, adrenalectomy and of ACTH administration on the phosphorus metabolism of *rats*. Endocrinology **47**, 48—59 (1950). — **Gendre, E. Q. le:** Développement et structure du système glandulaire. Thèse de concours pour l'agrégation. Paris 1856. — **Genetis, V. E.,** and **I. P. Bronstein:** J. Amer. Med. Assoc. **119**, 704 (1942). — **Gennes, L. de, H. Bricaire, B. Fossey** et **G. Deltour:** Bull. Soc. méd. Hôp. Paris **66**, 887 (1950). — **Gennes, L. de, H. Bricaire, Gerbaux, Mathieu de Fossey:** Presse méd. **48**, 541 (1947). — **Geoffroy St. Hilaire, J.:** Histoire des anomalies de l'organisation. Paris 1832/36. — **Gerard:** Anat. Rec. **25**, 6 (1923). — **Gérard:** Manuel d'anatomie *humaine*. Paris 1912. — **Gérard, Georges:** Sur la situation topographique des capsules surrénales chez l'*homme*. C. r. Assoc. Anat. Montpellier **1902**, 179—183. Anomalies vasculaires par arrêts de développement. I. Persistance du segment sous-rénal de la veine cardinale gauche. II. Persistance de la racine descendante du dernier arc aortique droit. Bibliogr. anat. **15**, 85—103 (1906). — Sur la vascularisation de la graisse interrénosurrénale chez l'*homme*. C. r. Soc. Biol. Paris **73**, 517 (1912a). — Sur la morphologie des veines extrinsèques des capsules surrénales de l'*homme*. C. r. Soc. Biol. Paris **73**, 386 (1912b).— Sur la morphologie des capsules surrénales chez l'*homme*. C. r. Soc. Biol. Paris **73**, 695 (1912c). Sur un cas de solidarité artérielle entre le rein et la surrénale gauches chez l'*homme*. Bibliogr. anat. **23**, 301—303 (1913a). — Sur un cas de solidarité artérielle entre le rein et la surrénale gauche chez *l'homme*. C. r. Soc. Biol. Paris **74**, 875 (1913b). — Contribution à l'étude morphologique des artères des capsules surrénales chez l'*homme*. J. Anat. et Physiol. **49**, 269—303 (1913c). — **Gérard, Georges,** et **M. Gérard:** Recherches sur la forme et la situation des capsules surrénales de l'*homme*. Bull. mém. Soc. anat. Paris **86**, 213—243 (1911). — **Gerard, J.:** J. Ind. Eng. Chem. **15**, 1082—1085 (1925). — **Gerard, Pol:** Sur la réaction plasmale. Bull. Histol. appl. **12**, 274—278 (1935a). — Sur l'emploi du Noir Sudan B pour reconnaitre les inclusions de vaseline lipide. Bull. Histol. appl. **12**, 92 (1935b). — Sur la cortico-surrénale du *Protoptère (Protopterus Doloi Blgr.)*. Archives de Biol. **62**, 371—377 (1951). — **Gerard, Pol, R. Cordier** et **L. Lison:** Sur la nature de la réaction chromaffine. Bull. Histol. appl. **7**, 133—139 (1930a). — Sur la nature de la réaction chromaffine. C. r. Soc. Biol. Paris **105**, 876 (1930b). — **Gereb, Paul:** Über den Einfluß der weiblichen Geschlechtshormone auf die juvenilen männlichen Keimdrüsen. Z. Geburtsh. **99** (1931). — **Gerhardt:** Das *Kaninchen*. Leipzig 1909. — **Gerhardt, D.:** Über die Wirkungsweise der blutdrucksteigernden Substanz der Nebennieren.

Arch. exper. Path. u. Pharmakol. 49. — **Gerlach, Joseph v.**: Handbuch der Gewebelehre des *menschlichen* Körpers. Mainz 1848/49 ff. — Handbuch der speziellen Anatomie des *Menschen* in topographischer Behandlung. München u. Leipzig 1891. — **Gerlei, F.**: Endokrinol. 19, 387—400 (1938). — **Germuth, F. G.**, and **B. Ottinger**: Proc. Soc. Exper. Biol. a. Med. 74, 815 (1950). — **Germuth, F. G., G. A. Nedzel, B. Ottinger** and **J. Oyama**: Proc. Soc. Exper. Biol. a. Med. 76, 177 (1951). — **Gerota, D.**: Beiträge zur Kenntnis des Befestigungsapparates der Niere. Arch. Anat. u. Entw.gesch. 1895, 265—285. — **Gersh, J.**: The Altmann technique for fixation by drying while freezing. Anat. Rec. 53, 309—337 (1932). — **Gersh, I.**: Relation of histological structure to the active substances extracted from the posterior lobe of the hypophysis. A. Res. Nerv. a. Ment. Dis. Proc. 17, 433—436 (1938). — Res. Publ. Assoc. Nerv. a. Mental Dis. 18, 436 (1939a). — The structure and function of the parenchymatous glandular cells in the neurohypophysis of the *rat*. Amer. J. Anat. 64, 407—443 (1939). — Polysaccharide complex in individual follicles of the thyroid gland of the *rat*. Federat. Proc. 6, 392 (1947). — A protein component of the Golgi apparatus. Arch. of Path. 47, 99—109 (1949). — **Gersh, I.**, and **G. W. Catchpole**: The organization of ground substance and basement membranes and its significance in tissue injury, disease and growth. Amer. J. Anat. 85, 457—478 (1949). — **Gersh, I.**, and **A. Grollman**: The relation of the adrenal cortex to the male reproductive system. Amer. J. Physiol. 126, 368—374 (1939a). — The nature of the X-zone of the adrenal gland of the *mouse*. Anat. Rec. 75, 131—153 (1939b). — Kidney function in adrenal cortical insufficiency. Amer. J. Physiol. 125, 66—74 (1939c). — The vascular pattern of the adrenal gland of the *mouse* and *rat* and its physiological response to changes in glandular activity. Carnegie Instn. Washington Publ. 29, No. 183, 111—125 (1941). — **Gershberg, H., E. G. Fry, J. R. Brobeck** and **C. N. H. Long**: The role of epinephrine in the secretion of the adrenal cortex. Yale J. Biol. a. Med. 23, 32—51 (1950). — **Gershberg, H.**, and **C. N. H. Long**: The activation of the adrenal cortex by insulin hypoglycemia. J. Clin. Endocrin. 8, 587—588 (1948). — **Geschwind, Irving, Choh Hao Li** and **Herbert M. Evans**: The partition of liver nucleic acids after hypophysectomy and growth hormone traetment. Arch. of Biochem. 28, 73—76 (1950). — **Geyer, G.**, u. **E. Keibl**: Zur Frage des Einflusses des Desoxycorticosteron auf die Permeabilität der Capillaren. Klin. Wschr. 1952, 1103—1104. — **Ghosh, B. N.**: J. Indian Chem. Soc. 16, 241—246, 657—662 (1939). — **Ghosh, B. N., John B. Richards, Marshal Merkin, Thomas W. Burns, Douglas M. Brown, George Sayers** and **Emil L. Smith**: Effect of pH and ionic strength on biological activity of adrenocorticotrophic hormone (ACTH). Federat. Proc. 9, 176 (1950). — **Giacomini, Ercole**: Sopra la fine struttura delle capsule surrenali degli *anfibi*. Communicazioni scient. R. Accad. Fisiocritici Siena (= Processi verb. R. Accad.) 30. 6. 1897. Siena 1898a. — Sulla terminazioni nervose nelle capsule surrenali degli *uccelli*. Estr. Processi verb. R. Accad. Fisiocr. Siena. 24. 11. 1897. Siena 1898b. — Brevi osservazioni intorno alla minuta struttura del corpo interrenale e dei corpi soprarenali dei *Selaci*. Estr. Etti R. Accad. Fisiocr., Ser. IV 10 (1898c). — Arch. ital. Biol. 29, 482—483 (1898d). — Sopra la fine struttura delle capsule surrenali degli *Anfibi* e sopra i nidi cellulari del simpatico di questi *vertebrati*. Contributo alla morfologia del sistema delle capsule surrenali. Siena 1902a (nicht zu erreichen gewesen!). — Contributo alla conoscenza delle capsule surrenali nei *Ciclostomi*. Sulle capsule surrenali dei *Petromizonti*. Monit. zool. ital. 13, 143—162 (1902b). — Sulla esistenza della sostanza midollare nelle capsule surrenali dei *Teleostei*. Monit. zool. ital. 13, 183—189 (1902c). — Sopra la fine struttura delle capsule surrenali degli *Anfibi*. Gabinetto Zool. Anat. comp. Lib. Univ. Perugia. Siena 1902d (nicht zu erreichen gewesen). — Contributo alla conoscenza delle capsule surrenali dei *Ciclostomi*. Sulle capsule dei *Murenoidi*. Rend. R. Accad. Sci. Ist. Bologna, N. s. 8, 135—140. Bull. Sci. med. 75, Fasc. 7, 317—320 (1904a). — Contributo alla conoscenza delle capsule surrenali dei *Ganoidi* e particolaremente sulla esistenza della lori sostanza midollare. Monit. zool. ital. 15, 19 (1904b). — Rend. Sess. R. Accad. Sci. Ist. Bologna 9, 183 (1904/05). — Contributo alla conoscenza del sistema delle capsule surrenali dei *Teleostei*. Sulla sostanza midollare (organi soprarenali o tessuto cromaffine) dei *Amiurus catus*. Rend. R. Accad. Sci. Ist. Bologna Anno Accad. 1904/05. Pep. Adr. 1—9. 1905. — Rend. Accad. naz. Lincei, Cl. mat. e nat. 15 (1906). — Rend. Sess. R. Accad. Sci. Ist. Bologna 12 (1908). — Il sistema interrenale e il sistema cromaffine (sistema feocromo) in altre specie di *Murenoidi*. Rend. R. Accad. Sci. Ist. Bologna, Cl. Sci. fis., N. s. 13, 87—98 (1908/1909). — Mem. R. Accad. Sci. Ist. Bologna 6, 6 (1909a). — Monit. zool. ital. 20 (1909b). — Arch. ital. Anat. 8 (1909c). — Il sistema interrenale e il sistema cromaffine (sistema feocromo) in alcune specie di *Teleostei* con rene cefalico (pronephros) persistente. Caratteri differenziali fra interrenale anteriore e corpusculi di Stannius. Cenno sullo sviluppo di questi organi nei *Salmonidi*. Rend. R. Accad. Sci. Ist. Bologna, Cl. Sci. fis., N. s. 14, 86—103 (1909/10). — R. Accad. Bologna, S. 6, 7, 373 (1910). — Mem. R. Accad. Sci. Ist. Bologna, Ser. VI 8, 367 (1910/11a). — Rend. Sess. R. Accad. Sci. Ist. Bologna 15 (1910/11b). — Rend. R. Accad. Ist. Bologna 15 (1911). — Anatomia microscopica e sviluppo del sistema interrenale e del sistema cromaffine (sistema feocromo) dei *Salmonidi*. Parte II. Sviluppo del sistema interrenale. Mem. R. Accad. Sci. Ist. Bologna, Cl. Sci. fis., Ser. VI **9** (1911/12). — Anatomia microscopica e sviluppo del sistema interrenale nei *Lofobranchi*. Rend. R. Accad. Sci. Ist. Bologna, Cl. Sci. fis., N. s. **24**, 129—131 (1919/20). — Sul sistema interrenale e sul sistema cromaffine di alcuni *Teleostei* abissali *(Argyropelecus* e *Scopelus)*. Rend. Sess. Accad. Sci. Ist. Bologna, Cl. Sci. fis., N. s. **25**, 130—135 (1921/22a). - Sull'anatomia microscopica e sullo sviluppo delle capsule surrenali dei *Lofobranchi*. Arch. ital. Anat. **18**, 548—565 (1921/22b). — Le capsule surrenali dei *teleostei*. Rend. Unione Zool. Ital. Bologna 1926. — Monit. zool. ital. **39**, 48—49 (1928). — **Gibian, H.:** Chemie, biologische Bedeutung und klinische Anwendung der Hyaluronidase. Angew. Chem. **63**, 105—117 (1951). — **Giedosz, B.:** Influence de la vitamine E sur l'aspect histologique des glandes endocrines. C. r. Soc. Biol. Paris **129**, 342 (1938). — **Giercke, Edgar v.:** Über Knochenmarksgewebe in der Nebenniere. Festschrift für Arnold. Beitr. path. Anat. **7**, Suppl. (1905). — Drüsen mit innerer Sekretion. In Aschoffs Pathologischer Anatomie. 1919ff. — Über Interrenalismus und interrenale Intoxikation. Verh. dtsch. path. Ges. (Wiesbaden, 23. Tagg) **1928**, 449—456. — **Giersberg, H.:** Fortschr. Zool., N. F. **4** (1939). — **Gieseking, Rotraut,** u. **Norbert Schümmelfeder:** Die cyclischen Veränderungen der Vaginalschleimhaut beim *Goldhamster*. Klin. Wschr. **1950**, 552 bis 553. — **Giffen, Horace K.:** Myelolipoma of the adrenals. Report of seven cases. Amer. J. Path. **23**, 613—619 (1947). — **Gilbert, C.,** and **J. Gillmann:** An assessment of the effect of desoxycorticosterone acetate on the perineal swelling and menstrual cycle of normal adult *baboons*. S. Afric. J. Med. Sci. **9**, 89—98 (1944). — **Gilder, H.,** and **C. L. Hoagland:** Proc. Soc. Exper. Biol. a. Med. **61**, 62 (1949). — **Gilibert:** Adv. med. pract. lucubratio anat. de foetu acephalo (o. J.). — **Gillman, Joseph:** The development of the gonade in *man*, with a consideration of the role of fetal endocrines and the histogenesis of ovarian tumors. Contrib. to Embryol. **32**, 81—131 (1948). — **Gilman, H.:** Organic chemistry. New York 1943. — **Gilson, Saul B.:** Studies on adaptation to cold air in the *rat*. Amer. J. Physiol. **161**, 87—91 (1950). — **Giragossintz, G.,** and **E. S. Sundstroem:** Cortico-adrenal insufficiency in *rats* under reduced pressure. Proc. Soc. Exper. Biol. a. Med. **36**, 432—434 (1937). — **Giroud, A.:** Les substances à fonction sulhydrile du protoplasma. Protoplasma (Berl.) **12**, 23—41 (1931). — Reparition de la vitamine C dans l'organisme. Erg. Vitaminforsch. **1**, 68—113 (1938a). — L'acide ascorbique dans la cellule et les tissues. Protoplasma-Monogr. **16** (1938b). — L'acide ascorbique dans les cellules et les tissus et ses relations avec leur physiologie. Arch. exper. Zellforsch. **22**, 644 (1938c). — Presse méd. **48**, 841 (1940). — **Giroud, A.,** et **H. Bulliard:** Substances à fonction sulfhydrile de l'épiderme. Bull. Assoc. Anat. **1929**, Nr 18, 248—250. — **Giroud, A.,** et **P. Desclaux:** Bull. Histol. appl. 1947a, 73—80. — Soc. d'Endocrinol. **8**, 276 (1947b). — **Giroud, A., P. Desclaux, M. Martinet** et **J. Piatt:** Sur l'action androgène de la désoxycorticostérone. Ann. d'Endocrin. **5**, 191 (1944). — **Giroud, A.,** et **E. Géro:** Teneur des tissus en acide ascorbique et hypothèse de divers formes de cette substance. C. r. Soc. Biol. Paris **131**, 494 (1939). — **Giroud, A.,** et **Ch. Ph. Leblond:** Localisation histochimique de la vitamine C dans le cortex surrénal. C. r. Soc. Biol. Paris **115**, 705—706 (1934a). — Recherches histochimiques sur l'acide ascorbique ou vitamine C. Bull. Histol. appl. **11**, 365—374 (1934b). — Étude histochimique de la vitamine C dans la glande surrénale. Arch. Anat. microsc. **30**, 105—129 (1934c). — Localisation de la vitamine C dans l'organisme. J. Sci. méd. **1934**d. — Cytologie de la vitamine C. J. Sci. méd. **1934**e. — Détection histochimique de l'acide ascorbique ou vitamine C. Bull. Histol. appl. **11**, 375—378 (1934). — C. r. Soc. Biol. Paris **115**, 841 (1934g). — Localisations électives de l'acide ascorbique ou vitamine C (Cortex surrénale, testicule, corps jaune, hypophyse). Arch. Anat. microsc. **31**, 111—142 (1935a). — L'acide ascorbique dans la cellule. Bull. Histol. appl. **12**, 49—57 (1935b). — Variation de la teneur des tissus en acide ascorbique (vitamine C). C. r. Soc. Biol. Paris **118**, 1179 (1935c). — L'acide ascorbique dans les tissus et la détection. Paris 1936a. — Valeur of the acide silver nitrate reaction as a test of ascorbic acid. Nature (Lond.) **138**, 247—248 (1936b).— Anat. Rec. **68**, 113—126 (1937). — **Giroud, A., Ch. Ph. Leblond, Demay** et **Giroux:** Les organes riches en vitamine. C. r. Assoc. Anat. Bruxelles **1934**. — **Giroud, A., Ch. Ph. Leblond** et **Galelovitch:** La vitamine C (acide ascorbique) et sa répartition dans les divers organs. C. r. Assoc. Anat. Bruxelles **1934**. — **Giroud, A., Ch. Ph. Leblond** et **Marquez:** Localisation de la vitamine C au niveau du chondriome et du réseau de Golgi. C. r. Assoc. Anat. Bruxelles **1934**. — **Giroud, A., Ph. Ch. Leblond** et **M. Rabinowicz:** Répartition de la vitamine C dans l'organisme. C. r. Soc. Biol. Paris **115**, 1088—1091 (1934). — **Giroud, A., Ch. Ph. Leblond, A. R. Ratsimamanga, Cesa, Rabinowicz** et **Hartmann:** Rapports entre la teneur des tissus en acide ascorbique. Leur morphologie et leurs fonctions (cellule ovarienne et cellule cortico-surrénale). C. r. Assoc. Anat. Milano **1936**, 170. — **Giroud, A.,** et **M. Martinet:** Modifications fonctionnelles de la médullosurrénale en rapport avec les variations de l'acide ascorbique. C. r. Soc. Biol. Paris **135**, 1344—1346 (1941). — Localisations de certaines fonctions dans le lobe antérieur de l'hypophyse. Ann. d'Endocrin. **9**, 343—349 (1948). — **Giroud, A., M. Martinet** et **M. T. Bellon:** Répartition de l'hormone corticale dans le cortex surrénale, valeur de la zone glomérulée. C. r. Soc. Biol. Paris **134**, 441—443 (1940). — **Giroud, A.** u. Mitarb.: Bull. Histol. appl. **19**, 137 (1942). — **Giroud, A.**, et **A. R. Ratsimamanga:** Arch. Hôpit. **15**, 891 (1939). — Paris méd. **1940**. — Acide ascorbique-Vitamine C. Actualités Science et Industr. 921, III, 1—212, 1942. — **Giroud, A., A. R. Ratsimamanga, Ch. Ph. Leblond, Rabino wicz** et **Drieux:** Répartition générale de l'acide ascorbique dans l'organisme et déductions. Bull. Soc. Chim. biol. **19**, 1105 (1937). — **Giroud, A.**, et **N. Santa:** Absence d'hormone cortical chez les animaux carencés en acide ascorbique. C. r. Soc. Biol. Paris **131**, 1176 (1939a). — L'acide ascorbique dans la médullo-surrénale. Ses variations supposées en fonction de son excitation. Bull. Soc. Chim. biol. **21**, 1312—1317 (1939b). — Variations sexuelles du cortex et de la médullo-surrénale. Variations ponderales et taux de l'acide ascorbique. C. r. Soc. Biol. Paris **133**, 420 (1940). — **Giroud, A., N. Santa** et **Martinet:** Ann. d'Endocrin. **1**, 517 (1940). — **Giroud, A., N. Santa, M. Martinet** et **M. T. Bellon:** C. r. Soc. Biol. Paris **134**, 100 (1940). — **Giusti, G.:** Gravidanza complicata da „Morbo di Addison". Rass. Ostetr. **23**, 465—471 (1914). — **Glaczinski:** Wien. klin. Wschr. **1895a**, Nr 14. — Przegl. lekarski 2, 3 (1895b). — **Glaesner, Leopold** Normentafel zur Entwicklungsgeschichte des gemeinen *Wassermolches (Molge vulgaris):* Normentafeln zur Entwicklungsgeschichte der Wirbel- tiere, hrsg. von Keibel, 14. Heft. Jena 1925. — **Glegg, R. E.,** and **Y. Clermont:** Staining with fuchsin sulfurous acid after periodic acid or lead tetraacetate oxidation. Amer. Assoc. Anat. Anat. Rec. **112**, 145 (1952). — **Glegg, R. E., Y. Clermont** and **C. P. Leblond:** The use of lead tetraacetate, benzidine, o-dianisidine and „a film test" in investigating the periodic-acid-Schiff technic. Stain Technol. **27**, 277—305 (1952). — **Gleissner, A.:** Über das Verhalten der argyrophilen Fasern („Gitterfasern") in der Leber des *Pferdes* beim Wachstum und Altern. Z. Anat. **107**, 416—421 (1937). — **Gley, E.:** Recherches sur la fonction de la glande thyroïde. Arch. de Physiol. **1892**, 311—326. — Conception et classification des glandes. Rev. sci. Paris **29** (1893). — Classification des glandes à sécrétion interne et des produits qu'elles sécrètent. Presse méd. **1913**, 605. — Contribution à l'étude des interrelations humorales. II. Valeur physiologique de la glande surrénale des animaux éthyroidés. Arch. internat. Physiol. **14**, 175—194 (1914a). — La théorie des sécrétions internes. Rev. Méd. **1914b**, 208. — Physiologie des surrénales. Rev. Méd. **40**, 193—221 (1923). — Les grands problèmes d'endocrinologie. Paris 1926. — **Gley, E.,** et **Ozorio de Almeida:** Quelques donnés anatomo-physiologiques sur le pancréas, les surrénales et la thyroïde de plusieurs *Rongeurs* et d'un *Marsupial* de Brésil. C. r. Soc. Biol. Paris **89**, 1138 (1923). — **Glick, D.:** Techniques of Histo- and Cytochemistry. New York 1949. — **Glick, D.,** and **G. R. Biskind:** The histochemistry of the adrenal gland. J. of Biol. Chem. **110**, 1—7 (1935a). — The quantitative distribution of lipolytic enzyms. J. of Biol. Chem. **110**, 575 (1935b). — **Glimstedt, Gösta:** Z. mikrosk.- anat. Forsch. **51**, 1—13 (1942). — **Glock, Gertrude E.:** Thiourea and the suprarenal cortex. Nature (Lond.) **156**, 508 (1945). — Antithyroid drugs and cytochrome oxidase activity. Nature (Lond.) **158**, 169 (1946a). — Methyl-thiouracil and thiouracil as antithyroid drugs. Brit. J. Pharmacol. **1**, 127—134 (1946b). — Effects of the administration of thiouracil to dogs. J. of Endocrin. **6**, 6—13 (1949). — **Glock, Gertrude E., G. A. Mogey** and **J. W. Trevan:** Pharmacology of some bis-trimethyl ammonium compounds. Nature (Lond.) **162**, 113 (1948). — **Gluzinski:** Sur la toxicité de l'extrait des capsules surrénales. Przegl. lekarski 2, 3 (1895). — **Glynn, E. E.:** The adrenal cortex, its rests and tumours; its relation to other ductless glands, and especially to sex. Quart. J. Med. **5**, 157—192 (1911). — **Glynn, E. E.,** and **Hewetson:** J. of Path. **18**, 81 (1913). — J. Obstetr. **28**, 23 (1921). — **Glynn, L. E.,** and **G. Loewi:** J. of Path. **64**, 329 (1952). — **Goddard, Roy F.:** Anatomical and physio-logical studies in young *rats* with propylthiouracil-induced dwarfism. Anat. Rec. **101**, 539—575 (1948). — **Godlowski, Z. Z.:** Brit. Med. J. **1948** I, 46. — Ann. Rheumat. Dis. **8**, 285 (1949). — Brit. Med. J. **1951** I, 854. — **Godtfredsen, E.:** Brit. J. Oph-thalm. **33**, 721—732 (1949). — **Goebel** u. **Maurer:** Untersuchungen über die Neubil-dung von Phosphorlipoiden in Leber und Niere bei Atmung unter vermindertem Sauerstoffpartialdruck und nach Nebennierenexstirpation, untersucht mit künstlichem radioaktivem P³². 56. Kongr. der Dtsch. Ges. Inn. Med. 1950. — Klin. Wschr. **1950**, 658. — **Goebel, F.,** et **St. Z. Bartosiewiecz:** Les glandes à sécrétion interne et l'équilibré acido-basique. J. Physiol. et Path. gén. **37**, 1281 (1939). — **Göldi, Klara:** Histochemische Reaktionen in der normalen Harnblasenschleimhaut. Z. mikrosk.-anat. Forsch. **58**, 256—288 (1952). — **Goelkel, A.,** u. **K. Steindl:** Ärztl. Forsch. **11**, 44 (1951). — **Gömöri:** Siehe unter Gomori. — **Görtz, S.:** Biochem. Z. **273**, 396 (1934). — **Göthlin, G.:** Die doppeltbrechenden Eigenschaften des Nervengewebes. Kungl. svenska Vetenskapsakad. Handl. **51** (1913). — **Gohar, H. A. F.:** The effect of diet, of insulin and of thyroxin upon adrenaline content of the suprarenal glands. J. of Physiol. **80**, 305—313 (1934). — **Goldberg, S. A.:** Changes in organs of thyroidectomized *sheep* and *goats.* Q. J. Exper. Physiol. **17**, 15—30 (1927). — **Goldblatt, H.:** Ann. Int. Med. **11**, 69—103 (1937). — **Golden, A.:** Federat. Proc. **7**, 271 (1948). — **Golden, A.,** and **P. K. Bondy:** Cytologic changes in *rat* adenohypophysis following administration of adrenocorticotrophin or cortison. Proc. Soc. Exper. Biol. a. Med. **79**, 252—255 (1952). —

Golden, A., and **R. R. Overman:** Federat. Proc. 7, 270 (1948). — **Goldenberg, M., V. Apgar, R. Deterling** and **K. L. Pines:** J. Amer. Med. Assoc. 140, 776 (1949). — **Goldenberg, M.,** and **H. Aranow:** Federat. Proc. 9, 276 (1950). — **Goldenberg, M., M. Faber, E. Alston** and **E. C. Chargass:** Evidence for the occurrence of nor-epinephrine in the adrenal medulla. Science (Lancaster, Pa.) 109, 534 (1949). — **Goldenberg, M., K. L. Pines, E. F. Baldwin, D. G. Greene** and **Ch. E. Roh:** The hemodynamic response of *man* to nor-epinephrine and epinephrine and its relation to the problem of hypertension. Amer. J. Med. 5, 792 (1948). — **Goldman, M. L.,** and **H. A. Schroeder:** Amer. J. Med. 5, 33—39 (1948). — **Goldmann, E. E.:** Die äußere und innere Sekretion des gesunden und kranken Organismus im Lichte der vitalen Färbung. Beitr. klin. Chir. 64, 192—265 (1909). — **Goldner, M. G.,** and **G. Gomori:** Endocrinology 35, 241 (1944). — **Goldsmith, E. D.,** and **R. F. Nigrelli** (with the techn. assist. of **Leonard Ross**): Effects of underfeeding on testosterone action in *mice*. Amer. Assoc. Anat. New Orleans. Anat. Rec. 106, 197—198 (1950). — **Goldstein, H. M.:** Cushings syndrome due to tumor of adrenal cortex. Report of case of an eleven months old *infant*, with apparent operative cure. Amer. J. Dis. Childr. 78, 260 (1949). — **Gol'dštejn, B. I., D. V. Vol'kenzon, L. G. Kondrat'eva** u. **N. D. Ul'janova:** Der Wirkungsmechanismus von Vitamin C. Biochimija 15, 173—177 (1950) Russisch. — **Goldzieher, M. A.:** Wien. klin. Wschr. 1910a, 809. — Verh. dtsch. path. Ges. 1910b. — Die Nebennieren. Wiesbaden 1911. — In discussion of a paper by L. Hirschhorn. Proc. New York Pathol. Soc. March 10, 1927. — Interrenin. Klin. Wschr. 1928, 1124—1125. — The adrenals. New York 1929. — Über die Nebennieren bei Hochdruck und Arteriosklerose. Virchows Arch. 280, 749—775 (1931). — Effects of interrenal function on fat metabolism and tissue respiration. Endocrinology 18, 179—187 (1934). — The endocrine glands. New York u. London 1939. — The adrenal glands in health and disease. Philadelphia 1944. — **Goldzieher, M. A.,** and **S. B. Barishaw:** Transplantation of adrenal tissue in Addisons disease. Endocrinology 21, 394—400 (1937). — **Goldzieher, M. A.,** and **M. B. Gordon:** The syndrome of adrenal hemorrhage in the new-born. Endocrinology 16, 165—181 (1932). — **Goldzieher, M. A.,** and **H. Koster:** Adrenal cortical hyperfunction. Amer. J. Surg. 27, 93—106 (1935). — **Goldzieher, M. A.,** and **Sherman:** Hypertrophy of muscle in suprarenal veins in hypertension. Arch. Path. a. Labor. Med. 5, 1—12 (1928). — **Golla, T. M. L.,** and **M. Reiss:** Observations on adrenocortical action. J. of Physiol. 100, 1—2 (1941). — Corticotrophic activity in pregnant *mares'* serum. J. of Endocrin. 3, 5 (1942). — **Goloube, D. M.:** Sur le développement de la glande surrénale et de ses nerfs chez le *poulet*. Ann. d'Anat. path. 13, 1055 (1936). — **Gomez, E. T.,** and **C. W. Turner:** Initiation and maintenance of lactation in hypophysectomized *guinea pigs*. Proc. Soc. Exper. Biol. a. Med. 35, 365 (1936). — **Gomez, L. P.:** The anatomy and pathology of the carotid gland. Amer. J. Med. Sci. 136, 98—110 (1908). — **Gomori, George:** Silver impregnation of reticulum in paraffin sections. Amer. J. Path. 13, 993—1002 (1937). — Microchemical demonstration of phosphatase in tissue reaction. Proc. Soc. Exper. Biol. a. Med. 42, 23—26 (1939). — Distribution of acid phosphatase in the tissues under normal and under pathologic conditions. Arch. of Path. 32, 189—199 (1941a). — The distribution of phosphatase in normal organs and tissues. J. Cellul. and Comp. Physiol. 17, 71—83 (1941b). — Observations with differential stains on *human* islets of Langerhans. Amer. J. Path. 17, 395—406 (1941c). — Histochemical reactions for lipoid aldehydes and ketones. Proc. Soc. Exper. Biol. a. Med. 51, 133—134 (1942). — Amer. J. Clin. Path. 10, 177 (1946). — Chemical character of the enterochromaffin cells. Arch. of Path. 45, 48—55 (1948a). — Distribution of lipase in the tissue under normal and under pathologic conditions. Arch. of Path. 41, 121—129. — Proc. Soc. Exper. Biol. a. Med. 68, 354 (1948b). — Histochemical demonstration of sites of phosphoamidase activity. Proc. Soc. Exper. Biol. a. Med. 69, 407—409 (1948c). — Pitfalls in histochemistry. Ann. New York Acad. Sci. 50, 968—981 (1950). — Amer. J. Clin. Path. 22, 277 (1952a). — Microscopic histochemistry. Principles and Practice. University of Chicago Press 1952b. — **Good, C. A., H. Kramer** and **M. Somogyi:** J. of Biol. Chem. 100, 485 (1933). — **Good, M. G.,** Das Problem des Rheumatismus. Einheitliche Auffassung und außerordentliche Heilerfolge mittels moderner diagnostisch-therapeutischer Methoden. Dtsch. med. Wschr. 1951, 830—834. — **Goodsell, J. E.:** Weight changes in the cortex and the medulla of the adrenal gland of the *dog* in acute vitamin-B$_1$ deficiency. Amer. J. Physiol. 134, 119 (1941a). — Changes in concentration of steroid compounds in the adrenal cortex of the *dog* in vitamin-B$_1$ deficiency as indicated by the *bitterling* test. Amer. J. Physiol. 134, 125 (1941b). — **Goodsir:** On the suprarenal bodies, thymus, and thyroid. Phil. Trans. 1846, 633. — **Goormaghtigh, N.:** Contribution à l'étude du fonctionnement de la capsule surrénale *humaine* à l'état normal et dans les états infectieux en particulier dans les gangrènes gazeuses. Arch. Méd. exper. 28, 277—321 (1918). — Organogénèse et histogénèse de la capsule surrénale et du plexus coeliaque. Archives de Biol. 31, 83—172 (1921). — La signification du corps sidérophile du cortex surrénale du *cobaye* d'après des donnés expérimentales. C. r. Assoc. Anat. Gand 1922a, 165—170. — Le cortex surrénal *humain* dans les plaies de l'abdomen et aux périodes intéressantes de la vie sexuelle. Thèse

Univ. de Gand 1922b. — Tests morphologiques de la médullo-surrénale, son rôle dans la régulation thermique. C. r. Assoc. Anat. Amsterdam **1930**, 147. — Surrénales et thermorégulation. Tests morphologiques d'activité médullo-surrénale. Archives de Biol. **41**, 109—142 (1931). — Les segments neuro-myo-artériels juxta-glomérulaires du rein. Archives de Biol. **43**, 575—591 (1932). — L'appareil neuro-myo-artériel juxta-glomérulaire du rein; ses réactions en pathologie et ses rapports avec le tube urinifère. C. r. Soc. Biol. Paris **124**, 293—296 (1937). — **Goormaghtigh, N.,** et **W. Boels:** Données préliminaires sur l'action de l'A.C.T.H. et la Cortisone sur le rein du *lapin.* Ann. d'Endocrin. **13**, 732—742 (1952a). — L'action de la Somatrophine Li sur la morphologie du rein et du myocarde. Rev. belge Path. **22**, 194—200 (1952b). — **Goormaghtigh, N.,** et **L. Elaut:** Le plan de structure de la surrénale du *cobaye* d'après des donnés expérimentales. C. r. Soc. Biol. Paris **92**, 733—735 (1925). — Surrénales et insuline (Étude morphologique). C. r. Assoc. Anat. Londres **1927**, 105—112. — Histophysiologie de la surrénale pendant l'hypertension artérielle expérimentale. C. r. Soc. Biol. Paris **101**, 501—504 (1929). — **Goormaghtigh, N.,** et **R. Pannier:** Le paraganglion épicardique de Penitschka est irrigué par du sang artériel. C. r. Soc. Biol. Paris **123**, 1261 (1936). — **Gordon, Albert S.,** and **B. Bernstein:** The adrenal gland and phagocytosis in the spleen. Federat. Proc. **5**, 34 (1946). — **Gordon, Albert S.,** and **H. A. Charipper:** Ann. New York Acad. Sci. **48**, 615 (1947). — **Gordon, Albert S., E. D. Goldsmith** and **H. A. Charipper:** Proc. Soc. Exper. Biol. a. Med. **56**, 202 (1944). — **Gordon, Albert S.,** and **Grace F. Katsh:** The relation of the adrenal cortex to the reticulo-endothelial system. Amer. Assoc. Anat. Wisconsin. Anat. Rec. **100**, 742 (1948a). — The relation of the endocrine gland system to macrophagic activity. Federat. Proc. **7**, 42 (1948b). — The relation of the adrenal cortex to the structure and phagocytic activity of the macrophagic system. Trans. New York Acad. Sci. **11**, 96 (1949a). — The relation of the adrenal cortex to the structure and phagocytic activity of the macrophagic system. Ann. New York Acad. Sci. **52**, 1—30 (1949b). — Relation of the adrenal cortex to the increased macrophagic activity induced by starvation. Federat. Proc. **8**, 58—59 (1949c). — The adrenal cortex and the response of the fixed macrophagic cell to chronic inanition. Anat. Rec. **112**, 153—175 (1952). — **Gordon, Albert S.,** and **W. Kleinberg:** Amer. J. Physiol. **118**, 757 (1937). — **Gordon, Albert S., W. Kleinberg** and **E. Ponder:** Amer. J. Physiol. **120**, 150 (1937). — **Gordon, Albert S.,** and **Herbert Megel:** Effects of adrenalectomy and hypophysectomy upon red cell fragility. Federat. Proc. **10**, 52—53 (1951). — **Gordon, Albert S.,** and **S. J. Piliero:** Federat. Proc. **9**, 49 (1950). — **Gordon, Edgar S.:** Adrenal stimulation by intravenous ACTH. J. Labor. a. Clin. Med. **36**, 827—828 (1950). — **Gordon, Gilbert L.:** The development of a refractory state to adrenocorticotrophic hormone. Endocrinology **45**, 571—580 (1949). — **Gordon, M. L.:** An immediate response of the demedullated adrenal gland to stress. Endocrinology **47**, 13—18 (1950). — **Gormsen, H.:** Über das Vorkommen von hämatopoetischem Gewebe in der *menschlichen* Nebenniere. Virchows Arch. **310**, 369—387 (1943). — **Gossmann, H. P.** Über das Vorkommen von Fettgewebe und Lipoiden in Epithelkörperchen, Schilddrüse und Nebennieren des *Menschen.* Virchows Arch. **265**, 137—159 (1927). — **Goswami, M., S. Krukerji** and **S. N. Ray:** Science a. Culture **14**, 35 (1948). — **Gottlieb:** Arch. exper. Path. u. Pharmakol. **38**, 112. — **Gottschalk:** Ein Fall von akzessorischen Nebennieren im Ligamentum suspensorium ovarii bei einer Erwachsenen. Z. Geburtsh. **38** (1898). — **Gottschau, M.:** Über die Nebennieren der *Säugethiere* speciell über die des *Menschen.* Sitzgsber. phys.-med. Ges. Würzburg **1882**, 454—462. — Structur und embryonale Entwicklung der Nebennieren bei *Säugethieren.* Arch. Anat. u. Physiol., Anat. Abt. **1883**a, 412—458. — Über die Nebennieren der *Säugethiere.* Biol. Zbl. **3**, 565—576 (1883b). — **Gough, J.** Aberrant suprarenal gland tissue in the broad ligament. Amer. J. Obstetr. **34**, 1040 (1937). — **Gough, J.,** and **S. S. Zilva:** The silver nitrate staining reaction for ascorbic acid in the adrenal, pituitary and ovary of various species of animals. Biochemic. J. **27**, 1279—1286 (1933). — **Gould, B. S.,** and **H. Schwachman:** J. of Biol. Chem. **151**, 439 (1943). — **Gourfein, D.:** Recherches physiologiques et chimiques sur une substance toxique extraite des capsules surrénales. C. r. Acad. Sci. **1895**a, 311—314. — Contribution à l'étude pathologique des capsules surrénales. Rev. méd. Suisse rom. **1895**b. — Recherches physiologiques sur la fonction des glandes surrénales. Rev. méd. Suisse rom. **16**, 113 (1896). — Le rôle de l'auto-intoxication dans le mécanisme de la mort des animaux décapsulés. C. r. Acad. Sci. **125**, 188—190 (1987). — **Gourraigne:** Mém. Acad. Sci. **1741**, 665. — **Govan, A. D. T.:** Fat staining by Sudan dyes suspensed in watery media. J. of Path. **56**, 262 (1944). — **Gowen, W. M.:** Addisons disease with diabetes mellitus. New England J. Med. **207**, 577—579 (1932). — **Goyanes, Alvarez J.:** Le système macrophagique de la glande surrénale. Sang **9** (1935). — **Grab, W.,** u. **K. Lang:** Kälteresistenz und Ernährung. 4. Einfluß des Vitamin C auf die Kälteresistenz. Klin. Wschr. **1946**, 40—41. — **Gradinescu, A. V.:** Pflügers Arch. **152**, 187 (1913). — **Graef, I., J. J. Bunim** and **A. Rottino:** Hirsutism, hypertension and obesity associated with carcinoma of the adrenal cortex: intermediate-pituitary adenoma and selective changes in the beta (basophil) cells of the pituitary. Arch. internat. Med. **57**, 1085—1103 (1936). — **Gräfe u.**

Hufeland: Encyklopädisches Wörterbuch der medicinischen Wissenschaft. 1840. — **Grafflin, Allan Lyle:** The excretion of fluorescein by the liver under normal and abnormal conditions, observed in vivo with the fluorescence microscope. Amer. J. Anat. 81, 63—116 (1947). — **Grafflin, Allan Lyle, Alexander Marble** and **Rachel M. Smith:** Note on histological estimation versus chemical analysis of liver glycogen. Anat. Rec. 81, 495—497 (1941). — **Graham, G. S.:** Toxic lesions of the adrenal gland and their repair. J. Med. Res. 34, 241—262 (1916). — **Graham, J. B.,** and **R. M. Graham:** The modification of resistance to ionizing radiation by humoral agents. Cancer (N. Y.) 3, 709—717 (1950). — **Graham, L. S.:** Celiac accessory adrenal glands. Cancer (N. Y.) 6, 149—152 (1953). — **Graham, Margaret A.,** and **Murray L. Barr:** A sex difference in the morphology of metabolic nuclei in somatic cells of the *cat.* Anat. Rec. 112, 709—723 (1952). — **Gramberius, Joh. Jac.:** Diss. de glandulis, quae praeter necessitatem in corpore *humano* statuuntur. Altorf o. J. — **Grandpré, R. de, J. L. Prado, P. Dontigny, J. Leduc** and **Hans Selye:** Influence of protein hydrolysates on the production of nephrosclerosis and hypertension by anterior-pituitary preparations. Federat. Proc. 7 (1948). — **Grandry, M.:** Mémoire sur la structure de la capsule surrénale de l'*homme* et de quelques *animaux.* J. de Anat. 4, 225—237, 389—411 (1867). — **Granirer, L. W.:** ACTH and cortical steroids in postpartum plasma. Preliminary report. N. Y. State J. Med. 51, 2767 (1951). — **Grant, R. E.:** Outlines of comparative anatomy. London 1835 (dtsch. von L. Ch. Schmidt, Leipzig 1842). — **Granzow, Joachim:** Experimenteller Beitrag zur Frage der Funktion des Interrenalsystems während der Schwangerschaft. Arch. Gynäk. 130, 376—387 (1927). — **Gratiolet:** Veine porte du rein chez les *Oiseaux.* L'institut, S. 387, 16. nov. 1853 a. — Système veineux des *Reptiles.* L'institut, 16. févr. 1853 b. — Note sur les effets, qui suivent l'ablation des capsules surrénales. C. r. Acad. Sci. 43, 468—470 (1856). — **Grattan, J. F.,** and **H. Jensen:** The effect of the pituitary adrenocorticotrophic hormone and of various adrenal cortical principles on insulin hypoglycemia and liver glycogen. J. of Biol. Chem. 135, 511—517 (1940a). — Amer. J. Physiol. 128, 270 (1940b). — **Grawitz:** Die sogenannten Lipome der Niere. Virchows Arch. 93, (1883). — Die Entstehung von Nierentumoren aus Nebennierengewebe. Arch. klin. Chir. 30, 824 (1884). — **Gray, Henry:** Anatomy, descriptive and surgical, 23. edit. by W. H. Lewis 1936. — **Grebe, Hans:** Anencephalie bei einem Paarling von eineiigen Zwillingen. Virchows Arch. 316, 116—124 (1949). — **Green, D. E.,** and **D. Richter:** Adrenaline and adrenosterone. Biochemic. J. 31, 596 (1937). — **Green, D. M.:** Mechanisms of desoxycorticosterone action. I. Relation of fluid intake to blood pressure. J. Labor. a. Clin. Med. 33, 853—859 (1948a). — Mechanisms of desoxycorticosterone action: effects of liver passage. Endocrinology 43, 325—328 (1948b). — **Green, D. M., D. H. Coleman** and **M. McCabe:** Mechanisms of desoxycorticosterone action. II. Relation of sodium chloride intake to fluid exchange, pressor effects and survival. Amer. J. Physiol. 154, 465—474 (1948). — **Green, D. M., J. N. Nelson** and **G. A. Dodds:** Federat. Proc. 8, 60—61 (1949). — **Green, D. M.** u. Mitarb.: Endocrinology 47, 281 (1950). — **Green, H. N.:** Brit. Med. J. 1950 I, 1165. — **Green, H. N.,** and **W. S. Bullough:** Mitotic activity in the shock state. Brit. J. Exper. Path. 31, 175—182 (1950). — **Green, H. N.,** and **F. N. Ghadially:** Brit. Med. J. 1951, 496. — **Green, John Davis:** Alex. Blain Hosp.-Bull. 5, 186—193 (1946). — Vessels and nerves of *amphibian* hypophyse. A study of the living circulation and of the histology of the hypophysial vessels and nerves. Anat. Rec. 99, 21—53 (1947). — Comparative anatomy of blood vessels and nerves of the hypophysis cerebri. Amer. Assoc. Anat. Wisconsin. Anat. Rec. 100, 667 (1948a). — The histology of the hypophysial stalk and median eminence in *man* with special reference to blood vessels, nerve fibers and a peculiar neurovascular zone in this region. Anat. Rec. 100, 273—295 (1948b). — **Green, John Davis,** and **G. W. Harris:** The neurovascular link between the neurohypophysis and adenohypophysis. J. of Endocrin. 5, 136 (1947). — **Green, Martin A.:** Gargoylism (lipochondrodysophy). J. of Neuropath. 7, 399—417 (1948). — **Greene, Eunice Chace:** Anatomy of the *rat.* Trans. Amer. Philos. Soc. Philadelphia, N. S. 27 (1935). — **Greene, H. J.,** and **W. A. Lapp:** Adrenal rest tumor of the ovary. Amer. J. Obstetr. 47, 63—69 (1944). — **Greene, R. R.,** and **M. W. Burrill:** Androgenic function of APL-stimulated ovaries in immature *rats.* Proc. Soc. Exper. Biol. a. Med. 42, 761—764 (1939). — Endocrinology 27, 469 (1940). — Proc. Soc. Exper. Biol. a. Med. 43, 382 (1940). — **Greene, R. R., M. W. Burrill** and **A. C. Ivy:** Progesterone is androgenic. Endocrinology 24, 351—357 (1939). — **Greene, R. R., M. W. Burrill** and **D. M. Thomson:** Further studies on the androgenicity of progesterone. Endocrinology 27, 469—472 (1940). — **Greene, R. R.,** and **A. C. Ivy:** Progesterone is androgenic. Endocrinology 24, 351—357 (1939). — **Greene, R. R., J. A. Wells** and **A. C. Ivy:** Progesterone will maintain adrenalectomized *rats.* Proc. Soc. Exper. Biol. a. Med. 40, 83—86 (1939). — **Greenspan, F. P.:** J. Amer. Chem. Soc. 68, 907 (1946). — **Greep, Roy O.,** and **Helen Wendler Deane:** Cytochemical evidence for the cessation of hormone production in the zona glomerulosa of *rat's* adrenal cortex after prolonged treatment with desoxycorticosterone acetate. Endocrinology 40, 417—425 (1947a). — Anat. Rec. 97, 100 (1947b). — Histological, cytochemical and physiological observations on the regeneration of the *rat's* adrenal gland following enucleation. Endocrinology **45**, 42—56 (1949a). — The cytology and cytochemistry of the adrenal cortex. Ann. New York Acad. Sci. **50**, 596—615 (1949b). — **Greep, Roy O., H. B. van Dyke** and **B. F. Chow:** Endocrinology **30**, 635 (1942). — **Greep, Roy O.,** and **I. Chester Jones:** Steroid control of pituitary function. Recent. Progr. in Hormone Res. **5**, 147—261 (1950a). — Steroids and pituitary hormones. In A symposium on steroid hormones. Edit. by E. S. Gordon. University of Wisconsin Press 1950b. — **Greer, M. A.:** Trophic hormones of the placenta: Failure to demonstrate thyrotrophin or adrenocorticotrophin production in the hypophysectomized pregnant *rat*. Endocrinology **45**, 178—187 (1949). — **Greer, Monte A.,** and **B. R. Brown:** Concerning the relation between pituitary adrenocorticotrophin and the circulating blood patelets. Proc. Soc. Exper. Biol. a. Med. **69**, 361—362 (1948). — **Grégoire:** Bull. Soc. Anat. Paris **1904**. — **Gregzan, D. M.:** Einfluß einer teilweisen Nebennieren-Exstirpation auf die motorische Chronaxie von Nerv und Muskel bei *Hunden*. Fiziol. Ž. SSSR. **34**, 555—563 (1948). — **Gremels, H.:** Dtsch. Z. Chir. **258**, 184 (1943). — **Greuel, Hans:** Verhalten der Eosinophilen nach Methioningaben beim Hypertoniker. Klin. Wschr. **1952**, 902—903. — **Greving, H.,** u. **K. H. Schiffer:** Dtsch. Z. Nervenheilk. **160**, 155 (1949). — **Griffith, W. H.,** and **N. J. Wade:** Choline metabolism. I. The occurrence and prevention of hemorrhagic degeneration in young *rats* on a low choline diet. J. of Biol. Chem. **131**, 567 (1939). — **Grigaut** et **Jowanowitch:** C. r. Soc. Biol. Paris **91** (1924). — **Groat, Richard A.:** The adrenal gland and appetite. Amer. Assoc. Anat. Chicago. Anat. Rec. **79**, Suppl. 89 (1941). — Adrenocortical-like tissue in the ovaries of the adrenalectomized *ground squirrel (Citellus tridecemlineatus)*. Endocrinology **32**, 488—492 (1943). — Formation and growth of adrenocortical-like tissue in the ovaries of the adrenalectomized *ground squirrel*. Anat. Rec. **89**, 33—41 (1944). — **Grollman, Arthur:** The adrenals. London and Baltimore 1936. — Cold Spring Harbor. Symp. Quant. Biol. 5—3/3 H **1937**. — Amer. J. Physiol. **122**, 460 (1938). — The role of the adrenal glands in the animal economy. Endocrinology **25**, 413 (1939a). — J. of Pharmacol. **67** (1939b). — Endocrinology **29**, 855 (1941a).— Endocrinology **29**, 862 (1941b). — Essentials of Endocrinology, 2. edit. Philadelphia, London, Montreal 1947. — **Grollman, Arthur,** and **W. M. Firor:** J. of Biol. Chem. **100**, 429 (1933).— Amer. J. Physiol. **108**, 237 (1934); **112**, 310 (1935). — **Grollman, Arthur, W. M. Firor** and **E. Grollman:** The extraction of the adrenal cortical hormone from the interrenal body of fishes. Amer. J. Physiol. **108**, 237 (1934). — **Grollman, Arthur, T. R. Harrison** and **J. R. Williams:** J. of Pharmacol. **69**, 149 (1940). — **Grollman, Arthur,** and **D. Slaughter:** In Cushings Pharmacology and Therapeutics, 13. edit. Philadelphia 1946. — **Gronchi, V.:** Sperimentale **83**, 527 (1929). — Boll. Soc. ital. Biol. sper. 8, 1596—1597 (1933). — **Gronchi, V.,** e **P. Carnielli:** Ulteriori ricerche sulle iperplasie sperimentali della corteccia surrenale. Boll. Soc. Biol. sper. 9, 1035 (1934). — **Groos, Rudolf:** Verh. dtsch. Ges. inn. Med. **57**, 47 (1951). — **Groot, J. de,** and **G. W. Harris:** Hypothalamic control of the anterior pituitary gland and blood lymphocytes. J. of Physiol. **111**, 335 (1950). — **Gros, G., J. Benoit, R. Paris** et **R. Kehl:** C. r. Soc. Biol. Paris **136**, 575—576 (1942). — **Grosglik:** Zur Morphologie der Kopfniere der *Fische*. Zool. Anz. 8, 605—611 (1885). — Zur Frage über Persistenz der Kopfniere der *Teleostier*. Zool. Anz. 9 (1886). — **Gross, F.:** Experientia (Basel) 2, 191 (1946). — Helvet. physiol. Acta 6, 426 (1948a); 6, 114 (1948b). — Schweiz. med. Wschr. **1950**, 697. — **Gross, F.,** u. **R. Meier:** Experientia (Basel) 7, 74 (1951). — **Gross, H.,** and **H. Cole:** Endocrinology **26**, 244 (1940). — **Gross, J.:** Formation and fate of thyroid hormone. Diss. McGill Univ. Montreal 1949. — **Gross, J., R. Bogoroch, N. J. Nadler** and **C. P. Leblond:** The theory and methods of the radioautographic localization of radioelements in tissues. Amer. J. Roentgenol. **65**, 420—458 (1951). — **Gross, Rudolf,** u. **Ursula Siecke:** Über die Beziehungen zwischen Blut- und Knochenmarkswirkungen des adrenocorticotropen Hormons, besonders bei den Eosinophilen. Klin. Wschr. **1952**, 456—462. — **Gross, W.:** Zur Technik der Fettfärbung. Z. wiss. Mikrosk. **47**, 64—68 (1930). — **Grossmann, Hans,** u. **Schöneberg:** Ursache und Bedeutung der Schwangerschaftspigmentationen. Z. Geburtsh. **93**, 734—744 (1928). — **Groth, K.-E.:** Ein Fall von Anencephalie mit Rachischisis bei einem 14 mm langen *menschlichen* Embryo, rekonstruktiv untersucht. Z. mikrosk.-anat. Forsch. **14**, 483—510 (1928). — **Gruber, Georg B.:** Über einige Akardier. Beitr. path. Anat. **49**, 525 (1921). — Entwicklungsstörungen der Nieren und Harnleiter. In Handbuch der speziellen Pathologie und Histologie, Bd. VI/1, S. 1—20. 1925. — Mißbildungen der Harnorgane. In Morphologie der Mißbildungen von Schwalbe-Gruber. III. Teil, 3. Abt. Jena 1927a. — Mißbildungen des Zwerchfells. In Morphologie der Mißbildungen von Schwalbe-Gruber, III. Teil, 3. Abt. Jena 1927b. — Über die Topographie hypoplastischer Nebennieren und über die Lageverschiebung der Eingeweide bei angeborenem Nabelschnurbruch. Beitr. path. Anat. **84**, 335 (1930). — Arnold Adolph Berthold 1803—1861. Münch. med. Wschr. **1950**. — **Gruber, Georg B.,** u. **H. Eymer:** Beitrag zur Kenntnis der Dicephali. Beitr. path. Anat. **127**, 240 (1927). — **Gruber, Wenzel:** Seltene Beobachtungen. IV. Tiefe Lage der rechten Niere. Virchows Arch. **32**, 111—113 (1865). — **Grubschmidt, H. A., G. C. Graham** and **E. C. Jessup:** Ann.

Int. Med. **26**, 294—304 (1947). — **Gruby:** Recherches anatomiques sur le système veineux de la *grenouille*. Ann. Sci. natur. **17**, 218 (1842). — **Grün, Ad.,** u. **W. Halden:** Analyse der Fette und Wachse. 2 Bde. Berlin 1925 u. 1929. — **Gruenwald, Peter:** Common traits in development and structure of the organs originating from the coelomic wall. J. of Morph. **70**, 353—387 (1942a). — The modes of origin of dystopic tissues, with special reference to the problem of hypernephroma. J. of Urol. **48**, 244—251 (1942b). — Embryonic and postnatal development of the adrenal cortex, particularly the zona glomerulosa and accessory nodules. Anat. Rec. **95**, 391—421 (1946). — **Gruenwald, Peter,** and **William M. Konikow:** Cell replacement and its relation to the zona glomerulosa in the adrenal cortex of *mammals*. Anat. Rec. **89**, 1—21 (1944). — **Grumbrecht, P.,** u. **A. Loeser:** Künstliche Bruststoffe. Vergleichende Untersuchungen über die Wirkung von 4,4'-dioxy-α . β-diäthylstilben, Oestron und Oestradiol. Arch. exper. Path. u. Pharmakol. **193**, 34—47 (1946). — **Grundland, I.,** et **H. Bulliard:** Le comportement du complexe lipoproteique surrénale dans la réaction du cancer. Comparoison des résultats d'examens histologiques et dosages des graisses de la surrénale. C. r. Soc. Biol. Paris **128**, 302—304 (1938). — **Grunebaum, Henry,** and **Mark D. Altschule:** Sodium concentration of thermal sweat in treated and untreated patients with mental disease. Arch. of Neur. **63**, 444—452 (1950). — **Grynfeltt, Ed.:** Vascularisation des corps surrénaux chez les *Scyllium*. C. r. Acad. Sci. **134**, 362—364 (1902a). — Structure des corps suprarénaux des *Plagiostomes*. C. r. Acad. Sci. **135**, 373—374 (1902b). — Sur le corps interrénal des *Plagiostomes*. C. r. Acad. Sci. **135**, 439—441 (1902c). — Distribution des corps suprarénaux des *Plagiostomes*. C. r. Acad. Sci. **135**, 330—332 (1902d). — Les corps suprarénaux chez quelques *Squales* et leurs rapports avec le système artériel. C. r. Assoc. Anat. Montpellier **1902**e, 31—34. — Recherches anatomiques et histologiques sur les organes surrénaux des *Plagiostomes*. Thèse de doctorat. Paris 1902f. — Recherches anatomiques et histologiques sur les organes surrénaux des *Plagiostomes*. Bull. Sci. France et Belg. **38**, 1—136 (1903a). — Les organes chromaffines. Soc. Sci. méd. Montpellier. Montpellier méd. **1903**b, 40—42. — Sur la présence de granulations spécifiques dans les cellules chromaffines de Kohn. C. r. Assoc. Anat. Liège **1903**c, 134—142. — Sur la capsule surrénale des *Amphibiens*. C. r. Acad. Sci. **137**, 77—79 (1903d). — Notes histologiques sur la capsule surrénale des *Amphibiens*. J. de Anat. **40**, 180—220 (1904). — **Guadino, M.,** and **M. F. Levitt:** Federat. Proc. **8**, 54 (1949). — **Guarna, A.:** Ann. Ostetr. **56** (1934). — **Guarneri, V.,** and **J. A. Evans:** Pheochromocytoma. Amer. J. Med. **4**, 806 (1948). — **Guarnieri** e **Magini:** Arch. ital. Biol. 1881. — Studi sulla fina struttura delle capsule soprarenali. Atti R. Accad. naz. Lincei Anno 285, Ser. IV, **4**, 844—848 (1888a). — Études sur la fine structure des capsules surrénales. Arch. ital. Biol. **10**, 379—384 (1888b). — Atti R. Accad. naz. Lincei Anno **1895**. — **Guarnieri** e **Marino-Zucco:** Recherches expérimentales sur l'action toxique de l'extrait aqueux des capsules surrénales. Arch. ital. Biol. 1888. — **Guay:** Essai sur la pathogénie de la maladie d'Addison. Thèse de Paris 1894. — **Gubner, R.:** Amer. J. Med. Sci. **221**, 169 (1951). — **Gudernatsch:** Verh. anat. Ges. (München) **26**, 265 (1912). — **Gülzow, M.:** Wirkung des Nebennierenrindenhormons auf den Kohlenhydratstoffwechsel Unterernährter. III. Z. inn. Med. **2**, 308—409 (1947a). — Z. inn. Med. **2**, 9 (1947b). — Hunger und Hungerödem. Tierexperimentelle Untersuchungen über Organgewichte. Virchows Arch. **316**, 187—192 (1949a). — Z. inn. Med. **4**, 155 (1949b). — **Gülzow, M.,** u. **Pickert:** Klin. Wschr. **1947**, 205. — **Günther, G.:** Die Nebennieren. In Handbuch der vergleichenden mikroskopischen Anatomie der *Haustiere*, hrsg. von W. Ellenberger, Bd. 1, S. 166—251. 1906. — **Günther, G. W.:** Beitr. path. Anat. **105** (1941). — **Günther, Hans:** Theoretische und klinische Erörterungen über *menschliche* Zwitter unter besonderer Berücksichtigung des endokrinen Genito-Interrenalsystems. Endokrinol. **5** (1929). — Endokrinol. **24** (1942). — Das Symmetrieprinzip im endokrinen System und seine Störungen. Endokrinol. **25**, 161—183 (1943). — Der Geschlechtsunterschied der Körpergröße. Endokrinol. **26**, 12—25 (1949). — **Gürber:** Münch. med. Wschr. **1897**, 750. — **Guerreiro, Luis.:** Sobre a especial morfologia de un feto humano. Arqu. Anat. e Antrop. **8**, 73—120 (1923). — **Guggenheim, M.:** Biogene Amine. Basel 1940. — **Guibert, G.:** Anatomie et physiologie *animales*. Étude spéciale de l'*homme*. Paris 1894. — **Guieysse, A.:** La capsule surrénale chez la femelle du *cobaye* en gestation. C. r. Soc. Biol. Paris **51**, 898—900 (1899). — La capsules surrénale du *cobaye*. Histologie et fonctionnement. J. de Anat. **37**, 312—341, 435—467 (1901). — Thèse du doctorat. Paris 1901. — Arch. ital. Biol. **43**, 17 (1905). — **Guillemin, R.,** and **C. Fortier:** Endocrinology **48**, 617 (1951). — **Guillemin, Roger,** et **Hans Selye:** Inhibition par les minéralo-corticoïdes de l'inactivation rénale des substances vaso-pressives. Ann. d'Endocrin. **11**, 271—275 (1950). — **Guilliermond, A.:** Les constituants morphologiques du cytoplasme: Le chondriome. Actualités scient. et indust. No 170. Paris 1934. — **Guilliermond, A., Mangenot** et **L. Plantefol:** Traité de cytologie végétale. Paris 1933. — **Guitel:** Arch. Zool. exper. gén. **5**, 505 (1906). — C. r. Acad. Sci. **147** (1908). — **Guizetti, P.,** e **G. Reggiani:** Endocrin. e Patol. cost. **3**, 397 (1928). — **Gulliver:** Dublin med. Press **3**, 11 vom 1. 1. 1840. — On the suprarenal glands. Gerbers Anatomy, S. 103. London 1842. — **Gundobin,**

N. P.: Die Besonderheiten des Kindesalters. Berlin 1921. — **Gunkel, H.:** Über einen Fall von Pseudoharmaphroditismus femininus. Diss. Marburg 1887. — **Gunther, L.:** U.S. Nav. Med. Bull. **46,** 1743 (1946). — **Gurin, G.:** Proc. Soc. Exper. Biol. a. Med. **49,** 48 (1946). — **Gurlt:** Lehrbuch der vergleichenden Physiologie der *Haussäugetiere*. Berlin 1837. — **Guthmann, H.,** u. **L. Voelker:** Die Veränderungen der Nebennieren in der Schwangerschaft. Arch. Gynäk. **154,** 591—603 (1933). — **Gutowski, B.:** Sur la relation du corps actif des ganglions étoilés avec l'adrénaline. C. r. Soc. Biol. Paris **90,** 1469—1470 (1924). — **Gutstein, M.:** Zur Theorie der Hämatoxylinfärbungen. Ein Beitrag zum Nachweis der Zellipoide. Virchows Arch. **261,** 846—857 (1926). — Biochem. Z. **207,** 177 (1929). — **Guttman, P. H.:** Addisons disease. Arch. of Path. **10,** 742—785, 895—935 (1930). — **Guyer, M. F.,** and **P. E. Claus:** Effects of urethane (ethyl carbamate) on mitosis. Proc. Soc. Exper. Biol. a. Med. **64,** 3—5 (1947).

Haam, E., M. A. Hammel, T. E. Rardin and **R. H. Schoene:** Experimental studies on the activity and toxicity of stilbestrol. Endocrinology **28,** 263—273 (1941). — **Haarwood** and **Flynn:** Proc. Roy. Soc. Med. **28.** — **Haase, G. A.:** De glandularum definitione. Lips. 1801. — **Haase, Joachim:** Das Verhalten der histochemisch nachweisbaren Ascorbinsäure in der Nebennierenrinde von *Meerschweinchen* nach einseitiger Adrenalektomie, Kälteeinwirkung, Wasserentzug und Hunger. Endokrinol. **29,** 1—22 (1952). — **Haban, G.:** Nebennierenveränderungen bei experimenteller Hyperthyreose. Virchows Arch. **101,** 45 (1938). — **Habelmann, Gerd:** Stoffwechselprobleme der Nebennierenrindenhormonwirkung bei der großen Insulinkur. Klin. Wschr. **1952,** 588—594. — **Haberer, Hans v.,** u. **O. Stoerk:** Sitzgsber. Ges. Ärzte Wiens. 21. 2. 1908. Wien. klin. Wschr. **1908 I,** 305—307. — **Hackmann, Chr.:** Der Nachweis von Sulfonamidverbindungen in histologischen Schnitten (Arb. a. d. Institut exper. Path. und Bakter., I.G. Farbenindustrie, Wuppertal-Elberfeld. — **Hadfield, Geoffroy** and **Lawrence P. Garrod:** Recent advances in Pathology. Philadelphia 1932. — **Hadjioloff, A.:** Coloration des graisses par quelques pigments naturels. Bull. Histol. appl. **6,** 183—184 (1929a). — Emploi de solution savonneuse de Soudan pour la coloration du dissue adipeux. Bull. Histol. appl. **6,** 211 (1929b). — Bull. Histol. appl. **8** (1930). — Ann. Univ. Fac. méd. Sofia **11,** 1 (1931a). — Ann. Univ. Fac. méd. Sofia **11,** 291 (1931b). — Ann. Univ. Fac. méd. Sofia **13,** 169 (1933). — Sur les lipides dans la cellule animale. Méthodes d'analyse et résultats personnels. Arch. exper. Zellforsch. **19,** 213—216 (1937a). — Naturwiss. **47,** 712 (1937b). — Beiträge zur qualitativen und quantitativen Mikroanalyse der Lipoide in den Zellen und Geweben. Z. Zellforsch. **27,** 528—533 (1938a) (= Jb. Univ. Sofia. Med. Fak. **17,** 393—399.) — Coloration des lipides au moyen de solutions hydrotropes de Sudan et d'autres lipocolorantes. Bull. Histol. appl. **15,** 37—41 (1938). — Coloration intravitale des lipides cellulaires chez les *animaux*. I. — La voie entérale. Bull. Histol. appl. **15,** 81—98 (1938c). — Coloration intravitale des lipides cellulaires chez les *animaux*. II. — La voie parentérale. Importance biologique de la coloration intravitale des lipides. Bull. Histol. appl. **15,** 113—129 (1938d). — **Hadjioloff, A.,** et **Ouzounoff:** C. r. Soc. Biol. Paris **113,** 1501 (1933). — **Hadjioloff, A.,** et **Tscherwessakoff:** Ann. Univ. Fac. méd. Sofia **14,** 549 (1934). — **Hadjioloff, A., Ouzounoff** et **Papazoff:** Ann. Univ. Fac. méd. Sofia **14,** 539 (1934). — **Hagen, Emmi:** Neurohistologische Untersuchungen an der *menschlichen* Hypophyse (Anat.-Kongr. Bonn 1949). Dtsch. med. Rdsch. **1949a,** 632. — Zur Individualanatomie des Ganglion solare beim *Menschen*. Normale und pathologische Befunde. Z. Zellforsch. **34,** 257—279 (1949b). — Beobachtungen zur pathologischen Histologie des vegetativen Nervensystems bei verschiedenen Erkrankungen des Gefäßapparates. Z. Anat. u. Entw.gesch. **114,** 420—437 (1949c). — Neurohistologische Untersuchungen an der *menschlichen* Hypophyse. Z. Anat. u. Entw.gesch. **114,** 640—679 (1950). — Weitere histologische Ergebnisse an Hypophyse und Zwischenhirn des *Menschen*. Verh. anat. Ges. (Heidelberg) **1951a,** 93—97. — Neurohistologische Beobachtungen an Hypophyse und Zwischenhirn des *Menschen*. Acta neurovegetativa (Wien) **3,** 67—76 (1951b). — **Hahn, Otto:** Die Chirurgie des vegetativen Nervensystems. Leipzig 1925. — **Hain, A. M.:** Oestrogenic and androgenic substances in advanced pregnancy. Quart. J. Exper. Physiol. **29,** 139—158 (1939). — **Haines, William J.,** and **Norman A. Drake:** Fluorescence scanner for evaluation of papergrams of adrenal cortical hormones. Federat. Proc. **9,** 180 (1950). — **Haines, William J., R. H. Johnson, M. P. Brunner, M. L. Pabst** and **M. H. Kuizenga:** Federat. Proc. **8,** 203 (1949). — **Halban, Josef:** Arch. Gynäk. **70,** 205 (1903). — Tumoren und Geschlechtscharakter. Z. Konstit.lehre **11** (1925a). — Beeinflussung des Geschlechtscharakters durch Tumoren. Wien. klin. Wschr. **1925b.** — **Halban, Josef,** u. **Seitz:** Biologie und Pathologie des *Weibes*, Bd. 1, S. 718. 1924. — **Hale, C. W.:** An histochemical method for hyaluronic acid. Nature (Lond.) **157,** 802—804 (1946). — **Hall, B. Vincent:** The effect of taking daily vaginal smears upon the induction of pregnancy and pseudopregnancy in the albino *rat*. Amer. Assoc. Anat. New Orleans. Anat. Rec. **106,** 200 (1950). — **Hall, C. E.:** Age and the endocrine glands. Texas Rep. Biol. a. Med. **6,** 321—336 (1948). — **Hall, C. E.,** and **Hans Selye:** Prevention of the nephrosclerosis usually induced by anterior pituitary extract. Rev. canad. de Biol. 4, 197—205 (1945). — **Hall, C. E., P. Dontigny, E. Beland** and **H. Selye:** The role of the adrenals in the production of nephrosclerosis by anterior pituitary preparations. Endocrinology 38, 296—299 (1946). — **Hall, Kathleen:** Changes in the adrenals of gonadectomised male and female *rats* produced by prolonged injections of sex hormones. J. of Path. 51, 75—82 (1940). — **Hall, Kathleen,** and **V. Korenchevsky:** Histological changes produced by castration and by sex hormones in the adrenals of normal and of castrated male *rats.* Nature (Lond.) 140, 318 (1937). — Effects of castration and of sexual hormones on the adrenals of male *rats.* J. of Physiol. 91, 365—374 (1938). — **Hall, V. E., P. E. Chamberlin** and **O. H. Müller:** The effect of administration of adrenal-cortical hormone preparations on fertility, pregnancy and lactation in the normal *rat.* Amer. J. Physiol. 122, 16—29 (1938).— **Haller, Albrecht v.:** Icones anatomicae. Fasc. I—VIV. Göttingen 1743—1756 ed. alt. 1780. (Nebennieren: Fasc. III, P. 60.) — Disputationes anatomicae quas collegit et editit Gotting. 1746—1751 (7 Bde.). — Elementa physiologiae corporis *humani.* Laus. 1757—1766 (8 Bde; Nebennieren Bd. 8, S. 107). — Grundriß der Physiologie. Übers. von Sömmerring, hrsg. von Leveling, Nebennieren in Bd. II, S. 688. — Opera minora. Lausanne 1762—1768, 3 Bde. — Bibliotheca anatomica (2 Bde.) Tiguri 1774—1777. — De partium corporis *humani* fabrica et functionibus. Bernae 1777 (8 Bde.). — **Haller, B.:** Jena. Z. Naturwiss. 43 (1908). — **Halliburton:** J. of Physiol. 26 (1900). — **Hallion:** L'action vasomotrice du sympathique sur la glande surrénale. C. r. Soc. Biol. Paris 84, 515 (1921). — **Hallion et Alquier:** Modifications histologiques des glandes à sécrétion interne par injection prolongée d'extrait d'hypophyse. C. r. Soc. Biol. Paris 1908. — **Hallion et Laignel-Lavastine:** Recherches sur l'innervation vaso-motrice des glandes surrénales. C. r. Soc. Biol. Paris 1903, 187—189. — **Halmi, Nicholas S.:** Two types of basophils in the anterior pituitary of the *rat* and their respective cytophysiological significance. Endocrinology 47, 289—299 (1950). — Differentiation of two types of basophils in the adenohypophysis of the *rat* and the *mouse.* Stain Technol. 27, 61—64 (1952). — **Halmi, N. S.,** and **E. M. Bogdanove:** Effect of thyroidectomy on ACTH content of *rat* adenohypophysis. Proc. Soc. Exper. Biol. a. Med. 77, 518—520 (1951a). — Effect of estrogen-treatment and castration on ACTH content of *rat* adenohypophysis. Proc. Soc. Exper. Biol. a. Med. 78, 95—97 (1951b). — **Halsted, W. S.:** Auto- and isotransplantations in *dogs,* of the parathyroid glandules. J. of Exper. Med. 11, 175—199 (1909). — **Ham, Arthur Worth:** Histology. Philadelphia 1950. — **Hamazaki, F.,** u. **M. Watanabe:** Über die Affinität der Histiozyten für die verschiedenen Organe und Gewebe. 1. Mitt. Experimentelle Untersuchungen mittels intracellulärer Injektion der Carminzellen. Fol. haemat. (Lpz.) 39 (1929). — Über die Affinität der Histiocyten für die verschiedenen Organe und Gewebe. 3. Mitt. Über die Affinität der „Carminzellen" zu den Organen und Geweben des jungen *Kaninchens.* Fol. haemat. (Lpz.) 43 (1930). — **Hamberger, Carl-Axel,** and **Holger Hydén:** Cytochemical changes in the cochlear ganglion caused by acoustic stimulation and trauma. Acta oto-laryng. (Stockh.) Suppl. 61 (1945). — Production of nucleoproteins in the vestibular ganglion. Acta oto-laryng. (Stockh.) Suppl. 75, 53—81 (1949a). — Transneuronal chemical changes in Deiters nucleus. Acta oto-laryng. (Stockh.) Suppl. 75, 82—113 (1949b). — **Hamberger, Carl-Axel, Holger Hydén** and **G. Nilsson:** The correlation between cytochemical changes in the cochlear ganglion and functional tests after acoustic stimulation and trauma. Acta oto-laryng. (Stockh.) Suppl. 75, 124—133 (1949). — **Hamblen, E. C.:** Endocrinology of *woman.* Springfield 1949. — **Hamblen, E. C., R. A. Ross, W. K. Cuyler, M. Baptist** and **C. Ashley:** Endocrinology 25, 491 (1939). — **Hamblen, E. C., W. K. Cuyler** and **M. Baptist:** Urinary excretion of 17-ketosteroids in ovarian failure. J. Clin. Endocrin. 1, 763—771 (1941). — **Hamburger, Christian:** Paavisnirg av 17-ketosteroider i Urinen. Med saerligt Henblik paa Normaludskillelsen. Nord. Med. 39, 1522 bis 1528 (1948a). — „Micro-methods" for the determination of 17-ketosteroids in urine. With a statistical appendix by G. Rasch. Acta endocrinol. (Københ.) 1, 375—393 (1948b). — Normal urinary excretion of neutral 17-ketosteroids with special reference to age and sex variations. Acta endocrinol. (Københ.) 1, 19—37 (1948c). — Testosterone treatment and 17-ketosteroid excretion. II. Administration of testosterone propionate emulsified in water. Acta endocrinol. (Københ.) 3, 119—128 (1949). — **Hamburger, Christian,** and **Erling Østergaard:** Investigations into the quantitative determination of antihormones against pregnant mares' serum hormone. Acta endocrinol. (Københ.) 2, 1—10 (1949). — **Hamburger, Christian,** and **Sigvard Kaae:** Testosterone treatment and 17-ketosteroid excretion. Investigations on the influence of the mode of administration upon the absorption and excretion of testosterone propionate. Acta endocrinol. (Københ.) 2, 257—286 (1949). — **Hamburger, Christian, K. Halvorsen** and **J. Pedersen:** Acta pharmacol. (Københ.) 1, 129 (1945). — **Hamilton:** Proc. Soc. Exper. Biol. a. Med. 45, 571 (1940). — **Hamilton, Howard B.,** and **James B. Hamilton:** Ageing in apparently normal *men.* I. Urinary titers of ketosteroids and of alpha-hydroxy- and beta-hydroxyketosteroids. J. Clin. Endocrin. 8, 433—452 (1948). — **Hamilton, James B.:** Evidences of marked stimulation by sex hormones in certain *eunuchs,* phenomena interpreted tentatively to result from changes function of the adrenal glands following castration.

Amer. Assoc. Anat. Anat. Rec. 85, 314—315 (1943). — Effect of castration in *man* upon basal states and autonomic functions. Amer. Assoc. Anat. Wisconsin. Anat. Rec. 100, 670 (1948). — Relationship of the sedementation rate of *human* blood to castration, titers of urinary androgens and ketosteroids, the degree of development of secondary sex characters, and age. Amer. Assoc. Anat. New Orleans. Anat. Rec. 106, 201 (1950). — **Hammar, J. Aug.**: Methode, die Menge der Rinde und des Markes der Thymus, sowie die Anzahl und die Größe der Hassalschen Körperchen zahlenmäßig festzustellen. Z. angew. Anat. 1, 312—396 (1914). — Über Konstitutionsforschung in der normalen Anatomie. Einige Richtlinien. Anat. Anz. 49 (1916). — A plea for systematic research work in the anatomy, normal and morbid, of the endocrine system. Endocrinology 4 (1920). — Cooperation in endocrinology as an introduction to research on the morphological constitution. New York Med. J. 1921. — Beiträge zur Konstitutionsanatomie. VIII. Methode, die Menge des Marks, der Rinde und der Rindenzonen, sowie die Menge und Verteilung der Lipoide der *menschlichen* Nebenniere zahlenmäßig festzustellen. Z. mikrosk.-anat. Forsch. 1, 85—190 (1924). — À quelle époque de la vie prénatale de l'*homme* représentent les premiers signes d'activité des organes endocrines? Encéphale 1925a. À quelle époque de la vie foetale de l'*homme* apparaissent les premiers signes d'une activité endocrine? Uppsala Läk.för. Förh. 30, 5—6, 1055 (1925b). — Die *Menschen*-Thymus in Gesundheit und Krankheit. Teil II. Das Organ unter anormalen Körperverhältnissen, zugleich Grundlage der Theorie der Thymusfunktion. Leipzig 1929. — **Hammar, J. Aug., u. T. J. Hellman:** Ein Fall von Thyreoaplasie (dystrophischer Thyreohypoplasie) unter Berücksichtigung gewisser innersekretorischer und lymphoider Organe. Z. angew. Anat. 5 (1920). — **Hammerschlag, A.:** Eine neue Methode zur Bestimmung des spezifischen Gewichtes des Blutes. Z. klin. Med. 20, 444—456 (1982). — **Hammett, Frederick S.:** Amer. J. Physiol. 51, 588 (1920). — Studies on the thyroid apparatus. XIV. The effects of thyro-parathyroidectomy and parathyroidectomy at 100 days of age on the growth of the glands of internal secretion of male and female albino *rats*. Amer. J. Anat. 32, 53—74 (1923). — Thyroid adrenal association. Anat. Rec. 29, 99—100 (1924). — Studies on the thyroid apparatus. 23. The growth of the glands of internal secretion in the albino *rat* after thyroparathyroidectomy and parathyroidectomy of 75 days of age. J. of Anat. 35, 133—152 (1925a). — A biometrical study of the size interrelationships of the glands of internal secretion. J. Metab. Res. 7/8, 91—163 (1925b). — Studies on the thyroid apparatus. XXXV. The rôle of the thyroid apparatus in the growth of the adrenals. Endocrinology 10, 237—247 (1926). — **Hammond, Warner S.:** Formation of the sympathetic nervous system in the trunk of the *chick* embryo following removal of the thoracic neural tube. J. Comp. Neur. 91, 67—85 (1949). — **Hamperl, H.:** Was sind argentaffine Zellen? Virchows Arch. 286, 811—833 (1932). — Virchows Arch. 292, 1 (1934). — **Hanau u. Wiesel:** Zbl. Physiol. 1899, Nr 23. — **Handler, Philip, and Frederick Bernheim:** Effect of choline deficiency on ACTH production and on hypertension of subtotally nephrectomized *rats*. Amer. J. Physiol. 162, 375—378 (1950). — **Handwerk:** Verhalten der Fettkörper zu Osmiumsäure und Sudan. Z. wiss. Mikrosk. 1898. — Z. wiss. Mikrosk. 15 (1899). — **Hanke, Karriet H., and Harry A. Charipper:** The anatomy and cytology of the pituitary gland of the *golden hamster (Cricetus auratus)*. Anat. Rec. 102, 123—139 (1948). — **Hann, F. v.:** Frankf. Z. Path. 21, 337 (1918). — **Hannes:** Dtsch. Arch. klin. Med. 1910. — **Hansemann, D. v.:** Über Anaplasie, Spezifität und Altriusmus der Zellen. Berlin 1891. — Ein seltener Fall von Morbus Addisonii. Berl. klin. Wschr. 1896. — **Hansen:** Anat. Hefte 82 (1905). — Z. wiss. Mikrosk. 25 (1908). — **Hansen, Lorenz:** Preliminary report presented at the Meeting in Miniature of the Philadelphia sect. of the Amer. Chem. Soc. 1948. — A colorimetric method specific for dehydroisoandrosterone and its application for quantitative estimation in pure solutions and in urinary extracts. Endocrinology 46, 207—214 (1950). — **Hanström, Bertil:** Three principal incretory organs in the animal kingdom. The sinus gland in *crustaceans*. The corpus cardiacumallatum in *insects*. The hypophysis in *vertebrates*. Three lectures at the Univ. of London 1946. Copenhagen 1947. — Transportation of colloid from the neurosecretory hypothalamic centres of the brain into the blood vessels of the neural lobe of the hypophysis. Kungl. Fysiogr. Sällsk. Lund Förh. 22, 1—8 (1952). — **Hanzon, V., and Hj. Holmgren:** A vital microscope. Acta anat. (Basel) 8, 113—121 (1949). — **Haour, Pierre:** Inhibition de certains effets morphogènes du stilboestrol par des stéroïdes. Rev. canad. de Biol. 7, 166—169 (1948). — **Haour, Pierre, et Hans Selye:** Inhibition des effets morphogènes produits par les folliculoïdes sur l'hypophyse du *rat*. Ann. d'Endocrin. 9, 154—161 (1948). — **Hard, W. L., and C. J. Carr:** Experimental diabetes produced by alloxan. Proc. Soc. Exper. Biol. a. Med. 55, 214—216 (1944). — **Harder:** Anatome *muris alpestris*. Eph. nat. cur. Dec. II. ann. IV. pag. 237, 1686 (nach Meckel 1806). — **Harding, V. J., and L. J. Harris:** Trans. Roy. Soc. Canada, Sect. V, Biol.-Sci. 24, 101 (1930). — **Hare, M. C. L.:** Biochemic. J. 22, 968 (1928). — **Hare, R. S., K. Hare and D. Phillips:** Federat. Proc. 2, 19 (1943a). — Amer. J. Physiol. 140, 334 (1943b). — **Harkins, H. N.:** Surgery 9, 231—294, 447—482, 607—655 (1941). — **Harkins, H. N., and C. N. H. Long:** Amer. J. Physiol. 144, 661—668 (1945). — **Harley, G.:** An experimental inquiry into the function of the supra-renal capsules and their supposed connexion with bronzed skin. Brit. a. for. med.-chir. Rev. 21, 204 (1854). — Lancet 1857, 629, 858. — The histology of the supra-renal capsules. Lancet 1858 a, 551. — Trans. Path. Soc. Lond. 9, 40 (1858b). — Brit. a. For. Med. Chir. Rev. 1858c. — **Harms, J. W.**: Morphologische und kausal-analytische Untersuchungen über die Internephridialorgane von *Phycosoma lanzarotae*. Arch. Entw.mechan. 47, 307 (1921). — **Harned, A. S.**, and **W. O. Nelson**: Federat. Proc. 2, 19 (1943). — **Haro Garcia, F.**: Embarazo y enfermedad de Addison. Med. ibera 25, 391—395 (1931). — **Harrington, H. L.**, and **C. Huggins**: Rate of removal of thorium dioxide from the blood stream. Arch. Int. Med. 63, 445—452 (1939). — **Harris, C. M.**, and **L. R. Levitson**: South Med. J. 38, 813—816 (1945). — **Harris, G. W.**: J. of Anat. 81, 343 (1947). — Neural control of the pituitary gland. Physiologic. Rev. 28, 139—179 (1948). — The relationship of the nervous system to (a) the neurohypophysis and (b) the adeno-hypophysis. J. of Endocrin. 6, XVII—XIX (1949). — Hypothalamo-hypophyseal connexions in the *cetacea*. J. of Physiol. 111, 361—367 (1950). — **Harris, L. J.**: Chemical test for vitamins C and the reducing substances present in tumour and other tissues. Nature (Lond.) 132, 27 (1933). — **Harris, L. J.**, and **S. N. Ray**: Biochemic. J. 26, 2067 (1932). — Vitamin C and the suprarenal cortex. Biochemic. J. 27, 303 (1933a). — Specificity of hexuronic acid as the antiscorbutic factor. Biochemic. J. 27, 580 (1933b). — Vitamin C in the suprarenal medulla. Biochemic. J. 27, 2006 (1933c). — **Harris, Morgan**, and **Richard M. Eakin**: Growth of ovarian grafts in normal and ovariectomized *rats* with special reference to the genetic differential between donor and host. Amer. Assoc. Anat. Wisconsin. Anat. Rec. 100, 672 (1948). — **Harris, R. E.**, and **D. J. Ingle**: Amer. J. Physiol. 130, 151 (1940). — **Harris, R. S.**, and **K. V. Thimann**: Vitamins and Hormones. Advances in research and applications. New York 1948. — **Harris, T. N.**, **E. Grimm**, **E. Mertens** and **W. E. Ehrich**: J. of Exper. Med. 81, 73 (1945). — **Harrison, H. C.**, and **C. N. H. Long**: Endocrinology 26, 931 (1940). — **Harrison, H. E.**, and **D. C. Darrow**: J. Clin. Invest. 17, 77 (1938a). — J. Clin. Invest. 17, 505 (1938b). — Amer. J. Physiol. 125, 631 (1939). — **Harrison, H. E.**, and **H. C. Harrison**: Proc. Soc. Exper. Biol. a. Med. 42, 506—508 (1939). — **Harrison, R. G.**: Lancet 1946, 815—818. — The effect of adrenalectomy on uterine weight of spayed immature *rats*. Proc. Anat. Soc. J. Anat. 81, 374 (1947). — A comparative study of the vascularization of the adrenal gland in the *rabbit, rat* and *cat*. J. of Anat. 85, 12—23 (1951). — **Harrison, R. G.**, and **A. J. Cain**: Variations in the distributions of lipoids in the adrenal cortex of the albino *rat*. J. of Anat. 81, 286—299 (1947). — **Harrop jr., G. A.**: Bull. Hopkins Hosp. 59 11 (1936). — **Harrop jr., G. A.**, **W. M. Nicholson** and **M. Strauss**: J. exp. Med. 64, 233 (1936). — **Harrop jr., G. A.**, **J. J. Pfiffner**, **A. Weinstein** and **W. W. Swingle**: Science (Lancaster, Pa.) 73, 683 (1931). — A biological method of assay of the adrenal cortical hormone. Proc. Soc. Exper. Biol. a. Med. 29, 449—451 (1932). — **Harrop jr., G. A.**, **J. J. Soffer**, **R. Ellsworth** and **J. H. Trescher**: Studies on the suprarenal cortex. III. Plasma electrolytes and electrolyte excretion during suprarenal insufficiency in the dog. J. of Exper. Med. 58, 17 (1933). — **Harrop jr., G. A.**, **L. J. Soffer**, **W. M. Nicholson** and **M. Strauss**: Studies on the suprarenal cortex. IV. The effect of sodium salts in sustaining the suprarenalectomized *dog*. J. of Exper. Med. 61, 839 (1935). — **Harrop jr., G. A.**, and **G. W. Thorn**: J. of Exper. Med. 65, 757 (1937a). — J. Clin. Invest. 16, 659 (1937b). — **Harrop jr., G. A.**, and **A. Weinstein**: J. of Exper. Med. 57, 305 (1933). — **Harrop jr., G. A.**, **A. Weinstein** and **A. Marlow**: J. Amer. Med. Assoc. 98, 1525 (1932). — **Harrop jr., G. A.**, **A. Weinstein**, **L. J. Soffer** and **J. H. Trescher**: J. of Exper. Med. 58, 1 (1933). — **Hart**: Die Beziehungen zwischen endokrinem System und Konstitution. Berl. klin. Wschr. 1917. — Konstitution und endokrines System. Z. angew. Anat. 6 (1920). — **Hart** and **Rees**: Lancet 1950 I, 391. — **Hart, G. H.**, and **H. H. Cole**: The effect of pregnancy and lactation on growth in the *rat*. Amer. J. Physiol. 123, 589—597 (1938). — **Hartelius, T. J.**: Lärobok i histologi och fysiologi. 2. Suppl. Stockholm 1886. — **Harter, B. T.**: Glycogen and carbohydrate-protein complexes in the ovary of the white *rat* during the oestrous cycle. Amer. Assoc. Anat. Wisconsin. Anat. Rec. 100, 672 (1948). — **Harting, Kurt**: Über das Größenverhältnis von Kernkörperchen zu Kernen in sympathischen Nervenzellen des *Menschen*. Z. Zellforsch. 36, 361—370 (1951). — **Hartling, H.**: Acta med. scand. (Stockh.) Suppl. 1948, 201. — **Hartman, Carl G.**: Observations on the ovary of the *opossum (didelphys virginiana)*. III. On the possible occurrence of an adrenal rest in an *opossum* ovary. Contrib. to Embryol. 19, 297—300 (1927). — **Hartman, C. G.**, and **Benz**: Nature (Lond.) 142, 83 (1931). — **Hartman, Frank A.**: The differential effects of adrenin on splanchnic and peripheral arteries. Amer. J. of Physiol. 38, 438—455 (1915). — The general physiology and experimental pathology of the suprarenal glands. 100—125. The general pharmacologie and toxicology of the suprarenal glands. 236—255. Endocrin. a. Metab. 2 (1922). — Cortin, vital hormone of the adrenal cortex. Endocrinology 14, 229 (1930). — Proc. Soc. Exper. Biol. a. Med. 28, 702 (1931). — Amer. J. Physiol. 101, 50 (1932a). — Endocrinology 16, 521 (1932b). — Studies on the function and clinical use of cortin. Ann. Int. Med. 7, 6—22 (1933a). — Chronic adrenal insufficiency produced by cautery. Endocrinology 17, 43—48 (1933b). — Hormones of the adrenal gland. Ohio J. Sci. 37, 427—445 (1937a). — The hormones of the adrenal cortex. Cold Spring Harbor Symp. Quant. Biol. 5, 289—298 (1937b). — Functions of the adrenal cortex. Endocrinology 30, 861—869 (1942). — Adrenal and thyroid weights in *birds*. Auk (Lancaster, Pa.) 63, 42—64 (1946a). — Hyperactivity of the adrenal cortex. Biol. Bull. 91, 215—216 (1946b). — **Hartman, Frank A., A. H. Aaron** and **J. E. Culp:** The use of cortin in Addisons disease. Endocrinology 14, 438—442 (1930). — **Hartman, Frank A.,** and **Robert H. Albertin:** A preliminary study of the *avian* adrenal. Auk (Lancaster, Pa.) 68, 202—209 (1951). — **Hartman, Frank A., G. M. Beck** and **G. W. Thorn:** Improvement in nervous and mental states under cortin therapy. J. Nerv. Dis. 77, 1—21 (1933). — **Hartman, Frank A.,** and **W. E. Blatz:** Death produced by tying the adrenal veins. Endocrinology 3, 137—144 (1919). — **Hartman, Frank A., B. Bowen, G. Thorn** and **C. Greene:** Ann. Int. Med. 5 (1931). — **Hartman, Frank A.,** and **Katherine A. Brownell:** Science (Lancaster, Pa.) 72, 76 (1930a). — The hormone of the adrenal cortex. Proc. Soc. Exper. Biol. a. Med. 27, 938—939 (1930b). — Amer. J. Physiol. 1931, 530. — Relation of adrenals to diabetes. Proc. Soc. Exper. Biol. a. Med. 31, 834—835 (1934). — Response to chilling and recovery in adrenalectomized *cats*. Amer. J. Physiol. 141, 651—661 (1944). — The adrenal gland. Philadelphia 1949. — **Hartman, Frank A., K. A. Brownell** and **A. A. Crosby:** The relation of Cortin to the maintenance of body temperature. Amer. J. Physiol. 98, 674 (1931). — **Hartman, Frank A., K. A. Brownell** and **W. E. Hartman:** Amer. J. Physiol. 95, 670 (1930). — **Hartman, Frank A., K. A. Brownell, W. E. Hartman, G. H. Dean** and **C. G. MacArthur:** The hormone of the adrenal cortex. Amer. J. Physiol. 86, 353—359 (1928). — **Hartman, Frank A., K. A. Brownell** and **R. A. Knouff:** Increased fat factor production after adrenal enucleation. Endocrinology 41, 213—219 (1947). — **Hartman, Frank A., K. A. Brownell** and **J. E. Lockwood:** Studies indicating the function of cortin. Endocrinology 16, 521—528 (1932). — **Hartman, Frank A., K. A. Brownell** and **J. S. Thatcher:** Endocrinology 40, 450 (1947). — **Hartman, Frank A.,** and **R. Dubach:** Endocrinology 27, 638 (1940). — **Hartman, Frank A., J. I. Evans** and **H. J. Walker:** The action of epinephrine upon the capillaries and fibers of skeletal muscle. Amer. J. Physiol. 85, 91—102 (1928). — **Hartman, Frank A.,** and **L. M. Fraser:** The mechnism for vasodilatation from adrenalin. Amer. J. Physiol. 44, 353—368 (1917). — **Hartman, Frank A., C. W. Greene, B. D. Bowen** and **G. W. Thorn:** Further experience with cortin therapy. J. Amer. Med. Assoc. 99, 1478—1482 (1932). — **Hartman, Frank A., F. R. Griffith jr.** and **W. E. Hartman:** Observations upon adrenalectomized *rats* treated with the cortical hormone. Amer. J. Physiol. 86, 360—370 (1928). — **Hartman, Frank A.,** and **W. E. Hartman:** Influence of temperature changes on the secretion of epinephrine. Amer. J. Physiol. 65, 612—622 (1923a). — The production of epinephrine by the adrenal cortex. Amer. J. Physiol. 65, 623—634 (1923b). — **Hartman, Frank A.,** and **L. G. Kilborn:** Adrenalin vasodilator mechanism in the *cat* at different ages. Amer. J. Physiol. 45, 111—119 (1918). — **Hartman, Frank A., L. G. Kilborn** and **L. Fraser:** Adrenalin vasodilator mechanisms. Amer. J. Physiol. 46, 502—520 (1918a). — Constriction from adrenalin acting upon sympathetic and dorsal root ganglia. Amer. J. Physiol. 46, 521—525 (1918b). — **Hartman, Frank A., L. G. Kilborn** and **R. S. Lang:** Vascular changes produced by adrenalin in *vertebrates*. Endocrinology 2, 122—142 (1918). — **Hartman, Frank A., R. A. Knouff, A. W. McNutt** and **J. E. Carver:** Chromaffin patterns in *bird* adrenals. Anat. Rec. 97, 211—221 (1947). — **Hartman, Frank A.,** and **R. S. Lang:** The action of adrenalin on the kidney. Endocrinology 3, 321—328 (1919a). — Action of adrenalin on the spleen. J. of Pharmacol. 13, 417—427 (1919b). — **Hartman, Frank A.,** and **L. A. Lewis:** Refractoriness produced by sodium retaining substances. Endocrinology 29, 111—114 (1941). — **Hartman, Frank A., L. A. Lewis, K. A. Brownell, C. A. Angerer** and **F. F. Shelden:** Effect of interrenalectomy on some blood constituents in the *skate*. Physiol. Zool. 17, 228—238 (1944). — **Hartman, Frank A., L. A. Lewis, K. A. Brownell, C. A. Angerer, F. F. Shelden** and **R. A. Walther:** Effect of interrenalectomy upon electrolytes in the *skate*. Anat. Rec. 78, Abstr. 114 (1940/41). — **Hartman, Frank A., L. A. Lewis** and **J. E. Gabriel:** Further studies on the refractory state developed following repeated injections of adrenal extract. Endocrinology 26, 879—885 (1940). — **Hartman, Frank A., L. A. Lewis, J. E. Gabriel, H. J. Spoor** and **K. A. Brownell:** The effect of cortin and the Na factor on adrenalectomized *animals*. Endocrinology 27, 287—296 (1940). — **Hartman, Frank A., L. A. Lewis** and **K. P. McConnell:** The refractory state produced by adrenal extract. Endocrinology 24, 197—201 (1939). — **Hartman, Frank A., L. A. Lewis** and **J. S. Thatcher:** Assay of sodium-retaining substances. Proc. Soc. Exper. Biol. a. Med. 48, 60—64 (1941). — **Hartman, Frank A., L. A. Lewis, J. S. Thatcher** and **H. R. Street:** Effect of adrenal factors on plasma proteins. Endocrinology 31, 287—294 (1942). — **Hartman, Frank A., L. A. Lewis** and **C. G. Toby:** Science (Lancaster, Pa.) 86, 128 (1937). — Effect of cortin on the excretion of electrolytes. Endocrinology 22, 207—213 (1938). — **Hartman, Frank A.,** and **J. E. Lockwood:** Effect of cortin on the nervous system in adrenal insufficiency. Proc. Soc. Exper. Biol. a. Med. 29, 141—142 (1931). — **Hartman, Frank A., C. G. MacArthur, F. D. Gunn,**

W. E. Hartman and **J. J. MacDonald:** Kidney function in adrenal insufficiency. Amer. J. Physiol. **81**, 244—254 (1927). — **Hartman, Frank A., C. G. MacArthur** and **W. E. Hartman:** A substance which prolongs the life of adrenalectomized *rats.* Proc. Soc. Exper. Biol. a. Med. **25**, 69—70 (1927). — **Hartman, Frank A., H. A. MacCordock** and **M. M. Loder:** Conditions determining adrenal secretion. Amer. J. Physiol. **64**, 1—34 (1923). — **Hartman, Frank A.,** and **J. J. MacDonald:** The effect of diphtheria toxin on the adrenals. Proc. Soc. Exper. Biol. a. Med. **23**, 722—723 (1926). — **Hartman, Frank A.,** and **W. D. Pohle:** Extracts containing cortin. Endocrinology **20**, 795—800 (1936). — **Hartman, Frank A.,** and **L. McPhedran:** Further observations on the differential action of adrenalin. Amer. J. Physiol. **43**, 311—327 (1917). — **Hartman, Frank A., W. J. Rose** and **E. P. Smith:** The influence of burns on epinephrine secretion. Amer. J. Physiol. **78**, 47—55 (1926). — **Hartman, Frank A.,** and **W. J. M. Scott:** Proc. Soc. Exper. Biol. a. Med. **28**, 478 (1930). — Protection of adrenalectomized *animals* against bacterial intoxication by an extract of the adrenal cortex. J. of Exper. Med. **55**, 63—69 (1932). — **Hartman, Frank A., F. F. Shelden** and **E. L. Green:** Weights of interrenal glands of *Elasmobranchs.* Anat. Rec. **87**, 371—378 (1943). — **Hartman, Frank A., D. E. Smith** and **L. A. Lewis:** Adrenal functions in the *opossum.* Endocrinology **32**, 340—344 (1943). — **Hartman, Frank A.,** and **H. J. Spoor:** Cortin and the Na factor of the adrenal. Endocrinology **26**, 871—878 (1940). — **Hartman, Frank A., H. J. Spoor** and **L. A. Lewis:** The sodium factor of the adrenal. Science (Lancaster, Pa.) **89**, 204 (1939). — **Hartman, Frank A.,** and **G. W. Thorn:** A biological method for the assay of cortin. Proc. Soc. Exper. Biol. a. Med. **28**, 94—95 (1930). — The effect of cortin in asthenia. Proc. Soc. Exper. Biol. a. Med. **29**, 48—50 (1931). — **Hartman, Frank A., G. W. Thorn, L. M. Lockie, C. W. Greene** and **B. D. Bowen:** Treatment of Addisons disease with an extract of suprarenal cortex (Cortin). J. Amer. Med. Assoc. **98**, 788—793 (1932). — **Hartman, Frank A., G. W. Thorn** and **I. W. Potter:** Cortin in a case of possible adrenal insufficiency during pregnancy. Endocrinology **16**, 155—156 (1932). — **Hartman, Frank A., R. H. Waite** and **H. A. McCordock:** The liberation of epinephrine during muscular exercise. Amer. J. Physiol. **62**, 225—241 (1922). — **Hartman, Frank A., R. H. Waite** and **E. F. Powell:** The relation of the adrenals to fatigue. Amer. J. Physiol. **60**, 255—269 (1922). — **Hartman, Frank A.,** and **C. A. Winter:** Irreversibility in adrenal insufficiency. Endocrinology **17**, 180—186 (1933). — **Hartman, T. L.:** Use of Sudan black B as a bacterial stain. Stain Technol. **15**, 23 (1940). — **Hartmann, Carl:** Two cases of pathological ovaries with death of fetuses in utero, adrenal cortex in ovary *(opossum).* Anat. Rec. **32**, 233—234 (1926). — **Hartmann, J. Francis:** Mitochondria in nerve cell bodies following section of axones. Anat. Rec. **100**, 49—59 (1948). — **Hartmann, M.,** u. **A. Wettstein:** Helvet. chim. Acta **17**, 1365 (1934). — **Hartmann, Robert:** Handbuch der Anatomie des *Menschen.* Straßburg 1881. — **Hartog Jager, W. A. im,** u. **J. F. Heil:** Über die Epiphysenfrage. Acta brev. neerland. **5**, 32—34 (1935). — **Hartwich, A.,** u. **G. Hessel:** Klin. Wschr. **1928** I, 67. — **Hasch, Z.,** u. **J. Hajdu:** Weitere Versuche über durch Arbeit verursachte Nebennierenhypertrophie. Pflügers Arch. **241**, 507 (1939). — **Haselmann, Helmut:** Protoplasmastrukturen und die Phasenkontrastmikroskopie. Vortr. Naturhist. Med. Ver. Heidelberg 21. Okt. 1947 (Manuskript). — **Hashim, Sami A.:** Feulgen Hydrolysis with phosphoric acid. Stain Technol. **28**, 27—31 (1953). — **Hashim, Sami A.,** and **Aftim N. Acra:** An improved lead-tetraacetate: Schiff procedure. Stain Technol. **28**, 1—8 (1953). — **Hashimoto, E. J.:** The effect of the duration of the postoperative interval on the quantitative changes in adrenal glands of ovariectomized albino *rats.* Anat. Rec. **81**, 205—213 (1941). — **Hashimoto, H.:** The heart in the experimental hyperthyroidism with special reference to its histology. Endocrinology **5**, 579—606 (1921). — **Hass, George M.:** Membrane formation of lipoid-aqueous interfaces in tissues. II. A correlation of the morphologic and chemical aspects. Arch. of Path. **28**, 177—198 (1939). — **Hassall:** Mikrosk. Anat. 11. und 12. L. S. 370. — **Hassanein, M.:** J. Roy. Egypt. Med. Assoc. **30** (1947). — **Hasse, C.:** Fragen und Probleme auf dem Gebiete der Anatomie und Physiologie der Lymphwege. Arch. Anat. u. Physiol., Anat. Abt. **1909**, 327—330. — **Hastings, A. B.,** and **E. L. Compece:** Proc. Soc. Exper. Biol. a. Med. **28**, 376 (1931). — **Hatai, S.:** On the weights of the abdominal and the thoracic viscera, the sex glands, ductless glands and the eyeballs of the albino *rat (Mus norvegicus albinus)* according to body weight. Amer. J. Anat. **15**, 87—119 (1913a). — The effect of castration, spaying or semispaying on the weight of the central nervous system and the hypophysis of the albino *rat*; also the effect of semi-spaying on the remaining ovary. J. of Exper. Zool. **15**, 297—314 (1913b). — The growth of organs in the albino *rat* as affected by gonadectomy. Amer. Assoc. Anat. Philadelphia. Anat. Rec. **8**, 128 (1914a). — On the weight of some of the ductless glands of the Norway and of the albino *rat* according to sex and variety. Anat. Rec. **8**, 511—523 (1914b). — The growth of organs in the albino *rat* as affected by gonadectomy. J. of Exper. Zool. **18**, 1—67 (1915a). — On the influence of exercise on the growth of organs in the albino *rat.* Anat. Rec. **9**, 647—665 (1915b). — **Haterius, H. O.:** Amer. J. Physiol. **128**, 506 (1940). — **Hatta, S.:** Über die Entwicklung des Gefäßsystems des *Neunauges, Lampreta mitsukurii Hatta.* Zool. Jb. Anat. **44**, 1—264 (1922). —

Hauptfeld, R.: De la relation entre la fonction musculaire et celle de la substance corticale des capsules surrénales. C. r. Soc. Biol. Paris **90**, 1083 (1924). — **Hausberger, Franz Xaver:** Zur Rolle der Nebennierenrinde, besonders des Desoxycorticosteronacetats (Doca) im Kohlenhydratstoffwechsel. Klin. Wschr. **1949**, 100—101. — **Hauss, W. H.,** u. **L. Lammers:** Einfluß der Epinephrektomie auf das „akute Syndrom". Klin. Wschr. **1952**, 1087—1092. — **Hawk, P. B.,** and **B. J. Oser:** Practical physiological chemistry. Philadelphia 1947. — **Hawking, F.:** J. of Path. **42**, 689 (1936). — **Hawkins, W. W., M. L. MacFarland** and **E. W. McHenry:** Nitrogen metabolism in pyridoxine deficiency. J. of Biol. Chem. **166**, 223 (1946). — **Haworth:** J. Soc. Chem. Industr. **52**, 482, 645 (1933). — **Hay, Eleanor C.:** The adrenotrophic, renotrophic and cardiotrophic activities of lyophilized anterior pituitary in thyroidectomized *rats.* Amer. J. Med. Sci. **212**, 535—537 (1946a). — The assay of the renotrophic activity of the anterior pituitary. J. of Pharmacol. **88**, 208—215 (1946b). — **Hay, Eleanor C., J. L. Prado** and **Hans Selye:** The diet and hormonally induced nephrosclerosis. Canad. J. Res. **26**, 212—227 (1948). — **Hayano, Mika, Ralph I. Dorfman,** and **Edward Y. Yamada:** The conversion of desoxycorticosterone to glycogenic material by adrenal homogenates. J. of Biol. Chem. **193**, 175—181 (1951). — **Hayes, E. Russel:** A rigorous re-definition of the plasmal reaction. Stain Technol. **24**, 19—23 (1949). — **Hayes, J. M.,** and **J. F. Whalen:** J. Amer. Med. Assoc. **127**, 645—646 (1945). — **Haymaker, W.,** and **Evelyn Anderson:** The syndrome arising from hyperfunction of the adrenal cortex. The adrenogenital ans Cushings syndromes — a review. Internat. Clin. **4**, 244—299 (1938). — **Hays, H. W.,** and **D. R. Mathieson:** Endocrinology **37**, 147 (1945). — **Hays, J. V.:** The development of the adrenal glands of *birds.* Anat. Rec. **8**, 451—474 (1914). — **Heally, C. E.,** and **C. C. Guy:** Arch. of Path. **12**, 543 (1931). — **Heard, R. D. H.,** and **H. Sobel:** Steroids. VIII. A colorimetric method for the estimation of reducing steroids. J. of Biol. Chem. **165**, 687—698 (1946). — **Heard, R. D. H., H. Sobel** and **E. H. Venning:** J. of Biol. Chem. **165**, 699—710 (1946). — **Heath, Ch.:** Practical anatomy. 5. edit. London 1881. — **Heberer, G.:** Z. wiss. Biol. **136** (1930). — Z. wiss. Zool. **142** (1932). — Positive Karyotaxis in den Ovidukten von Cyclops viridis. J. Zool. Anz. **146**, 314—325 (1951). — **Hecht:** Über echte kompensatorische Nebennierenhypertrophie. Zbl. Path. **21**, Nr 6 (1910). — **Hechter, O.:** Effect of histamine on capillary permeability in the skin and muscle of normal and adrenalectomized *rats.* Endocrinology **32**, 135—139 (1943). — Concerning the hypersensitivity of adrenalectomized *rats* to vascular stress. Endocrinology **36**, 77—87 (1945). — Lymphocyte discharge from the isolated *rabbit* spleen by adrenal cortical extract. Endocrinology **42**, 285—306 (1948). — Corticosteroid release from the isolated adrenal gland. Federat. Proc. **8**, 70 (1949). — **Hechter, O., R. P. Jacobsen, R. Jeanloz, H. Levy, C. W. Marshall, G. Pincus** and **V. Schenker:** The bio-oxygenation of steroids at C-11. J. Amer. Chem. Soc. **71**, 3261—3262 (1949). — The bio-oxygenation of 11-desoxycorticosterone at C-11. Arch. of Biochem. **25**, 457 (1950). — **Hechter, O., L. Krohn** and **J. Harris:** Effects of estrogens and other steroids on capillary permeability. Endocrinology **30**, 598—608 (1942a). — Rôle of adrenals in production of traumatic shock in *rats.* Endocrinology **31**, 439—453 (1942b). — **Heckel, Lothar:** Untersuchungen übes das Vorkommen von Vitamin C in der Nebenniere des *Menschen.* Z. mikrosk.-anat. Forsch. **52**, 393—417 (1942). — **Hecker, Aug. Fr.:** Über die Verrichtung der kleinsten Schlagadern, und einiger aus einem Gewebe der kleinsten Gefäße bestehender Eingeweide der Schild- und Brustdrüse, der Nebennieren und der Nachgeburt. Erfurt 1790. — **Hedinger, E.:** Struma medullaris cystica suprarenalis. (Beitrag zur Lehre der Paragangliome.) Frankf. Z. Path. **7**, 112—126 (1911). — **Hédon:** Les travaux récents sur la physiologie des glandes vasculaires sanguines. Nouveau Montpellier méd. Suppl. **1893**, 467—494. — **Hegnauer, A. H.,** and **E. J. Robinson:** J. of Biol. Chem. **116**, 769 (1936). — **Heidenhain, R.:** Beiträge zur Histologie und Physiologie der Dünndarmschleimhaut. Arch. ges. Physiol. **43**, Suppl. 1—103 (1888). — **Heidermanns. C.:** Eine Osmium-Sudan III-Fettfärbung. Z. wiss. Mikrosk. **42**, 170—171 (1925). — **Heidt, L. J., E. K. Gladding** and **C. B. Purves:** Oxidants that promote the dialdehyde cleavage of glycols, starch, and cellulose. Techn. Assoc. Pap. Ser. **28**, 178—186 (1945). — **Heilbron:** J. Chem. Soc. (Lond.) **1942**, 727—737; **1943**, 261—270; **1944**, 134—147; **1945**, 77—94. — **Heilbronn, J.:** Über congenitale Nierenanomalien. Würzburg 1902. — **Heilman, D. H.:** The effect of 11-dehydro-17-OH-corticosterone and 11-dehydrocorticosterone on the migration of macrophages in tissue culture. Proc. Staff Meet. Mayo Clin. **20**, 318—320 (1945). — **Heilman, F. R.,** and **E. C. Kendall:** Influence of 11-dehydro-17-hydroxycorticosterone (compound E) on growth of malignant tumor in the *mouse.* Endocrinology **34**, 416—420 (1944). — **Heilmann, P.:** Primäres malignes Melanom der Nebennieren. Dtsch. Gesundheitswesen **1**, 515—516 (1946). — **Heilmeyer, L.:** Dtsch. med. Wschr. **1949**, 161. — Vortrag im Kaiser-Wilhelm-Institut Heidelberg Januar 1950. — Med. Welt **20**, 141 (1951). — Allgemeine klinische Bedeutung des Hypophysen-Nebennierenrindensystems. Klin. Wschr. **1952a**, 865—872. — Acta haematol. (Basel) **7**, 206 (1952b). — **Heilmeyer, L.,** u. **H. Begemann:** Die regeneratorischen hämolytischen Anämien. Klin. Wschr. **28**, 521—527 (1950). — **Heilmeyer, Ludwig, Frey, Weissbecker, Buchegger, Kilchling** u. **H. Begemann:** Dtsch. med.

Wschr. **1950** II, 1124. — **Heim:** De renibus succenturiatis. Diss. Berlin 1824. — **Heim, Fritz:** Allergie und vegetatives Nervensystem. Ärztl. Forsch. **1**, 285—289 (1947). — **Heim, K.:** Wien. klin. Wschr. **1944**, 83. — **Heim, W.:** Diabetes mellitus und Addisonsche Krankheit. Frankf. Z. Path. **54**, 240—264 (1940). — **Heiman, J.:** Cancer Res. **4**, 430 (1944). — **Heinbecker, P., A. Rolf** and **H. L. White:** Effects of extracts of hypophysis, the thyroid and the adrenal cortex on some renal functions. Amer. J. Physiol. **139**. 543—549 (1943). — **Heinbecker, P., H. L. White** and **D. Rolf:** Endocrinology **40**, 104 (1947). — **Heirman** et **Bacq:** C. r. Soc. Biol. Paris **124**, 1250 (1937). — **Heister, L.:** Compendium anatomicum. Altorf 1717 ff. — De vera glandulae appelatione. 1718. — Oratio de incrementis anatomiae in hoc seculo XVIII. Wolfenbuttelae 1720. — **Heitzmann, C.:** Descriptive und topographische Anatomie in 600 Abbildungen, 8. Aufl. Wien 1896. —Mikroskopische Morphologie des Thierkörpers im gesunden und kranken Zustande. Wien 1884. — **Held:** Pluriglanduläre Insuffizienz. Virchows Arch. **261**, 600 (1926). — **Hellema, D.:** Some anatomical abnormities, observed in the dissecting-room of the Marine Hospital at Willemsoord. Geneesk. Tijdschr. v. d. Zeemaft. 5. Jahrg. — Nederl. Arch. Geneesk. en Naturk. **3**, 125. — **Heller, H.:** Ubbelohdes Handbuch der Chemie und Technologie der Öle und Fette. Leipzig 1929. — **Heller, H.,** and **F. F. Urban:** J. of Physiol. **85**, 502 (1935). — **Hellman, Leon:** Production of acute gouty arthritis by adrenocorticotropin. Science (Lancaster, Pa.) **109**, 280—281 (1949). — **Hellner, Hans:** Skeletterkrankung und Mineralstoffwechselstörung. Dtsch. med. Wschr. **1947**, 213 bis 221. — **Helly, K.:** Zur Pathologie der Nebenniere. Münch. med. Wschr. **1913** II, 1811 bis 1812. — **Helmke, K.:** Über den Zellkollaps. Virchows Arch. **304**, 255—270 (1939). — **Helmreich, Walter:** Über eine Beobachtung von Nebennierenverschmelzung bei Spina bifida und Aplasie der Nieren. Beitr. path. Anat. **109**, 511—520 (1947). — **Helve, Osmo:** Biochem. Z. **306**, 343 (1940). — Clinical findings in Addisons disease. Acta med. scand. (Stockh.) **128**, 289—312 (1947). — **Hemphill, R. E.:** Brit. Med. J. **1944**, 211. — **Hemphill, R. E.,** and **M. Reiss:** J. Ment. Sci. **86**, 1065 (1940). — J. Ment. Sci. **88**, 285, 559 (1942). —Regulation of endogenous cortin production. Endocrinology **41**, 17—20 (1947). — **Hench, Philip S.:** The potential reversibility of rheumatoid arthritis. Proc. Staff Meet. Mayo Clin. **24**, 167—178 (1949 a). — The potential reversibility of rheumatoid arthritis. Ann. Rheumatic. Dis. **8**, 90—96 (1949 b). — The effects of cortisone and ACTH on rheumatic diseases. Science (Lancaster, Pa.) **111**, 457—458 (1950). — **Hench, Philip S., Edward C. Kendall, Charles H. Slocumb** and **Howard F. Polley:** The effect of a hormone of the adrenal cortex (17-hydroxy-11-dehydrocorticosterone: compound E) and of pituitary adrenocorticotropic hormone on rheumatoid arthritis. Proc. Staff Meet. Mayo Clin. **24**, 181—197 (1949) [auch in Ann. Rheumatic. Dis. **8**, 97 (1949)]. — **Hench, Philip S., Charles H. Slocumb, Arlie R. Barnes, Harry L. Smith, Howard F. Polley** and **Edward C. Kendall:** The effects of the adrenal cortical hormone 17-hydroxy-11-dehydrocorticosterone (compound E) on the acute phase of rheumatic fever: preliminary report. Proc. Staff Meet. Mayo Clin. **24**, 277—297 (1949). — **Henderson, E., J. W. Gray, M. Weinberg, E. Z. Merrick** and **H. Seneca:** J. Clin. Endocrin. **10**, 800 (1950). — **Henderson, Earl F.:** The longitudinal smooth muscle of the central vein of the suprarenal gland. Anat. Rec. **36**, 69—78 (1927). — **Heni, F.:** Klin. Wschr. **1939**, 1052. — Z. exper. Med. **108**, 427 (1940). — Z. klin. Med. **139**, 698 (1941). — Die Wirkung der Nebennierenrindensteroide auf den Elektrolythaushalt. Z. inn. Med. **2**, 547—555 (1947 a). — Die Wirkung der synthetischen Nebennierenrindensteroide auf den Kohlenhydrathaushalt. Z. inn. Med. **2**, 494—502 (1947 b). — **Heni, F.,** u. **J. Krauss:** Ist der Abfall der Eosinophilen im peripheren Blut auf Adrenalin als Test für die Funktion der Nebennierenrinde brauchbar ? Klin. Wschr. **1953**, 6—11. — **Heni, F.,** u. **H. Mast:** Das Verhalten des weißen Blutbildes besonders der Eosinophilen bei *Ratten* nach Verabreichung von Dibenamin bzw. von Hydergin. Z. klin. Med. **148**, 143—147 (1951). — **Henkes, H. E.:** An investigation into secondary thiochrome fluorescence in tissue sections. Acta anat. (Basel) **2**, 321—350 (1946/47). — **Henle, Jacob:** Allgemeine Anatomie. Leipzig 1841 (Bd. 2, S. 584, Nebenniere). — Bericht über die Fortschritte der Anatomie im Jahre 1856. In Bericht über die Fortschritte der Anatomie und Physiologie im Jahre 1856, hrsg. von J. Henle u. G. Meißner. Leipzig u. Heidelberg 1857. — Über das Gewebe der Nebenniere und der Hypophyse. Z. ration. Med., 3. Reihe **24**, 143—152 (1865). — Handbuch der systematischen Anatomie des Menschen. Göttingen 1866 ff. — **Henneberg, Bruno:** Normentafel zur Entwicklungsgeschichte der *Wanderratte (Rattus norvegicus* Erxleben*).* Jena 1937. — **Henneman, C. P. H., H. Wexler** and **M. M. Westenhaver:** J. Labor. a. Clin. Med. **34**, 1017 (1949). — **Henning, N., H. Kinzlmeier, L. Demling** u. **E. Manuss:** Elektrophoretische Untersuchung von Zelleiweißkörpern. Klin. Wschr. **1952**, 390—391. — **Henriques, Olga B., S. B. Henriques, R. De Grandpré** and **Hans Selye:** Influence of amino acids on adrenal enlargement, nephrosclerosis and hypertension by anterior pituitary preparations. Proc. Soc. Exper. Biol. a. Med. **69**, 591—593 (1948). — **Henriques, Olga B., S. B. Henriques** and **Hans Selye:** Influence of cold, fasting and adrenalectomy on the blood-fibrinogen response to trauma. Proc. Soc. Exper. Biol. a. Med. **73**, 611—613 (1950). — **Henriques, S. B., Olga B. Henriques** and **Hans**

Selye: Influence of cold on blood fibrinogen concentration. Proc. Soc. Exper. Biol. a. Med. **71**, 82—84 (1949a). — Influence of the dietary protein concentration upon the corticotrophic action of lyophilized anterior pituitary. Endocrinology **45**, 153—158 (1949b). — **Herbert, Philippa H.,** and **Joan A. de Vries:** J. Clin. Endocrin. **8**, 591 (1948). — The administration of adrenocorticotrophic hormone to normal *human* subjects. The effect on the leucocytes in the blood and on circulating antibody levels. Endocrinology **44**, 259—273 (1949). — **Herbert, Philippa H., Joan A. de Vries** and **B. Rose:** Studies on the effect of the administration of pituitary adrenocorticotrophic hormone (ACTH) to a case of Loefflers syndrome and a case of tropical eosinophilia. J. Allergy, **21**, 12—24 (1950). — **Herde, M.:** Zur Lehre der Paragangliome der Nebenniere. Arch. klin. Chir. **97**, 937—951 (1912). — **Hering, H. E.:** Die Carotissinusreflexe auf Herz und Gefäße. Dresden u. Leipzig 1927. — **Heringa, G. C.:** Chemische und färberische Fettdarstellung in der Zelle. Arch. exper. Zellforsch. **22**, 632—636 (1939). — **Herlant, Marc:** Bull. Acad. roy. Sci. **28**, 588—593 (1942). — Archives de Biol. **54**, 225—357 (1943). — Nature (Lond.) **164**, 703 (1949). — Application de la réaction de Mac Manus a l'étude histophysiologique du lobe antérieur de l'hypophyse. Rev. canad. Biol. **9**, 113—117 (1950). — **Herlant, Marc,** and **Paola S. Timiras:** Alkaline phosphatases in various tissues of the *rat* during the alarm-reaction. Endocrinology **46**, 243—252 (1950). — Étude histologique et histochimique des lésions provoquées par les corticoides au niveau du rein du *rat*. Acta anat. (Basel) **12**, 229—266 (1951). — **Herman:** Über Vorkommen und Veränderungen von Myelinsubstanz in der Nebenniere. Diss. Tübingen 1905. — **Herman, E.,** and **E. W. Dempsey:** The demonstration of compounds containing carbonyl groups in tissue section. Stain Technol. **26**, 185—191 (1951). — **Hermann, F.:** Urogenitalsystem. Erg. Anat. **4**, 110—143, 499—505 (1896). — **Hermann, Heinrich:** Mikroskopische Beobachtungen an den Herzganglien des *Menschen* bei Coronarsklerose. Virchows Arch. **316**, 341—372 (1949a). — Zur Individualanatomie des *menschlichen* Herznervensystems. Anat.-Kongr. Bonn 1949. Dtsch. med. Rdsch. **1949b**, 632—633. — Mikroskopische Beobachtungen über Veränderungen an den *menschlichen* Herzganglien im Alter und bei Coronarsklerose. Dtsch. Z. Nervenheilk. **160**, 137—154 (1949c). — Die *menschlichen* Herzganglien im 6. Jahrzehnt des Lebens und ihre Veränderungen bei Lues cordis. Virchows Arch. **318**, 688—696 (1950a). — Mikroskopische Beobachtungen über Altersveränderungen an *menschlichen* Herzganglien. Z. Anat. u. Entw.gesch. **114**, 685—719 (1950b). — Mikroskopische Studien an *menschlichen* Herzganglien. Ein Beitrag zur Individualanatomie. Z. Anat. u. Entw.gesch. **114**, 511—524 (1950c). — Über einige Probleme der Histopathologie des peripheren vegetativen Nervensystems. Klin. Wschr. **1952**, 196—199. — **Hermann, Henri,** et **J. La Flaouiere:** Données pondérales relatives aux capsules surrénales du *chien*. J. Physiol. et Path. gén. **37**, 1262—1268 (1939). — **Hermann, Henri, F. Jourdan, J. F. Cier** et **L. Galloni:** Sur le comportement de la glande médullo-surrénale après son énervation. Étude histologique. Bull. Histol. appl. **14**, 279—290 (1937). — **Hermann, Henri, F. Jourdan, G. Morin** et **J. Vial:** Arch. internat. Pharmacodynamie **52**, 62 (1935). — C. r. Soc. Biol. Paris **121**, 1000, 1484 (1936). — Teneur en adrénaline des capsules surrénales déconnectées du système nerveux central. C. r. Soc. Biol. Paris **124**, 169—171 (1937a). — Existe-t-il une sécrétion paralytique de la glande médullo-surrénale „chroniquement énervée?" C. r. Soc. Biol. Paris **126**, 13—15 (1937b). — C. r. Soc. Biol. Paris **127**, 613; **128**, 676 (1938). — Sur la teneur en adrénaline des capsules surrénales plusieurs années après leur énervation. C. r. Soc. Biol. Paris **135**, 1655—1657 (1941). — **Hermann, Henri, F. Jourdan, G. Morin, J. Vial** et **P. Cornut:** Étude expérimentale de la glande médullo-surrénale en fonctionnement autonome. Rev. Endocrin. **16**, 81 (1938). — **Hermann, L.:** Grundriß der Physiologie des *Menschen*. Berlin 1867. — Lehrbuch der Physiologie, 11. Aufl. Berlin 1896. — **Hermann, O.:** Ergebnisse chemisch quantitativer Untersuchungen über den Cholesteringehalt der Nebennieren von *Neugeborenen* und *Säuglingen*. Mschr. Kinderkeilk. **82**, 76 (1940). — **Hernando, T., A. R. Olleros, G. Gurriaran, G. F. Valdacara:** C. r. 1. Congr. thér. Paris **2**, 134 (1933). — **Heron, W. T., W. M. Hales** and **D. J. Ingle:** Amer. J. of Physiol. **110**, 357 (1934). — **Herrick, E. H.,** and **J. C. Finerty:** The effect of adrenalectomy on the anterior pituitary of *fowls*. Endocrinology **27**, 279—282 (1940). — **Herrick, E. H.,** and **O. Torstveit:** Some effects of adrenalectomy in *fowls*. Endocrinology **22**, 469—473 (1938). — **Herring, P. T.:** The effect of thyroidectomy and thyroid feeding upon the adrenalin content of the suprarenals. Quart. J. Exper. Physiol. **9**, 391—401 (1916). — The action of thyroids upon the growth of the body and the organs of the white *rat*. Quart. J. Exper. Physiol. **11**, 231—253 (1917a). — The effect of thyroid-feeding on the weight of the suprarenals and on their adrenalin content. Quart. J. Exper. Physiol. **11**, 47—57 (1917b). — Quart. J. Exper. Physiol. **12** (1919). — The influence of the thyroid on the functions of the suprarenals. Endocrinology **4**, 577—599 (1920a). — The adrenalin content of the suprarenals on the female white *rat*, and the changes brought about by thyroid feeding and other conditions. Quart. J. Exper. Physiol. **12**, 115—123 (1920b). — The endocrine glands and their internal secretion. Sci. Progr. (Lond.) **1924**. — **Herrmann, Herbert:** Untersuchungen über die morphologisch faßbaren Veränderungen der

Nebennierenrinde bei *Meerschweinchen* und weißen *Ratten* unter dem Einfluß von Adrenalin. Z. Zellforsch. **32**, 401—434 (1942). — **Herrold, E., G. Holmquist, B. Richards** and **E. Oppenheimer:** Federat. Proc. **7**, 226 (1948). — **Herschberg, A. D., W. Geisendorf** et **J. Piquet:** Schweiz. med. Wschr. **1944**, 596. — **Herschmann, H.,** u. **R. Neurath:** Beitrag zu endokrin bedingter Frühreife (Interrenalgenitales Syndrom). Wien. klin. Wschr. **1927**, 277—279. — **Hertert, L. D.:** Differentiation of the various types of fats by means of dyes. J. Labor. a. Clin. Med. **16**, 926 (1931). — **Hertwig, Oscar:** Lehrbuch der Entwicklungsgeschichte des *Menschen* und der *Wirbeltiere*, 3. Aufl. Jena 1890. — **Hertwig, Richard:** Lehrbuch der Zoologie. Jena 1891 ff. 13. Aufl. Jena 1922. — **Hertz, Roy:** The relationship between hormone-induced tissue growth and neoplasia. A review. Cancer Res. **11**, 393—397 (1951). — **Hertz, Roy,** and **William W. Tullner:** Lack of effect of cortisone on inhibitory action of antigonadotropic sera. Proc. Soc. Exper. Biol. a. Med. **78**, 737—738 (1951). — **Herwerden, M. A. van:** Der Einfluß der Nebennierenrinde des *Rindes* auf Gesundheit und Wachstum verschiedener Organismen. Biol. Zbl. **42**, 109—112 (1922). — Arch. mikrosk. Anat. **58** (1923). — Über die Wirkung von Nebennierenextrakten. Arch. Entw.mechan. **109**, 449—450 (1927). — **Herxheimer, G.:** Über Fettfarbstoffe. Dtsch. med. Wschr. **1901**, 601. — Erg. Path. **8** (1902). — Zbl. Path. **14** (1903). — Pankreas. In Handbuch der inneren Sekretion, Bd. I, S. 25—122. 1932. — **Herzenberg, Helene:** Zur Frage der Heterotopie des Knochenmarkes. Virchows Arch. **239** (1922). — **Herzog, Ernst:** Prinzipielles zur normalen und pathologischen Histologie des peripheren vegetativen Nervensystems. Klin. Wschr. **1948**, 641—648. — **Heskett, B. F.,** and **J. W. Hoffman:** The effect of massive doses of stilbestrol upon the suprarenal gland of the *rat*. Quart. Bull. Northwest. Univ. Med. School **17**, 203—208 (1943). — **Hess, Melvin,** and **C. E. Hall:** The effects of desoxycorticosterone acetate and hypertension upon the pituitary gland cytology in the *rat*. Amer. Assoc. Anat. Anat. Rec. **109**, 304 (1951). — **Hett, Johannes:** Das Corpus luteum der *Zauneidechse (Lacerta agilis)*. Z. mikrosk.-anat. Forsch. **1**, 41—84 (1924). — Ein Beitrag zur Histogenese der *menschlichen* Nebenniere. Z. mikrosk.-anat. Forsch. **3**, 179—282 (1925a). — Histogenetische Untersuchungen über die *menschliche* Nebenniere. Verh. anat. Ges., Anat. Anz. Ergh. **60**, 88—94 (1925b). — Histologische Demonstrationen zur Histogenese der *menschlichen* Nebenniere. Verh. anat. Ges., Anat. Anz. Ergh. **60**, 246—248 (1925c). — Neuere Untersuchungen über die Nebenniere. Verh. anat. Ges., Anat. Anz., Ergh. **61**, 143—146 (1926a). — Beobachtungen an der Nebenniere der *Maus*. I. Beobachtungen an hungernden Tieren und nach Injektion von Trypanblau. Z. mikrosk.-anat. Forsch. **7**, 403—420 (1926b). — Beobachtungen an der Nebenniere der *Maus*. II. Geschlechtsunterschiede im gegenseitigen Mengenverhältnis von Rinde und Mark bei wachsenden *Tieren*. Z. mikrosk.-anat. Forsch. **13**, 428—440 (1928a). — Vorweisung von Präparaten zur Erläuterung der Geschlechtsunterschiede an den Nebennieren der *Maus*. Verh. anat. Ges., Anat. Anz., Ergh. **66**, 288—289 (1928b). — Zur Frage der Hohlraumbildung in der Nebennierenrinde des *Menschen*. Z. mikrosk.-anat. Forsch. **31**, 626—634 (1932). — Z. mikrosk.-anat. Forsch. **17** (1934a). — Leukocyten und Retikuloendothel. Verh. anat. Ges. **1934b**. — Über den Leukocytenabbau im *tierischen* Körper. Experimentelle Untersuchungen an *Benzolmäusen*. Z. Zellforsch. **30**, 339—388 (1940). — Blutbildung in der Nebenniere. Z. Zellforsch. **33**, 389—404 (1945). — **Heuverswyn, J. van, V. J. Collins, W. L. Williams** and **W. U. Gardner:** The progesterone-like activity of desoxycorticosterone. Proc. Soc. Exper. Biol. a. Med. **41**, 552—554 (1939). — **Heuverswyn, J. van, S. J. Folley** and **W. U. Gardner:** Mammary growth in male *mice* receiving androgens, estrogens and desoxycorticosterone acetate. Proc. Soc. Exper. Biol. a. Med. **41**, 389—392 (1939). — **Hewer, Evelyn E.:** Some functions of the suprarenal glands. Brit. Med. J. **1922 I**, 138—139. — Brit. Med. J. **1923 I**, 235. — **Hewitt jr., William Francis:** The essential role of the adrenal cortex in the hypertrophy of the ovotestis following ovariectomy in the *hen*. Anat. Rec. **98**, 159—180 (1947). — **Hewitt jr., William Francis,** and **E. J. van Liere:** The question of thyroid weight during pregnancy, with further observations of adrenal weight in late pregnancy. Endocrinology **28** (1941a). — Water distribution in the body during the pregnant and the puerperal state. Endocrinology **28**, 847—848 (1941b). — **Hewson:** Experimental inquiries. London 1774 bis 1777. — Philos. Trans. **65**, 315. — **Heymans, C.:** Amer. J. Physiol. **85**, 498 (1928). — Arch. internat. Pharmacodynamie **35**, 307 (1929). — **Hickel:** Hémopoièse dans la surrénale d'un nouveau né syphilitique. C. r. Soc. Biol. Paris **84** (1921). — **Hicks, C. St.,** and **R. F. Mattees:** Adrenal cortex and luteinisation. Austral. J. Exper. Biol. a. Med. Sci. **13**, 27—32 (1935). — **Hiestand, Wm. A.:** The effect of starvation on the blood sugar level of the albino *mouse*. Amer. Soc. Zool. Chicago. Anat. Rec. **99**, 678 (1947). — **Higgins, George M.,** and **D. J. Ingle:** Functional homoplastic grafts of the adrenal gland of newborn *rats*. Anat. Rec. **70**, 145 (1938a). — The effect of the administration of carbon tetrachloride on the extent of regeneration in the enucleated adrenal gland of the *rat*. Endocrinology **23**, 424 (1938b). — **Higgins, George M., D. J. Ingle** and **Geo. Berryman:** The relation of certain endocrines to rhythmic changes in the liver following force feeding. Amer. Assoc. Anat. Chicago. Anat.

Rec. **79**, Suppl. 32 (1941). — **Higgins, George M.**, and **Kathryn A. Woods:** The influence of the adrenal gland on some of the changes induced in the animal organisms by the folic acid analogue aminopteroterin. Proc. Staff Meet. Mayo Clin. **24**, 533—537 (1949). — The influence of cortisone (compound E) upon a lymphoid leukemia induced in AKM *mice.* Amer. Assoc. Anat. New Orleans. Anat. Rec. **106**, 204 (1950). — **Higgins, George M., Kathryn A. Woods** and **Bennet:** Cancer Res. **10**, 203 (1950). — **Hild, Walther:** Zur Frage der Neurosekretion im Zwischenhirn der *Schleie (Tinca vulgaris)* und ihrer Beziehungen zur Neurohypophyse. Z. Zellforsch. **35**, 33—46 (1950). — Experimentell-morphologische Untersuchungen über das Verhalten der „Neurosekretorischen Bahn" nach Hypophysenstieldurchtrennungen, Eingriffen in den Wasserhaushalt und Belastung der Osmoregulation. Virchows Arch. **319**, 526—546 (1951a). — Vergleichende Untersuchungen über Neurosekretion im Zwischenhirn von *Amphibien* und *Reptilien.* Z. Anat. **115**, 459—479 (1951b). — Das Verhalten des neurosekretorischen Systems nach Hypophysenstieldurchschneidung und die physiologische Bedeutung des Neurosekrets. Acta neurovegetativa (Wien) **3**, 81—91 (1951c). — Über Neurosekretion im Zwischenhirn des *Menschen.* Z. Zellforsch. **37**, 301—316 (1952). — **Hild, Walther,** u. **Gerhard Zetler:** Über das Vorkommen der Hypophysenhinterlappenhormone im Zwischenhirn. Arch. exper. Path. u. Pharmakol. **213**, 139—153 (1951). — Vergleichende Untersuchungen über das Vorkommen der Hypophysenhinterlappenhormone im Zwischenhirn einiger *Säugetiere.* Dtsch. Z. Nervenheilk. **167**, 205—214 (1952a). — Neurosekretion und Hormonvorkommen im Zwischenhirn des *Menschen.* Klin. Wschr. **1952b**, 433—439. — **Hildebrandt, F.:** Lehrbuch der Anatomie des *Menschen.* 4 Bde. Braunschweig 1789—1792. — **Hildebrandt, F.,** u. **Ernst Heinrich Weber:** Handbuch der Anatomie des *Menschen.* Braunschweig 1830—1832. — **Hildes, J. A., Sheila Sherlock** and **Veryan Walshe:** Liver and muscle glycogen in normal subjects, in diabetes mellitus and in acute hepatitis. I. Under basal conditions. II. The effects of intravenous adrenaline. Clin. Sci. **7**, 287—314 (1949). — **Hilditch, T. P.:** The chemical constitution of natural fats. London 1940. — **Hilger, D. W., A. R. Mueller** and **A. E. Freed:** Mil. Surgeon **91**, 309 (1942). — **Hill, R. T.:** J. of Anat. **64**, 479 (1930); **68**, 19 (1933); **72**, 71 (1937). — Fats of ovaries which have been grafted in the ear for long periods of time. Endocrinology **28**, 426—430 (1941). — Life sustaining adrenal cortical function of the *mouse* ovary. Anat. Rec. **94**, 470 (1946). — Effect of cutting the ovarian artery and nerves. Amer. Assoc. Anat. Wisconsin. Anat. Rec. **100**, 674—675 (1948). — **Hill, R. T., A. B. Corkill** and **A. S. Parkes:** Proc. Roy. Soc. Lond. B **116**, 208 (1934). — **Hill, R. T.,** and **W. U. Gardner:** Function of pituitary grafts in *mice.* Proc. Soc. Exper. Biol. a. Med. **34**, 78—79 (1936). — **Hill, W. C. Osman:** Observations on the growth of the suprarenal cortex. J. of Anat. **64**, 477—479 (1930). — The suprarenals cortex in *monkeys* of the genus *Pithecus.* J. of Anat. **68**, 19—28 (1933). — The suprarenals of the larger *Felidae.* J. of Anat. **72**, 71—82 (1937). — Adrenals of *Capuchin monkeys.* Proc. Anat. Soc. J. of Anat. **81**, 400—401 (1947). — **Hillarp, Nils-Åke:** Structure of thy synapse and the peripheral innervation apparatus of the autonomic nervous system. Acta anat. (Basel) Suppl. IV — II, 2 (1946). — Innervation of the adrenal medulla in the *rat.* Acta anat. (Basel) **3**, 153—161 (1947). — Studies on the localization of hypothalamic centres controlling the gonadotrophic function of the hypophysis. Acta endocrin. (KØbenh.) **2**, 11—23 (1949a). — Cell reactions in the hypothalamus following overloading of the antidiuretic function. Acta endocrin. (KØbenh.) **2**, 33—43 (1949b). — **Hills, A. Gorman, P. H. Forsham** and **C. A. Finch:** Changes in circulating leukocytes induced by the administration of pituitary adrenocorticotrophic hormone (ACTH) in *man.* Blood **3**, 755—768 (1948). — **Hills, A. Gorman,** and **George W. Thorn:** An estimation of the quantity of 11-17-oxy-steroid excretion by the *human* adrenal stimulated by ACTH. J. Clin. Endocrin. **8**, 606—607 (1948). — **Himwich, Harold E., Joseph F. Fazekas** and **Stevens J. Martin:** Amer. J. Physiol. **123**, 1725 (1938). — **Hinman jr., Frank:** Advisability of surgical reversal of sex in female pseudohermaphroditism. J. Amer. Med. Assoc. **146**, 423—429 (1951). — **Hintzelmann:** Mikroskopische Untersuchungen an den innersekretorischen Organen vitaminarm (Vitamin A) ernährter *Ratten.* Arch. exper. Path. u. Pharmakol. **100** (1924). — **Hion, Jon, V.:** The influence of alcohol on the endocrine glands. Fol. neuropath. eston. **3/4**, 288 (1924). — Zur Histologie der Nebennieren bei erschöpften *Tieren.* Fol. neuropath. eston. **7**, 178—189 (1927). — **Hippokrates:** De glandulis. Edit. Lind. I, 414, Froben 56, Foes Sect. III, 52, Kühn I, 491 usw. — **Hirai, M.:** Trans. Jap. Path. Soc. **19**, 229 (1929); **21**, 162 (1931). — **Hirase, Kozo:** Der Einfluß der Nebennierenexstirpation auf die Arbeitsfähigkeit des Muskels. Pflügers Arch. **212**, 582—586 (1926). — **Hirayama:** Epinephrin content of *rabbit's* suprarenals after unilateral splanchnectomy. Tohoku J. Exper. Med. **5**, 573 (1925). — **Hirsch, A.:** Die Geschwülste der Nebennieren und Nebennierengeschwülste der Nieren. Diss. Würzburg 1902. — **Hirsch, Gottwald Chr.,** u. **W. Buchmann:** Beiträge zur Analyse der Rongalitweißreaktion. Nachweis einer intrazellulären Oxydo-Redukase LM. Z. Zellforsch. **11**, 255—315 (1930). — **Hirsch, Max:** Alte und neue Heilkunde im Lichte der Lehre von der inneren Sekretion. In Handbuch der inneren Sekretion, Bd. I, S. 1—24. 1932. — **Hirschfeld, Vera:** Das

Verhalten der chromaffinen Substanz der Nebennieren bei Hemicephalie. Diss. Zürich 1911. — **Hirschmann, H.:** Steroids of urine of ovariectomized *women*. J. of Biol. Chem. **136**, 483—502 (1940). — **Hirschmann, H.,** and **Frieda B. Hirschmann:** J. of Biol. Chem. **167**, 7 (1948). — Steroidoxeretion in a case of adrenocortical carcinoma. IV. Δ^5-pregnenetriol-3α, 16β,20α. J. of Biol. Chem. **184**, 259—282 (1950). — **Hirst, E. L., E. G. V. Percival** and **F. Smith:** Constitution of ascorbic acid. Nature (Lond.) **131**, 617 (1933). — **Hirst, E. L.,** and **S. S. Zilva:** Biochemic. J. **27**, 1271 (1933). — **Hirt, August:** Zur Innervation der Niere und Nebenniere des *Frosches*. Z. Anat. u. Entw.gesch. **91**, 580—593 (1930). — Lumineszenzmikroskopische Untersuchungen an den Mastzellen der lebenden *Maus*. Verh. anat. Ges. **1938/39**, 97—104. — **His, Wilhelm:** Untersuchungen über die erste Anlage des *Wirbelthierleibes*. Leipzig 1868. — Über Präparate zum Situs viscerum mit besonderen Bemerkungen über die Form und Lage der Leber. Arch. Anat. u. Physiol., Anat. Abt. **1878**. — Anatomie *menschlicher* Embryonen. III. Zur Geschichte der Organe. Leipzig 1885. — Die anatomische Nomenclatur. Nomina anatomica. Arch. Anat. u. Physiol., Anat. Abt., Suppl. **1895,** 114. — **Hisaw, F. L., R. O. Greep** and **H. L. Fevold:** Effects of progesterone on the female genital tract after castration atrophy. Proc. Soc. Exper. Biol. a. Med. **36**, 840—842 (1937). — **Hisaw, Frederick L.,** and **Joseph T. Velardo:** Inhibition of progesterone in decidual development by steroid compounds. Endocrinology **49**, 732—741 (1951). — **Hitchcock** u. **Mitarb.:** Amer. J. Physiol. **121,** 542 (1938). — **Hitzelberger, A., W. Ruppel** u. **L. Weissbecker:** Ist der Eosinophilen-Test spezifisch? Klin. Wschr. **1952,** 470. — **Hoagland, H.:** J. Aviation Med. **18**, 450 (1947). — **Hoagland, H., F. Elmadjian** and **G. Pincus:** J. Clin. Endocrin. **6**, 301—311 (1946). — **Hoberman, Henry D.:** Endocrine regulation of N metabolism during fasting. Yale J. Biol. a. Med. **22**, 341—367 (1950). — **Hochberg, Ingrid,** and **Holger Hydèn:** The cytochemical correlate of motor nerve cells in spastic paralysis. Acta physiol. scand. (Stockh.) **17**, Suppl. **60** (1949). — **Hochet, R. C.,** and **W. S. McClenahan:** The oxidation of certain glycosides by lead tetraacetate. J. Amer. Chem. Soc. **61**, 1667—1671 (1939). — **Hoch-Ligeti, Cornelia:** Effect of feeding 2-acetaminofluorene on the adreno-gonadal system of *rats*. Nature (Lond.) **161**, 58—59 (1948). — **Hoch-Ligeti, Cornelia,** and **C. H. Bourne:** Changes in the concentration and histological distribution of the ascorbic acid in ovaries, adrenals and livers of *rats* during oestrous cycles. Brit. J. Exper. Path. **29**, 400—407 (1948). — **Hodler, D.:** C. r. Soc. Biol. Paris **122**, 512—514 (1936). — Surrénales et masculinisation. Archives d'Anat. **24**, 1—79 (1937). — **Hölscher, Bernard:** Die Hypophysektomie bei der *Ratte* mit Beschreibung einer vereinfachten Operationsmethodik. Pflügers Arch. **249**, 731 bis 738 (1948). — **Hoen, E., H. Langefeld** u. **C. Oehme:** Endokrinol. **21**, 305—314 (1939). — **Hoen, E.,** u. **C. Oehme:** Klin. Wschr. **1938**, 452—453. — **Hoepke, Hermann:** Die heutige Auffassung vom Nervengewebe. Dtsch. med. Rdsch. **1949a**, 237—241. — Die heutige Auffassung vom Nervengewebe. Teil II. Dtsch. med. Rdsch. **1949b**, 865—866. — **Höring:** Z. klin. Med. **129**, 627 (1936). — **Hoerr, Normand Louis:** Histological changes in the suprarenal cortex produced by various chemical substances and toxins. Anat. Rec. **32**, 211 (1926). — The cells of the suprarenal cortex in the *guinea pig*. Their reaction to injury and their replacement. Amer. J. Anat. **48**, 139—198 (1931). — The lipoids of the adrenal. Anat. Rec. **55**, Suppl. 19 (1933). — Cytological studies by the Altmann-Gersh freezing-drying method. I. Recent advances in the technique. Anat. Rec. **65**, 293—317 (1936a). — Histological studies on lipins. I. Osmium acid as a microchemical reagent with special reference to lipins. Anat. Rec. **66**, 149—171 (1936b). — Histological studies on lipins. II. A cytological analysis of the liposomes in the adrenal cortex of the *guinea pig*. Anat. Rec. **66**, 317—342 (1936c). — **Hofbauer, J.:** Die pathologische Physiologie der Graviditätstoxikose im Rahmen neuer Ideenrichtung. Münch. med. Wschr. **1950,** 107—112. — **Hofeld, H.:** Über den Einfluß von „Cortiron" (Schering) auf Nieren- und Nebennierengewebe von *Kaninchen*. Diss. Hamburg 1940. — **Hoff:** Klin. Wschr. **1932 II,** 1751. — Dtsch. med. Wschr. **1944 I,** 87. — **Hoffheinz, Siegfried:** Lipoidstudien an der Leber, zugleich ein Beitrag zur Frage postmortal bedingter Lipoidveränderungen. Virchows Arch. **260**, 493—520 (1926). — **Hoffman, J. J.,** and **A. E. Mamelok:** Arch. of Pediatr. **63**, 391—402 (1946). — **Hoffman, M. M., V. E. Kazmin** and **J. S. L. Browne:** The excretion of pregnanediol following the administration of desoxycorticosterone acetate to *rabbits*. J. of Biol. Chem. **147**, 259—260 (1943). — **Hoffmann, Auguste:** Die Entwicklung des Fettgewebes beim *Menschen*. Anat. Anz. **97**, 242—250 (1950). — **Hoffmann, C. K.:** Z. wiss. Zool. **44** (1886). — Zur Entwicklungsgeschichte der Urogenitalorgane bei den *Reptilien*. Z. wiss. Zool. **48** (1889). — Verh. konink. Akad. Wetensch., Amsterdam, Deel 1 **1892**. — Zur Entwicklungsgeschichte des Sympathicus. I. Die Entwicklungsgeschichte des Sympathicus bei den *Selachiern (Acanthias vulgaris)*. Verh. konink. Akkad. Wetensch., Amsterdam (Tweede Sectie) Deel VII, 4, **1900**, 64—69. — Verh. konink. Akad. Wetensch., Amsterdam, Deel 8 **1902**. — **Hoffmann, E.:** Lehrbuch der Anatomie des *Menschen*. 1877. — **Hoffmann, F., E. J. Hoffmann** and **J. Talesnik:** The influence of thyroxin and adrenal cortical extract on the O_2 consumption of adrenalectomized *rats*. J. of Physiol. **107**, 251—264 (1948). — **Hoffmann, Fr.:** Untersuchungen über die gonadotrope Wirkung von Nebennierenrindenextrakten. Z. Geburtsh. 115, 416—426 (1937a). — Über die Darstellungsmethoden einer gonadotropen Substanz aus der Nebennierenrinde. Endokrinol. 19, 145—148 (1937b). — Klin. Wschr. 1937c, 79—81. — Endokrinol. 20, 225—230 (1938a). — Zbl. Gynäk. 1938b, 2694. — Zbl. Gynäk. 1940a, 1057. — Z. Geburtsh. 121, 159 (1940b). — Zbl. Gynäk. 1944, 158. — Untersuchungen über die Progesteronbildung in der fötalen Nebenniere. Zbl. Gynäk. 69, 43—48 (1947). — Hoffmeyer, J.: Zwei Formen von Nebennierentumoren und ihre möglichen Beziehungen zur Arteriosklerose. Virchows Arch. 302, 627—639 (1938). — Hoffstätter: Mschr. Geburtsh. 49, 387 (1919). Hofmann, E.: Krkh.forsch. 2, 295 (1926). — Hofmann, F. B.: Zur Theorie und Technik der Golgi-Methode. Z. angew. Anat. 2, 41—49 (1917). — Hofmann, L.: Dtsch. Z. Verdgsusw. Krkh. (15. Tagg). — Hofmeister, I.: Experimentelle Untersuchungen über die Folgen des Schilddrüsenverlustes. Beitr. klin. Chir. 11, 441—523 (1894). — Hofstätter, R.: Über die Befunde bei hypophysierten Tieren. Mschr. Geburtsh. 49, 387—412 (1919). — Hogben, L. T., and F. A. E. Crew: Studies on internal secretion. II. Endocrine activity in foetal and embryonic life. Brit. J. Exper. Biol. 1, 1 (1924). — Hogeboom, G. H., A. Claude and R. D. Hotchkiss: The distribution of cytochrome oxidase and succinoxidase in the cytoplasm of the *mammalian* liver cell. J. of Biol. Chem. 165, 615 (1946). — Hohlweg, Walter: Zbl. Gynäk. 63, 1143 (1939). — Über die Hemmung der Oestrusreaktion durch Vitamin A-Überdosierung. Klin. Wschr. 1951, 193—195. — Holde, D.: Kohlenwasserstofföle und Fette, 7. Aufl. Berlin 1933. — Holl, G.: Dtsch. Z. Chir. 226, 277—295 (1930). — Hollander, Vincent P., Charles D. West, Willet F. Whitmore, Henry T. Randall and Olof H. Pearson: Physiological effects of bilateral adrenalectomy in *man*. Cancer (N.Y.) 5, 1019—1024 (1952). — Hollard: Précis d'anatomie comparée. Paris 1835. — Holler: Münch. med. Wschr. 1952, 1031. — Holler, J. W., A. Dury, R. Burton, E. H. Keutmann and C. Smith: Metabolic response to adrenaline of pre- and post-operated patients. Federat. Proc. 9, 62 (1950). — Hollingshead, W. Henry: The innervation of the adrenal glands. J. Comp. Neur. 64, 449—467 (1936). — The innervation of the abdominal chromaffin tissue. J. Comp. Neur. 67, 133 (1937). — J. Comp. Neur. 71, 417 (1939). — J. Comp. Neur. 73, 37 (1940). — Effects of anoxia upon carotid body morphology. Anat. Rec. 92, 255—261 (1945). — Hollingshead, W. Henry, and H. Finkelstein: Regeneration of nerves to the adrenal gland. J. Comp. Neur. 67, 215 (1937). — Holm, F.: Über die nervösen Elemente in den Nebennieren. Sitzgsber. Akad. Wiss. Wien, Math.-naturwiss. Kl., II. Abt. 53, 314—321 (1866). — J. pract. Chem. 100, 150—152 (1867). — Holman, White and Fruton: Proc. Soc. Exper. Biol. a. Med. 65, 196 (1947). — Holmberg, A. D., and F. L. Soler: Some notes on the adrenals. Presence of a united adrenal in the *marine tortoise*. Contributions from the laboratory of anatomy, comparative physiology and pharmacodyn. Univ. Buenos Aires 20, 457—469, 667—675 (1942). — Holmes: Med. Rec. 53, 902. — Holmes, G.: A case of virilism associated with a suprarenal tumor; recovery after its removal. Quart. J. Med. 18, 143—152 (1925). — Holmes, H. N., K. Campbell and E. J. Amberg: J. Labor. a. Clin. Med. 24, 1119 (1939). — Holmes, W.: The adrenal homologues in the *lungfish Protopterus*. Proc. Roy. Soc. Lond., Ser. B 137, 549—562 (1950). — Holmgren, E.: Über die „Saftkanälchen" der Leberzellen und der Epithelzellen der Nebenniere. Anat. Anz. 22, 9—14 (1902). — Weitere Mitteilungen über die Trophospongienkanälchen der Nebennieren vom *Igel*. Anat. Anz. 22, 476—481 (1903). — Beiträge zur Morphologie der Zellen. Anat. Hefte 75, 99 (1904). — Holmgren, Hjalmar: Z. mikrosk.-anat. Forsch. 47, 489 (1940). — Beitrag zur Frage der Genese der Ehrlichschen Mastzellen. Acta anat. (Basel) 2, 40—56 (1946/47). — Metachromasia in growing tissue. Proc. 6. Internat. Congr. Exper. Cytol. 1948, S. 378—379. — Holmgren, Hjalmar, and U. Nilsone: Comparative studies of the height of thyroid cells in different fixations. Acta endocrinol. (Københ.) 1, 339—349 (1948). — Holmgren, Hj., u. O. Wilander: Z. mikrosk.-anat. Forsch. 42, 242 (1937). — Holmgren, Hjalmar, and Gunnar Wohlfart: Mast cells in experimental *rat* sarcomas. Cancer Res. 7, 686—691 (1947). — Holmgren, Hjalmar, and Snorre Wohlfart: Course of the blood sugar curve in mentally healthy subjects and in schizophrenics during adrenalin tolerance tests for a day and night. Acta psychiatr. (Københ.) Suppl. 46, 64, 132—144. — Holmquist, A. G.: Klin. Wschr. 1934 I, 664. — Holt, H., R. W. Keeton and B. Vermesland: The effect of gonadectomy on body structure and body weight in albino *rats*. Amer. J. Physiol. 114, 515—525 (1935). — Holthusen: Beitr. path. Anat. 49, 594 (1910). — Holton, P.: Noradrenaline in adrenal medullary tumours. Nature (Lond.) 163, 217 (1949a). — J. of Physiol. 108, 525 (1949b). — Holtorff, A. F., and F. C. Koch: The colorimetric estimation of 17-ketosteroids and their application to urine extracts. J. of Biol. Chem. 135, 377—393 (1940a). — J. of Biol. Chem. 136, 365 (1940b). — Holtz, Peter: „Arterenergische" Innervation. Klin. Wschr. 1949, 64. — Klin. Wschr. 1950, 145. — Holtz, Peter, u. F. Bachmann: Aktivierung der Dopadecarboxylase des Nebennierenmarkes durch Nebennieren-Rindenextrakt. Naturwiss. 39, 116—117 (1952). — Holtz, Peter, K. Credner u. G. Kroneberg: Arch. exper. Path. u. Pharmakol. 204, 228 (1947). — Holtz, Peter, u. Günther Kroneberg: Biologische

Adrenalinsynthese. Klin. Wschr. 1948, 605. — Untersuchungen über die Adrenalinbildung durch Nebennierengewebe. Naunyn-Schmiedebergs Arch. 206, 150—163 (1949). — Holtz, Peter, Günther Kroneberg u. Hans-Joachim Schümann: Phäochromocytom. Klin. Wschr. 1950a, 533. — Adrenalin- und Arterenolgehalt des Herzmuskels. Klin. Wschr. 1950b, 653—654. — Holtz, Peter, u. Hans-Joachim Schümann: Arterenol — ein neues Hormon des Nebennierenmarkes. Naturwiss. 35, 159 (1948a). — Verh. dtsch. pharmak. Ges. 1948b. — Verh. dtsch. physiol. Ges. 1948c. — Klin. Wschr. 1948d, 604. — Karotissinusentlastung und Nebennieren. Arterenol chemischer Überträgerstoff sympathischer Nervenerregungen und Hormon des Nebennierenmarkes. Arch. exper. Path. u. Pharmakol. 206, 49—64 (1949a). —Arterenol, Hormon des Nebennierenmarkes und chemischer Übertragungsstoff sympathischer Nervenerregungen. Schweiz. med. Wschr. 1949b, 252—253. — Über den Arterenolgehalt des Nebennierenmarkes. Versuche mit Hormonkristallisaten. Arch. exper. Path. u. Pharmakol. 206, 484—494 (1949c). — Holyoke, Edward A.: The role of a germinal epithelium in the development of omental grafts of embryonic ovary in the albino rat. Amer. Assoc. Anat. Wisconsin. Anat. Rec. 100, 676 (1948). — Home: Lectures on Anatomy, Bd. 5, S. 259—265. London 1828. — Home and Menzies: A description of the anatomy of the Sea-Otter. Philos. Trans. 1796, 385—394. — Honan, M. S.: Some notes on the early adrenals. J. of Anat. 64, 194—200 (1930). — Hoogeveen, A. J. A.: Een phaeochromocytoom in de zwangerschap. Nederl. Tijdschr. Geneesk. 92, 1681—1690 (1948). — Hooker, Charles W.: A criterion of luteal activity in the mouse. Anat. Rec. 93, 333—347 (1945). — The life history of the interstitial cells of the testis of the mouse. Amer. Assoc. Anat. Wisconsin. Anat. Rec. 100, 676—677 (1948). — Hooker, Charles W., and V. J. Collings: Androgenic action of desoxycorticosterone. Endocrinology 26, 269—272 (1940). — Hooker, Charles W., Thomas R. Forbes and Carroll A. Pfeiffer: Reduction of plasma progesterone levels during renal passage. Amer. Assoc. Anat. New Orleans. Anat. Rec. 106, 205 (1950). — Hooker, Charles W., and Dorothy B. Jones: Spontaneous masculinization in old female mice of the C strain. Amer. Assoc. Anat. Anat. Rec. 109, 306 (1951). — Hopf, Karl: Über Knochenmarksgewebe in der Nebenniere. Diss. München 1913. — Hoppe-Seyler, Felix-Adolf, u. Norbert Schümmelfeder: Das Vorkommen von Acetylcholin im Blut nach experimentellen Verbrennungen. Z. Naturforsch. 1, 696—699 (1946). — Hormontherapie in der Praxis: siehe unter Schering. — Horn, G.: Beiträge zur Histogenese der aus aberrierten Nebennierenkeimen entstandenen Nierengeschwülsten. Virchows Arch. 126, 191 (1891). — Hornowski, J.: Veränderungen im Chromaffinsystem bei unaufgeklärten postoperativen Todesfällen. Virchows Arch. 198, 93 (1909a). — Arch. méd. exper. Anat. path. 21, 712 (1909b). — Hornykiewytsch, Theophil: Physikalischchemische und histochemische Untersuchungen über die Wirkung der Röntgenstrahlen. Strahlenther. 86, 175—206 (1952). — Hortling, H., u. A. Pekkarinen: Acta endocrinol. (København) 2, 356—364 (1949). — Hortobágyi, Béla u. Janós Ageston: Ujabb vizsgálatok a choriogen gonadotrop hormon mellékvesehátásaról. Magy. Nöoroosok Lapja 12. 55—57 (1949). — Horvath, S. M.: Endocrinology 23, 223—227 (1938). — Horvath, S. M., F. A. Hitchcock and F. A. Hartman: Amer. J. Physiol. 11, 178—184 (1938). — Horwitt, B. N., and R. I. Dorfman: Science (Lancaster, Pa.) 97, 337 (1943). — Hoshi, Togo: Morphologischexperimentelle Untersuchungen über die Innervation der Nebenniere. Inst. allg. Path. u. path. Anat. Tohoku Univ. Sendai 3, 328—342 (1926a). — Histology of nerves in the suprarenals. Tohoku Igak. Zasshi 9, 4—5 (1926b). — Hoskins, E. R.: The growth of the body and the organs of the albino rat as affected by feeding various ductless glands (thyroid, thymus, hypophysis and pineal). J. of Exper. Zool. 21, 295—346 (1916). — Hoskins, Margaret M., and J. G. Bernstein: Relation of parathyroidectomy and of season to adrenal cortical lipoid in albino rats. Anat. Rec. 73, Suppl. 2, 29 (1939). — Hoskins, R. G.: Thyroid secretion as a factor in adrenal activity. J. Amer. Med. Assoc. 55, 1724—1725 (1910a). — Congenital thyroidism: An experimental study of the thyroid in relation to the other organs of internal secretion. Amer. J. Physiol. 26, 426—438 (1910b). — The sthenic effect of epinephrine upon the intestine. Amer. J. Physiol. 29, 363—366 (1912). — The effect of partial adrenal deficiency upon sympathetic irritability. Amer. J. Physiol. 36, 423—429 (1915). — The functions of the endocrine organs. Sci. Monthly 18, 257—272 (1924). — Hoskins, R. G., and H. Freeman: Some effect of a glycerine extract of suprarenal cortex potent by mouth. Endocrinology 17, 29—35 (1933). — Weight changes following the use of glycerine extract of adrenal cortex. Endocrinology 20, 565—566 (1936). — Hoskins, R. G., and R. E. L. Gunning: Pancreas deficiency and vasomotor irritability. Amer. J. Physiol. 41, 79—84 (1916). — The effects of adrenin on the distribution of the blood. II. Volume changes and venous discharge in the spleen. Amer. J. Physiol. 43, 298—303 (1917). — Hoskins, R. G., R. E. L. Gunning and E. L. Berry: The effects of adrenin on the distribution of the blood. Amer. J. Physiol. 41, 513—528 (1916). — Hoskins, R. G., and A. D. Hoskins: The effects of suprarenal feeding. Arch. Int. Med. 17, 584—589 (1916). — Hoskins, R. G., and C. W. McClure: The relation of the adrenal glands to blood pressure. Amer. J. Physiol. 30, 192—195 (1912). — Hoskins, R. G., and C. McPeek: J. Amer. Med.

Assoc. **60**, 1777 (1913). — **Hoskins, R. G.,** and **G. Pincus:** Psychosomatic Med. **11**, 102—109 (1949). — **Hoskins, R.G.,** and **W. N. Rowley:** The effects of epinephrine infusion on vasomotor irritability. Amer. J. Physiol. **37**, 471—480 (1915). — **Hosono, Sh.:** Neue Resultate der Studien über das Fett im *menschlichen* und *tierischen* Körper. V. Über das Fett in den innersekretorischen Organen (Jap.). Niigata Byori Hk. **42** (1936). Ref. Jap. J. Med. Sci., Anat. **7**, 1 (1938). — **Hotchkiss, R. D.:** A microchemical reaction resulting in the staining of polysaccharide structures in fixed tissue preparations. Arch. of Biochem. **16**, 131—141 (1948). — **Hottinger:** Ephém. n. c. dec. III, A. 9, S. 413. — **Houssay, B. A.:** The hypophysis and resistance to intoxications, infections and tumors. New England J. Med. **214**, 1137—1146 (1936). — Diabetes as a disturbance of endocrine regulation. Amer. J. Med. Sci. **193**, 581 (1937). — Endocrinology **30**, 884 (1942). — Accion de la insuficiencia suprarrenal durante la prenez sobre la *madre* y el *hijo*. Rev. Soc. argent. Biol. **21**, 316—331 (1945). — **Houssay, B. A.,** y **A. Artundo:** Rev. Soc. argent. Biol. **4**, 800—821 (1928). — **Houssay, B. A.,** et **A. Biasotti:** Endocrinology **15**, 501 (1931). — C. r. Soc. Biol. Paris **113**, 469 (1933). — Rev. Soc. argent. Biol. **9**, 29 (1935). — Rev. Soc. argent. Biol. **12**, 104 (1936a). — C. r. Soc. Biol. Paris **123**, 497—500 (1936b). — Rev. Soc. argent. Biol. **14**, 308 (1938a). — C. r. Soc. Biol. Paris **129**, 1261—1263 (1938b). — **Houssay, B. A., A. Biasotti** et **P. Mazzocco:** C. r. Soc. Biol. Paris **114**, 714—717 (1933a). — Rev. Soc. argent. Biol. **9** (1933b). — **Houssay, B. A., A. Biasotti, P. Mazzocco** et **R. Sammartino:** Action de l'extrait antéro-hypophysaire sur les surrénales. C. r. Soc. Biol. Paris **114**, 737—739 (1933). — **Houssay, B. A., A. Biasotti** et **C. T. Rietti:** C. r. Soc. Biol. Paris **111**, 479 (1932a). — Rev. Soc. argent. Biol. **8**, 469 (1932b). Rev. Soc. argent. Biol. **9**, 489 (1933). — C. r. Soc. Biol. Paris **115**, 323 (1934). — **Houssay, B. A., E. B. del Castillo** y **A. Pinto:** Rev. Soc. argent. Biol. **17**, 26—39 (1941). — **Houssay, B. A.,** and **L. Dexter:** Ann. Int. Med. **17**, 451—460 (1942). — **Houssay, B. A., V. G. Foglia** et **O. Fustinoni:** C. r. Soc. Biol. Paris **126**, 627—628 (1937). — Endocrinology **28**, 915—922 (1941a). — Absorption intestinales des sucres chez le *crapaud* „*Bufo arenarum*" Hensel en insuffisance hypophysaire ou surrénale. Arch. internat. Physiol. **51**, 1—12 (1941b). — **Houssay, B. A., V. G. Foglia** y **Christiane Dosne de Pasqualini:** Diabetes hipofisaria en perros sin suprarrenales. Rev. Soc. argent. Biol. **22**, 147—158 (1946). — **Houssay, B. A., R. Gerschman** y **C. E. Rapela:** Adrenalina y noradrenalina en la suprarenal del *sapo* normal o hipofisoprivo. Rev. Soc. argent. Biol. **26**, 29—38 (1950). — **Houssay, B. A.,** et **L. F. Leloir:** C. r. Soc. Biol. Paris **120**, 670 (1935a). — Rev. Soc. argent. Biol. **11**, 464 (1935b). — **Houssay, B. A.,** et **J. T. Lewis:** C. r. Soc. Biol. Paris **85**, 1209 (1921). — The relative importance to life of cortex and medulla of the adrenal glands. Amer. J. Physiol. **64**, 512—521 (1923). — **Houssay, B. A., J. T. Lewis,** et **E. A. Mollinelli:** C. r. Soc. Biol. Paris **91**, 1011—1013, 1013—1014 (1924). — **Houssay, B. A.,** et **A. D. Marenzi:** L'extrait cortico-surrénal protège les *lapins* surrénalectomés contre les toxiques. C. r. Soc. Biol. Paris **107**, 1199 (1931). — C. r. Soc. Biol. Paris **126**, 613 (1937). — **Houssay, B. A., A. D. Marenzi** et **R. Gerschman:** C. r. Soc. Biol. Paris **124**, 383—384 (1937). — **Houssay, B. A.,** et **P. Mazzocco:** C. r. Soc. Biol. Paris **86**, 409—411 (1922). — Rev. Soc. argent. Biol. **3**, 111—125 (1927a). — C. r. Soc. Biol. Paris **97**, 1252 (1927b). — L'adrénaline de la surrénale des *chiens* hypophyso-prives. C. r. Soc. Biol. Paris **114**, 722—723 (1933). — **Houssay, B. A.,** et **E. A. Molinelli:** C. r. Soc. Biol. Paris **93**, 1454—1455 (1925). — Amer. J. Physiol. **76**, 538—550 (1926a). — C. r. Soc. Biol. Paris **95**, 819—821 (1926b). — **Houssay, B. A.,** y **R. M. Pinto:** Rev. Soc. argent. Biol. **20**, 38—48 (1944). — **Houssay, B. A.,** y **C. E. Rapela:** Substancias que producen un aumento de la accion adrenalinosecretora del potasio. Rev. Soc. argent. Biol. **24**, 19—23 (1948a). — Substancias que moderan la accion adrenalinosecretora del potasio. Rev. Soc. argent. Biol. **24**, 28—34 (1948b). — **Houssay, B. A.,** et **C. T. Rietti:** C. r. Soc. Biol. Paris **126**, 620—622 (1937). — **Houssay, B. A.,** et **R. Sammartino:** Modifications histologiques de la surrénale chez les *chiens* hypophysoprives ou à tuber lésé. C. r. Soc. Biol. Paris **114**, 717—726 (1933). — Beitr. path. Anat. **93**, 405 (1934). — **Howard, G.,** and **A. J. P. Martin:** Biochemic. J. **46**, 532 (1950). — **Howard-Miller, Evelyn:** The development of the epinephrine content of the suprarenal medulla in early stages of the *mouse*. Amer. J. Physiol. **75**, 267—277 (1926). — A transitory zone in the adrenal cortex which shows age and sex relationships. Amer. J. Anat. **40**, 251—293 (1927a). — Histological changes in the suprarenal cortex of the *mouse*. Anat. Rec. **35**, 45—46 (1927b). — Development of the *mouse* adrenal. Science (Lancaster, Pa.) **69**, 406 (1929). — The X zone of the suprarenal cortex in relation to gonadal maturation in *monkeys* and *mice* and to epiphyseal unions in *monkeys*. Anat. Rec. **46**, 93—104 (1930). — Adrenalectomy in mice, and the replacement of X-zone bearing adrenals by cortical extract with especial reference to adrenal-gonad relationship. Amer. J. Physiol. **120**, 36—41 (1937a). — Is the X zone andromimetic? Amer. J. Physiol. **119**, 339—340 (1937b). — A temporary phase of extratesticular andromimetic hormone production in *rodents*, associated with the adrenal „X" zone. Amer. J. Physiol. **123**, 105—106 (1938a). — The representation of the adrenal X-zone in *rats*, in the light of observations on x zone variability in *mice*. Amer. J. Anat. **62**, 351—375 (1938b). — Effects of castration on the seminal vesicles as influenced by age, considered in relation to the degrees of development of the adrenal x-zone. Amer. J. Anat. **65**, 105—149 (1939). — Regarding the effects of desoxycorticosterone and of testosterone of the adrenal x zone. Anat. Rec. **77**, 181—191 (1940). — Effects of adrenalectomy and desoxycorticosterone acetate substitution therapy on the castrated male prostate; evidence for andromimetic function of the immature *rat* adrenal. Endocrinology **29**, 746—754 (1941). — The effects of adrenalectomy on the accessory reproductive glands of *mice* castrated for short periods. Endocrinology **38**, 156—164 (1946). — **Howard-Miller, Evelyn,** and **Richard S. Benua:** A carbonyl reaction differentiating the fetal zone reticularis of the *human* adrenal cortex from the *mouse* X zone. Federat. Proc. **9**, 63 (1950a). — The effect of protein deficiency and other dietary factors on the x zone of the *mouse* adrenal. J. Nutrit. **42**, 157—173 (1950b). **Howard-Miller, Evelyn,** and **S. Gengradom:** The effects of ovariectomy and administration of progesterone on the adrenal X-zone and the uterus. Endocrinology **26**, 1048—1052 (1940).— **Howard-Miller, Evelyn,** and **A. Grollman:** Amer. J. Physiol. **107**, 480 (1934). — **Howe, Irmgard:** Die Wirkung der thyreotropen Substanz der Hypophyse auf die Trypanblauverteilung beim *Meerschweinchen.* Z. Zellforsch. **20**, 382—389 (1934). — **Howes, J.:** J. of Anat. **24** (1890). — **Howlett, J.,** and **J. S. Browne:** Canad. Med. Assoc. J. **37**, 288 (1937). — Amer. J. Physiol. **128**, 225 (1940). — **Hoyben, L. T.:** The comparative physiology of internal secretion. Cambr. comp. Physiol. **3** (1927). — **Hsieh, Kuang-Mei:** Effect of desoxycorticosterone and pitressin on the water balance of *amphibia.* Federat. Proc. **9**, 63 (1950). — **Huber, Carl:** The development of the *albino rat, Mus Norvegicus albinus.* Amer. Anat. Memoirs No 5. **1915.** — **Hudack, S. S., J. W. Blunt, P. Higbee** and **G. M. Kearin:** Proc. Soc. Exper. Biol. a. Med. **72**, 526 (1949). — **Hudelo, Lévy (Fernand),** et **Tulasne:** Conservation des graisses naturelles. C. r. Soc. Biol. Paris **70**, 616 (1911). — **Hübner, R.:** Die Nebennieren während der Trächtigkeit und nach der Kastration beim *Schwein.* Vet. med. Diss. Wien 1932. — **Huebschmann, R.:** Beiträge zur pathologischen Anatomie der Nebennieren. Beitr. path. Anat. **69**, 352 (1921). — Klin. Wschr. **1925 I,** 658. — Über Atrophie des Fettgewebes und über drüsiges Fettgewebe. Verh. dtsch. path. Ges. (Göttingen) **1927,** 236. — **Hueck, A.:** Lehrbuch der Anatomie des *Menschen.* Riga u. Dorpat 1833. — **Hueck, Werner:** Pigmentstudien. Beitr. path. Anat. **54,** 68—232 (1912). — Verh. dtsch. path. Ges. 1914. — Verh. dtsch. path. Ges. (Würzburg) **1925.** — **Huelin, F. E.:** Use of oxalic acid in the determination of ascorbic acid. Analyst **75,** 391—392 (1950). — **Hüppe, Justin:** Die 17-Ketosteroide der neutralen Fraktion des Urins. Ihre Bedeutung in Physiologie und Pathologie und ihre Beeinflußbarkeit durch perorale Zufuhr von Vitamin E (α-Tocopherolacetat). Diss. Göttingen 1951. — **Huggins, C.,** and **P. V. Moulder:** Studies on the mammary tumors of *dogs.* I. Lactation and the influence of ovariectomy and suprarenalectomy thereon. J. of Exper. Med. **80,** 441—454 (1944). — **Hughes, C. D., M. J. Swenson, G. K. L. Underbjerg** and **J. S. Hughes:** The function of vitamin C in the adrenal cortex. Science (Lancaster, Pa.) **116,** 252—253 (1952). — **Hughes, H., L. L. Ware** and **F. G. Young:** Lancet **1944 I,** 148. — **Hugo, A. L. de:** De glandulis in genere, et speciatim de thymo. Gottingae 1746. — **Huis in't Veld, L. G.,** and **E. Dingemanse:** Excretion diagrams of 17-ketosteroids in patients with tumors of the adrenal cortex. Acta brev. neerland. **16,** 9—15 (1948). — **Hultgren, E. O.,** u. **O. A. Anderson:** Studium über die Physiologie und Anatomie der Nebennieren. Skand. Arch. Physiol. **9,** 73—311 (1899) (auch Leipzig **1899**). — **Hume, D. M.:** J. Clin. Invest. **28,** 790 (1949). — **Hume, D. M.,** and **G. J. Wittenstein:** The relationship of the hypothalamus to pituitary-adrenocortical function. In Proc. of the 1. Clinical ACTH Conf. Philadelphia: Kohn R. Mote 1950. — **Humm, Douglas G., Martin Roeder, Dean C. Watland** and **Owen F. Kline:** A special respiratory system in *mammalian* adrenal glands. Science (Lancaster, Pa.) **113,** 578—579 (1951). — **Humphrey, J. H.:** Biochemic. J. **40,** 435, 442 (1946). — **Humphreys** and **Donaldson:** Amer. J. Path. **17,** 767 (1941). — **Humphreys, R. J.,** and **W. Raab:** Proc. Soc. Exper. Biol. a. Med. **74,** 302 (1950). — **Hungerford, Gerald F.:** Proc. Soc. Exper. Biol. a. Med. **70,** 356—358 (1949). — **Hungerford, Gerald F.,** and **William O. Reinhardt:** The immediate effect of adrenalectomy on the lymphocyte content of *rat* thoracic duct lymph. Amer. Assoc. Anat. Wisconsin. Anat. Rec. **100,** 746 (1948). — Lymphopenic action of epinephrine on thoracic duct lymph. Amer. Assoc. Anat. Anat. Rec. **109,** 307 (1951). — **Hungerland, Heinz,** u. **Paul Raming:** Das Verhalten der eosinophilen Granulocyten und der Leukocyten während der Alarmreaktion nach einem Glukosestress. Klin. Wschr. **1951,** 582—583. — **Hunkemoeller, F. B.:** De glandularum in *homine* obvenientium structura penitiori. Diss. Berolini 1856. — **Hunt, H. Lyons:** Relation of the gonads to other glands of internal secretion. Med. Tim. **54,** 293—296 (1926).— **Hunt, Thomas E.:** Mitotic activity of the adrenal gland of *rats* in different phases of the sexual cycle. Anat. Rec. **78,** Abstr. 152 (1940/41a). — The location of dividing cells in the adrenal cortex of female *rats.* Anat. Rec. **78,** Abstr. 152 (1940/41b). — Mitotic activity in the hypophysis of *rats* receiving hypophyseal extracts and estrogen. Amer. Assoc. Anat. Wisconsin. Anat. Rec. **100,** 746—747 (1948). — Comparison of the effect of repeated estrogen injections in young and old female *rats.* Amer. Assoc. Anat. New Orleans. Anat. Rec. **106,** 205—206 (1950). — **Hunter, J.:** Observations on certain parts of the *animal* economy. London

1786 ff. — Observations on the structure and economy of *Whales*. Philos. Trans. **77**, 371—450 (1787). — **Hunter, W.:** Medical commentaries London 1740 ff. — **Huot, E.:** Sur les capsules surrénales, les reins, le tissu lymphoide des *Poissons lophobranches*. C. r. Acad. Sci. **124**, 1462—1464 (1897). — Préliminaire sur l'origine des capsules surrénales des *Poissons lophobranches*. C. r. Acad. Sci. **126**, 49—50 (1898). — Ann. Sci. natur. VIII, 14 (1902). — **Huschke:** Capsules surrénales. In Encyclop. anat. Trad. Jourdan, V, 333 (1845). — **Huseby, Robert A.,** and **John Bittner:** Postcastration adrenal changes and the subsequent development of *mammary* cancer in several inbred stocks of *mice* and their hybrids. Cancer Res. **10**, 226 (1950). — **Huseby, Robert A.,** and **Zelda B. Ball:** A study of the genesis of histological changes produced by caloric restriction in portions of the endocrine and reproductive systems of strain „A" female *mice*. Anat. Rec. **92**, 135—155 (1945). — **Huseby, Robert A., Zelda B. Ball** and **M. B. Visscher:** Further observations on the influence of simple caloric restriction on mammary cancer incidence and related phenomena in C3H *mice*. Cancer Res. **5**, 40—46 (1945). — **Husnot, P.:** Les graisses de la capsule surrénale de l'*homme*. Gaz. hebd. Sci. méd. Bordeaux **1907**, 565—568. — Recherches sur l'évolution histologique de la glande surrénale de l'*homme*. Thèse de doctorat, Bordeaux. 1908. — **Huszák, St.:** Z. physiol. Chem. **222**, 229—232 (1933). — **Huxley, J. S.,** and **L. T. Hoyben:** Experiment on *amphibian* metamorphosis and pigment responses in relation to internal secretions. Proc. Roy. Soc. Lond., Biol. Sect. **93**, 36—93 (1922). — **Huxley, T.:** Manual of the anatomy of *vertebrated animals*. London 1871 (dtsch. von F. Ratzel, Breslau 1873). — Proc. Zool. Soc. **1880a**, 649. — Sci. Mem. **4**, 457 (1880b). — **Huzella, Th.:** Aktive Elastizität der Gitterfasern. Anat. Anz. **72** (1931). — **Hydén, Holger:** Protein metabolism in the nerve cell during growth and function. Acta physiol. scand. (Stockh.) **6**, Suppl. XVII (1943). — The nucleoproteins in virus reproduction. Cold Spring Harbor Symp. Quant. Biol. **12**, 104—114. — **Hydén, Holger,** and **Hans Hartelius:** Stimulation of the nucleoprotein-production in the nerve cells by malononitrile and its effect on psychic functions in mental disorders. Acta psychiatr. (Københ.) Suppl. XLVIII (1948). — **Hyman, C.,** and **R. Chambers:** Endocrinology **32**, 310 (1943). — **Hyman, G. A., C. Ragan** and **F. C. Turner:** Proc. Soc. Exper. Biol. a. Med. **75**, 470 (1950). — **Hyrtl, Joseph:** Das uropoetische System der *Knochenfische*. Denkschr. d. Naturwiss. Kl. d. k. k. Akad. Wien. **1850**. — Handbuch der praktischen Zergliederungskunst. Wien 1860. — Handbuch der topographischen Anatomie und ihre praktisch medicinisch-chirurgischen Anwendungen. Wien 1865. — Lehrbuch der Anatomie des *Menschen* mit Rücksicht auf physiologische Begründung und praktische Anwendung, 17. Aufl. Wien 1884.

Iglitsyn, N. M.: Khirurgiya **1**, 115 (1937). — **Ilberg:** Beschreibung des Zentralnervensystems eines 6tägigen syphilitischen *Kindes* mit unentwickeltem Großhirn, mit Asymmetrie des Kleinhirns und Aplasie der Nebenniere. Arch. f. Psychiatr. **36** (1902). — **Imbert, A.:** Traité élémentaire de physique biologique. Paris 1893. — **Imhäuser, K.:** Über das Vorkommen des Plasmalogens. II. Mitt. Über das Vorkommen des Plasmalogens bei *Tieren*. Biochem. Z. **168**, 360—375 (1927). — **Inaba, Masamaro:** Notes on the development of the suprarenal bodies in the *mouse*. J. Coll. Sci. Imp. Univ. Japan 4, 215—257 (1891). — **Indovina, R.:** Biochem. Z. **267**, 383—388 (1933). — **Ingier, Alexander,** u. **G. Schmorl:** Über den Adrenalingehalt der Nebennieren. Dtsch. Arch. klin. Med. **104**, 125—167 (1911). — **Ingle, Dwight J.:** Work capacity of the adrenalectomized *rat* treated with cortin. Amer. J. Physiol. **116**, 622—625 (1936). — Resistance of the *rat* to histamine shock after destruction of the adrenal medulla. Amer. J. Physiol. **118**, 57—63 (1937). — Atrophy of the thymus in normal and hypophysectomized *rats* following administration of cortin. Proc. Soc. Exper. Biol. a. Med. **38**, 443—444 (1938a). — The effects of administering large amounts of cortin on the adrenal cortices of normal and hypophysectomized *rats*. Amer. J. Physiol. **124**, 369—371 (1938b). — The time for the occurrence of cortico-adrenal hypertrophy in *rats* during continued work. Amer. J. Physiol. **124**, 627—630 (1938c). — Proc. Soc. Exper. Biol. a. Med. **39**, 151 (1938d). — Amer. J. Physiol. **122**, 302 (1938e). — A comparison of the resistance of male and female *rats* to cortin. Endocrinology **24**, 194—196 (1939). — Effects of 2 steroid compounds on weight of thymus of adrenalectomized *rats*. Proc. Soc. Exper. Biol. a. Med. **44**, 175—175 (1940a). — The work capacity of the *rat* immediately following partial adrenalectomy. Endocrinology **26**, 478—480 (1940b). — The work performance of adrenalectomized *rats* treated with corticosterone and chemically related compounds. Endocrinology **26**, 472—477 (1940c). — Effect of two cortin-like compounds upon the body weight and work performance of adrenalectomized *rats*. Endocrinology **27**, 297—304 (1940d). — The work performance of adrenalectomized *rats* maintained on a high sodium chloride low potassium diet. Amer. J. Physiol. **129**, 278—282 (1940e). — Proc. Soc. Exper. Biol. a. Med. **44**, 176 (1940f). — Proc. Soc. Exper. Biol. a. Med. **44**, 450 (1940g). — The production of glycosuria in the normal *rat* by means of 17-hydroxy-11-dehydrocorticosterone. Endocrinology **29**, 649—652 (1941a). — Work performance of adrenalectomized *rats* treated with 11-desoxycorticosterone sodium phosphate and 11-desoxy-17-hydroxycorticosterone. Amer. J. Physiol. **133**, 676—678 (1941b). — Endocrinology **29**, 838 (1941c). — Endocrinology **31**, 419 (1942a). — Endocrinology **31**,

438 (1942b). — Endocrinology **30**, 246 (1942c). — Relationship of the adrenal cortex to the metabolism of fat. J. Clin. Endocrin. **3**, 603—612 (1943a). — The relationship of the diabetic effect of diethylstilbestrol to the adrenal cortex in the *rat*. Amer. J. Physiol. **138**, 577—582 (1943b). — Amer. J. Physiol. **139**, 460 (1943c). — The chemistry and physiology of hormones. Amer. Assoc. Adv. Sci. **1944a**, 83—103. — The quantitative assay of adrenal cortical hormones by the muscle-work test in the adrenalectomized-nephrectomized *rat*. Endocrinology **34**, 191—202 (1944b). — Amer. J. Physiol. **142**, 191—194 (1944c). — J. Clin. Endocrin. **4**, 208—210 (1944d). — Endocrinology **35**, 361 (1944e). — Research Lab. The Upjohn Co. Kalamazoo USA. 1944f. — Endocrinology **37**, 7—14 (1945). — Recent Progr. in Hormone Res. **2**, 229 (1948a). — Proc. Soc. Exper. Biol. a. Med. **69**, 329—330 (1948b). — Some studies on factors which influence tolerance for carbohydrate. Proc. Amer. Diab. Assoc. 8 (1948). — Some studies on the role of the adrenal cortex in organic metabolism. Ann. New York Acad. Sci. **50**, 576—595 (1949a). — The technique of evisceration on the *rat*. Exper. Med. a. Surg. **7**, 34—36 (1949b). — A simple means of producing obesity in the *rat*. Proc. Soc. Exper. Biol. a. Med. **72**, 604—605 (1949c). — The effect of a stress upon the glycosuria of partially depancreatized force-fed *rats*. Endocrinology **46**, 67—71 (1950a). — Comparison of effects of a stress on the glycosuria of partially depancreatized-adrenalectomized *rats*. Federat. Proc. **9**, 66 (1950b). — The biological properties of cortisone. J. Clin. Endocrin. **10**, 1312 (1950c). — Physiologic significance of the amorphous fraction of the adrenal cortex. Progr. Clin. Endocrin. **1950d**. — Symposium on steroid hormones. University of Wisconsin Press 1950e. — Recent Progr. in Hormone Res. **6** (1951). — **Ingle, Dwight J.,** and **B. L. Baker:** Endocrinology **48**, 764 (1951). — **Ingle, Dwight J.,** and **G. T. Fisher:** Effect of adrenalectomy during gestation on the size of adrenal glands of new born *rats*. — Proc. Soc. Exper. Biol. a. Med. **39**, 149—150 (1938). — **Ingle, Dwight, J., G. B. Ginther** and **J. Nezamis:** Effect of diet in *rats* on adrenal weights and on survival following adrenalectomy. Endocrinology **32**, 410—414 (1943). — **Ingle, Dwight J.,** and **J. Q. Griffith:** The *rat* in laboratory investigation. Philadelphia 1942. — **Ingle, Dwight J., W. M. Hales** and **G. M. Haslerud:** Influence of partial adrenalectomy on the work capacity of *rats*. Amer. J. Physiol. **113**, 200—204 (1935). — Work capacity in the *rat* after destruction of the adrenal medulla. Amer. J. Physiol. **114**, 653—656 (1936). — **Ingle, Dwight J.,** and **R. E. Harris:** Voluntary activity of the *rat* after destruction of the adrenal medulla. Amer. J. Physiol. **114**, 657—660 (1936). — **Ingle, Dwight J.,** and **G. M. Higgins:** Autotransplantation and regeneration of the adrenal gland. Endocrinology **22**, 458—464 (1938a). — The effect of thyroxin in the extent of regeneration in the enucleated adrenal gland of the *rat*. Endocrinology **23**, 419—423 (1938b). — Regeneration of the adrenal gland following enucleation. Amer. J. Med. Sci. **196**, 232—239 (1938c). — Influence of genetic relationship on success of homeoplastic transplants of adrenal glands in albino *rats*. Proc. Soc. Exper. Biol. a. Med. **39**, 165—166 (1938d). — The extent of regeneration of the enucleated adrenal gland in the *rat* as influenced by the amount of capsule left at operation. Endocrinology 24, 379—382 (1939). — **Ingle, Dwight J., G. M. Higgins** and **E. C. Kendall:** Atrophy of the adrenal cortex in the *rat* produced by administration of large amounts of cortin. Anat. Rec. **71**, 363—372 (1938). — **Ingle, Dwight J.,** and **E. C. Kendall:** Amer. J. Physiol. **117**, 200 (1936). — Atrophy of the adrenal cortex of the *rat* produced by the administration of large amounts of cortin. Science (Lancaster, Pa.) **86**, 245 (1937). — Weights of adrenal glands in *rats* fed different amounts of sodium and potassium. Amer. J. Physiol. **122**, 585—588 (1938). — **Ingle, Dwight J.,** and **M. H. Kuizenga:** The relative potency of some adrenal cortical steroids in the muscle-work test. Endocrinology **36**, 218—226 (1945a). — Amer. J. Physiol. **145**, 203—205 (1945b).— **Ingle, Dwight J., C. H. Li** and **H. M. Evans:** The effect of pure adrenocorticotropic hormone on the work performance of hypophysectomized *rats*. Endocrinology **35**, 91—95 (1944). — The effect of adrenocorticotropic hormone on the urinary excrecion of sodium, chloride, potassium, nitrogen and glucose in normal *rats*. Endocrinology **39**, 32—42 (1946). — **Ingle, Dwight J.,** and **F. J. Lukens:** Reversal of fatigue in the adrenalectomized *rat* by glucose and other agents. Endocrinology **29**, 443—452 (1941). — **Ingle, Dwight J.,** and **H. L. Mason:** Subcutaneous administration of cortin compounds in solid form to the *rat*. Proc. Soc. Exper. Biol. a. Med. **39**, 154—156 (1938). — **Ingle, Dwight J., Robert C. Meeks** and **Kathryn E. Thomas:** The effect of fractures upon urinary electrolytes in non-adrenalectomized *rats* and in adrenalectomized *rats* treated with adrenal cortex extract. Endocrinology **49**, 703—708 (1951). — **Ingle, Dwight J., H. D. Moon** and **H. M. Evans:** Amer. J. Physiol. **124**, 627 (1939). — **Ingle, Dwight J.,** and **J. E. Nezamis:** Endocrinology **33**, 181 (1943). — The work performance of adrenalectomized *rats* given continuous intravenous infusions of glucose. J. Clin. Endocrin. **8**, 605 (1948a). — Amer. J. Physiol. **152**, 598—602 (1948b). — Amer. J. Physiol. **155**, 15 (1948c). — Endocrinology **43**, 261—271 (1948d). — Work performance of adrenally insufficient *rats* given adrenal cortex extract by continuous intravenous injection. Amer. J. Physiol. **156**, 365—367 (1949a). — The effect of

adrenal cortex extract with and without epinephrine upon the work of adrenally insufficient *rats*. Endocrinology **44**, 559—564 (1949b). — Effect of isuprel upon tolerance of the eviscerate *rat* for glucose. Proc. Soc. Exper. Biol. a. Med. **71**, 352—353 (1949c). — Infections as a factor causing death in the eviscerate *rat*. Proc. Soc. Exper. Biol. a. Med. **71**, 438—439 (1949d). — Effect of epinephrine upon the tolerance of the eviscerated *rat* for glucose. Amer. J. Physiol. **156**, 361—364 (1949e). — Effect of hormones of the posterior pituitary on tolerance of the eviscerated *rat* for glucose. Amer. J. Physiol. **157**, 59—62 (1949f). — Effect of temperature upon the glucose tolerance of the eviscerate *rat*. Amer. J. Physiol. **159**, 95—97 (1949g). — The effect of epinephrine upon the glucose tolerance and work performance of the eviscerate *rat*. Endocrinology **46**, 14—20 (1950a). — Effect of temperature upon survival of the eviscerate *rat*. Amer. J. Physiol. **160**, 122—124 (1950b). — Endocrinology **48**, 484 (1951). — **Ingle, Dwight J., James E. Nezamis** and **John W. Jeffries:** Work performance of normal *rats* given continuous injection of adrenal cortex extracts. Amer. J. Physiol. **157**, 99—102 (1949). — **Ingle, Dwight J., James E. Nezamis** and **Erving H. Morley:** Effect of work upon tolerance of the normal *rat* for intravenously administered glucose. Amer. J. Physiol. **160**, 506—508 (1950). — **Ingle, Dwight J., James E. Nezamis** and **Kathryn L. Rice:** The effect of histamine upon the tolerance of the eviscerate *rat* for glucose as related to the adrenal glands. Endocrinology **46**, 124—127 (1950a). — **Ingle, Dwight J.,** and **H. W. Nilson:** Homeoplastic transplantation of adrenal glands in *rats* of inbred strains. Amer. J. Physiol. **121**, 650—656 (1938). — **Ingle, Dwight J., H. W. Nilson** and **E. C. Kendall:** The effect of cortin on the concentrations of some constituents of the blood of adrenalectomized *rats*. Amer. J. Physiol. **118**, 302—308 (1937). — **Ingle, Dwight J.,** and **E. A. Oberle:** Amer. J. Physiol. **147**, 222 (1946). — **Ingle, Dwight J., M. L. Pabst** and **M. H. Kuizenga:** The effect of pretreatment on the relative potency of 11-desoxycorticosterone acetate and 17-hydroxy-11-dehydrocorticosterone in the muscle-work test. Endocrinology **36**, 426—430 (1945). — **Ingle, Dwight J.,** and **Mildred C. Prestrud:** Amer. J. Physiol. **152**, 603—608 (1948). — The effect of adrenal cortex extract upon urinary non-protein nitrogen and changes in weight in young adrenalectomized *rats*. Endocrinology **45**, 143—147 (1949). — **Ingle, Dwight J., Mildred C. Prestrud** and **Choh Hao Li:** A further study of the essentiality of the adrenal cortex in mediating the metabolic effects of adrenocorticotrophic hormone. Endocrinology **43**, 202—207 (1948). — **Ingle, Dwight J., Mildred C. Prestrud, C. H. Li** and **H. M. Evans:** The relationship of diet to the effect of adrenocorticotrophic hormone upon urinary nitrogen, glucose and electrolytes. Endocrinology **41**, 170—176 (1947). — **Ingle, Dwight J., Mildred C. Prestrud** and **J. E. Nezamis:** Proc. Soc. Exper. Biol. a. Med. **67**, 321—322 (1948). — Changes in the blood of the *rat* following evisceration. Amer. J. Physiol. **160**, 247—252 (1950). — **Ingle, Dwight J., Mildred C. Prestrud, J. E. Nezamis** and **M. H. Kuizenga:** Effect of adrenal cortex extract upon the tolerance of the eviscerated *rat* for intravenously administered glucose. Amer. J. Physiol. **150**, 423—427 (1947). — **Ingle, Dwight J.,** and **R. Sheppard:** Effect of two adrenal steroids, and insulin on the excretion of sodium and chloride. Federat. Proc. **3**, 21 (1944). — **Ingle, Dwight J., R. Sheppard, J. S. Evans** and **M. H. Kuizenga:** A comparison of adrenal steroid diabetes and pancreatic diabetes in the *rat*. Endocrinology **37**, 341—356 (1945). — **Ingle, Dwight J., R. Sheppard** and **M. H. Kuizenga:** Assoc. Study Int. Secr. San Francisco **1946**. — **Ingle, Dwight J., R. Sheppard, E. A. Oberle** and **M. H. Kuizenga:** Endocrinology **39**, 52 (1946). — **Ingle, Dwight J.,** and **G. W. Thorn:** A comparison of effects of 11-desoxycorticosterone acetate and 17-hydroxy-11-dehydrocorticosterone in partially depancreatized *rats*. Amer. J. Physiol. **132**, 670—678 (1941). — **Ingle, Dwight J., E. O. Ward** and **M. H. Kuizenga:** Amer. J. Physiol. **149**, 510—515 (1947). — **Ingle, Dwight J., H. A. Winter, C. H. Li** and **H. M. Evans:** Production of glycosuria in normal *rats* by means of adrenocorticotrophic hormone. Science (Lancaster, Pa.) **101**, 671—672 (1945). — **Ingram, W. R.:** The visceral functions of the nervous system. Ann. Rev. Physiol. **9**, 163—190 (1947). — **Ingram, W. R.,** and **C. A. Winter:** Amer. J. Physiol. **122**, 143 (1938). — **Innes, Wesley A., William C. Young** and **Richard C. Webster:** The suppressing effect of thiouracil-induced hypothyroidism on the conditioning action of estradiol benzoate as measured by the mating response in female *guinea pigs*. Amer. Soc. Zool. Chicago. Anat. Rec. **99**, 593—594 (1947). — **Inoue, S.:** Arch. klin. Chir. **197**, 155 (1939). — **Inzani, G.:** Compendio di Anatomia decrittiva. Parma. Iona, Anita. Arch. ital. Anat. **12** (1914). — **Irwin, E., A. R. Buchanan, B. B. Longwell, D. E. Holtkamp** and **R. M. Hill:** Endocrinology **46**, 526 (1950). — **Isaacson jr., Julius E.:** Induction of psychic estrus in the *hamster* with desoxycorticosterone acetate and its effects on the epithelium of the lower reproductive tract. Endocrinology **45**, 558—563 (1949). — **Iscovesco, H.:** Poids normaux absoluts et relatifs de quelques organes et de quelques glandes à sécrétion interne chez le *lapin*. C. r. Soc. Biol. Paris **75**, 252 (1913). — **Isenflamm, J. F.:** Beschreibung *menschlicher* Mißgeburt ohne Kopf. Isenflamms und Rosenmüllers Beitr. Leipzig II, H. 2. 1802. — Anatomische Untersuchungen. Erlangen 1822. — **Ishibashi, M.,** u. **K. Takashima:** Trans. Jap. Path. Soc. **14**, 73 (1924). — **Isler, O., M. Kofler, W. Huber** u.

A. Ronco: Synthese von Vitamin A-Methyläther. Experientia (Basel) **2**, 31 (1946). — **Itoh, M.:** Über die Veränderungen der Hautgewebe und innersekretorischen Drüsen durch wiederholte Überdosierung von Vitamin D. Trans. Jap. Path. Soc. **28**, 493 (1938). — **Iwabuchi, To.:** Über Nebennierenveränderungen beim experimentellen Skorbut, nebst einiger Angaben über die Knochenbefunde. Beitr. path. Anat. **70**, 440—458 (1922). — **Iwanoff, Georg F.:** Zur Frage über die Genese und Reduktion der Paraganglien des *Menschen*. Z. Anat. u. Entw.gesch. **77**, 234—244 (1925a). — Zur Anatomie und Histologie der Nebenorgane der *menschlichen* sympathischen Nerven. Z. Anat. u. Entw.gesch. **75** (1925b). — Von den zusammengesetzten Entwicklungsanomalien einiger Organe. Einseitige Lungenhypoplasie, Nebenlunge, Zwerchfelldefekt u. a. Z. Anat. u. Entw.gesch. **81**, 371 (1926). — Beitrag zur Anatomie und Histologie der Interrenalkörper des *Menschen*. Z. Anat. **82**, 368—387 (1927a). — Über die Ontogenese des chromaffinen Systems beim *Menschen*. Z. Anat. u. Entw.gesch. **84**, 238—260 (1927b). — Über die Lagebeziehungen der Nieren und Nebennieren beim *Menschen*. Anat. Anz. **64**, 163—173 (1927c). — Zur Frage über die Topographie der Paraganglien beim *Menschen*. Z. Anat. u. Entw.gesch. **84** (1927d). — Variabilitäten der abdominalen Paraganglien im Kindesalter. Z. Anat. u. Entw.gesch. **91** (1929/30). — Das chromaffine und interrenale System des *Menschen*. Erg. Anat. **29**, 121—156 (1932). — **Iwanow, M. F.:** Cytologische Beobachtungen an der Rinde der Nebenniere bei Säugetieren. Arch. Russ. d'anat., d'histol. etc. **11**, 211—222 (1932).

Jabonero, V.: Études sur le système neurovégétatif périphérique. I. Structure des fibres nerveuses. Acta anat. (Basel) **6**, 14—54 (1948a). — Técnica para la coloración de los elementos nerviosos periféricos. Trab. Inst. Nac. Cienc. Méd. **12**, 297—309 (1948b). — Morfologia del territorio de acción eficaz del sistema neurovegetativo periférico. IV. El problema de la scélulas intersticiales y la teoría de las neuronas en el sistema neurovegetativo. Trab. Inst. Nac. Cienc. Méd. **12**, 203—254 (1949a). — Problemas fundamentales en la investigacion del sistema neurovegetitavo. Medicina **1949**b. — Nuevo concepto del sistema neurovegetativo eferente: morfología y significacíon funcional del territorio de acción eficaz. Arch. españ. Morf. **7**, 137—150 (1949). — La doble constitucion (neuronal y sincicial) del sistema neuro-vegetativo periferico. Arqu. Anat. e Antrop. **27**, 75—105 (1950). — Études sur la morphopathologie des cellules interstitielles du système neurovégétatif périphérique. Biol. Latina **4**, 323—356 (1951a). — La synapse plexiforme à distance du système neurovégétatif périphérique. Experientia (Basel) **7**, 471—475 (1951b). — Lemmoblastes et Plexus sympathique fondamental. Experientia (Basel) **7**, 460 (1951c). — **Jaboulay:** Capsules surrénales accessoires dans un ganglion sémilunaire et au milieu du plexus solaire. Lyon méd. **45**, 300—302 (1890). — **Jaccoud:** Diagnostic. marche, pathogénie de la maladie d'Addison. Univ. médicale **1888**, 937—941. — **Jackson, Clarence Martin:** On the postnatal growth of the *human* body and the relative growth of the various organs and parts. Amer. J. Anat. **9**, 119—165 (1909). — Postnatal growth and variability of the body and of the various organs in the albino *rat*. Amer. J. Anat. **15**, 1—68 (1913/14). — Changes in the relative weights of the various parts, systems and organs of young albino *rats* held of constant body weight by underfeeding for various periods. J. of Exper. Zool. **19**, 99—156 (1915a). — Effects of acute and chronic inanition upon the relative weights of the various organs and systems of adult albino *rats*. Amer. J. Anat. **18**, 75—116 (1915b). — Effects of inanition and refeeding upon the growth and structure of the hypophysis in the albino *rat*. Amer. J. Anat. **21**, 321—358 (1917). — The postnatal development of the suprarenal gland — and the effects of inanition upon its growth and structure in the albino *rat*. Amer. J. Anat. **25**, 220—289 (1919). — The effects of inanition and malnutrition upon growth and structure. Philadelphia 1925. — Recent work on the effect of inanition and of malnutrition on growth and structure. Arch. of Path. **7**, 1042—1078; **8**, 81—122, 273—315 (1929). — The effects of high sugar diets on the growth and structure of the *rat*. J. Nutrit. **3**, 61—77 (1930). — Structural changes when growth is suppressed by undernourishment in the albino *rat*. Amer. J. Anat. **51**, 347—379 (1932). — Inanition. In Cyclopedia of Medecine etc. **7**, 236—280 (1933). — Recovery in *rats* upon refeeding after prolonged suppression of growth by dietary deficiency of protein. Amer. J. Anat. **58**, 179 (1936). — Recovery of *rats* upon refeeding after prolonged suppression of growth by underfeeding. Anat. Rec. **68**, 371 (1937). — Inanition. In Cyclopedia of Medecine etc. **7**, 677—721 (1939). — **Jackson, Clarence Martin,** and **Rachel Carlton:** Organ weights in albino *rats* with experimental ricketts. Proc. Soc. Exper. Biol. a. Med. **20**, 181 (1922). — The effect of experimental rickets upon the weights of the various organs in albino *rats*. Amer. J. Physiol. **65**, 1—14 (1923). — **Jackson, Clarence Martin,** and **L. G. Lowrey:** On the relative growth of the component parts (head, trunk and extremities) and systems (skin, skeleton, musculatur and viscera) of the albino *rat*. Anat. Rec. **6**, 449—474 (1912). — **Jackson, Clarence Martin,** and **C. E. McLennan:** The weights of the various organs in the adult *rat* after inanition with or without the dietary accessories Arch. of Path. **15**, 636—648 (1933). — **Jackson, Clarence Martin,** and **H. G. Rice:** Effects of fat-free diet on histological fats in various organs of the *rat*. Proc. Soc. Exper. Biol. a. Med.

31, 814—816 (1934). — **Jackson, Clarence Martin,** and **M. Simson:** Changes in the weights of various organs and systems of young *rats* maintained on a low-protein diet. J. Nutrit. 5, 163—174 (1932). — **Jackson, Clarence Martin,** and **C. A. Stewart:** The effects of under-feeding and refeeding upon the growth of the various systems and organs of the body. Minn. Med. 1, 403—414 (1918). — Recovery of normal weight in the various organs of albino *rats* on refeeding after underfeeding from birth for various periods. Amer. J. Dis. Childr. 17, 329—352 (1919). — The effects of inanition in the young upon the ultimate size of the body and of the various organs in the albino *rat.* J. of Exper. Zool. 30, 97—128 (1920). — **Jackson, E. L.:** Periodic acid oxidation. Organic Reactions 2, 341—375 (1944). — **Jackson, E. L..** and **C. S. Hudson:** Application of the cleavage type of oxidation by periodic acid to starch and cellulose. J. Amer. Chem. Soc. 59, 2049—2050 (1937). — The structure of the products of the periodic acid oxidation of starch and cellulose. J. Amer. Chem. Soc. 60, 989 (1938). — **Jacobi, J.,** u. **F. Tigges:** Münch. med. Wschr. 1939, 1665. — **Jacobi, M.,** and **L. Harris:** Ann. Int. Med. 22, 876—886 (1945). — **Jacobj, Walther:** Über das rhythmische Wachstum der Zelle durch Verdoppelung ihres Volumens. Arch. Entw.mechan. 106, 124 (1925). — Die verschiedenen Arten des gesetzmäßigen Zellwachstums und ihre Beziehung zu Zellfunktion, Umwelt, Krankheit, maligner Geschwulstbildung und innerem Bauplan. Arch. Entw.mechan. 141, 584—692 (1942). — **Jacobsen, Alf P.:** Endocrinological studies in the *blue whale (Balaenoptera musculus* L.). Norske Vidensk.-Akad. Oslo. Hvalrådets Skrifter Sci. Results Marine Biol. Res. 1941, Nr 24, 1—84. — **Jacobson:** De systemate venoso peculiari in permultis animalibus observato. Hafniae 1821. — **Jacobson** et **Reinland:** Recherches sur les capsules surrénales. Bull. Sci. méd. 1, 289 (1824). — **Jacobson, G.:** Sur une réaction colorante des acides gras. C. r. Soc. Biol. Paris 1906, 24—26. — **Jacobson, R. P.,** and **G. Pincus:** Amer. J. Med. 10, 531 (1951). — **Jacobsthal:** Zbl. Path. 64, 177 (1909). — **Jacoby:** Über die Beziehungen der Nebennieren zu Darmbewegungen. Arch. exper. Path. u. Pharmakol. 1891, 174. — **Jadassohn, W., E. Uehlinger** and **A. Margot:** The nipple test. Studies in the local and systemic effects on topical application of various sex-hormones. J. Invest. Dermat. 1, 31—43 (1938). — **Jäger, Gerhard:** Über den Fettkörper von *Daphnia magna.* Z. Zell-forsch. 22, 89—131 (1935). — **Jaffé:** Anatomie und Pathologie der Spontaninfektion der kleinen Laboratoriumstiere. 1938. — **Jaffé, Henry L.:** The influence of the suprarenal gland on the thymus. I. Regeneration of the thymus following double suprarenalectomy in the *rat.* J. of Exper. Med. 40, 325—342 (1924a). — The influence of the suprarenal gland on the thymus. II. Direct evidence of regeneration of the involuted thymus following double suprarenalectomy in young *rats.* J. of Exper. Med. 40, 619—626 (1924b). — Influence of suprarenal gland on thymus; stimulation of the growth of the thymus gland following double suprarenalectomy in young *rats.* J. of Exper. Med. 40, 753—761 (1924c). — The effects of bilateral suprarenalectomy on the life of *rats.* Amer. J. Physiol. 78, 453—461 (1926a). — On diminished resistance following suprarenalectomy in the *rat* and the protection afforded by autoplastic transplants. Amer. J. Path. 2, 421—430 (1926b). — The suprarenal gland. Arch. Path. a. Labor. Med. 3, 414—453 (1927a). — On the transplantation of the *guinea pig* suprarenal and the functioning of the grafts. J. of Exper. Med. 45, 587—594 (1927b). — **Jaffé, Henry L.,** and **D. Marine:** The influence of the suprarenal cortex on the gonads of *rabbits.* J. of Exper. Med. 38, 93—106 (1923). — Effect of suprarenalectomy in *rats* on agglutinin formation. J. Inf. Dis. 35, 334—340 (1924). — **Jaffé, Henry L.,** and **A. Plavska:** Functioning autoplastic suprarenal transplants. Proc. Soc. Exper. Biol. a Med. 23, 528—530 (1926). — **Jaffe, R.,** u. **W. Löwenfeld:** Versuch einer Anwendung der Unna-Pappenheimschen Färbung an drüsigen Organen. Virchows Arch. 210, 419—425 (1912). — **Jaffé, R.,** u. **H. Sternberg:** Drüsen mit innerer Sekretion. In Handbuch der ärztlichen Er-fahrungen im Weltkriege, Bd. 8, Pathologische Anatomie. Leipzig 1921. — **Jaffé, R.** u. **Tannenberg:** Nebennieren. In Hirschs Handbuch der inneren Sekretion, Bd. 1. 1932. — **Jage** and **Fish:** Amer. J. Anat. 34, 1 (1924). — **Jagnov, Z.:** Die anatomischen Verhältnisse eines Dicephalus pseudotribrachius tetramanus. Z. Anat. u. Entw.gesch. 90, 659—670 (1929). — **Jahn, D.:** Klin. Wschr. 1938. — **Jailer, Joseph W.:** A fluorometric method for the determina-tion of estrogens. Endocrinology 41, 198—201 (1947). — J. Clin. Endocrin. 8, 564 (1948). — The pituitary-adrenal relationship in the infant *rat.* Proc. Soc. Exper. Biol. a. Med. 72, 638—639 (1949). — The maturation of the pituitary-adrenal axis in the newborn *rat.* Endo-crinology 46, 420—425 (1950a). — Maturation of pituitary adrenal axis in the newborn *rat.* Federat. Proc. 9, 66 (1950b). — Adrenocorticotropin content of the immature *rat* pituitary gland. Endocrinology 49, 826 — 827 (1951). — **Jailer, Joseph W., D. T. Marks** and **P. A. Marks:** J. Clin. Endocrin. 8, 1074—1080 (1948). — **Jailer, J. W., A. S. H. Wong** and **E. T. Engle:** Pituitary-adrenal relationship in full-term and in premature *infants,* as evidenced by eosinophil response. J. Clin. Endocrin. 11, 186—192 (1951). — **Jakobssohn, J. H.:** Beiträge zur Kenntnis der fötalen Entwicklung der Steißdrüse. Arch. mikrosk. Anat. 53 (1898). — **James, Ernest W.:** Congenital absence of right kidney and suprarenal capsule. Brit. Med. J. 1893 I. 579. — **James, W. O.:** Demonstration and separation of noradrenaline, adrenaline, and methyladrenaline. Nature (Lond.) **161**, 851—852 (1948). — **Janes, Ralph G.:** The action of diethylstilbestrol on adrenalectomized and hypophysectomized *rats*. Amer. Assoc. Anat. Anat. Rec. **82**, 424 (1942). — Effect of chronic injections of diethyl-stilbestrol on the normal *rat*. Amer. Assoc. Anat. Anat. Rec. **85**, 321 (1943). — The effect of diethylstilbestrol on thyroid-ectomized *rats*. Amer. J. Physiol. **145**, 411—418 (1946). — Ovarian response in normal and hypothyroid *rats* to gonadotrophins. Amer. Assoc. Anat. New Orleans. Anat. Rec. **106**, 207 (1950). — **Janes, Ralph G.,** and **S. B. Barker:** Plasma protein bound iodine and the structure of the thyroid and pituitary glands under certain experimental conditions. Amer. Assoc. Anat. Wisconsin. Anat. Rec. **100**, 679—680 (1948). — **Janes, Ralph G.,** and **J. Brady:** Effect of thiamine deficiency on the kidneys of normal and alloxan diabetes *rats*. Amer. Soc. Zool. Chicago. Anat. Rec. **99**, 578—579 (1947). — **Janes, Ralph G.,** and **W. O. Nelson:** The influence on carbohydrate metabolism in normal and castrated *rats*. Amer. J. Physiol. **136**, 136—139 (1942). — **Janošik, J. H.:** Bemerkungen über die Entwicklung der Neben-nieren. Arch. mikrosk. Anat. **22**, 738 (1883). — Bemerkungen über die Entwicklung des Genitalsystems. Sitzgsber. k. k. Akad. Wiss. Wien, Abt. III **99**, 260—288 (1890). — Histo-logie und mikroskopische Anatomie. 1892. — Bemerkungen über Entwicklung der Neben-nieren. Arch. mikrosk. Anat. **53** (1899a). — Anatomie des *Menschen*, Bd. 5. 1899b. — Corrélations fonctionnelles entre les capsules surrénales et les glandes génitales. Archives de Biol. **28**, 627—636 (1913). — **Janowsky, J. V.:** Über eine Reaktion der Nitrokörper. Ber. dtsch. chem. Ges. **24**, 971—972 (1891). — **Janowsky, J. V.,** u. **L. Erb:** Zur Kenntnis der direkten Brom- und Nitrosubstitutionsprodukte der Azokörper. Ber. dtsch. chem. Ges. **19**, 2155—2158 (1886). — **Jaquet, L.:** In Paul Brourardel, Traité de médicine et de la thérapeutique, Bd. 3, S. 617—618. Paris 1895—1902. — **Jarussowa, Natalie:** Stickstoffbilanz und C/N Koeffizient des Harns bei dem experimentellen, durch den Hunger nicht komplizierten Skorbut. Biochem. Z. **198**, 128—137 (1928). — **Jeanloz, R.:** Science (Lancaster, Pa.) **111**, 289 (1950). — **Jedlička, Václav:** Kotázce nádou z neteropické dřeně kostni v nadladvince. Čas. lék. česk. **64**, (1925). — **Jefferies:** J. Clin. Endocrin. **9**, 937 (1949). — **Jenkins, R.,** and **J. H. Birnie:** Anat. Rec. **103**, 127 (1949). — **Jennings, P. B.:** J. Clin. Endocrin. **11**, 793 (1951) (Abstr.). — **Jensen, Dorothy:** The effect of androgen on spermatogenesis in the *rat*. Amer. Assoc. Anat. Wisconsin. Anat. Rec. **100**, 680 (1948). — **Jiménez-Diaz, C.:** Lancet **231**, 1135 (1936). — **Joël, Charles A.:** Scheidenzytologie und Ovarialfunktion beim *Menschen*. Acta anat. (Basel) **6**, 175—190 (1948). — **Joelson** and **E. Shorr:** Relation of suprarenale to cholesterol meta-bolism. Arch. Int. Med. **34**, 841 (1924). — **Joesten:** De glandularum suprarenalium structura. Bonn 1863. — Der feinere Bau der Nebennieren. Arch. Heilk. **5**, 97—110 (1864). — **John, Alfred:** Zwischenhirnstudien. IV. Untersuchungen des Hypothalamus der weißen *Maus* unter besonderer Berücksichtigung des Höhlengraus b (Kerngebiet 2 nach E. Grünthal) und seiner Karyoarchitektonik. Anat. Anz. **79**, 22—45 (1949). — **Johnsen, Valborg Koefoed,** and **Hans H. Ussing:** The influence of the corticotropic hormone from ox on the active salt uptake in the *axolotl*. Acta physiol. scand. (Stockh.) **17**, 38—43. — **Johnson, A.,** and **V. Johnson:** Attempted autotransplantation of the adrenal cortex. Amer. J. Physiol. **97**, 392 (1931). — **Johnson, H. T.,** and **R. M. Nesbit:** 17-ketosteroids in diagnosis of adrenal tumors. Surgery **21**, 184—193 (1947). — **Johnson, S. W.,** and **S. S. Zilva:** Biochemic. J. **28**, 1393 (1934). — **Johnson, W. S.:** J. Amer. Chem. Soc. **63**, 3238 (1941). — **Johnson, W. S., R. Shennan** and **R. Reed:** Organic reagents for organic analysis. New York 1946. — **Johnston, Raymond F.,** and **Frederick J. Smith-Cors:** The effect of estrogen on mammary structure of adrenalecto-mized and thiouracil treated castrate *rats*. Endocrinology **43**, 193 (1948). — **Jonas, Franz J.:** Über die Nucleus-Nucleolus-Relation. Biometrische Untersuchungen an Zellkern und Nucleolus von Nervenzellen des *menschlichen* sympathischen Grenzstranges. Z. Zellforsch. **35**, 333—356 (1951). — **Jonas, V.,** u. **M. Jellinek:** Über die Erfolge der Substitutionsbehand-lung der Keimdrüsen. Z. Geburtsh. **124**, 125—141 (1942). — **Jones, B. V.:** Acute adrenal insufficiency after adrenalectomy for prepubertal virilism. Brit. Med. J. **1949**, 1023—1024. — **Jones, I. Chester:** Relationship of the pituitary to the X-zone of the *mouse* adrenal. Proc. Soc. Exper. Biol. a. Med. **69**, 120—121 (1948a). — Variation in the *mouse* adrenal cortex with special reference to the zona reticularis and to brown degeneration together with a discussion of the „Cell migration" theory. Quart. J. Microsc. Sci. **89**, 53—73 (1948b). — The adrenal X zone in the hypophysectomized *mouse*. Amer. Assoc. Anat. Wisconsin. Anat. Rec. **100**, 681 (1948c). — The action of testosterone on the adrenal cortex of the hypophys-ectomized, prepuberally castrated male *mouse*. Endocrinology **44**, 427—438 (1949a). — The relationship of the *mouse* adrenal cortex to the pituitary. Endocrinology **45**, 514—536 (1949b). — The adrenal cortex of the spayed, hypophysectomized *mouse*, after injections of adrenocorticotrophin and of gonadotrophins. Amer. Assoc. Anat. Philadelphia. Anat. Rec. **103**, 57—58 (1949c). — The effect of hypophysectomy on the adrenal cortex of the immature *mouse*. Amer. J. Anat. **86**, 371—403 (1950). — **Jones, R. Norman:** The character-ization of sterol hormones by ultraviolet and infrared spectroscopy. Recent. Progr. in Hor-mone Res. **2**, 1—29 (1948). — **Jones, R. Norman, P. Humphries** and **Konrad Dobriner:** Studies in steroid metabolism. VI. The characterization of 11- and 12-oxygenated steroids by infrared spectrometry. J. Amer. Chem. Soc. **71**, 241—247 (1949). — **Jones, V. E.,** and **V. Korenchevsky:** The effects of androsterone, oestradiol, and thyroid hormone on the artificial premature „Climacteric" of pure gonadal origin produced by ovariectomy in *rats*. II. Effects on histologic structure of liver and kidneys. J. of Gerontol. **1,** 336—344 (1946). — **Jones, W. G. M.,** and **S. Peat:** J. Chem. Soc. Lond. **1942,** 225. — **Jongh, S. E. de,** and **W. Rosenthal:** The chemical content of the suprarenal capsules. Acta brev. neerland. **3,** 86—88 (1933). — **Jonson, E.,** u. **N. Åderman:** Die Größenverhältnisse der Nebennieren im Laufe des Fötallebens des *Menschen*. Uppsala Läk.för. Förh. **32** (1926/27). — **Jordan, H. E.:** A textbook of histology. 1930. — A study of fibrillogenesis in connective tissue by the method of dissociation with potassium hydroxide, with special reference to the umbilical cord of *pig* embryos. Amer. J. Anat. **65,** 229—251 (1939). — **Jordan, P. H., J. H. Last, I. Pitesky** and **E. Bond:** Proc. Soc. Exper. Biol. a. Med. **73,** 243 (1950). — **Jorde, Walter O.:** Beziehung zwischen Nebennieren und Hoden bei der *Ratte*. Klin. Wschr. **1950,** 481—482. — **Jores, Arthur:** Klin. Wschr. **1933** IIa, b, 1599, 1989. — Untersuchungen über das Melanophorenhormon und seinen Nachweis im *menschlichen* Blut. Z. exper. Med. **87** (1933c). — Klin. Wschr. **15,** 841 (1936a). — Z. exper. Med. **97,** 805 (1936b). — Endokrine Korrelationen. Klin. Wschr. **16,** 1777 (1937a). — Z. exper. Med. **100,** 332 (1937b). — Z. exper. Med. **102,** 285 (1938). — Klinische Endokrinologie, 3. Aufl. 1949. — Verh. Dtsch. Ges. Inn. Med. 57. Kongr., Wiesbaden 1951. — **Jores, Arthur,** u. **Helmut Beck:** Melanophorenhormon und Nebennieren. Z. exper. Med. **94,** 293—299 (1934). — Eine biologische Testmethode für das corticotrope Hormon. Z. exper. Med. **97,** 622 (1936). — Z. exper. Med. **102,** 289 (1938). — **Jores, Arthur,** u. **W. Boecker:** Z. exper. Med. **100** (1937). — **Jores, Arthur,** u. **O. Glogener:** Z. exper. Med. **91,** 91 (1933). — **Jorpes, J. E.,** and **S. Gardell:** J. Biol. Chem. **176,** 267 (1948). — **Jorpes, J. E., B. Werner** and **B. Åberg:** J. of Biol. Chem. **176,** 277 (1948). — **Joseph** and **Meltzer:** Amer. J. Physiol. **29** (1912a). — Physiol. Proc. **1912b,** 34. — **Joseph, S., M. Schweizer** and **Robert Gaunt:** Endocrinology **33,** 161—168 (1943). — **Joseph, S., M. Schweizer, N. Z. Ulmer** and **Robert Gaunt:** Endocrinology **35,** 338 (1944). — **Josephson, E. S., D. J. Taylor, J. Greenberg** and **E. M. Nadel:** J. Nat. Malaria Soc. **8,** 132—136 (1949). — **Jossifow, J. M.:** Zur Morphologie der inkretorischen Drüsen bei zwei Feten von unproportionalem Zwergwuchse. Vrač. Delo **1927,** 14—15. — **Jost, A.:** Influence de la décapitation sur le développement di tractus génital et des surrénales de l'embryon de *lapin*. C. r. Soc. Biol. Paris **142,** 273—275 (1948). — **Jowet:** J. Chem. Soc. **85,** 192 (1904). — **Joyet-Lavergne, Ph.:** La recherche qualitative de glutathion. Bull. Histol. appl. **5,** 331 (1928). — Une nouvelle technique pour la recherche du chondriome et du nucléole dans la cellule vivante. C. r. Soc. Biol. Paris **125,** 598 (1937). — La vitamine A dans la cellule. Protoplasma (Berl.) **28,** 131—174 (1938). — La mise en evidence d'une action de la vitamine C sur la cellule vivante, grâce à l'intervention de l'adrénaline. C. r. Acad. Sci. **217,** 327 (1943). — **Jürgens:** Rev. de Hayem **34,** 43 (1889). — **Jürgens, R., H. Pfaltz** u. **M. Reinert:** Beziehungen der Vitamine des B-Komplexes zu den ungesättigten Fettsäuren. Helvet. physiol. Acta **3,** 41—64 (1945). — **Juhn, M.,** and **J. B. Mitchell** jr.: On endocrine weights in brown *Leghorns*. Amer. J. Physiol. **88,** 177—182 (1929). — **Julin, Charles:** Le système nerveux grand sympathique de l'*Ammocoetes (Petromyzon Planeri)*. Anat. Anz. **2,** 192—201 (1887). — **Jungersen, H. F. E.:** Die Embryonalniere des *Störs*. Zool. Anz. **16,** 464—467, 469—472 (1893). — Die Embryonalniere von *Amia calva*. Zool. Anz. **17,** 246—252 (1894). — **Junkersdorf** u. **Gottschalk:** Tierexperimentelle Wachstumsstudien. Pflügers Arch. **212** (1912). **Junkmann, Karl:** Die Bedeutung der Hypophysenstoffe. Med. Mitteilungen (Schering) **12,** 85—95 (1951). — **Junqueira, L. C. U.:** Nota sôbre i morfologia das adrenais dos ofídios. Rev. brasil. Biol. **4,** 63—67 (1944).

Kabat, E. A., and **Jacob Furth:** A histochemical study of the distribution of alkaline phosphatase in various normal and neoplastic tissues. Amer. J. Path. **17,** 303—318 (1941). — **Kabelitz:** Dtsch. med. Wschr. **1943** I, 454. — **Kaden, E., C. Oehme** u. **K. Weber:** Arch. exper. Path. u. Pharmakol. **184,** 573—579 (1937). — **Kahlau, G.:** Über schwere Hypertonie durch Phäochromocytom einer Nebenniere mit Adenomen in anderen innersekretorischen Drüsen. Frankf. Z. Path. **50,** 86—99 (1937). — **Kahlden, v.:** Beiträge zur pathologischen Anatomie der Addisonschen Krankheit. Virchows Arch. **114,** 65—112 (1888). — **Kahlgen:** Zbl. Path. **1896.** — **Kahn, K.:** Die histologische Analyse der Hypophyse und einiger anderer endokriner Drüsen nach totaler Pankreatomie. Arch. Russ. Anat. Hist. etc. **21,** 267 (1939). — **Kahn, R. H.:** Zuckerstich und Nebennieren. Arch. ges. Physiol. **140,** 209—255 (1911). — Studien an Paraganglien. Arch. ges. Physiol. **147,** 445—472 (1912a). — Weitere Studien über die Nebennieren. Arch. ges. Physiol. **146,** 578—604 (1912b). — Über die nach zentraler Reizung zur Störung des Kohlehydratstoffwechsels führenden Vorgänge. Eine kritische Studie zur Frage: Zuckerstich und Nebennieren. Arch. ges. Physiol. **169** (1917). — Über die zentrale Reizung der Nebennieren und der Paraganglien während der Insulinvergiftung. Arch. ges. Physiol. **212,** 54—63 (1926). — Die Blutdruckregler. Z. exper. Med. **68** (1929). — **Kahn, R. H.,** u. **F. T. Münzer:** Pflügers Arch. **217,** 521 (1927). — **Kaiser, I. H.,** and **J. S.**

Harris: The effect of adrenalin on the pregnant *human* uterus. Amer. J. Obstetr. **59**, 775—784 (1950). — **Kaiserling, C.:** Mißbildungen und verborgene Tuberkulose der Nebennieren eines *Erwachsenen*. Berl. klin. Wschr. **1917**, 79. — **Kaiserling, C.,** u. **A. Orgler:** Über das Auftreten von Myelin in Zellen und seine Beziehung zur Fettmetamorphose. Virchows Arch. **167** (1902). — Nachweis, Vorkommen und Bedeutung der Zellipoide. Berl. klin. Wschr. **1910**, 47. — **Kalk, H.:** Paroxysmale Hypertension. Blutdruckkrisen und Tumor des Nebennierenmarkes. Klin. Wschr. **1934** Ia, 613—617. — Zur Frage der Beziehung zwischen Hypophysenvorderlappen und Nebennierenrinde. Dtsch. med. Wschr. **1934** Ib, 893—894. — Krankheitsbild der paroxysmalen Hypertension und Hochdruckproblem. Verh. dtsch. Ges. inn. Med. **46**, 351—355 (1934c). — **Kameda, J.:** Zytologische Untersuchungen über die Marksubstanzen der Nebenniere. I. Normaler Befund (Jap.). Kaibo Z. Tokyo 8, 1012—1043 (1936a). Ref. Jap. J. Med. Sci., Anat. 7, 1 (1938). — Zytologische Untersuchungen über die Marksubstanz der Nebenniere. II. Bei einseitiger Exstirpation (Jap.). Kaibo Z. Tokyo 8, 1044—1053 (1936b). Ref. Jap. J. Med. Sci., Anat. 7, 1 (1938). — **Kampmeier, O.:** Giant epithelial cells of the *human* fetal adrenal. Anat. Rec. **37**, 95—102 (1927). — **Kanowoka, Z.:** A note on the epinephrine content of the suprarenal glands of *dogs*. Tohoku J. exp. Med. **24**, 463 (1934). — Tohoku J. Exper. Med. **25**, 97 (1935). — **Kaplan:** Frankf. Z. Path. **44**, 302 (1932). — **Kaplan, Henry S., Sumner W. Marder** and **Mary B. Brown:** Adrenal cortical function and radiation-induced lymphoid tumore of *mice*. Cancer Res. 11, 629—633 (1951). — **Kaplanskii, S.,** i **L. Mashbitt:** Biochimija **12**, 291—297 (1947). — **Kapp, H.:** Gastroenterologia (Basel) **71** (1946). — **Kappat, A.:** Die klinischen Formen der relativen Nebenniereninsuffizienz und die Behandlung des Rindenausfalls. Klin. Wschr. **1947**, 769—774. — **Kappert, A.:** Schweiz. med. Wschr. **1944**, 569. — Diagnostik und Therapie des Nebennierenausfalls und das Krankheitsbild der relativen Nebennierenrindeninsuffizienz. Basel 1947. — **Kar, Amiya B.:** The adrenal cortex testicular relations in the *fowl*: The effect of castration and replacement therapy on the adrenal cortex. Anat. Rec. **99**, 177—197 (1947a). — The action of male and female sex hormones on the adrenals in the *fowl*. Anat. Rec. **97**, 551—562 (1947b). — The hormonal influence in the normal functioning of the uropygial gland in the *fowl*. Anat. Rec. **99**, 75—89 (1947c). — Cytochemistry of hormone action. VI. Distribution and concentration of alkaline phosphatase in the oviduct of normal and sex-hormone-treated *pigeons*. Proc. Nat. Inst. Sci. India 17, 287—290 (1951a). — Cytochemistry of hormone action. VII. Responses of the adrenocortical alkaline phosphatase in the *pigeon* to experimental hyperadrenalism. Proc. Nat. Inst. Sci. India 17, 357—359 (1951b). — Cytochemistry of hormone action. VIII. The distribution and concentration of alkaline phosphatase in the testes of normal and of sex-hormone-treated *pigeons*. Proc. Nat. Inst. Sci. India 17, 359—362 (1951c). — **Karady, S., J. S. L. Browne** and **Hans Selye:** The effect of the alarm reaction on water excretion. Quart. J. Exper. Physiol. **28**, 23—31 (1938). — Effect of adrenal insufficiency on distribution of chlorides between plasma and erythrocytes. Proc. Soc. Exper. Biol. a. Med. **41**, 640—642 (1939). — **Karakascheff, K.:** Beiträge zur pathologischen Anatomie der Nebenniere (Atrophie, vikariierende Hypertrophie, Tuberkulose). Beitr. path. Anat. **36**, 401 (1904). Weitere Beiträge zur pathologischen Anatomie der Nebennieren. Beitr. path. Anat. **39**, 373 (1906). — **Karczmar, Alexander G.:** Influence of methyl bis (B-chloro-ethyl)amine (nitrogen mustard) hydroquinone and thyroxin on regeneration in *urodele* larvae. Amer. Soc. Zool. Anat. Rec. **101**, 712 (1948). — **Karnofsky, D. A., L. P. Ridgway** and **P. A. Patterson:** Growth-inhibiting effect of cortisone acetate on the *chick* embryo. Endocrinology 48, 596—616 (1951). — **Karnofsky, D. A., Stock** and **Rhoads:** Federat. Proc. 9, 290 (1950). — **Karras, Walther:** Die Thymusdrüse und ihre Beziehungen zu den Keimdrüsen. Tierärztl. Rdsch. **1941**, 27—31, 37—42. — **Karrer, Paul:** Helvet. chim. Acta **16**, 557 (1933). — Über einige Fortschritte der organischen Chemie. Chimia 2, 101—109 (1948). — Lehrbuch der organischen Chemie, 11. Aufl. Stuttgart 1950. — **Karrer, Paul,** u. **E. Jucker:** Carotinoide. Basel 1948. — **Kasahara, M., Y. Nishizawa** u. **S. Hirao:** Klin. Wschr. **1937**, 1618. — **Kasahara, M.,** u. **R. Kawamura:** Klin. Wschr. **1937**, 1543. — **Kasahara, S.:** On the cultivation of the adrenal gland. Trans. Jap. Path. Soc. **23**, 450 (1933). — **Kashiwagi, Seishun:** Funktionelle Bedeutung der spezifischen Struktur der Venenmuskulatur des Nebennierenmarkes und ihre Beziehung zur Adrenalinsekretion. Trans. Jap. Path. Soc. 12, 154 (1922). Ref. Jap. J. Med. Sci., Trans. 2 (1925). — **Kass, E. H.:** Science (Lancaster, Pa.) **101**, 337 (1945). — **Kass, E. H., M. M. Lundgren** and **M. Finland:** J. Labor. a. Clin. Med. **37**, 458 (1951). — **Kassenaar, A., L. Huis in't Veld, P. Siderius, H. C. Seldenrath** and **A. Querido:** A simple method for the determination of neutral 17-ketosteroids, comparison of results with the Dingemanse-method. Acta endocrinol. (Københ.) **4**, 79—90 (1950). — **Kaswin, A.:** C. r. Soc. Biol. Paris **130**, 859 (1939a). — Acta biol. **12**, 139 (1939b). — **Kataoka, Y.:** About the skin hormone. (Special report on the 22nd general meet. of the Japan. endocrin. Soc.) Fol. endocrin. jap. **25**, 23—31 (1949). — **Kater, J. McA.,** and **D. M. Smith:** The formation of fat in the hepatic cell. Anat. Rec. **52**, 55—68 (1932). — **Kato, S.:** Adrenal cholesterol. I. Physiological variations in the cholesterol content of the adrenals. Nagoya Igakkai Zasshi 48, 849 (1938). — **Katsh, Seymour,**

H. A. Charipper and **A. S. Gordon:** Andromimetic activity of adrenal transplants to the seminal vesicles of *rats*. Amer. Soc. Zool. Chicago. Anat. Rec. **99,** 661 (1947). — **Katsh, Seymour, Albert S. Gordon** and **Harry A. Charipper:** The andromimetic action of adrenal cortical transplants to the seminal vesicle of the adulte *rat.* Anat. Rec. **101,** 47—57 (1948). — **Kauffmann, H.:** Die Auxochrome. Stuttgart 1907. — **Kaufman, Edwin H.,** and **Agamemnon Despopoulos:** Effect of desoxycorticosterone glucoside (DCG) on glucose reabsorption in the *dog* kidney. Federat. Proc. **9,** 188 (1950). — **Kaufman, J. G.:** J. Med. Soc. New Jersey **41,** 400—401 (1944). — **Kaufmann, Carl:** Arch. Gynäk. **136,** 478 (1929). — **Kaufmann, Carl,** u. **Erich Lehmann:** Kritische Untersuchungen über die Spezifitätsbreite histochemischer Fettdifferenzierungsmethoden. Zbl. Path. **37,** 145—152 (1926a). — Sind die in der histologischen Technik gebräuchlichen Fettdifferenzierungsmethoden spezifisch? Virchows Arch. **261,** 623—648 (1926b). — Virchows Arch. **262** (1927). — Über den histochemischen Fettnachweis im Gewebe. Untersuchungen unter besonderer Berücksichtigung des von Ciaccio angegebenen Färbeverfahrens. Virchows Arch. **270,** 360—398 (1928). — **Kaufmann, Carl, Erich Lehmann** u. **H. Baniecki:** Zur Frage der Extrahierbarkeit der „Organlipoide" mit organischen Lösungsmitteln. Zbl. Path. **39,** 232—236 (1927). — **Kaufmann, Carl,** u. **Ulrich Westphal:** Über die Ausscheidung des Pregnandiols im mensuellen Zyklus. Klin. Wschr. **1947,** 910—913. — **Kaufmann, L.,** u. **H. Voegt:** Ärztl. Wschr. **1951,** 754. — **Kaulla, Kurt Nikolai v.:** Synthetische Folsäure bei makrozytären Anämien. Dtsch. med. Wschr. **1947,** 87—90. — **Kaunitz** u. **Selzer:** Z. exper. Med. **103,** 644 (1938). — **Kawamura, Rinya:** Die Cholesterinverfettung (Cholesterinsteatose). Eine differentialdiagnostische Studie über die in den menschlichen und tierischen Geweben vorkommenden Lipoide. Jena 1911. — Biologische Bedeutung der Lipoide. J. of Orient. Med. **7,** 42—44 (1927). — Über anisotrope Eigenschaften der Gewebslipoide, zugleich Demonstration einer neuen Methode zum Nachweis derselben. Zbl. Path. **49,** 360 (1930). — **Kawamura, Rinya,** u. **Koyama:** Zbl. Path. **45,** 67 (1928). — **Kawamura, Rinya,** u. **Yasaki:** Zbl. Path. **64,** 177 (1936). — **Kay, W.,** and **R. Whitehead:** The suprarenal in cholesterol fed *rabbits.* J. of Path. **41,** 293—301 (1935). — Fatty substances. In Lies Microtomist's Vademecum, 10. edit., S. 278—285. 1937. — **Kayser, Ch.:** Physiologie du travail. Paris 1947. — **Kayser, Ch.,** et **M. Aron:** Cycle d'activité saisonnière des glandes endocrines chez un hibernant, le *Hamster (Cricetus frumentarius).* C. r. Soc. Biol. Paris **129,** 225 (1938). — Modifications structurales de la médullosurrénale dans l'adaptation thermique des *hibernants.* C. r. Soc. Biol. Paris **130,** 397—400 (1939). — Le cycle saisonnier des glandes endocrines chez les *hibernants.* Archives d'Anat. **33,** 21—42 (1950). — **Keefer, Chester S.:** American research on cortisone. Science (Lancaster, Pa.) **111,** 458 (9150). — **Keeley, J. L., J. E. Dunphy, T. B. Quigley** and **J. F. Bell:** Successful autotransplantation of the adrenal gland in *dog.* Arch. Surg. **40,** 1 (1940). — **Keen, W. W.,** and **J. Funke:** Tumors of the carotid gland. J. Amer. Med. Assoc. **47,** 469—479, 566—570 (1906). — **Keene, M. F. Lucas,** and **E. E. Hewer:** Studies in foetal development. J. Obstetr. 1925. — Observations on the development of the *human* suprarenal gland. J. of Anat. **61,** 302—324 (1927). — **Kehl, R.:** Note préliminaire sur les relations entre acetate de désoxycorticostérone et hormones sexuelles femmelles. C. r. Soc. Biol. Paris **135,** 1472 bis 1474 (1941). — **Kehl, R., R. Paris, J. Benoit** et **G. Gros:** C. r. Soc. Biol. Paris **136,** 525—526 (1942). — **Kehrer:** Endokrinologie für den Frauenarzt. Stuttgart 1937. — **Kehrer, E.:** Erg. inn. Med. **55** (1938). — Anatomie und Physiologie der Schwangerschaft. In Seitz-Amreich, Biologie und Pathologie des Weibes, Bd. 7. — **Keibel, F.:** Verh. anat. Ges. (Heidelberg) **1903.** — Zoologische Forschungsreisen in Australien und dem Malayischen Archipel von Richard Semon. Bd. 3. *Monotremen* und *Marsupialer.* II, 2. Teil, S. 151 bis 206. 1904. — **Keibel, F.,** u. **Curt Elze:** Normentafeln zur Entwicklungsgeschichte der *Wirbeltiere.* 8. Heft. 1908. — **Keibel, F.,** u. **Mall:** Handbuch der Entwicklungsgeschichte des *Menschen.* (Nebenniere Bd. 2, S. 170.) Leipzig 1911. — **Keiderling, W.:** Die Ausscheidung des Harnpepsinogens in Abhängigkeit vom Aktivitätszustand des Hypophysennebennierenrindensystems. Klin. Wschr. **1953,** 142—143. — **Keiderling, W.,** u. **O. Westphal:** Internisten-Kongr. Wiesbaden 1951. — **Keilin, D.,** and **E. F. Hartree:** Proc. Roy. Soc. Lond. B **125,** 172 (1938). — **Keill, J.:** The anatomy of the *human* body. London 1698ff. — **Kelemen, E., M. Majoros, J. Iványi** u. **K. Kovács:** Experientia (Basel) **6,** 435 (1950). — **Kellaway, C. H.,** and **H. S. Cowell:** The antagonism between histamin and adrenaline. J. of Physiol. **56** (1922). — On the concentration of the blood and the effects of histamin in adrenal insufficiency. J. of Physiol. **57,** 82 (1923). — **Keller, A. D.:** Proc. Soc. Exper. Biol. a. Med. **36,** 787 (1937). — **Kelley, V. C.,** and **R. K. McDonald:** Amer. J. of Physiol. **152,** 250—256 (1948). — **Kellgren, J. H.,** and **O. Janus:** Brit. Med. J. **1951 II,** 1183. — **Kelly:** Über Hypernephrome der Niere. Beitr. path. Anat. **23,** 280 (1898). — **Kelsall, Margaret A.:** Lymphocytes in the intestinal epithelium and Peyers patches of normal and tumor-bearing *hamsters.* Anat. Rec. **96,** 391—406 (1946). — **Kemp, T.,** u. **H. Okkels:** Lehrbuch der Endokrinologie (übers. a. d. Dänisch. von L. Marx). Leipzig 1936. — **Kendall, Edward C.:** Chemical studies of the suprarenal gland. J. of Biol.

Chem. **97**, IV—V (1932). — J. of Biol. Chem. **105**, 45 (1934). — J. Amer. Med. Assoc. **105**, 1486 (1935). — A chemical and physiological investigation of the suprarenal cortex. Cold Spring Harbor Symp. Quant. Biol. **5**, 299—312 (1937a). — Proc. Staff Meet. Mayo Clin. **12**, 136 (1937b). — Proc. Staff Meet. Mayo Clin. **15**, 297 (1940). — The adrenal cortex. Arch. of Path. **32**, 474—501 (1941a). — J. Amer. Med. Assoc. **116**, 2394 (1941b). — Hormones of the adrenal cortex. Endocrinology **30**, 853—860 (1942). — Conf. metab. Asp. of Convalescence 10. Meet., S. 81. 1945. — The influence of the adrenal cortex on the metabolism of water and electrolytes. Vitamins a. Hormones **6**, 277—327 (1948). — Chemistry of the adrenal cortex. Science (Lancaster, Pa.) **111**, 457 (1950a). — Relation of chemical structure of adrenal cortical hormones to biological activity. In Adrenal cortex. Trans. I. Conf. 1949, Josiah Macy, jr. Foundat. 1950b. — Arch. Int. Med. **33**, 782 (1950c). — **Kendall, E. C., E. V. Flock, J. L. Bollman** and **F. C. Mann:** J. of Biol. Chem. **126**, 697 (1938). — **Kendall, E. C., H. L. Mason, W. M. Hoehn** and **B. F. McKenzie:** Studies in chemistry of suprarenal cortex; structure and physiologic activity of compound B: its relation to compound A and Reichsteins corticosterone. Proc. Staff Meet. Mayo Clin. **12**, 136—139 (1937a). — J. of Biol. Chem. **119** (1937b). — **Kendall, E., H. Mason, B. McKenzie, C. Myers** and **G. Koelsche:** J. of Biol. Chem. **105** (1934). — **Kendall, E., H. Mason** and **C. Myers:** J. of Biol. Chem. **114** (1936). — **Kendall, E. C., W. Meyer, L. Lewis** and **J. Victor:** Alloxan diabetes in *rabbits*. Production of hypercholesterolemia, hyperlipemia and adrenal cortical lesions. Proc. Soc. Exper. Biol. a. Med. **60**, 190—195 (1945). — **Kennard, M. A.,** and **M. D. Willner:** Findings at autopsies of seventy *anthropoid apes*. Endocrinology **28**, 967—976 (1941). — **Kennedy, E. P.,** and **A. L. Lehninger:** Intracellular structures and the fatty acid oxidase system of *rat* liver. J. of Biol. Chem. **172**, 847 (1948). — **Kennedy, T. H.,** and **H. D. Purvis:** Brit. J. Exper. Path. **22**, 241 (1941). — **Kent-Spender:** Brit. Med. J. (11. Sept.) 1858a. — Gaz. hebd. 1858b, 774. — **Kenyon, A. T., T. F. Gallagher, D. H. Peterson, R. I. Dorfman** and **F. C. Koch:** The urinary excretion of androgenic and estrogenic substances in certain endocrine states. Studies in hypogonadism, gynecomastia and virilism. J. Clin. Invest. **16**, 705 (1937). — **Kenyon, J.,** and **N. Munro:** J. of Chem. Soc. **1948**, 158. — **Kepl, M. F.,** and **B. Pearson:** Bull. Amer. Coll. Surg. **30**, 60—61 (1945). — **Kepler, Edwin J.:** Diseases of the adrenals. Arch. Int. Med. **56**, 105—135 (1935). — Cyclopedia of Medicine. Philadelphia 1939. — Cushings disease: A primary disorder of the adrenal cortices? Ann. New York Acad. Sci. **50**, 657—678 (1949). — **Kepler, Edwin J., M. B. Dockerty** and **J. T. Priestley:** Adrenal-like tumor associated with Cushing syndrome (so-called masculinoblastoma, luteoma, hypernephroma, adrenocortical carcinoma of the ovary). Amer. J. Obstetr. **47**, 43—62 (1944). — **Kepler, Edwin J.,** and **F. R. Keating:** Diseases of the adrenal glands. II. Tumors of the adrenal cortex, diseases of the medulla and allied disturbances. Arch. Int. Med. **68**, 1010—1036 (1941). — **Kepler, Edwin J.,** and **H. L. Mason:** Relation of urinary steroids to the diagnosis of adrenal cortical tumors and adrenal cortical hyperplasia: quantitative and isolation studies. J. Clin. Endocrin. **7**, 543—558 (1947). — **Kepler, Edwin J., G. A. Peters** and **H. L. Mason:** Addisons disease associated with pubic and axillary alopecia and normal menses. J. Clin. Endocrin. **3**, 497—499 (1943). — **Kepler, Edwin J.,** and **E. H. Rynearson:** Diseases of adrenal glands. Med. Clin. N. Amer. **24**, 1035—1056 (1940). — **Kepler, Edwin J., Randall J. Sprague, O. Theron Clagett, Marschelle H. Power, Harold L. Mason** and **H. Milton Rogers:** Adrenal cortical tumor associated with Cushings syndrome: Report of a case with metabolic studies and some remarks on the pathogenesis of Cushings syndrome. J. Clin. Endocrin. **8**, 499—531 (1948). — **Kepler, Edwin J.,** and **R. M. Wilder:** Disturbances of carbohydrate metabolism observed in associated with tumors of adrenal cortex. Acta med. scand. (Stockh.) **90**, 87—96 (1938). — **Kepler, Edwin J.,** and **D. M. Willson:** Diseases of adrenal glands, Addisons disease. Arch. Int. Med. **68**, 979—1009 (1941). — **Kern, H.:** Über den Umbau der Nebenniere im extrauterinen Leben. Dtsch. med. Wschr. 1911, 971—974, 1180, 1318—1319. — **Kerr, S. E.:** J. of Biol. Chem. **85**, 47 (1929). — **Kersley, G. D., L. Mandel, M. R. Jeffrey, E. Bene** and **M. H. L. Desmarais:** Brit. Med. J. **1950** I. — **Kersley, G. D., L. Mandel, M. R. Jeffrey, M. H. L. Desmarais** and **E. Bene:** Brit. Med. J. **1950** II, 855. — **Keuther, C. A., I. R. Telford** and **J. H. Roe:** J. Nutrit. **28**, 347 (1944). — **Keyes, Paul H.:** Adrenal-cortical changes in *Syrian hamsters* following gonadectomy. Endocrinology **44**, 274 bis 277 (1949). — **Kibler, H. H., A. J. Bergman** and **C. W. Turner:** Relation of certain endocrine glands to body weight in growing and mature New Zealand white *rabbits*. Endocrinology **33**, 250—256 (1943). — **Kierland, R. R., P. A. O'Leary, L. A. Brunsting** and **J. W. Didcoct:** Cortisone and corticotropin (ACTH) in dermatology. J. Amer. Med. Assoc. **148**, 23 (1952). — **Killian, H.:** Die Bedeutung der Nebenniere bei Kälteschäden. Zbl. Chir. **70**, 50—54 (1943). — **Kimeldorf, D. J.,** and **A. L. Soderwall:** Changes induced in the adrenal cortical zones by ovarian hormones. Endocrinology **41**, 21—26 (1947). — **Kimmelstiel, P.:** Erfahrungen mit der Schultzschen Cholesterinreaktion. Zbl. Path. **36**, 491—493 (1925). — Z. physiol. Chem. **184** (1929). — **Kinberger, B.:** Sv. Läkartidn. **48**, 157 (1951). — **King, C. G.,** and **W. A. Waugh:** The chemical nature of vitamin C. Science (Lancaster, Pa.)

75, 357 (1932a). — Isolation and identification of vitamin C. Biol. Chem. **97**, 325 (1932b). — **King, E. S. J.:** Malignant phaeochromocytoma of the adrenals. J. of Path. **34**, (1931). — **King, H. D.,** and **H. H. Donaldson:** Amer. Anat., Memoir. No 14. 1929. — **King, L. S.:** Vital staining of the connective tissues. J. of Exper. Med. **68**, 63—72 (1938). — **King, S. L.:** Proc. Soc. Exper. Biol. a. Med. **35**, 619—621 (1937). — **Kingsbury:** The endocrine organs. Endocrinology 8, 91—102 (1924). — **Kingsbury, B. F.:** The term „chromaffin system" and the nature of the „chromaffin reaction". Anat. Rec. **5**, 11—16 (1911a). — The histological demonstration of lipoids. Anat. Rec. **5**, 313—318 (1911b). — **Kingsbury, J. S.:** The comparative anatomy of *vertebrates*. Philadelphia 1926. — **Kirgis, Homer D.,** and **John Y. Pearce:** The activity of the dilator pupillae of the *cat* following adrenalectomy and sympathectomy. Amer. Assoc. Anat. New Orleans. Anat. Rec. **106**, 207—208 (1950). — **Kirkaldy, J. W.:** On the head-kidney of *myxine*. Quart. J. Microsc. Sci. **35**, 353—359 (1894). — **Kirkendall, W. M., R. E. Hodges** and **L. E. January:** J. Labor. a. Clin. Med. **37**, 771 (1951). — **Kirkes:** Handbook of physiology. 3. edit. London 1856. — **Kirkman, Hadley,** and **Robert Lewis Bacon:** Some effects of the chronic administration of diethylstilbestrol in *golden hamsters*. Amer. Assoc. Anat. Wisconsin. Anat. Rec. **100**, 767—768 (1948). — **Kirschbaum, Arthur,** and **Marthella J. Frantz:** Ovarian androgenic secretion. Amer. Assoc. Anat. New Orleans. Anat. Rec. **106**, 208 (1950). — **Kirsche, W.:** Die Innervation der Augenmuskulatur des *Menschen*. Z. mikrosk.-anat. Forsch. **57**, 402—450 (1951). — **Kisch, Bruno:** Experimentelle Untersuchungen über die Funktion der Nebennieren. Klin. Wschr. **1924 II**, 1661—1663. — Untersuchungen über die Funktion des Interrenalorgans der *Selachier*. Arch. ges. Physiol. **219**, 426—461 (1928a). — Die Funktion des Interrenalorgans bei *Torpedo*. Endokrinol. 1, 31—39 (1928b). — Untersuchungen über die Funktion des Interrenalorgans der *Selachier*. Münch. med. Wschr. **1928 Ic**, 329. — Weitere Untersuchungen über die Funktion des Interrenalorgans. Z. exper. Med. **68**, 216—221 (1929). — **Kiss, J.:** Histologische Untersuchungen über den Zusammenhang zwischen der Funktion der Langerhansschen Inseln und der Nebenniere in *Rinder*feten. Vet.-med. Diss. Budapest 1942. — **Kiss, Tibor:** Experimentell-morphologische Analyse der Nebennieneninnervation. Acta anat. (Basel) **13**, 81—89 (1951). — **Kitagawa, S.:** Effects of extirpation of the adrenals on the female sexual organs. N. Fujinka Gak. Z. **22** (1927). — **Kitchell, Ralph L.:** Compensatory hypertrophy of the intact adrenal of fetal *rats* subjected to unilateral adrenalectomy. Proc. Soc. Exper. Biol. a. Med. **75**, 824—827 (1950a). — Effects of steroid hormones upon the adrenals of fetal *rats*. Amer. Soc. Zool. Anat. Rec. **108**, 598—599 (1950b). — Experiments designed to determine whether the adrenals of fetals *rats* are physiologically labile and whether they produce androgen. Amer. Assoc. Anat. Anat. Rec. **109**, 312 (1951). — **Kitchell, Ralph L.,** and **L. J. Wells:** Reciprocal relation between the hypophysis and adrenals in fetal *rats*: Effects of unilateral adrenalectomy and of implanted cortisone, DOCA and sex hormones. Endocrinology **50**, 83—93 (1952a). — Functioning of the hypophysis and adrenals in fetal *rats*: effects of hypophysectomy, adrenalectomy, castration, injected ACTH and implanted sex hormones. Anat. Rec. **112**, 561—591 (1952b). — **Kitschensky:** Beitr. path. Anat. **32**, 206 (1902). — **Kivy, Evelyn:** The effect of Roentgen irridation on the testes of the *golden hamster*. Amer. Soc. Zool. Chicago. Anat. Rec. **99**, 650—651 (1947). — **Kiyokawa:** Nebennieren bei Tuberkulose. Frankf. Z. Path. **29**, 275. — **Kiyonari, Y.:** Fol. anat. jap. 4, 61 (1928). — **Kiyono, H.:** Die vitale Carminspeicherung. Jena 1914. — Die pathologische Anatomie der endokrinen Organe bei Anencephalie. Virchows Arch. **257**, 441 (1925). — **Klages, Fr.:** Transplantation von Nebennierengewebe in die Niere. Dtsch. Z. Chir. **250**, 529 (1938). — **Klapproth:** Nebennieren und Scheinzwitter. Verh. dtsch. path. Ges. (Göttingen) **1923a**. — Nebennieren und Scheinzwitter. Zbl. Path. **33**, 585 (1923b). — **Klatt, B.:** Hypophysenexstirpationen und -implantationen an *Tritonlarven*. Arch. Entw.-mechan. **123** (1931). — Wuchsform und Hypophyse. Arch. Entw.mechan. **143**, 167—181 (1948). — **Klebs, E.:** Handbuch der pathologischen Anatomie. 1876. — **Klecker, Ernestine:** Klinische Anwendbarkeit und Wirkungsweise des Ferments Hyaluronidase. Ärztl. Wschr. **1950**, 638—641. — **Kleeberg, J.:** Virchows Arch. **244**, 237 (1923). — **Klein:** Specimen inaugurale anatomicum sistens monstrorum quorundam descriptionem. Stuttgart 1793. — **Klein, E.:** Grundzüge der Histologie, dtsch. Ausg. nach der 4. engl. Aufl. Leipzig 1886. — **Klein, E.** et **Variot:** Nouveaux éléments d'histologie. 1885. — **Klein, G.,** u. **R. Strebinger:** Fortschritte der Mikrochemie in ihren verschiedenen Anwendungsgebieten. Leipzig u. Wien 1928. — **Klein, Hans,** u. **Hans Geisel:** Zum Nachweis eines 24-Stundenrhythmus der Mitosen bei *Ratte* und *Maus*. Klin. Wschr. **1947**, 662—663. — **Klein, I.,** u. **K. G. Ober:** Zur Frage der gestagenen Wirkung des Desoxycorticosteron und des Testosteron. Klin. Wschr. **1952**, 1009—1011. — **Klein, O.:** Der Einfluß der Nebennierenrinde auf die Entwicklung der männlichen Geschlechtsorgane. Endokrinol. 9, 401—413 (1931). — **Kleiner, I. S.,** and **R. J. Meltzer:** The relation of the rate of absorption of adrenalin to its glycosuric and diuretic effects. J. of Exper. Med. 18, 190—209 (1913). — **Kleiner, I. S., A. I. Weisman** and **D. I. Mishkind:** The similarity of action of male hormones and adrenal extract on the female *bitterling*. Science (Lancaster, Pa.) **85**, 75 (1937). — **Kleinschmidt, A.:** Das Verhalten der Melanophoren bei hypophysektomierten *Urodelen* *(Amblystoma mexicanum* Shaw. und *Triton vulgaris* L.*)* und parallele Befunde an einem anormal neotenen *Triturus vulgaris*. Verh. anat. Ges., Anat. Anz. Ergh. 85 (1938). — **Klewitz, F.:** Neue med. Welt 1950, 185. — **Kliachko, V. R.:** Influence of suprarenal cortex on the sexual apparatus. C. r. Acad. Sci. URSS. 24, 91 (1939). — **Klien:** Russellsche Fuchsinkörperchen und Altmannsche Zellgranula. Beitr. path. Anat. 11, 91—125 (1892). — **Kline, Daniel L.:** Amer. J. Physiol. 154, 87—93 (1948). — A procedure for the study of factors which affect the nitrogen metabolism of isolated tissues: Hormonal influences. Endocrinology 45, 596—604 (1949). — **Klopstock:** Familiäres Vorkommen von Zyklopie und Arhinencephalie. Mschr. Geburtsh. 56 (1922). — **Klose, Heinz-Günther:** Über den Einfluß der Kastration auf Schilddrüse, Hypophyse und Interrenalsystem der *Urodelen*. Zugleich ein Beitrag zur Morphologie und Histologie dieser Drüsen bei *Triton vulgaris vulgaris* L. und *Triton cristatus cristatus* Laur. Z. wiss. Biol., Abt. A 155, 46—108 (1941). — **Klug:** Über die Carotisdrüse. Beitr. klin. Chir. 131, 532—556 (1924). — **Knab, J.:** Untersuchungen über den histochemischen Nachweis von Vitamin C in der Niere und Nebenniere von *Sauropsiden*. Z. mikrosk.-anat. Forsch. 52, 418—439 (1942). — **Knabe, K.:** Über Knochenmarksgewebe in der Nebenniere. Zbl. Path. 43, 57 (1928). — **Knilig, Wilhelm:** Zur Kenntnis des thyreo-suprarenalen Typus der pluriglandulären Erkrankungen. Frankf. Z. Path. 36 (1928). — **Knouff, Ralph A., J. B. Brown** and **B. M. Schneider:** Correlated chemical and histological studies of the adrenal lipoids. I. The effect of extreme muscular activity on the adrenal lipids of the *guinea pig*. Anat. Rec. 79, 17—38 (1941). — **Knouff, Ralph A.,** and **Frank A. Hartman:** A microscopic study of the adrenal of the *brown pelican*. Anat. Rec. 109, 161—187 (1951). — **Knouff, Ralph A., Margaret C. Oleson** and **Violet Wagner:** The adrenal lipids of fasting and vitamin C deficient *guinea pigs*. Amer. Assoc. Anat. Anat. Rec. 85, 322—323 (1943). — **Knowlton, Abbie I.,** and **Robert A. Kritzler:** The development of diabetes mellitus in Addisons disease. Case report with autopsy. J. Clin. Endocrin. 9, 36—47 (1949). — **Knowlton, Abbie I., Emily N. Loeb, B. C. Seegal** and **H. C. Stoerk:** Desoxycorticosterone acetate: Studies on the reversibility of its effect on blood pressure and renal damage in *rats*. Endocrinology 45, 435—445 (1949). — **Knowlton, Abbie I., Emily N. Loeb, Herbert C. Stoerk** and **Beatrice B. Seegal:** Desoxycorticosterone acetate. The potentiation of its activity by sodium chloride. J. of Exper. Med. 85, 187—197 (1947). — The development of hypertension and nephritis in normal and adrenalectomized *rats* treated with cortisone. Proc. Soc. Exper. Biol. a. Med. 72, 722—725 (1949). — **Knowlton, Abbie I., Gilbert H. Mudge** and **Joseph W. Jailer:** Pregnancy in Addisons disease. J. Clin. Endocrin. 9, 514—528 (1949). — **Knowlton, Abbie I., Herbert Stoerk, Beatrice C. Seegal** and **Emily N. Loeb:** Endocrinology 38, 315—324 (1946). — **Knowlton, N. D.,** and **L. A. Hempelmann:** The effect of x-rays on the mitotic activity of the adrenal gland, jejunum, lymphoide and epidermis of the *mouse*. J. Cellul. a. Comp. Physiol. 33, 73—92 (1949). — **Knox, W. E.:** Two mechanisms which increase in vivo the liver tryptophan peroxidase activity: specific enzyme adaptation and stimulation of the pituitary-adrenal system. Brit. J. Exper. Path. 32, 462—469 (1951). — **Kobak, M. W., E. P. Benditt, R. W. Wissler** and **C. H. Steffee:** Relation of protein deficiency to experimental wound healing. Surg. etc. 85, 751 (1947). — **Koch, E.:** Die reflektorische Selbststeuerung des Kreislaufes. Dresden u. Leipzig 1931. — **Koch, F. C.:** Chemistry and biology of male sex hormones. Bull. New York Acad. Med. 14, 655—680 (1938). — **Kochakian, Charles D.:** Conf. Metab. Asp. Convalescence. 6. Meet., S. 13. 1944. — Amer. J. Physiol. 145, 118 (1946). — Recent. Progr. in Hormone Res. 1, 177 (1947). — **Kochakian, Charles D.,** and **Mary N. Bartlett:** The effect of crystalline adrenal cortical steroids, DL-thyroxine, and epinephrine on the alkaline and acid phosphatases and arginase of the liver and kidney of the normal adult *rat*. J. of Biol. Chem. 176, 243—247 (1948). — **Kochakian, Charles D.,** and **Paul Dontigny:** Enzyme studies on the „Endocrine kidney". Proc. Soc. Exper. Biol. a. Med. 67, 61—62 (1948). — **Kochakian, Charles D.,** and **R. H. Flick:** Conf. metabol. Asp. Convalescence 5, 136 (1943). — **Kochakian, Charles D.,** and **R. P. Fox:** J. of Biol. Chem. 153, 669 (1944). — **Kochakian, Charles D.,** and **Constance E. Stettner:** Effect of testosterone propionate and growth hormone on the weights and composition of the body and organs of the *mouse*. Amer. J. Physiol. 155, 255—261 (1948). — **Kochakian, Charles D.,** and **Virginia N. Vail:** J. of Biol. Chem. 156, 779 (1944). — The effect of adrenalectomy, adrenal cortical hormones, and testosterone propionate plus adrenal cortical extract on the arginase activity of the liver and kidney of the *rat*. J. of Biol. Chem. 169, 1—6 (1947). — **Kochmann, M.:** Heffters Handbuch der Pharmakologie, Erg.-Bd. 2. 1936. — **Koechlin, B.,** u. **T. Reichstein:** Über Bestandteile der Nebennierenrinde und verwandte Stoffe. 67. Mitt. Versuche zur Bereitung von Ätiocholandiol-(3α, 12)β-on-17 durch systematischen Abbau. Helvet. chim. Acta 27, 549—566 (1944). — **Köhlbrandt, Meyer** u. **Rösener:** Neue med. Welt 1950, H. 44. — **Köhler, August:** Ein Glimmerplättchen Grau I. Ordnung zur Untersuchung sehr schwach doppelbrechender Präparate. Z. wiss. Mikrosk. 38, 29—42 (1921). — **Köhler, V.:** Dtsch. med. Wschr. 1944, 446. — Dtsch. Arch. klin. Med. 193, 43—47 (1947). — Nebennierenrindenhormon und Ulkuskrankheit. Endokrinol. 26, 34—43 (1949a). — Dtsch. Arch. klin. Med. 194, 268—276 (1949b). —

Köhler, V., u. **A. Fleckenstein:** Klin. Wschr. 1941, 844. — Dtsch. med. Wschr. 1942 Ia, 19. — Dtsch. Arch. klin. Med. 189, 530—538 (1942 b). — Dtsch. Arch. klin. Med. 191, 248—266 (1943). — Z. klin. Med. 144, 62 (1944 a). — Wien. klin. Wschr. 1944 b, 286. — Dtsch. Arch. klin. Med. 191, 578—615 (1944 c). — **Köhler, V., H. Mauer** u. **W. Münich:** Klin. Wschr. 1949; 1950. — **Köhler, V.,** u. **J. Scharf:** Klin. Wschr. 1951. — **Köhler, V., J. Scharf** u. **Bauer:** Endokrinol. 27, 127 (1950). — **Köhler, V.,** u. **F. Wegener:** Klin. Wschr. 1949, 99—100. — **Koehnlein:** Med. Klin. 1942, Nr 11. — **Kölliker, Albert v.:** Mikroskopische Anatomie oder Gewebelehre des *Menschen*, Bd. 2, 1. Hälfte, Leipzig 1850; 2. Hälfte, Leipzig 1854. — Handbuch der Gewebelehre des *Menschen*, 5. Aufl. Leipzig 1867 ff. — Grundriß der Entwicklungsgeschichte des *Menschen* und der *höheren Tiere*, 2. Aufl. Leipzig 1884. — Über die Nerven der Nebenniere. Verh. Ges. dtsch. Naturforsch. u. Ärzte (66. Verslg Wien) 2, 363—364 (1894). — **Koelsch, G. A.,** and **E. C. Kendall:** The relation of the suprarenal cortical hormone to nitrogen metabolism in experimental hyperthyroidism. Amer. J. Physiol. 113, 335—349 (1935). — **Koelsche, S. A.:** Proc. Staff Meet. Mayo Clin. 9, 55 (1934). — **Koepf, G. F., H. W. Horn, C. L. Gemmill** and **G. W. Thorn:** The effect of adrenal cortical hormone on the synthesis of carbohydrate in liver slices. Amer. J. Physiol. 135, 175—186 (1941). — **Kofmann:** Eine Studie über die chirurgisch-topographische Anatomie der Niere. Wien. med. Wschr. 1895, Nr 14. — **Kofmann, V.:** Z. Anat. u. Entw.gesch. 105, 305—315 (1935). — **Kohn, Alfred:** Über die Nebenniere. Prag. med. Wschr. 23 (1898 a). — Die Nebenniere der *Selachier* nebst Beiträgen zur Kenntnis der Morphologie der *Wirbeltier*nebenniere im allgemeinen. Arch. mikrosk. Anat. 53 (1898 b). — Die chromaffinen Zellen des Sympathicus. Anat. Anz. 15 393 (1899). — Über den Bau und die Entwicklung der sog. Carotisdrüse. Arch. mikrosk. Anat. 56, 81—148 (1900). — Chromaffine Zellen; chromaffine Organe; Paraganglien. Prag. med. Wschr. 1902 a. — Das chromaffine Gewebe. Erg. Anat. u. Entw.gesch. 12, 253—348 (1902 b). — Die Paraganglien. Arch. mikrosk. Anat. 62, 268—365 (1903). — Morphologische Grundlagen der Organtherapie. Lehrbuch der Organtherapie. Leipzig 1914. — „Verjüngung" und „Pubertätsdrüse". Med. Klin. 1921, Nr 27. — Anencephalie und Nebenniere. Arch. mikrosk. Anat. 102, 113—129 (1924 a). — Med. Klin. 1924 b. — Endokrinol. 1 (1928). — Med. Klin. 1929 a. — Versuch einer Einteilung der Drüsen mit innerer Sekretion. Endokrinol. 5 (1929 b). — Morphologie der inneren Sekretion und der inkretorischen Organe. In Handbuch der normalen und pathologischen Physiologie, Bd. 16, Teil 1, S. 1—66. 1930. — **Kohno, Shigenoba:** Zur vergleichenden Histologie und Embryologie der Nebennieren der *Säuger* und das *Menschen*. Z. Anat. 77, 419—480 (1925). — **Kojima, M.:** Studies of the endocrine glands. II. The relations of the pituitary body with the thyroid and parathyroid and certain other endocrine organs in the *rat*. Quart. J. Exper. Physiol. 11, 319—338 (1917). — **Kojima, R.:** Qualitative und quantitative morphologische Reaktionen der Nebenniere *(Meerschweinchen)* auf besondere Reize. Beitr. path. Anat. 81, 264 bis 308 (1928). — **Kojima, T.:** The effect on the life of *rabbits* of the removal of the main suprarenals and the accessory suprarenal cortical tissue. Tohoku J. Exper. Med. 13, 357—378 (1929 a). — The effect of removal of the main suprarenals and accessory cortical tissue upon the basal metabolism of rabbit. Tohoku J. Exper. Med. 13, 379—404 (1929 b). — **Kojima, T., M. Nemoto, S. Saito, H. Sato** and **T. Suzuki:** Amount of epinephrine in extracts of the medulla, cortex and whole suprarenal gland of *rabbits, pigs, cattle* and *horses* determinable by means of some volumetrical and biological methods. Tohoku J. Exper. Med. 19, 205—232 (1932). — **Kolde, W.:** Veränderungen der Nebenniere bei Schwangerschaft und nach Kastration. Arch. Gynäk. 99, 272—283 (1913). — **Kolditz, Wolfgang:** Über die Wirkung von Corticosteron auf die basalgekörnten Zellen im Darm der weißen *Ratte*. Diss. Leipzig 1944. — **Kolisko, A.:** Plötzlicher Tod aus natürlicher Ursache. In Handbuch der ärztlichen Sachverständigentätigkeit, Bd. 2, S. 701—1496. 1913. — **Kollath** u. **Stadler:** Redoxpotential und Stoffwechsel. Erg. Physiol. 41, 806—881 (1939). — **Kolliner, Martha:** Messungen an den Zellen der *menschlichen* Nebennierenrinde. Z. Anat. u. Entw.gesch. 70, 321—335 (1925). — Messungen an den Nebennierenzellen der *Ratte*. Einfluß verschiedener Ernährung auf die Kernplasmarelation. Z. Anat. u. Entw.gesch. 82, 1—21 (1927). — **Kolmer, W.:** Beziehungen von Nebenniere und Geschlechtsfunktion. Arch. ges. Physiol. 144, 361—395 (1912 a). — Über gewisse physiologisch-histologische Vorgänge in der Nebenniere und deren Beziehung zum Genitalapparat. Zbl. Physiol. 25, 1009 (1912 b). — Wien. klin. Wschr. 64, 1211 (1914). — Zur vergleichenden Histologie, Zytologie und Entwicklungsgeschichte der *Säugetier*nebenniere. Arch. mikrosk. Anat. 91, 1—139 (1918). — **Kolossow, N. G.:** Zur Frage des Ursprungs der Fettsubstanzen in der Rinde der Nebennieren. (Über den sog. sekretorischen Einfluß des Pilocarpins auf die Rindenbestandteile der Nebenniere.) Virchows Arch. 264, 468—485 (1927). — Z. mikrosk.-anat. Forsch. 20, 107 (1930). — **Komrad, Eugene L.,** and **Leland C. Wyman:** Resumption of function of autoplastic adrenocortical transplants to the dorsal musculature in *rats*. Endocrinology 46, 228—232 (1950). — **Koneff, Alexis A.:** Adaptation of the Mallory-azan staining method to the anterior pituitary of the *rat*. Stain Technol. 13, 49 (1938). — Pituitary changes in male *rats* reared and maintained on „pure" dietaries with and without vitamin E. Anat. Rec. **74**, 383 (1939). — Effect of adrenocortical hormone on the anterior pituitary of the normal young male *rat*. Endocrinology **34**, 77—82 (1944a). — Effect of adrenocorticotropic hormone (ACTH) on the anterior pituitary of the adrenalectomized young male *rat*. Anat. Rec. **89**, 163—173 (1944b). — **Koneff, Alexis A., Leslie L. Bennett** and **Jan Wolff:** The thyroid of alloxan-diabetic *rats*: correlation of the degree of histological change with the blood glucose level and the level of plasma protein-bound iodine. Amer. Assoc. Anat. Anat. Rec. **100**, 748 (1948). — **Koneff, Alexis A., R. O. Holmes** and **J. D. Reese:** Prevention of adrenalectomy changes in the anterior pituitary of the *rat* by sodium chloride administration. Anat. Rec. **79**, 275—289 (1941). — **Koneff, Alexis A., R. O. Scow, M. E. Simpson, C. H. Li** and **H. M. Evans:** Responses by the *rat* thyroparathyroidectomized at birth to growth hormone and to thyroxin given separately or in combination. II. Histological changes in the pituitary. Anat. Rec. **104**, 465—476 (1949). — **Koneff, Alexis A., M. E. Simpson** and **H. M. Evans:** Effects of chronic administration of diethylstilbestrol on the pituitary and other endocrine organs of *hamsters*. Anat. Rec. **94**, 169—191 (1946). — **Konschegg, Th.:** Zur Frage des Mechanismus des normalen und erhöhten Blutdruckes. Klin. Wschr. **1934 II**, 1452—1454. — **Kopsch, Friedrich:** Nipasol-Natrium zum Betäuben von *Amphibien*larven und erwachsenen *Fröschen*. Anat. Anz. **97**, 158—161 (1950a). — Die Verwendung des im Eosin gebundenen Alkalis zur Neutralisation der Säure bei regressiver Hämatoxylinfärbung. Anat. Anz. **97**, 109—110 (1950b). — Die Entwicklung des *braunen Grasfrosches Rana fusca* Roesel dargestellt in der Art der Normentafeln zur Entwicklungsgeschichte der *Wirbeltiere*. Stuttgart 1952. — **Korenchevsky, V.:** The sexual glands and metabolism. I. Influence of castration on nitrogen and gaseous metabolism. Brit. J. Exper. Path. **6**, 21—35 (1925). — The influence of cryptorchidism and of castration on bodyweight, fat deposition, the sexual and endocrine organs of male *rats*. J. of Path. **33**, 607—636 (1930). — Biochemic. J. **26**, 413, 1300 (1932). — Effects produced on rats by synthetic androsterone. Nature (Lond.) **135**, 434 (1935). — Nature (Lond.) **137**, 494 (1936). — Natural relative hypoplasia of organs and the process of ageing. J. of Path. **54**, 13—24 (1942). — The longest span of life based on the records of centenarians in England and Wales. Brit. Med. J. II **1947**, 14. — Effects of sex and thyroid hormones in the process of ageing in female *rats*. Brit. Med. J. I **1948**, 728—731. — The problem of ageing. Basic difficulties of research. Brit. Med. J. I **1949**, 66—68. — The effect of vitamins on the heart lesions produced by thyroid hormone in the *rat*. J. of Path. **62**, 53—60 (1950a). — The problem of aging, and the ways and means for achieving the rapid progress of gerontological research. In: The social and biological challenge of our aging population. Columbia Univ. Press 1950b. — 1. Spontaneous development of meta-hyperplasias and adenoma-like structures in senescent *rats*. 2. Cooperative effects of the processes of ageing, and over-stimulation with hormones in producing adenoma-like structures and true adenomas. Acta Union internat. contre le Cancer **7**, 323—329 (1951). — **Korenchevsky, V., R. Burbank** and **K. Hall:** The action of the isopropionate and benzoate-butyrate of oestradiol on ovariectomized *rats*. Biochemic. J. **33**, 366—377 (1939). — **Korenchevsky, V.,** and **M. Dennison:** The manifold effects of castration in male *rats*. J. of Path. **38**, 231 (1934). — Histological changes in organs of *rats* injected with oestrone alone or simultaneously with testicular hormone. J. of Path. **41**, 323—337 (1935). — The assay of transdehydroandrosterone and its effects on male and female gonadectomised *rats*. Biochemic. J. **30**, 1514—1521 (1936). — Biochemic. J. **31**, 862 (1937). — **Korenchevsky, V., M. Dennison** and **J. Brovnin:** Biochemic. J. **30**, 558 (1936). — **Korenchevsky, V., M. Dennison** and **K. Hall:** The effects of testosterone and testosterone propionate on adult male *rats* compared with those on female *rats*. Biochemic. J. **31**, 1434—1437 (1937). — **Korenchevsky, V., M. Dennison** and **M. Eldridge:** The effects of Δ^4-androstenedione and Δ^5-androstenediol on castrated and ovariectomized *rats*. Biochemic. J. **31**, 467—474 (1937a). — The prolonged treatment of castrated and ovariectomized *rats* with testosterone propionate. Biochemic. J. **31**, 475—485 (1937b). — **Korenchevsky, V., M. Dennison** and **A. Kohn-Speyer:** Biochemic. J. **27**, 557 (1933). — **Korenchevsky, V., M. Dennison** and **S. Levy Simpson:** The prolonged treatment of male and female *rats* with androsterone and its derivatives, alone or together with oestrone. Biochemic. J. **29**, 2534 bis 2552 (1935). — **Korenchevsky, V.,** and **K. Hall:** The bisexual and cooperative properties of the sex hormones as shown by the histological investigation of the sex organs of female *rats* treated with these hormones. J. of Path. **45**, 681—708 (1937). — The effect of progesterone on the metaplasie of the uterine epithelium of *rats* injected with oestrogens. J. Obstetr. **45**, 22—31 (1938). — Prolonged injections of male sex hormones into normal and senile male *rats*. Brit. Med. J. I **1939**, 4—8. — Pathological changes in the sex organs after prolonged administration of sex hormones to female *rats*. J. of Path. **50**, 295—315 (1940). — Correlation between sex hormones, thyroid hormones and desoxycorticosterone as judged by this effects on the weights of organs of gonadectomised *rats*. Biochemic. J. **35**, 726—735 (1941a). — Correlation between sex, thyroid and adrenal-cortical hormones. Nature (Lond.) **147**, 777 (1941b). — Histological changes in the liver and kidneys of the *rat* after administration of thyroid hormones and vitamin. J. of Path. **56**, 543—553 (1944). — **Korenchevsky, V., K. Hall** and **R. Burbank:** The manifold effects of prolonged administration of sex hormones to female *rats*. Biochemic. J. **33**, 372—380 (1939). — **Korenchevsky, V., K. Hall, R. Burbank** and **A. Ross:** The manifold activity of testosterone dipropionate as compared with that of testosterone propionate in gonadectomised *rats*. Biochemic. J. **33**, 36—43 (1939). — **Korenchevsky, V., K. Hall** and **B. Clapham:** Effects of vitamins on experimental hyperthyroidism. Brit. Med. J. I **1943**, 245—247. — **Korenchevsky, V., K. Hall** and **M. A. Ross:** Biochemic. J. **33**, 213 (1939). — **Korenchevsky, V.,** and **Vera E. Jones:** The effects of androsterone, oestradiol and thyroid hormone on the artificial premature „Climacteric" of pure gonadal origin produced by ovariectomy in *rats*. I. Effects on weights of organs. J. of Gerontol. **1**, 319—335 (1946). — The effects of androsterone, oestradiol, and thyroid hormone on the artificial premature „Climacteric" of pure gonadal origin produced by ovariectomy in *rats*. III. Effects on histologic structure of vagina, uterus, adrenals, and thyroid. J. of Gerontol. **2**, 116—136 (1947). — The effects of progesterone, oestradiol, thyroid hormone, and androsterone on the artificial premature „Climacteric" of pure gonadal origin produced by ovariectomy in *rats*. J. of Gerontol. **3**, 21—39 (1948). — **Korenchevsky, V.,** and **Sheila K. Paris:** Co-operative effects of endocrinological factors and processes of ageing in producing adenoma-like structures in *rats*. Cancer **3**, 903—922 (1950). — Effects of anterior hypophysis hormones, alone and with some other hormones, on ageing female *rats*. J. of Path. **63**, 111—131 (1951). — **Korenchevsky, V., Sheila K. Paris** and **B. Benjamin:** Treatment of senescence in female *rats* with sex and thyroid hormones. J. of Gerontol. **5**, 120—157 (1950). — **Kornberg, A.,** and **K. M. Endicott:** Amer. J. Physiol. **145**, 291 (1945). — **Kornblueth, Walter, A. Edward Maumenee** and **Jane E. Crowell:** Regeneration of nerves in experimental corneal grafts in *rabbits*. Clinical and histological study. Amer. J. Ophthalm. **32**, 651—659 (1949). — **Kornmüller, A. E.:** Zur allgemeinen Morphologie und Physiologie der Synapsen und der Ganglienzellen. Naturwiss. **33**, 274—279 (1946). — **Kosaka, Y.:** Quantitative investigations on the adrenal medulla and cortex in the growing *guinea pig*. Fol. anat. jap. **10**, 610—620 (1932a). — Quantitative studies on the cortex and medulla of the suprarenal gland in the adult *guinea pig*. Fol. anat. jap. **10**, 753—792 (1932b). — **Kose, W.:** Prag. med. Wschr. 1898a. — Über das Vorkommen „chromaffiner Zellen" im Sympathicus des *Menschen* und der *Säugetiere*. Sitzgsber. dtsch. naturwiss. med. Ver. Böhmen, Lotos Nr 6 1898b. — Über das Vorkommen einer „Karotisdrüse" und der „chromaffinen Zellen" bei *Vögeln*. Anat. Anz. **22**, 162 (1902). — Paraganglien bei den *Vögeln*. Arch. mikrosk. Anat. **69**, 665—748 (1907). — **Koslowski, L., W. Marggraf,** u. **D. Weber:** Blutuntersuchungen bei der *Ratte* nach Muskeltraumen (Crush-Syndrom). Recalcifizierungs- und Prothrombinzeit, Costa-Reaktion, spezifisches Gewicht des Serums, Erythrocyten- und Leukocytenzahl, Differentialblutbild. Klin. Wschr. **1953**, 81—85. — **Kossel, A. J.:** Über die Wirkung von l-Askorbinsäure und Fruchtsaft auf *Meerschweinchen*nebennieren bei experimenteller Diphtherieintoxikation. Vergleichende Untersuchungen der Nebennieren bei Intoxikation und Skorbut. Z. exper. Med. **103**, 94 (1938). — **Koster, H., M. A. Goldzieher, W. Collens** and **A. W. Victor:** Operative treatment for adrenal cortical obesity. Amer. J. Surg. **13**, 311—314 (1931). — **Koster, H.,** and **L. P. Kasman:** Effect of desoxycorticosterone acetate in postoperative shock. Arch. Surg. **45**, 272—285 (1942). — **Koszyk, J.:** Das histologische Bild der Blutdrüsen bei experimenteller Thyreotoxikose. Bull. Acad. Polon. Méd. **1936**, 563. — **Kothmann, K.:** Beitrag zur Frage der Beeinflussung der endokrinen Drüsen durch Kastration und Verabfolgung von Hormonpräparaten aus Zirbel und Keimdrüsen. Vet.-med. Diss. Hannover 1939. — **Kottke, F. J., C. F. Code** and **E. H. Wood:** Amer. J. Physiol. **136**, 229 (1942). — **Kottke, F. J., C. B. Taylor, W. G. Kubicek, D. M. Erickson** and **G. T. Evans:** Amer. J. Physiol. **153**, 16—20 (1948). — **Kovacs, Walther:** Zur Nebennierenpathologie. Beitr. path. Anat. **79**, 213—267 (1928). — **Kracht:** Dtsch. Ges. Pathol. Freiburg 1952. — **Krantz, Hilde:** Reaktion der Zellkerne auf Narkotika. Z. Naturforsch. **2b**, 428—433 (1947). — Kern und Funktion. I. Die Kerngröße und ihre▼Abhängigkeit von äußeren und inneren Faktoren. Z. Zellforsch. **35**, 425—475 (1951). — **Kratsch, Arno:** Nebennierenbefund bei Anencephalie. Z. Geburtsh. **92**, 579—599 (1928) (= Diss. Breslau 1927). — **Kratzsch, E.:** Experimentell-morphologische Untersuchungen am Zwischenhirn-Hypophysensystem der *Ratte* bei Polyurie infolge Alloxanvergiftung. Z. Zellforsch. **36**, 371—380 (1951). — **Kraus:** Beitr. path. Anat. **54**, 520 (1912). — **Kraus, A.:** Die Nebennierenblutung. Frankf. Z. Path. **43**, 372 (1932). — **Kraus, E. J.:** Zur Pathogenese des Diabetes mellitus auf Grund morphologischer Untersuchung der endokrinen Organe. Virchows Arch. **247**, 1 (1923a). — Zur Pathologie der basophilen Zellen der Hypophyse. Virchows Arch. **247**, 421—447 (1923b). — Die Hypophyse. In Handbuch der speziellen pathologischen Anatomie und Histologie, Bd. 8, S. 810—950. 1926. — Zur Pathologie des Morbus Addisoni. Beitr. path. Anat. **78**, 283—296 (1927). — Über ein epignathisches Teratom der Hypophysengegend. Zugleich ein Beitrag zur Frage der Entstehung der Nebennierenveränderungen bei der Anencephalie. Virchows Arch. **271**, 546 (1929). — Klin. Wschr. **1933**, 471. — Wie läßt sich die Annahme eines corticotropen Hyperpituitarismus beim *Menschen* morphologisch stützen ?

Klin. Wschr. 1937, 1528. — Kraus, E. J., u. O. Traube: Virchows Arch. 268, 315 (1928). — Krause, Carl Friedrich Theodor: Handbuch der *menschlichen* Anatomie, Bd. I, Teil 1. Hannover 1833. (Die allgemeine Anatomie des *Erwachsenen*, 2. Aufl. Hannover 1841. 3. Aufl. von W. Krause, Bd. 1: Allgemeine und microscopische Anatomie. Nebenniere S. 249—252, Hannover 1876. Bd. 2: Specielle und macroscopische Anatomie. Nebenniere S. 485—486, Hannover 1879. Bd. 3: Anatomische Varietäten, Tabellen usw. Nebenniere S. 146ff., Hannover 1880.) — Krause, H.: Zur Frage der Unterschiedlichkeit menschlichen Fettgewebes. Wien. Z. inn. Med. 27, 473—490 (1946). — Krause, R.: Mikroskopische Anatomie der *Wirbeltiere* in Einzeldarstellungen. 1921. (*Vögel* und *Reptilien*, Berlin 1922. 3. Teil: *Amphibien*, Berlin u. Leipzig 1923. 4. Teil: *Teleostier, Plagiostomen* und *Leptokardia*, Berlin u. Leipzig 1923.) — Krause, W.: Beiträge zur Neurologie, S. 28, Anm. 1. Steißdrüse. 1865. — Die Anatomie des *Kaninchens*, 2. Aufl. Leipzig 1884. — Krause, W., u. W. Bejdl: Beitrag zum Acardierproblem. Acta anat. (Basel) 6, 226—263 (1949). — Krause, W., u. Kühn: Z. ration. Med. 28, 147 (1866). — Krause, W., u. G. Meyer: Über die Glandula coccygea. Göttinger Nachr. 1865, Nr 16. — Kraut, H., u. G. Lehmann: Arch. Gewerbepath. 11, 258 (1942). — Krayer, O., J. K. Moe and R. Méndez: J. of Pharmacol. 82, 167 (1944). — Kreidl: Sitzgsber. Ges. Ärzte Wien, 14. Febr. 1908. Wien. klin. Wschr. 1908 I, 271. — Kreimayr, H.: Naunyn-Schmiedebergs Arch. 176, 326 (1934). — Kreitmayr, H., u. Moll: Münch. med. Wschr. 1928, 637. — Kresbach, E., u. G. Stepantschitz: Wien. klin. Wschr. 1951, 536. — Krieger, Marie: Über die Atrophie der Organe bei Inanition. Diss. Jena 1920. — Kriss, Joseph P., Palmer H. Futcher and Melvin L. Goldman: Unilateral adrenalectomy, unilateral splanchnic nerve resection and homolateral renal function. Amer. J. Physiol. 154, 229—240 (1948). — Kritchevsky, D., and M. Calvin: J. Amer. Chem. Soc. 72, 4330 (1950). — Kritchevsky, Theodore H., and T. F. Gallagher: Partial synthesis of compounds related to adrenal cortical hormones. XII. Preparation of 17-hydroxy-progesterone and other 17α-hydroxy-20-ketosteroids. J. of Biol. Chem. 179, 507—508 (1949). — Kritchevsky, Theodore H., and Arne Tiselius: Reversed phase pertition chromatography of steroids on silicone treated paper. Science (Lancaster, Pa.) 114, 299—300 (1951). — Kroc, R. L.: The effectiveness of theelin in normal and castrated adrenalectomized female *rats*. Amer. Soc. Zool. Anat. Rec. 70, 64 (1937). — The *rat* ear as a site for adrenal cortical grafts and subsequent ear-adrenalectomy. Anat. Rec. 81, Suppl. 60—61 (1941). — Endocrinology 30, 150 (1942). — Kroc, R. L., and S. J. Martin: The relation cf bilateral suprarenalectomy and subsequent extract therapy on the body weight and oestrual cycle of the albino *rat*. Amer. J. Physiol. 108, 438—448 (1934). — Kroczeck, H.: Die Plasmalreaktion in der Nebennierenrinde des *Meerschweinchens* unter experimentellen Bedingungen. Z. mikrosk.-anat. Forsch. 50, 511—521 (1941). — Kröncke, Wilhelm: Leukocytenfärbung mit Akridinorange. Diss. Göttingen 1947. — Krogh, A.: Die Anatomie und Physiologie der Capillaren, 2. Aufl. Berlin 1929. — Krogman, W. M.: Growth of *Man*. Tabulae biol. 20 (1941). — Kroneberg, G.: Verh. Dtsch. Pharmak. Ges. Düsseldorf 1948. — Klin. Wschr. 1950. — Kroon, D. B.: The effect of the hypofunction of the thyroid gland, induced by methylthiouracil, on the phosphatase activity of some organs and on the process of ossification in the *rat* and the *guinea pig*. Acta endocrinol. (København) 2, 227—248 (1949). — Kroutowski, A. A.: Zur Methodik der Erforschung der inneren Sekretion mittels der Auspflanzung. Arch. exper. Zellforsch. 4, 79—84 (1927). — Krücke, W.: Der Fasciculus parependymalis und die Verbindung diencephaler und spinaler vegetativer Zentren. Anatomen-Kongr. Bonn 1949. Dtsch. med. Rdsch. 1949, 631. — Krueger-Ebert, Rudolf: Über die Basalmembran der Schilddrüsenfollikel. Ein Beitrag zur Frage der Gitterfaserentstehung. Z. Zellforsch. 31, 491—501 (1941). — Krukenberg: Virchows Arch. •101, 542—591 (1885). — Kruse, Harry D.: A case of bone formation in the medulla of the suprarenal gland. Anat. Rec. 28, 289—294 (1924). — Krylow, D. D.: Experimentelle Studien über die Nebennierenrinde. I. Mitt. Beitr. path. Anat. 58, 434—515 (1914). — Kucnerowicz, H.: Untersuchungen über die Stillingschen Zellen in der Nebenniere des *Wasserfrosches (Rana esculenta L.)*. Fol. morph. 7 (1936). — Kuczynski, M. H., u. U. Kopylowa: Von den körperlichen Veränderungen bei höchstem Alter. Krkh.forsch. 1, 85—163 (1925). — Kudinzew: Wratsch 1897. — Kudo, Tokuyasu: Studies on the effects of thirst. I. Effect of thirst on the weights of the various organs and systems of adult albino *rats*. Amer. J. Anat. 28, 338—430 (1921). — Küchmeister, H.: Ärztl. Wschr. 1950, 360. — Küchmeister, H., u. G. Assmann: Eine neue Methode zur Auswertung von Nebennierenrindenextrakten. Klin. Wschr. 1952, 1043. — Kühn, Adolf: Über das Vorkommen accessorischer Nebennieren. Henle u. Pfeiffers Z. 28, 147 (1866). — Kühnell, H.: Diss. Berlin 1945. — Küster: Über Gliome der Nebenniere. Virchows Arch. 180 (1905). — Küster, Fritz: Urethan als Mitosegift. Klin. Wschr. 1947, 664. — Küttner, H.: Arch. klin. Chir. 82, 291 (1913). — Kuhl, Gustav: Untersuchung zur Hormonwirkung der Nebennierenrinde. Pflügers Arch. 215, 277—290 (1927). — Kuhlman, D., C. Ragan, J. W. Ferrebee, D. W. Atchley and R. F. Loeb: Science (Lancaster, Pa.) 90, 496 (1939). — Kuhnke, I.: Über einen Fall von Agenesie des linken Harnapparates,

Hypoplasie und Schrumpfung der Harnblase, Agenesie der ableitenden Samenwege links und linken Nebenniere. Zbl. Path. 85, 139—144 (1949). — **Kuizenga, M. H.:** Chemistry and Physiology of Hormones. 57. A. A. A. S. Washington. D. C. 1944. — **Kuizenga, M. H., and G. F. Cartland:** Corticosterone and its esters. Endocrinology 27, 647—651 (1940). — **Kuizenga, M. H., J. W. Nelson and G. F. Cartland:** Amer. J. Physiol. 130, 1 (1940a). — Comparative parenteral and oral assays of adrenal cortical hormone substances. Amer. J. Physiol. 130, 298—303 (1940b). — **Kuizenga, M. H., J. W. Nelson and Dwight J. Ingle:** The effect of 17-hydroxy-11-dehydrocorticosterone on the growth of young adrenalectomized *rats*. Amer. J. Physiol. 139, 499—503 (1943). — **Kuizenga, M. H., J. W. Nelson, S. C. Lyster and Dwight J. Ingle:** Fractionation of *hog* adrenal cortex extract. J. of Biol. Chem. 160, 15—24 (1945). — **Kuizenga, M. H., A. N. Wick, D. J. Ingle, J. W. Nelson and G. F. Cartland:** The preparation and comparative physiologic-activities of *beef, hog* and *sheep* adrenal cortex extracts. J. of Biol. Chem. 147, 561—565 (1943). — **Kukita, Gero:** Über die Zona reticularis der Nebenniere der *Maus* mit besonderer Berücksichtigung ihrer Funktion. (Jap.). J. of Exper. Med. 7 (1929). — **Kulenkampff, Helmut:** Ein Apparat zur elektrolytischen Entkalkung von Knochen. Zbl. Path. 86, 107—109 (1950). — **Kulka, E.:** Vergleichende Untersuchungen über Schwangerschaftsveränderungen der Nebennieren. Arch. Gynäk. 157, 259—266 (1934).— **Kull, James u. Mitarb.:** Measurements of adrenal cortical activity in young *men* subjected to acute stress. J. Clin. Endocrin. 12, 393—406 (1952). — **Kulmus, J. A.:** Anatomische Tabellen. Danzig 1722 (umgearbeitet von Kühn, Leipzig 1789). — *Phocae* Anatome. Acta naturae curiosa 1, 9—29 (1730). — **Kulonen, Eino:** A histochemical method for determination of hyaluronic acid. Acta path. scand. (København) 27, 461—472 (1950). — **Kumagawa:** Mitt. med. Fak. Tokyo 3, 1 (1894). — **Kumita:** Über die Lymphgefäße der Nieren- und Nebennierenkapsel. Arch. Anat. u. Physiol., Anat. Abt. 1909a, 49—58. — Über die Lymphbahnen des Nierenparenchyms. Arch. Anat. u. Physiol., Anat. Abt. 1909b, 99—110. — Über die parenchymatösen Lymphbahnen der Nebenniere. Arch. Anat. u. Physiol., Anat. Abt. 1909c, 321—326. — **Kuna, A., B. Blattberg** and **J. Reiman:** Effect of starvation on phagocytosis in vivo. Proc. Soc. Exper. Biol. a. Med. 77, 510—514 (1951). — **Kundrat:** Arhinencephalie als typische Art von Mißbildung. Graz 1882. — **Kuntz, A.:** The development of the adrenals in the *turtle*. Amer. J. Anat. 13, 71—88 (1912). — The autonomic nervous system. 2. edit. Philadelphia 1924. — **Kuntz, Albert, and Calvin A. Richins:** Effects of direct and reflex nerve stimulation on the exocrine secretory activity of pancreas. J. of Neurophysiol. 12, 29—35 (1949). — **Kuntz, Albert, and Norman M. Sulkin:** The Golgi apparatus in autonomic ganglion cells in normal and pathologic states. Amer. Soc. Zool. Chicago. Anat. Rec. 99, 583 (1947a). — The neuroglia in the autonomic ganglia: cytologic structure and reactions to stimulantia. J. Comp. Neur. 86, 467—477 (1947b). — Phosphatase activity in autonomic ganglia. Amer. Soc. Zool. Chicago. Anat. Rec. 99, 634—635 (1947c). — Lesions induced in *rabbits* by cholesterol feeding, with special reference to their origin. Arch. of Path. 47, 248—260 (1949). — **Kup, J. v.:** Der Zusammenhang zwischen der Zirbel und den anderen endokrinen Drüsen. Frankf. Z. Path. 50, 152—189 (1936). — Ein Beitrag zur Funktion der Zirbel bei Cushingscher Krankheit, in einem Fall von basophilem Adenom der Hypophyse. Münch. med. Wschr. 1937 IIa, 1542. — Zur Frage der Funktion der Zirbel. Beobachtungen bei einem Fall von Makrogenitosomia praecox. Frankf. Z. Path. 51, 12—17 (1937b). — Ein neuer Beitrag zur Frage des Zusammenhanges zwischen Zirbel und Nebennierenrinde. Beitr. path. Anat. 100, 137—148 (1937c). — Nebenniere und Blutgerinnung. Virchows Arch. 308, 190—198 (1941). — Beziehungen zwischen Hautmelanose und Nebennieren. Virchows Arch. 309, 211—217 (1942). — **Kupperman, Herbert S., and Robert B. Greenblatt:** The relationship between the steroid hormones and experimentally-induced tumors in *rats*. Amer. Soc. Zool. Boston. Anat. Rec. 96, 529—530 (1946). — **Kuriyama, S.:** The adrenals in relation to carbohydrate metabolism. II. The influence of adrenalectomy upon the glycogenetic power of the liver. J. of Biol. Chem. 34, 287—297 (1918a). — The adrenals in relation to carbohydrate metabolism. III. The epinephrin content of the adrenals in various experimental conditions. J. of Biol. Chem. 34, 299—319 (1918b). — **Kurkiewicz, T.:** C. r. Assoc. Anat. 21, 252 (1931). — **Kuschinsky, G., u. D. Nachmansohn:** Über den Einfluß der Nebennieren auf die Funktion des Muskels, insbesondere auf seinen Stoffwechsel. Klin. Wschr. 1934 I, 265—266. — **Kutscher, W., u. H. Wüst:** Hoppe-Seylers Z. 273, 235 (1942). — **Kutschera-Aichbergen, Hans:** Nebennierenstudien. Frankf. Z. Path. 28, 262—294 (1922). — Beitrag zur Morphologie der Lipoide. Virchows Arch. 256, 569—594 (1925a). — Über Nebennierenlipoide und über Gefäßlipoide. Verh. dtsch. path. Ges. (Würzburg) 1925b, 133—137. — Bemerkung zu Tamanns Beitrag zur Morphologie der Nebennieren. Beitr. path. Anat. 78, 627—628 (1927). — **Kutz, R. L.:** A method of assay of extracts containing the suprarenal cortical hormone. Proc. Soc. Exper. Biol. a. Med. 29, 91—93 (1931). — **Kutz, R. L., T. McKeown** and **Hans Selye:** Effect of salt treatment on certain changes following adrenalectomy. Proc. Soc. Exper. Biol. a. Med. 32, 331—332 (1934). — **Kux, E.:** Über muskuläre Drosselvorrichtungen „(Zellknospen"-„Polster") in den Arterien der Schilddrüse. Virchows Arch. **294**, 358—364 (1935).

Labbé, M., E. Azérad et **P. L. Violle:** Adénome médullaire surrénale et hypertension paroxystique. Bull. Soc. méd. Hôp. Paris, III. s. **45**, 952—956 (1929). — **Labbé, M., P. L. Violle** et **E. Azérad:** L'adénome médullaire surrénale avec hypertension paroxystique. Presse méd. **38**, 553—555 (1930). — **Labzine, M.:** De la régénération des glandes surrénales. Arch. Sci. biol. (St. Pétersbourg) **11**, 249—295 (1905). — **Lacassagne:** College de France 1950. — **Lacassagne, Antoine,** et **Jeanne Lattès:** Mise en évidence, par l'auto-radiographie des organes, des localisations histologiques du polonium injecté dans l'organisme. Bull. Histol. appl. **1**, 279—284 (1924a). — Méthode autohistoradiographique pour la détection dans les organes du polonium injecté. C. r. Soc. Biol. Paris **1924b**, 488—490. — **Lacassagne, Antoine,** et **O. Nyka:** La cortico-surrénale accessoire de l'épididyme, organe constant chez le *lapin*. C. r. Soc. Biol. Paris **118**, 1406—1410 (1935). — **Lacassagne, Antoine,** et **A. Raynaud:** Action de l'oestrine sur la zone X et sur le cortex de la surrénale chez la *souris*. C. r. Soc. Biol. Paris **124**, 1186—1189 (1937a). — À propos de l'action de l'oestrine sur la surrénale: les symplasmes phagocytaires chez la *souris*. C. r. Soc. Biol. Paris **124**, 1183—1186 (1937b). — **Lacassagne, Antoine,** et **Samssonow:** C. r. Soc. Biol. Paris **1920**, 32. — De l'effet de la destruction totale ou partielle de capsules surrénales par le vagoimment caustique du foyer radioactif. C. r. Soc. Biol. Paris **1923**, 72. — **Ladd, Laura D.:** A comparative study of the suprarenals of pregnant and non-pregnant female free-tailed *bats*. Amer. Assoc. Anat. Chicago. Anat. Rec. **79**, Suppl. 91 (1941). — **LaDue, J. S., P. J. Murison** and **G. T. Pack:** The use of tetraethylammonium bromide as a diagnostic test for pheochromocytoma. Ann. Int. Med. **29**, 914 (1948). — **Laeschke, R.:** Die Nebennierenrinde des *Menschen* bei Störungen der Keimdrüsentätigkeit und bei Fettansatz trotz Mangelernährung. Anat. Anz. **96**, 1—15 (1947). — Die physiologischen und vom Verhalten der Keimdrüsen abhängenden Veränderungen der Nebennierenrinde des erwachsenen *Menschen*. Z. mikrosk.-anat. Forsch. **57**, 1—84 (1951). — **Lafon, G.:** Presse méd. Sept. Suppl. 1947. — **Lage, H. zur:** Mschr. Kinderheilk. **82**, 91—98 (1940). — **Lagerstedt, Sten:** The quantitative estimation of basophilia through gallocyanine-chromalum staining. Acta anat. (Basel) **5**, 217—223 (1948). — **Lagrutta, L.,** e **L. Avellone:** Riv. Pat. sper. **11**, 201 (1933). — **Laguesse, E.:** Les glandes et leur définition histologique. Semaine méd. **1895**, 213—215. — Deux leçons sur les capsules surrénales. Echo méd. du Nord **12**, 137 (1908). — La vésicule close est une formation caractéristique des glandes endocrines en général. Bibl. anat. **21**, 311—319 (1911). — Rev. annu elle d'anat. In Rev. gén. Sci. pur. et appl. **1899; 1901; 1904; 1905; 1906; 1907; 1909; 1910; 1912; 1914.** — **Lahm, W.:** Ovarium, Uterus, Scheide, Clitoris, Plazenta und Brustdrüse als innersekretorische Drüsen vom Standpunkt der Embryologie und Morphologie. In Handbuch der inneren Sekretion, Bd. 1, S. 123—196. 1926. — **Laignel-Lavastine:** Recherches sur le plexus solaire. Thèse Paris. 1903. — Note sur la médullaire des surrénales normales du *lapin*. Bull. mém. Soc. Anat. Paris **1905a**, 331—332. — Application de l'imprégnation argentique de Cajal à l'étude histo-chimique de la cellule médullo-surrénale. C. r. Soc. Biol. Paris **58**, 661—663 (1905b). — Inclusion surrénale d'un ganglion solaire. Bull. mém. Soc. Anat. Paris **9**, 404—407 (1907). — Disparition des enclaves lipo-cholstériques de la surrénale *humaine* dans l'agitation motrice. C. r. Soc. Biol. Paris **81**, 324—325 (1918). — **Lamar, Jule K.:** Epinephrine effects on young male *rats*. Amer. Soc. Zool. Anat. Rec. **87**, 453 (1943). — **Lambert, P. P., L. Lebrun** et **C. de Heinzelin de Beaucourt:** Acta clin. belg. **3**, 529—548 (1948). — **Lambertini:** Riv. Radiol. **1** (1929). — **Lancereaux:** Les rapports des lésions des capsules surrénales et de la maladie d'Addison. Arch. de Méd. **25**, 5—17 (1890a). — Rev. Méd. **1890b**. — **Lancisius, J. M.:** Opera varia Venetiis 1739 (2 Bde., siehe auch unter Eustachius). — **Landau, E.:** Zur Morphologie der Nebenniere. II. Allrussischer Ärztetag, St. Petersburg 1901, S. 141. — 1. Sitzgsber. Naturforsch. Ges. zu Jurjeff-Dorpat 1905. — Internat. Mschr. Anat. **24** (1908a). — Altersveränderungen des Venensystems der Nebennieren. Petersburger med. Wschr. **1908b**, Nr 24. — **Landau, Eber:** Si puo parlare di una innervazione vegetativa della cellula nervosa? Arch. „De Vecchi" **9**, 365—376 (1948a). — Les voies de l'influx nerveux. Lausanne 1948b. — **Landau, M.:** Zur Entwicklung der Nebennierenrinde. Dtsch. med. Wschr. **1913a**, 300. — Nebenniere und Fettstoffwechsel. Dtsch. med. Wschr. **1913b**. — Die Nebenniere bei Anencephalie. Verh. dtsch. Path. Ges. **16**, 301 (1913c). — Beziehungen der Nebenniere zum Cholesterinstoffwechsel. Verh. dtsch. path. Ges. **17**, 144 (1914). — Die Nebennierenrinde. Jena 1915. — **Landau, M.,** u. **J. W. McNee:** Zur Physiologie des Cholesterinstoffwechsels. Beitr. path. Anat. **58**, 667—693 (1914). — **Landau, Richard L.:** Diagnostic significance and laboratory methods in determination of 17-ketosteroids. Amer. J. Clin. Path. **19**, 424—434 (1949). — **Landau, Richard L., K. Knowlton, D. Andersen, M. B. Brandt** and **A. T. Kenyon:** J. Clin. Endocrin. **8**, 133—145 (1948). — **Landois, L.:** Lehrbuch der Physiologie des *Menschen* einschließlich der Histologie und mikroskopischen Anatomie, 7. Aufl. Wien 1890. — **Landouzy** et **Bernard:** Éléments d'anatomie et de physiologie médicales. 1913. — **Landsmeer, J. M. F.:** De vascularisatie van de hypophyse en het infundibulum. Nederl. Tijdschr. Geneesk. **86**, 3007—3009 (1942). — La vascularisation de la glande pituitaire du *rat* blanc. C. r. Assoc. Anat. **1947**a. — Het vaatstelsel van de hypophyse bij de *witte rat*. Thesis Leiden 1947b. — Vessels of the *rat's* hypophysis. Acta anat. (Basel) **12**, 82—109 (1951). — **Landua, Alton J., Robert Fuerst** and **Jorge Awapara:** Paper chromatography of amino acids. Effect of pH of sample. Analyt. Chem. **23**, 162 (1951). — **Lang, Arnold:** Lehrbuch der vergleichenden Anatomie zum Gebrauch bei vergleichend-anatomischen und zoologischen Vorlesungen. 9. Aufl. von Ed. Osc. Schmidts Handbuch der vergleichenden Anatomie. Jena 1889ff. — **Lang, F. J.:** Experimentelle Untersuchungen über die Histogenese der extramedullären Myelopoese. Z. mikrosk.-anat. Forsch. **4**, 417—447 (1926). — Myeloid metaplasie. In Downeys Handbook Haematol. Sct. 27, 2105. 1938. — **Lang, S.:** Naunyn-Schmiedebergs Arch. **200**, 657 (1942/43). — **Lang, W. R.:** Med. J. Austral. **1**, 335 (1896). — **Langecker, Hedwig:** Eine Vereinfachung der Corticoidbestimmung im Harn. Klin. Wschr. **1952**, 906.—**Langemann, Heinrich:** Diss. Basel 1941. — Cholinesterase in menschlichen Organen mit innerer Sekretion. Helvet. chim. Acta **25**, 464—472 (1942). — **Langenbeck, C. J. M.:** Anatomisches Handbuch. Göttingen 1806. — Icones anatomicae. Göttingen 1826—1838. — Handbuch der Anatomie mit Hinweisung auf die Icones anatomicae. Göttingen 1836. — **Langendorff, Hans, u. Emil Tonutti:** Zur Regulation des weißen Blutbildes: Lymphocyten und Nebennierenrindenfunktion. Ärztl. Forsch. **3**, 197—205 (1950). — **Langendorff, O.:** Beiträge zur Kenntnis der Schilddrüse. Arch. Anat. u. Physiol. Suppl. 219—242, 1899. — **Langer, C. v., u. C. Toldt:** Lehrbuch der systematischen und topographischen Anatomie, 5. Aufl. Wien u. Leipzig 1893. — **Langerhans:** Über Nebennierenveränderungen bei Morbus Addisonii. Verh. dtsch. path. Ges. (6. Tagg) **1903**. — **Langeron:** Précis de microscopie, 5. édit. Paris 1934. — **Langley, L. L.,** and **R. W. Clarke:** The reaction of the adrenal cortex to low atmospheric pressure. Yale J. Biol. a. Med. **14**, 529—546 (1942). — **Langlois, P.:** Destruction des capsules surrénales sur le *chien*. C. r. Soc. Biol. Paris **1893**a, 444—448. — Arch. de Physiol. **5**, 488 (1893b). — Les capsules surrénales. Paris 1897a. — Sur les fonctions des capsules surrénales. Thèse de Paris. 1897b. — Rev. scient. 1897c, 303. — Recherches sur l'identité physiologique des corps surrénaux chez les *batraciens* et le *mammifères*. Arch. de Physiol. **10**, 104 (1898). — **Langlois, P., et J. E. Abelous:** C. r. Soc. Biol. Paris **1982**. — **Langlois, P., et Charrin:** Lésions des capsules surrénales dans l'infection. Le foie chez le *cobaye* pyocyanique. C. r. Soc. Biol. Paris **1893**. — Hypertrophie expérimentale des capsules surrénales. C. r. Soc. Biol. Paris **48**, 131 (1896). — **Langlois, P., et Rehns:** Les capsules surrénales pendant la vie foetale. C. r. Soc. Biol. Paris **1899**. — **Lannois, P. E., et H. Moran:** Manuel d'anatomie microscopique et d'histologie. Paris 1892. — **Lansing, Albert I.:** The general physiology of aging. A review. J. of Gerontol. **2**, 327—338 (1947). — **Lansing, W.,** and **J. M. Wolfe:** Changes in the fibrillar tissue of the anterior pituitary of the *rat* associated with advancing age. Anat. Rec. **83**, 355—365 (1942). — Structural changes associated with advancing age in the thyroid gland of the female *rat* with particular reference to the alterations in the connective tissue. Anat. Rec. **88**, 311—325 (1944). — **Laquer, Fritz:** Hormone und innere Sekretion. Wissensch. Forschungsber. **19** (1928). — **Laragh, J. H.,** and **T. P. Almy:** Proc. Soc. Exper. Biol. a. Med. **69**, 499—501 (1948). — **Lardon, A., u. T. Reichstein:** Helvet. chim. Acta **26**, 747 (1943). — **Larizza, P., e S. Ventura:** Folia endocrinol. (Pisa) **4**, 65 (1951). — **Laroche, Georg:** Surrénales et cholestérine. Rev. franç. Endocrin. **1**, 185—207 (1923). — **Laroche, G., A. Cortell et J. Delop:** Ann. d'Endocrin. **7**, 191 (1946). — **Larrier, Nathan, et R. Loewy:** Bull. Soc. Anat. Paris **1901**. — **Lascano González, J. M.:** Rev. Soc. argent. Biol. **10**, 28 (1934a). — C. r. Soc. Biol. Paris **116**, 451—454 (1934b). — **Lasch, F.:** Dtsch. med. Wschr. **1940**. — **Lasowsky, J. M., u. W. S. Simnitzky:** Experimentell-morphologische Untersuchungen über Veränderungen in den Nebennieren bei *Tauben*-Beriberi. Virchows Arch. **262**, 101—123 (1926). — **Last, J. H., P. H. Jordan, I. Piteski** and **E. Bond:** Science (Lancaster, Pa.) **47**, 112 (1950). — **Laszt, L.:** Biochem. Z. **276**, 44 (1935). — Die Wirkung von Cortin und einigen Nebennierenrinden-Steroiden bei alloxandiabetischen *Ratten*. Helvet. physiol. Acta **1946**, C 49—C 50. — Ärztl. Mh. **3**, 4 (1947). — **Laszt, L., u. H. Süllmann:** Biochem. Z. **278**, 401 (1935). — **Latarjet, A., et P. Bertrand:** Recherches anatomiques sur l'innervation des capsules surrénales, des reins et de la partie supérieure de l'uretère. Lyon chir. **20**, 452—462 (1923). — **Latimer, Homer B.:** Postnatal growth of the body. J. Agricult. Res. **29** (1924). — The weights of the hypophysis, thyroid and suprarenals in the adult *cat*. Growth **3**, 435—445 (1939). — Changes in the percentage weights of the various organs in the fetal, newborn and adult *cat*. Amer. Soc. Zool. Chicago. Anat. Rec. **99**, 664—665 (1947a). — Correlations of organ weights with body weight, body lenght and with other weights in the adult *cat*. Growth **11**, 61—75 (1947b). — The prenatal growth of the *cat*. XVI. Changes in the relative weights of the organs. Growth **12**, 123—144 (1948). — A quantitative study of the endocrine glands of the *guinea pig*. Anat. Rec. **109**, 376 (1951a). — Weights, percentage weights and correlations of the endocrine glands of the adult male *guinea pig*. Anat. Rec. **111**, 299—315 (1951b). — **Latimer, Homer B.,** and **Milton F.**

Landwer: The relative volumes and the arrangement of the cortical and the medullary cells of the suprarenal gland of the *chicken*. Amer. Assoc. Anat. Anat. Rec. **29**, 389 (1925). — **Latimer, Homer B.,** and **J. A. Rosenbaum:** A quantitative study of the anatomy of the *turkey hen*. Anat. Rec. **34**, 15—23 (1926). — **Latta, John S.,** and **George A. Gostas:** Phenylhydrazones and cholesterol crystals in the adrenal cortex of albino *rats* following repeated heavy dosages of insulin. Amer. Assoc. Anat. Anat. Rec. **88**, 445 (1944). — **Lattes, Raffaele,** and **Jules G. Waltner:** Nonchromaffin paraganglioma of the middle ear. (Carotid body-like tumor; glomus-jugulare tumor.) Cancer **2**, 447—468 (1949). — **Latyszewski, M.:** Tests morphologiques de la réaction du cortex surrénal à l'injection d'extraits pré-hypophysaires chez le *cobaye* et le *lapin*. C. r. Soc. Biol. Paris **126**, 468—470 (1937). — **Lauber, H. J., H. Dumke** u. **A. Patzschke:** Z. exper. Med. **102**, 1—7 (1937). — **Laubry, Ch.,** et **P. Bernal:** Sur un cas de médullo-surrénalome. Bull. Soc. méd. Hôp. Paris, III. s. **50**, 658—661 (1934). — **Launois, P. E.:** Manuel d'anatomie microscopique et d'histologie, 2. édit. Paris 1900. — **Launois, P. E.,** et **H. Morau:** Manuel d'anatomie microscopique et d'histologie. Paris 1891. — **Launoy, L.:** Notes bibliographiques à propos de quelques travaux récents sur l'anatomie fine des capsules surrénales, particulièrement de ce qui concerne la „cellule" chromaffine. Biol. méd. **1905**, 265—283. — **Laurentius, A.:** Historia anatomica corporis *humani*. Frankfurt 1600ff. — **Lauson, H. D., J. B. Golden** and **E. L. Severinghaus:** The rate of increase in hypophyseal gonadotrophic content following ovariectomy in the *rat*, with observation on gland weight. Endocrinology **25**, 47—51 (1939). — **Lauson, H. D., Carl G. Heller** and **E. L. Severinghaus:** The effect of graded doses of estrin upon the pituitary, adrenal, and thymus weights of mature ovariectomized *rats*. Endocrinology **21**, 735—740 (1937). — **Lauth, G. A.:** Neues Handbuch der practischen Anatomie oder Beschreibung aller Theile des *menschlichen* Körpers. Stuttgart 1835/36. — **Laux, F.:** Histologisch-chemischer Cholesterinnachweis. Zbl. Path. **38**, 581—582 (1926). — **Lavelle, Faith Wilson:** Effects of castration in young postnatal *hamsters*. Amer. Assoc. Anat. Wisconsin. Anat. Rec. **100**, 750 (1948). — **Laves, Wolfgang:** Histologische Untersuchungen über die Wirkung der Hyaluronidase auf Knorpel. Klin. Wschr. **1948a**, 534—536. — Verh. dtsch. Ges. Path. **1948b**, 134. — Dtsch. Z. gerichtl. Med. **39**, 207 (1948c). — Verh. dtsch. Ges. Path. **1949**, 141. — Über ein neues System der Leukocyten. Münch. med. Wschr. **1951**, 209—220. — **Laves, W.,** u. **K. Thoma:** Klin. Wschr. **1950a**, 95. — Virchows Arch. **318**, 74 (1950b). — **Law** and **Spears:** Proc. Soc. Exper. Biol. a. Med. **66**, 226 (1947). — **Law, L. W.:** Effect of gonadectomy and adrenalectomy on the appearance and incidence of spontaneous lymphoid leukemia in C 58 *mice*. J. Nat. Canc. Inst. **8**, 157—159 (1947). — **Lawdowsky:** Mikroskopische Anatomie. 1887. — **Lawless, J. J.:** Castration in the *rat* with and without removal of the epididymides. Anat. Rec. **66**, 455—473 (1936). — **Lawrence, R. D.:** Gynaecomastia produced by desoxycorticosterone acetate (DOCA). Brit. Med. J. I **1943**, 12. — **Lawrence, S. N.:** Naval med. Res. Inst. NM-007—039, Rept. No 22, 15pp. 1949. — **Layani, F., A. Aschkenasy, R. Pauwels** et **G. Puyo:** Modifications hématologiques observées chez des malades atteints de polyarthrite chronique évolutive traités par l'ACTH ou la cortisone. Semaine Hôp. **1952**, 1119—1125. — **Lazarow, Arnold:** The chemical structure of cytoplasm as investigated in Professor Bensleys laboratory during the past 10 years. Biol. Symp. **10**, 9 (1943). — Glutathione potentiation of corticone-induced glycosuria in the *rat*. Proc. Soc. Exper. Biol. a. Med. **74**, 702—705 (1950). — **Lazarow, Arnold,** and **Jack Berman:** The production of diabetes in the *toadfish* with alloxan. Amer. Assoc. Anat. Wisconsin. Anat. Rec. **100**, 688 (1948). — **Leach, E. H.:** Fat staining with sudan black B. J. of Path. **47**, 635—637 (1938). — **Leathem, James H.:** Influence of testosterone propionate on the adrenals and testes of hypophysectomized *rats*. Anat. Rec. **89**, 155—161 (1944). — Plasma protein concentrations in adrenalectomized *rats* maintained on sodium chloride. Proc. Soc. Exper. Biol. a. Med. **60**, 260—262 (1945a). — Endocrinology **36**, 98 (1945b). — Action of testosterone propionate and desoxycorticosterone acetate on adrenal weight. Anat. Rec. **91**, 287 (1945c). — Endocrinology **37**, 157—164 (1945d). — Influence of thiourea on organ weights of *rats* as related to food intake. Proc. Soc. Exper. Biol. a. Med. **61**, 203—205 (1946a). Plasma protein concentrations in adrenalectomized *rats* maintained on desoxycorticosterone acetate. Anat. Rec. **94**, 65 (1946b). — Thiouracil and testosterone propionate action on plasma protein concentrations, organ weights and pituitary gonadotrophins. Amer. Soc. Zool. Chicago. Anat. Rec. **99**, 595 (1947a). — Testosterone propionate and thyroid hypertrophy induced by antithyroid drugs. Proc. Pennsylv. Acad. Sci. **21**, 29—31 (1947b). — Stimulating action of *human* gonadotrophins on hypophysectomized immature *rats*. Amer. Assoc. Anat. Wisconsin. Anat. Rec. **100**, 688—689 (1948a). — Volume of oil and route of administration as factors influencing testosterone propionate activity. Proc. Soc. Exper. Biol. a. Med. **68**, 92—93 (1948b). — Influence of testosterone propionate on the plasma and liver proteins of hypothyroid *rats*. J. of Biol. Chem. **176**, 1285—1289 (1948c). — Plasma protein concentrations and organ weights of castrated and testosterone propionate treated *rats*. Amer. J. Physiol. **154**, 459—464 (1948d). — The response of the *mouse* adrenal gland to steroid hormones. Trans. New York Acad. Sci. 11, 239—243 (1949a). — Plasma and liver protein levels in *rats* fed the carcinogen 2-acetylaminofluorene. Science (Lancaster, Pa.) 110, 216—217 (1949b). — Studies on liver cancer induced by drug 2-acetalaminofluorene. Proc. Pennsylv. Acad. Sci. 23, 99—103 (1949c). — Life maintaining activity of Δ^1-desoxycorticosterone acetate. Proc. Soc. Exper. Biol. a. Med. 74, 855—857 (1950). — **Leathem, James H.,** and **R. C. Crafts:** Progestational action of desoxycorticosterone acetate in spayed-adrenalectomized *rats*. Endocrinology 27, 283—286 (1940). — **Leathem, James H.,** and **S. Silverman:** Action of stilbestrol on the female *mouse* adrenal gland. Proc. Pennsylv. Acad. Sci. 19, 60—65 (1945). — **Leathem, James H.,** and **H. Slobodien:** Action of androgens on the adrenal X-zone and kidney of the *mouse*. Amer. Assoc. Anat. Anat. Rec. 88, 445 (1944). — **Leathern, J. H.,** and **B. J. Brent:** Proc. Soc. Exper. Biol. a. Med. 52, 341 (1943). — **Leathes** and **Raper:** Lecithin and allied substances. Oxford 1930. — **Lebküchner, E.:** Über ein Paragangliom an der Aortengabel. Diss. Tübingen 1931. — **Leblond, Ch. Ph.:** Recherches histochimiques sur la localisation et le cycle de la vitamine C (facteur antiscorbutique) dans l'organisme. 1934. — Ann. d'Endocrin. 1, 179 (1939). — Distribution of periodic acid-reactive carbohydrates in the adult *rat*. Amer. J. Anat. 86, 1—49 (1950). — **Leblond, Ch. Ph., S. Albert** and **Hans Selye:** Action of various steroids on the hypophysis of the thyroidecto-mized *rat*. Proc. Soc. Exper. Biol. a. Med. 51, 159—161 (1942). — **Leblond, Ch. Ph., L. F. Bélanger, J. Gross, J. Robichon, R. Bogoroch** and **R. D. Jacobs:** Technical improvements of the „coating" autographic technique for demonstration of I 131 and P 32 in tissues. Amer. Assoc. Anat. Wisconsin. Anat. Rec. 100, 770 (1948). — **Leblond, Ch. Ph.,** et **A. Chamorro:** C. r. Soc. Biol. Paris 133, 71 (1940). — **Leblond, Ch. Ph.,** et **W. U. Gardner:** Comparaison de la zone X et des autres parties de la surrénale de la *souris*, à l'aide du nitrate d'argent. C. r. Soc. Biol. Paris 127, 775 (1938a). — Distribution of vitamin C in the adrenal gland of the *mouse* with reference to the nature of the X zone. Anat. Rec. 72, 119—129 (1938b). — **Leblond, Ch. Ph.,** and **B. Grad:** Control of the serous acini of the *rat* submaxillary gland by the thyroid hormone. Amer. Assoc. Anat. Wisconsin. Anat. Rec. 100, 750 (1948). — **Leblond, Ch. Ph.,** and **J. Gross:** Thyroid hormone secretion, as revealed by the anatomical localization and chemical transformation of a tracer amount of radio-iodine. Amer. Assoc. Anat. Wisconsin. Anat. Rec. 100, 689 (1948). — **Leblond, Ch. Ph.,** and **H. E. Hoff:** Effect of sulfonamides and thiourea derivatives on heart rate and organ morphology. Endocrinology 35, 229 (1944). — **Leblond, Ch. Ph.,** et **W. O. Nelson:** Étude histologique des organes de la *souris* sans hypophyse. Bull. Histol. appl. 14, 181—204 (1937a). — Modifications histologiques des organes de la *souris* après hypophysectomie. C. r. Soc. Biol. Paris 124, 9—11 (1937b). — **Leblond, Ch. Ph.,** et **G. Segal:** Action de la colchicine sur la surrénale et les organes lymphatiques. C. r. Soc. Biol. Paris 128, 995 (1938). — **Leblond, Ch. Ph., C. E. Stevens** and **R. Bogoroch:** Histological localization of newly-formed desoxyribonucleic acid. Science (Lancaster, Pa.) 108, 531—533 (1948). — **Le Compte, Philip M.:** Tumors of the carotid body. Amer. J. Path. 24, 305—321 (1948). — Width of adrenal cortex in lymphatic leukemia, lymphosarcoma and hyperthyroidism. J. Clin. Endocrin. 9, 158—162 (1949). — **Le Dentu:** Affections chirurgicales des reins, des uretères et des capsules surrénales. Paris 1889. — **Lederer, J., P. Marchandise** et **G. van Crombrugge:** Un cas de pancardite rhumatismale traité par l'A.C.T.H. et la cortisone. Acta cardiol. (Bruxelles) 6, 307—325 (1951). — **Leduc, E. H.:** The effect of fasting and refeeding and of changes in dietary protein level on mitosis in the liver of the *mouse*. Amer. Soc. Zool. Chicago. Anat. Rec. 99, 586 (1947). — **Leduc, E. H.,** and **E. W. Dempsey:** Activation and diffusion as factors influencing the reliability of the histochemical method for alkaline phosphatase. J. of Anat. 85, 305—315 (1951). — **Leduc, Jacques,** et **Roger Guillemin:** Le syndrome général de l'adaptation. Étude comparée de l'involution des différentes organes au cours de la réaction d'alarme. Arch. internat. Physiol. 56, 207—218 (1949). — **Lee, C. S.:** Histochemical studies of the ceroid pigment of *rats* and *mice* and its relation to necrosis. J. Nat. Canc. Inst. 11, 339—350 (1950). — **Leeuwenhoek, A. van:** Philos. Trans. f. th. Years 1673—1707. — Arcana naturae detecta. Delph. 1695/97ff. — **Lefèvre:** Contributions à l'étude de la maladie d'Addison. Paris 1890. — **Leffkowitz, Max,** u. **Dora Rosenberg:** Lipoidfütterung und Organbefunde bei *Omnivoren*. Experimentelle Untersuchungen an weißen *Mäusen*. Frankf. Z. Path. 34, 174—220 (1926). — **Léger, Jacques, W. Leith** and **Bram Rose:** Effect of adrenocorticotrophic hormone on anaphylaxis in the *guinea pig*. Proc. Soc. Exper. Biol. a. Med. 69, 465—467 (1948). — **Léger, Jacques,** et **G. Masson:** Propiétés pharmacologiques de dérivés du Δ^4-Androstènediol. Rev. canad. de Biol. 5, 479—482 (1946). — Studies on eggwhite sensitivity in the *rat*. Ann. Allergy 6, 131—143 (1948). — **Léger, Jacques, Georges M. C. Masson** and **J. Leal Prado:** Factors influencing an anaphylactoid reaction in the *rat*. Federat. Proc. 6 (1947). — **Léger, L.:** Recherches sur l'anatomie du corpuscule carotidien. Ann. d'Anat. path. 16, 851—860 (1939/40). — Deux tentatives de réactivation de la cortico-surrénale par énervation sinu-carotidienne. J. de Chir. 55, 38—44 (1940a). — Dangers de manèges opératoires dans la région carotidienne. Presse méd. 44, 451—453 (1940b). —

Léger, L., et **H. Mollard:** Tentatives de réactivation de la cortico-surrénale par intervention sur le sinus carotidien. Presse méd. **49,** 1019—1023 (1941). — **Le Grand, André, Jacques Cousin** et **Pierre Lamidon:** Recherches expérimentales sur le centre bulbaire du métabolisme hydrocarboné chez le *chien* privé de ses méchanismes glyco-régulatoires humoraux et cérébraux. C. r. Soc. Biol. Paris **124,** 1231—1233 (1937). — **Lehmann:** Erg. Physiol. **16,** 256 (1918). — **Lehmann, Günther:** Zur Physiologie des Adrenalins. Dtsch. med. Wschr. **1949a,** 193—198. — Arbeitsphysiologie **14,** 9 (1949b). — **Lehmann, Günther, u. Hansjörg Kinzius:** Epinephrektomie, Cortininjektion und Adrenalingehalt des Blutes. Pflügers Arch. **251,** 404—416 (1949). — **Lehmann, Günther, u. H. F. Michaelis:** Naunyn-Schmiedebergs Arch. **202,** 627 (1943). — **Lehmann, H. E., M. Turski** and **R. A. Cleghorn:** Canad. Med. Assoc. J. **63,** 325 (1950). — **Lehmann, J.:** Z. exper. Med. **65,** 129 (1929). — **Lehmberger, Walter:** Über die Entstehung der kongenitalen Nierendystopie. Mit einem Beitrag zur Kenntnis der Nebennierenverwachsung. Beitr. path. Anat. **72,** 260—272 (1924). — **Lehnartz, Emil:** Einführung in die chemische Physiologie, 7. Aufl. Berlin u. Heidelberg 1947. — **Lehotzky, P. von:** Über das Altern. Arch. exper. Zellforsch. **24,** 263—272 (1941). — **Leiby, G. M.:** Effect of theelol on weights of pituitary, adrenal and thyroid. Proc. Soc. Exper. Biol. a. Med. **31,** 15—17 (1933a). — Effect of antuitrin „S" on weights of the pituitary, adrenal and thyroid. Proc. Soc. Exper. Biol. a. Med. **31,** 14—15 (1933b). — **Leidenius, Laimi:** Über den Einfluß der elterlichen Endokrinen auf die allgemeine Entwicklung und die Endokrinen der Nachkommenschaft (Tierexperimente). Acta Soc. Medic. fenn. Duodecim 6, 1—84 (1925).— Acta duodecim, Ser. B **16,** 1 (1931). — **Leisering, A. G. T., C. Müller, W. Ellenberger:** Handbuch der vergleichenden Anatomie der *Haussäugetiere,* 7. Aufl. Berlin 1890. — **Lejars:** Les voies de sûreté de la veine surrénale. Bull. Soc. Anat. 1888. — **Lejeune:** Les capsules surrénales. Thèse de Bordeaux. 1911. — **Lelkes, Zoltán:** Der Adrenalingehalt der foetalen Nebenniere und des Paraganglion aorticum abdominale des *Menschen.* Endokrinol. **23,** 259—264 (1941). — **Lemberger, W.:** Über die Entstehung der kongenitalen Nierendystopie. Mit einem Beitrag zur Kenntnis der Nebennierenverwachsung. Beitr. path. Anat. **72,** 260—272 (1923). — **Lembke, S.:** Nord. Med. **25** 1945). — **Lenhossék, J.:** Physiologia medicinalis. (5 Bde.) Wien 1817. — **Lenke, Sidney E.,** and **Henry M. Berger:** Abrupt improvement of serum electrophoretic pattern in nephrosis after ACTH-induced diuresis. Proc. Soc. Exper. Biol. a. Med. **78,** 366—369 (1951). — **Lennert, Karl, u. Günther Weitzel:** Untersuchungen über die Bürzeldrüse der *Vögel.* II. Morphologie und Histochemie der Bürzeldrüsen von *Enten.* Hoppe-Seylers Z. **288,** 266—272 (1951). — Zur Spezifität der histologischen Fettfärbungsmethoden. Z. wiss. Mikrosk. **61,** 20—29 (1952a). — Morphologie und Histochemie der Bürzeldrüse von *Enten.* Z. mikrosk.-anat. Forsch. **58,** 208—229 (1952b). — **Lenz, Widukind:** Konstitution und Ernährung. Grenzgeb. Med. **2,** 471—474 (1949). — **Leonard, C. H.:** Taschenbuch der Anatomie des *Menschen* (übers. von Wilh. Bebbighoven). Leipzig 1892. — **Leonard, S. L.:** Partial maintainance of adrenal weight in hypophysectomized immature *rats* by testosterone injections. Proc. Soc. Exper. Biol. a. Med. **51,** 302—303 (1942). — Effect of some androgenic steroids on the adrenal cortex of hypophysectomized *rats.* Endocrinology **35,** 83—90 (1944). — **Leonard, S. L., R. K. Meyer** and **F. L. Hisaw:** The effect of oestrin on development of the ovary in immature female *rats.* Endocrinology **15,** 17—24 (1931). — **Leonhardi, Henr. Ferd.:** Epistola gratulatoria ad F. A. Koterwein de glandulis suprarenalibus. Dresdae 1810. — **Leopold, Paul Gotthardt:** Über den histotopochemischen Nachweis von Vitamin C im Zentralnervensystem. Mit Berücksichtigung der Epiphysis cerebri. Zugleich ein Beitrag zur Frage der Spezifität der Vitamin C-Reaktion. Z. Zellforsch. **31,** 502—512 (1941). — **Lepeschinskaya, O. B.:** Razwitie ziznenych processow w dokletocznom periode. (Entwicklung des Lebensprozesses in der zellulären Periode.) Iswest. Akad. Nauk SSSR. Moskau **5,** 85—101 (1950) (Russisch). — **Lépine, R.:** Nouvelles sécrétions internes et nouvelles fonctions des vaisseaux. Rev. Méd. **1914,** 81. — **Lépinois, E.:** Étude sur le chromogène des capsules surrénales et sur l'origine de la coloration rouge que ces glandes preuvent au contact de l'air. C. r. Soc. Biol. Paris **1899,** 315—317. — **Lereboullet, A.:** Recherches d'embryologie comparée sur le développement du *brochet,* de la *perche* et de l'*écrevisse.* Paris 1862. — **Leriche, R.:** Essai de réactivation surrénalienne par double énervation sino-carotidienne dans la maladie d'Addison compliquée de tuberculose ostéoarticulaire du genou. Lyon chir. **34,** 201—203 (1936). — De la réactivation des glandes à sécrétion interne dans les syndromes d'insuffisance. Rev. de Chir. **2,** 75—98 (1937). — **Leroy, Pierre,** and **L. V. Domm:** Observations on cortisone administration in normal and decapitated fetal *rats.* Amer. Assoc. Anat. Anat. Rec. **109,** 319 (1951). — **Lesh, J. B., J. D. Fisher, I. M. Bunding, J. J. Kocsis, L. J. Walaszek, W. F. White** and **E. E. Hays:** Studies on pituitary adrenocorticotropin. Science (Lancaster, Pa.) **112,** 43—46 (1950). — **Lessler, M. A.:** The nature and specificity of the Feulgen reaction. Arch. of Biochem. a. Biophysics **32,** 42—54 (1951). — **Lettré, Hans:** Ergebnisse und Probleme der Mitosegiftforschung. Naturwiss. **33,** 75—86 (1946). — **Lettré, Hans, u. H. H. Imhoffen:** Über Sterine, Gallensäuren und verwandte Naturstoffe. Stuttgart 1936. — **Letulle:** Note sur la dégénérescence graisseuse des capsules surrénales. Bull. Soc. Anat. Paris 1889. — Mort subite dans la tuberculose des capsules surrénales. Presse méd. 1894. — **Leulier, A.,** et **B. Pommé:** Presse méd. **42,** 1353 bis 1356 (1934). — **Leulier, A.,** et **R. Noél:** Détection histochimique de la cholestérine. Bull. Histol. appl. **3,** 316—319 (1926). — **Leulier, A.,** et **L. Revol:** Sur le cholestérol des surrénales: détection histochimique et dosages chimiques. Bull. Histol. appl. **7,** 241—250 (1930a). — Sur la répartition du cholestérol et ses éthers dans les capsules surrénales. C. r. Acad. Sci. **190,** 657—659 (1930b). — Sur la répartition du phosphore lipidique dans les glandes surrénales de quelques *mammifères*. C. r. Soc. Biol. Paris **106,** 667—668 (1931a). — Recherches chimiques sur les capsules surrénales des *mammifères*. Étude comparée de la zone médullaire et de la zone corticale. Bull. Soc. chim. Biol. **13,** 211 (1931b). — **Leumann, Ernst:** Beitrag zur Kenntnis der Carotinoide. Diss. Zürich 1951. — **Leupold, Ernst:** Die Bedeutung des Thymus für die Entwicklung der männlichen Keimdrüsen. Beitr. path. Anat. **67,** 472—491 (1920a). — Beziehungen zwischen Nebennieren und männlichen Keimdrüsen. Veröff. Kriegs- u. Konstit.path. **1920**b, H. 4. — Die Bedeutung des Interrenalorgans für die Spermiogenese. Zbl. Path. **31,** 571 (1920/21). — Die Bedeutung des Interrenalorgans für die Spermiogenese. Verh. dtsch. path. Ges. (Jena) **1921**a. — Beitr. path. Anat. **69** (1921b). — Die Bedeutung des Cholesterinstoffwechsels für die weiblichen Keimzellen. Verh. dtsch. path. Ges. (Göttingen) **1923,** 161—162. — Lipoid-, Glykogen und Pigmentstoffwechsel. In Handbuch der biologischen Arbeitsmethoden, Abt. VIII, Teil 1, Heft 4. 1925. — Cholesterinstoffwechsel und Spermiogenese. Beitr. path. Anat. **69.** — **Leveling, H. P.:** Observationes anatomicae rariores. Norimbergae 1787. — **Levenstein, I.:** The histology of the mammary glands of adrenalectomized lactating *rats*. Anat. Rec. **67,** 477—492 (1937). — **Levi, Guiseppe:** Studî sulla grandezza delle cellule. 1. Ricerche comparative sulla grandezza delle cellule dei *mammiferi*. Arch. ital. Anat. **5,** 291—358 (1906). — Monit. zool. ital. **27** (1916). — Trattato di Istologia. Torino 1927ff. — **Levin, Louis:** The effects of several varieties of stress on cholesterol content of adrenal glands and of serum of *rats*. Endocrinology **37,** 34—43 (1945). — On the possible relationship between adrenocortical function and the leukemic state. Cancer **1,** 413—418 (1948a). — The urinary 17-ketosteroid levels in *human* leukemic subjects. J. Clin. Endocrin. **8,** 487—490 (1948b). — Federat. Proc. **8,** 218—219 (1949). — **Levin, Louis, J. H. Leathem** and **R. C. Crafts:** Amer. J. Physiol. **136,** 776 (1942). — **Levin, Louis,** and **H. H. Tyndale:** Concentration and purification of the gonadotropic substance in urine of ovariectomized and post-menopausal *women*. Proc. Soc. Exper. Biol. a. Med. **34,** 516—518 (1936). — **Levine, N. D.:** Stain Technol. **15,** 91 (1940). — **Levison, P.:** Endocrinology **17,** 372 (1933). — **Levy:** Über das Verhalten der Nebennierenrinde bei Hydrocephalus congenitus. Diss. Berlin 1913. — **Levy, M. S., H. P. Marschelle** and **E. J. Kepler:** J. Clin. Endocrin. **6,** 607 (1946). — **Levy, M. S., M. H. Power** and **E. J. Kepler:** J. Clin. Endocrin. **6,** 607 (1946). — **Levy, R. L.:** Studies on the conditions of activity in endocrine glands. IV. The effects of thyroid secretion on the pressor action of adrenin. Amer. J. Physiol. **41,** 492—512 (1916). — **Levy du Pan:** Hypernephrome des Eierstocks. Schweiz. med. Wschr. **1924,** 1198. — **Lewandowsky, M.:** Zbl. Physiol. **12,** 599 (1898). — Zur Frage der inneren Sekretion von Nebenniere und Niere. Z. klin. Med. **37** (1899). — **Lewin:** Über Morbus Addisoni. Charité-Ann. — **Lewin, Herbert,** u. **Werner Spiegelhoff:** Die Cyclushormone des *Weibes*. Biologie-Chemie-Klinik. Beilage z. Z. Geburtsh. **134** (1951). — **Lewis:** Action d'insuline sur les *rats* privés de surrénales. C. r. Soc. Biol. Paris **89,** 1118 (1923a). — Efficacité de l'extirpation de la médullaire surrénale. C. r. Soc. Biol. Paris **89,** 1117 (1923b). — **Lewis, J. H.:** The present conception of the perirenal fascia and its role in the fixation of the kidney. J. Amer. Med. Assoc. **42,** 701—703 (1904). — **Lewis, F. John,** and **Owen H. Wangensteen:** Effect of celiac ganglionectomy and thoracolumbar sympathectomy or adrenal medullectomy on histamine ulcer in *dogs*. Proc. Soc. Exper. Biol. a. Med. **74,** 20—22 (1950). — **Lewis, J. H.:** The presence of epinephrin in *human* foetal adrenals. J. of Biol. Chem. **74,** 249—254 (1916). — **Lewis, J. T.:** Rev. Assoc. Med. Argent. **32,** 629 (1920). — Extirpation of adrenal glands in albino *rats*. Amer. J. Physiol. **64,** 503—506 (1923a). — Sensibility to intoxication in albino *rats* after duoble adrenalectomy. Amer. J. Physiol. **64,** 506—511 (1923b). — **Lewis, J. T.,** y **J. M. Barman:** Rev. Soc. argent. Biol. **14,** 561—565 (1938). — **Lewis, J. T.,** y **F. N. Gallo:** Rev. Soc. argent. Biol. **13,** 489—496 (1937). — **Lewis, J. T.,** y **F. P. Lunduena:** Rev. Soc. argent. Biol. **10,** 105—110 (1934). — **Lewis, J. T.,** y **R. O. Prieto:** Rev. Soc. argent. Biol. **14,** 555—560 (1938). — Sécrétion d'adrénaline par la glande surrénale énervée. C. r. Soc. Biol. Paris **130,** 169—172 (1939). — **Lewis, J. T.,** y **A. Torino:** Rev. Soc. argent. Biol. **2,** 459—473 (1926). — **Lewis, Lena A.:** Endocrinology **28,** 821 (1941). — **Lewis, Lena A.,** and **Irvine H. Page:** Method of assaying steroids and adrenal extracts for protection against toxic material (typhoid vaccine). J. Labor. a. Clin. Med. **31,** 1325—1329 (1946). — Further studies on the protective power of adrenal preparation against bacterial toxins. Proc. 29. Meet. Assoc. Study Int. Secr. 25—26. 1947. — Further studies on the protective power of adrenal extract and steroids against toxic agents. Endocrinology **43,** 415—421 (1948a). — Amer. J. Physiol. **153,** 149—152 (1948b). — Studies on the protective power of adrenal extract and steroids against bacterial toxins in adrenalectomized *rats*. Ann. New York Acad. Sci. **50**, 547—551 (1949a). — Ann. New York Acad. Sci. **50**, 551 (1949b). — **Lewis, Margaret Reed:** Nile blue staining of adrenal glands of living *mice*. Anat. Rec. **102**, 37—44 (1948). — **Lewis, Margaret Reed, Paul Myron Aptekman** and **Helen Dean King:** Retarding action of adrenal gland on growth of sarcoma grafts in *rats*. J. of Immun. **61**, 315—319 (1949a). — Inactivation of malignant tissue in tumor-immune *rats*. J. of Immun. **61**, 321—326 (1949b). — **Lewis, Roger A., S. de Mayo** and **E. Rosemberg:** The effects of 17-vinyl-testosterone upon the *rat* adrenal. Endocrinology **45**, 564—570 (1949). — **Lewis, R. A., E. Rosemberg** and **L. Wilkins:** Endocrinology **47**, 414 (1950). — **Lewis, Roger A., G. W. Thorn, G. F. Koepf** and **S. S. Dorrance:** J. Clin. Invest. **21**, 33—46 (1942). — **Lewis, Roger A.,** and **Lawson Wilkins:** The effect of adrenocorticotrophic hormone in congenital adrenal hyperplasia with virilism and in Cushings syndrome treated with methyl testosterone. J. Clin. Invest. **28**, 394—400 (1949). — **Lewis, R. W.,** and **A. M. Pappenheimer:** A study of the involutional changes which occur in the adrenal cortex during infancy. J. Med. Res. **34**, 81—93 (1916). — **Lewy:** Die Erkrankungen der endokrinen Drüsen. Fortschr. Neur. **1** (1929). — **Lewy, J. E.,** and **A. Blalock:** Experimental studies on transplantation of adrenals in *dogs*. Ann. Surg. **109**, 84—98 (1939). — **Ley, L.:** Arch. Gynäk. **164**, 408—415 (1937). — **Leydig, Franz:** Zur Anatomie und Histologie der *Chimaera monstrosa*. Müllers Arch. Anat. u. Physiol. 1851. — Beiträge zur mikroskopischen Anatomie und Entwicklungsgeschichte der *Rochen* und *Haie*. Leipzig 1852. — Anatomisch-histologische Untersuchungen über *Fische* und *Reptilien*. Berlin 1853. — Mikroskopische Anatomie oder Gewebelehre des *Menschen*. Frankfurt 1854. — Lehrbuch der Histologie des *Menschen* und der *Thiere*. Frankfurt 1857ff. (Nebenniere: S. 188—192.) — Deutsche *Saurier*. Die in Deutschland lebenden Arten der *Saurier*. Tübingen 1872. — **Leydy, Jos.:** An elementary treatise on *human* anatomy. 2. edit. Philadelphia 1889. — **Leyh, F. A.:** Anatomie des *animaux domestiques*. Paris 1871. — **Lhotka, John F.:** Differential staining of tissue in the block with picric acid and the Feulgen reaction. Stain Technol. **22**, 139—144 (1947). — The Feulgen-picric acid block stain. Additional data. Stain Technol. **24**, 127—131 (1949). — Histochemical use of lead tetra-acetate. I. Cleavage of 1-2 glycols. Stain Technol. **27**, 213—216 (1952a). — Histochemical use of sodium bismuthate. Stain Technol. **27**, 259—262 (1952b). — Periodic acid studies. Amer. Assoc. Anat. Anat. Rec. **112**, 422 (1952c). — Histochemical use of lead tetraacetate. Amer. Assoc. Anat. 65. Ann. Sess. Anat. Rec. **112**, 455 (1952d). — **Lhotka, John F.,** and **H. A. Davenport:** Stain Technol. **24**, 237 (1949). — Stain Technol. **25**, 129 (1950). — Aldehyde reactions in tissues in relation to the Feulgen technic. Stain Technol. **26**, 35—41 (1951). — **Li, Choh Hao:** J. of Biol. Chem. **149**, 413 (1943). — Ann. Rev. Biochem. **16**, 291 (1947). — Growth and anterior pituitary. Growth **12**, Suppl., 47—60 (1948a). — The chemistry of adrenocorticotropic hormone — a review. Conf. metabol. Asp. Convalescence Trans. 17. Meet. 114—137. 1948b. — Relative size of adrenocorticotrophically active peptide fragments. Federat. Proc. **8**, 219—220 (1949). — **Li, Choh Hao,** and **H. M. Evans:** Science (Lancaster, Pa.) **99**, 183 (1944). — The properties of the growth and adrenocorticotropic hormones. Vitamins a. Hormones **5**, 197—231 (1947) (edit.: Harris u. Thimann). — The biochemistry of pituitary growth hormone. Recent. Progr. in Hormone Res. **3**, 3—44 (1948). — **Li, Choh Hao, H. M. Evans** and **M. E. Simpson:** Adrenocorticotropic hormone. J. of Biol. Chem. **149**, 413—424 (1943). — Isolation and properties of the anterior hypophyseal growth hormone. J. of Biol. Chem. **159**, 353—366 (1945). — **Li, Choh Hao, I. Geschwind** and **Herbert M. Evans:** The effect of growth and adrenocorticotropic hormones on the amino acid levels in the plasma. J. of Biol. Chem. **177**, 91—95 (1949a). — **Li, Choh Hao,** and **V. V. Herring:** Amer. J. Physiol. **143**, 548—551 (1945). — **Li, Choh Hao, Dwight J. Ingle, Herbert M. Evans, Mildred C. Prestrud** and **James E. Nezamis:** Effect of adrenocorticotrophic hormone upon liver fat and urinary phosphorus in normal force-fed *rat*. Proc. Soc. Exper. Biol. a. Med. **70**, 753—756 (1949). — **Li, Choh Hao, C. Kalman** and **H. M. Evans:** J. of Biol. Chem. **169**, 625 (1947). — **Li, Choh Hao, C. Kalman, Herbert M. Evans** and **Miriam E. Simpson:** The effect of hypophysectomy and adreno-corticotropic hormone on the alkaline phosphatase of *rat* plasma. J. of Biol. Chem. **163**, 715—721 (1946). — **Li, Choh Hao,** and **W. O. Reinhard:** J. of Biol. Chem. **167**, 487—493 (1945). — **Li, Choh Hao, Miriam E. Simpson** and **Herbert M. Evans:** Isolation of adrenocorticotropic hormone from *sheep* pituitaries. Science (Lancaster, Pa.) **96**, 450 (1942a). — J. of Biol. Chem. **146**, 627 (1942b). — Effect of various reagents on adrenocorticotropic hormone. Arch. of Biochem. **9**, 259—264 (1946). — Growth **12**, 39 (1948). — Influence of growth and adrenocorticotropic hormones on the body composition of hypophysectomized *rats*. Endocrinology **44**, 71—75 (1949a). — The influence of growth and adrenocorticotropic hormones on the fat content of the liver. Arch. of Biochem. **23**, 51—54 (1949b). — **Liang, H. M.:** A new method for staining nerves and their endings using the Schiff reaction. Anat. Rec. **99**, 511—522 (1947). — **Lichtman, A. L.,** and **J. B. McDonald:** Birefringence in tissues. Arch. of Path. **42**, 69—80 (1946). — **Lichtwitz, A., S. Lamotte-Barillon, M.** et **G. Delaville** et **Pantaléon:** Semaine Hôp. Paris **48**, 1533 (1948a). — Semaine Hôp. Paris **49**, 1589 (1948b). —

Lichtwitz, L.: Über einen Fall von Sklerodermie und Morbus Addisonii, nebst Bemerkungen über die Physiologie und Pathologie des Sympathicus und der Nebennieren. Dtsch. Arch. klin. Med. **94**, 567—587 (1908). — Über den Mechanismus der Nebennieren- bzw. Adrenalinwirkung. Arch. exper. Path. u. Pharmakol. **65**, 214—224 (1911). — Das Nebennierenproblem. Klin. Wschr. **1922**, 2245—2249. — Pathologie der Funktionen und Regulationen. Leiden 1936. — **Liebegott, Gerhard:** Studien zur Orthologie und Pathologie der Nebennieren. Beitr. path. Anat. **109**, 93—178 (1944). — **Lieberman, D. K. Fukushima** and **K. Dobriner:** Federat. Proc. **7**, 168—169 (1948). — **Lieberman, S.,** and **K. Dobriner:** J. of Biol. Chem. **166**, 773 (1946). — **Lieberman, S., K. Dobriner, B. R. Hill, L. F. Fieser** and **C. P. Rhoads:** J. of Biol. Chem. **172**, 263—295 (1948). — **Liebmann, Arthur:** Über die Nebennieren und den Sympathicus der *Hemicephalen.* Diss. Bonn 1886. — **Liefmann, Robert,** and **Mark P. Schultz:** A brief review of the use of adrenal cortical steroids and related substances in the treatment of rheumatic fever and rheumatoid arthritis. Med. Ann. District Columbia **18**, 629—632 (1949).— **Liesegang, R. E.:** Z. wiss. Mikrosk. **40** (1923). — **Lieutaud, J.:** Essays anat. contenans l'histoire exacte de toutes les parties. Paris 1742 (dtsch. Leipzig 1782). — **Ligas, A.:** Boll. Soc. ital. Biol. sper. **12**, 300—301 (1937). — **Liling, M.,** and **Robert Gaunt:** Amer. J. Physiol. **144**, 571 (1945). — **Lillie, R. D.:** Various oil soluble dyes as fat stains in supersaturated isopropanol technic. Stain Technol. **19**, 55 (1944a). — Study of certain oil soluble dyes for use as fat stains. J. Tech. Methods **24**, 37 (1944b). — Reactions of various parasitic organisms in tissues to the Bauer, Feulgen, Gram and Gram-Weigert methods. J. Labor. a. Clin. Med. **32**, 76—88 (1947a). — Reticulum staining with Schiff reagent after oxidation by acidified sodium periodate. J. Labor. a. Clin. Med. **32**, 910—912 (1947b). — Studies on the preservation and histologic demonstration of glycogen. Bull. Int. Am. Mus. **27**, 23—61 (= J. techn. Methods.) (1947c). — Histopathological technique. Philadelphia 1948a. — Amer. J. Clin. Path. **18**, 867 (1948b). — In discussion of Arzacs paper. Proc. Histochem. Soc. J. Nat. Canc. Inst. **10**, 1342 (1950a).— Further exploration of the HIO_4-Schiff reaction with remarks on its significance. Anat. Rec. **108**, 239—253 (1950b). — Histochemical comparison of the Casella, Bauer and periodic acid oxidation — Schiff leucofuchsin technics. Stain Technol. **26**, 123—136 (1951a). — Simplification of the manufacture of Schiff reagent for use in histochemical procedures. Stain Technol. **26**, 163—165 (1951b). — Amer. J. Clin. Path. **21**, 484 (1951c). — Ethylenic reaction of ceroid with performic acid. Stain Technol. **27**, 37—45 (1952). — **Lillie, R. D.,** and **L. L. Ashburn:** Supersaturated solutions of fat stains in dilute isopropanol for demonstration of acute fatty degeneration not shown by Herxheimers technique. Arch. of Path. **36**, 432 (1943). — **Lillie, R. D.,** and **J. Greco:** Stain Technol. **22**, 67 (1947). — **Lillie, R. D., A. Laskey, J. Greco** and **H. Jacquier:** Studies on the preservation and histologic demonstration of glycogen. Bull. Internat. Assoc. Med. Mus. **27**, 23—61 (1947). — **Lillie, R. D.,** and **R. W. Mowry:** Bull. Internat. Assoc. Med. Mus. **30**, 91 (1949). — **Lim:** J. of Physiol. **1920**.— **Lindeberg, W.:** Über den Einfluß der Thymektomie auf den Gesamtorganismus und auf die Drüsen mit innerer Sekretion, insbesondere die Epiphyse und Hypophyse. Fol. neuropath. eston. **2**, 42—108 (1924). — **Lindsay:** Dublin J. Med. Sci. **13**, 395 (1838). — **Lindsay, Blanche,** and **Grace Medes:** Histological changes in the adrenal glands of *guinea pigs* subjected to scurvy and severe inanition. Proc. Soc. Exper. Biol. a. Med. **23**, 293—294 (1926). — **Lingjaerde, O.:** Nord. Med. **44**, 1683 (1950). — **Linneweh, Fr.:** Zur Frage der klinischen Bedeutung der Vehikelfunktion der Harneiweißkörper. Klin. Wschr. **1939** I, 301—303. — **Lippross, O.:** Untersuchungen über den Einfluß von Cortin-DEGEWOP und von Suprareninchlorid auf die Struktur der Hypophyse, der Keimdrüsen und Nebennieren von *Ratten.* Endokrinol. **18**, 18—26 (1936). — **Lipschütz, Alexander:** Über die Bedeutung der Physiologie für die Entwicklungsgeschichte und über die Aufgaben des physiologischen Unterrichts an der Universität. Verh. schweiz. naturforsch. Ges., Sekt. Zool. **1915**, 233—236. — Experientia (Basel) **2**, 460—461 (1946). — **Lipschütz, Alexander, R. Iglesias, S. Bruzzone, F. Fuenzalida** and **A. Riesco:** New experimental aspects of the antitumourigenic action of steroid compounds. Acta Union internat. contre le Cancer **6**, 85—96 (1948).— **Lipschütz, A., R. Iglesias, S. Bruzzone, J. Humerez** and **J. M. Penaranda:** Endocrinology **42**, 201 (1948). — **Lipschütz, Alexander,** and **L. Vargas:** Prevention of experimental fibroids by a cortical hormone. Lancet **1941** I, 568—570. — **Lipschütz, Alexander, Luis Vargas** jr. and **Carlos Nunez:** Comparative antitumoral action of desoxycorticosterone acetate and testestorone propionate. Proc. Soc. Exper. Biol. a. Med. **48**, 271—274 (1941). — **Lisi, Lionello de:** Caratteri sessuali dei gangli sympatici perisurrenali degli *uccelli.* Monit. zool. ital. **35**, 62—68 (1924). — **Lison, L.:** C. r. Soc. Biol. Paris **106** (1930). — Sur la specifité du réactif de Schiff envers les aldéhydes. Bull. Histol. appl. **9**, 177—195 (1932). — Études sur l'histochimie des corps gras. I. Revue critique des méthodes d'analyse histochimique des lipides. Bull. Histol. appl. **10**, 237—277 (1933a). — Études sur l'histochimie des corps gras. II. Table dichotomique d'analyse histochimique des lipides. Bull. Histol. appl. **10**, 292—306 (1933b). — Sur de nouveaux colorants spécifiques des lipides. C. r. Soc. Biol. Paris **115**, 202—205 (1934). — Sur le mécanisme et la signification de la coloration des lipides par le bleu de Nil. (Études sur l'histochimie des corps gras. IV.) Bull. Histol. appl. 12, 279—289 (1935a). — Études sur la métachromasie. Colorants métachromatiques et substances chromotropes. Archives de Biol. 46, 599—668 (1935b). — Histochimie animale. Méthodes et problèmes. Paris 1936a. — Bull. Soc. Chim. biol. Paris 18 (1936b). — Recherches histochimiques sur la sécrétion chlorhydrique de l'estomac. Z. Zellforsch. 1936c. — Lison, L., et J. Dagnelie: Méthodes nouvelles de colorations de la myéline. Bull. Histol. appl. 12, 85 (1935). — Lison, L., and W. Mutsaars: Quart. J. Microsc. Sci. 91, 309 (1950). — Lisser, H.: Successful removal of adrenal cortical tumor causing sexual precocity in a boy five years of age. Trans. Assoc. Amer. Physicians 48, 224—235 (1933). — A case of adrenal cortical tumor in an adult male causing gynecomastia and lactation. Endocrinology 20, 567—569 (1936). — Lisser, H., and L. E. Curtis: Treatment of post-traumatic Simmonds disease with methyl testosterone linguets. J. Clin. Endocrin. 5, 363—366 (1945). — Lithander, A.: Acta med. scand. (Stockh.) Suppl. 160, 1—114 (1945). — Little, J. M., S. L. Wallace, E. C. Whatley and G. A. Anderson: Amer. J. Physiol. 151, 174 (1947). — Littman, D. S., R. H. Stockdale and G. R. Williamson: Arch. Int. Med. 87, 707 (1951). — Littrell, J. L.: Experimental cytological changes in brown fat. Amer. Assoc. Anat. Wisconsin. Anat. Rec. 100, 691 (1948). — Livingston, A. E.: The effect of castration on the weight of the pituitary body and other glands of internal secretion in the rabbit. Amer. J. Physiol. 40, 153—185 (1916). — Ljubomudrow, A. P.: Die Blutversorgung der Nebennieren beim Hund. Arch. Russ. Anat. Hist. etc. 20, 381 (1939). — Lloyd, C. W., and R. H. Williams: Endocrine changes associated with Laennecs cirrhosis of the liver. Amer. J. Med. 4, 315—330 (1948). — Llusia, J. Batella: La troisième gonade (Surrénales et sexe). Rev. franç. Gynéc. 44, 148—158 (1949). — Lobenwein: Mém. de Petersbourg 6 (1817). Ref. Meckels Dtsch. Arch. Physiol. 4, 315 (1818). — Lobstein: C. r. Fac. Méd. Straßburg 1820, 61. — Lockwood: Upon the presence of adrenal structures in the inguinal canal. J. Anat. a. Physiol. 1899, 79. — Lockwood, J. E., and F. A. Hartman: Endocrinology 17, 501—521 (1933). — Loder, J. C.: Grundriß der Anatomie des menschlichen Körpers. Jena 1806ff. — Lodi: Sur un cas de germes aberrants des capsules surrénales dans les ovaires. Arch. di Sci. biol. 27, 486 (1902). — Loeb, E. N., A. I. Knowlton, H. C. Stoerk and B. C. Seegal: J. of Exper. Med. 89, 287—293 (1949). — Loeb, L., and R. M. Simpson: The effect of age and hormones on the stroma of thyroid and mammary gland in the guinea pig. Science (Lancaster, Pa.) II, 1938, 433—434. — Loeb, R. F.: Science (Lancaster, Pa.) 76, 420 (1932). — Effect of NaCl in treatment of a patient with Addisons disease. Proc. Soc. Exper. Biol. a. Med. 30, 808 (1933). — J. Amer. Med. Assoc. 104, 2177 (1935). — Bull. Univ. Hosp. Cleveland 2, 8 (1938). — Treatment of Addisons disease. J. Amer. Med. Assoc. 112, 2511 (1939). — Bull. New York Acad. Med. 18, 263 (1942). — Loeb, R. F., D. W. Atchley, E. M. Benedict and J. Leland: Electrolyte balance studies in adrenalectomized dogs with particular reference to the excretion of sodium. J. of Exper. Med. 57, 775 (1933). — Loeb, R. F., D. W. Atchley, J. W. Ferrebee and C. Ragan: Trans. Assoc. Amer. Physicians 54, 285 (1939). — Loeb, R. F., D. W. Atchley, E. B. Gutman and R. Jillson: On the mechanism of sodium depletion in Addisons disease. Proc. Soc. Exper. Biol. a. Med. 31, 130 (1933). — Loeb, R. F., D. W. Atchley and S. Stahl: The role of sodium in adrenal insufficiency. J. Amer. Med. Assoc. 104, 2149 (1935). — Loeper, M., et H. Bovy: Le soufre en biologie et en thérapie. Paris 1943. — Loeper, M., J. Decourt et A. Lesure: C. r. Soc. Biol. Paris 94, 333—334 (1926); 98, 1098—1099 (1928). — Loeper, M., J. Decourt et I. Tonnet: C. r. Soc. Biol. Paris 94, 332—333 (1926). — Loeper, M., R. Garcin et A. Lesure: C. r. Soc. Biol. Paris 95, 620—621 (1926). — Loeper, M., et G. Verpy: C. r. Soc. Biol. Paris 80, 703—705 (1917). — Loeschcke, Hans u. Elisabeth: Pericyten, Grundhäutchen und Lymphscheiden. Z. mikrosk.-anat. Forsch. 35, 533—550 (1934). — Löschke: Münch. med. Wschr. 1910 I, 48—49. — Loeseke, J. L. L.: Observationes anatomico-chirurgico-medicae. Berol. 1754. — Loeser, A.: Hypophysenvorderlappen und Schilddrüse. Arch. exper. Path. u. Pharmakol. 173, 62—71 (1933). — Arch. exper. Path. u. Pharmakol. 176, 697—739 (1934). — Löwenstädt, Hans: Untersuchungen über die Vorgänge bei der Bindegewebsversilberung nach Bielschowsky-Maresch und über die Konstitution der „Gitterfasern". Z. exper. Med. 39, 355—377 (1924). — Löwenthal, Karl: Orte der Lipoidablagerung und Wege der Lipoidzufuhr. Verh. dtsch. path. Ges. (Freiburg) 1926, 209—212. — Loewenthal, N.: Internat. Mschr. Anat. u. Physiol. 11 (1894). — Löwy, Ella: Histologische Untersuchungen einiger Drüsen mit innerer Sekretion bei skorbutkranken Meerschweinchen. Z. exper. Med. 38, 407—410 (1923). — Lohéac, P. E. M.: Les tumeurs des capsules surrénales. Étude de leurs rapports avec l'hypertension artérielle. Le dosage de l'adrénaline dans les capsules surrénales. Thèse de Lille. Lyon 1928. — Lohmeyer, G.: Z. exper. Med. 118, 5 (1951). — Lohmeyer, Georg, u. Helmuth Hüsselmann: Der klinische Wert der Nebennierenrindentestung mit ACTH und Adrenalin. Klin. Wschr. 1953, 1—6. — Lohmeyer, Georg, Helmuth Hüsselmann, H. W. Bansi u. F. Fretwurst: Dtsch. med. Wschr. 1950, 1129. — Loisel, Gustave: C. r. Soc. Biol. Paris 1902, 953; 1903. — Loisel, Gustave, et Gabriel Delamare: Les phénomènes de sécrétion dans les glandes génitales. Rev. générale et faits nouveaux. J. Anat. et Physiol. 15, 536 (1904). — Lombard, Ch., P. de Boissezon et M. Pierre: Les signes histologiques de la sécrétion dans le cortex surrénal. Ann. d'Endocrin. 7, 165—172 (1946). — Lomer: Über ein eigentümliches Verhalten der Nebennieren bei *Hemicephalen*. Virchows Arch. 98, 366—368 (1884). — Long, C. N. H.: Cold Spring Harbor Symp. Quant. Biol. 5, 344 (1937). — A discussion of the mechanism of action of adrenal cortical compounds on carbohydrate and protein metabolism. Endocrinology 30, 870—883 (1942). — Recent. Progr. in Hormone Res. 1, 99 (1947a). — Federat. Proc. 6, 461—471 (1947b). — Bull. New York Acad. Med. 23, 260—282 (1947c). — Previdential address at their tieth annual meeting of the association for the study on internal secretions. Endocrinology 43, 89—96 (1948). — The mechanism of secretion of the adrenal cortical hormones. Science (Lancaster, Pa.) 111, 458—459 (1950a). — Pituitary adrenal function. Amer. Assoc. Adv. Sci. Publ. Washington 1950b. — Long, C. N. H., and E. G. Fry: Proc. Soc. Exper. Biol. a. Med. 59, 67—68 (1945). — Long, C. N. H., and F. D. W. Lukens: Observations on a *dog* maintained for 5 weeks without adrenals or pancreas. Proc. Soc. Exper. Biol. a. Med. 32, 392—394 (1934a). — Science (Lancaster, Pa.) 79, 569 (1934b). — Proc. Soc. Exper. Biol. a. Med. 32, 743 (1935). — The effects of adrenalectomy and hypophysectomy upon experimental diabetes in the *cat*. J. of Exper. Med. 63, 465 (1936a). — J. of Exper. Med. 63, 469 (1936b). — Long, C. N. H., F. D. W. Lukens and F. C. Dohan: Proc. Soc. Exper. Biol. a. Med. 36, 553 (1937). — Long, C. N. H., F. D. W. Lukens and E. G. Fry: The effect of adrenalectomy and hypophysectomy upon the fatty infiltration of the liver following total pancreatectomy in the *cat*. Amer. J. Physiol. 116, 96 (1936). — Long, C. N. H., B. Katzin and E. G. Fry: The adrenal cortex and carbohydrate metabolism. Endocrinology 26, 309—344 (1940). — Long, C. N. H., and S. Zuckerman: Relation of the adrenal cortex to cyclical changes in the female accessory reproductive organs. Nature (Lond.) 139, 1106 (1937). — Longet, F. A.: Traité de physiologique, 2. Aufl. Paris 1857ff. — Loos, H. O., u. R. Rittmann: Nebennierenrinde und Geschlechtsentwicklung. Endokrinol. 13, 82 (1933). — Loos, W.: Das Phasenkontrastverfahren nach Zernike als biologisches Forschungsmittel. Klin. Wschr. 1941, 849—853. — Lopez, F. S.: Frankf. Z. Path. 46, 350 (1934). — Lorand, A.: Das Altern, seine Ursache und seine Behandlung. Leipzig 1909. — Lorch, J.: Note on the cytological localization of alkaline phosphatase. Quart. J. Microsc. Sci. 88, 159—161 (1947). — Lorenzini: Théorie des Vitamines et ses applications. Paris 1925. — Lorey, C.: Gewichtsbestimmung der Organe des kindlichen Körpers. Jb. Kinderheilk., N. F. 12 (1878). — Loss, Jeremias (bzw. Grg. Pielow): Dissertatio de glandulis in genere. Viteberg 1683. Recens. in Halleri Coll. Diss. anat. II, 689. — Lotspeich, William D.: The effect of adrenalectomy on the renal tubular reabsorption of water in the *rat*. Endocrinology 44, 314—316 (1949). — Low, A.: „Freemartins". Proc. Anat. Soc. April 1947. J. of Anat. 81, 386—387 (1947). — Lowenstein, B. E., A. C. Corcoran and I. H. Page: Endocrinology 39, 82 (1946). — Lowenstein, B. E., and R. L. Zwemer: Resistance of *rats* to potassium poisoning after administration of thyroid or of desoxycorticosterone acetate. Endocrinology 33, 361—365 (1943). — The isolation of a new active steroid from the adrenal cortex. Assoc. Study Intern. Secret. 28. Ann. Meet. 1946a. — Endocrinology 39, 63—64 (1946b). — Lowrie, W. L., W. E. Redfern and D. P. Foster: Use of globin insulin in Addisons disease associated with insulin-sensitive diabetes. J. Clin. Endocrin. 8, 325—331 (1948). — Lubarsch, O.: Beiträge zur Histologie der von Nebennierenkeimen ausgehenden Nierengeschwülste. Virchows Arch. 135, 149 (1894a). — Über die Ableitung gewisser Nierengeschwülste von embryonal versprengten Nebennierenkeimen. Virchows Arch. 137, 91 (1894b). — Zur Anatomie und Pathologie der Glandula carotica. Erg. Pathol. von Lubarsch-Ostertag, S. 520—521. 1896a. — Zur Entwicklungsgeschichte, Histologie und Physiologie der Nebennieren. Erg. Pathol. von Lubarsch-Ostertag, S. 491—499. 1896b. — Zbl. Path. 13, 881 (1902). — Zur Kenntnis des macrophagen (reticulo-endothelialen) Systems. Verh. dtsch. path. Ges. (18. Tagg) 1921. — Über das sogenannte Lipofuscin. Virchows Arch. 239, 491—503 (1922). — Lucadou, Walter von: Die Nebennieren bei der Hypertonie. Klin. Wschr. 1935 II, 1529—1530. — Untersuchungen über die Nebenniere, besonders bei chronischer Herzbelastung. Beitr. path. Anat. 96, 561—577 (1936). — Beitrag zur Morphologie der Nebenniere. Beitr. path. Anat. 101, 197—222 (1938). — Bau und Funktion der Nebenniere in neuerer Betrachtungsweise. Z. klin. Med. 143, 444—462 (1944). — Lucas, G. H. W.: Amer. J. Physiol. 77, 114 (1926). — Lucibelli, G.: Fol. med. (Napoli) 6, 337 (1920). — Lucien, M.: Capsules surrénales et athrépsie. C. r. Soc. Biol. Paris 44, 462—464 (1908). — Lucien, M., et A. George: À propos de l'évolution pondérale de quelques organes endocriniens chez le foetus *humain*. C. r. Assoc. Anat. Londres 22, 176—833, (1927). — Lucien, M., et J. Parisot: Glandes surrénales et organes chromaffines. Paris 1913. — Lucien, M., J. Parisot et G. Richard: Traité d'endocrinologie. Paris 1929. — Lucke, B., T. Wight and E. Kinne: Arch. Int. Med. 24, 154—237 (1919). — Luckner, H., u. K. Scriba: Z. exper. Med. 103, 586 (1938). — Ludden, J. B., E. Krueger and I. S. Wright: Effect of testosterone propionate, oestradiol benzoate and desoxycorticosterone acetate on the kidneys of adulte *rats*. Endocrinology 28, 619—623 (1941). — Ludewig, S., and A. Chanutin: Endocrinology 38, 376—384 (1946). — The adrenal cholesterol and ascorbic acid contents after injura. Endocrinology **41**, 135—143 (1947). — **Ludwig, C. G.:** De glandularum differentia. Lipsiae 1740. — Lehrbuch der Physiologie des *Menschen*. Leipzig u. Heidelberg 1856ff. — **Lübbers, P.:** Über das Auftreten leukozytärer Abbauformen im Blut nach zentralnervöser Reizung. Dtsch. med. Wschr. 1947, 518. — **Lübke, Heinrich:** Untersuchungen über die Gewichtsverhältnisse innersekretorischer Drüsen bei geschlachteten *Pferden* und *Rindern*. Med.-vet. Diss. Hannover 1926. — **Lührs, W.:** Z. inn. Med. **1950,** 1. — **Luft, Rolf:** Acta med. scand. (Stockh.) **115,** 277 (1943). — **Luft, Rolf,** and **Björn Sjögren:** The effect of desoxycorticosterone acetate and sodium chloride, thyroxin and testosterone propionate in a case of panhypopituitarism (Simmonds disease) with special reference to kidney function and blood pressure. Acta endocrinol. (Københ.) **2,** 44—60 (1949a). — The effect of desoxycorticosterone acetate (DCA) and sodium chloride on blood pressure in postural hypotension and arterial orthostatic anemia. Acta endocrinol. (Københ.) **2,** 287—305 (1949b). — Acta endocrinol. (Københ.) **2,** 365—378 (1949c). — Acta endocrinol. (Københ.) **7,** 211 (1951). — **Lukjanow:** Éléments de pathologie cellulaire. Paris 1895. — **Lukjanow, G. N.:** Zur Anatomie der Nebennieren. Iswestjija Donsk Univ. Rostov (Don) (russ.) **5** (1925). — **Luksch, F.:** Wien. klin. Wschr. **1905.** — Berl. klin. Wschr. **1909.** — Verh. dtsch. path. Ges. **1910.** — Über das histologische und funktionelle Verhalten der Nebennieren beim hungernden *Kaninchen*. Arch. exper. Path. u. Pharmakol. **65,** 161—163 (1911). — Untersuchungen über die Nebennieren. Beitr. path. Anat. **19,** 62 (1912). — Neuere Untersuchungen über die Nebennieren. Sitzgsber. Wiss. Ges. Ärzte in Böhmen. Münch. med. Wschr. **1913 II,** 1468. — Untersuchungen über die Nebennieren. Beitr. path. Anat. **62,** 204 (1916). — **Lumb, E. S.:** Cytochemical reactions of nucleic acids. Quart. Rev. Biol. **25,** 278—288 (1950). — **Lumiére, A.,** et **R. Noël:** Les lésions dues à la sacrification. Bull. Histol. appl. **1,** 384—392 (1924). — **Luna, E.:** La morfologia delle glandole soprarenali dell'*uomo* nelle varie fasi del loro sviluppo. Anat. Anz. ‹3 (1908a). — Zur Morphogenese der unteren Zwerchfellarterien beim *Menschen*. Arch. Anat. u. Entw.-gesch. 1908b, 443—458. — Sulla irrorazione arteriosa delle glandole dell'*uomo*. Ric. Lab. Anat. norm. Univ. Roma **14,** 145—157 (1908c). — Studio sul tessuto reticolare. Ric. Morf. **1,** 1—68 (1921). — **Lund, Alf:** Fluorimetric determination of adrenaline in blood. III. A new sensitive and specific method. Acta pharmacol. (Københ.) **5,** 231—247 (1949). — **Lund, C. C., S. M. Levenson, R. W. Green, R. W. Paige, P. E. Robinson, M. A. Adams, A. H. MacDonald, F. H. L. Taylor** and **R. E. Johnson:** Arch. Surg. **55,** 557—583 (1947). — **Lurie, Zappadosi, Dannenberg** and **Swartz:** Science (Lancaster, Pa.) **113,** 234 (1951). — **Luschka, H.:** Der Hirnanhang und die Steißdrüse. Berlin 1860. — Über die drüsenartige Natur des sogenannten Ganglion intercaroticum. Arch. f. Anat. **1862,** 404—414. — Die Anatomie des *Menschen* in Rücksicht auf die Bedürfnisse der praktischen Heilkunde. 3 Bde. Tübingen 1862—1866. — **Luther, Erich:** Vergleichende anatomische Untersuchungen über die Aorta abdominalis und ihre Verzweigungen beim *Meerschweinchen* und *Kaninchen*. Dtsch. tierärztl. Wschr. **1925,** 556—557. — **Luther, Wolfgang:** Versuche über die krebsfeindliche Wirkung der sogenannten Abwehrfermente. Biol. Zbl. **65,** 136—140 (1946). — Zur Frage des Determinationszustandes an Regenerationsblastemen. Naturwiss. **35,** 30—31 (1948). — **Lutz, Brentan R.,** and **A. M. Case:** The beginning of the adrenal function in the embryo *chick*. Amer. J. Physiol. **73,** 670—678 (1925). — **Lutz, Brentan R.,** and **Leland C. Wyman:** The chromophil tissue and interrenal bodies of *elasmobranchs* and the occurrence of adrenalin. J. of Exper. Zool. **47,** 295—307 (1927a). — Anat. Rec. **34** (1927b). — **Lux, Lydia, G. M. Higgins** and **F. C. Mann:** Homeotransplantation of the *guinea pig* and *rabbit* adrenal grown in vitro. Anat. Rec. **67,** 353—366 (1937a). — Functional homeografts of the *rat* adrenal gland grown in vitro. Anat. Rec. **70,** 29—43 (1937b). — **Lynn, W. Gardner:** Effects of thiourea and phenylthiourea upon the development of *Eleutherodactylus Ricordic*. Amer. Soc. Zool. Chicago. Anat. Rec. **99,** 662 (1947).

Maas: Zool. Jb. **10.** — **Macalister, Alex.:** A text-book of *human* anatomy, systematic and topographical. London 1889. — **McAlpine, H. T., E. H. Venning, L. Johnson, V. Schenker, M. M. Hoffman** and **J. S. L. Browne:** J. Clin. Endocrin. **8,** 591 (1948). — **MacBryde, C. M.,** and **F. A. de la Balze:** *Pork* adrenal-cortex extract: effect upon carbohydrate metabolism and work capacity in Addisons disease. J. Clin. Endocrin. **4,** 287—296 (1944). — **McCabe, T. T.,** and **Barbara D. Blanchard:** Secretion products of Leydig cells in *Peromyscus*. Anat. Rec. **100,** 609—614 (1948). — **McCann, S. M., A. B. Rothballer, E. H. Yeakel** and **H. A. Shenkin:** Amer. J. Physiol. **155,** 128—131 (1948). — **McCard:** J. of Biol. Chem. **33,** 455. — **McCarrison, R.:** The pathogenesis of deficiency disease. Indian J. Med. Res. **6** (1919). — Studies in deficiency disease. Oxford Med. Publ. London 1921. — **Macchiarulo:** Atti Soc. ital. Ostetr. **1928,** 527. — **Macco, G. Di,** e **G. Parisi:** Adrenalina e ricambio idrico. Boll. Soc. ital. Biol. sper. **18,** 290—291 (1943). — **McCrea, E. d'Arcy:** The abdominal distribution of the vagus. J. of Anat. **59,** 18—40 (1924). — **McCullagh, D. R., I. Schneider** and **F. Emery:** Endocrinology **27,** 71 (1940). — **McCullagh, E. Perry:** Two cases of diabetes mellitus, one with myxedema and one with Addisons disease. Cleveland Clin. Quart. **9,** 123—134 (1942). —

McCullagh, E. Perry, R. W. Schneider, W. Bowman and **M. B. Smith:** Adrenal and testicular deficiency. A comparison based on similarities in androgen deficiency, androgen and 17-ketosteroid excretion, and on differences in their effects upon pituitary activity. J. Clin. Endocrin. 8, 275—294 (1948). — **McCullagh, E. Perry,** and **William T. Sirridge:** Methylthiouracil in the treatment of hyperthyroidism. J. Clin. Endocrin. 8, 1051—1059 (1948). — **McDermott, W. V., E. G. Fry, J. R. Brobeck** and **C. N. H. Long:** Proc. Soc. Exper. Biol. a. Med. 73, 609 (1950a). — Mechanism of control of adrenocorticotrophic hormone. Yale J. Biol. a. Med. 23, 52—66 (1950b). — **McDonald, C. H., W. L. Shepeard, M. F. Green** and **A. F. de Groat:** Response of the hyperthyroid heart to epinephrine. Amer. J. of Physiol. 112, 227—230 (1935). — **MacDonald, F.:** An investigation of the histochemical technique for the localization of acid phosphomonoesterase. Quart. J. Microsc. Sci. 91, 315—330 (1950). — **McDonough, F. K.:** Amer. J. Physiol. 125, 530—546 (1939). — **McEuen, C. S.,** u. Mitarb.: Role of pituitary in effect of testosterone on the mammary gland. Proc. Soc. Exper. Biol. a. Med. 36, 213 (1937). — **McEuen, C. S.,** and **Hans Selye:** Histological changes in the adrenals of tumor-bearing *rats.* Amer. J. Med. Sci. 189, 423—424 (1935). — **McEuen, C. S., Hans Selye** and **J. B. Collip:** Some effects of prolonged administration of oestrin in *rats.* Lancet 230, 775 (1936). — Effect of testosterone on somatic growth. Proc. Soc. Exper. Biol. a. Med. 36, 390—394 (1937). — **McEwen, H. D.,** and **B. N. Kropp:** Sinusoidal dilatation in liver and adrenal cortex of tumor-bearing *rats.* Proc. Soc. Exper. Biol. a. Med. 78, 97—99 (1951). — **MacFarland, W. E.:** A comparative study of adrenal innervation with emphasis on the albino *rat.* Amer. Assoc. Anat. Chicago. Anat. Rec. 79, Suppl., 44—45 (1941). — Adrenal cortical function independent of direct nervous action. A neurological study of normal, denervated, and transplanted adrenal glands of albino *rats.* J. of Exper. Zool. 95, 345—359 (1944). — The vital necessity of adrenal cortical tissue in a *mammal* and the effects of proliferation of cortical cells from dormant coelomic mesothelium. Anat. Rec. 93, 233—249 (1945a). — Further evidence for the vital necessity of adrenal cortical tissue in a *mammal.* Amer. Assoc. Anat. Anat. Rec. 91, 288 (1945b). — **MacFarland, W. E.,** and **H. A. Davenport:** Staining paraffin sections with protargol. 6. Impregnation and differentiation of nerve fibers in adrenal glands of *mammals.* Stain Technol. 16, 53—58 (1941a). — J. Comp. Neur. 75, 219—234 (1941b). — **McGavack, T. H.:** Desoxycorticosterone and glucose tolerance in Addisons disease. Bull. New York Med. Coll. Flower and Fifth Ave. Hosp. 3, 56—58 (1940a). — Masculinizing and non-masculinizing carcinomata of cortex of adrenal. Endocrinology 26, 396—408 (1940b). — Regulation of the reciprocal activity of desoxycorticosterone acetate and sodium in Addisons disease. J. Labor. a. Clin. Med. 27, 1117—1118 (1942). — Bull. New York Acad. Med. 19, 659 (1943). — Critical evaluation of cardiac mensuration in treatment of Addisons disease with desoxycorticosterone acetate. Amer. Heart J. 27, 331—337 (1944). — **McGavack, T. H., J. W. Benjamin, F. D. Speer** and **S. Klotz:** Malignant pheochromocytoma of the adrenal medulla (Paraganglioma). J. Clin. Endocrin. 2, 332—338 (1942). — **McGavack, T. H., G. P. Charlton** and **S. Klotz:** J. Clin. Endocrin. 1, 824—830 (1941). — **McGavack, T. H., A. Saccone, M. Vogel** and **R. Harris:** J. Clin. Endocrin. 6, 776 (1946). — **McGowan, J. P.:** Edinburgh Med. J. 37 (1930). — **McGuigan, Hugh,** and **H. T. Mostrom:** J. of Pharmacol. 4, 277 (1913). — **Macheboeuf:** Thèse de Paris. 1921. — **Macht, A. H.:** Bilateral renal agenesis. Amer. J. Dis. Childr. 80, 297—299 (1950). — **McIntosh, C. B.,** and **W. E. Brown:** Adrenogenital pseudohermaphroditism treated with stilbestrol. J. Pediatry 27, 323—327 (1945). — **McIntosh, Hamish, W.,** and **C. B. Holmes:** Some evidence suggesting the suppression of adrenocortical function by cortisone. Lancet 1951 II, 1061—1064. — **MacKay, Eaton M.:** J. of Pharmacol. 37, 349 (1929). — Influence of adrenalectomy on liver fat as varied by diet and other factors. Amer. J. Physiol. 120, 361—364 (1937). — **MacKay, Eaton M.,** and **R. H. Barnes:** The effect of adrenalectomy on liver fat in fasting and after the administration of anterior pituitary extracts. Amer. J. Physiol. 118, 525—527 (1937). — **MacKay, Eaton M., H. C. Bergman** and **L. L. McKay:** Amer. J. Physiol. 120, 83 (1937). — **MacKay, Eaton M.,** and **H. O. Carne:** Influence of adrenalectomy and choline on the fat content of regenerating liver during fasting. Proc. Soc. Exper. Biol. a. Med. 38, 131—133 (1938). — **MacKay, Eaton M.,** and **Lois Lockard MacKay:** Compensatory hypertrophy of the adrenal cortex. J. of Exper. Med. 43, 395—402 (1926). — Endocrinology 23, 237 (1938). — **McKee, Ralph W., Theodore S. Gobbey** jr. and **Quentin M. Geiman:** Federat. Proc. 6, 276 (1947). — The effect of administered adrenal cortical hormones on the liver glycogen of normal and scorbutic *guinea pigs.* Endocrinology 45, 21—28 (1949). — **MacKenzie, J. J.:** Pathological anatomy of the adrenals. Endocrin. a. Metab. 2, 257 (1922). — **McKenzie, T.:** The blood-vascular system, ductless glands of *Amiurus catus.* Proc. Canad. Inst. 1884a, 418. — Contribution to the anatomy of *Amiurus.* Proc. Canad. Inst. Toronto, N. s. 2, Nr 3 (1884b). — Further observations on some new *mammalian* ductless glands. Melbourne 1921. — **McKenzie, T.,** and **Owen:** The glandular system in *marsupials* and *monotremes.* Melbourne 1919. — **McKeown, T.,** and **W. R. Spurrell:** The results of adrenalectomy in the pregnant albino *rat.* J. of Physiol. 98, 255—262 (1940). — **McKinley, Earl B.,** and **N. F. Fisher:** Effects obtaines from feeding fresh adrenal cortex, medulla and whole gland to the standard whit *rat.* Amer. J. Physiol. 76, 268—283 (1926). — **MacLachlan, P. L.,** **H. C. Hodge** and **R. Whitehead:** J. of Biol. Chem. 139, 185—191 (1941). — **MacLeod, J. J. R.:** Physiology and biochemistry in moderne medicine, 4. edit. London 1925ff. — **MacMahon, H. E.,** and **R. L. Zwemer:** Pathologic histology of adrenalectomized *cats.* Amer. J. Path. 5, 491—498 (1929). — **McManus, J. F. A.:** Granules of human polymorpho-nuclear leucocytes. Nature (Lond.) 156, 173 (1945). — The histological demonstration of mucin after periodic acid. Nature (Lond.) 158, 202 (1946). — The periodic acid routine applied to the kidney. Amer. J. Path. 24, 643—653 (1948a). — Structure of the glomerulus of the human kidney. Amer. J. Path. 24, 1259—1269 (1948b). — Histological and histochemical uses of periodic acid. Stain Technol. 23, 99—108 (1948c). — **McManus, J. F. A.,** and **June E. Cason:** Carbohydrate histochemistry studied by acetylation techniques. I. Periodic acid methods. J. of Exper. Med. 91, 651 (1950a). — Proc. Histochem. Soc. J. Nat. Canc. Inst. 10, 1343 (1950b). — **McManus, J. F. A.,** and **L. Findley:** Surg. etc. 89, 616 (1949). — **McManus, J. F. A., C. H. Lupton** and **L. S. Graham:** Anat. Rec. 110, 57 (1951). — **McManus, J. F. A.,** and **J. C. Saunders:** Science (Lancaster, Pa.) 111, 204 (1950). — **MacMunn:** Brit. Med. J. 1888. — **McPhail, M. K.:** The androgenic activity of the adrenal gland with special reference to the X-zone. Rev. canad. de Biol. 3, 312—327 (1944a). — Trypan blue and growth of the adrenal cortex in *mice.* Nature (Lond.) 153, 460 (1944b). — **McPhail, M. K.,** and **H. C. Read:** The *mouse* adrenal. I. Development, degeneration and regeneration of the X-zone. Anat. Rec. 84, 51—73 (1942a). — The *mouse* adrenal, II. The action of certain hormonal substances on the adrenal gland of the *mouse* with particular reference to their action on the X-zone. Anat. Rec. 84, 75—89 (1942b). — Regeneration of adrenal gland following enucleation and transplantation with special reference to the X-zone. Endocrinology 31, 486—492 (1942c). — **McQuarrie, I., J. A. Anderson** and **M. R. Ziegler:** J. Clin. Endocrin. 2, 406 (1942). — **McQuarrie, I., E. G. Bauer, M. R. Ziegler** and **W. S. Wright:** Proc. Soc. Exper. Biol. a. Med. 71, 555—559 (1949). — **McQuarrie, I.,** and **D. B. Peeler:** J. Clin. Invest. 10, 915 (1931). — **McQueen-Williams, M.:** Necessary concurrence of thyroid in the marked adrenal cortical hypertrophy following *beef* anterior pituitary implants. Proc. Soc. Exper. Biol. a. Med. 32, 296—299 (1934). — Is thyrotropic hormone of *beef* anterior pituitaries identical with indirect interrenotropic factor? Proc. Soc. Exper. Biol. a. Med. 32, 1050—1051 (1935). — **McQuillan, M. T.,** and **V. M. Trikojus:** Brit. J. Exper. Path. 27, 247—261 (1946). — **MacShan, W. H.,** and **R. K. Meyer:** Proc. Soc. Exper. Biol. a. Med. 40, 701 (1939). — **Maddock, W. O.,** and **C. G. Heller:** Dichotomy between hypophyseal content and amount of circulating gonadotrophins during starvation. Proc. Soc. Exper. Biol. a. Med. 66, 595—598 (1947). — **Magarey, F. R.,** and **J. Gough:** Brit. J. Exper. Path. 33, 76 (1952). — **Magendie, F.:** Lehrbuch der Physiologie. Dtsch. von C. C. Elsässer. Tübingen 1834. — **Magerl, J.:** Med. Klin. 1952, 285. — **Magnan:** Un cas d'acéphalie *humaine.* C. r. Acad. Sci. 153, 970 (1911). — **Magnus, Richard:** Über das anatomische Verhalten der Nebennieren, der Thyreoidea und Thymus und des Sympathicus bei *Hemicephalen.* Diss. Königsberg 1889. — **Magyar, Imre,** u. **Michael Földi:** Nebennierenrinde und Phosphorylierung. Z. Vitamin-, Hormon- u. Fermentforsch. 2, 134—140 (1948). — **Magyar, Imre,** u. **Gabor György:** A mellékvesekéreg és a thiamin, illetőleg riboflavin phosphorylatioja. Magyar Belorvosi Arch. 1, 225—232 (1948). — **Mahlo, A.:** Die Erkrankungen des Magens. Hamburg 1947. — **Mahomet, H. R.:** Proc. Soc. Exper. Biol. a. Med. 30, 770 (1933). — **Mahoney, J. J.:** The embryonic and postnatal development of the female prostate gland in the albino *rat.* Anat. Rec. 75, Suppl., 122 (1939). — The embryology and postnatal development of the prostate gland in the female *rat.* Anat. Rec. 77, 375—395 (1940). — **Mahorner, Howard R., Harold D. Caylor, Carl F. Schlotthauer** and **John J. Pemberton:** Observations on the lymphatic connections of the thyroid gland in *man.* Anat. Rec. 36, 341—348 (1927). — **Majo, Salvador F. de:** Modificaciones de la adrenalina, colesterol y acido ascorbico por accion del aloxano. Rev. Soc. argent. Biol. 23, 46—50 (1947a). — Sensibilidad de la *rata* suprarrenopriva al aloxano. Rev. Soc. argent. Biol. 23, 62—64 (1947b). — **Major, R. H.,** and **D. R. Black:** Amer. J. Med. Sci. 156, 469 (1918). — **Majunder, D. N.,** and **M. M. Wintrobe:** J. Labor. a. Clin. Med. 33, 532—541 (1948). — **Malacarne, Vinc.:** In oggetti piu interess. di Obstetrica e di Storia naturale. R. Univ. Padua. 2da sez. Descrizioni di 4 monstri *umani* acefali. p. 9. 1807. — Memoria Soc. Ital., Vol. VIII, I, P. 219. — **Malaprade, L.:** Bull. Soc. chim. France 43, 683 (1928a). — C. r. Acad. Sci. Paris 186, 382 (1928b). — Bull. Soc. chim. France (5) 1, 833 (1934). — **Mallory, F. A.:** Pathological technique. Philadelphia 1938. — **Malmo, R. B., C. Shagass, J. F. Davis, R. A. Cleghorn, B. F. Graham** and **A. Goodman:** Science (Lancaster, Pa.) 108, 509—511 (1948). — **Malorny, G.:** Arch. exper. Path. u. Pharmakol. 200, 176—186 (1942). — **Malovička, E. E.:** Zur Frage über die Sekretion der Nebennierenrinde. Odessa Med. Žurnal. (russ.) 1928, 79—82. — **Malpighi, M.:** Opera omnia. London 1686ff. — Opera posthuma. Amsteld. 1700ff. — **Man, E. B.,** and

E. F. Gildea: A modification of the Stoddard and Drury titrimetric method for the determination of the fatty acids in blood serum. J. of Biol. Chem. **99**, 43—60 (1932). — **Manaro, J. M.:** Arch. clin. e inst. endocrin. Fac. Med. (Montevideo) **1**, 339—342 (1937/40). — **Manasse, P.:** Über die hyperplastischen Tumoren der Nebenniere. Virchows Arch. **133**, 391—404 (1893). — Über die Beziehungen der Nebennieren zu den Venen und dem venösen Kreislauf. Virchows Arch. **135**, 263—276 (1894). — **Manceau:** C. r. Soc. Biol. Paris **93** (1925). — **Mancini, R. E.:** Histochemical study of glycogen in tissue. Anat. Rec. **101**, 149—165 (1948). — Proc. Histochem. Soc. J. Nat. Canc. Inst. **10**, 1376 (1950a). — Investigación histoquímica de los mucopolisacáridos. Rev. Soc. argent. Biol. **26**, 139—146 (1950b). — Factores indicrinos en la morfogenesis del tejido conectivo. Endocrinología **1**, 102—114 (1950c). — **Mandelstamm, Maximilian:** Experimentelle Untersuchungen über den Einfluß des Adrenalins auf den hämopoetischen Apparat. Virchows Arch. **261**, 858—880 (1926). — Über die Störungen des Lipoidstoffwechsels in der Nebennierenrinde bei örtlichen Schädigungen. Experimentelle Untersuchungen. Virchows Arch. **265**, 117—136 (1927). — **Mandeville, F. B.,** and **P. F. Sahyoun:** Benign and malignant pheochromocytomas with necropsies: benign case with multiple neurofibromatosis and cavernous hemangioma of fourth ventricle; malignant case with widespread metastases and bronchogenic carcinoma. J. of Urol. **62**, 93 (1949). — **Mandl, Louis:** Anatomie microscopique. Paris 1838—47. (Nebennieren: I, 283 u. II, 15—20.) **Mangetus, Jo. Jac.:** Thesaurus anatomicus. Genevae 1717. — Theatrum anatomicum. Genevae 1718. — Bibliotheca scriptorum medicorum veterum et recentiorum. IV. Genevae 1731. — Glandularum renalium s. renum succenturiatorum historia ex variis Mangeti Bibl. anat. I, 359—366. — **Mangosio, C. G.:** Trattato di Anatomia descrittiva e fisiologica veterinaria. Torino 1842. — **Manheimer, Leon H.,** and **Arnold M. Seligman:** Improvement in the method for the histochemical demonstration of alkaline phosphatase and its use in a study of normal and neoplastic tissues. J. Nat. Canc. Inst. **9**, 181—199 (1948). — **Manland:** Virchows Arch. **92**. — **Mann:** Physiological histology. — **Mann, A. S., Robert Lynch, Sanford Tuthill** and **Thomas Fox:** Paroxysmal hypertension due to nor-epinephrine produced by pheochromocytoma. New Orleans Med. J. **103**, 486—490 (1951). — **Mann, F. C.:** The ductless glands and hibernation. Amer. J. Physiol. **41**, 173—188 (1916a). — A study of the gastric ulcers following removal of the adrenals. J. of Exper. Med. **23**, 203—209 (1916b). — **Mann, F. C.,** and **L. C. McLachlin:** The action of adrenalin in inhibiting the flow of pancreatic secretion. J. of Pharmacol. **10**, 251—259 (1917). — **Mann, F. C.,** and **T. B. Magath:** The effect of total extirpation of the liver. Erg. Physiol. **23**, 212—262 (1924). — **Mann, H.,** et **P. Lemonde:** Rev. canad. Biol. **10**, 167 (1951). — **Mannelli, Giovanni:** Die colorimetrische Bestimmung der Ascorbinsäure. Mikrochem. **35**, 29—33 (1950). — **Marage:** Anatomie descriptive du sympathique des *oiseaux*. Thèse de Paris. 1889. — **Marañón, G.:** La fonction sexuelle dans l'insuffisance surrénale chronique. Presse méd. **44**, 2057—2060 (1936). — **Marañón, G.,** u. **J. Benitez:** Die Cholesterinämie bei pathologischen Veränderungen der Nebennieren. Endokrinol. **13**, 53 (1933). — **Marañón, G.,** et **S. A. Collazo:** Action de l'hormone cortico-surrénale sur le métabolisme de la cholestérine. Rev. franç. Endocrin. **13**, 1 (1935a). — Klin. Wschr. **1935** IIb, 1107. — **Marañón, G., J. H. Collazo, C. P. Vitoria** y **C. P. Moreiras:** Arch. de Med. (span.) **38**, 348 (1935). — **Marble, A., A. L. Grafflin** and **R. M. Smith:** Glycogen, fat, and water content of *guinea pig* liver. J. of Biol. Chem. **134**, 253—259 (1940). — **Marchand, Felix:** Über eine eigenthümliche Erkrankung des Sympathicus, der peripherischen Nerven (ohne Bronzehaut). Virchows Arch. **91**, 477—522 (1880). — Über accessorische Nebennieren im Ligamentum latum. Virchows Arch. **92**, 11—20 (1883). — Beiträge zur Kenntnis der normalen und pathologischen Anatomie der Glandula carotica und der Nebennieren. Internat. Beitr. wiss. Med. **1**, 535—581 (1891). (Festschrift für Rudolf Virchow, I.) — Poggendorfs Ann. **45**, 342. — **Marchese, S.:** Atti Soc. Lombard. Sci. med. **2**, 1—2 (1947). — **Marchetti:** Beitrag zur Kenntnis der pathologischen Anatomie der Nebennieren. Virchows Arch. **177**, 227—248 (1904). — **Marchmont-Robinson, S. W.:** J. Labor. a. Clin. Med. **26**, 1478 (1941). — **Marcozzi, Giovanni:** Sul preciso significato e sulla specifità della „cellula gravidica" („cellula fondamentale in attivazione"). Arch. „De Vecchi" **10**, 603—609 (1948). — **Marcozzi, Giovanni,** e **Raffaele Stiglione:** L'infiltrazione di cellule basifile nella neuroipofisi, l'evoluzione della fessura ipofisaria, il problema dei cosidetti „pituiciti". Arch. „De Vecchi" **10**, 81—120 (1947). — **Marder, Sumner N.:** Proc. Soc. Exper. Biol. a. Med. **72**, 42—45 (1949). — Survival, body weights, and lymphoid-tissue weights following adrenalectomy in CBA *mice*. J. Nat. Canc. Inst. **11**, 133—139 (1950). — **Marenzi, A. D.:** Endocrinology **23**, 330 (1938a). — Rev. Soc. argent. Biol. **14**, 377 (1938b). — **Maresch:** Die Venenmuskulatur der *menschlichen* Nebenniere und ihre funktionelle Bedeutung. Wien. klin. Wschr. **34** (1921). — **Margitay-Becht, E.,** u. **G. Petranyi:** Arch. exper. Path. u. Pharmakol. **197**, 405 (1941). — **Margitay-Becht, E.,** u. **P. Gömöri:** Z. exper. Med. **104**, 22 (1938). — **Mariani, F.:** Ricerche sperimentali sulla funzione delle capsule surrenali. Clin. med. ital. **1906**. — **Marie, A.:** Z. Immun.forsch. **17** (1913). — **Marine, David:** Calcification of the suprarenal glands of *cats*. J. of Exper. Med. **43**, 495—499 (1926a). — Relation of suprarenal cortex to thyroid and thymus glands. Arch. Path. a. Labor. Med. 1, 175—179 (1926b). — Proc. Soc. Exper. Biol. a. Med. 28, 327 (1930). — Glandular Physiology and Therapy. (A. M. A. Symposium), S. 315, 1935. — **Marine, David,** and **E. J. Baumann:** Influence of glands with internal secretion on the respiratory exchange. II. Effect of suprarenal insufficiency in *rabbits.* Amer. J. Physiol. 57, 135—152 (1921). — Influence of glands with internal secretions on the respiratory exchange. III. Effect of suprarenal insufficiency (by removal) in thyroidectomized *rabbits.* Amer. J. Physiol. 59, 353—368 (1922a). — Influence of glands with internal secretions on the respiratory exchange. IV. Further date on the effect of suprarenal insufficiency (by removal) in *rabbits.* J. Metab. Res. 2, 1—18 (1922b). — Further observations on the effect of suprarenal insufficiency in thyroidectomized *rabbits.* J. Metab. Res. 1, 777—802 (1922c). — Duration of life after suprarenalectomy in *cats* and attempts to prolong it by injections of solutions containing sodium salts, glucose, and glycerol. Amer. J. Physiol. 81, 86—100 (1927). — Hypertrophy of adrenal medulla of white *rats* in chronic thiouracil poisoning. Amer. J. Physiol. 144, 69—73 (1945). — **Marine, David, E. J. Baumann** and **A. Cipra:** VIII. The effect of feeding emulsions of the interrenal gland to *rabbits.* Amer. J. Physiol. 72, 248—252 (1925). — **Marine, David,** and **C. H. Lenhart:** The influence of glands with internal secretions on the respiratory exchange. I. Effect of the subcutaneous injection of adrenalin on normal and thyroidectomized *rabbits.* Amer. J. Physiol. 54, 248—260 (1920).— **Marinesco, G.,** et **C. Parhon:** L'influence de l'ablation de l'appareil thyro-parathyroidien sur la graisse surrénale. C. r. Soc. Biol. Paris 64, 768—769 (1908). — **Marino-Zucco, F.:** Ricerche cliniche sulle capsule surrenali. Atti R. Acad. Lincei. Anno 285, Ser. IV, Rendic. (4) 12, 835—842 (1888a). — Chem. Zbl. 1888b. — **Marino-Zucco, F.,** e **V. Dutto:** Boll. R. Accad. Med. Roma 4 (1891). — **Marino-Zucco, F.,** e **S. Marino-Zucco:** Riforma Med. 1 (1892). — **Marinus, C. J.:** The effect of feeding pars tuberalis and pars anterior proprior of *bovine* pituitary glands upon the early development of the white *rat.* Amer. J. Physiol. 49, 238—247 (1919). — **Marjolin, J. N.:** Manuel d'anatomie. Paris 1812 bis 1815. — **Marker, Russel E.,** and **Norman Applezweig:** Steroidal sapogenins as a source for cortical steroids. Chem. Engng. News 27, 3348—3349 (1949). — **Marker R. E., E. L. Wittel** and **E. J. Lawson:** J. Amer. Chem. Soc. 60, 2928 (1950). — **Markert, Clement L.:** Differentiation of pigment granules in *chick* melanoblasts cultured in vitro as affected by thyroxine and antithyroid compounds. Amer. Soc. Zool. Chicago. Anat. Rec. 99, 588 (1947).— **Marquardt, Peter:** Klin. Wschr. 1938, 1445. — Enzymologia 4, 329 (1939). — Schweiz. med. Wschr. 1940, 36. — Über das Wasserstoff übertragende System Adrenalin-Adrenochrom und seine Beeinflussung durch Ascorbinsäure. Z. exper. Med. 109, 488—497 (1941). — Z. exper. Path. u. Pharmakol. 199, 554 (1942). — Zur Frage der Adrenalinabbaukörper und ihrer Untersuchungsmethodik. Z. inn. Med. 3, 316—319 (1948a). — Die Auf- und Abbaustufen des Adrenalins. Enzymologia 12, 375 (1948b). — **Marquardt, Peter,** u. **Koch:** Arch. exper. Path. u. Pharmakol. 202, 658 (1943). — **Marrassini, Alberto:** Sopra le modificazioni che si hanno nelle capsule surrenali in rapporto con alcune variazioni della funzione genitale e della funzione renale. Sperimentale 60, 197—218 (1906). — **Marrassini, Alberto,** et **L. Luciani:** Effets de la castration sur l'hypophyse et sur d'autres organes glandulaires. Arch. ital. Biol. 56, 395—432 (1911). — **Marrian, G. F.:** The effect of inanition and vitamin B deficiency on the adrenal glands of the *pigeon.* Biochemic. J. 22, 836—844 (1928). — In Ruzicka u. Stepp, Erg. Vitamin- u. Hormonforsch. 1, 419 (1938). — **Marrian, G. F.,** and **G. C. Butler:** The isolation of a new compound from the urine of *women* with adrenal tumors. J. of Biol. Chem. 119, LXVI (1937). — The isolation of a Δ^5-androstene 3(β), 16,17-triol from the urine of normal *human* males and females. Biochemic. J. 38, 322—324 (1944). — **Marrian, G. F.,** and **A. S. Parkes:** The effect of anterior pituitary preparations administered during dietary anoestrus. Proc. Roy. Soc. Lond., Ser. B 105, 248—258 (1929). — **Marrone, M.:** Il sistema cromaffine addominale in casi di „encephaloschisis". Pathologica 1 (1909). — **Marschall, A. Milnes:** *Vertebrate* embryology. London 1893. — **Marsella, A.:** Sul reperto di tessuto interrenale aberrante nel'epididimo. Arch. ital. Urol. 11, 281 (1934). — **Marshall jr., E. K.,** and **D. M. Davis:** J. of Pharmacol. 8, 525 (1916). — **Marshall, John:** Outlines of physiology *human* and comparative. 1867. — **Marshall jr., J. M.:** Localization of adrenocorticotropic hormone by histochemical and immunochemical methods. J. of Exper. Med. 94, 21—30 (1951).— **Mårtens, S. G. R.,** and **B. Nylén:** On the enlarging effect of desoxycorticosterone acetate on the kidneys of female *mice.* Acta anat. (Basel) 2, 110—116 (1946/47).— **Marti:** Z. Biol. 77, 181—198 (1923). — **Martin:** Bull. Soc. Anat. Paris Nr 3. — **Martin, B. C., Th. W. Morgan** and **Ch. G. Lovingood:** The effect of ACTH on autogenous and homologous skin grafts in *rabbits.* Surgery 31, 258—262 (1952). — **Martin, Constance R.,** and **W. D. Collings:** Some liver function tests on *dogs* in adrenal cortical insufficiency. Federat. Proc. 9, 86 (1950). — **Martin, Paul:** Lehrbuch der Anatomie der *Haustiere,* 2. Aufl. Stuttgart 1922.— **Martin, Steven J.:** Amer. J. Roentgenol. 12, 466 (1924). — Effect of certain endocrine secretions on the X zone of the adrenal cortex of the *mouse.* Proc. Soc. Exper. Biol. a. Med. 28, 41—42 (1930). — The effect of complete suprarenalectomy on the oestrual cycle of the white *rat* with reference to the suprarenal pituitary relationship. Amer. J. Physiol. 100, 181—191 (1932). — **Martin, Steven J.,** and **J. F. Fazekas:** Effect of sodium chloride therapy on the oestrous cycle and hypophysis of bilaterally suprarenalectomized *rats.* Proc. Soc. Exper. Biol. a. Med. 37, 369—372 (1937). — **Martin, Steven J., J. F. Fazekas** and **H. E. Hinrich:** Syndromes produced in pancreatized *cats* and *dogs* as a result of bilateral ligation of the lumbo-adrenal veins. Amer. J. Physiol. 123, P 142 (1938). — **Martin, Steven J., H. C. Herrlich** and **J. F. Fazekas:** Amer. J. Physiol. 127, 51 (1939). — **Martin, Steven J.,** and **F. Maresh:** Temperature studies in normal and suprarenalectomized *rats.* Amer. J. Physiol. 105, 273—286 (1933). — **Martini, Ch. de:** Sur un cas d'absence congénitale des capsules surrénales. C. r. Acad. Sci. 43, 1052—1053 (1856). — **Martini, Virgilio:** Sul determinismo dell'assorbimento intestinale dei glucidi. I. Azione locale della cortina. Boll. Soc. ital. Biol. sper. 23, 306 (1947). — **Martin-Magron:** Anatomie et physiologie des glandes vaso-sanguines. Th. conc. 1860. — **Martinotti:** Z. physiol. Chem. 91, 425 (1914). — **Martinotti, C.:** Contributo allo studio delle capsule surrenali. Ann. di freniatr. 3, 126—128 (1891/92). — Contributo allo studio delle capsule surrenali. Giorn. R. Accad. Med. Torino Anno 95, 1892, 299—301. — **Martins, The.:** C. r. Soc. Biol. Paris 109, 134 (1932). — **Marvin, Horace N.:** Diestrus and the formation of corpora lutea in *rats* with persistent estrus, treated with desoxycorticosterone acetate. Anat. Rec. 98, 383—391 (1947). — The interruption of persistent estrus and the restoration of cyclic vaginal changes in *rats* by injections of testosterone propionate. Amer. Assoc. Anat. Wisconsin. Anat. Rec. 100, 694—695 (1948). — **Marvin, Horace N., John R. Totter, Paul L. Day, Lucille H. Schmitt, Cecilia K. Keith** and **Claire Jeanne Olds:** The effects of pteroylglutamic acid deficiency and pteroyl-glutamic acid replacement on the endocrine glands of the immature *chick.* Endocrinology 46, 156—165 (1950). — **Marx, Hellmut:** Nebenniere. In Handbuch der inneren Medizin, 3. Aufl., Bd. 6. 1941. — Zur Klinik des Hypophysenzwischenhirnsystems. 2. Mitt. „Hypophysäre Insuffizienz" bei Lichtmangel. Klin. Wschr. 1946, 18—21. — **Marx, P.:** Über den Adrenalingehalt der Nebenniere. Inaug.-Diss. Heidelberg 1912. — **Marx, W., M. E. Simpson, C. H. Li** and **H. M. Evans:** Endocrinology 33, 102 (1943). — **Mascagni:** Geschichte und Beschreibung der einsaugenden Gefäße. 1787. — **Mascagni, P.:** Prodromo della grande anatomia, posta in ordine da F. Antomarchi. Firenze 1819ff. — Anatomia universa XLIV, tabulis repraesentata, cura A. Vaccà-Berlinghieri, J. Barzelloti et J. Rosieni. Pisa 1823. — **Mason, G. M. C., J. B. Hazard, A. C. Corcoran** and **I. H. Page:** Experimental vascular disease due to desoxycorticosterone and anterior pituitary factors. Arch. of Path. 49, 641 (1950). — **Mason, Harold L.:** Chemical studies of the suprarenal cortex: V. Conversion of compound E to the series which contains four atoms of oxygen and to adrenosterone by the action of calcium hydroxide. J. of Biol. Chem. 124, 475—479 (1938). — Chemistry of the adrenal cortical hormone. Endocrinology 25, 405—412 (1939). — Isolation of a urinary steroid with an oxygen atom at carbon 11. J. Biol. Chem. 158, 719—720 (1945). — J. of Biol. Chem. 162, 745 (1946). — Urinary steroids in adrenal disease and the metabolism of adrenal hormones. Recent. Progr. in Hormone Res. 3, 103—123 (1948a). — Metabolites of 11-dehydrocorticosterone: pregnane 3(α),20-diol-11-one. J. of Biol. Chem. 172, 783—787 (1948b). — Physiologic. Rev. 30 (1950a). — J. of Biol. Chem. 182, 131—149 (1950b). — **Mason, Harold L., W. M. Hoehn** and **E. C. Kendall:** J. of Biol. Chem. 124, 459 (1938). — **Mason, Harold L.,** and **E. J. Kepler:** Isolation of steroids from the urine of patients with adrenal cortical tumors and adrenal cortical hyperplasia. A new 17-keto-steroid, androstane-3(α), 11-diol-17-one. J. of Biol. Chem. 161, 235—257 (1945a). — J. of Biol. Chem. 160, 255 (1945b). — J. of Biol. Chem. 167, 73 (1947). — **Mason, Harold L., Edwin J. Kepler** and **John J. Schneider:** Metabolism of dehydroisoandrosterone in a *woman* before and after removal of an adrenocortical tumor. J. of Biol. Chem. 179, 615—622 (1949). — **Mason, Harold L., C. S. Myers** and **E. C. Kendall:** J. of Biol. Chem. 116, 267 (1936a). — The chemistry of crystalline substances isolated from the suprarenal gland. J. of Biol. Chem. 114, 613—631 (1936b). — **Mason, Harold L., Marschelle H. Power, E. H. Rynearson, L. C. Ciaramelli, Choh Hao Li** and **Herbert M. Evans:** Results of administration of anterior pituitary adrenocorticotropic hormone to a normal *human* being. J. of Biol. Chem. 169, 223—229 (1947). — Results of administration of anterior pituitary adrenocorticotropic hormone to a normal *human* subject. J. Clin. Endocrin. 8, 1—14 (1948). — **Mason, Harold L.,** and **Randall G. Sprague:** Isolation of 17-hydroxycorticosterone from the urine in a case of Cushings syndrome associated with severe diabetes mellitus. J. of Biol. Chem. 175, 451—456 (1948). — **Mason, K. E.,** and **J. M. Wolfe:** The physiological activity of the hypophyses of *rats* under various experimental conditions. Anat. Rec. 45, 232 (1930). — **Massart, Curzio:** Morfologia e sviluppo del sistema tireoparatiroidei con ricerche originali nei *Chirotteri (Vesperugo pipistrellus).* Arch. ital. Anat. 44 79—222 (1940a). — Morfologia e sviluppo del timo. Con ricerche originali nei *Chirotteri (Vesperugo pipistrellus).* Arch. ital. Anat. 44, 489—550 (1940b). — **Masson, Georges:** Endocrinology 29, 453—458 (1941). — Proc. Soc. Exper. Biol. a. Med. 54, 196 (1943). — The artificial hormones. Rev. canad. de Biol. 3, 491—582 (1944a). — Pharmacological activities of Δ^5-pregnenolone and its esters. Canad. Med. Assoc. J. 51, 577—579 (1944b). — Spermatogenic activity of various steroids. Amer. J. Med. Sci. **209**, 324—327 (1945). — Influence de préparations hypophysaires sur la résistance à l'anesthesie produite par les barbiturates. Rev. canad. de Biol. **5**, 400—406 (1946a). — The spermatogenic activity of Δ^5-pregnenolone and of its esters. Amer. J. Med. Sci. **212** (1946b). — Effects of proteins on the resistance to anesthesia produced by barbiturates. Federat. Proc. **5** (1946c). — Inhibition de l'action hépatotoxique du tétrachlorore de carbone. Rev. canad. de Biol. **6** (1947a). — Action de la thyroxine sur l'effet testoïde de la testostérone. Rev canad. de Biol. **6**, 355—358 (1947b). — Non-spécificité de l'action de préparations hypophysaires sur la résistance au nembutal. Rev. canad. de Biol. **6**, 26—35 (1947c). — **Masson, Georges,** et **J. C. Barsantini:** Inhibition de la sécrétion lactée. Relations gonado-mammaires. Rev. canad. de Biol. **7**, 386—415 (1948). — **Masson, Georges,** et **M. Romanchuck:** Observations sur certains changements morphologiques produits par la thyroxine et la testostérone. Rev. canad. de Biol. **4**, 206—218 (1945). — **Masson, Georges,** and **Hans Selye:** Changes in the accessory sex organs of the male *rat* after administration of estradiol in combination with progesterone or desoxycorticosterone acetate. Amer. J. Path. **19**, 1—7 (1943). — Solubilité de la progestérone dans le sang. Rev. canad. de Biol. **4**, 193—196 (1945a). — Additional steroids with luteoid activity. J. of Pharmacol. **84**, 46—52 (1945b). — **Masson, P.:** La glande endocrine de l'intestin chez l'*homme*. C. r. Acad. Sci. **158**, 59—61 (1914). — Diagnostics histologiques. Paris 1923. — **Masson, P.,** et **J. Martin:** Paraganglioma surrénal. Étude d'un cas *humain* de tumeurs malignes de la médullo-surrénale. Bull. Assoc. franç. Étude Canc. **12**, 135—143 (1923). — **Masui, K.:** Influence of adrenal extract on the female genital organs in the *mouse*. Endokrinol. **2**, 19—40 (1928). — **Masui, K.,** and **Y. Tamura:** The effect of gonadectomy on the structure of the suprarenal glands of *mice* which special reference of the functional relation between this gland and the sex gland of the female. Jap. J. Zootechn. **1**, 55—70 (1924). — The effect of gonadectomy on the structure of the suprarenal gland of *mice,* with reference to the functional relation between this gland and the sex gland of the female. J. Coll. Agric. Imp. Univ. Tokyo **7**, 353—374 (1926a). — The effect of gonadectomy on the weight of the kidney, thymus, and spleen of *mice.* Brit. J. Exper. Biol. **3**, 207 (1926b). — **Materna, A.:** Das Gewicht der Nebennieren. Z. Anat. u. Entw.gesch. **9**, 1—5 (1923). — **Materna, A.,** u. **E. Januschke:** Gewicht, Wasser- und Lipoidgehalt der Nebennieren. Virchows Arch. **263**, 537—564 (1927). — **Matisseck, H.:** Die Beziehung des Ausfalls der Nebennierenrinde zur Melanodermie bei der Addisonschen Krankheit. Zugleich ein Beitrag zur Kenntnis der genuinen Schrumpfnebenniere. Virchows Arch. **308**, 700—719 (1942). — **Matson, C. F.,** and **B. B. Longwell:** J. Clin. Endocrin. **9**, 646—649 (1949). — **Matsoukis, Calozero:** Étude sur le capsules surrénales. Thèse de Paris. 1901. — **Matsuyama, R.:** Experimentelle Untersuchungen mit *Ratten*parabiosen. III. Die Veränderungen der Geschlechtsdrüsen und der Organe, die damit in inniger Beziehung stehen. Frankf. Z. Path. **25**, 436—485 (1921). — **Mattei, di:** Ricerche sull'anatomia normale e patologica delle capsule surrenali. Sperimentale **1863**. — Sulle fibre muscolari lisse delle capsule sopra-renali allo stato normale e patologico e sull'adenoma di questi organi. Giorn. R. Accad. Med. Torino, Ser. XXXIV, **1886**, 322—331. — **Matthias, E.:** Virchows Arch. **236**, 446 (1922). — **Mauerhofer, Ernst:** Untersuchungen über die Funktion der Nebennieren mit Hilfe der funktionellen Überlastungsmethode, und über die Erzeugung eines Kardinalsymptoms des Morbus Addisonii. Z. Biol. **74**, 147—172 (1922). — **Mawas, J.:** Sur un nouveau procédé de coloration de la graisse dans les tissues. C. r. Assoc. Anat. Rennes **1912**, 206—207. — **Maximinus:** Bartholomaei Eustachii Anatomici summi Romanae archetypae tabulae anatomicae novis explicationibus illustratae ab Andrea Maximino Romano in nosocomio B. M. Consolationis chirurgo primario, nec non publici amphytheatri anatomici praeside. Romae 1783. — **Maximow, Alexander A.:** Bindegewebe und blutbildende Gewebe. In Handbuch der mikroskopischen Anatomie des *Menschen,* Bd. II/1. 1927. — **Maximow, Alexander A.,** and **William Bloom:** A textbook of histology, 4. edit. Philadelphia u. London 1946. — **May, R.:** Beitrag zur pathologischen Anatomie der Nebennieren. Virchows Arch. **108**, 416 (1887). — **May, R. M.:** La greffe bréphoplastique de la surrénale chez le *rat.* Trav. Stat. Zool. Wimereux **13**, 453 (1938). — **Maya, Francisco,** and **Hans Selye:** Effect of desoxycorticosterone upon hypophyseal corticotrophin production. Proc. Soc. Exper. Biol. a. Med. **68**, 529—531 (1948). — **Maycock, R. L.,** and **E. Rose:** Insensitivity to epinephrine in a patient with a functioning tumor of the adrenal medulla. Amer. J. Med. Sci. **213**, 324—330 (1947). — **Maycock, W.,** and **T. St. Heslop:** An experimental investigation of the nerve supply of the adrenal medulla of the *cat.* J. of Anat. **73**, 551—558 (1939). — **Mayer, André:** C. r. Soc. Biol. Paris **1906**, 1123; **1908**, 219. — **Mayer, André, P. Mulon** et **G. Schaeffer:** Contribution à la microchimie des surrénales. I. Recherches sur les surrénales du *cheval.* C. r. Soc. Biol. Paris **73**, 313—315 (1912a). — Contribution à la microchimie des surrénales. II. Recherches sur les surrénales de *mouton.* C. r. Soc. Biol. Paris **73**, 315—318 (1912b). — **Mayer, André, Fr. Rathery** et **Georges Schaeffer:** Action des fixateurs chromo-osmiques sur les lipoides des tissus. I. Action hydrolysante. Action oxydante. C. r. Soc. Biol. Paris **75**, 136 (1913a). — Action des fixateurs chromo-osmiques sur les lipoides des tissus. III. Action insolubilisante. — IV. Action sur la colorabilité. C. r. Soc. Biol. Paris **75**, 214 (1913b). — **Mayer, André, G. Schaeffer et F. Rathery:** Valeur de quelques méthodes histologiques pour la fixation des corps gras. C. r. Soc. Biol. Paris **74**, 241 (1913). — **Mayer, C.:** Über Histologie und eine neue Eintheilung der Gewebe des *menschlichen* Körpers. Bonn 1819. — **Mayer, Fritz:** Chemie der organischen Farbstoffe, 3. Aufl. Berlin 1934. — **Mayer, Jo. Chr. Andr.:** Beschreibung des ganzen *menschlichen* Körpers. 8 Teile. Berlin u. Leipzig 1783—1794. — Handbuch der Anatomie. 8 Bde. Berlin 1794. — **Mayer, Jo. Chr. Andr.,** resp. **Jo. Chr. Heino Schmidt:** Disser. de glandulis suprarenalibus. Frankf. a Viadr. 1784. — **Mayer, Sigmund:** Das sympathische Nervensystem. In Strickers Handbuch der Gewebelehre. 1871. — Beobachtungen und Reflexionen über den Bau und die Verrichtungen des sympathischen Nervensystems. Sitzgsber. ksl. Akad. Wiss. Wien, III. Abt. **66**, 157 (1872). — Die periphere Nervenzelle und das sympathische Nervensystem. Arch. f. Psychiatr. **6** (1876). — Sitzgsber. Dtsch. naturwiss.-med. Ver. zu Böhmen. Lotos **1896**. — **Maygrier, P. P.:** Manuel de l'anatomiste, 4. édit. Paris 1818. — **Mayr, A. M.:** Anatomisches Handbuch. Wien 1812. — **Mazer, C., S. C. Israel** and **B. J. Alpers:** Endocrinology **20**, 753 (1936). — **Maziarski:** Über den Bau und die Einteilung der Drüsen. Anat. Hefte **18**, 171 (1902). — **Mazzeschi, Adolfo:** Sulle correlazioni dell'apparato endocrino durante lo sviluppo di „*Rana agilis*". Archives de Zool. **28**, 297—322 (1940). — **Meade, B. W.,** and **M. J. H. Smith:** Lancet **1951 I**, 773. — **Means, J. H.:** Lancet **257**, 543—548 (1949). — **Means, J. H., S. Seitz** and **J. Lerman:** Trans. Amer. Physicians **55**, 32 (1940). — **Meckel, Friedrich:** Abhandlungen aus der *menschlichen* und vergleichenden Anatomie und Physiologie. Halle 1806. — Beschreibung zweier, durch sehr ähnliche Bildungsabweichungen entstellter Geschwister. Dtsch. Arch. Physiol. **7**, 99—176 (1822). — *Ornithorhynchi paradoxi* description anatomica. Leipzig 1826. — **Meckel, J. F.:** Beiträge zur vergleichenden Anatomie. 2 Bde. Leipzig 1808—12. — Handbuch der pathologischen Anatomie. 1812. — Handbuch der *menschlichen* Anatomie. 4 Bde. Halle u. Berlin 1815—30. — Beitrag zur Geschichte der *Acephalen*. Dtsch. Arch. Physiol. **4**, 298—309 (1818). — Anatomie des zweizehigen *Ameisenfressers*. Dtsch. Arch. Physiol. **5**, 1—67 (1819). — System der vergleichenden Anatomie. Teil I—VII in 6 Bdn. Halle 1821 bis 1833. — Anatomisch-physiologische Beobachtungen und Untersuchungen. 1822. — Beiträge zur Anatomie des *indischen Kasuars*. Meckels Arch. Anat. u. Physiol. **1830**, 200 bis 280. — Beschluß des Aufsatzes: Beiträge zur Anatomie des *indischen Kasuars*. (Archiv 1830. S. 200—280.) Meckels Arch. Anat. u. Physiol. **6**, 273—370 (1832). — **Meckel, Ph. F.:** Journal für anatomische Varietäten, feinere und vergleichende Anatomie. Halle 1805. — **Megel, Herbert,** and **Albert S. Gordon:** The relation of the adrenal to red blood cell fragility. Endocrinology **48**, 391—398 (1951). — **Meier, Rolf:** Akute Wirkung des wasserlöslichen Percortens auf die Nebenniereninsuffizienz. Helvet. physiol. Acta **1**, C 63—C 64 (1943). — **Meier, Rolf, P. Gasche** u. **H. Frey:** Schweiz. med. Wschr. **1946**, 107. — **Meier, Rolf, Franz Gross** u. **P. Desaulles:** Über die Bedeutung der Nebennieren und der Nebennierenrindensteroide für den Ablauf entzündlicher Reaktionen. Klin. Wschr. **1951**, 653—663. — **Meier, Rolf, Franz Gross, P. Desaulles** u. **B. Schär:** Bull. schweiz. Akad. Med. Wiss. **8**, 34 (1952). — **Meier, Rolf, H. Gysel** u. **R. Mueller:** Schweiz. med. Wschr. **1944**, 93. — **Meier, Rolf, W. Schuler** u. **P. Desaulles:** Experientia (Basel) **6**, 469 (1950). — **Meirowsky:** Der gegenwärtige Stand der Pigmentfrage. Zbl. Hautkrkh. **8**, 97—109 (1923). — **Meissner, Georg:** Bericht über die Fortschritte der Anatomie und Physiologie im Jahre 1856. Physiol. Teil. Z. ration. Med., 3. Reihe **1**, 139—650 (1857). — Bericht über die Fortschritte der Physiologie im Jahre 1857. Z. ration. Med. **2**, 185—622 (1858). — **Meites, Joseph:** Counteraction of cortisone inhibition of body, hair and thymus growth by vitamin B_{12} and aureomycin. Proc. Soc. Exper. Biol. a. Med. **78**, 692—695 (1951). — **Meites, J., J. J. Trentin** and **C. W. Turner:** Effect of adrenalectomy on the lactogenic hormone and initiation of lactation. Endocrinology **31**, 607—612 (1942). — **Melicow, M. M.:** Hyperfunction, hyperplasia and neoplasia of the adrenal glands: A clinico-pathologic analysis. Med. Ann. Distr. Columbia **17**, 429—436 (1948). — **Mělka:** Pflügers Arch. **237**, 216 (1936). — **Mellgren, Jan:** Beitr. path. Anat. **106**, 482 (1942). — Acute fatal hyperparathyroidism. Acta path. scand. (Københ.) **20**, 693—734 (1943). — A differential stain for the anterior lobe of the hypophysis of *rats* and *mice*. Acta path. scand. (Københ.) **54**, Suppl. 643—658 (1944). — The anterior pituitary in hyperfunction of the adrenal cortex. An anatomical study with special reference to syndroma Morgagni and notes on prostatic hypertrophy. Acta path. scand. (Københ.) Suppl. **60**, 1—177 (1945). — Experimental investigation into the genesis of the adrenogenital syndromes by analysis of the morphology of the pituitary in hyper- and hypofunction of the adrenal cortex in *rats*. Acta path. scand. (Københ.) **25**, 284—307 (1948). — **Mellgren, Jan,** u. **Göran Lundh:** The anterior pituitary and the parathyroids in hypercalcaemia. Acta path. scand. (Københ.) **23**, 330—344 (1946). — **Melnick, D., M. Hochberg** and **B. L. Oser:** J. Nutrit. **30**, 67 (1945). — **Melville, K. I.:** Antisympathomimetic action of dioxane compounds (F 883 and F 933). J. of Pharmacol. **59**, 317 (1937). — **Mende, Roman v.:** Ein Beitrag zur Anatomie der menschlichen

Nebenniere. Diss. Königsberg 1902. — **Menkin, V.:** Amer. J. Physiol. **129**, 691 (1940). — Further studies on effect of adrenal cortex extracts and of various steroids on capillary permeability. Proc. Soc. Exper. Biol. a. Med. **51**, 39 (1942). — Amer. J. Physiol. **164**, 294 (1951). — **Menschik, Z.:** Nile blue histochemical method for phospholipids. Stain Technol. **28**, 13—18 (1953). — **Menten, M. L.,** and **M. P. Smith:** Amer. J. Dis. Childr. **52**, 54—60 (1936). — **Menzel, W.,** u. **J. Othlinghaus:** Inversion des Blutzuckertagesrhythmus durch Percorten. Dtsch. med. Wschr. **1948**, 326—329. — **Merckel:** Die Krankheiten der Nebennieren. In Handbuch der speziellen Pathologie und Therapie, hrsg. von v. Ziemssen, Bd. 8, S. 281—314. Leipzig 1875. — **Merkel, Friedrich:** Handbuch der topographischen Anatomie zum Gebrauch für Ärzte. Bd. 1. Braunschweig 1885—1890. Bd. 2. Braunschweig 1899. — Die Anatomie des *Menschen*. Mit Hinweisen auf die ärztliche Praxis. Wiesbaden 1915. — **Mercker, Hermann,** u. **Erich Opitz:** Die Gefäße der Pia mater höhenangepaßter *Kaninchen*. Pflügers Arch. **251**, 117—122 (1949). — **Merklin, R. J.,** and **J. H. Leathem:** The effect of estradiol dipropionate on prepuberal *mice*. Amer. Soc. Zool. Chicago. Anat. Rec. **99**, 659 (1947). — **Merland, P. A.:** Appareil de Golgi et vacuome dans la surrénale de *cobaye* gravide. C. r. Soc. Biol. Paris **102**, 929—930 (1929). — Cellules nerveuses sympathiques et cellules névrogliques de la médullo-surrénale. C. r. Assoc. Anat. **1937**, 307. — **Méry:** Observations faites sur un foetus *humain* monstrueux et proposées à l'Académie. Hist. Acad. Sci. Paris. Mém. **1720**, 8, 13. — **Messing, Arnold,** and **M. F. Ashley-Montagu:** A note on a case of true congenital solitary kidney with double postrenal inferior vena cava. Anat. Rec. **53**, 173—175 (1932). — **Mettenheimer, H.:** Ein Beitrag zur topographischen Anatomie der Brust-, Bauch- und Beckenhöhle des neugeborenen *Kindes*. Morph. Arb. **3** (1893). — **Metzger:** Zur Kenntnis der wirksamen Substanzen der Nebennieren. Diss. Würzburg 1897. — **Metzger, H., G. Hoerner** et **Ch. Maurer:** Un cas de syndrome de Cushing avec symptomatologie fruste et vérification anatomique. Bull. Soc. méd. Hôp. Paris **1936**, 1316—1318. — **Metzger, Henri, Louis Fruhling** et **Marguerite Meschenmoser:** Maladie de Cushing avec tumeur hyperplasique à cellules basophiles de l'hypophyse. Ann. d'Endocrin. **9**, 35—47 (1948). — **Metzger, J. D.:** Opuscula anatomica et physiologica. Gott. 1790. — Exercitationes anatomicae. Regiomon. 1792. — **Metzker, H.:** Frankf. Z. Path. **58** (1943). — **Metzner, H.:** Beiträge zur Kenntnis der primären Nierengeschwülste. Diss. Halle 1888. — **Meyer, A. W.:** Some morphological effects of prolonged inanition. J. of Med. Res. **36**, 51—78 (1917). — **Meyer, Eberhard Robert:** Zur Frage der Neurosekretion sympathischer Ganglien nach Untersuchungen des Ganglion stellatum bei *Tier* und *Mensch*. Beitr. path. Anat. **111**, 373—380 (1950). — **Meyer, F.:** Sitzgsber. naturforsch. Ges. Leipzig **2** (1875). — **Meyer, Joachim-Ernst:** Über Befunde am Ganglion stellatum bei Kausalgie. Klin. Wschr. **1947**, 372—374. — **Meyer, K. H.:** Cold Spring Harbor. Symp. Quant. Biol. **6**, 91 (1938). — Adv. Enzymol. **3**, 109 (1943). — Protein Chem. **2**, 249 (1945). — Physiologic. Rev. **27**, 335—359 (1947). — **Meyer, K.,** and **E. Chaffee:** J. of Biol. Chem. **138**, 491 (1941). — **Meyer, K., R. Dubos** and **E. M. Smyth:** J. of Biol. Chem. **118**, 71 (1937). — **Meyer, K., G. L. Hobby, E. Chaffee** and **M. H. Dawson:** J. of Exper. Med. **71**, 137 (1940). — J. of Exper. Med. **73**, 309 (1941). — **Meyer, K. H.,** u. **M. Odier:** Experientia (Basel) **2**, 311 (1946). — **Meyer, K. H., M. Odier** u **A. Siegrist:** Helvet. chim. Acta **31**, 1400 (1948). — **Meyer, K. H., E. M. Smyth** and **M. H. Dawson:** J. of Biol. Chem. **128**, 319 (1939). — **Meyer, K., E. M. Smyth** and **E. Gallardo:** Amer. J. Ophthalm. **21**, 1083 (1938). — **Meyer, Robert:** Akzessorische Nebennieren im Ligamentum latum. Z. Geburtsh. **38**, 316, 543 (1898). — Zur Bedeutung der akzessorischen Nebennieren im Ligamentum latum. Z. Geburtsh. **46**, 19 (1901). — Embryonale Gewebseinschlüsse in den weiblichen Genitalien. In Lubarsch-Ostertag, Bd. 9/2, S. 624. 1903a. — Die subserösen Epithelknötchen an Tuben, Ligamentum latum, Hoden und Nebenhoden (sog. Keimepithel- oder Nebennierenknötchen). Virchows Arch. **171**, 443 (1903b). — Zbl. Gynäk. **1908**, 1149. — Embryonale Gewebsanomalien, besonders des männlichen Geschlechtsapparates. In Lubarsch-Ostertag, Bd. 15, S. 545. 1911. — Nebennieren bei *Anencephalen*. Virchows Arch. **210**, 138 (1912). — **Meyer, Roland K.,** and **W. H. McShan:** Hormone-enzyme relationship. Recent. Progr. in Hormone Res. **5**, 465—515 (1950). — **Meyer, R. K., C. H. Mellish** and **H. Kupperman:** The gonadotropic and adrenotropic content of the pituitary gland of the *chicken*. Amer. Soc. Zool. Anat. Rec. **70**, 46 (1937). — The gonadotropic and adrenotropic hormones of the *chicken* hypophysis. J. of Pharmacol. **65**, 104—114 (1939). — **Meystre, Ch.,** u. **K. Miescher:** Über Steroide. 36. Mitt. Zur Darstellung von Saccharinderivaten der Steroide. Helvet. chim. Acta **27**, 1153—1160 (1944). — **Meythaler:** Über die adrenale Gegenregulation auf Insulin bei den verschiedenen Konstitutionstypen. (56. Kongr. Dtsch. Ges. Inn. Med.) Klin. Wschr. **1950**, 661. — **Michael:** Zum Vorkommen accessorischer Nebennieren. Dtsch. Arch. klin. Chir. **43**, 120—124 (1888). — **Michaelis, L.:** Virchows Arch. **164** (1901a). — Dtsch. med. Wschr. **1901**b. — Einführung in die Farbstoffchemie für Histologen. Berlin 1902. — Der heutige Stand der allgemeinen Theorie der histologischen Färbung. Arch. mikrosk. Anat. **94**, 580—603 (1920). — Fett. Enzykl. mikrosk. Technik 1, 731 (1926). — **Michaelis, L.,** and **S. Granick:** J. Amer. Chem. Soc. **67**, 1212 (1945). — **Michaelis, Werner:** Variationsstatistische Untersuchungen über die

Kerngrößen und das Verhältnis von ein- und zweikernigen Zellen in der *menschlichen* Leber. Z. mikrosk.-anat. Forsch. **43**, 567—580 (1938). — **Micheel, Fritz**, and **Kurt Kraft:** Constitution of vitamin C. Nature (Lond.) **131**, 274—275 (1933). — **Mieremet, C. W. G.:** Ein aus den verschiedenen Elementen des Knochenmarks bestehender Tumor in der Nebenniere. Zbl. Path. **30** (1919/20). — **Miescher, K.:** Recherches récentes en Suisse dans le domaine des hormones. Experientia (Basel) **2**, 237—250 (1946). — **Miescher, K., W. H. Fischer** u. **Ch. Meystre:** Über Steroide. 33. Mitt. Über Glucoside des Desoxy-corticosterons. Helvet. chim. Acta **25**, 40—42 (1942). — Helvet. chim. Acta **26**, 224 (1943). — **Miescher, K.,** u. **P. Wieland:** Über Steroide. 100. Mitt. Zur Biosynthese der Steroide. Helvet. chim. Acta **33**, 1847—1864 (1950). — **Migliavacca, Angelo:** Zbl. Gynäk. **31**, 1874—1876 (1932). — Irradiazione Roentgen dell'ipofisi e riattivazione parziale dell'ovaio sotte l'azione dell'ormone corticosurrenale. Sulle analogie esistenti fra ormone corticosurrenale e Prolan B. Ricerche sperimentali. Z. Zellforsch. **17**, 662—680 (1933a). — Ormoni, lipoidi ed apparato genitale femminile. Z. Zellforsch. **17**, 681—698 (1933b). — Arch. internat. Physiol. **36**, 137 (1933c). — **Mihálkovics, G. (Victor) v.:** Unter- suchungen über die Entwicklung des Harn- und Geschlechtsapparates der Amnioten (Auszug). III. Die Geschlechtsdrüsen. Internat. Mschr. Anat. u. Physiol. **2**, 387—433 (1885). — **Mikeleitis, B.:** Quantitative Untersuchungen an den Nebennieren der weißen *Maus* nach längerer Insulinbehandlung. Anat. Anz. **89**, 337 (1940). — **Mikkelsen, W. P.,** and **T. T. Hutchens:** Lymphopenia following electrically induced convulsions in male psychotic patients. Endocrinology **42**, 394—398 (1948). — **Mikus:** Fortschr. Ther. **20**, 67 (1944). — **Millar, W. G.:** Malignant melanotic tumour of ganglion cells arising from thoracic sympathetic ganglion. J. of Path. **35**, 351—357 (1932). — **Miller:** Amer. J. Anat. **40** (1927). — **Miller, Alden H.:** The refractory period in light-induced reproductive development of the *golden-crowned sparrow*. Amer. Soc. Zool. Chicago. Anat. Rec. **99**, 596 (1947). — **Miller, A. M.:** Liver glycogen response to adrenal cortical extract of diabetic and non-diabetic *rats*. Proc. Soc. Exper. Biol. a. Med. **72**, 635—636 (1949). — **Miller, A. M.,** and **Ralph I. Dorfman:** Endocrinology **42**, 174 (1948a). — Isolation of urinary steroids from a patient with apparent adrenal involvement. J. Clin. Endocrin. **8**, 607 (1948b). — **Miller, A. M., Ralph I. Dorfman** and **Max Miller:** Metabolism of the steroid hormones: metabolism of dehydroisoandrosterone. Endocrinology **46**, 105—110 (1950). — **Miller, A. M., R. I. Dorfman** and **E. L. Severinghaus:** Metabolism of the steroid hormones: the isolation of an androgen from *human* urine containing an 11-oxygen substitution in the steroid ring. Endocrinology **38**, 19—25 (1946). — **Miller, B. F.,** and **D. D. van Slyke:** J. of Biol. Chem. **114**, 583 (1936). — **Miller, E. H.:** Amer. J. Physiol. **75**, 267 (1925/26). — **Miller, E. O. v., O. Mickelsen** and **A. Keys:** Proc. Soc. Exper. Biol. a. Med. **67**, 288—292 (1948). — **Miller, G. S.:** The families and genera of *bats*. United States Nat. Mus. Bull. **57** (1907). — **Miller, H. C.:** Endocrinology **32**, 443 (1943). — **Miller, H. C.,** and **D. C. Darrow:** Amer. J. Physiol. **132**, 801—809 (1941). — **Miller, J. W.:** Ein Paragangliom des Brustsympathicus. Zbl. Path. **35**, 85—94 (1924). — **Miller, Malcolm R.:** The seasonal histological changes occuring in the ovary, corpus luteum, and testis of the viviparous *lizard, Xantusia vigilis*. Univ. California Publ. Zool. **47**, 197—224 (1948a). — The gross and microscopic anatomy of the pituitary and the seasonal histological changes occuring in the pars anterior of the viviparous *lizard, Xantusia vigilis*. Univ. California Publ. Zool. **47**, 225—246 (1948b). — Some aspects of the life history of the *Yucca night lizard, Xantusia vigilis*. Copeia **1951**, No 2, 114—120. — The normal histology and experimental alteration of the adrenal of the viviparous *lizard, Xantusia vigilis*. Anat. Rec. **113**, 309—323 (1952). — **Miller, R. A.:** Cytological criteria of activity in the glomerular and fascicular zones of the adrenal cortex in *mice*. Amer. Assoc. Anat. Philadelphia. Anat. Rec. **103**, 73 (1949). — Cytological phenomena associated with experimental alteration of secretory activity in the adrenal cortex of *mice*. Amer. J. Anat. **86**, 405 (1950). — **Miller, R. A.,** and **O. Riddle:** Stimulation of adrenal cortex of *pigeons* by anterior pituitary hormones and by their secondary products. Proc. Soc. Exper. Biol. a. Med. **41**, 518—522 (1939a). — Rest, activity and repair in cortical cells of the *pigeon* adrenal. Anat. Rec. **75**, Suppl., 103 (1939b). — The cytology of the adrenal cortex of normal *pigeons* and in experimentally induced atrophy and hypertrophy. Amer. J. Anat. **71**, 311—341 (1942a). — Effects of adrenal cortical hormones alone and in combination with prolactin on body and visceral weights in hypophysectomized *pigeons*. Amer. Soc. Zool. Anat. Rec. **84**, 490 (1942b). — Effects of prolactin and cortical hormones on body weight and food intake of adrenalectomized *pigeons*. Proc. Soc. Exper. Biol. a. Med. **52**, 231—233 (1943). — **Millot** et **Giberton:** C. r. Soc. Biol. Paris **97**, 1674 (1927). — **Mills, G. Y.,** and **S. Rodbard:** Voluntary fluid and salt intake in the normal and the nephrectomized *rat* receiving desoxycorticosterone. J. of Urol. **63**, 492—495 (1950). — **Milne, J.,** and **A. White:** Proc. Soc. Exper. Biol. a. Med. **72**, 424—428 (1949). — **Milne-Edwards, H.:** Leçons sur la physiologie et l'anatomie comparée de l'*homme* et des *animaux*. Paris 1857ff. — **Milovidov, Petr. F.:** Physik und Chemie des Zellkernes. Teil I. Protoplasma-Monographie Bd. 20. 1949. — **Minervini, R.:** Des capsules surrénales. Développement. Structure. Fonction. J. Anat. a. Physiol. **40**, 444—492, 634—667 (1904). — **Minot:** On a hitherto unrecognized forme of blood circulation without capillaries in the organs of the *vertebrata*. Proc. Boston Soc. Nat. Hist. **29** (1900). — **Minot, Ch. S.:** Morphology of the suprarenal capsules. Proc. Amer. Assoc. Adv. Sci. **34** (1883). — *Human* embryology. New York 1892ff. (dtsch. von S. Kaestner, Leipzig 1894ff.). — **Minouchi, T.:** Fol. endocrin. jap. **7**, 185—188 (1932). — **Minovici, S.:** Bull. Soc. Chem. biol. **18**, 369 (1935). — **Minz, B.:** La sécrétion de l'adrénaline: son mécanisme neurohumoral. Paris 1935. — **Mira, M. Ferreira de:** Siehe unter Ferreira. — **Misloslavich, E.:** Bildungs-anomalien der Nebennieren. Virchows Arch. **218** (1914). — Über einseitigen Nebennieren-mangel. Zbl. Path. **30**, 465 (1920). — **Mislowitzer, Ernst:** Die Bestimmung der Wasserstoff-ionenkonzentration in Flüssigkeiten. Berlin 1928. — **Mitchell, Arthur J.,** and **George B. Wislocki:** Selective staining of glycogen by ammoniacal silver nitrate: a new method. Anat. Rec. **90**, 261—266 (1944). — **Mitchell, N.,** and **A. Angrist:** Adrenal rests in the kidney. Arch. of Path. **35**, 46—52 (1943). — **Mitchell, R. M.:** Histological changes and mitotic activity in the *rat* adrenal during postnatal development. Anat. Rec. **101**, 161—185 (1948). — **Mitsukuri:** Stud. from the morphol. lab. Univ. Cambridge 1882a. — On the development of the suprarenal bodies in *mammalia*. Quart. J. Microsc. Sci. **22**, 17—30 (1882b) (= Stud. morphol. lab. Univ. Cambridge 2). — **Mivart:** The *cat*. London 1881. — **Mixner, J. P., A. J. Bergman** and **C. W. Turner:** Relation of certain endocrine glands to body weight in growing and mature *guinea pigs*. Endocrinology **32**, 298—304 (1943). — **Mladenovic u. Lieb:** Z. physiol. Chem. **181**, 22 (1929). — **Mlinkó, Z.:** Z. physiol. Chem. **256**, 42—46 (1938). — **Moehlig, R. C.:** Selective action of suprarenal cortex secretion on mesothelial tissues. Amer. J. Med. Sci. **168**, 553 (1924). — Ann. Int. Med. **1**, 563 (1928); **4**, 1411 (1931). — **Moehlig, R. C.,** and **L. Jaffe:** J. Labor. a. Clin. Med. **27**, 1009 (1942). — **Möhring:** *Lutrae maris* systema biliosum. Acta nat. curios. **5**, 168 (1740a). — *Lutrae maris* systema urinosum et sperma-ticum. Acta nat. curios. **5**, 169 (1740b). — **Moellendorff, Wilhelm v.:** Z. Zellforsch. **32**, 35 (1942). — Lehrbuch der Histologie und der mikroskopischen Anatomie des *Menschen* (be-gründet von Philipp Stöhr) 25. Aufl. Jena 1943. — **Moeller-Christensen:** Nord. Tidskr. Med. **6** (1933). — **Möllerström, J., O. Lindberg** and **Hj. Holmgren:** Apparatus for measuring radioactivity in histological preparations. Acta anat. (Basel) **7**, 1—4 (1949). — **Mönckeberg, I. G.:** Die Tumoren der Glandula carotica. Beitr. path. Anat. **38**, 1—66 (1905). — **Moeri, E.:** Les surrénales chez le *foetus*, le *nouveau-né*, le *nourrisson* et l'*enfant*. Rapports avec l'hypophyse. Signification et involution de la corticale foetale. Lacunes de la corticale externe. Surrénales de l'*anencéphale*. Acta endocrinol. (Københ.) **8**, 259—311 (1951). — **Moers:** Über den feineren Bau der Nebenniere. Arch. path. Anat. **29**, 336—358 (1864). — **Mohr:** Über einen Nebennierentumor der rechten Niere bei gleichzeitiger hypoplastisch-akzessori-scher Nebenniere im Schwanz des Pankreas. Beitr. path. Anat. **1913**. — **Molander, David W.:** Alloxan-induced destruction of pancreatic islet beta cells and glucose tolerance. Amer. Assoc. Anat. Wisconsin. Anat. Rec. **100**, 697 (1948). — **Molander, David W.,** and **A. Kirsch-baum:** J. Labor. a. Clin. Med. **34**, 492—496 (1949). — **Molhaut, M.:** Revue neur. **69**. — **Moli-nelli, E. A.:** Tesis Fac. Med. Buenos Aires **1926**. — **Mollière:** Capsule surrénale. Dict. enzycl. Dechambre, 3. sér. t. III o. J. — **Moltschanow, Wassili:** Die Nebennieren und ihre Verände-rungen bei der Diphtherie. Moskau 1909. — **Monaci, M.:** Le duplicit à vere e false delle ghiandole surrenali. Arch. „De Vecchi" (Firenze) **16**, 651—667 (1951). — **Mondolfo, H., y E. Hounie:** Dia méd., B. Air. **19**, 1112 (1947). — **Monné, L.,** and **D. B. Slautterback:** Exper. Cell. Res. **1**, 477 (1950). — **Monro:** A., Elements of the anatomy of the *human* body. Edinburgh 1825. — **Monti:** Arch. Kinderheilk. **6** (1885). — **Montigel, C., u. F. Verzár:** Untersuchungen über den Kohlehydratstoffwechsel nach Adrenalektomie. I. Mitt. Abnahme der Glykogenphosphorylierung bei adrenalektomierten *Katzen* und *Hunden* und Wiederherstellung durch Desoxycorticosteron und andere Steroidhormone. Helvet. physiol. Acta **1**, 115—135 (1943a). — Untersuchungen über den Kohlehydratstoffwechsel nach Adrenalektomie. II. Mitt. Glykogenbildung unter dem Einfluß von Desoxycorticosteron. Helvet. physiol. Acta **1**, 137—141 (1943b). — Untersuchungen über den Kohlehydratstoff-wechsel nach Adrenalektomie. III. Mitt. Die Serum-Amylase. Helvet. physiol. Acta **1**, 143—148 (1943c). — **Montpellier, J.,** et **L. Chiapponi:** Folliculine et glandes à sécrétion interne: thyroide, surrénales, rate, foie. C. r. Soc. Biol. Paris **104**, 375—376 (1930). — **Moog, Florence:** Localizations of alkaline and acid phosphatases in the early embryogenesis of the *chick*. Biol. Bull. **86**, 51—80 (1944). — The development of alkalin phosphomono-esterase in the gut of *chick* embryos, and young chicks. Amer. Soc. Zool. Chicago. Anat. Rec. **99**, 608 (1947). — The influence of cortisone on the differentiation of phosphatase in the duodenum of the young *mouse*. Anat. Rec. **113**, 524—525 (1952). — **Moon, H. D.:** Effect of adrenocorticotropic hormone on the sexual development of spayed *rats*. Proc. Soc. Exper. Biol. a. Med. **37**, 36—37 (1937a). — Preparations and biological assay of adrenocorticotropic hormone. Proc. Soc. Exper. Biol. a. Med. **35**, 649—652 (1937b). — Effect of adrenocorticotropic hormone in 4-day-old *rats*. Proc. Soc. Exper. Biol. a. Med. **43**, 42—44 (1940). — **Moore, B.:** J. of Physiol. **17**, 14 (1895). — J. of Physiol. **21**, 382 (1897). — **Moore, B.,** and **C. Purinton:** On the absence of active principle and chromogen of the suprarenal gland in the *human* embryo and the child at birth. Amer. J. Physiol. **4** (1909). — **Moore, B.,** and **Swale Vincent:** The comparative chemistry of the suprarenal capsules. Proc. Roy. Soc. Lond. **62**, 280—283 (1898a). — Further observations upon the comparative chemistry of the suprarenal capsules, with remarks upon the non-existence of suprarenal medulla in *teleostean* fishes. Proc. Roy. Soc. Lond. **62**, 352—354 (1898b). — Proc. Roy. Soc. Lond. **67.** — **Moore, C. R.:** The role of the fetal endocrine glands in development. J. Clin. Endocrin. **10**, 942—977 (1950). — **Moore, C. R., W. Hughes** and **T. F. Gallagher:** *Rat* seminal vesicle cytology as a testis-hormone indicator and the prevention of castration changes by testis-extract injection. Amer. J. Anat. **45**, 109—136 (1930). — **Moore, C. R.,** and **C. F. Morgan:** Endocrinology **32**, 17 (1943). — **Moore, C. R., D. Price** and **T. F. Gallagher:** *Rat*-prostate cytology as a testis-hormone indicator and prevention of castration changes by testis-extract injections. Amer. J. Anat. **45**, 71—107 (1930). — **Moore, C. R.,** and **L. T. Samuels:** The action of testis hormone in correcting changes induced in the *rat* prostate and seminal vesicles by vitamin B deficiency or partial inanition. Amer. J. Physiol. **96**, 278—288 (1931). — **Moore, T.,** and **S. N. Ray:** Vitamin C and hexuronic acid. Nature (Lond.) **130**, 997 (1932). — **Morano:** Studio sulle capsule surrenali. Napoli 1870. — **Morato, M. J. Xavier:** C. r. Soc. Biol. Paris **105**, 156 (1930). — Anat. Rec. **74**, 297—320 (1939). — Contribution à l'étude du développement de l'hypophyse. Arch. Sci. biol. **8**, 137—148 (1945). — **Moreira, M., R. E. Johnson, A. P. Forbes** and **F. Comolazio:** Amer. J. Physiol. **143**, 169—176 (1945). — **Morel, J.,** et **P. J. Gineste:** Action des implantations répétées de thyroïde, de thymus et de cortico-surrénale sur la thyroïde du jeube *lapin*. C. r. Soc. Biol. Paris **130**, 465 (1939). — **Morgagni, Joh. Bapt.:** Opuscula miscellanea. Venetiis 1763. — De causis et sedibus morborum (Nebenniere XVII, 8). — Epistola de iis quae in Acad. Bononiensi ab Arch. Valsalva recitata sunt. Diss. I.—III. Renum succenturiatorum excretorii ductus, horum finis et usus. Comment. bonon. **1**, 377, o. J. — **Morgan, A. F.,** and **H. D. Simms:** Adrenal atrophy and senescence produced by a vitamin deficiency. Science (Lancaster, Pa.) **89**, 565 (1939). — **Mori, Shigeki:** Trans. Jap. Path. Soc. **11**, 57 (1921). — Acta dermat. (Kioto) **1**, 173 (1923a). — Nippon Biseibut sugaku Byorigabu Zasshi **17.** 227 (1923b). **Morin, F.,** u. **V. Bötner:** Morph. Jb. **85**, 470—504 (1941). — **Morin, G., J. Vial** et **J. Guyotat:** Action du froid sur l'adrénalino-sécrétion chez le *chien*. C. r. Soc. Biol. Paris **136**, 593—595 (1942). — **Morino, S.:** Arch. Farmacol. sper. **36**, 172—185 (1923). — **Morone, Carlo,** e **Giancarlo Zorzoli:** Ricerche istichimiche sul pigmento delle cellule nervose dei gangli simpatici normali e patologici (endoarterite obliterate, ipertensione arteriosa essenziale). Riv. Pat. e Clin. **5**, 223—232 (1950). — **Morrell, J. A.,** and **J. W. Hart:** Studies on stilbestrol. I. Some effects of continuous injections of stilbestrol in the adult female rat. Endocrinology **29**, 796—808 (1941). — **Morris, H.:** *Human* anatomy. 9. edit. by C. M. Jackson. 1933. — **Morrison, R. W.,** and **M. H. Hack:** Amer. J. Path. **25**, 597 (1949). — **Mortell, Edward J.:** Masculinizing ovarian tumor of adrenal type. J. Nat. Canc. Inst. **9**, 277—283 (1949). — **Morvan, R.:** Thèse de Lyon. 1936. — **Moscata, G.:** Fol. med. (Napoli) **8**, 353 (1922). — **Mosonyi, Johann:** Z. physiol. Chem. **237**, 173 (1935). — **Mosonyi, Johann,** u. **S. Vilma Herman:** Über die Wirkung adrenalinverwandter Verbindungen auf den Kohlenhydratstoffwechsel. Arch. exper. Path. u. Pharmakol. **206**, 87—101 (1949). — **Mossman, H. W.:** Glandular tissues of the adult mammalian ovary. Anat. Rec. **94**, 484 (1946). — **Mossman, H. W.,** and **I. Judas:** Accessory corpora lutea, lutein cell origin, and the ovarian cycle in the Canadian porcupine. Amer. J. Anat. **85**, 1—40 (1949). — **Mote, John R.** (edit. by): Clinical use of ACTH. Proceedings of the second clinical ACTH conference. Vol. I: New basic research, Vol. II: Therapeutics. 1951. — **Mott, Fr. W.:** An abstract of the histological survey of the suprarenal capsules of one hundred cases dying in hospitals and asylians. Schweiz. Arch. Neur. **13**, 526—536 (1923). — **Motta, G.:** Orv. Hetil. (ung.) **11** (1931). — **Moulin, F. de:** Über die Struktur des Zellprotoplasma. Z. Zell. Gewebelehre **1**, 507—516, o. J. — **Mouriquand, G., A. Leulier** et **P. Sédallian:** C. r. Soc. Biol. Paris **79**, 19—23 (1928). — **Mouriquand, G.,** et **A. Leulier:** C. r. Acad. Sci. **183**, 1353 (1926). — J. Physiol. et Path. gén. **25**, 308—318 (1927). — Un problème d'histophysiologie surrénale. La question de l'adrénaline masquée. Bull. Histol. appl. **14**, 65—68 (1937). — **Mouriquand, G., H. Tete** et **J. Lavaud:** C. r. Soc. Biol. Paris **127**, 1500 (1938). — **Moya, Francisco, J. L. Prado, R. Rodriguez, K. Savard** and **Hans Selye:** Effect of the dietary protein concentration upon the secretion of adrenocorticotrophin. Endocrinology **42**, 223—229 (1948). — **Moya, Francisco,** and **Hans Selye:** Effect of desoxycorticosterone upon hypophyseal corticotrophin production. Proc. Soc. Exper. Biol. a. Med. **68**, 529—531 (1948). — **Mühlmann, M.:** Zur Histologie der Nebenniere. Virchows Arch. **146**, 365—368 (1896a). — Zur Physiologie der Nebenniere. Dtsch. med. Wschr. **1896 Ib**, 409—411. — Wachstum, Altern, Tod. Erg. Anat. **27**, 1—245 (1927). — **Müller:** Anatomie und Physiologie des *Rindes*. 1876. — Anatomie und Physiologie des *Pferdes*. 1879. — Anat. Anz. Ergh. **1906**, 441. — **Müller:** De genitalium evolutione. Halae 1815. — **Müller, C.:** Beziehungen der Nebennierenrinde zu den Geschlechtsorganen. Klin. Wschr. **1930 IIa**, 42. — Experimentelle Begründung der funktionellen Beziehung der

Nebennierenrinde zu den Geschlechtsorganen. Klin. Wschr. **1930**b, 1967. — **Müller, E.:** Z. physiol. Chem. **237**, 35 (1935). — **Müller, Ernst:** Die kolorimetrische Bestimmung des Cholesterins und seiner Ester in Geweben und Flüssigkeiten des tierischen Körpers mittels der Liebermann-Burchardschen Reaktion. Beitr. path. Anat. **80**, 140—144 (1928). — **Müller, Heinrich:** Die Regeneration der Schilddrüse. Ein weiterer Beitrag zur einheitlichen Erklärung der geweblichen Neubildungen. Frankf. Z. Path. **62**, 307—315 (1951). — **Müller, J.:** Die Nebennieren von *Gallus domesticus* und *Columba livia domestica*. Ein Beitrag zur makroskopischen und mikroskopischen Anatomie der Nebennieren der *Hausvögel*. Z. mikrosk.-anat. Forsch. **17**, 303—352 (1929). — **Müller, Johannes:** De glandularum secernentium structura penitiori earumque prima formatione. Lipsiae 1830. — Handbuch der Physiologie. Coblenz 1833. — Vergleichende Anatomie der *Myxinoiden*, der *Cyclostomen* mit durchbohrtem Gaumen. In mehreren Fortsetzungen. Berlin 1835—1845. — Jahresbericht über die Fortschritte der anat.-physiol. Wissenschaften im Jahre 1837. Müllers Arch. Anat., Physiol. u. wiss. Med. XCI—CXLVIII, **1938**. — Untersuchungen über die Eingeweide der *Fische*. Berlin 1845. — In Hildebrandts Anatomie, 4. Teil, S. 355, 356. — **Müller, L. R.:** Über Physiologie und Pathologie der Triebe. Dtsch. med. Wschr. **1947** I, 359—362. — **Müller, Rolf:** Untersuchungen über das Vorkommen von Vitamin C im Hoden des *Menschen*. Z. mikrosk.-anat. Forsch. **52**, 440—454 (1942). — **Müller, W.:** Das Urogenitalsystem des *Amphioxus* und der *Cyclostomen*. Jena. Z. Naturwiss. **9** (N. F. 2), 94—129 (1875).— **Müller, Willi:** Zur Problematik der Lokalisation von Vitamin C in der Zelle. Z. Zellforsch. **37**, 573—582 (1952). — **Münz, M.:** Handbuch der Anatomie des *menschlichen* Körpers. Landshut 1815—1827. — **Muirhead, E. E., C. T. Ashworth, L. A. Kregel** and **J. M. Hill:** Arch. Surg. **45**, 863—889 (1942). — **Mulinos, M. G.,** and **L. Pomerantz:** Pseudo-hypophysectomy: A condition resembling hypophysectomy produced by malnutrition. J. Nutrit. **19**, 493—504 (1940). — The reproductive organs in malnutrition: Effects of chorionic gonadotropin upon the atrophic genitalia of underfed male *rats*. Endocrinology **29**, 267—275 (1941a). — Amer. J. Physiol. **1941**b, 132, 368. — **Mulinos, M. G., L. Pomerantz** and **M. E. Lojkin:** Endocrinology **31**, 276—281 (1942). — **Mulinos, M. G., C. L. Springarn** and **M. E. Lojkin:** Amer. J. Physiol. **135**, 102 (1941). — **Mulon, Paul:** Excretion des capsules surrénales du *cobaye* dans les vaisseaux sanguins. C. r. Soc. Biol. Paris **54**, 1540—1542 (1902a). — Note sur la constitution du corps cellulaire des cellules dites „spongieuses" des capsules surrénales chez le *cobaye* et le *chien*. C. r. Soc. Biol. Paris **1902**b, 1310—1312. — Divisions nucléaires et rôle germinatif de la couche glomérulaire des capsules surrénales du *cobaye*. C. r. Soc. Biol. Paris **55**, 592—595 (1903a). — Note sur une réaction colorante de la graisse des capsules surrénales du *cobaye*. C. r. Soc. Biol. Paris **55**, 452—454 (1903b). — Sur le pigment des capsules surrénales chez le *cobaye*. C. r. Assoc. Anat. **5**, 143—151 (1903c). — Réaction de Vulpian au niveau des corps surrénaux des *Plagiostomes*. C. r. Soc. Biol. Paris **55**, 1156 (1903d). — Sur une localisation de la lecithine dans les capsules surrénales du *cobaye*. C. r. Soc. Biol. Paris **1903**e.— Spécificité de la réaction chromaffine: Glandes adrénalogènes. C. r. Soc. Biol. Paris **56**, 113—115 (1904a). — Sur une réaction de l'adrénaline „in vitro"; son application à l'étude des surrénales. C. r. Soc. Biol. Paris **56**, 115—116 (1904b). — Les glandes hypertensives ou organes chromaffines. Arch. gén. Méd. **2**, 3265—3277 (1904c). — Action de l'acide osmique sur les graisses. Bibliogr. Anat. **13**, 208—213 (1904d). — Action de l'acide osmique sur la graisse surrénale et les graisses en général (Histochimie et technique). C. r. Assoc. Anat. Toulouse **1904**e, 12—13. — Évolution de la corticale surrénale du *cobaye* avec l'age de l'animal. C. r. Soc. Biol. Paris **59**, 337—339 (1905a). — Sur le pigment des capsules surrénales *(Cobaye)*. Bibliogr. Anat. **14**, 177—182 (1905b). — Note sur la cellule à corps sidérophiles de la surrénale chez le *cobaye*. Bibliogr. Anat. **14**, 223—235 (1905c). — Graisse intranucléaire dans les surrénales de *mammifères*. C. r. Acad. Sci. **139**, 1228—1230 (1905d). — Sur la réaction osmique de la médullaire des surrénales (à propos d'une note de M. Laignel-Lavastine). C. r. Soc. Biol. Paris **58**, 757—758 (1905e). — Sur la couche germinative de la corticale des surrénales chez le *cobaye*. A propos d'une note des Mm. Bernard et Bigart. C. r. Soc. Biol. Paris **1905**f, 592—593. — Arch. gén. Méd. **1905**g. — Résumé d'une note sur les cellules à corps sidérophiles de la capsule surrénale chez le *cobaye*. C. r. Assoc. Anat. Genève 1905. Nancy **1906**a. — Parallèle entre le corps jaune et la corticosurrénale chez le *cobaye*. C. r. Soc. Biol. Paris **61**, 292—293 (1906b). Cristaux de pigment dans les surrénales. Bibliogr. Anat. **16**, 239—244 (1907a). — Importance fonctionelle du pigment dans la surrénale. C. r. Soc. Biol. Paris **62**, 905—906 (1907b). — Lécithine et pigment surrénal du *cobaye*. C. r. Soc. Biol. Paris **66**, 535 (1909). — La méthode des mitochondries (de Benda) appliquée à la corticale surrénale du *cobaye*. C. r. Soc. Biol, Paris **68**, 103—105 (1910a). — Sur les mitochondries de la surrénale (substance corticale, couche graisseuse, *cobaye*). C. r. Soc. Biol. Paris **68**, 872—873 (1910b). — Sur l'existence de graisses antitoxiques. C. r. Soc. Biol. Paris **69**, 389—391 (1910c). — Un processus de sécrétion interne dans la corticale surrénale. C. r. Soc. Biol. Paris **70**, 652—654 (1911). — La corticale surrénale du *chien*. C. r. Soc. Biol. Paris **73**, 714—716 (1912a). — Note sur la capsule surrénale du *mouton*. Considérations histo-physiologiques. Bibliogr. Anat. **22**, 30—36

(1912b). — Modes de formation du pigment figuré dans la corticale surrénale. C. r. Soc. Biol. Paris **72**, 176 (1912c). — Apparato reticolaire et mitochondries dans la surrénale du *hérisson*. C. r. Soc. Biol. Paris **73** (1912d). — Disparition des enclaves de cholestérine de la surrénale au cours de la tetanisation faradique ou strychnique. C. r. Soc. Biol. Paris **75**, 189—192 (1913a). — Rapport de la cholestérine avec la pigmentation. C. r. Soc. Biol. Paris **74**, 587 (1913b). — Remarques à propos de la communication de M. A. Prenant. C. r. Soc. Biol. Paris **74**, 929 (1913c). — Du rôle des lipoides dans la pigmentogénèse. C. r. Soc. Biol. Paris **74**, 1023—1027 (1913d). — Processus cytologiques de la sécrétion examinés sur pièces fraîches ou pièces d'autopsie dans la médullaire surrénale. C. r. Soc. Biol. Paris **75**, 29 (1913e). — C. r. Soc. Biol. Paris **75**, 63 (1913f). — Sur la corticale surrénale des *téléostéens*. Première note. C. r. Soc. Biol. Paris **75**, 702 (1913g). — Les lipoides envisagés au point de vue histologique. Rev. gén. Sci. **1914**, 61. — **Mulon, Paul,** et **R. Porak:** Un cas d'absence d'enclaves lipo-cholestériques dans la surrénale *humaine* (Chorée de Huntington). C. r. Soc. Biol. Paris **73**, 281—283 (1912). — Structure des capsules surrénales accessoires chez le *lapin*. C. r. Soc. Biol. Paris **75**, 313—314 (1913a). — Structure de surrénales accessoires en état de suppléance fontionelle. C. r. Soc. Biol. Paris **75**, 258 (1913b). — Du rôle de la corticale surrénale dans l'immunité. C. r. Soc. Biol. Paris **77**, 273 (1914). — **Munk, Immanuel:** Physiologie des *Menschen* und der *Säugetiere*, 4. Heft. Berlin 1897. — **Munk Plum, C.:** Extramedullary blood production. Blood **4**, 142—149 (1949). — **Muntwyler, E., R. C. Mellors** and **F. R. Mautz:** J. of Biol. Chem. **134**, 345 (1940). — **Muntwyler, E., R. C. Mellors, F. R. Mautz** and **G. H. Mangun:** J. of Biochem. **134**, 367 (1940). — **Muralt, Alexander von:** Die Signalübermittlung im Nerven. Basel o. J. — Pflügers Arch. **247**, 1 (1943). — **Muratori, G.:** Ricerche istologiche sull'innervazione del glomo carotico. Arch. ital. Anat. **30** (1932). — Contributo all'innervazione del tessuto paraganglionare amesso al sistema del vago (glomo carotico, paragangli estravagali et intravagali) e all'innervazione del seno carotideo. Anat. Anz. **75** (1932/33). — **Murphy, J. B.,** and **E. Sturm:** Adrenals and suspectibility of transplanted leukemia of *rats*. Science (Lancaster, Pa.) **98**, 568 (1943). — Effect of adrenal cortical and pituitary adrenotropic hormones on transplanted leukemia in *rats*. Science (Lancaster, Pa.) **99**, 303 (1944). — Proc. Soc. Exper. Biol. a. Med. **66**, 303—307 (1947). — **Murray, Hazel C.:** Effect of insulin, adrenal cortical hormones, salt and dl-alanine on carbohydrate metabolism in scurvy. Proc. Soc. Exper. Biol. a. Med. **69**, 351—354 (1948). — Proc. Soc. Exper. Biol. a. Med. **75**, 598 (1950). — **Murray, Hazel C.,** and **A. F. Morgan:** Carbohydrate metabolism in ascorbic acid-deficient *guinea pigs* under normale and anoxic conditions. J. of Biol. Chem. **163**, 401 (1946). — **Murray, Margaret R.,** and **Arthur P. Stout:** Tissue cultures from *human* adult thymus glands. Amer. Assoc. Anat. Wisconsin Anat. Rec. **100**, 699 (1948). — **Murray, R. G.:** Pure cultures of *rabbit* thymus epithelium. Amer. J. Anat. **81**, 369—411 (1947). — **Mussio Fournier, J. C., E. Pollack** and **J. J. Lussich Siri:** Loss of axillary and pubic hair in a patient with Addisons disease and regular menstruations. J. Clin. Endocrin. **9**, 555—556 (1949). — **Muto, C.,** and **M. Takaheshi:** The role of the suprarenal gland in the mechanism of central leucocytosis. Trans. Soc. Path. Jap. **25**, 307 (1935). — **Mutow, T.:** Influence of gestation-lactation and some pathological conditions on the weight of the suprarenal glands in the albino *rat*. Tohoku J. Exper. Med. **30**, 448—464 (1937a). — The influence of diphtheria toxin on the epinephrine content of the suprarenals in *rabbits*. Tohoku J. Exper. Med. **31**, 319 (1937b). — **Myers, Walter:** Brit. Med. J. 9. IV. 1898; **32**, 427 (1905). — **Mylius, Jul.:** Dissertatio de glandulis. Lugduni Batavorum o. J. (rec. in Halleri coll. diss. anat. II, 709).

Naccarati, Sante: On the relation between the weight of the internal secretory glands and the body weight and brain weight. Anat. Rec. **24**, 255—260 (1922). — **Nachmansohn, D.:** C. r. Soc. Biol. Paris **130**, 1065 (1939). — **Nadel, E. M.,** and **J. J. Schneider:** Assoc. Study Intern. Secret. Atlantic City 1951. — **Nagareda, C. Susan,** and **Robert Gaunt:** The lactation-inhibiting action of the methyl ether of bis-dehydrodoissynolic acid and of ethinyl estradiol. Amer. Soc. Zool. Chicago. Anat. Rec. **99**, 661 (1947). — **Nagel:** Über die Structur der Nebennieren. Müllers Arch. Anat., Physiol. u. wiss. Med. **1836**, 365—383. — De renum succenturiatorum structura penitiori. Diss. Berol. 1838. — Müllers Arch. Anat., Physiol. u. wiss. Med. **1838**, 395. — **Nagel, W.:** Über die Entwicklung des Urogenitalsystems des *Menschen*. Arch. mikrosk. Anat. **34**, 269—385 (1889). — **Nahm, L. J.,** and **F. F. MacKenzie:** Cells of the adrenal cortex of the *ewe* during the estrual cycle. Mo. Agric. exper. Sta. Res. Bull. **251**, 2—20 (1937). — **Nakaya, T.:** Über die Vasa privata der Nebenniere. Jap. J. Med. Sci. **9**, 113—118 (1941). — **Nalbandov, A. V.,** and **G. J. Baum:** Endocrinology **43**, 371 (1948). — **Napp, O.:** Über den Fettgehalt der Nebenniere. Virchows Arch. **182**, 314—326 (1905). — **Nassi, Lelio,** e **Francesco Ragazzini:** Sull'azione glicogenolitica adrenalinica in vitro. Boll. Soc. ital. Biol. sper. **23**, 279—281 (1947). — **Natanzon, G. A.:** Active substances of certain tissues and organs acting on the fat and glycogen of the liver. Bull. Ekop. Biol. Med. **11**, 446—448 (1941). — **Nathanson, I. I.,** and **A. M. Brues:** Effect of testosterone propionate upon the mitotic activity of the adrenals in the intact immature female *rat*. Endocrinology

29, 397—401 (1941). — **Nathanson, I. I., L. E. Towne** and **J. C. Aub:** Endocrinology 28, 851 (1941). — **Nathanson, I. I.,** and **H. Wilson:** Endocrinology 33, 189 (1943). — **Nelsen, O. E.:** The formation of early genital rudiment and differentiation of sex in the *opossum.* J. of Morph. 75, 303 (1944). — **Nelson, A. A.:** Accessory adrenal cortical tissue. Arch. of Path. 27, 955 (1939a). — Hemorrhagic cortical necrosis of adrenals in *rats* on deficient diets. Publ. Health Rep. 54, 2250—2256 (1939b). — **Nelson, D. H., H. Reich** and **L. T. Samuels:** Science (Lancaster, Pa.) 111, 578 (1950). — **Nelson, J. M.,** and **C. R. Dawson:** Adv. Enzymol. 4, 99 (1944). — **Nelson, Warren O.:** Proc. Soc. Exper. Biol. a. Med. 27, 596 (1930). — Gonad hormone effects in normal, spayed and hypophysectomized *rats.* Anat. Rec. 64, Suppl. 1, 52 (1935). — Production of sex hormones in the adrenals. Anat. Rec. 81, Suppl., 97 (1941a). — The effect of desoxycorticosterone acetate upon lactation in the *guinea* pig. Anat. Rec. 81, Suppl., 97—98 (1941b). — **Nelson, Warren O.,** and **T. F. Gallagher:** Some effects of androgenic substances in the *rat.* Science (Lancaster, Pa.) 84, 230—232 (1936). — **Nelson, Warren O.,** and **Robert Gaunt:** Initiation of lactation in the hypophysectomized *guinea pig.* Proc. Soc. Exper. Biol. a. Med. 34, 671 (1936). — The adrenals and pituitary in initiation of lactation. Proc. Soc. Exper. Biol. a. Med. 36, 126 (1937). — **Nelson, Warren O., Robert Gaunt** and **Malvina Schweizer:** Effects of adrenal cortical compounds on lactation. Endocrinology 33, 325—332 (1943a). — Effects of adrenal cortical compounds on lactation. Amer. Soc. Zool. Anat. Rec. 87, 459 (1943b). — **Nelson, Warren O.,** and **C. G. Merckel:** Effects of androgenic substances in the female *rat.* Proc. Soc. Exper. Biol. a. Med. 36, 823—825 (1937). — Maintenance of spermatogenesis in hypophysectomized *mice* with androgenic substance. Proc. Soc. Exper. Biol. a. Med. 38, 737—740 (1938). — **Nelson, Warren O.,** and **Helen O. Wheeler:** Some effects of elemental iodine in hypothyroidism. Amer. Assoc. Anat. Wisconsin. Anat. Rec. 100, 699 (1948a). — Federat. Proc. 7, 85—86 (1948b). — **Neubauer, O.,** u. **L. Langstein:** Verh. Ges. Dtsch. Naturforsch. u. Ärzte Karlsbad 1902. — **Neukomm, S.:** L'excretion urinaire globale des 17-cétostéroides et des oestrogènes chez des individus normaux et cancéreux. Schweiz. med. Wschr. 1951, 833—837. — **Neumann, Hans Otto:** Nebennierenknötchen und Paraganglienzellen im Ligamentum latum bzw. Hilus ovarii. Zbl. Gynäk 1925. — Aplasie einer Niere mit gleichzeitiger Mißbildung der inneren weiblichen Genitalorgane. Beitrag zur Morphologie der Mißbildungen. Zbl. ges. inn. Med. 1927, 849—851. — Nebennierenrindenblastome und Interrenalismus. Endokrinol. 15, 41 (1934). — Arch. Gynäk. 162 (1936). — **Neumann, K. O.:** J. of Physiol. 43, Proc. S. XXXI (1911). — The oxygen exchange of the suprarenal gland. J. of Physiol. 45, 48 (1912). — **Neumann: Karlheinz:** Über eine Methode der quantitativen Bestimmung der Phosphatase-Aktivität in $2,5 \times 10^{-7}$ Milligramm Gewebe mittels histologischer Technik. Naturwiss. 36, 89 (1949). — Über histochemisch-quantitative Phosphatasebestimmung. Verh. anat. Ges. (Kiel), Anat. Anz. Ergh. 1951, 165—172. — **Neumann, O.:** Arch. Gynäk. 173, 398 (1942). — Zbl. Gynäk. 67, 646—650 (1943). — **Neurath:** Erg. inn. Med. 3, 46 (1909). — **Neusser, Ed. v.,** u. **J. Wiesel:** Die Erkrankungen der Nebennieren. In Nothnagels Handbuch der speziellen Pathologie, Bd. 18. 1910. — **Newcomb, A. L.:** U.S. Nav. Med. Bull. 46, 273—274 (1946). — **Newman, William, Irwin Feigin, Abner Wolf** and **Elvin A. Kabat:** Histochemical studies on tissue enzymes. IV. Distribution of some enzyme systems which liberate phosphate at p_H 9,2 as determined with various substrates and inhibitors, demonstration of three groups of enzymes. Amer. J. Path. 26, 257—305 (1950). — **Newman, William, Elvin A. Kabat** and **Abner Wolf:** Histochemical studies on tissue enzymes. V. A difficulty in enzyme localization in the acid range due to selective affinity of certain tissues for lead; its dependence on p_H. Amer. J. Path. 26, 489—503 (1950). — **Newton, W. H.,** and **K. C. Richardson:** J. of Endocrin. 2, 322 (1940). — **Neymaun, N.:** Quantitative chemische Untersuchungen über den Cholesteringehalt fetaler Nebennieren. Arch. Gynäk. 168, 79 (1938). — **Nicander, Lennart:** The plasmal reaction of Feulgen and Voit with special reference to the adrenal body. Acta anat. (Basel) 12, 174—197 (1951). — Histological and histochemical studies on the adrenal cortex of *domestic and laboratory animals.* Acta anat. (Basel) Suppl. 16, 14 (1952). — **Nice, L. B.,** and **A. Shiffer:** Endocrinology 15 (1931). — **Nichols, John:** Effects of electrolyte imbalance on the adrenal gland. Arch. of Path. 45, 717—721 (1948a). — Quantitative histochemical changes in the adrenal following exposure to anoxia. J. Aviat. Med. 19, 171—178 (1948b). — Quantitative chemical analysis of the adrenal glands of wild Norway *rats.* Proc. Soc. Exper. Biol. a. Med. 69, 29—31 (1948c). Reactions of the adrenal cortex to diphtheria toxin. J. Elisha Mitchell Sci. Soc. 64, 216—219 (1948d). — The effects of deprivation of water on the adrenal glands of *rats.* Amer. J. Path. 25, 301—307 (1949). — **Nichols, John,** and **A. T. Miller:** Excretion of adrenal corticoids in the sweat. Proc. Soc. Exper. Biol. a. Med. 69, 448—449 (1948). — Effects of cyanide anoxia on adrenal gland of the *rat.* Proc. Soc. Exper. Biol. a. Med. 70, 300—301 (1949). — **Nicholson, Balfour Stewart:** Abnormal position of the suprarenal gland. Brit. Med. J. 1894, 408. — **Nicholson, W. M.:** Bull. Hopkins Hosp. 58, 405 (1936). — **Nickerson, M.,** and **L. S. Goodman:** J. of Pharmacol. 89, 167—185 (1947). — **Nicol, J. A. Colin:** The autonomic nervous system of the *chimaeroid fish Hydrolagus colliei.* Quart. J. Microsc. Sci. **91**, 379—399 (1950). — **Nicolai:** Klin. Wschr. **1942**, 475. — **Nicolai** u. **Helbrich:** Dtsch. med. Wschr. **1944**, 217. — **Nicolas, J.,** et **S. Bonnamour:** Karyokinèse dans la surrénale du *lapin* rabique. C. r. Soc. Biol. Paris **59**, 213—214 (1905). — **Nicolet, B. H.,** and **L. A. Shinn:** The action of periodic acid on α-amino-alcohols. J. Amer. Chem. Soc. **61**, 1615 (1939). — J. of Biol. Chem. **142**, 139 (1942). — **Nicolesi, G.:** Reperti istofunzionali tiroidei di iperattività dopo surrenelectomia studiati col metodo Mallory. Pathologica **30**, 15 (1938). — **Niculescu, I. I.:** Les érithrosomes et les conditions de leur production. Brawo-Jassy 1939. — **Nieburgs, H. E.,** and **Robert B. Greenblatt:** The role of the endocrine glands in body temperature regulation. J. Clin. Endocrin. **8**, 622—623 (1948). — **Niehans, Paul:** 20 Jahre Überpflanzung innersekretorischer Drüsen (August 1927—1947). Rückblick und neue Wege. Bern 1948. — **Nielsen, A. T.:** Preliminary report presented for the Danish Society for Endocrinology. 1948a. — On the quantitative spectrophotometric determination of dehydroandrosterone in pure solutions. Acta endocrinol. (Københ.) **1**, 121—132 (1948b). — **Nielsen, AA. Theil, K. Pedersen-Bjergaard** and **M. Tønnesen:** A spectrophotometrical investigation of the excretion of dehydroandrosterone in the urine of a *woman* with virilizing adenoma of the adrenal cortex. Acta endocrinol. (Københ.) **1**, 141—152 (1948). — **Niemineva, Kalevi:** Observations on the development of the hypophysial-portal system. Acta paediatr. (Stockh.) **39**, 366—377 (1950). — **Nikolaeff, M. P.:** Über die Wirkung verschiedener Gifte auf die Funktion und die Gefäße der isolierten Nebenniere. Z. exper. Med. **42**, 213 (1924). — **Nikolajew, L. P.:** Einige Erwägungen über die morphogenetische Rolle der endokrinen Drüsen im Zusammenhang zur Frage von Änderung individueller und Rassenmerkmale. J. Russe Anthrop. **14**, 86—94 (1925). — Der Einfluß des Hungerns auf den Bau und das Gewicht der inneren Organe bei *Kindern.* In Materialien Anthrop. Ukraine **1**, 182—218, Charkow 1926. — **Nilson, H. W.,** and **Dwight J. Ingle:** Recovery of viable adrenal cortical tissue. Science (Lancaster, Pa.) **84**, 424 (1936). — **Niró-Quesada, O. C.:** Contribucion al estudio experimental del cancer. III. Alteraciones de la corteza suprarenal en la carcinogenesis quimica. Rev. Med. exptl. (Lima) **7**, 15—25 (1948). — **Nishi:** Arch. exper. Path. u. Pharmakol. **61**, 401 (1909). — **Nishimura, S.:** Über die Beziehung zwischen der Nebenniere besonders der Nebennierenrinde und den verschiedenen endokrinen Organen. Fol. endocrin. jap, **4** (1929). — **Nitsch, Kurt:** Das Verhalten der Capillarpermeabilität unter ACTH. Klin. Wschr. **1952**, 228. — **Nix, W. N.:** Diabetes mellitus associated with Addisons disease. Canad. Med. Assoc. J. **49**, 189—191 (1943). — **Nizet, E., C. Heusghem** et **A. Herve:** Réactions corticosurrénaliennes à la suite d'application de rayons X à distance chez le *lapin.* C. r. Soc. Biol. Paris **143**, 876—877 (1949). — **Noble, R. L.:** Direct gynaecogenic and indirect oestrogenic action of testosterone propionate in female *rats.* J. of Endocrin. **1**, 184 (1939). — Amer. J. Physiol. **138**, 346—351 (1943). — Physiology of the adrenal cortex. In The hormones, edit. by Pincus and Thimann. Vol. II, S. 65—180. 1950. — **Noble, R. L.,** and **J. B. Collip:** Augmentation of pituitary corticotrophic extracts and effects on adrenals, thymus and preputial glands of the *rat.* Endocrinology **29**, 934—942 (1941). — **Noble, R. L.,** and **C. G. Toby:** Canad. J. Res. **25**, 189—194 (1947). — J. of Endocrin. **5**, 303—313 (1948). — **Noël, Robert:** Sur une mode d'élaboration de graisse osmioréductrice dans la cellule hépatique de *souris* blanche. C. r. Soc. Biol. Paris **85**, 1930 (1921). — Sur des phénomènes de condensation de corps gras à la surface de mitochondries. C. r. Acad. Sci. **174**, 572 (1922). — **Noël, Robert,** et **G. Pallot:** Recherches histophysiologiques sur la cellule hépatique des *mammifères.* III. Sur la genèse mitochondriale des graisses intrahépatiques. Bull. Histol. appl. **11**, 115 bis 120 (1934). — **Noël, Robert,** et **H. Pigeaud:** Contribution à l'étude cytologique de la corticosurrénale chez le foetus *humain* au cours de son développement in utéro. Bull. Histol. appl. **8**, 157—167 (1931). — **Noll:** Arch. Anat. u. Physiol. **1913.** — **Nolli, B.,** e **M. Palazzoni:** Clin. med. ital., N. s. **72**, 353 (1941). — **Nonnenbruch, W.:** Über die operative Behandlung des Hochdruckes. Klin. Wschr. **1940** I, 409—413. — **Noon:** J. of Physiol. **34**, 332 (1906). — **Nord, Folke:** Über den Einfluß von einigen Aminosäuren auf das chromaffine Gewebe der Nebenniere des *Kaninchens* Beitr. path. Anat. **78**, 297—301 (1927). — **Nordenson:** Acta med. scand. (Stockh.) **196**, 419 (1947). — **Nordmann, M.,** u. **E. Lebküchner:** Zur Kenntnis der Paragangliome an der Aortengabel und am Grenzstrang. Virchows Arch. **280**, 152—171 (1931). — **Nothnagel:** Z. klin. Med. **1.** (1873). — **Noto-Campanella, C.:** Rilievi istologici su alcune ghiandole a secrezione interna dell'immaturo. Arch. Ist. biochim. ital. **14**, 164—186 (1942). — **Novak, J.:** Arch. Gynäk. **101**, 35—64 (1914). — **Nowacki, W.:** Zur Krystallstruktur einiger Sterine und verwandter Verbindungen. 1. Desoxycorticosteronacetat. Helvet. chim. Acta **27**, 1622—1625 (1944). — **Nowakowski, Henryk:** Infundibulum und Tuber cinereum der *Katze.* Dtsch. Z. Nervenheilk. **165**, 261—339 (1951). — **Nowardworski:** Fol. haemat. (Lpz.) **33**, 7 (1926). — **Nuck, A.:** Adenographia. Lugd. Bat. **1691**ff. (und in Mangeti Bibliogr. Anat. T. II.). — **Nürnberger, L.:** Veränderungen an den Nebennieren infantiler weiblicher weißer *Mäuse* nach Injektion von Gravidenurin. Z. mikrosk.-anat. Forsch. **28**, 589 (1932). — **Nuhn, A.:** Lehrbuch der vergleichenden Anatomie. Heidelberg 1878. — **Nusbaum-Hilarowicz:**

Über einige bisher unbekannte Organe der inneren Sekretion bei den *Knochenfischen*. Anat. Anz. **49**, 354 (1916). — **Nylén, B.:** Effect of desoxycorticosteronacetate on kidneys of male white *mice*. Acta anat. (Basel) **2**, 215—218 (1946/47).

Oberdisse, K., u. H. W. Hering: Glykogenneubildung an der isolierten durchströmten Leber; zugleich ein Beitrag zur Frage der Wirkung synthetischer Nebennierenrindenpräparate auf den Glykogenansatz. Naunyn-Schmiedebergs Arch. **205**, 46—54 (1948). — **Oberdisse, K., u. R. Werner:** Klin. Wschr. **1948**, 549—553. — **Oberling, Ch.:** Les formations myélolipomateuses. Bull. Assoc. franç. Étude Canc. **18** (1929). — **Oberling, Ch., et G. Jung:** Paragangliome de la surrénale avec hypertension paroxystique. Bull. Soc. méd. Hôp. Paris **1927**, 366—371. — **Oberling, Ch., et M. Wolf:** Coexistence de quatre tumeurs indépendentes et differentes chez un même sujet. Bull. Soc. Anat. Paris, 6. sér. **20** (1923). — **Oberndorfer, S.:** Keimversprengung von Nebennieren in die Leber. Zbl. Path. **11** (1900). — Beitr. path. Anat. **29**, 516 (1901). — Über Untersuchungen an Nebennieren. **1909**a. — Verh. dtsch. path. Ges. **1909**b. — **Oboussier, H.:** Über die Größenbeziehungen der Hypophyse und ihrer Teile bei *Säugetieren* und *Vögeln*. Roux' Arch. **143**, 182—274 (1948). — **O'Connor, W. J.:** The control of urine secretion in *mammals* by the pars nervosa of the pituitary. Biol. Rev. **22**, 30—53 (1947). — **O'Connor, W. J., and E. B. Verney:** Quart. J. Exper. Physiol. **31**, 393 (1942). — **O'Crowley, C. R., and H. S. Martland:** Adrenal heterotopia, rests and so-called Grawitz tumor. J. of Urol. **50**, 756—768 (1943). — **Odendaal, W. A.:** Effect of continued large doses of estradiol benzoate on gonads, endocrine glands and growth of mature female *rats*. Ann. Univ. Stellenbosch. A **19**, 1—26 (1941). — **Odhelius:** Neue Schwedische Abh. **1785**, 172. — **Odorfer, M.:** Seasonal structural changes in the adenohypophysis of *guinea pigs*. Hung. Acta physiol. **2**, 21—49 (1949). — **Oehme, C.:** Klin. Wschr. **1936**, 512—514. — Naunyn-Schmiedebergs Arch. **184**, 558 (1937). — **Oehme, C., H. Paal u. H. O. Kleine:** Klin. Wschr. **1932** II, 1449. — **Oesterlen:** Beiträge zur Physiologie des gesunden und kranken Organismus. Jena 1843. — **Oesterling, M. J., and C. N. H. Long:** Science (Lancaster, Pa.) **113**, 241 (1951). — **Oestern, H. F.:** Über das anatomische Verhalten der Hypophyse bei *Anencephalen*. Diss. Göttingen 1938. — **Oesterreich, R.:** Compendium der Physiologie. Berlin 1891. — **Oettel, H., u. E. Franck:** Z. exper. Med. **110**, 535 (1942). — **Ogata, Tomosabuno, u. Akira Ogata:** J. of Exper. Med. **25**, 807 (1917). — Über die Henlesche Chromreaktion der sogenannten chromaffinen Zellen und den mikrochemischen Nachweis des Adrenalins. Beitr. path. Anat. **71**, 576—587 (1923). — **Ogawa, J.:** Experimental investigation of hormonal sterility, especially the effect of the suprarenal gland upon the genital function. Japan. J. Obstetr. **14**, 521—543 (1931). — **Ohno, Seishichi:** Über den Adrenalingehalt der Nebennieren bei verschiedenen Krankheiten und mikrochemische Reaktionen von Adrenalin (Chromreaktion und Silberreaktion [Ogatasche Silbermethode)] zur Schätzung des Adrenalingehaltes. Beitr. path. Anat. **71**, 489—494 (1923). — **Ohta, K.:** Arb. med. Fak. Okayama **6**, 1—10 (1938). — **Okajima, K.:** Fettfärbung durch Capsicumrot. Z. wiss. Mikrosk. **29**, 67 (1911). — **Okerblom, Johann:** Die Xanthinkörper der Nebennieren. Z. physiol. Chem. **28**, 60—64 (1899). — **Okey, R.:** A micromethod for the estimation of cholesterol by oxidation of the digitonide. J. of Biol. Chem. **88**, 367—379 (1930). — **Okey, R., L. S. Godfrey and F. Gillium:** The effect of pregnancy and lactation on the cholesterol and fatty acids in *rat* tissues. J. of Biol. Chem. **124**, 489—499 (1938). — **Okinaka, Sh., u. K. Mori:** Über die Veränderungen der doppeltbrechenden Substanz in der Nebennierenrinde unter verschiedenen Bedingungen. Klin. Wschr. **1939**, 931—934. — **Okuneff, N.:** Zur Morphologie der lipoiden Substanzen im Hungerzustande. Beitr. path. Anat. **71**, 99—114 (1923). — **Oleson, M. C., and W. R. Bloor:** The adrenal lipoids of fasted *guinea pigs*. J. of Biol. Chem. **141**, 349—354 (1941). — **Oliver, G., and E. A. Schäfer:** Proc. Physiol. Soc. March 10. 1894. J. of Physiol. **16**, 1 (1894a). — On the physiological action of extracts of the suprarenal capsules. J. of Physiol. **16** (1894b). — Proc. Physiol. Soc. March 16 1895. J. of Physiol. **17**, 9 (1895a). — The physiological effects of extracts of the suprarenal capsules. J. of Physiol. **18**, 230 (1895b). **Olson, Robert E., and Helen Wendler Deane:** A physiological and cytochemical study of the kidney and the adrenal cortex during acute choline deficiency in weanling *rats*. J. Nutrit. **39**, 31—56 (1949). — **Olson, Robert E., F. A. Jacobs, D. Richert, S. A. Thayer, L. J. Köpp and N. J. Wade:** The comparative bioassay of several extracts of the adrenal cortex in tests employing four reparate physiological responses. Endocrinology **35**, 430—455 (1944). — **Olson, Robert E., S. A. Thayer and L. J. Kopp:** Endocrinology **35**, 464—472 (1944). — **Olszewski, Jerzy:** Zur Morphologie und Entwicklung des Arbeitskerns unter besonderer Berücksichtigung des Nervenzellkerns. Biol. Zbl. **66**, 265—304 (1947). — **Omelskyi, Eugen:** Zur Nebennierenpathologie. III. Über einen Fall von Knochenmarksgewebe in der Nebenniere. Zbl. Path. **44** (1928). — **Omura, S.:** Fol. endocrin. jap. **4**, 96 (1929). — Über den Einfluß des Interrenins und Insulins auf den Fettgehalt des ganzen Körpers. Fol. endocrin. jap. **5**, 119 (1930). — **Onozawa, T.:** Quantitative studies on the adrenal medulla and cortex in the growing *rabbit*. Fol. anat. jap. **9**, 183—199 (1931). — **Onslow, H.:** Proc. Roy. Soc. Lond. B **89**, 36 (1917). — **Oppel, Albert:** Vergleichung des Entwicklungsgrades der Organe zu verschiedenen Entwicklungszeiten bei *Wirbeltieren*. Jena 1891. — Lehrbuch der vergleichenden mikroskopischen Anatomie der *Wirbeltiere*. Jena 1896. — **Oppel, Vl. A.**: Epinephrectomy (adrenalectomy) for hyperadrenalinemia in spontaneous gangrene. Ann. Surg. 87, 801—805 (1928). — **Oppenheim, R.**: Les capsules surrénales. Thèse de Paris. 1902. — **Oppenheim, R.,** et **Loeper**: Arch. méd. expér. Anat. 1901. — Lésions des glandes surrénales dans quelques intoxications expérimentales. C. r. Soc. Biol. Paris 1902, 153—155. — **Opsahl, J. C.**: Yale J. Biol. a. Med. 21, 255; 22, 115—121 (1949). — **Orent-Keils, E., A. Robinson** and **E. B. McCollum**: Amer. J. Physiol. 119, 651 (1937). — **Orgler**: Diss. Berlin 1898. — **Orlandi, N.,** e **G. Guardini**: Sulla struttura della pineali. Rev. sudamer. Endocrinol. etc. 12, 1—33 (1929). — **Oroshnik, W.**: J. Amer. Chem. Soc. 67, 1627 (1945). — **Ortega-Mata, Manuel**: Polarographische Methode zur Bestimmung der Ascorbinsäure und ihre Anwendung auf pharmazeutische Präparate. An. Real. Acad. Farmac. 16, 107—116 (1950) (Spanisch). — **Orth, J.**: Lehrbuch der pathologischen Anatomie. 1893. — Über eine Geschwulst des Nebennierenmarkes nebst Bemerkungen über die Nomenklatur der Geschwülste. Sitzgsber. preuß. Akad. Wiss., Physik.-math. Kl. I 1914, 33—46. — **Orthner, Hans,** u. **Theodor Heinrich Schiebler**: Pathologische Anatomie der neuro-endokrinen Erkrankungen. I. Hypophysärer Infantilismus. Ein Fall von Hypophysenzerstörung mit jahrzehntelanger Überlebensdauer. Arch. f. Psychiatr. u. Z. Neur. 186, 59—87 (1951). — **Ortiz, E.**: Physiologic. Zool. 20, 45 (1947). — **Ortmann, Rolf**: Die Frage der Zottenanastomosen in der *menschlichen* Placenta. Unter besonderer Berücksichtigung der Fehlergrenze der Rekonstruktionsmethode nach dem Bornschen Wachsplattenverfahren. Z. Anat. u. Entw.gesch. 111, 173—185 (1941). — Über Kernsekretion, Kolloid- und Vakuolenbildung in Beziehung zum Nukleinsäuregehalt in Trophoblast-Riesenzellen der *menschlichen* Placenta. Z. Zellforsch. 34, 562—583 (1949). — Morphologisch-experimentelle Untersuchungen über das diencephal-hypophysäre System im Verhältnis zum Wasserhaushalt. Klin. Wschr. 1950, 449. — Über experimentelle Veränderungen der Morphologie des Hypophysen-Zwischenhirnsystems und die Beziehung der sog. „Gomorisubstanz" zum Adiuretin. Z. Zellforsch. 36, 92—140 (1951). — **Osawa, G.**: Arch. mikrosk. Anat. 42 (1897). — **Osborn, C. M.,** and **W. J. Eversole**: Federat. Proc. 8, 122 (1949). — **Osborne,** and **Swale Vincent**: J. of Physiol. 1900. — **Osiander**: Handbuch der Entbindungskunst, Bd. 1, S. 733—734. — **Oškaderov, V. I.**: Tiefe anatomische Organveränderungen bei einem *Acephalen* mit rudimentärem Herzen. Trudy Voronešzk. Univ. 4 (1927). — **Osler**: Case of Addisons disease — death during treatment with the suprarenal extract. Johns Hopkins Hosp. Med. Soc. Okt. 19, 1896. Bull. Hopkins Hosp. 7, 208—209 (1896). — **Osogoe, Bunsuke,** and **Kosuke Omura**: Transplantation of hematopoietic tissues into the circulating blood. II. Injection of bone marrow into normal *rabbits*, with special reference to the histogenesis of extra-medullary foci of hematopoiesis. Anat. Rec. 108, 663—685 (1950). — **Oster, K. A.,** and **M. G. Mulinos**: Tissue aldehydes and their reaction with amines. J. of Pharmacol. 80, 132—138 (1944). — **Oster, K. A.,** and **J. G. Oster**: The specificity of sex hormones in the tissue aldehyde shift in the rat kidney and of fuchsin sulfurous acid reagent on aldehydes. J. of Pharmacol. 87, 306—312 (1946). — **Ostertag, Berthold**: Über ererbte und erworbene Konstitution vom Standpunkt des Pathologen. Z. menschl. Vererbgs-u. Konstit.lehre 29, 157—173 (1949). — **Osterwald, K. H.**: Zur Kreislaufwirkung des Nebennierenrindenhormons. Arch. Kreislaufforsch. 14, 205—230 (1948). — **Ott, Erwin, Karl Krämer** u. **Willy Faust**: Über eine neben Ascorbinsäure in der *Ochsen*nebenniere vorkommende Verbindung mit starkem Reduktionsvermögen. Z. physiol. Chem. 243, 199—201 (1936). — **Ott, M. D.**: Changes in the weights of the various organs and parts of the *leopard frog (Rana pipiens)* at different stages of inanition. Amer. J. Anat. 33, 1—56 (1924). — **Ottaviani, G.**: Sulla vascolarizzazione venosa delle ghiandole surrenali dell'*uomo*. Arch. ital. Anat. 36, 173 (1936). — Proposta per la classificazione delle ghiandole a secrezione interna in emocrine e linfocrine. Boll. Soc. ital. Biol. sper. 23, 698—699 (1947). — **Otte, H.**: Zur postnatalen Entwicklung der Nebenniere der weißen *Maus*. Z. mikrosk.-anat. Forsch. 44, 551—562 (1939). — **Otto**: Monstrorum *humanorum* sex disquisitio. 1811. — Handbuch der pathologischen Anatomie (Nebenniere S. 313). Breslau 1814. — Seltene neue Beobachtungen usw. (Nebenniere S. 121). 1816. — **Overend, W. G.**: Desoxy-sugars. XIII. Some observations on the Feulgen nucleal reaction. J. Chem. Soc. (Lond.) 1950, 2559 (2769—2774). — **Overzier, Claus**: Beiträge zur Kenntnis des Hungerödems. Virchows Arch. 314, 655—673 (1947). — Fettansatz trotz Unterernährung. Ärztl. Wschr. 1948a, 135—143. — Zur Klinik und Pathologie des Hungerödems. Ärztl. Wschr. 1948b, 392—398. — Anat. Anz. 96, 488 (1948c). — Gynäkomastie bei paradoxer Fettsucht. Ein Beitrag zum Gynäkomastieproblem. Ärztl. Wschr. 1949a, 4—10. — Z. inn. Med. 1949b, 623. — Med. Kongr. Berlin 19. Nov. 1949. Z. inn. Med. 1950, 564. — Über die Einwirkung des Desoxycorticosteronacetats auf die Nebenniere hypophysektomierter und kastrierter männlicher weißer *Ratten*. Z. mikrosk.-anat. Forsch. 56, 267—326 (1951). — **Owen, Richard**: *Monotremata*. In Todds Cyclopedia, S. 391. London 1847. — On the comparative anatomy of *vertebrates*. London 1866—1868. — **Owens jr., F. M.**: Arch. Surg. 59, 896—902 (1949). — **Owens, H. B.,** and **B. R. Bensley**: On osmic acid as a microchemical reagent, with special reference to the reticular apparatus of Golgi. Amer. J. Anat. 44, 79—109 (1929). — **Oyama,**

Jungji: On the anatomy of the endocrine organs of *Imori, Diemictylus pyrrhogaster* (Bori). Jap. J. Med. Sci. **2** (1925).

Pabst, M. L., R. Sheppard and **M. H. Kuizenga:** Comparison of liver-glycogen deposition and work performance tests for the bioassay of adrenal cortex hormones. Endocrinology **41**, 55—65 (1947). — **Paff, George H.,** and **Joseph Seifter:** The effect of hyaluronidase on bone growth in vitro. Anat. Rec. **106**, 525—537 (1950). — **Page, I. H.:** Amer. J. Physiol. **122**, 352—358 (1938). — J. Amer. Med. Assoc. **140**, 451 (1949). — **Page, I. H.,** and **A. C. Corcoran:** Experimental renal hypertension. Springfield 1948. — **Pagel, W.:** Vergleichende Betrachtungen zur Tuberkulosemorphologie von *Mensch* und Versuchstier. Frankf. Z. Path. **35** (1927). — Mißbildungen der Nebennieren. In Schwalbe u. Gruber, Die Morphologie der Mißbildungen des *Menschen* und der *Tiere*, III. Teil, 14. Liefg, 3. Abt., Kap. 6, S. 525—563. Jena 1929. — **Paiva, L. M. de:** Ovário e adrenal. Suas relacões com a alimentacão e com o benzoato de estradiol. Mem. Inst. Butantan (port.) **20**, 219—226 (1947). — **Pak, C.:** The effect of hyperthyroidism on the action of adrenaline and ephedrine. Chin. J. Physiol. **14**, 231—248 (1939). — **Pal, J.:** Ein Beitrag zur Nervenfärbetechnik. Med. Jb. Wien **1886**, 619—631. — **Palade, G. E.,** and **A. Claude:** J. of Morph. **85**, 35, 71 (1949). — **Paladino, G.:** Per una migliore classificazione delle ghiandole. Rend. Accad. Sci. fis. e nat. (Sez. Soc. R. di Napoli), Ser. 3, 7, 217—221 (1901). — **Palay, S. L.:** Neurosecretion. VII. The preoptico-hypophysial pathway in *fishes*. J. Comp. Neur. **82**, 129—143 (1945). — Neurosecretory phenomena in the hypothalamus of *man* and *monkey*. Anat. Rec. **112**, 68—69 (1952). — **Palladin, Alexander:** Wratschebnoje Djelo (russ.) **63** (1923). — **Palladin, Alexander, A. Utewski** u. **D. Ferdmann:** Beiträge zur Biochemie der Avitaminosen. Nr. 8. Über den Einfluß der Avitaminose normaler und thyreoidektomierter *Kaninchen* auf die Stickstoff-Kreatinin- und Kreatinausscheidung und auf den Blutzucker. Ein Beitrag zur Frage über den Zusammenhang zwischen Sekretion und Vitaminen. Biochem. Z. **198**, 402—419 (1928). — **Pallas:** Novae species *Quadrupedum* e *glirium* ordine. Erlangae 1778. — **Palmer:** J. of Biol. Chem. **73** (1915). — **Palmer** and **Eccles:** J. of Biol. Chem. **71**, 191 (1914). — **Palmer, L. S.:** Carotinoids and related pigments. New York 1922. — **Paneth, F. A.:** Use of radioactive tracers in biological research. Nature (Lond.) **163**, 388—390 (1949). — **Pangborn, M. C.:** A note on purification of lecithin. J. of Biol. Chem. **137**, 545—548 (1941). — **Pankratz, D. S.:** The development of the suprarenal gland in the albino *rat* with a consideration of its possible relation to the origin of foetal movements. Anat. Rec. **49**, 31—49 (1931). — **Pansch, Adolf:** Grundriß der Anatomie. Berlin 1879. (3. Aufl., hrsg. von L. Stieda, Berlin 1891.) — **Panse, Fr.,** u. **J. Gierlich:** Zur Pathogenese der Anencephalie (auf Grund der Untersuchung eines *Akardius* und seines Paarlings). Virchows Arch. **316**, 135—148 (1949). — **Paola, G. di:** Cyclical vaginal response to continuous oestrone treatment in adrenalectomized castrated *rats.* Rev. Soc. argent. Biol. **15**, 61—68 (1939). — **Paolucci, F.:** Effetti della somministrazione di ormone follicolare sulla tiroide e surrenale. Riforma med. **47**, 1071—1074 (1931). — **Pap, Tibor:** Eine neue Methode zur Imprägnation des Retikulums. Zbl. Path. **47**, 116—117 (1930). — Παπαϊωάννου, Λ.: Ἀνατομικὴ τοῦ ἀνθρώπου περιεξοῦσα καὶ ἱστολογίαν καὶ ἐμβρυολογίαν. Ἐν Ἀθήναις. 1888/90. — **Papanicolaou:** Specific adrenal reactions as induced by injections of urine from pregnant *cows* and *women.* Anat. Rec. **48**, 59 (1931). — **Pape, Rudolf:** Biologische Effekte von 1 Jahr lang täglich wiederholten kleinen Röntgendosen. Strahlenther. **84**, 245—254 (1951). — **Papilian** et **Jianu:** Influence du système nerveux végétatif sur le systéme réticulo-endothélial. C. r. Soc. Biol. Paris **60** (1928). — **Pappenheim, A.:** Experimentelle Beiträge zur neuen Leukämietherapie. Z. exper. Path. u. Ther. **15** (1914). — **Pappenheim, S.:** Vermischte Beobachtungen. Über den Bau der Nebennieren und die Nerven der Nieren. Müllers Arch. Anat., Physiol. u. wiss. Med. **1840**, 534—537. — **Pappenheimer:** Proc. New York Path. Soc. **16**, 164 (1916). — **Parade, G. W.:** Med. Klin. **1942.** — **Parat, M.:** Biol. Rev. **2** (1927). — **Parat, M.,** et **M. Parat:** Archives Anat. microsc. **26** (1930). — **Parhon, C. J.:** Sur le rôle des glandes endocrines dans l'organogénèse et l'histogénèse. Bull. Soc. Neur. etc. Jassy **5**, 69. — **Parhon, C. J.,** et **M. Cahane:** C. r. Soc. Biol. Paris **107**, 836—837 (1931). — **Parhon, C. J., M. Cahane** et **V. Marza:** Action des glandes endocrines sur la teneur ein eau du thymus. C. r. Soc. Biol. Paris **97**, 1027—1029 (1927a). — Action des glandes endocrines sur la teneur en eau des capsules surrénales. C. r. Soc. Biol. Paris **97**, 1029—1030 (1927b). — **Parhon, C. J.,** et **M. Parhon:** Sur les relations de la cholestérinémie avec les fonctions endocrines. C. r. Soc. Biol. Paris **90**, 150 (1924). — **Parhon, C. J.,** et **G. Werner:** C. r. Soc. Biol. Paris **107**, 401 (1931); **118**, 1659—1660 (1935). — **Parhon, C. J.,** et **G. Zugravu:** Arch. internat. Neur. **35**, 273—280 (1913). — **Paris, Benoit, Kehl** et **Gros:** C. r. Soc. Biol. Paris **136**, 525, 527, 677, 678 (1942). — **Parker, Newton:** Trans. Roy. Irish Acad. **1892**, 186. — **Parkes, A. S.:** Source of androgenic and estrogenic substances in the urine. Lancet **233**, 902—903 (1937). — The adrenal-gonad relationship. Physiologic. Rev. **25**, 203—254 (1945). — **Parkes, A. S.,** and **Tenney:** Endocrinology **23** (1938). — **Parkes, M. W.,** and **F. Wrigley:** Brit. Med. J. **1951**, 670. — **Parkins, W. M.:** An experimental study of bilateral adrenalectomy in the *fowl.* Anat. Rec. **51**, Suppl., 39 (1931). — **Parmer, L. G.:** Effect of desoxycorticosterone on the development of *rats* treated with thiouracil. Proc. Soc. Exper. Biol. a. Med. **66**, 574 bis 575 (1947). — **Parmer, L. G., F. Katonah** and **A. A. Angrist:** Proc. Soc. Exper. Biol. a. Med. **77**, 215 (1951). —**Parodi:** Giorn. R. Accad. Med. Torino **1903**. — **Parrot, J. L.,** and **G. Richet:** C. r. Soc. Biol. Paris **139**, 1072—1075 (1945). — **Partheil, Heinz:** Ein Fall von Hypertrichosis secundaria. Münch. med. Wschr. **1926**, 1399—1400. — **Partridge, S. M.,** and **T. Swain:** Nature (Lond.) **166**, 272 (1950). — **Parviainen, S., K. Joiva** and **C. A. Ehrnroot:** On the aetiology of eclampsia with special reference to adrenocortical hormones. Ann. chir. et gynaec. fenn. **39**, Suppl. 1, 1—19 (1950). — **Paschkis, K. E.:** Androgenic action of desoxycorticosterone acetate. Proc. Soc. Exper. Biol. a. Med. **46**, 336—338 (1941). — Diseases caused by chronic adrenocortical hyperfunction. Adv. Med. a. Surg. **1952**, 26. — **Paschkis, K. E.,** and **A. Cantorow:** Ann. Int. Med. **34**, 669 (1951). — **Paschkis, K. E., A. Cantarow** and **D. Boyle:** Federat. Proc. **8**, 123—124 (1949a). — J. Clin. Endocrin. **9**, 658 (1949b). — **Paschkis, K. E., A. Cantarow, T. Eberhard** and **D. Boyle:** Thyroid function in the alarm reaction. Proc. Soc. Exper. Biol. a. Med. **73**, 116—118 (1950). — **Paschkis, K. E., A. Cantarow, A. Walking, W. H. Pearlman, A. E. Rakoff** and **D. Boyle:** Federat. Proc. **7**, 90 (1948). — **Patt, H. M., M. N. Swift, E. B. Tyree** and **E. S. John:** Amer. J. Physiol. **150**, 480—487 (1947). — **Patt, H. M., M. N. Swift, E. B. Tyree** and **R. L. Straube:** X-irradiation of the hypophysectomized *rat*. Science (Lancaster, Pa.) **108**, 475—476 (1948). — **Patten, Bradley M.:** *Human embryology*. London 1949. — **Patterson, J., I. M. McPhee** and **A. W. Greenwood:** 17-ketosteroid excretion in adrenal virilism. Brit. Med. J. I **1942**, 35—39. — **Patzelt, Viktor:** Über verschiedene Mißbildungen beim *Frosch*, zugleich ein Beitrag zur Histologie und Entwicklungsgeschichte des Urogenitalapparates. Arch. Entw.mechan. **44**, 256—290 (1918). — Hypoplasie der Keimdrüsen und das Verhalten der Zwischenzellen bei *Rana esculenta*. Arch. mikrosk. Anat. **100**, 1—10 (1923). — Das endokrine System und die Zwischenzellen. Wien 1947. — **Patzelt, Viktor,** u. **J. Kubik:** Arch. mikrosk. Anat. **81** (1912). — **Paucot, H.,** et **P. Gelle:** Maladie d'Addison et grossesse. Gynéc. et Obstétr. **36**, 381—383 (1937). — **Paul, Fritz:** Knochenmarksbildung in der Nebenniere. Virchows Arch. **270**, 785 (1928). — Ostitis fibrosa generalisata, Epithelkörperchen und Nebennieren. Beitr. path. Anat. **87** (1931a). — Die krankhafte Funktion der Nebenniere und ihr gestaltlicher Ausdruck. Virchows Arch. **282**, 256—326 (1931b). — **Pauli, Joh. Guil.:** Progr. de glandulis. Lipsiae 1709. — **Pauling, L.:** The nature of the chemical bond. Ithaca N. Y. **1940**. — **Pauny:** Virchows Arch. **241**, 76—115, (1923). — **Paunz, Theodor:** Über die Rundzellenherde in der Nebenniere. Virchows Arch. **242** (1923). — **Pavone, M.:** Il grasso della corteccia surrenale in gravidanza. Fol. gynaec. **18**, 193—204 (1923). — **Pawlikowski, Thadeusz:** Développement du système chromaffine ou adrénal, et son fonctionnement précoce chez *Amblystoma mexicanum*. C. r. Soc. Biol. Paris **115**, 1261—1264 (1934a). — Sur le fonctionnement précoce du système interrénal chez *Amblystoma mexicanum*. C. r. Soc. Biol. Paris **115**, 1565—1566 (1934b). — C. r. Soc. Biol. Paris **120**, 469 (1935). — Fol. morph. **7**, 218 (1936). — Sur les altérations morphologiques du noyau des cellules chromaffines. Bull. Histol. appl. **15**, 149—164 (1938a). — Recherches sur le tissu chromaffine adrénalinogène des surrénales des *vertébrés*. Posen 1938b. — **Pawlow, M. M.,** u. **B. A. Schazillo:** Arch. exper. Path. u. Pharmakol. **99**, 1—16 (1923). — **Pawlowsky, E.:** Übersicht der während des Krieges und der Revolution (1914—1921) erschienenen russischen Literatur über einige Fragen der Biologie. Biol. Zbl. **43**, 315—349 (1923). — **Paxton, J.:** An introduction to the study of *human* anatomy. London 1834. — **Payne, F.:** Changes in endocrine glands of *fowl* with age. J. of Gerontol. **4**, 193 (1949a). — Endocrinology **45**, 305 (1949b). — **Payne, R. W.:** Endocrinology **45**, 305—313 (1949a). — Federat. Proc. **8**, 125—126 (1949b). — **Pearce, R. H.,** and **E. M. Watson:** The mucopolysaccharides of *human* skin. Canad. J. Res., Sec E **27**, 43—57 (1949). — **Pearl, B.:** Suprarenal apoplexy bilateral. Surg. etc. **47**, 393 (1928). — **Pearse, A. G. Everson:** Cytochemistry of the gonadotropic hormones. Nature (Lond.) **162**, 651 (1948). — The cytochemical demonstration of gonadotropic hormone in the *human* anterior hypophysis. J. of Path. **61**, 195—202 (1949a). — J. Clin. Path. **2**, 81 (1949b). — J. of Path. **62**, 351 (1950a). — Stain Technol. **25**, 95 (1950b). — J. Clin. Path. **4**, 1 (1951a). — Quart. J. Microsc. Sci. **92**, 393 (1951b). — **Pearse, A. G. Everson,** and **L. M. Rinaldini:** Histochemical determination of gonadotrophin in the *rat* hypophysis. Brit. J. Exper. Path. **31**, 540—544 (1950). — **Pearson, Oliver P.:** The submaxillary glands of *shrews*. Anat. Rec. **107**, 161—169 (1950). — **Pearson** u. Mitarb.: Cancer Res. **2**, 943 (1949). — **Pebranyi, G.:** Arch. exper. Path. u. Pharmakol. **197**, 409 (1941). — **Pécaut, Elie:** Cours d'anatomie et de physiologie *humaines*, 2. édit. Paris 1886. — **Pecherer, B.:** Abstracts 118. meet. Amer. Chem. Soc. 2 C. 1950. — **Pechlin, J. H.:** Observationes physicomedicae. Hamburg 1691. — **Peczenik, O.:** Action of sex hormones on the adrenal cortex of the *golden hamster*. Proc. Soc. Roy. Edinburgh B **62**, 59—65 (1944). — **Pedersen, A. Leth:** A case of adrenal virilism persisting unchanged after excision of bilateral adrenocortical adenoma. Acta endocrinol. (København) **1**, 153—169 (1948). — **Peham:** Aus akzessorischen Nebennieren entstandene Ovarialtumoren. Mschr. Geburtsh. **10**, 685 (1899). — **Peindarie:** Les fibres musculaires lisses de la veine centrale surrénale. C. r. Soc. Biol. Paris **83**, 958—960 (1920).

Peiper, H.: Methodik der Exstirpation der Nebennieren. In Handbuch der biologischen Arbeitsmethoden, Liefg 129, Abt. 5, Teil 3 B, Heft 2, S. 149—176. 1924. — **Peiser:** Münch. med. Wschr. **1921** I, 521. — **Pellacani, P.:** Arch. di Sci. med. **3** (1879); **4** (1880). — **Pellegrini, R.:** Atti R. Inst. Veneto **72**, 781 (1916). — **Pellegrino, M.:** Sopra una particulare disposizione della sostanza midollare nelle capsule surrenali *(mammiferi)*. Boll. Soc. Nat. Napoli, Anno 18, Ser. I **1904**, 139—142. — **Pellegrino, Peter C., Glenn M. Morris** and **Sidney Trubowitz:** Eosinophil response to epinephrine and nor-epinephrine. Proc. Soc. Exper. Biol. a. Med. **74**, 330—332 (1950). — **Pellet, A.:** À propos de la structure de la surrénale. C. r. Soc. Biol. Paris **69**, 33 (1910). — **Pemberton, J. de:** Reactions following operations for hyperthyroidism. Ann. Surg. **104**, 417—515 (1936). — **Pemberton, R., J. Eiman, F. M. S. Patterson** and **E. A. Stackhous:** J. Labor. a. Clin. Med. **32**, 1121—1129 (1947). — **Pencharz, R. I.,** and **J. A. Long:** Hypophysectomy in the pregnant *rat*. Amer. J. Anat. **53**, 117—139 (1933). — **Pencharz, R. I.,** and **J. M. W. Olmsted:** Transplants of adrenal cortex into *rat* ovaries. Proc. Soc. Exper. Biol. a. Med. **28**, 600 (1931). — **Pencharz, R. I., J. M. W. Olmsted** and **G. Giragossintz:** Science (Lancaster, Pa.) **72**, 175 (1930). — Survival of *rats* after total and partial adrenalectomy, and adrenal transplantation. Physiologic. Zool. **4**, 501—514 (1931). — **Pende, N.:** Le alterazioni delle capsule surrenali in seguito alla resezione del plesso celiaco e dello splanchnico. Policlinico, Sez. prat. **5**, 7 (1903). — Endocrinologia, 2. Aufl. 1920. — Rev. franç. Endocrin. **1925**. — Conf. alla Tomarkin Found. Milano 1932. — **Penitschka, W.:** Über den Bau des Ganglion cervicale uteri des *Menschen* mit Berücksichtigung der mehrkernigen Ganglienzellen und des chromaffinen Gewebes. Anat. Anz. **66**, 417—434 (1929). — Paraganglion aorticum. Med. Klin. **1930**. — Paraganglion aorticum supracardiale. Z. mikrosk.-anat. Forsch. **25** (1931). — **Pennacchietti, M.:** Arch. ital. Anat. **26**, 528 (1929). — Evoluzione dell'organo interrenale in *cavia cobaya*. Arch. ital. Anat. **30** (1932). — Su particolari momenti dell' organogenesi delle ghiandole surrenali di *mammiferi*. Monit. zool. ital. **49**, 39—44 (1938). — **Perera, G. A.:** J. Amer. Med. Assoc. **129**, 537—538 (1945). — Proc. Soc. Exper. Biol. a. Med. **68**, 48—50 (1948). — Bull. New York Acad. Med. **26**, 75—92 (1950). — **Perera, G. A.,** and **D. W. Blood:** Amer. J. Med. **1**, 602—606 (1946). — Ann. Int. Med. **27**, 401—404 (1947 a). — J. Clin. Invest. **26**, 1109—1118, 1193 (1947 b). — **Perera, G. A., K. L. Pines, H. B. Hamilton** and **K. Vislocky:** Amer. J. Med. **7**, 56—69 (1949). — **Pérez, V.:** Ann. med. int. **1935**. — **Perkins, P. A.:** Addisons disease in pregnancy. J. Amer. Med. Assoc. **99**, 1500—1501 (1932). — **Perla, D.:** Proc. Soc. Exper. Biol. a. Med. **32**, 797—800 (1935). — **Perla, D.,** and **J. Marmorston:** Proc. Soc. Exper. Biol. a. Med. **28**, 478, 650 (1931). — Science (Lancaster, Pa.) **77**, 432 (1933). — Relation of the hypophysis to the spleen. III. J. of Exper. Med. **63**, 599—615 (1936). — Arch. of Path. **23**, 543—575, 683—712 (1937). — Natural resistance and clinical medicine. Boston 1941. — **Perlmutter, Martin,** and **Monroe Mufson:** The hypoglycemic and eosinopenic response to insulin: A test for pituitary-adrenal insufficiency. J. Clin. Endocrin. **11**, 277—288 (1951). — **Perloff, W. H., L. M. Levy** and **A. Despopoulos:** J. Clin. Endocrin. **12**, 36 (1952). — **Perrault:** Suite des mémoires pour servir à l'histoire des *animaux* (Nebenniere, Bd. I, S. 155, Abb. 22). Paris 1676. — **Perrier, Rémy:** Éléments d'anatomie comparée. Paris 1893. — Éléments de Zoologie. Paris 1899. — **Perry, James C.:** The antagonistic action of adrenalin on the reproductive cycle of the english *sparrow, Passer domesticus* (Linnaeus). Anat. Rec. **79**, 57—77 (1941 a). — Gonad response of male *rats* to experimental hyperadrenalism. Endocrinology **29**, 592 (1941 b). — Gonad and related endocrine response of female *rats* to experimental hyperadrenalism. Anat. Rec. **87**, 415—427 (1943). — **Perry, William F.:** An effect of ill health on the excretion of 17-ketosteroids. Canad. J. Res., Sect. E, Med. Sci. **27**, 14—19 (1949). — **Perry, William F.,** and **J. P. Gimmell:** The effect of surgical operations on the excretion of iodine, corticosteroids, and uric acid. Canad. J. Res., Sect. E, Med. Sci. **27**, 320—326 (1949). — **Pescatori, Guido:** Sopra un caso di infantilismo. Giorn. Clin. med. **4**, 453—461 (1924). — **Peschel, Ernst, Bernard Black-Schaffer** and **Clotilde Schlayer:** Potassium deficiency as cause of the so-called rheumatic heart lesions of the adaptation syndrome. Endocrinology **48**, 399—407 (1951). — **Peter, Karl:** Zellteilung und Zelltätigkeit. Beobachtung und Experiment. V. Mitt. Zusammenfassung. Weitere Beispiele. Schluß. Z. Anat. u. Entw.gesch. **75**, 506—524 (1925). — Paraganglien, Nebennieren, Zirbeldrüse und Hirnanhang. In Handbuch der Anatomie des *Kindes*, hrsg. von Peter, Wetzel, Heiderich, Bd. 2, S. 795—844. 1927. — Differenzierung und Mitose. Ein experimenteller Beitrag zu dem Problem des Verhältnisses der indirekten Zellteilung zur spezifischen Zelltätigkeit. Roux' Arch. **143**, 1—18 (1947). — **Péterfi, Tiberius:** Beiträge zur Histologie des Amnions und zur Entstehung der fibrillären Strukturen. Anat. Anz. **45**, 161—173 (1913). — **Peters, J. P.:** Physiologic. Rev. **24**, 513 (1944). — Ann. New York Acad. Sci. **47**, 327—344 (1946). — New England J. Med. **239**, 353 (1948). — **Peters, J. P.,** and **D. D. van Slyke:** Quantitative clinical chemistry. Baltimore 1932. — **Petersen, W. E.:** New developments in the physiology and biochemistry of lactation. A review. J. Dairy Sci. **25**, 71—96 (1942). — **Petit-Dutaillis** et **Flandrin:** Anatomie chirurgicale des nerfs du rein. Bull. Soc. Anat.

Paris **93**, 635—647 (1923). — **Petri, Else:** Extramedulläre Blutbildung (Knochenmarks-heterotopie) bei Polycythaemia vera. Zbl. Path. **35** (1924). — **Petrucci:** Specilegium anatomicum de structura et usu capsularum suprarenalium. Romae 1680. — **Petry, Gerhard:** Gesetzmäßigkeiten im Einbau der Drüsen mit innerer und äußerer Sekretion und ihrer Bedeutung für die Drüsenfunktion. Anat. Anz. **96**, 331—348 (1948). — Die Konstruktion des Eierstockbindegewebes und dessen Bedeutung für den ovariellen Zyklus. Z. Zellforsch. **35**, 1—32 (1950). — **Pettit, Auguste:** Sur les capsules surrénales de l'*Ornithorhynchus paradoxus*. Bull. Soc. zool. France 19, 158—160 (1894). — Sur les capsules surrénales et la circulation porte surrénale des *reptiles*. Bull. Soc. zool. France **20**, 233—237 (1895). — Sur le mode de fonctionnement de la glande surrénale. C. r. Soc. Biol. Paris 48, 320—322 (1896a). — Recherches sur les capsules surrénales. J. de Anat. **32**, 301—362, 369 bis 419 (1896b). — Remarques anatomiques et physiologiques sur les capsules surrénales des *Téléostéens* et des *Dipnoiques*. Bull. Mus. d'hist. nat. Paris 2, 19—22 (1896c). — Sur les capsules surrénales et la circulation porte surrénale des *Oiseaux*. Bull. Mus. d'hist. nat. Paris **2**, 87—88 (1896d). — Recherches sur les capsules surrénales. Thèse de Paris (Sér. A, Nr 254, Nr d'ordre 886) 1896e. — De l'action de quelques substances toxiques sur la glande surrénale. Bull. Mus. d'hist. nat. Paris 2, 147—148 (1896f.). — Modifications structurales des glandes surrénales développées chez des *nouveau-nés* sous l'influence des maladies de la mère. Soc. biol. Paris **1899**, 561—563. — Sécrétion externe et sécrétion interne. Presse méd. **1913**, 573. — **Peyron** et **Pezet:** Lésion dégénérative localisée au cortex surrénal chez une aliévée. C. r. Soc. Biol. Paris **69**, 208—209 (1910). — **Pézard, A.,** et **F. Caridroit:** Inter-pénétration surrénalo-testiculaire chez des *coqs* castrés incomplètement. C. r. Acad. Sci. **175**, 784—787 (1922). — **Pfaundler, Meinhard:** Zur Anatomie der Nebenniere. Sitzgsber. ksl. Akad. Wiss., Math.-naturw. Kl., Abt. III, **101**, 515—553 (1892). — **Pfeffer, K. H., W. Ruppel, Hj. Staudinger** u. **L. Weissbecker:** Arch. exper. Path. u. Pharmakol. **214**, 165 (1952). — **Pfeffer, K. H.,** u. **Hj. Staudinger:** Ausscheidung von Nebennierenrindenhormon bei Polyarthritis rheumatica. (Vorläufige Mitteilung.) Klin. Wschr. **1950**, 451. — Neben-nierenrindenfunktion und Hypertonie. Klin. Wschr. **1951a**, 201—202. — Das System Hypo-physe-Nebennierenrinde. Angew. Chem. **63**, 321—326 (1951b). — Über die Ausscheidung von Corticoiden im Urin unter normalen und pathologischen Bedingungen. I. Mitteilung. Die Corticoide im Urin bei künstlichem Fieber und anderen Stressformen. Klin. Wschr. **1952**, 257—264. — **Pfeiffer** and **Hooker:** Amer. J. Physiol. **131**, 441 (1940). — **Pfeiffer, E. F., W. Sandritter** u. **K. Schöffling:** Thymusmitosehemmung als quantitativer Nachweis der Nebennierenrindenaktivierung im Tierexperiment. Klin. Wschr. **1952**, 1023—1025. — **Pfeiffer, H.,** u. **A. Jarisch:** Über Veränderungen des Nebennierenorgans nach nervösen und toxischen Schädigungen. Z. exper. Med. **10**, 1—102 (1920). — **Pfiffner, J. J.:** The adrenal cortical hormones. Adv. Enzymol. **2**, 325—556 (1942). — **Pfiffner, J. J.,** and **H. B. North:** 17-β-hydroxy-progesterone. J. of Biol. Chem. **132**, 449—460 (1940a). — Dimethyl sulphone; a constituent of the adrenal gland. J. of Biol. Chem. **134**, 781—782 (1940b). — Isolation of 17-hydroxy-progesterone from the adrenal gland. J. of Biol. Chem. **139**, 855—861 (1941a). Isolation of a new, alpha-beta-unsaturated ketone from the adrenal gland. J. of Biol. Chem. **140**, 161—166 (1941b). — **Pfiffner, J. J.,** and **W. W. Swingle:** The preparation of an active extract of the suprarenal cortex. Anat. Rec. **44**, 225 (1929). — Endocrinology 15, 335 (1931a). — Amer. J. Physiol. **96**, 153, 164; 98 144 (1931b). — **Pfiffner, J. J., W. W. Swingle** and **H. M. Vars:** The cortical hormone requirement of the adrenalectomized *dog* with special reference to a method of assay. J. of Biol. Chem. 104, 701—716 (1934). — **Pfiffner, J. J.,** and **H. M. Vars:** J. of Biol. Chem. **106**, 645 (1934). — **Pflanz, Manfred,** u. **Thure von Uexküll:** „Entlastung" als pathogenetischer Faktor, ein Beitrag zum Problem der Begriffe „Belastung" und „Entlastung". Klin. Wschr. **1952**, 414—419. — **Pförtner:** Henles u. Pfeuffers Z. **34**, 240 (1869). — **Pfuhl, Wilhelm:** Die Leber. In Handbuch der mikroskopischen Anatomie des *Menschen*, Bd. V/2. 1932. — Die mitotischen Teilungen der Leberzellen in Zusammenhang mit den allgemeinen Fragen über Mitose und Amitose. Z. Anat. u. Entw.gesch. **109**, 99—133 (1938). — Z. mikrosk.-anat. Forsch. **50**, 299—338 (1941a). — Klin. Wschr. **1941b**. — **Phelps, Doris, E. T. Ellison** and **J. C. Burch:** Survival, structure and function of pituitary grafts in untreated *rats* and in *rats* injected with estrogen. Endocrinology **25**, 227—236 (1939). — **Philipp, E.:** Zbl. Gynäk. **54**, 3076 (1930). — Zbl. Gynäk. **60**, 86 (1936). — Klin. Wschr. **1938** I, 787. — **Philippeaux, M.:** Note sur l'extirpation des capsules surrénales chez les *rats* albinos. C. r. Acad. Sci. **43**, 1155 bis 1156 (1856a). — Note sur l'extirpation des capsules surrénales chez les *rats* albinos. C. r. Acad. Sci. **43**, 904—906 (1856b). — Ablation successive des capsules surrénales, de la rate et des corps thyréoides sur les animaux, qui survivent à l'opération. C. r. Acad. Sci. **1857**, 396. — C. r. Acad. Sci. Paris **1858a**. — Arch. de Méd. **1858b**. — **Philips, Benjamin:** Intrathoracic pheochromocytoma. Arch. of Path. **30**, 916—921 (1940). — **Philipsen, Clara:** Beobachtungen über Vitaldoppelfärbung mit Pyrrholblau und Lithion-Karmin an *Mäusen* und *Ratten*. Diss. München 1914. — **Phillips, R. A.,** and **H. Gilder:**

Amer. J. Physiol. **129**, 439 (1940). — **Philpot, F. J.,** and **G. Cantoni:** J. of Pharmacol. **71**, 95 (1941). — **Pianese, F.:** Sulle modifiche dei surreni negli animali castrati. Arch. Ostetr. **16**, 529—532 (1929). — **Pick, E. P.:** Harvey Lect. 1929/30. — J. Mt. Sinai Hosp. **13**, 167 (1946). — **Pick, James W.,** and **Barry J. Anson:** The inferior phrenic artery: origin and suprarenal branches. Anat. Rec. **78**, 413—427 (1940). — **Pick, L.:** Die Marchandschen Nebennieren und ihre Neoplasmen, nebst Untersuchungen über glykogenreiche Eierstocksgeschwülste. Arch. Gynäk. **44**, 670 (1901). — Erg. inn. Med. **29** (1926). — **Pickford, M.,** and **A. E. Richie:** J. of Physiol. **104**, 105 (1945). — **Pierer, J. F.,** u. **L. Choulant:** Medicinisches Realwörterbuch, 1. Abt. Anat. u. Physiol. Leipzig u. Altenburg 1816—1829. — **Piersol, George A.:** Textbook of normal histology, including an account of the development of the tissues and of the organs, 4. edit. Philadelphia 1896. — Human anatomy, 9. edit. by G. Carl Huber. 1930. — **Piliero, S. J., D. Landan** and **A. S. Gordon:** Science (Lancaster, Pa.) **112**, 2915 (1950). — **Pillat, B.:** Über ein plurivakuoläres Lipom des Rückens. Wien. med. Wschr. **1950**, 788—789. — **Pillemer, L., O. A. Seifter, O. A. Kühn** and **E. E. Ecker:** Amer. J. Med. Sci. **200**, 322 (1940). — **Pilliet, A.:** Débris wolfien surrénal de l'épididyme chez le *nouveau né.* Bull. Soc. Anat. Paris **45**, Sér. 5, 4, 471 (1890). — Débris de capsules surrénale dans les organes dérivés du corps de Wolff. Progrès méd. **13**, 4—6 (1891a). — Capsule surrénale dans le plexus solaire. Bull. Soc. Anat. Paris **1891**b. — Capsule surrénale située sous la capsule fibreuse du rein droit. Bull. Soc. Anat. Paris **7**, 478—487 (1893). — Pigmentations et hémorrhagies expérimentales des capsules surrénales. C. r. Soc. Biol. Paris **1894**a. — Étude histologique sur les altérations séniles de la rate, du corps thyroïde et des capsules surrénales. Arch. méd. expér. **1894**b, 520—544. — Zbl. Path. **5**, 96 (1894c). — **Pilliet, A.,** et **V. Veau:** Capsule surrénale aberrante du ligament large. C. r. Soc. Biol. Paris **1897**, 64—68. — **Pinchot, G. B., V. P. Close** and **C. N. H. Long:** Endocrinology **45**, 135—142 (1949). — **Pincus, Gregory:** Endocrinology **32**, 176 (1943). — Recent Progr. in Hormone Res. **1**, 123—145 (1947). — Adrenal cortex function in stress. Ann. New York Acad. Sci. **50**, 635—645 (1949a). — Regulation of adrenal cortical secretion. In Adrenal cortex. Transactions of the First Conference. New York: E. P. Ralli 1949b. — **Pincus, Gregory,** and **F. Elmadjian:** J. Clin. Endocrin. **6**, 295—300 (1946). — **Pincus, Gregory, O. Hechter** and **A. Zaffaroni:** Proc. Second. clin. ACTH Conf. Philadelphia 1951. — **Pincus, Gregory,** and **H. Hoagland:** J. Aviation. Med. **14**, 173—193 (1943). — J. Aviation. Med. **15**, 98 (1944). — Psychosomatic. Med. **7**, 342 (1945). — **Pincus, Gregory,** and **W. H. Pearlman:** Fractionation of neutral urinary steroids. Endocrinology **29**, 413—424 (1941). — **Pincus, Gregory,** and **L. P. Romanoff:** The extraction and fractionation of urinary corticosteroids. Federat. Proc. **9**, 101 (1950). — **Pincus, Gregory, L. Romanoff** and **J. Carlo:** Federat. Proc. **7**, 93—94 (1948). — **Pincus, Gregory, R. Scola** and **F. Elmadjian:** Adrenal activity in alloxan-diabetic *rats.* 1950. — **Pincus, Gregory,** and **Kenneth V. Thimann:** The hormones. Physiology, chemistry and applications. New York 1948. — **Pincus, Joseph B., Samuel Natelson** and **Julius K. Lugovoy:** Effect of epinephrine, ACTH and cortisone on citrate, calcium, glucose and phosphate levels in *rabbits.* Proc. Soc. Exper. Biol. a. Med. **78**, 24—27 (1951). — **Pines, J. L. Ja.:** Über die Innervation des chromaffinen Gewebes des Sympathicus und über das sympathico-chromaffine System im allgemeinen. Arch. Psych. **70**, 636—647 (1924). — Allgemeine Ergebnisse unserer Untersuchungen über die Innervation der innersekretorischen Organe. Pflügers Arch. **228** (1931). — **Pines, J. L. Ja.,** u. **Narowtschatowa:** Über die Innervation der Nebenniere. Z. mikrosk.-anat. Forsch. **25**, 518 (1931). — **Pines, J. L. Ja.,** u. **Toropowa:** Z. mikrosk.-anat. Forsch. **20**, 20 (1930). — **Pinniger, J. L.,** and **J. B. Brown:** Adrenal pheochromocytoma. Arch. of Path. **47**, 557—565 (1949). — **Pinto, R. M.:** Acción del ovario sobre la corteza suprarrenal. Tesis doct. Madrid. 1941. — Accion directa e indirecta de los estrogenos sobre las glandulas suprarrenales. Rev. Soc. argent. Biol. **21**, 136—145 (1945a). — Interrelations of adrenal and sex glands in parabiotic *rats.* Amer. J. Physiol. **144**, 652—657 (1945b). — **Pirani, C. L., R. C. Stepto** and **K. Sullerland:** J. of Exper. Med. **93**, 217 (1951). — **Pirozynski, W.,** u. **K. Akert:** Schweiz. med. Wschr. **79**, 745—749 (1949). — **Pirwitz, Joachim,** u. **G. Scherer:** Über die fermentative Oxydation von Adrenalin im *menschlichen* Serum. Arch. exper. Path. u. Pharmakol. **210**, 209—213 (1950). — **Pischinger, Alfred:** Z. Zellforsch. **3**, 169 (1926). — Pflügers Arch. **217**, 205 (1927). — Z. mikrosk.-anat. Forsch. **26** (1931). — Wien. klin. Wschr. **1938**. — Münch. med. Wschr. **1941**a. — Z. mikrosk.-anat. Forsch. **50** (1941b). — Über den Einfluß der histologischen Technik auf die Acetalphosphatide in den Geweben. Z. mikrosk.-anat. Forsch. **52**, 530—551 (1942). — **Pischinger, Alfred,** u. **D. Boerner:** Z. mikrosk.-anat. Forsch. **17** (1929). — **Piso:** De Indiae utriusque re naturali et medica. Amsteld. 1658 (Nebenniere S. 320, 321). — **Pitotti, M.:** Sulla presenza di una vera capsula surrenale nei *Selaci.* Rend. R. Accad. naz. Lincei (Cl. Sci. fis. mat. e nat.) Ser. 6 **24**, 525—528 (1936). — Pubbl. Staz. Zoól. Napoli **17** (1938). — **Pitt, G. Newton:** Four suprarenal capsules. Card Specimen. Trans. Path. Soc. Lond. **45**, 141—142 (1894/95). — Pituitary-adrenal Function. A symposium organized by the section on medical sciences of the AAAS and presented at the New York meeting on December 28—29, 1949. Washington 1950. — **Pitzorno, P.:** La ghiandola soprarenale nell'ipertiroidismo sperimentale. Sperimentale **93**, 86 (1939). — **Pizon:** Anatomie et physiologie animales. Paris 1901. — **Placentini, L.:** L'acide ascorbique dans le tissu néoplasique. Recherches quantitatives et histochimiques. Bull. Assoc. franç. Étude Canc. **36**, 319—335 (1949). — **Plateri, F.:** De corporis *humani* structura et usu. Basil. 1583 ff. — **Platner:** Arch. mikrosk. Anat. **33**. — **Plecnik, O.:** Zur Histologie der Nebenniere des *Menschen*. Arch. mikrosk. Anat. **60** (1902). — **Plehwe, N.:** Med. Klin. **1939** II, 1603. — **Plenck, Joh.:** Primae lineae anatomes. Viennae 1775 ff. — **Plenk, H.:** Über argyrophile Fasern (Gitterfasern) und ihre Bildungszellen. Erg. Anat. u. Entw.gesch. **27**, 302—412 (1927). — **Ples, Hermann:** Nebennierenschrumpfung und Addisonsche Krankheit. Diss. Göttingen 1932. — **Plotz, C. M., E. L. Howes, J. W. Blunt, K. Meyer** and **Ch. Ryan:** Arch. of Dermat. **61**, 919 (1950). — **Podwyssozki:** Le lois de la régénération des cellules glandulaires à l'état normal et pathologique. Bull. Soc. Anat. Paris **62**, 466—472 (1886). — **Poirier, Paul:** Traité d'anatomie *humaine*. T. II, F. II. Angéiologie (Coeur et artéres). Paris 1896. — **Poirier, Paul,** et **A. Charpy:** Traité d'anatomie *humaine*, 3. édit. 1899. — **Poleźaev, L. V.:** Über den Vorgang der Regeneration von Organen bei *Tieren*. Uspechi Sovrem. Biol. (russ.) **30**, 258—270 (1950). — **Policard, A.:** Sur la structure des mitochondries. C. r. Soc. Biol. Paris **66**, 100 (1909). — Soc. Méd. Hôp. Lyon **13**, 402 (1914). — Bull. Soc. chim. France 22 juin 1919. — Précis d'histologie physiologique, 2. édit. Paris 1928. — **Policard, A.,** et **Tritschkowitsch:** C. r. Acad. Sci. **174; 175**, 534 (1922). — **Policard, A.,** et **H. Tuchmann-Duplessis:** C. r. Acad. Sci. Paris **232**, 1888 (1951). — **Politzer, G.:** Über die Frühentwicklung der Nebennierenrinde beim *Menschen*. Z. Anat. u. Entw.gesch. **106**, 40—48 (1936). — **Politzer, G.,** u. **H. Nemec:** Die Lage der Markinseln in der Nebenniere *menschlicher* Embryonen. Acta anat. (Basel) **17**, 264 (1953). — **Poll, Heinrich:** Veränderungen der Nebenniere bei Transplantation. Arch. mikrosk. Anat. **54**, 440—481 (1899). — Veränderungen der Nebenniere bei Transplantation. Diss. Berlin 1900. — Die Anlage der Zwischenniere bei den *Haifischen*. Arch. mikrosk. Anat. **62**, 138—174 (1903 a). — Verh. Physiol. Ges. 1903 b, S. 87. — Allgemeines zur Entwickelungsgeschichte der Zwischenniere. Anat. Anz. **25**, 16 (1904 a). — Die Anlage der Zwischenniere bei der europäischen *Sumpfschildkröte (Emys europaea)* nebst allgemeinen Bemerkungen über die Stammes- und Entwicklungsgeschichte des Interrenalsystems der *Wirbeltiere*. Internat. Mschr. Anat. u. Physiol. **21** (1904 b). — Die Entwicklung der Nebennierensysteme. In Handbuch der Entwicklungsgeschichte der *Wirbeltiere*, 3. Teil, 1, S. 443—618. 1906. — Die Biologie der Nebennierensysteme, Histologie und Cytologie. Berl. klin. Wschr. 1909 a, 648. — Zur Lehre von den sekundären Sexualcharakteren. Sitzgsber. Ges. naturforsch. Freunde Berl. 1909 b, Nr 6. — Med. Klin. **1925** II, 1717. — Die Veränderungen der Langerhansschen Inseln bei Hyperglykämie. Anat. Anz. **71**, Ergh. (1931 a). — Med. Klin. **1931** Ib, 231—235. — Die innere Sekretion der Bauchspeicheldrüse, der Nebenniere und des Eierstocks. Med. Klin. **1931** I c, 567—570. — Sexualhormon und Nebenniere. Dtsch. med. Wschr. **1933** Ia, 567—570. — Über die Wirkung von Proviron auf die männliche Nebennierenrinde. Anat. Anz. **77** (1933 b). **Poll, H., Beitzke** u. **Ehrmann:** Berl. klin. Wschr. **1909**. — **Poll, Heinrich,** u. **A. Sommer:** Ver. Physiol. Ges., Berlin 1902/03, S. 77. — **Pollack, L.:** Untersuchungen bei Morbus Addisonii. Wien. med. Wschr. 1910, 865—868. — **Pollock, W. F.:** Histochemical studies of interstitial cells of testis. Anat. Rec. **84**, 23 (1942). — **Pomerantz, L.,** and **M. G. Mulinos:** Pseudo-hypophysectomy produced by inanition. Amer. J. Physiol. **126**, 601 (1939). — **Pomerat, Gerard R.,** and **Steven M. Horvath:** The effect of „high altitude" upon the pituitary and adrenal of the white *rat*. Amer. Soc. Zool. Anat. Rec. **84**, 486—487 (1942). — **Ponder, E.,** and **Robert Gaunt:** Proc. Soc. Exper. Biol. a. Med. **32**, 202 (1934). — **Ponomarew, A.:** Über den Ursprung der Fettsubstanzen in der Nebennierenrinde. Beitr. path. Anat. **59** (1914). — **Ponse, K.:** Actions paradoxales des hormones génitales. Rev. suisse Zool. **55**, 213—217 (1948). — **Popa, Gr. T.:** Le pouvoir hémoclasique de l'hypophyse. Paris 1934. — La désintégration de l'hématie. Ann. Méd. **41** (1937). — **Popa, Gr. T.,** and **U. Fielding:** A portal circulation of the pituitary to the hypothalamic region. J. of Anat. **65**, 81—88 (1930). — J. of Anat. **67**, 227—232 (1933). — **Popjack, G.:** J. of Path. **56**, 485—496 (1944). — **Popov, V. V.:** Interrelations between inductions of embryonic type and endocrine developmental factors. C. r. Acad. Sci. URSS. **49**, 687—689 (1945). — **Popper, H.:** Proc. Soc. Exper. Biol. a. Med. **33**, 234 (1940). — Histologic distribution of vitamin A in *human* organs under normal and under pathologic conditions. Arch. of Path. **31**, 766—802 (1941). — **Popper, H. L.:** Über Erweichung und Spaltbildung in den Nebennieren. Virchows Arch. **253**, 779 (1924). — **Porak, R.,** and **H. Chabanier:** C. r. Soc. Biol. Paris **77**, 440 (1914). — **Porges, O.:** Z. klin. Med. **70**, 314 (1910). — **Porter, Curt C., Herbert C. Stoerk** and **Robert H. Silber:** The effect of cortisone upon tryptophan metabolism in the *rat*. J. of Biol. Chem. **193**, 193—198 (1951). — **Porter, Edward C.:** Relationship between the adrenal cortex and radiation sickness. Radiology **58**, 246—257 (1952). — **Porter, M. F.,** and **M. F. Porter** jr.: Report of a case of paroxysmal hypertension cured by removal of an adrenal tumor. Surg. etc. **50**, 160—162 (1930). — **Portmann, Adolf:**

Einführung in die vergleichende Morphologie der *Wirbeltiere*. Basel 1948. — **Porto, J.:** Relaciones entre la hipofises y la adrenal en el *sapo*. Rev. Soc. argent. Biol. 16, 389—398 (1940). — **Potor, Aurelia, Nelson F. Young, F. Homburger** and **Edward C. Reifenstein** jr.: Effect of adrenal cortical compounds on electrolyte metabolism of a patient with Addisons disease during high sodium chlorine intake. J. Clin. Endocrin. 8, 608 (1948). — **Pottenger** jr., **F. M.,** and **J. E. Pottenger:** Evidence of the protective influence of adrenal hormones against tuberculosis in *guinea pigs*. Endocrinology 21, 529—532 (1937). — **Pottenger** jr., **F. M.,** and **D. G. Simonsen:** An orally active sex-maturation fraction from the adrenal gland. Endocrinology 22, 203—206 (1938). — **Potter, Samuel O. L.:** A compend. of *human* anatomy, 4. edit. Edinburgh 1887. — **Poujol:** Description anatomique d'un corps monstrueux. Mém. pour l'hist. des Sci. et des beaux-arts. Article 96, Trévoux 1706. — **Poumeau-Delille, Guy:** Taux de l'acide ascorbique surrénale, hypophysaire et hépatique, au cours de l'intoxication benzénique subaigue de *cobaye*. C. r. Soc. Biol. Paris 135, 1276—1277 (1941). — Cycle vaginal arteficiel et surrénale chez le *rat*. Presse méd. 57, 247 (1949). — **Prado, J. Leal,** y **P. Dontigny** Hipertensao hormonal experimental. Rev. brasil. Med. 5, 1—11 (1948). — **Prado, J. Leal, P. Dontigny, Eleanor Hay** and **Hans Selye:** Further studies concerning the role of the diet in the production of nephrosclerosis and hypertension by anterior pituitary preparations. Federat. Proc. 6 (1947). — **Prado, J. Leal, P. Dontigny** and **Hans Selye:** Influence of diet upon the hypertension and nephrosclerosis produced by desoxycorticösterone acetate over-dosage. Proc. Soc. Exper. Biol. a. Med. 66, 446—448 (1947). — **Prasler, E. R.:** *Human* histology in its relation to descriptive anatomy, physiology and pathology. Philadelphia 1857. — **Prenant, A.:** Éléments d'embryologie de l'*homme* et des *vertébrés*. Paris 1890ff. — Sur l'origine mitochondriale des graisses de pigment. C. r. Soc. Biol. Paris 74, 926—929 (1913). — **Prenant, A., P. Bouin** et **L. Maillard:** Traité d'histologie. T. II. Histologie et Anatomie microscopique. Paris 1911. — **Preston, M. I.:** Effects of thyroxin injections on the suprarenal glands of the *mouse*. Endocrinology 12, 323—334 (1928). — **Prestrud, Mildred, Dwight J. Ingle** and **James E. Nezamis:** Changes in carcass urea following evisceration in the *rat*. Proc. Soc. Exper. Biol. a. Med. 73, 182—184 (1950). — **Preto Parvis, V.,** e **A. Carini:** Crisi postnatale di riassestamento strutturale e circolatorio nel surrene del *gatto*. Arch. ital. Anat. e Embriol. 55, 228—268 (1950). — **Preusse, O.:** Zbl. Path. 25, 961 (1914). — **Price, Ch. C.,** and **M. Knell:** J. Amer. Chem. Soc. 64, 552 (1942). — **Price, Ch. C.,** and **H. Kroll:** J. Amer. Chem. Soc. 60, 2726 (1938). — **Price, Dorothy:** Normal development of the prostate and seminal vesicles of the *rat* with a study of experimental post-natal modifications. Amer. J. Anat. 60, 79—125 (1936). — *Rat* prostate and seminal vesicle grafts in relation to the sex and sex-hormone state of the hosts. Anat. Rec. 70, Suppl., 60 (1937). — Normal development and regression of the prostata gland of the female *rat*. Proc. Soc. Exper. Biol. a. Med. 41, 580—583 (1939). — *Rat* prostate and seminal vesicle grafts in relation to the sex and sex of the hosts. Physiol. Zool. 14, 145—161 (1941). — A comparison of the reactions of male and female *rat* prostate transplants. Anat. Rec. 82, 93—113 (1942). — **Price, Dorothy,** and **E. Ortiz:** Endocrinology 34, 215 (1944). — **Price, Dorothy,** and **Harriet Harvey:** The relation of estrogen dosage to the precocious development of uterine glands in the *rat*. Amer. Soc. Zool. Chicago. Anat. Rec. 99, 658 (1947). — **Priesel, A.:** Lipomatöse tumorförmige Anhäufung von Knochenmark in der Nebenniere. Wien. klin. Wschr. 1928. — **Priestley, James T., Randall G. Sprague, Waltman Walters** and **Robert M. Salassa:** Subtotal adrenalectomy for Cushing's syndrome: a preliminary report of 29 cases. Ann. Surg. 134, 464—475 (1951). — **Prina, C.:** Boll. Soc. ital. Biol. sper. 22, 495—496, 496—497 (1946). — **Prins, D. A.,** u. **T. Reichstein:** Über Bestandteile der Nebennierenrinde und verwandte Stoffe. 55. Mitt. Allopregnan-triol-(3β, 17α, 21)-on-207 und Versuche zur Herstellung anderer 17α-Oxy-pregnan-Derivate mit Dioxyaceton-Gruppierung. Helvet. chim. Acta 25, 300—322 (1942). — **Prosiegel, R., A. Goelkel, U. Fuchs** u. **H. Moll:** Die Therapie des Rheumatismus und Asthma bronchiale und ihre Beziehung zum Nebennierensystem. Klin. Wschr. 1952, 918—922. — **Prosperi, Paolo,** e **Raffaele Stiglione:** Sulla rara presenza di globi ialine di origine vasale nel lobo intermedio dell-ipofisi. Arch. „E. Maragliano Pat. 2, 399—403 (1947). — **Pruess, L. M.:** J. of Biol. Chem. 90, 369 (1931). — **Prunty, F. T. G.:** J. Clin. Invest. 28, 690—699 (1949). — **Prunty, F. T. G., P. H. Forsham** and **G. W. Thorn:** Clin. Sci. 7, 109—120 (1948). — **Prym, P.:** Großes doppelseitiges Nebennierenadenom mit Pseudodrüsenräumen. Frankf. Z. Path. 14, 409—427 (1913). — Allgemeine Atrophie, Ödemkrankheit und Ruhr. Frankf. Z. Path. 22 (1919). — **Puig** y **P. Roig:** Enfermedad de Addison y embarazo. Rev. españ. Obstet. 5, 487 (1920). — **Puman, J.:** Dystopia renis congenita als atavistische Erscheinung. Acta Univ. Latviensis 10, 467—493 (1924). — **Purser, J. M.:** A manual of histology, and of histological methods. Dublin 1884. — **Purves, H. D.,** and **W. E. Griesbach:** The effect of thyroid administration on the thyrotropic activity of the *rat* pituitary. Endocrinology 39, 274—277 (1946). — The site of tyrotrophin and gonadotrophin production in the *rat* pituitary studied by McManus-Hotchkiss staining for glycoprotein. Endocrinology 49, 244—264 (1951a). — Specific staining of the tyrothropic cells of the *rat* pituitary by the Gomori stain. Endocrinology 49, 427—428 (1951b). —

The significance of the Gomori staining of the basophils of the *rat* pituitary. Endocrinology **49**, 652—662 (1951c). — **Puteus, Joseph:** De usu renum succenturiatorum. Comm. bonon. Vol. II. P. I. p. 150, o. J. — **Putnam, F. J., E. B. Benedict** and **H. M. Teel:** Arch. Surg. **18**, 1708 (1929). — **Pybus, F. C.:** Notes on suprarenal and pancreating grafting. Lancet **207**, 550—551 (1924). — **Pye-Smith, P. H.:** Suggestions on some points of anatomical nomenclature. J. Anat. a. Physiol. **12**, 154—175 (1878).

Quain, J.: Elements of anatomy, 6. edit. London 1856. — **Quénu** et **Lejars:** Études sur le système circulatoire. Paris 1894. — **Querido, A.:** Hirsutism, obesity, menstrual disturbance and adrenal exploration. Acta brev. neerland. **15**, 39—41 (1947). — **Querner, Friedrich Ritter v.:** Zur Histologie des Genitaltraktes und der Nebennieren von *Rana esculenta* L. Untersuchungen an einem Fall von Intersexualität. Z. Zellforsch. **11**, 397—413 (1930). — Klin. Wschr. **1935**, 1213. — **Quick, A. J.:** Proc. Soc. Exper. Biol. a. Med. **30**, 753 (1933). — **Quinan, C.,** and **A. A. Berger:** Observations on *human* adrenals with especial reference to the relative weight of the normal medulla. Ann. Int. Med. **6**, 1180—1192 (1933). — **Quittner, H., N. Wald, L. N. Sussman** and **W. Antopol:** Blood **6**, 513 (1951).

Raab, W.: Hormone und Stoffwechsel. Die Bedeutung der Hormone für den Stoffwechsel tierischer und pflanzlicher Organismen. Naturwiss. u. Landwirtsch. **1926**, H. 10. — Wien. klin. Wschr. **1936**, 112—113. — Wien. klin. Wschr. **1938**, 635—639. — Arteriosklerose-entstehung und Nebennierenlipoid. Adrenalinkomplex. Z. exper. Med. **105**, 657—678 (1939). Roentgen treatment of the adrenal glands in angina pectoris. Ann. Int. Med. **14**, 688—710 (1940). — Abnormal suprarenal discharges in angina pectoris and their control by X-ray therapy. J. Clin. Endocrin. **1**, 977—982 (1941a). — Adrenocortical compounds in the blood. Relation of their quantity to arterial hypertension, renal insufficiency and congestive heart failure. Arch. Int. Med. **68**, 713—739 (1941b). — The presence and chemical determination of adreno-cortical („AC") compounds in the blood. Endocrinology **28**, 325—336 (1941c). — Cardiovascular effects of desoxycorticosterone acetate in *man*. Amer. Heart J. **24**, 365—377 (1942). — Corrected evaluation of the results obtained with „Shaws colorimetric adrenalin" method. Endocrinology **32**, 226—228 (1943a). — The pathogenic significance of adrenalin and related substances in the heart muscle. Exper. Med. a. Surg. **1**, 188—225 (1943b). — Epinephrine and related substances in *human* arterial walls and kidneys. Arch. of Path. **35**, 836—845 (1943c). — Sudden death of a young athlete with an excessive concentration of epinephrine-like substances in the heart muscle. Arch. of Path. **36**, 388—392 (1943d). — Medullary hormone content of the adrenals of white *rats* subjected to low atmospheric pressure. J. Aviation Med. **14**, 284—288 (1943e). — Blood level of adrenaline and related substances in various experimental and clinical conditions. Exper. Med. a. Surg. **1**, 402—412 (1943f). — Adrenaline tolerance of the heart altered by thyroxine and thiouracil. Chemical assay of adrenaline in the *rat* heart. J. of Pharmacol. **82**, 330—338 (1944). — **Raab, W.,** and **R. J. Humphreys:** Protective effect of adrenolytic drugs against fatal myocardial adrenaline concentrations. J. of Pharmacol. **88**, 268—276 (1946). — **Raab, W.,** and **A. B. Soulie jr.:** Rationale and results of Roentgen treatment of adrenal glands in angina pectoris. Amer. J. Roentgenol. **51**, 364—377 (1944). — **Raab, W.,** and **G. C. Supplee:** Cardiotoxic adreno-sympathic activity vitamin B deficiencies. Exper. Med. a. Surg. **2**, 152—163 (1944). — **Raab, W., M. Wachstein** u. **S. Strauber:** Zur Frage der Beziehungen der Nebennieren zur Cholesterinatheromatose der *Kaninchen*-Aorta. Z. exper. Med. **102**, 212 (1937). — **Rabaud, Etienne:** Glandes closes et sécrétions internes. Feuille des jeunes naturalistes, S. 177—183. 1895. — **Rabaud, Etienne,** et **Fernand Mongrillard:** Atlas d'histologie normale. Paris 1900. — **Rabin, O. B.:** Chromaffin cell tumor of the suprarenal medulla (Pheochromocytoma). Arch. of Path. **7**, 228—243 (1929). — **Rabinovitch, M.,** and **D. Andreucci:** A histochemical study of „acid" and „alkaline" phosphatase distribution in normal *human* bone marrow smears. Blood **4**, 580—592 (1949). — **Rabl, Carl:** Theorie des Mesoderms. II. Morph. Jb. **19** (Interrenalorgan Tafel IV, 11—13) (1893). — Über die Entwicklung des Urogenitalsystems der *Selachier*. Zweite Fortsetzung der Theorie des Mesoderms. Morph. Jb. **24**, 756 (1896). — **Rabl, Hans:** Die Entwicklung und Struktur der Nebenniere bei den *Vögeln*. Arch. mikrosk. Anat. **38**, 492—523 (1891). — Die Entwicklung der Carotisdrüse beim *Meerschweinchen*. Arch. mikrosk. Anat. **96**, 315—339 (1922). — **Rabson, S. H.,** and **E. F. Zimmerman:** Arch. of Path. **26**, 869 (1938). — **Radcliffe, C. E.:** Endocrinology **32**, 415 (1943). — **Radice, J. C.,** y **M. L. Herraiz:** La vitamina A; absirción y acumulación. Estudio experimental en la *rata*. Macroscopiá y microscopiá fluorescente. Arch. Soc. argent. Anat. **8**, 57—71 (1946). — **Radu, V. Gh.:** Étude cytologique de la glande surrénale des *amphibiens anoures*. Bull. Histol. appl. **8**, 249—264 (1931). — C. r. Soc. Biol. Paris **111** (1932). — Les glandes surrénales des *reptiles* (Note préliminaire). Ann. sci. Univ. Jassy **19**, 378—381 (1934). — Über die Rolle und Kolorierungseigenschaften der Stillingschen Zellen in der Nebenniere von *Rana esculenta*. Anat. Anz. **86**, 26 (1938a). — Sur la présence de „cellules d'été" („cellules de Stilling") dans la glande surrénale des *amphibiens anoures*. Ann. sci. Univ. Jassy **24**, 373 (1938b). — **Radziejewski:** Dtsch. med. Wschr. **1898 I**, 575. — **Räuber, H.:** Zur feineren Struktur der Nebennieren. Diss. Berlin 1881. — **Rafalko,**

J. S.: Stain Technol. **21**, 91 (1946). — **Ragan, C., J. W. Ferrebee** and **G. W. Fish:** Proc. Soc. Exper. Biol. a. Med. **42**, 712 (1939). — **Ragan, C., J. W. Ferrebee, P. Phyfe, D. W. Atchley** and **R. F. Loeb:** Amer. J. Physiol. **131**, 73 (1940). — **Ragan, C., A. W. Grokoest** and **R. H. Boots:** Effects of ACTH on rheumatoid arthritis. Amer. J. Med. **7**, 741—750 (1949). — **Ragan, C., E. L. Howes, C. M. Plotz** and **J. W. Blunt:** Proc. Soc. Exper. Biol. a. Med. **72**, 678 (1950). — **Ragan, C., E. L. Howes, C. M. Plotz, K. Meyer** and **J. W. Blunt:** Effect of cortisone on production of granulation tissue in the *rabbit.* Proc. Soc. Exper. Biol. a. Med. **72**, 718 (1949). — **Ragan, C., E. L. Howes, C. M. Plotz, K. Meyer, J. W. Blunt** and **R. Lattes:** Bull. New York Acad. Med. **26**, 251 (1950). — **Raineri, M.:** Berl. klin. Wschr. 1900. — **Ralli, E. P.:** Factors affecting survival in adrenalectomized *rats.* Endocrinology **39**, 225 (1946). — Adrenal cortex. Trans. First Conf., 21.—22. Nov. 1949. New York 1950. — **Ralli, E. P.,** and **Graef:** Endocrinology **32**, 1 (1943). — **Ramalho, A.:** Sur les corps biréfringents de l'organe interrénale de la *torpille.* Note prélim. Bull. Soc. portug. Sci. nat. **8**, 23 (1917). — Sur l'appareil surrénal des *Téléostéens.* C. r. Soc. Biol. Paris **84**, 589 (1921a). — Sur la réaction sidérophile des cellules de l'organe interrénale des *Elasmobranches.* C. r. Soc. Biol. Paris **84**, 994 (1921b). — Sur la morphologie de l'organe interrénal antérieur des *Téléostéens.* C. r. Assoc. Anat. Lyon 1923. — **Ramel, E., u. J. J. Schenk:** Schweiz. med. Wschr. **1942**, 364. — **Ramón y Cajal, Santiago:** Manual de histología normal y de tecnica micrográfica. Valencia 1889ff. — Elementos de histologia normal y de tecnica micrografica para uso de estudiantes. Madrid 1895. — **Ranby, John:** An enquiry into a discovery, said to have been made by Sig. Am. Mas. Valsalva of Bologna, of an excretory duct from the glandula renalis to the epididymis. Philos. Trans. **33**, 270 (1725). — **Randall, L. O.,** and **M. Graubard:** The adrenal lipids in pregnant *rabbits.* Amer. J. Physiol. **131**, 291—295 (1940). — **Randles, F. S.,** and **A. Knudson:** J. of Biol. Chem. **66**, 459 (1925); **76**, 89 (1928). — **Randolph, Theron G.:** J. Allergy **15**, 89 (1944). — Differentiation and emuneration of eosinophils in the counting chamber with a glycol stain; a valuable technique in appraising ACTH dosage. J. Labor. a. Clin. Med. **34**, 1696—1701 (1949). — **Ranke, O.:** Sitzgsber. Heidelberg. Akad. Wiss., Math.-naturwiss. Kl., Abt. B **4** (1913). — **Ranson, S. W.:** Non-medullated nerve fibres in the spinal nerves. Amer. J. Anat. **12**, 67—87 (1911). — **Ranvier, L.:** Traité technique d'histologie. Paris 1882—1888. — **Ranzi, S.:** Ghiandole endocrine, maturitá sessuale e gestazione nei *Selaci.* Rend. R. Accad. naz. Lincei, Cl. S. fis. mat. e nat., Ser. 6 **24**, 528 (1936). — **Rapela, Carlos E.:** Acción de diversas substancias sobre la secreción de adrenalina. Rev. Soc. argent. Biol. **23**, 146—153 (1947). — Acción del potasio sobre la secreción de adrenalina. Rev. Soc. argent. Biol. **24**, 1—6 (1948). — **Rappaport, F.:** Klin. Wschr. **1933**, 1774. — **Rasdoloky, Jw.:** Beiträge zur Frage der Innervation der Bauchorgane. Münch. med. Wschr. **1924**, 1464. — **Rashkis, Harold A.:** Systemic stress as an inhibitor of experimental tumors in Swiss *mice.* Science (Lancaster, Pa.) **116**, 169—171 (1952). — **Rasmussen, A. T.:** The mitochondria in nerve cells during hibernation and inanition in the *woodchuck (Marmota monax).* J. Comp. Neur. **31**, 37—49 (1919). — J. of Morph. **38**, 147 (1923). — The weight of the principal components of the normal male adult *human* hypophysis cerebri. Amer. J. Anat. **42**, 1—27 (1928). — **Rasquin, Priscilla:** Effects of *carp* pituitary and *mammalian* ACTH on the endocrine and lymphoid systems of the *teleost Astyanax mexicanus.* J. of Exper. Zool. **17**, 317—357 (1951). — **Rather, L. J.:** J. of Exper. Med. **93**, 573 (1951). — **Rathke, A.:** Beschreibung einiger Mißbildungen des *Menschen-* und *Thierkörpers.* Meckels Dtsch. Arch. Physiol. **7**, 481—497 (1822). — Anatomisch-physiologische Bemerkungen. 1. Über den Bau der *Pricken* für die Systematiker usw. Meckels Dtsch. Arch. Physiol. **8**, 45—55 (1823). — Beiträge zur Geschichte der Thierwelt, 3. Abt. Halle 1825a. — Schriften der naturforsch. Ges. Danzig, Abt. III, H. 4. 1825b. — Bemerkungen über den inneren Bau des *Querders* und das kleine *Neunauge.* Schriften der naturwiss. Ges. Danzig **2**, 4. Abt. (1827a). — Beiträge zur Geschichte der Thierwelt, 4. Abt. Halle 1827b. — In Burdachs Physiologie, Bd. 19, Nr 2, S. 601. — Abhandlungen zur Bildungs- und Entwicklungsgeschichte des *Menschen* und der *Thiere.* Leipzig 1832 u. 1833. — Entwicklungsgeschichte der *Natter.* Königsberg 1839. — Arch. Anat. u. Physiol. **1852**. — Krokodile. 1866. — **Ratsimamanga, Albert Rakoto:** C. r. Soc. Biol. Paris 12 **6**, 1134 (1937). — Variations de la ceneur en acide ascorbique dans la surrénale au cours de travail. C. r. Soc. Biol. Paris **131**, 863 (1939a). — Thèse de Paris. 1939b. — C. r. Soc. Biol. Paris **138**, 19—22 (1944). — C. r. Soc. Biol. Paris **140**, 419 (1946). — J. de Physiol. 263—A (Assoc. Physiol. Langue Franç.) 1949. — Fonction du cortex surrénal au cours du travail musculaire. J. de Physiol. **42**, 81—112 (1950). — **Ratzenhofer, M.:** Einfaches und empfindliches Verfahren zur Erkennung bestimmter schwefelhaltiger Atomgruppen, insbesondere SH-Gruppen in Geweben und Körpersäften. Z. wiss. Mikrosk. **60**, 245—250 (1951). — **Rau, W.:** Über die Abstammung von Nierensarkomen aus versprengten Nebennierenteilen. Diss. Bonn 1896. — **Rauber, August, u. Friedrich Kopsch:** Lehrbuch und Atlas der Anatomie des *Menschen,* 15. Aufl. 1939. — **Ravault, P., M. Pont** et **H. Fraisse:** Lyon méd. **181**, 211 (1949). —

Rawitz, Bernhard: Compendium der vergleichenden Anatomie. Leipzig 1893. — Grundriß der Anatomie. Berlin 1894. — Internat. Mschr. Anat. u. Physiol. **20** (1903). — **Ray, B. S.,** and **A. D. Console:** Ann. Surg. **130,** 652—673 (1949). — **Ray, R. D., M. E. Simpson, C. H. Li, C. W. Asling** and **H. M. Evans:** Effects of the pituitary growth hormone and of thyroxin on growth and differentiation of the skeleton of the *rat* thyroidectomized at birth. Amer. J. Anat. **86,** 479—516 (1950). — **Rayer:** L'experience **1837,** Nr 2. — Anatomisch-pathologische Untersuchungen über die Nebennieren. Sperimentale **4,** 147 (1938) (siehe Schmidts Jahrbücher für 1838). — Traité des maladies des reins. 1839. — Die Nebennieren und der Morbus Addison. Berlin 1883. — **Raymon:** De la pigmentation dans la maladie d'Addison. Arch. de Physiol. **1892,** 429—444. — **Raynaud, A.:** Bull. Biol. **72,** 297 (1938). — **Raynaud, A.,** et **M. Frilley:** Développement intra-utérin des embryons de *souris* dont les ébauches de l'hypophyse ont été détruites, au moyen des rayons X, au 13. jour de la gestation. II. Développement des capsules surrénales. C. r. Acad. Sci. Paris **230,** 331—333 (1950). — **Raynaud, Robert,** et **H. Berrier:** Les états intersexuels en clinique. Ann. d'Endocrin. **9,** 149—153 (1948). — **Razzaboni, G.:** Zbl. path. Anat. **22** (1911). — **Read, C. H., E. H. Venning** and **M. P. Ripstein:** Adrenal cortical function in newly-born *infants.* J. Clin. Endocrin. **10,** 845—857 (1950). — **Recant, L., P. H. Forsham** and **G. W. Thorn:** Federat. Proc. **7,** 99 (1948). — **Recant, L., D. M. Hume, P. H. Forsham** and **G. W. Thorn:** Studies on the effect of epinephrine on the pituitary-adrenocortical system. J. Clin. Endocrin. **10,** 187—229 (1950). — **Redlich, Emil:** Über physiologische Hypertrichose. Ein Beitrag zur Kenntnis der Behaarungstypen beim *Menschen.* Z. Konstit.forsch. **12,** 740—757 (1926). — **Reebmann, Fr.** (mehrfach falsch zitiert, heißt Reitmann, s. d.). — **Reese, A. M.:** The ductless glands of *Alligator mississippiensis.* Smithsonian Misc. Collect. **82,** 1—14 (1931). — **Reese, J. D., A. A. Koneff** and **M. B. Akimoto:** Anterior pituitary changes following adrenalectomy in the *rat.* Anat. Rec. **75,** 373—403 (1939). — **Reese, J. D.,** and **H. D. Moon:** The Golgi apparatus of the cells of the adrenal cortex after hypophysectomy and the administration of the adrenocorticotrophic hormone. Anat. Rec. **70,** 543—556 (1938). — **Reforzo-Membrives, J.:** Thyroid inhibiting action of the hypophyses of *rats* fed with thyroid. Endocrinology **32,** 263—270 (1943). — **Reforzo-Membrives, J., M. H. Power** and **E. J. Kepler:** J. Clin. Endocrin. **5,** 76—85 (1945). — **Regaud, Cl.:** Glandules à sécrétion interne juxta-épididymaire chez le *lapin.* C. r. Soc. Biol. Paris **1899,** 469—470. — Caractères histologiques généraux des enclaves lipoïdes ne réduisant pas l'acide osmique. C. r. Soc. Biol. Paris **45,** 436—438 (1908). — Attributions aux formations mitochondriales de la fonction générale d'extraction et de fixation électives excrevées par les cellules vivantes, sur les substances dissoutes dans le milieu ambiant. C. r. Soc. Biol. Paris **66,** 919 (1909). — **Regaud, Cl.,** et **A. Policard:** Sur la signification de la rétention du chrome par les tissus en technique histologique au point de vue des lipoïdes et des mitochondries. I. Fixation ,,des substances". C. r. Soc. Biol. Paris **74,** 449 (1913 a). — Sur la signification de la rétention du chrome en technique histologique au point de vue des mitochondries. II. Résultats et conclusions. C. r. Soc. Biol. Paris **74,** 558 (1913 b). — **Rehberg, P. B.:** Biochemic. J. **20,** 447 (1926). — **Rehn, J.:** Langenbecks Arch. u. Dtsch. Z. Chir. **268,** 417 (1951 a). — Chirurg **22,** 299 (1951 b). — **Reich, H.,** u. **T. Reichstein:** Über Bestandteile der Nebennierenrinde und verwandte Stoffe. 27. Mitt. Δ^4-3-keto-androstenyl-glyoxal-17 und verwandte Stoffe. Helvet. chim. Acta **22,** 1124—1138 (1939). — **Reichardt, R.:** Chromaffiner Tumor des Zuckerkandlschen Organs. Med. Klin. **1934** Ia, 980. — Chromaffiner Tumor des Zuckerkandlschen Organs und innere Sekretion. Endokrinol. **14,** 180—186 (1934 b). — **Reichert, K. B.:** Das Entwicklungsleben im *Wirbelthier*-reiche. Berlin 1840. — Bericht über die Fortschritte der mikroskopischen Anatomie im Jahre 1854. Müllers Arch. **1855,** 19. — **Reichstein, T.:** Über Cortin, das Hormon der Nebennierenrinde. Helvet. chim. Acta **19,** 29—63 (1936 a). — ,,Adrenosteron". Über Bestandteile der Nebennierenrinde. II. Helvet. chim. Acta **19,** 223—225 (1936 b). — Helvet. chim. Acta **19,** 402—412, 1107—1126 (1936 c). — Über Bestandteile der Nebennierenrinde. X. Zur Kenntnis des Corticosterons. Helvet. chim. Acta **20,** 953—969 (1937 a). — Über Bestandteile der Nebennierenrinde. XI. Zur Konstitution der $C_{21}O_5$-Gruppe. Helvet. chim. Acta **20,** 978—991 (1937 b). — Erg. Vitamin- u. Hormonforsch. **1,** 366 (1938 a). — Helvet. chim. Acta **21** (1938 b). — Helvet. chim. Acta **22** (1939). — Helvet. chim. Acta **23** (1940). — Helvet. chim. Acta **24** (1941). — The hormones of the adrenal cortex. Vitamins a. Hormones **1943.** — Erg. Vitamin- u. Hormonforsch. **1944.** — Chimia **4,** 21, 47 (1950). — **Reichstein, T.,** u. **J. v. Euw:** Über Bestandteile der Nebennierenrinde. XX. Isolierung der Substanzen Q (Desoxycorticosteron) und R sowie weitere Stoffe. Helvet. chim. Acta **21,** 1197—1210 (1938). — Über Bestandteile der Nebennierenrinde und verwandte Stoffe. Substanz T. Helvet. chim. Acta **21,** 1197—1210 (1939). — Helvet. chim. Acta **23,** 1258—1260 (1940). — **Reichstein, T.,** u. **A. Goldschmidt:** Helvet. chim. Acta **19,** 401—402 (1936). — **Reichstein, T.,** and **C. W. Shoppee:** Vitamins a. Hormones **1,** 345—413 (1943). — **Reichstein, T., F. Verzár** and **L. Laszt:** Activity of corticosterone in the glucose test in *rats.* Nature (Lond.) **139,** 331 (1937). — **Reid, Charles:** J. of Physiol. **75,** 25 (1932). — **Reid Hunt:**

Amer. J. Physiol. **5**, 7 (1901). — **Reifenstein** jr., **Edward C.**: Conf. metabol. Asp. Convalescence. Trans. 15. Meet. March 31—April 1 1947. New York 1947. — **Reifenstein** jr., **Edward C., Benedict J. Duffy** jr. and **Milton S. Grossman**: Studies on adrenal cortical function in cancer. I. Acute effects of ACTH in patients with gastric cancer. Gastroenterology **13**, 493—500 (1949). — **Reifenstein** jr., **Edward C., A. P. Forbes, F. Albright, E. Donaldson** and **E. Carroll**: Effect of methyltestosterone on urinary 17-ketosteroids of adrenal origin. J. Clin. Invest. **24**, 416—434 (1945). — **Reifenstein, Robert W.**, and **Seymour J. Gray**: The effect of adrenocortico-tropic hormone upon the fecal lysozyme titer in ulcerative colitis. Gastroenterologia (Basel) **19**, 547—557 (1951). — **Reil, Hermann**: Ist die sog. Vena suprarenalis wirklich eine Vene im gewöhnlichen Sinne oder ein Blutsinus, und welcher Art ist zutreffendenfalls die physio-logische Funktion, der dieser dient? Z. exper. Med. **33**, 443—457 (1923). — **Reilly, W. A., H. Lisser** and **F. Hinman**: Pseudo-sexual precocity; the adrenal cortical syndrome in pre-adolescent *girls*. Endocrinology **24**, 91—114 (1939). — **Reimann, D. L.**, and **W. L. Juyton**: J. of Path. **23**, 479 (1947). — **Rein, Hermann**: Einführung in die Physiologie des *Menschen*, 8. Aufl. Berlin u. Heidelberg 1947. — Nach gemeinsamen Versuchen mit O. Mertens u. E. Bücherl: Über ein Regulationssystem „Milz-Leber" für den oxydativen Stoffwechsel der Körpergewebe und besonders des Herzens. Naturwiss. **36**, 233—239, 260—268 (1949a). — Nach gemeinsamen Versuchen mit Antonia Dohrn: Über die Beeinflussung von Hypoxy-biosen durch Milz und Leber bei *Haifischen*. Nachr. Akad. Wiss. Göttingen, Math.-physik. Kl., Biol.-physiol.-chem. Abt. **1949**b, 15—30. — Nach gemeinsamen Versuchen mit Antoi-netta Dohrn: Über Hypoxie-Lienin. Nachr. Akad. Wiss. Göttingen, Math.-physik. Kl., Biol.-physiol.-chem. Abt. **1950**, 1—3. — Nach gemeinsamen Versuchen mit Antonietta Dohrn: Die Beeinflussung von Coronar- oder Hypoxie-bedingten Myokard-Insuffizienzen durch Milz und Leber. Pflügers Arch. **253**, 435—458 (1951). — **Reineck, H.**: Beitr. path. Anat. **80**, 145—185 (1928). — **Reinecke, R. M.**, and **E. C. Kendall**: Endocrinology **31**, 573 (1942). — **Reinhard, A. W.**: Zur Frage über den Einfluß der Nebennierenrinde des *Rindes* auf einige biochemische Prozesse. Pflügers Arch. **204**, 760 (1924). — **Reinhardt, William O.**: Thymus, lymph nodes and spleen in experimental hyperthyroidism. Amer. Assoc. Anat. Anat. Rec. **91**, 296 (1945). — **Reinhardt, William O., H. Aron** and **C. H. Li**: Effect of adreno-corticotrophic hormone on leukocyte picture of normal *rats* and *dogs*. Proc. Soc. Exper. Biol. a. Med. **57**, 19 (1944). — **Reinhardt, William O.**, and **R. P. Holmes**: Thymus and lymph nodes following adrenalectomy and maintenance with NaCl in the *rat*. Proc. Soc. Exper. Biol. a. Med. **45**, 267—270 (1940). — **Reinhardt, William O.**, and **C. H. Li**: Depression of lymphocyte content of thoracic duct lymph by adrenocorticotrophic hormone. Science (Lancaster, Pa.) **101**, 360—361 (1945). — **Reinhold**: Med. Klin. **1943**. — **Reinke, F.**: Anatomie des *Menschen*. Wien u. Leipzig 1898. — **Reiss, Ch.**: C. r. Soc. Biol. Paris **133**, 291 (1940). — **Reiss, Frederick**: Psoriasis and adrenocortical function: A preliminary report on a possible steroid hormonal etiologic relationship. Arch. of Dermat. **59**, 78—85 (1949). — **Reiss, M.**: Studien über die Funktion der Nebennierenrinde. Endokrinol. **6**, 7 (1930). — Die Hormon-forschung und ihre Methoden. Berlin 1934. — Endokrinol. **6** (1938). — **Reiss, M., J. Bálint** u. **V. Aronson**: Das Zustandekommen der kompensatorischen Hypertrophie der Nebenniere. En-dokrinol. **18**, 26 (1936). — **Reiss, M., J. Bálint, F. Oestreicher** u. **V. Aronson**: Zur morphogeneti-schen Wirkung und biologischen Wirkung des kortikotropen Wirkstoffes. Endokrinol. **18**, 1—10 (1936). — **Reiss, M., H. Epstein, F. Fleischmann** u. **L. Schwarz**: Veränderungen des Fett-umsatzes epinephrektomierter *Ratten*. Endokrinol. **17**, 302 (1936). — **Reiss, M.**, u. **I. Gothe**: Retikuloendothel und kortikotroper Wirkstoff. Endokrinol. **19**, 148—151 (1937). — **Reiss, M.**, and **Jean M. Halkerton**: Investigation into the phosphorus metabolism of the adrenal cortex. J. of Endocrin. **6**, 369—374 (1950). — **Reiss, M.**, u. **P. Herzog**: Studien über die Funktion der Nebennierenrinde. IV. Interrenalkörper und Nebennierenrinde. Endokrinol. **10**, 401 (1932). — **Reiss, M., L. D. MacLeod** and **Y. M. L. Golla**: J. of Endocrin. **3**, 292—301 (1943). — **Reiss, M.**, u. **F. Peter**: Z. exper. Med. **104**, 49 (1939). — **Reitmann, Fr.**, praes. Phil. Herm. Breiler: Diss. de thyreoideae, thymi atque suprarenalium glandularum in *homine* nascendo et nato functionibus. Argentor. Straßburg 1753. — **Remak, Robert**: Darmnervensystem (Neben-niere S. 24). 1847. — Untersuchungen über die Entwicklung der *Wirbeltiere*. Berlin 1855. — **Remington, J. W.**: Endocrinology **32**, 129—134 (1943). — **Remy, Paul**: Endocrines et déve-loppement des batraciens. Rev. franç. Endocrin. **1**, 220—237 (1923). — Les sécrétions internes et les métamorphoses. Ann. des Sci. natur. **7**, 41—82 (1924). — **Renard**: Roux' J. de Méd. **23**, 118 (1765). — **Renaut, J.**: Essai d'une nomenclature méthodique des glandes. Arch. de Physiol. **1881**a. — Observation pour servir à l'histoire de la maladie d'Addison et des tuberculoses locales. Arch. de Physiol. **1881**b. — Traité d'histologie pratique. T. II. 2. fasc. Nebenniere S. 88—115, 1639—1662. Paris 1899. — **Rennels, Edward G.**: The use of acid haematein for staining acidophiles of the *rat* hypophysis. Anat. Rec. **111**, 462—463 (1951). — An experimental study of cytoplasmic inclusions in adrenal cortical cells of the immature *rat*. Anat. Rec. **112**, 509—527 (1952). — **Renner, O.**: Die Innervation der Nebenniere. Dtsch. Arch. klin. Med. **114**, 473—482 (1914). — **Retterer, E.**: Anatomie et physiologie animales. Paris 1893. — **Retzius:** Observationes in anatomiam *chondropterygiorum.* Lund 1819. — Anatomisk undersökning öfver några delar *Python bivittatus* jemte comparativa an markningar. Stockholm 1830. — Isis 1832b, 529. — Bemerkungen über Anastomosen zwischen der Pfortader und der unteren Hohlader außerhalb der Leber. Z. Physiol. 5, 105—109 (1832b). — **Retzlaff, Ernest W.:** The histology of the adrenal gland in the *alligator lizard, Gerrhonotus multicarinatus.* Anat. Rec. 105, 19—33 (1949). — **Revol, L.:** Contribution à l'étude biochimique des glandes surrénales de quelques *mammifères.* Étude comparée des zones corticale et médullaire. Thèse de Lyon 1931a. — Bull. Soc. Biol. 13, 211 (1931b). — **Rhind, E. G. G.,** and **A. Wilson:** Diabetes mellitus in Addisons disease. Lancet 1941 II, 37—39. — **Rhoads, C. P., K. Dobriner, E. Gordon, L. F. Fieser** and **S. Lieberman:** Metabolic studies on the urinary excretion of sterols in normals, in patients with adrenal hyperplasia and in cancer patients. Trans. Assoc. Amer. Physicians 57, 203—208 (1942). — **Ribbert, H.:** Kompensatorische Vergrößerung einer paarigen Drüse. Verh. naturhist. Ver. preuß. Rheinlande. Jahrg. 45, Folge 5, Jahr 5, S. 76, 1888. — Geschwulstlehre. Bonn 1904. — **Ricci, F.:** Sulla cellula della midollare della surrenale. Boll. Soc. med.-chir. Pavia 36, 139 (1924). — **Rice, H. G.,** and **C. M. Jackson:** Anat. Rec. 59, 135 (1934). — **Rice, K.,** and **C. Richter:** Endocrinology 33, 106 (1943). — **Rich, A. R.:** A peculiar type of adrenal cortical damage associated with acute infections, and its possible relation to circulatory collapse. Bull. Hopkins Hosp. 74, 1—15 (1944). — **Rich, A. R., M. Berthrough** and **J. L. Burett** jr.: Bull. Hopkins Hosp. 87, 548 (1950). — **Richards, A. N.,** and **O. H. Plant:** Amer. J. Physiol. 59, 184 (1922a). — Amer. J. Physiol. 59, 191 (1922b). — **Richards, A. N., B. B. Westfall** and **P. A. Bott:** Proc. Soc. Exper. Biol. a. Med. 32, 73 (1934). — **Richardson, N.:** Acta med. scand. (Stockh.) 98, 583 (1939). — **Richerand, L. C. M.:** Nouveaux éléments de physiologie, 10. édit. Paris 1832. — **Richet, Ch.:** „*Cobaye*". Dictionnaire de Physiol. 3, 863—948 (1898). — **Richter, Curt P.:** Amer. J. Physiol. 110, 439 (1934). — Amer. J. Physiol. 115, 155 (1936). — Proc. A. Res. Nerv. a. Ment. Dis. 17, 392 (1938). — Endocrinology 42, 115 (1941). — Ann. Rev. Physiol. 4, 561 (1942). — Ann. Meet. The Friends of the Land, Athens, Ohio, June 1946. — **Richter, Curt P.,** and **K. H. Clisby:** Arch. of Path. 33, 46 (1942). — **Richter, Curt P.,** and **J. F. Eckert:** Endocrinology 22, 214 (1938). — **Richter, Curt P.,** and **J. T. Emlen** jr.: Publ. Health Rep. 60, 1303 (1945). — **Richter, Curt P., Philip V. Rogers** and **Charles E. Hall:** Failure of alt replacement therapy in adrenalectomized recently captured wild norway rats. Endocrinology 46, 233—242 (1950). — **Richter, Curt P.,** and **George B. Wislocki:** Anatomical and behavior changes produced in the *rat* by complete and partial extirpation of the pituitary gland. Amer. J. Physiol. 95, 481—493 (1930). — **Richter, D.:** J. of Physiol. 98, 361 (1940). — **Richter, D.,** and **A. H. Tingey:** J. of Physiol. 97, 265 (1939). — **Richter, Ed.:** Grundriß der normalen *menschlichen* Anatomie mit Berücksichtigung der neuen anatomischen Nomenclatur. Berlin 1896. — **Richterich, R.:** Zur Technik des histochemischen Nachweises von Esterasen. Experientia (Basel) 7, 390 (1951). — **Ricker, G.:** Zur Histologie der in der Niere gelegenen Nebennierenteile. Zbl. Path. 7, 363—370 (1896). — **Riddle, Oscar:** Studies of the physiology of reproduction in *birds.* XIV. Suprarenal hypertrophy coincident with ovulation. Amer. J. Physiol. 66, 322—339 (1923a). — Recent studies on the relation of metabolism to sex. Anat. Rec. 24, 418 (1923b). — Internal secretions in evolution and reproduction. Sci. Monthly 26, 202—216 (1928). — Endocrines and constitution in *doves* and *pigeons.* Carnegie Instn. Washington Publ. 572, 1—306 (1947). — **Riddle, Oscar, L. B. Dotti** and **G. C. Smith:** Blood sugar and basal metabolism in *pigeons* following administration of prolactin and cortin. Amer. J. Physiol. 119, 389—390 (1937). — **Riddle, Oscar, H. E. Honeywell** and **W. S. Fisher:** Suprarenal enlargement under heavy dosage with insulin. Amer. J. Physiol. 68, 461—476 (1924). — **Riddle, Oscar,** and **E. L. Lahr:** On broodiness of *ring doves* following implants of certain steroid hormones. Endocrinology 35, 255—260 (1944a). — Relative ability of various steroid hormones to promote growth in oviducts of immature *Ring-doves.* Yale J. Biol. a. Med. 17, 259—268 (1944b). — **Riddle, Oscar,** and **T. Minoura:** Effects of repeated transplantation of whole suprarenals into young *doves.* Proc. Soc. Exper. Biol. a. Med. 20, 456—461 (1923). — **Riddle, Oscar, G. C. Smith** and **R. A. Miller:** The effect of adrenalectomy on heat production in young *pigeons.* Amer. J. Physiol. 141, 151—157 (1944). — **Riebeiro, C. Strecht:** Os paragânglions cardíacos do feto *humano.* Fol. Anat. Univ. coimbr. 20, 1—16 (1945). — **Rieder:** Arch. klin. Med. 1898. — **Riegele, L.:** Die Nerven des Glomus caroticum beim *Menschen.* Verh. anat. Ges. Anat. Anz. Ergh. 63, 240—241 (1927). — Die Nerven des Glomus caroticum beim *Menschen* mit kurzer Übersicht über den histologischen Aufbau des Organs. Z. Anat. u. Entw.gesch. 86 (1928). — Die Bedeutung des reticuloendothelialen Syncytiums als Scheidenplasmodium des fibrillären nervösen Endnetzes in Leber, Milz und Nebenniere. Z. Zellforsch. 15, 311—330 (1932). — **Riegels:** De usu glandularum suprarenalium in animalibus, nec non de adipis disquis. anat. phys. Havniae 1790. — **Rieländer:** Das Paroophoron. Marburg 1904. — **Ries, Erich:** Grundriß der Histophysiologie. Leipzig 1938. — **Riess, P.,** u. **E. Schott:** Münch. med. Wschr. 1929, 621. — **Rigano-Irrera, D.:** Sulla modificazione in peso che interviene nei surreni di *cavia* adulta in seguito alla castrazione e alla deferentectomia. Boll. Soc. ital. Biol. sper. 4, 973—975 (1929). — **Rigdon, R. H.**, **Frances Eving** and **Adair Tate**: Effects of infrared irradiation on the tissues of the *rabbit*. Amer. J. Path. 19, 517—527 (1943). — **Rigdon, R. H.**, and **H. G. Swann**: Morphologic changes in the *dog's* adrenal gland following anoxia. Proc. Soc. Exper. Biol. a. Med. 82, 111 (1953). — **Rigler, R.**: Klin. Wschr. 1935, 227. — Med. u. Chem. (Bayer) 3, 220 (1936). — **Rigler, R.** u. **Rothberger**: Die Pharmakologie der Gefäße und des Kreislaufes. In Handbuch der normalen und pathologischen Physiologie, Bd. 7/2. 1927. — **Rigot** et **Lavocat**: Traité complet de l'anatomie des *animaux domestiques*. Paris 1845. — **Rilling, F.**: Über die Bedeutung von Arterenol für die Harnveränderungen nach Abklemmung großer Arterien. Klin. Wschr. 1953, 144. — **Riml, P. O.**: Neues über die Funktion der Nebenniere. Münch. med. Wschr. 1937 IIa, 1598. — Neues von der Funktion der Nebennierenrinde und dem Morbus Addison. Klin. Wschr. 1937b, 801. — **Rinaldini, L. M.**: Effect of malnutrition as compared with hypophysectomy on organ weight of the albino *rat*. J. of Anat. 84, 262—271 (1950). — **Rinehart, J. F.**, and **S. K. Abul-Haj**: Arch. of Path. 52, 189 (1951). — **Ring, John R.**: The hormonal induction of mating responses in the spayed adrenalectomized female *rat*. Endocrinology 37, 237—244 (1945). — Changes in alkaline phosphatase activity of *rat* vaginal epithelium during the estrous cycle. Anat. Rec. 107, 121—131 (1950). — **Ring, John R.**, and **Walter C. Randall**: The distribution and histological structure of sweat glands in the albino *rat* and their response to prolonged nervous stimulation. Anat. Rec. 99, 7—19 (1947). — **Rioch, D. McK.**: Paths of secretion from the hypophysis. A. Res. Nerv. a. Ment. Dis. Proc. (1936) 17, 151—191 (1938). — **Riolan, J.**: Oeuvres anatomiques. Paris 1629. — Encheiridium anatomicum et pathol. Lugd. Bat. 1649 ff. — **Ritchie** and **Bruce**: J. of Exper. Physiol. 4, 127 (1911). — **Rittenberg, D.**, and **R. Schoenheimer**: J. of Biol. Chem. 121, 235 (1937). — **Ritter, Elmer de, Norman Cohen** and **Saul H. Rubin**: Physiological availability of dehydro-L-ascorbic acid and palmitoyl-L-ascorbic acid. Science (Lancaster, Pa.) 13, 628—631 (1951). — **Ritter, H. B.**, and **J. J. Oleson**: Combined histochemical staining of acid polysaccharides and 1,2-glycol groupings in paraffin sections of *rat* tissues. Amer. J. Path. 26, 639—646 (1950). — **Ritter, Otto**: Contribution a l'étude de l'histologie de la surrénale. Bull. Histol. appl. 1944. — Étude sur les rélations morphologiques neuro-endocriniennes. Acta anat. (Basel) 2, 162—201 (1946/47). — **Ritz, N. D., L. T. Samuels** and **G. A. Addis**: J. of Pharmakol. 70, 362 (1940). — **Riva, G.**: Dunkelfelduntersuchungen an Reticulocyten und basophil punktierten Erythrocyten. Schweiz. med. Wschr. 1949, 840—842. — **Riviera**: Brugnatellis Giorn. Med. 1, 27, o. J. — **Rivoire, R.**: Presse méd. 43, 344 (1935). — **Rizzoli, C.**, e **M. L. Placucci**: Ricerche istochemiche sulla ossidazione del glicogene e di altri polisaccaridi animali con acido perjodico. Boll. Soc. ital. Biol. sper. 26, 860—863 (1950). — **Roaf, H. E.**: The situation in the mantle of *Purpura lapillus* of the cells which yield a pressor substance. Quart. J. Exper. Physiol. 4, 89—92 (1911). — **Roaf, H. E.**, and **M. J. Nierenstein**: The physiological action of the extract of the hypobranchial gland of „*Purpura lapillus*". J. of Physiol. 36, V—VIII (1907). — **Roaf, R.**: A study of the adrenal cortex of the *rabbit*. J. of Anat. 70, 126—135 (1935). — **Robbie, W. A.**, and **R. B. Gibson**: J. Clin. Endocrin. 3, 200 (1943). — **Robbins, Stanley L.**, and **Frederic Parker** jr.: Endocrinology 44, 384—388 (1949). — **Robert, P.**, u. **H. Zürcher**: Pigmentstudien. I. Über den Einfluß von Schwermetallverbindungen, Hämin, Vitaminen, Aminosäuren, mikrobiellen Toxinen, Hormonen und weiteren Stoffen auf die Dopamelaninbildung in vitro und die Pigmentbildung in vivo. Dermatologica (Basel) 100, 217—241 (1950). — **Roberts, E., D. A. Karnofsky** and **S. Frankel**: Influence of cortisone on free hydroxyproline in the developing *chick* embryo. Proc. Soc. Exper. Biol. a. Med. 76, 289—292 (1951). — **Roberts, S.**: Endocrinology 39, 90 (1946). — **Roberts, S.**, and **A. White**: J. of Biol. Chem. 178, 151 (1949). — **Robertson, Theodore**: Multiple injections of potassium as a test for adrenocortical function, with modifications induced by desoxycorticosterone. Federat. Proc. 8, 366 (1949). — **Robin, M.**: Programm du cours d'histologie proferré à la faculté de médicine de Paris. Paris 1870. — **Robinson, Frances B.**, and **J. M. Yoffey**: Histochemical changes produced by cold and adrenaline in the suprarenal cortex of the adult male *rat*. J. of Anat. 84, 32—37 (1950). — **Robinson, F. J., M. H. Power** and **E. J. Kepler**: Proc. Staff Meet. Mayo Clin. 16, 577 (1941). — **Robinson, G.**: J. Soc. Chem. Industr. 53, 1062 (1934). — **Robinson, R.**: Nouveaux arguments en faveur de l'action des glandes surrénales sur la détermination des sexes. C. r. Acad. Sci. 153, 1026 (1911). — **Robinson, William D., Jerome W. Conn, Walter D. Block** and **Lawrence H. Louis**: Rôle of the adrenal cortex in urate metabolism and in gout. J. Labor. a. Clin. Med. 33, 1473 (1948). — **Robinson, William D., Jerome W. Conn, W. D. Block, L. H. Louis** and **J. Katz**: 7. Internat. Congr. Rheum. Dis., S. 138, New York 1949. — **Robson, J. M.**: Adrenaline and the oestrus cycle in the *mouse*. Proc. Roy. Soc. Edinburgh 52, 434 (1932). — Comparisons of the amounts of progesterone and of desoxycorticosterone acetate needed to produce certain progesterone-like actions. J. of Physiol. 96, 21 P—23 P (1939). — **Rocha Lima, da**: Verh. dtsch. path. Ges. 15, 173 (1922). — **Roche, M., A. G. Hills** and **G. W. Thorn**: J. Clin. Endocrin. 9, 662 (1949). — **Roche, M., G. W. Thorn** and **A. G. Hills**: New England J. Med. 242, 307 (1950). — **Roe, J. H.**, and **C. A. Kuether**: The determination of ascorbic acid in whole blood and urine through the 2,4-dinitrophenylhydrazine derivative of dehydroascorbic acid. J. of Biol. Chem. **147**, 399—403 (1943). — **Roemmelt, J. C., O. W. Sartorius** and **R. F. Pitts:** Amer. J. Physiol. **159**, 124—136 (1949). — **Roepke, Marie-Luise:** Das Verhalten der histochemisch nachweisbaren Askorbinsäure in der Nebennieren-rinde von *Meerschweinchen* nach Formalin-Stress. Endokrinol. Z. mikrosk.-anat. Forsch. **58**, 404—428 (1952). — **Roesel v. Rosenhof:** Historia naturalis *ranarum* nostratium. Nürnberg 1785. — **Rössle, R.:** Beitrag zur Pathologie der Nebennieren. Münch. med. Wschr. **1910**. — Bedeutung und Ergebnisse der Kriegspathologie. Jkurse ärztl. Fortbildg **1919**. — Wachstum und Altern. München 1923. — Die pathologische Anatomie der Familie, S. 71 ff. Berlin 1940. — **Rössle, Rudolf,** u. **F. Roulet:** Maß und Zahl in der Pathologie. Pathologie und Klinik in Einzeldarstellungen, 5. 1932. — **Röszing, P.:** Beziehungen des Hyaluron-säure-Hyaluronidase-Systems zum Rheuma. Med. Mitt. (Schering) **12**, 109—111 (1951). — **Roger:** Capsules surrénales lésées par l'infections pneumobacillaire. C. r. Soc. Biol. Paris **1894a**. — Les lésions des capsules surrénales dans les maladies infectieuses. C. r. Soc. Biol. Paris **1894b**. — Presse méd. **1894c**. — **Rogers, P. V.,** and **Curt P. Richter:** Endocrinology **42**, 46 (1948). — **Rogers, Walter F.,** and **Robert H. Williams:** Correla-tions of biochemical and histologic changes in the adrenal cortex. Arch. of Path. **44**, 126—137 (1947). — Arch. of Path. **46**, 451—466 (1948). — **Rogoff, J. M.:** Changes in the epinephrine secretion during cerebral anemia. J. of Pharmacol. **21**, 211—212 (1923). — Critique on adrenalectomy for allerged hyperadrenalinemia. Ann. Surg. **87**, 959—960 (1928). — The suprarenal bodies. In Cowdrys Special Cytology, 2. edit. **2**, 869—931 (1932). — Observations on functional interrelationship between the adrenal and parathyroid glands. Science (Lancaster, Pa.) **80**, 319—320 (1934). — Addisons disease following adrenal denervation in case of diabetes mellitus. J. Amer. Med. Assoc. **106**, 279—281 (1936). — A sensitive method for quantitative estimation of epinephrine in blood. Proc. Soc. Exper. Biol. a. Med. **36**, 441—444 (1937). — Experimental pathology and physiology of the adrenal cortex. Production of Addisons disease in laboratory animals. Arch. of Path. **38**, 392—409 (1944). — **Rogoff, J. M.,** and **R. Dominguez:** J. Metabol. Res. **6**, 141 (1924). — Blood pressure following adrenalectomy. Amer. J. Physiol. **83**, 84—91 (1927). — **Rogoff, J. M.,** and **E. N. Nixon:** Epinephrine output from the adrenal glands in experimental diabetes. Amer. J. Physiol. **120**, 440—445 (1937). — **Rogoff, J. M., E. N. Nixon** and **G. N. Stewart:** The adrenals in experimental hypertension. Proc. Soc. Exper. Biol. a. Med. **41**, 57 (1939). — **Rogoff, J. M., E. N. Nixon, G. N. Stewart** and **E. Marcus:** Epinephrine secretion in hypophysectomized *dogs*. Proc. Soc. Exper. Biol. a. Med. **37**, 715—717 (1938). — **Rogoff, J. M.,** and **G. N. Stewart:** Studies on adrenal insufficiency in *dogs*. I. Control animals not subjected to any treatment. Amer. J. Physiol. **78**, 683—710 (1926a). — Studies on adrenal insufficiency in *dogs*. II. Blood studies in control animals not subjected to treatment. Amer. J. Physiol. **78**, 711—729 (1926b). — Science (Lancaster, Pa.) **64**, 141 (1926c). — The influence of adrenal extracts on the survival period of adrenalectomized *dogs*. Science (Lancaster, Pa.) **66**, 327—328 (1927a). — Studies on adrenal insufficiency. III. The influence of pregnancy upon the survival period in adrenalectomized *dogs*. Amer. J. Physiol. **79**, 508—535 (1927b). — Studies on adrenal insufficiency. IV. Influence of intravenous injections of Ringers solution upon the survival period in adrenalectomized *dogs*. Amer. J. Physiol. **84**, 649—659 (1928a). — Amer. J. Physiol. **84**, 660 (1928b). — Studies on adrenal insufficiency. VI. The influence of „heat" on the survival period of *dogs* after adrenalectomy. Amer. J. Physiol. **86**, 20—24 (1928c). — Studies on adrenal insufficiency. VII. Further blood studies (cholesterol and calcium) in control adrenalectomized *dogs*. Amer. J. Physiol. **86**, 25—31 (1928d). — The survival period of untreated adrenalectomized *cats*. Amer. J. Physiol. **88**, 162—172 (1929a). — Amer. J. Physiol. **90** (1929b). — **Rogoff, J. M., P. Wasserman** and **E. N. Nixon:** Nervous system mechanism for epinephrine secretion. Proc. Soc. Exper. Biol. a. Med. **61**, 251—257 (1946). — **Rohmer, G.:** Étude sur la pathogénèse de l'anencé-phalie spécialement au point de vue des lésions des capsules surrénales. Thèse de Lyon. Nr 53. 1923/24. — **Rojas, P.,** y **F. J. Manfredi:** Las glandulas paratiroides. Bue-nos Aires 1938. — **Rokhlina, M.:** Contribution à l'étude de la correlation des glandes endocrines. I. Interaction entre la thyroïde et la cortico-surrénale. Rev. franç. Endo-crin. **15**, 368—383 (1937). — C. r. (Doklady) Acad. Sci. URSS. **27**, 500 (1940). — **Rokhlina, M.,** et **A. N. Stouditzky:** Bull. biol. méd. exper. URSS. **3**, 171—174 (1937). — **Rokhlina, M.,** u. **O. A. Petrovskaya:** Problemy Endokrin. **4**, 3—16 (1939). — **Rokitansky:** Handbuch der pathologischen Anatomie, Bd. 3, S. 381. 1861. — **Rolleston:** The endocrine organs in health and disease. Oxford 1936. — **Rolleston, H. D.:** Note on the anatomy of the suprarenal bodies. J. Anat. a. Physiol. **26**, 548—553 (1892). — The Goulstonian Lectures on the suprarenal bodies delivered before the R. Coll. of Physic. of London. Lect. 1. Anat., Histol. and morbid Anat. of the suprarenal capsules. Brit. Med. J. **1895a**, 629—634, 687, 745. — Abstract of the Goulstonian Lectures on the suprarenal bodies. Delivered before the R. Coll. Physic. of London. Lancet **1895b**, 727—729; 799—800. — **Roloff:** Ein Fall von Morbus Addisoni mit Atrophie der Nebennieren. Beitr. path. Anat. 1891. — **Romanoff, Louise P., John Plager** and **Gregory Pincus:** The determination of adrenocortical steroids in *human* urine. Endocrinology **45**, 10—20 (1949). — **Rome, H. P.,** and **F. J. Braceland:** Psychological response to corticotropin, cortisone, and related steroid substances. J. Amer. Med. Assoc. **148**, 27 (1952). — **Romeis, Benno:** Zur Methodik der Fettfärbung mit Sudan III. Virchows Arch. **264**, 301—304 (1927). — Weitere Untersuchungen zur Theorie und Technik der Sudanfärbung. Z. mikrosk.-anat. Forsch. **16**, 525—585 (1929). — Zbl. Path. **66**, 97 (1936). — Hypophyse. In Handbuch der mikroskopischen Anatomie des Menschen, Bd. V, 1/3, S. 1—625. 1940. — Mikroskopische Technik. München 1948. — **Romieu, Marc:** C. r. Soc. Biol. Paris **92**, 787 (1925a). — Sur la détection histochimique de la cholestérine. C. r. Assoc. Anat. Turin 345—347 (1925b). — C. r. Soc. Biol. Paris **96**, 1232 (1927a). — C. r. Acad. Sci. **184**, 106 (1927b). — **Romiti, Guglielmo:** Trattato di anatomia dell'*uomo*. Milano, Napoli etc. 1892ff. — **Romodanowskaya:** Das Gewicht der innersekretorischen Drüsen des *Menschen* und ihre wechselseitigen Gewichtskorrelationen. Arch. Russ. Anat. Hist. etc. **15**, 149 (1936). — **Rondoni, P.,** e **M. Montagnani:** Lesioni istologiche nel maidismo, nel digiuno e nello scorbuto sperimentale. Sperimentale **69**, 659—696 (1915). — **Rondoni, R., V. Carminati** u. **A. Corbellini:** Hoppe-Seylers Z. **208**, 129, 149 (1932). — **Roos:** Lipoides du cortex surrénal. Finska Läkares. Handl. Helsingfors **66**, 863 (1924). — **Roos, H.:** Endocrinology **33**, 276 (1943). — **Rose, B.:** Amer. J. Physiol. **127**, 780—784 (1939). — **Rose, B.,** and **J. S. L. Brown:** Amer. J. Physiol. **131**, 589—594 (1941). — **Rose, Bram, J. A. P. Pare, K. Pump** and **R. L. Stanford:** Preliminary report on adrenocorticotrophic hormone (ACTH) in Asthma. Canad. Med. Assoc. J. **62**, 6—9 (1950). — **Rosen, S. H.,** and **D. Marine:** Proc. Soc. Exper. Biol. a. Med. **41**, 647 (1939). — **Rosenbaum, F.:** Fettablagerung in Nebennierenrinde und Leber bei *Säuglingen* und *Kindern*. Z. Kinderheilk. **51**, 70 (1931). — **Rosenhagen, Hans:** Über klimakterische Gesichtsbehaarung. Beitr. path. Anat. **79**, 653—677 (1928). — **Rosenheim, O.:** J. Soc. Chem. Industr. **61**, 464 (1932). — **Rosenheim, O.,** and **H. King:** Cholesterol and the adrenal cortical hormone. Nature (Lond.) **139**, 1015 (1937). — **Rosenheim, O.,** and **M. C. Tebb:** On a new physical phenomenon observed in connection with the optical activity of so-called „protagon". J. of Physiol. **37**, 348—354 (1908). — **Rosenmüller, J. C.:** Handbuch der Anatomie. Leipzig 1808ff. — **Rosenthal:** Verh. dtsch. path. Ges. 1899. — **Rosenthal, R. L., N. Wald, H. Hager** and **J. Litwins:** Proc. Soc. Exper. Biol. a. Med. **75**, 740 (1950). — **Roskam, J., H. van Cauwenberge** and **A. Mutsers:** Lancet **1951** II, 375. — **Roskin, Gr.:** Eine bösartige Geschwulst beim *Meerschweinchen*: Zur vergleichenden Histologie und Cytologie der normalen und pathologischen Nebenniere. Virchows Arch. **277**, 466—488 (1930). — Histophysiologische Studien an Geschwulstzellen. III. Mitt. Vergleichende Untersuchung der Oxydoredukase der normalen und der Krebszelle. Z. Zellforsch. **14**, 781—805 (1932). — **Rossa:** Über akzessorische Nebennierengewächse im Ligamentum latum und ihre Beziehungen zu den Cysten und Tumoren des Ligaments. Arch. Gynäk. **59**, 296 (1898). — **Rossi:** Arch. di Fisiol. **4** (1907). — **Rossi:** Dissert. sistens foetus monstros. Holmiae nati desc. Jenae 1800. — **Rossi, Carlo:** Die Wirkung der Vasektomie auf die Drüsen mit innerer Sekretion. Z. urol. Chir. **19**, 127—147 (1926). — **Rossi, F., G. Pescetto** e **E. Reale:** La localizzazione istochimica della fosfatasi alcalina e le sue variazioni nel corso dello sviluppo prenatale dell'*uomo*. Z. Anat. **115**, 500—528 (1951a). — La localizzazione della fosfatasi alcalina ed il suo tasso nell'embrione *umano* di 9 mm. Ulteriori contributi istochimici allo studio delle relazioni intercorrenti tra ontogenesi e valori enzimatici nell'uomo. Z. Anat. **116**, 190—201 (1951b). — **Rossiysky, M. D.:** Nanisme et glandes endocrines. J. Russe anthropol. **13**, 28—39. — **Rossman, I.:** On the lipin and pigment in the corpus luteum of the *Rhesus monkey*. Carnegie Contrib. Embryol. **30**, 97—109 (1942). — **Roten, J. von:** Kasuistik zur Frage des Morbus Addisonii und Gravidität. Gynaec. helvet. **15**, 113 (1919). — **Roth:** Ein Fall von Addisonscher Krankheit. Korresp.bl. Schweiz. Ärzte **1889**, 146. — **Roth:** Zbl. Path. **54**, 234 (1932). — **Roth, G. M.,** and **W. F. Kvale:** Tentative test for diagnosis of pheochromocytoma. Amer. J. Med. Sci. **210**, 653 (1945). — **Rothballer, Alan B.:** Changes in the *rat* neurohypophysis induced by painful stimuli with particular reference to neurosecretory. material Anat. Rec. **115**, 21—41 (1953). — **Rothschild, Irving:** The survival of adult *hens* following hypophysectomy. Amer. Soc. Zool. Chicago. Anat. Rec. **99**, 596—597 (1947). — **Rothschild, I.,** and **J. P. Riepenhoff:** J. Clin. Endocrin. **12**, 480 (1952). — **Rothschild, M.:** Beitr. path. Anat. **60** (1915). — **Rothschild, Paul:** Arhinencephalia completa. Eine neue Form der Arhinencephalie. Beitr. path. Anat. **73** (1925). — Arhinencephalia completa. Eine neue Form der Arhinencephalie mit Betrachtungen über die formale und kausale Genese von Arhinencephalie und Cyclopie. Diss. Freiburg 1927. — **Rotter, Wolfgang:** Die Entwicklung der *fetalen* und *kindlichen* Nebennierenrinde. Virchows Arch. **316**, 590—618 (1949a). — Das Wachstum der *foetalen* und *kindlichen* Nebennierenrinde. Z. Zellforsch. **34**, 547—561 (1949b). — Nordwestdtsch. Ges. Gynäkol. Kiel. Zbl. Gynäk. 1949c. — Die Strukturen der *fötalen* und *kindlichen* Nebennierenrinde. Verh. dtsch. Ges. Path. (Dortmund) **1950**, 170—175, 276—277. — **Roud, August:** Contribution à létude du développement de la capsule surrénale de la *souris*. Bull. Soc. Vaudoise Sci. nat. **38**, 187—258 (1902). — **Roule, L.**: L'anatomie comparée des animaux basée sur l'embryologie. Paris 1898. — Rev. ann. Zool. In Rev. gén. Sci. **1900**, 598—640. — **Rouslacroix**: Ann. d'Anat. path. **6**, 1033 (1929). — **Rousseau, Paul**: Contribution à l'étude des anomalies des artères rénales. Thèse Paris. 1894. — **Roussy, G.,** et **M. Mosinger**: Sur le lobe intermédiaire de l'hypophyse. La fente hypophysaire et ses annexes, l'immigration de cellules glandulaires dans le lobe nerveux. C. r. Soc. Biol. Paris **115**, 946—949 (1934a). — Processus de sécrétion neuronale dans les noyaux végétatifs de l'hypothalamus chez l'*homme*. La „neuricrinie". C. r. Soc. Biol. Paris **115**, 1143—1145 (1934b). — Région hypothalamo-hypophysaire. Traité Physiol. norm. et path. **4**, 1939. — Traité de Neuro-Endocrinologie. Paris 1946. — **Roux et Yersin**: Ann. Inst. Pasteur **1888; 1889; 1890**. — **Rowlands, I. W.,** and **A. W. Spence**: Brit. Med. J. **2**, 947 (1939). — **Rowntree, L. G.**: J. of Pharmacol. **29**, 135 (1926). — Further studies on the thymus and pineal glands. Proc. Interstate Post.-grad. Med. Assem. N. Amer. **1935**, 3—6. — **Rowntree, L. G., J. H. Clark, A. Steinberg** and **A. M. Hanson**: Biologic effects of pineal extract (Hanson). J. Amer. Med. Assoc. **106**, 370—373 (1936). — **Rowntree, L. G., C. H. Greene, W. W. Swingle** and **J. J. Pfiffner**: Science (Lancaster, Pa.) **72**, 482 (1930). — **Rowntree, L. G.,** and **A. M. Snell**: A clinical study of Addisons disease. Philadelphia 1931. — **Rozsa, George, Councilman Morgan, Albert Szent-Györgyi** and **Ralph W. G. Wyckoff**: The electron microscopy of sectioned nerve. Science (Lancaster, Pa.) **112**, 42—43 (1950). — **Rubin, S. H., F. W. Jahns** and **J. C. Bauernfeind**: Fruit Products J. **24**, 327 (1945). — **Rubin, W. J.,** and **E. T. Krick**: Effect of adrenalectomy on salt metabolism in the *rat*. Proc. Soc. Exper. Biol. a. Med. **31**, 228 (1933). — J. Clin. Invest. **15**, 685 (1936). — **Rubino, A.**: Influenza degli estratti di corteccia surrenale e ipofisari sul ricambio purinico endogeno. Policlinico, Sez. med. **49**, 47—57 (1942). — **Rud, F.**: The Eosinophil-count in health and mental disease. Oslo 1947. — **Rüdinger, N.**: Cursus der topographischen Anatomie. München 1891. — **Rupp, H.,** u. **K. A. Limmer**: Untersuchungen über den Einfluß des Nebennierenrindenhormons auf das vegetative Nervensystem. Arch. Gynäk. **176**, 149—155 (1948). — **Ruppel, W.,** u. **A. Hitzelberger**: Schweiz. med. Wschr. **1951**, 926. — **Ruppert, R.**: Z. exper. Med. **129**, 229 (1952). — **Russel**: Address on the characteristic organism of cancer. Lancet **1890**, 1359. — **Russell, J. A.**: Carbohydrate levels in fasted and fed hypophysectomized *rats*. Proc. Soc. Exper. Biol. a. Med. **34**, 279—281 (1936). — Amer. J. Physiol. **128**, 552 (1940); **140**, 98 (1943). — **Russell, J. A.,** and **A. E. Wilhelmi**: J. of Biol. Chem. **137**, 713 (1941a); **140**, 747 (1941b). — **Rutenburg, Alexander M., Richard B. Cohen** and **Arnold M. Seligman**: Histochemical demonstration of aryl sulfatase. Science (Lancaster, Pa.) **116**, 539—543 (1952). — **Rutishauser, E.,** et **P. Duye**: La bréphoplastic surrénallienne chez le *rat*. Anat. Rec. **1937**. — **Ruysch, F.**: Opera omnia. Amsteld. 1737. — **Ruyter, J. H. C., D. B. Kroon** and **H. Neumann**: Effect of bilateral adrenalectomy on alkaline phosphatase activity in the *rat* in relation to regressive changes in the nephron. Acta anat. (Basel) **14**, 42—53 (1952). — **Ruzicka, L.**: Verh. schweiz. naturforsch. Ges. (Freiburg) **1945**. — **Ruzicka, L.,** u. **V. Prelog**: Helvet. chim. Acta **26**, 975 (1943). — **Rydin, H.,** and **E. B. Verney**: Quart. J. Exper. Physiol. **27**, 343 (1938). — **Rymer, Jones**: General outline of the animal kingdom, 4. edit. London 1871.

Saathof, J.: Über das Verhalten der Milzpulpa bei Sauerstoffmangel. Z. Zellforsch. **35**, 370—381 (1951). — **Sabatier, R. B.**: Traité complet de l'anatomie. Paris 1781. — **Sabrazes, J.,** et **P. Husnot**: Tissu interstitiel, macrophages et Mastzellen des capsules surrénales chez l'*homme* et les *animaux*. Gaz. Sci. méd. Bordeaux **1907a**, 267—268. — Tissu interstitiel des surrénales: Mastzellen et macrophages. C. r. Soc. Biol. Paris **62**, 1079—1081 (1907b). — Mastzellen dans les surrénales des animaux. C. r. Soc. Biol. Paris **62**, 1081—1082 (1907c). — **Sacarrão, G. Fonseca**: Les corps suprarénaux des *Sélaciens*. Arch. portug. Sci. biol. **7**, 135—160 (1944). — **Sacerdote, P.**: Boll. Soc. ital. Biol. sper. **13**, 847—850 (1938). — **Sack, H.,** u. **A. Bernsmeier**: Klin. Wschr. **1949**, 305. — **Sackler, R. R., M. D. Sackler, A. M. Sackler, D. Greenberg, J. H. W. van Ophuijsen** and **Cotui**: Proc. Soc. Exper. Biol. a. Med. **76**, 226 (1951). — **Sadhu, Dulal P.,** and **B. Lionel Truscott**: Alterations in thyroid, and in hepatic stores of vitamin A in tyrosine-fed *rats*. Anat. Rec. **100**, 755 (1948). — **Sadownikow, Wsewolod**: Über die Veränderungen der Nebennieren bei den akuten toxischen Infektionen (Diphtherie, Botulismus, Tetanus). Virchows Arch. **317**, 315—341 (1949) (= Diss. Göttingen 1949). — **Sailer, Seaton**: Mediastinal sympathogonioma. Amer. J. Path. **19**, 101—119 (1943). — **Sainton, Simmonet** et **Brouha**: Traité d'endocrinologie. Paris 1942. — **Sala, A. M.,** and **R. J. Stein**: Leukocytic infiltration of the adrenals in pregnancy. Amer. J. Canc. **29**, 63 (1937). — **Salazar, A. L.**: Trav. centre Étud. microsc. **1** (1941). — **Salmon, Theodora Nussmann,** and **Raymund L. Zwemer**: A study of the life history of corticoadrenal gland cells of the *rat* by means of trypan blue injections. Anat. Rec. **80**, 421—429 (1941). — **Salmon, U. J.**: Desoxycorticosterone acetate is estrogenic in the *human* female. Proc. Soc. Exper. Biol. a. Med. **41**, 515—517 (1939). — **Samuels, Jules**:

Die Hormonversorgung des *Foetus*. Leiden 1947. — **Samuels, I. T.:** Proc. Soc. Exper. Biol. a. Med. **35**, 538 (1936). — Nutrition and Vitamins. Publ. Ch. C. Thomas 1948. — **Samuels, L. T., G. T. Evans** and **J. L. McKelvey:** Ovarian and placental function in Addisons disease. Endocrinology **32**, 422—428 (1943). — **Samuels, L. T., M. L. Helmreich, M. B. Lasater** and **H. Reich:** An enzyme in endocrine tissues which oxidizes Δ^5-3 hydroxy-steroids to α, β unsaturated ketones. Science (Lancaster, Pa.) **113**, 490—491 (1951). — **Sandberg, Heinrich:** Zur Kenntnis von dem Bau der sympathischen Nervenfasern. Diss. Göttingen 1913. — **Sandberg, M., D. Perla** and **O. M. Holly:** Endocrinology **21**, 352 (1937). — **Sande, A.:** Klin. Wschr. **1938**, 1762. — **Sanderson, P. H.:** Clin. Sci. **6**, 197 (1946/48). — **Sandifort, E.:** Observationes anatomo-pathol. libri IV. Lugd. Bat. 1777. — Opuscula anatomica. Lugd. Bat. 1784. — Anatome *infantis* cerebri destituti (Zitat bei Meckel 1806). — Museum anatomicum (Vol. I. Sect. V. Partes molles morbosae p. 250, XXX, XXXI. 1793. — **Santa, N.:** Valeur endocrine des corps interrénaux des *Sélaciens*. Présence de l'hormone corticale, type corticostérone. C. r. Soc. Biol. Paris **133**, 417 (1940). — **Santa, N., et C. Veil:** Action de la cortine sur la cellule pigmentaire. Possibilité d'utilisation de cette réaction. C. r. Soc. Biol. Paris **131**, 1172 (1939). — **Santorini, J. D.:** Observationes anatomicae Venetiis 1724. — **Sapeika, N.:** Gonadotrophic action of desoxycorticosterone acetate in *Xenopius laevis*. S. Afric. J. Med. Sci. **8**, 115—116 (1943). — Arch. Int. Med. **82**, 263—309 (1948). — **Saphir, W.,** and **M. L. Parker:** Adrenal virilism. J. Amer. Med. Assoc. **107**, 1286—1288 (1936). — **Sapirstein, Leo A., Wilbur Brandt** and **Douglas R. Drury:** Effect of adrenalectomy on „salt" hypertension. Federat. Proc. **9**, 112 (1950). — **Sappey, C.:** Description et iconographie des vaisseaux lymphatiques. Paris 1885. — Traité d'anatomie générale. Paris 1893. — Traité d'anatomie descriptive. Paris 1895. — **Sarason, E. L.:** Morphological changes in the rat's adrenal cortex under various experimental conditions. Amer. J. of Path. **35**, 373—390 (1943a). — Adrenal cortex in systemic disease. A morphologic study. Arch. Int. Med. **71**, 702—712 (1943b). — **Sarre, H.:** Dtsch. Arch. klin. Med. **192**, 167 (1944). — **Sartorius, Hermann:** Die Ausscheidung der 17-Ketosteroide im Harn. Eine Methode zur Beurteilung der Nebennierenrindenaktivität? Klin. Wschr. **1950**, 772—776. — **Sartorius, O. W.,** and **K. Roberts:** Endocrinology (siehe Gaunt, Birnie, Eversole, 1949). — **Sartorius, O. W., K. Roberts** and **R. Pitts:** Federat. Proc. **8**, 138 (1949). — **Sasaki, T.:** Fol. endocrin. jap. **6**, 27 (1930). — **Sashegyi, K.:** Zur vergleichenden Anatomie der Nebennieren der *Haussäugetiere*. Vet. med. Diss. Budapest 1935. — **Saslow, G.:** J. of Physiol. **74**, 262 (1932). — **Sata:** Beitr. path. Anat. **28** (1900). — **Sato, Akira:** Innervation of corpus suprarenale in *human* adult. Tohoku J. Exper. Med. **55**, 259—271 (1952). — **Sato, F.:** Development of blood vessels in the suprarenal gland of *human* embryo. Tohoku Med. J. **42**, 25—27 (1949) (Japanisch). — **Sato, H.:** Relative weights of the organs of dogs. Tohoku J. Exper. Med. **16**, 487—493 (1930a). — On the site of evanescence of adrenaline in the organism. Tohoku J. Exper. Med. **16**, 597—614 (1930b). — On the sensitivity of some methods for estimating adrenaline. Tohoku J. Exper. Med. **18**, 463—474 (1932). — **Sato, H.,** and **T. Aomura:** Influence of caffein on the epinephrine output from the adrenal in anaesthetized as well as non-anaesthetized *dogs*. Tohoku J. Exper. Med. **13**, 117—135 (1929). — **Sato, H., M. Hatano** and **T. Muto:** Epinephrine output from *rat's* adrenal after atropine. Tohoku J. Exper. Med. **34**, 289—300 (1938). — **Sato, H., T. Inaba** and **W. Takahashi:** The intensity of the augmented epinephrine liberation elicitable by asphyxiating the non-anaesthetized *dog*. Tohoku J. Exper. Med. **19**, 421—439 (1932). — **Sato, H., S. Kanowoka** and **F. Ohmi:** Investigations into the question of localization of the center of epinephrine secretion. Tohoku J. Exper. Med. **22**, 7—17 (1933). — **Sato, H., T. Kaiwa** and **M. Wada:** On the significance of the augmented epinephrine secretion on haemorrhage upon the hyperglycaemia and hypotension, simultaneously occuring. Tohoku J. Exper. Med. **26**, 310—324 (1935). — **Sato, H.,** and **F. Ohmi:** Action of morphine on the epinephrine output, blood sugar content and blood pressure in *dogs*. Tohoku J. Exper. Med. **21**, 411—432 (1933). — **Sato, H., M. Ohguri** and **M. Wada:** Epinephrine discharge, blood sugar and blood pressure in anaphylactic shock of *dogs*, non-anaesthetized, non-fastened. Tohoku J. Exper. Med. **25**, 504—519 (1935). — **Sato, H., M. Wada** and **T. Kaiwa:** Variation of blood pressure and blood sugar content of the suprarenalectomiezd *dog* after hemorrhage. Jap. J. Med. Sci. **2**, 90 (1931). — **Sato, S.:** The influence of over-dosage of hepatoflavin on the body development, thymus, adrenal gland and other endocrine organs of the young albino *rat*. Trans. Jap. Path. Soc. **28**, 500—502 (1938). — **Satow, Y.,** and **T. Mutow:** The oestrous cycle and the suprarenal gland in albino *rats*. Tohoku J. Exper. Med. **32**, 10 (1938). — **Satwornitzkaja, Simnitzky u. Spassky:** Einfluß chronischer Adrenalineinspritzung auf den endokrinen Apparat. Z. mikrosk.- anat. Forsch. **28** (1932). — **Sauer, Herrmann, Milberg, Prose, Baer** and **Sulzberger:** Proc. 2. Clin. ACTH Confer. **2**, 529 (1951). — **Sauer, F. C.,** and **H. B. Latimer:** Sex differences in the proportion of the cortex and the medulla in the *chicken* suprarenal. Anat. Rec. **50**, 289—298 (1931). — **Saunders, K. H.:** The aromatic diazo compounds and their technical applications. London 1936. — **Savard, K.:** Science (Lancaster, Pa.) **108**, 381—382 (1948). — **Sawyer, Charles H., J. W. Everett** and **J. E. Markee:** Adrenergic control of the anterior hypophysis in the *rabbit* and *rat*. Amer. Assoc. Anat. Wisconsin. Anat. Rec. 100, 774 (1948). — **Sawyer, Charles H., J. E. Markee** and **Henry W. Hollinshead:** Adrenolytic-block of the release of luteinizing hormone following copulation in the *rabbit*. Amer. Soc. Zool. Anat. Rec. 99, 597 (1947). — **Sawyer, Charles H., J. E. Markee** and **B. F. Townsend:** Atropine-block of the neurogenic stimulus for the release of luteinizing hormone in the *rabbit*. Amer. Soc. Zool. Anat. Rec. 101, 671 (1948). — **Sawyer, M. E. M.,** and **M. G. Brown:** The effect of thyroid-ectomy and thyroxine on the response of the denervated heart to injected and secreted adrenine. Amer. J. Physiol. 110, 620—635 (1935). — **Sayers, George:** Isolation and properties of pituitary adrenotrophic hormone. Ph. D. Thesis. Yale Univ. 1943. — J. Clin. Endocrin. 9, 656 (1949). — Progress in Endocrinology (edit. by S. Soskin). New York 1950a. — The adrenal cortex and homeostasis. Physiol. Rev. 30, 241—320 (1950b). — Amer. J. Med. 10, 539 (1951). — **Sayers, George, T. W. Burns, F. H. Tyler, B. V. Jager, T. B. Schwartz, E. L. Smith, L. T. Samuels** and **H. W. Davenport:** J. Clin. Endocrinol. 9, 593—614 (1949). — **Sayers, George,** and **Chi-Ping Cheng:** Adrenalectomy and pituitary adrenocorticotrophic hormone content. Proc. Soc. Exper. Biol. a. Med. 70, 61—64 (1949). — **Sayers, George,** and **Marion A. Sayers:** Yale J. Biol. a. Med. 16, 361 (1944a). — Proc. Soc. Exper. Biol. a. Med. 55, 288 (1944b). — Regulatory effect of adrenal cortical extract on elaboration of pituitary adrenotrophic hormone. Proc. Soc. Exper. Biol. a. Med. 60, 162—163 (1945). — Endocrinology 40, 265—273 (1947). — The pituitary-adrenal system. Recent Progr. in Hormone Res. 2, 81—115 (1948). — The pituitary adrenal system. Ann. New York Acad. Sci. 50, 522—539 (1949). — **Sayers, George, Marion A. Sayers, E. G. Fry, A. White** and **C. N. H. Long:** The effect of adrenotrophic hormone of the anterior pituitary on the cholesterol content of the adrenals, with a review of the literature of adrenal cholesterol. Yale J. Exper. Biol. a. Med. 16, 361—392 (1944). — **Sayers, George, Marion A. Sayers, H. L. Lewis** and **C. N. H. Long:** Proc. Soc. Exper. Biol. a. Med. 55, 238 (1944). — **Sayers, George, Marion A. Sayers, T.-Y. Liang** and **C. N. H. Long:** The cholesterol and ascorbic acid content of the adrenal, liver, brain and plasma following hemorrhage. Endocrinology 37, 96—110 (1945). — The effect of pituitary and adrenotrophic hormones on the cholesterol and ascorbic acid content of the adrenal of the *rat* and the *guinea pig*. Endocrinology 38, 1—9 (1946). — **Sayers, George, Marion A. Sayers, A. White** and **C. N. H. Long:** Proc. Soc. Exper. Biol. a. Med. 52, 200 (1943). — **Sayers, George, A. White** and **C. N. H. Long:** Preparation and properties of pituitary adrenotropic hormone. J. of Biol. Chem. 149, 425—436 (1943). — **Sayers, Marion A.,** and **George Sayers:** Regulation of pituitary adrenocorticotropic activity. Federat. Proc. 5, 200 (1946). — J. Clin. Endocrin. 9, 7 (1949). — **Sayers, Marion A., George Sayers** and **L. A. Woodbury:** Endocrinology 42, 379—393 (1949). — **Sazawa, N.:** Epinephrine load of the suprarenal gland of atropinized *rabbits*. Tohoku J. Exper. Med. 34, 277 (1938). — **Scammon, Richard E.:** On the time and mode of transition from fetal to postnatal phase of growth in *man*. Amer. Assoc. Anat. Anat. Rec. 23, 34 (1922). — A summary of the anatomy of the *infant* and *child*. Abst. Pediatr. 1 (1923). — The prenatal growth and natal involution of the *human* suprarenal gland. Proc. Soc. Exper. Biol. a. Med. 23, 809—811 (1926). — The measurement of *man*, Teil IV. Minneapolis 1930. — Tabulae biologicae XX. Growth of *man*. 1941. — **Scammon, Richard E.,** and **G. H. Scott:** The technique of determining irregular areas in morphological studies. Anat. Rec. 35, 269—277 (1927). — **Scanlan, J. T.,** and **D. Swern:** J. Amer. Chem. Soc. 62, 2305, 2309 (1940). — **Schaarschmidt, J. A.:** Anatomische Tabellen. Frankfurt 1759 (vermehrt von Hartenkeil und Th. Sömmerring, Frankfurt 1803). — **Schaberg, A.,** and **M. Schrank:** Changes in the adrenals in starvation cachexia in Indonesians. Nederl. Tijdschr. Geneesk. 92, 3068—3072 (1948). — **Schacher, J., J. S. L. Browne** and **H. Selye:** Proc. Soc. Exper. Biol. a. Med. 36, 488 (1937). — **Schachter, R. J.:** Proc. Soc. Exper. Biol. a. Med. 39, 409 (1938). — **Schäfer, A. E.:** The essentials of histology, 2. edit. London 1886/77 (dtsch.: Histologie für Studierende, übers. von Krause, Leipzig 1889). — Die Funktionen des Gehirnanhanges (Hypophysis cerebri). Berner Universitätsschriften H. 3. 1911. — The effect upon growth and metabolism of the addition of small amounts of ovarian tissue, pituitary and thyroid to the abnormal dietary of white *rats*. Quart. J. Exper. Physiol. 5, 203—228 (1912). — **Schaefer, W.:** Z. exper. Med. 90, 552 (1933). — **Schaefer, W. H.:** Hypophysectomy and thyroidectomy of *snakes*. Proc. Soc. Exper. Biol. a. Med. 30, 1363 bis 1365 (1933). — **Schaeffer, G.,** et **A. Pollack:** C. r. Soc. Biol. Paris 127, 1295—1298 (1938). — **Schaeffer, G.,** et **O. Thibault:** C. r. Soc. Biol. Paris 139, 855—856 (1945). — **Schaffenburg, C., P. Haour** and **Hans Selye:** Endocrinology. Progr. in Neur. a. Psychiatry 1948, 243—250. — **Schaffenburg, C., G. Masson** and **A. C. Corcoran:** Proc. Soc. Exper. Biol. a. Med. 74, 385 (1950). — **Schaffenburg, C. A.,** and **Hans Selye:** Blood electrolyte changes in experimental renal hypertension. Federat. Proc. 7 (1948). — **Schaffenroth, G.:** Anat. Anz. 95 (1944). — **Schaffer, J.:** Vorlesungen über Histologie und Histogenese. Leipzig 1920. — **Schairer, E.,** u. **K. Patzelt:** Virchows Arch. 307, 124 (1940). — **Schairer, E., J. Reckenberger, H. Gockel** u. **K. Patzelt:** Virchows Arch. 305, 360 (1939). — **Schallgruber, J.:** Grundbegriffe vom Körperbau des *Menschen*. Wien 1808—1811. — **Schaper, A.:** Beiträge zur Histologie der Glandula carotica.

Arch. mikrosk. Anat. **40** (1892). — Beiträge zur Analyse des *thierischen* Wachsthums. Eine kritische und experimentelle Studie. I. Theil. Quellen, Modus und Lokalisation des Wachsthums. Arch. Entw.mechan. **14**, 307—400 (1902). — Experimentelle Untersuchungen über den Einfluß der Radiumstrahlen und der Radiumemanation auf embryonale und regenerative Entwicklungsvorgänge. Anat. Anz. **25**, 298—337 (1904). — Beiträge zur Analyse des *thierischen* Wachsthums. II. Teil. Über zellproliferatorische Wachstumszentren und deren Beziehungen zur Regeneration und Geschwulstbildung von A. Schaper und cand. med. Curt Cohen. Arch. Entw.mechan. **19**, 348—445 (1905). — **Scharrer, Bertha:** Hormones in *insects*. In The Action of Hormones in *Plants* and *Invertebrates*. New York: K. V. Thimann 1952. — **Scharrer, Ernst:** Die Lichtempfindlichkeit blinder *Elritzen*. (Untersuchungen über das Zwischenhirn der *Fische*. I.) Z. vergl. Physiol. **7**, 1—38 (1928). — Neurosecretion. X. A relationship between the paraphysis and the paraventricular nucleus in the *garter snake (Tamnophis sp.)*. Biol. Bull. **101**, 106—113 (1951). — The storage of neurosecretory material in the neurohypophysis of the *rat*. Anat. Rec. **112**, 162—163 (1952). — **Scharrer, Ernst,** and **Bertha Scharrer:** Hypothalamus. Proc. Assoc. Nerv. Ment. Dis. **20**, 170 (1940). — **Scharrer, E.,** and **G. J. Wittenstein:** The effect of the interruption of the hypothalamo-hypophyseal neurosecretory pathway in the *dog*. Anat. Rec. **112**, 85 (1952). — **Scheel, O.:** Über Nebennieren. Sekretkörnchen—Ödem—Gewicht. Virchows Arch. **192**, 494—513 (1908). — **Scheidt, Walter:** Das vegetative System. Heft 1: Die biologische Bedeutung der vegetativen Funktionen. Hamburg 1946. — **Schellhammer:** *Phocae maris* Anatome in academiae kilonense suscepta mense decembri. 1699. — Ephemerid. natur. curios. Dec. III. Ann. VII., VIII. app. pag. 15 (Nebenniere S. 415—429). 1702. — **Schenk, F.:** Über die Veränderungen der Nebennieren nach Kastration. Beitr. klin. Chir. **67**, 316—327 (1910). — Arch. Gynäk. **155**, 36 (1933). — **Schenk, S. L.:** Grundriß der normalen Histologie des *Menschen* usw., 2. Aufl. Wien 1891. — Lehrbuch der Embryologie des *Menschen* und der *Wirbeltiere*, 2. Aufl. Wien u. Leipzig 1896. — **Schepilewskaja, N.,** u. **N. Jarussowa:** Zur Frage nach dem experimentellen Skorbut der *Meerschweinchen*. Biochem. Z. **167**, 245 (1926). — **Scherer, J. A.:** Tabulae anatomicae originales. Wien 1817—1821. — Schering AG.: Hormontherapie in der Praxis. 1951 a. — Ergebnisse neuester Fermentforschung. Kinetin, ein Hyaluronidas-Präparat. Med. Mitt. **12**, 3—13, 31—38 (1951 b). — Die Therapie mit Nebennierenrindenhormon. Med. Mitt. **12**, 57—70 (1951 c). — **Schermann, S. J.:** Arch. exper. Path. u. Pharmakol. **126**, 10—16 (1927). — **Schermer, S.:** Das retikulo-endotheliale System des *Pferdes* und seine Darstellung durch Vitalspeicherung. Z. Inf.krkh. Haustiere **33**, 133—146 (1928). — **Schet:** Presse méd. Belge **22**, 33 (1870). — **Schettler, Gotthart:** Nebennierenrindenhypertrophie nach Salzfütterung. Klin. Wschr. **1952**, 229. — **Scheuchzer:** *Muris alpestris* anatome. Philos. Trans. **34** (1702). — **Schiebler, T. H.:** Zur Histochemie des neurosekretorischen hypothalamisch-neurohypophysären Systems. I. Teil. Acta anat. (Basel) **13**, 233—255 (1951). — **Schiff:** Sopra l'extirpazione delle capsule soprarenali. L'Imparziale 234—237 (1863 a). — Union méd. **1863** b, 347. — **Schiff, U.:** Eine neue Reihe organischer Diamine. Liebigs Ann. Chem. **140**, 92—137 (1866). — **Schiffer, A. L.,** and **L. B. Nice:** Double adrenalectomy and the oestrous cycle in the white *rat*. Amer. J. Physiol. **95**, 292—293 (1930). — **Schiffer, F.,** and **E. Wertheimer:** J. of Endocrin. **5**, 147 (1947). — **Schifferdecker, P.:** Pflügers Arch. **139**, 337—427 (1911). — **Schilf, Erich:** Das autonome Nervensystem. Leipzig 1926. — **Schilf, Friedrich:** Die quantitativen Beziehungen der Nebennieren zum übrigen Körper. Z. Anat., Abt. 2, **8**, 507—544 (1922). — **Schiller, Erich:** Über den Fettgehalt der Leber beim gesunden *Menschen*. Z. mikrosk.-anat. Forsch. **51**, 309—321 (1942). — Über die Beziehungen zwischen Grundhäutchen und Basalmembran in der Leber und in endokrinen Organen des *Menschen*. Anat. Anz. **94**, 97—128 (1943). — Über Kernsekretion in der Nebennierenrinde. Z. mikrosk.-anat. Forsch. **54**, 598—603 (1944). — Über Kerneinschlüsse in Kupfferschen Sternzellen der *Menschen*leber. Anat. Anz. **96**, 413—417 (1948). — Über Kerneinschlüsse in Zellen mesenchymaler Herkunft. Ein Beitrag zur Frage der Ätiologie von Kerneinschlüssen. Z. mikrosk.-anat. Forsch. **55**, 97—114 (1949). — Der Einfluß von Hormonen auf die Entwicklung silikotischer Granulome. Beitr. Silikose-Forsch. Ber. vom 18.—20. 10. 1951 a, S. 251—264. — Die Wirkung von Steroidhormonen auf die Entwicklung silikotischer Granulome. Anat. Anz. **98**, Ergh., S. 122—132 (1951 b). — Experientia (Basel) **7**, 464 (1951 c). — Bindegewebe und Endokrinon. Verh. anat. Ges. (50. Verslg Marburg) **1952**, 287—300. — The influence of hormones on the development of silicotic nodules produced by intraperitoneal injection of quartz. Brit. J. Industr. Med. **10**, 1—8 (1953). — **Schiller, M. B.:** C. r. Soc. Biol. Paris **119**, 244—246 (1935). — **Schiller, S.,** and **R. I. Dorfman:** Endocrinology **33**, 402—404 (1943). — **Schiller, S., R. I. Dorfman** and **M. Miller:** Endocrinology **36**, 355 (1945). — **Schilling, C.:** Med. Z. 1, 33 (1944). — **Schirrmeister, S.:** Endokrinol. **22**, 377—399 (1940). — **Schittenhelm, A.,** u. **B. Eisler:** Klin. Wschr. **1932**, 9. — **Schlamowitz, Max,** and **R. L. Garner:** The ribonuclease of the soy bean. I. Isolation of the enzyme. J. of Biol. Chem. **163**, 487—492 (1946). — **Schloss, Gerd:** The juxtaglomerular E-cells of *rat* kidneys in diuresis and antidiuresis after adrenalectomy and hypophysectomy and in avitaminosis A, D and E. Acta anat. (Basel) **6**, 80—91

(1948). — **Schlossberg, T., M. E. Sawyer** and **E. M. Bixby:** Amer. J. of Physiol. **104,** 130 (1933). — **Schmaltz:** Zur Kasuistik der Addisonschen Krankheit. Dtsch. med. Wschr. **1890.** — **Schmaltz, Reinhold:** Anatomie des *Pferdes,* 2. erw. Aufl. Berlin 1928. — **Schmeckebier, Mary M.:** Normal and experimentally modified mitotic activity of adrenal gland in *guinea pig.* Proc. Soc. Exper. Biol. a. Med. **31,** 770—772 (1934). — **Schmelzer, W.:** Der mikrochemische Nachweis von Eisen in Gewebselementen mittels Rhodanwasserstoffsäure und die Konservierung der Reaktion in Paraffinöl. Z. wiss. Mikrosk. **50,** 99—102 (1933). — **Schmerber:** Les artères de la capsule graisseuse du rein. Internat. Mschr. Anat. u. Physiol. **13,** 269—277 (1896). — **Schmid, J. L. A.:** Induced neurosecretion in *Lumbricus terrestris.* J. of Exper. Zool. **104,** 365—377 (1947). — **Schmidt:** Dissertatio de glandulis suprarenalibus. Traj. ad Viadicum **1784.** — **Schmidt, Helmut:** Das suprarenal-genitale Syndrom (Kraus). Über Zusammenhänge zwischen Nebenniere und Geschlechtsentwicklung. Virchows Arch. **251,** 8—42 (1924). — **Schmidt, J. G.,** and **L. H. Schmidt:** Variations in the structure of adrenals and thyroids produced by thyroxine and high environmental temperatures. Endocrinology **23,** 559—565 (1938). — **Schmidt, K. L.:** Fettgewebshaltige Knochenmarksneubildung in der Nebenniere und plötzlicher Tod. Zbl. Path. **58** (1933). — **Schmidt, M. B.:** Über vitale Fettfärbung in Geweben und Sekreten durch Sudan und geschwulstartige Wucherungen der ausscheidenden Drüsen. Virchows Arch. **253,** 432—451 (1924). — Über Pigmenttumoren der Nebennieren und ihre Beziehung zur Amyloiddegeneration. Virchows Arch. **254,** 606 (1925). — Verh. dtsch. path. Ges. **21** 212 (1926). — **Schmidt, O.:** Handbuch der vergleichenden Anatomie, 8. Aufl. Jena 1882. — **Schmidt, R.:** Zur Klinik des Morbus Addison. Klin. Wschr. **1932,** 464—469. — **Schmidt, W. J.:** Anleitung zu polarisationsmikroskopischen Untersuchungen für Biologen. Bonn 1924. — Die Bausteine des Tierkörpers im polarisierten Licht. Bonn 1928. — Die Doppelbrechung von Karyoplasma, Cytoplasma und Metaplasma. Protoplasma-Monogr. 11 (1937). — Neuere polarisationsoptische Arbeiten auf dem Gebiete der Biologie. I. Protoplasma (Berl.) **29,** 300—312, 435—467 (1938). — Neuere polarisationsoptische Arbeiten auf dem Gebiete der Biologie. II. Protoplasma (Berl.) **34,** 237—313 (1940). — **Schmitt, Francis O.:** Ultrastructure and the problem of cellular organization. Harvey Lect., Ser. XL **1944/45.** — **Schmitz:** De renum succenturiatorum anatomia, physiologia, pathologia. Bonn 1842. — **Schmitz, E.:** Chemie der Fette. In Handbuch der normalen und pathologischen Physiologie, Bd. III. 1927. — **Schmitz, Ernst,** u. **Maximilian Reiss:** B-Avitaminose und Nebenniere. Biochem. Z. **183,** 328—340 (1927). — **Schmorl, G.:** Zur Kenntnis der accessorischen Nebennieren. Beitr. path. Anat. **9,** 523—529 (1890). — Verh. Dtsch. Pathol. Ges. Zbl. Path. **20,** 512 (1909). — Die pathologisch-histologischen Untersuchungsmethoden, 7. Aufl. Leipzig 1914. — **Schneebeli, G. J.:** Anat. Rec. **106,** 244 (1950). — **Schneider, E. C.,** and **W. C. Grant:** Amer. J. Physiol. **136,** 42 (1942). — **Schneider, John J.:** Science (Lancaster, Pa.) **111,** 61 (1950). — **Schneider, John J.,** and **Harold L. Mason:** Studies on intermediary steroid metabolism. I. Isolation of Δ^5-androstene-3(β), 17(α)-diol and Δ^5-androstene-3(β), 16(β), 17(α)-triol following the incubation of dehydroisoandrosterone with surviving *rabbit* liver slices. J. of Biol. Chem. **172,** 771—782 (1948). — Studies on intermediary steroid metabolism. II. Compounds isolated following the incubation of androsterone and etiocholan-3(α)-ol-17-one with surviving *rabbit* liver slices. J. of Biol. Chem. **175,** 231—240 (1948). — **Schneider, Rolf:** Über die Beziehungen der Epithelkörperchen zum Glomus caroticum der *Vögel.* Verh. Anat. Ges., 48. Verslg. Anat. Anz. Ergh. **97,** 189—190 (1951a). — Über die Beziehungen zwischen Epithelkörperchen und Glomus caroticum bei verschiedenen *Vogel*arten. Z. mikrosk.-anat. Forsch. **57,** 104—114 (1951). — **Schneider, Rudolf:** Milz- bzw. Nebennierenentfernung und pulmonaler Leukocytenabbau. Klin. Wschr. **1953,** 11—13. — **Schneider, W.,** u. **P. Diezel:** Allgemeinwirkungen des UV.-Lichtes auf den Organismus. Dtsch. med. Wschr. **1946,** 315—319. **Schneider, Walter C.,** and **George H. Hogeboom:** Cytochemical studies of *mammalian* tissues. The isolation of cell components by differential centrifugation: a review. Cancer Res. **11,** 1—22 (1951). — **Schober, R.:** Über den Einfluß von 17-oxy-11-dehydro-corticosteron-acetat (Cortison) auf Benzpyren-induzierte Neoplasien der *Mäuse*haut. Klin. Wschr. **1952,** 852—853. — **Schönberg, W. D. v.:** Über die mineralocorticoide Wirkung des Desoxycorticosterons bei der Hepatitis. Klin. Wschr. **1952a,** 833—835. — Arch. exper. Path. u. Pharmakol. **214,** 358 (1952b). — Verh. dtsch. Ges. inn. Med. **1952c.** — **Schönfeld, H.:** Chemie und Technologie der Fette und Öle. Wien 1936. — **Schönheimer, R.,** and **F. Reusch:** J. of Biol. Chem. **103,** 439 (1933). — **Schönheimer, R.,** and **W. M. Sperry:** J. of Biol. Chem. **106,** 745 (1934). — **Schönig:** Über die retrograde Embolie und Thrombose in den Nebennierenvenen, ihr Zustandekommen und ihre Diagnose. Beitr. path. Anat. **72,** 580 (1924). — **Schofield, F. W.:** Carcinoma of the adrenal cortex in *cattle* (hypernephroma). Canad. J. Comp. Med. **13,** 252—255 (1949). — **Schoof:** Arch. Naturgesch. **54** (1888). — **Schrader, G. A., C. O. Prickett** and **W. D. Salmon:** J. Nutrit. **14,** 85 (1937). — **Schreier, Kurt, Balva Kadelis** u. **Taisja Zarska:** Über die Ausscheidung von Cortison-ähnlichen Steroiden im Urin. Klin. Wschr. **1952,** 657—659. — **Schriner, R. L.,** and **R. C. Fuson:** The systematic identification of organic compounds. New York 1944. — **Schröder, K.:** Eine doppelseitige chromaffine Nebennierengeschwulst mit

Hypertonie. Virchows Arch. **268**, 291—299 (1928). — **Schröder, Robert:** In Veit-Stöckels Handbuch der Gynäkologie, Bd. 2/2. — **Schröter, Hans-Joachim:** Über die Zellstrukturen der foetalen Nebennierenrinde des *Menschen*. Diss. Kiel 1948. — **Schubert:** Diss. Berl. Tierärztl. Hochschule 1921. — **Schubert, E.:** Ther. Gegenw. **1943**. — **Schümann, Hans Joachim:** Arterenol im Nebennierenmark. Klin. Wschr. **1948**, 604. — Über die Wirkung von Nebennierenextrakten auf Blutdruck und Blutzucker. Naunyn-Schmiedebergs Arch. **206**, 475—483 (1949a). — Arch. exper. Path. u. Pharmakol. **206**, 164 (1949b). — **Schüpbach, A.:** Endokrines System und Skelet. Helvet. med. Acta, Ser. A **15**, 537—565 (1948). — **Schulenburg, C. A. R.:** Vasomotor changes in peripheral nerve injuries. Surgery **25**, 191—217 (1949). — **Schuler, W., H. Bernhardt** u. **W. Reindel:** Die Tyraminbildung aus Tyroxin mit überlebenden Gewebsschnitten und deren Beziehung zur Adrenalinsynthese. II. Mitt. Über die Adrenalinsynthese im Reagenzglase unter physiologischen Bedingungen. Z. physiol. Chem. **243**, 90—102 (1936). — **Schuler, W.,** u. **A. Wiedemann:** Z. physiol. Chem. **233**, 253 (1935). — **Schultz:** Grundriß der Physiologie. Berlin 1833. — **Schultz, A.:** Eine Methode des mikrochemischen Cholesterinnachweises am Gewebsschnitt. Zbl. Path. **35**, 314—317 (1924). — Über Cholesterinverfettung. Verh. dtsch. path. Ges. (Würzburg) **1925**, 120—123. — **Schultz, A.,** u. **G. Löhr:** Zur Frage der Spezifität der mikrochemischen Cholesterinreaktion mit Eisessig-Schwefelsäure. Zbl. Path. **36**, 529—533 (1925). — **Schultz, Gustav:** Farbstofftabellen, 7. Aufl. (bearb. von L. Lehmann). Berlin 1934. — **Schultze:** Dtsch. med. Wschr. **1898**. — **Schultze, M.,** u. **M. Rudneff:** Arch. mikrosk. Anat. **1** (1865). — **Schultze, Oskar:** Grundriß der Entwicklungsgeschichte des *Menschen* und der *Säugetiere*. Leipzig 1896/97. — **Schultze, W.:** Weitere Untersuchungen über die Wirkung inkretorischer Drüsensubstanz auf die Morphogenie. III. Über die Sprengung der Harmonie der Entwicklung. Arch. mikrosk. Anat. **101**, 338 (1924). — **Schultze, W. H.,** u. **Bingel:** Dtsch. med. Wschr. **1925**. — **Schultzer, Paul:** Mortality of adrenalectomized young *rats* with improved technique of operation and after a period of treatment with cortical-hormone. J. of Physiol. **84**, 70—82 (1935). — **Schulz, F.:** Zur Histochemie des Nebennierenmarkes. Beitr. path. Anat. **101**, 32 (1938). — **Schulz, K. H., A. Harz** u. **Kl. Soehring:** Alkyl-polyäthylenoxydäther als Lokalanalgetica. Wirkungssteigerung bei *Meerschweinchen* und *Menschen* durch Zusatz [von Adrenalin und Arterenol. Klin. Wschr. **1952**, 663—664. — **Schulze, E.,** u. **G. Hundhausen:** Über den Einfluß der B_2-Avitaminose auf Schilddrüse, Hypophysen-Vorderlappen und Nebennieren. Arch. exper. Path. u. Pharmakol. **192**, 664 (1939). — **Schulze, E.,** u. **K. Mellinghoff:** Z. exper. Med. **105**, 532 (1939). — **Schumacher, S. v.:** Über die Bedeutung der arteriovenösen Anastomosen und der epitheloiden Muskelzellen (Quellzellen). Z. mikrosk.-anat. Forsch. **43**, 107 bis 130 (1938). — **Schumann, H.:** Klin. Wschr. **1940a**, 1064. — Pflügers Arch. **243**, 686 (1940b). — **Schumann, Hilmar:** Mikroskopische Messungen an Eiweißkrystallen in Fällen von multiplen Plasmocytomen. Frankf. Z. Path. **60**, 593—602 (1949). — **Schur, H.,** u. **Johannes Wiesel:** Beiträge zur Physiologie und Pathologie des chromaffinen Gewebes. Wien. klin. Wschr. **1907 II**, 1202—1205. — Über das Verhalten des chromaffinen Gewebes bei der Narcose. Wien. klin. Wschr. **1908**, 247. — **Schurian, D.:** Untersuchungen über die histologischen Änderungen der Nebennierenrinde unter der Wirkung des corticotropen Hormons. Sitzgsber. naturforsch. Ges. (Rostock) **6**, 45 (1936). — **Schwab, Gustav:** Die anatomischen Grundlagen zur zweckmäßigen Gewinnung der endokrinen Drüsen aus Schlachttieren (Zirbel-Hypophyse-Schilddrüse-Nebennieren-Hoden-Ovarien-Epithelkörperchen). Tierärztl. Diss. Hannover 1949. — **Schwab, H.:** Die Entwicklung und das Verhalten der argyrophilen Fasern in der Niere des *Menschen*. Morph. Jb. **83**, 517—537 (1939). — **Schwabe, E. L.,** and **F. E. Emery:** Progesterone in adrenalectomized *rats*. Proc. Soc. Exper. Biol. a. Med. **40**, 383—385 (1939). — **Schwager-Bardeleben, Ad.:** Observationes microscopicae de glandularum ductu excretorio carentium structura, deque earundum functionibus experimenta. Diss. Berlin 1841. — **Schwann:** Mém. Acad. Bruxelles **1843/44**. — **Schwann, Theodor:** Mikroskopische Untersuchungen über die Übereinstimmung in der Structur der Pflanzen und *Thiere*. Berlin 1839. — **Schwartz, Klaus:** Z. physiol. Chem. **281**, 101, 109 (1944). — Ann. New York Acad. Sci. **52**, 225 (1949). — 8. Conf. on liver injury, New York 1950a. — Gordon Res. Conf., New London 1950b. — Inhibitory effect of cortisone on dietary necrotic liver degeneration in the *rat*. Science (Lancaster, Pa.) **113**, 485—486 (1951). — **Schwartz, Theodore B.,** and **Frank L. Engel:** The adrenal cortex and serum peptidase activity. J. of Biol. Chem. **180**, 1047—1052 (1949). — **Schwartzer:** Med. Klin. **1939 I**, 207. — **Schwarz, Emil:** Zwischenniere und Zwittertum. Wien. klin. Wschr. **1927**, 213—218, 257—262. — In Halban-Seitz, Bd. 5, Teil 4, S. 897. 1928. — **Schwarz, K.:** Siehe Schwartz. — **Schweizer, Malvina, H. A. Charipper** and **H. O. Haterius:** Endocrinology **21**, 241 (1937). — **Schweizer, Malvina, H. A. Charipper** and **W. Kleinberg:** Experimental studies of the anterior pituitary. Endocrinology **26**, 979—986 (1940). — **Schweizer, Malvina, A. Ehrenberg** and **Robert Gaunt:** Proc. Soc. Exper. Biol. a. Med. **52**, 349 (1943). — **Schweizer, Malvina, Robert Gaunt, Naomi Zinken** and **Warren O. Nelson:** Adrenal cortex and anterior pituitary in diabetes insipidus. Anat. Rec. 78, Abstr. 90 (1940/41). — Amer. J. Physiol. 132, 141 (1944). — **Schweizer, Malvina,** and **M. E. Long:** Partial maintenance of the adrenal cortex by anterior pituitary grafts in fed and starved *guinea pigs.* Endocrinology 46, 191—206 (1950). — **Schweizer, R.:** Die Nebenniere als Kontrollorgan für die Blutkonstanz. Schweiz. med. Wschr. 1927, 633—636. — Diss. Zürich 1945. — **Schwoerer:** Diss. Freiburg i. Br. 1944. — **Sciaky, I.:** Hyperthyroidisme expérimental chez différentes espèces animales. Ann. d'Anat. path. 15, 165—199 (1938). — **Scott, Ernest,** and **D. M. Palmer:** Intrathoracic sympathetico-blastoma. Report of a case. Amer. J. Canc. 16, 903—917 (1932). — **Scott, J. K.:** Proc. Soc. Exper. Biol. a. Med. 75, 502 (1950). — **Scott, J. P.:** The embryology of the *guinea pig.* I. A table of normal development. Amer. J. Anat. 60, 397—432 (1937). — **Scott, W. W.,** and **C. Vermeulen:** J. Clin. Endocrin. 2, 450 (1942). — **Scow, Robert O.,** and **Miriam E. Simpson:** Thyroidectomy in the newborn *rat.* Anat. Rec. 91, 209—226 (1945). — **Scow, Robert O., M. E. Simpson, C. W. Ashling, C. H. Li** and **H. M. Evans:** Response by the *rat* thyro-para-thyroidectomized at birth to growth hormone and to thyroxine given separately or in combination. I. General growth and organ changes. Anat. Rec. 104, 445—463 (1949). — **Scoz, G.,** e **B. Mariani:** Enzymologia 7, 88—96 (1939). — **Scoz, G.,** e **G. de Michele:** Boll. Soc. ital. Biol. sper. 18, 20—21 (1943). — **Searles:** Amer. J. Physiol. 66, 408—413 (1923). — **Sears:** Lancet 1934, 226, 950. — **Sebastian, Aug. Arn.:** Observationes de renibus succenturiatis accessoriis. Groningae 1837. — Elementa physiologiae specialis corporis *humani.* Groningae 1838. — **Seckel, H. P. G.:** The influence of various physiological substances on the glycogeno-lysis of surviving *rat* liver. Endocrinology 26, 97—101 (1940). — **Secker, J.:** J. of Physiol. 109, 49—52 (1949). — **Sedgewick, A.:** On the development of *Elasmobranch* fishes. J. of Anat. 1877/78, X—XII. — **Sedlmair:** Z. Biol. 37, 41 (1899). — **Seebeck, E.,** u. **T. Reichstein:** Über Bestandteile der Nebennierenrinde und verwandte Stoffe. 69. Mitt. Einwirkung von Bleitetra-acetat auf Cholestenon. Helvet. chim. Acta 27, 948—950 (1944). — **Seeger, P. G.:** Vergleichende mikrochemische Untersuchungen über den Vitamingehalt von normalen Exsu-datzellen und den Tumorzellen des Ehrlichschen Asziteskarzinoms der *Maus.* Der Vitamin A-Gehalt. Arch. exper. Zellforsch. 24, 59—71 (1940). — **Seely, H.,** and **E. C. Cutler:** Effect of total thyroidectomy on response to injection of adrenalin. Proc. Soc. Exper. Biol. a. Med. 34, 23—25 (1936). — **Seemann, H.:** Sur l'hermaphroditisme expérimental et l'anta-gonisme entre les glandes sexuelles. C. r. Soc. Biol. Paris 94, 1218—1220 (1926). — **Sega-loff, A.:** The effect of diet on the growth and survival of adrenalectomized *rats* treated with desoxycorticosterone acetate pellets. Endocrinology 38, 26—29(1946). — Endocrinology 40, 44 (1947). — **Segaloff, A.,** and **W. F. Dunning:** The effect of strain, estrogen and do-sage on the reaction of the *rats,* pituitary and adrenal to estrogenic stimulation. Endo-crinology 36, 238—240 (1945). — **Seger:** *Echeini terrestris* utriusque sexus Anatome. Ephem. nat. curios. Dec. I. Ann. 2, p. 115/6. 1671. — **Sehrt:** Virchows Arch. 177, 248 (1904). — Münch. med. Wschr. 1927, 139. — **Seifter, J.:** Ann. New York Acad. Sci. 52, 1141 (1950). — **Seifter, Joseph, D. H. Baeder** and **A. J. Begany:** Influence of hyaluronidase and steroids on permeability of synovial membrane. Proc. Soc. Exper. Biol. a. Med. 72, 277—282 (1949). — **Seifter, Joseph, D. H. Baeder** and **A. Dervinis:** Alteration in permeability of some membranes by hyaluronidase and inhibition of this effect by steroids. Proc. Soc. Exper. Biol. a. Med. 72, 136 (1949). — **Seifter, J., J. J. Christian** and **W. E. Ehrich:** Federat. Proc. 10, 334 (1951). — **Seifter, Joseph, William E. Ehrich, Albert J. Begany** and **George M. Hudyma:** Epinephrine and dibenamine in the alarm reaction. Federat. Proc. 8, 331—332 (1949). — **Seifter, Joseph, William E. Ehrich, Albert J. Begany** and **G. H. Warren:** Proc. Soc. Exper. Biol. a. Med. 75, 337 (1950). — **Seifter, Joseph, W. E. Ehrich** and **G. M. Hudyma:** Effects of prolonged administration of antithyroid compounds on the thyroid and other endocrine organs of the *rat.* Arch. of Path. 48, 536—547 (1949). — **Seifter, Joseph, Peter J. Warter** and **Donald R. Fitch:** Preliminary observations on the antiarthritic effect of 21-acetoxypregnenolone. Proc. Soc. Exper. Biol. a. Med. 73, 131—134 (1950). — **Seiler, B. G.:** Observationum anatomicarum fasc. III. Vitebergae 1809/12. — Nebennieren. In: Medic. Realwörterbuch, hrsg. von Pierer u. Choulant. Altenburg 1823. — **Seitz, A., u. L. Leidenius:** Über den Einfluß experimenteller Schädigung von Schilddrüse und Neben-niere der Eltern auf das endokrine System der Nachkommenschaft. Z. Konstit.lehre 10, 559—566 (1925). — **Seitz, L.:** Die Störungen der inneren Sekretion in ihren Beziehungen zur Schwangerschaft. Leipzig 1913. — Wachstum, Geschlecht und Fortpflanzung. Berlin 1939. — **Seitz, L., Wintz** u. **Fingerhut:** Münch. med. Wschr. 1914. — **Séjary:** Processus mécani-que de l'hyperépinephrie. C. r. Soc. Biol. Paris 65, 305—307 (1908a). — Structure méta-typique de la corticale des surrénales. Unité de la cellule corticale. C. r. Soc. Biol. Paris 65, 430—432 (1908b). — **Seki, Masaji:** Untersuchungen mit nichtwäßrigen Flüssigkeiten. VII. Anwendung von Anilin, Karbolsäure und Pyridin zur Färbung lipoidreicher Gebilde. Beiträge zur Theorie der Bakterien- und Plastomosenfärbung. Z. Zellforsch. 27, 620—636 (1938). — **Seligman, Arnold M.,** and **R. Ashbel:** Bull. New England M. Center 11, 85—86 (1949). — **Seligman, Arnold M., Orrie M. Friedman** and **Joseph E. Herz:** A new reagent for the histochemical demonstration of active carbonyl groups. The preparation of 2-hydroxy-naphthalene carboxylic and sulfonic acid hydrazides. Endocrinology 44, 584—587 (1949). — Seligman, A. M., M. M. Nachlas and R. Cohen: Histochemical demonstration of β-glucuroni-dase and sulfatase. Cancer Res. 10, 240 (1950). — Seligsohn: Virchows Arch. 18, 355 (1860). — Sellheim, Hugo: Mutter-Kinds-Beziehungen auf Grund innersekretorischer Verknüpfung. Münch. med. Wschr. 1924. — Vermännlichung und Wiederverweiblichung bei einem ausgewachsenen Individuum. Z. mikrosk.-anat. Forsch. 3, 382—408 (1925). — Selye, Frances L.: Biochemical changes in hypertension. Canad. Med. Assoc. J. 57, 325—330 (1947). — Selye, Hans: Morphologische Studie über die Veränderungen nach Verfütterung von bestrahltem Ergosterin (Vigantol) bei der weißen Ratte. Krkh.forsch. 7, 289—306. — The alarm reaction. Canad. Med. Assoc. J. 43, 706 (1936a). — Thymus and adrenals in the response of the organism to injuries and intoxication. Brit. J. Exper. Path. 17, 234—248 (1936b). — A syndrome produced by various nocuous agents. Nature (Lond.) 138, 32 (1936c). — Amer. J. Physiol. 116, 141 (1936d). — Studies on adap-tation. Endocrinology 21, 169—188 (1937a). — The significance of the adrenals for adap-tation. Science (Lancaster, Pa.) 85, 247 (1937b). — The significance of the adrenal glands for adaptation. Arch. Internat. Pharm. Res. 55, 431 (1937c). — The prevention of adrenaline lung edema by the alarm reaction. Amer. J. Physiol. 122, 347—351 (1938a). — XVI. Internat. Physiologen-Kongr. Zürich 1938b. — Brit. J. Exper. Path. 17, 234 (1938c). — Amer. J. Physiol. 123, 758 (1938d). — Proc. Soc. Exper. Biol. a. Med. 38, 728 (1938e). — Effect of muscular exercise on the fat content of the liver. Anat. Rec. 73, 391—400 (1939a). — Morphological changes in female mice receiving large doses of testosterone. J. of Endocrin. 1, 208—215 (1939b). — The effect of testosterone on the kidney. J. of Urol. 42, 637—641 (1939c). — Fasting hyperglycemia. Bull. Biol. et Méd. expér. 8, 360—365 (1939d). — Effect of chronic progesterone overdosage on the female accessory sex organs of normal, ovariectomized and hypophysectomized rats. Anat. Rec. 78, 253—271 (1940a). — Compensatory atrophy of the adrenals. J. Amer. Med. Assoc. 115, 2246—2252 (1940b). — Interactions between various steroid hormones. Canad. Med. Assoc. J. 42, 113—116 (1940c). — On the protective action of testosterone against the kidney damaging effect of sublimate. J. of Pharmacol. 68, 454—457 (1940d). — On the protective action of testosterone against the kidney-damaging effect of sublimate. Canad. Med. Assoc. J. 42, 173—174 (1940e). — Are gonadotropic hormones destroyed while they exert their action on the ovary? Proc. Soc. Exper. Biol. a. Med. 43, 404—406 (1940f). — Activity of progesterone in spayed females not pretreated with estrin. Proc. Soc. Exper. Biol. a. Med. 43, 343—344 (1940g). — Pharmacological classification of steroid hormones. Nature (Lond.) 148, 84—85 (1941a). — On hormonal activity of a steroid compound. Science (Lancaster, Pa.) 94, 94 (1941b). — Effect of hypophysectomy on morphological appearance of kidney and on renotropic action of steroid hormones. J. of Urol. 46, 110—131 (1941c). — J. of Pharmacol. 71, 236 (1941d). — Effect of dosage on the morphogenetic actions of testosterone. Proc. Soc. Exper. Biol. a. Med. 46, 142—146 (1941e). — The antagonism between anesthetic steroid hormones and pentamethylenete-trazol (Metrazol). J. Labor. a. Clin. Med. 27, 1051—1053 (1942a). — Correlations between the chemical structure and the pharmacological actions of the steroids. Endocrino-logy 30, 437—453 (1942b). — Production of nephrosclerosis by overdosage with desoxy-corticosterone acetate. Canad. Med. Assoc. J. 47, 515—519 (1942c). — Studies concerning the correlation between anesthetic potency, hormonal activity and chemical structure among steroid compounds. Anesthesia a. Analgesia 1942d. — Morphological changes in the fowl following chronic overdosage with various steroids. J. of Morph. 73, 401—421 (1943a). — Nephrosclerosis and tissue edema after desoxycorticosterone treatment. Amer. Assoc. Anat. Anat. Rec. 85, 337 (1943b). — Rev. canad. de Biol. 2, 501—505 (1943c). — Factors influencing development of scrotum. Anat. Rec. 85, 377—385 (1943d). — Experiments concerning the mechanism of pituitary colloid. Anat. Rec. 86, 109—119 (1943e). — The anesthetic action of orally administered steroids. Anesthesia a. Analgesia 22, 105—109 (1943f). — Production of nephrosclerosis in the fowl by sodium chloride. J. Amer. Vet. Med. Assoc. 103, 140—143 (1943g). — Production of testis atrophy by steroids. Endo-crinology 32, 116—117 (1943h). — An attempt at a natural classification of the steroids. Nature (Lond.) 151, 662 (1943i). — Effect of estradiol locally applied to abnormal skin. Arch. of Dermat. 48, 188—192 (1943j). — The role played by the gastrointestinal tract in the absorption and excretion of riboflavin. J. Nutrit. 25, 137—142 (1943k). — Conf. metabol. Asp. Convalescence, S. 71—98. New York 1944a. — Effect of folliculoid hormones on abnormal skin. Further observations of the effect of estradiol in the skin of mice of the rhino, hairless and naked strains. Arch. of Dermat. 50, 261—263 (1944b). — Atypical cell proliferation in the anterior lob adenomas of estradiol-treated rats. Cancer Res. 4, 349—351 (1944c). — Experimental investigations concerning the role of the pituitary in tumorigenesis. Surgery 16, 33—46 (1944d). — The 220th anniversary of the academy of sciences of the

U.S.S.R. Canad. Med. Assoc. J. **53**, 275—278 (1945). — The general adaptation syndrome and diseases of adaptation. J. Clin. Endocrin. **6**, 117—230 (1946a). — J. Clin. Endocrin. **6**, 471 (1946b). — Lancet **1946** Ic, 942. — La médecine expérimentale. Bull. Assoc. Méd. Lang. Franç. de l'Amér. du Nord **75** (1946d). — Pathogenesis of the cardiovascular and renal changes wich usually accompany malignant hypertension. J. of Urol. **56**, 399—419 (1946e). — The role of the adrenals in the general adaptation syndrome and the diseases of adaptation. Acta brev. neerland. **15**, 46—48 (1947a). — The role of hormones in hypertension. Proc. Inst. Med. Chicago **17**, 2 (1948a). — Recent Progr. in Hormone Res. **2**, 250 (1948b). — Det generelle Adaptationssyndrom og Adaptationssygdommene. Nord. Med. **40**, 1913 (1948c). — The alarm reaction and the diseases of adaptation. Ann. Int. Med. **29**, 403—415 (1948d). — The Gordon Wilson lecture: on the general-adaptation-syndrom. Trans. Amer. Clin. a. Climat. Assoc. **60** (1948e). — Textbook of endocrinology, second edit. Montreal 1949a. — Further studies concerning the participation of the adrenal cortex in the pathogenesis of arthritis. Brit. Med. J. **1949** IIb, 1129—1135. — Effect of ACTH and cortisone upon an „anaphylactoid reaction". Canad. Med. Assoc. J. **61**, 553—556 (1949c). — Stress. Acta Inc. Med. Publ. Montreal Can. 1950a. — La sindròme generale di adattamento e le malattie dell'adattamento. Rc. Ist. super. Sanita **13**, 958—982 (1950b). — Rheumatic diseases as diseases of adaptation. Professor Hans Selyes Heberden Oration. Brit. Med. J. **1950**c, I, 1362. — Production of hypertension and hyalinosis by desocyxorticosterone. Brit. Med. J. **1950**d, I, 203. — Exposure to stress. Montreal 1950e. — Production par la somatotrophine hypophysaire (STH) d'hyalinose expérimentale. Inhibition par la cortisone, aggravation par la desoxycorticostérone. Rev. canad. de Biol. **9**, 473—474 (1951a). — Inhibition par une substance folliculoide de la néphrosclérose normalement produite par la désoxycorticostérone. Rev. canad. de Biol. **9**, 474 (1951b). — Production d'une hypertension et d'une néphrosclerose maligne par la thyroxine chez le *rat*. Rev. canad. de Biol. **9**, 475 (1951c). — Effets locaux d'une injection de somatotrophine hypophysaire (STH) électrophorétiquement pure. Rev. canad. de Biol. **9**, 476 (1951d). — The influence of STH, ACTH and cortisone upon resistance to infection. Canad. Med. Assoc. J. **64**, 489—494 (1951e). — The general adaptation syndrome and the diseases of adaptation. Amer. J. Med. **10**, 549—555 (1951f). — Prevention by somatotrophin of the catabolism which normally occurs during stress. Endocrinology **49**, 197—199 (1951g). — La sindrome generale di adattamento e le malattie dell'adattamento. Recent. Progr. in Med. **10**, 97—102 (1951h). — Sobre la produccion de nefrosclerosis e hipertension por extractos de la glandula pituitaria anterior. Fol. clin. internat. **1**, 9—14 (1951i). — Das allgemeine Adaptationssyndrom als Grundlage für eine einheitliche Theorie der Medizin. Dtsch. med. Wschr. **1951**j, 965—967, 1001—1003. — An extra-adrenal action of adrenotropic hormone. Nature (Lond.) **168**, 149 (1951k). — Role of the adrenals in the production of renal and cardiovascular damage by anterior pituitary preparations. Lancet **1951**l, 483. — The general-adaptation-syndrome. Annual Rev.Med. **2**, 327—342 (1951m). — Effect of desoxycorticosterone upon the toxic actions of somatotrophic hormone. Proc. Soc. Exper. Biol. a. Med. **76**, 510—515 (1951n). — Role of somatotrophic hormone in the production of malignant nephrosclerosis, periarteritis nodosa, and hypertensive disease. Brit. Med. J. **1951**o, I, 263. — Med. Welt **1951**p, 1. — Annual Report of Stress. Acta Med. Publ. Montreal Canada **1951**q. — Annual Report of Stress. Acta Med. Publ. Montreal Canada 1952a. — The story of the adaption syndrom. Acta Med. Publ. Montreal Canada 1952b. — **Selye, Hans,** and **S. Albert:** Canad. Physiol. Soc. Meet 1941. — Age factor in responsiveness of pituitary and adrenals to folliculoids. Proc. Soc. Exper. Biol. a. Med. **50**, 159—161 (1942a). — Morphogenetic actions of various steroids in the castrate male *rat*. J. of Pharmacol. **76**, 137—148 (1942b). — The effect of various steroids in intact male *rats*. Amer. J. Med. Sci. **204**, 876—884 (1942c). — **Selye, Hans,** and **L. Bassett:** Proc. Soc. Exper. Biol. a. Med. **44**, 502 (1940a). — Proc. Soc. Exper. Biol. a. Med. **45**, 272 (1940b). — **Selye, Hans,** and **Eleanor Beland:** The development and repair of organ changes induced by steroid compounds. Rev. canad. de Biol. **2**, 271—289 (1943). — **Selye, Hans, E. Beland** and **O. Sylvester:** Brain lesions following prolonged overdosage with desoxycorticosterone acetate. Exper. Med. a. Surg. **2**, 224—228 (1944). — **Selye, Hans, J. S. L. Browne** and **J. B. Collip:** Effect of large doses of progesterone in the female *rat*. Proc. Soc. Exper. Biol. a. Med. **34**, 472 (1936). — **Selye, Hans,** and **Eleanor Clarke:** Potentiation of a pituitary extract with Δ^5-pregnenolone and additional observations concerning the influence of various organs on steroid metabolism. Rev. canad. de Biol. **2**, 319—328 (1943). — Ovarian function in hypophysectomized *rats*. Anat. Rec. **88**, 393—402 (1944). — **Selye, Hans,** and **J. B. Collip:** Fundamental factors in the interpretation of stimuli influencing endocrine glands. Endocrinology **20**, 667—672 (1936). — **Selye, Hans, J. B. Collip** and **D. L. Thomson:** Proc. Soc. Exper. Biol. a. Med. **31**, 82 (1933a). — Endocrinology **17**, 494 (1933b). — Effect of oestrin on ovaries and adrenals. Proc. Soc. Exper. Biol. a. Med. **32**, 1377—1381 (1934a). — Nervous and hormonal factors in lactation. Endocrinology **18**, 237—248 (1934b). **Selye, Hans,** and **Christiane Dosne:** Inhibition by cortin of the blood sugar changes causes by adrenaline and insulin. Proc. Soc. Exper. Biol. a. Med. 42, 580—583 (1939). — Effect of cortin after partial and after complete hepatectomy. Amer. J. Physiol. 128, 729—735 (1940a). — Changes produced by desoxycorticosterone overdosage in the *rat*. Proc. Soc. Exper. Biol. a. Med. 44, 165—167 (1940b). — Treatment of wound shock with corticosterone. Lancet 239, 70—71 (1940c). — Influence of steroid hormones on metabolism of chloride. An. Acad. Biol. Univ. Chile 3 93—103 (1940d). — Proc. Soc. Exper. Biol. a. Med. 48, 532 bis 535 (1941). — Physiological significance of compensatory adrenal atrophy.' Endocrinology 30, 581—584 (1942). — **Selye, Hans, Christiane Dosne, L. Bassett** and **J. Whittaker:** The therapeutic value of adrenal cortical hormones in traumatic shock and allied conditions. Canad. Med. Assoc. J. 43, 1—8 (1940). — **Selye, Hans,** and **Claude Fortier:** Life Stress and bodily diseases. Res. Publ. Assoc. Nerv. Ment. Dis. 29, 3 (1950). — **Selye, Hans,** and **Sydney M. Friedman:** The action of various steroid hormones on the ovary. Endocrinology 27, 857—866 (1940a). — On the production on endometrial moles with steroid hormones. Amer. J. Canc. 38, 558—563 (1940b). — The action of various steroid hormones on the testis. Endocrinology 28, 129—140 (1941a). — Animal experiments concerning the hormonal therapy of testicular atrophy. Amer. J. Med. Sci. 201, 886—894 (1941b). — **Selye, Hans,** and **C. E. Hall:** Pathologic changes induced in various species by overdosage with desoxycorticosterone. Arch. of Path. 36, 19—31 (1943a). — Further studies concerning the action of sodium chloride on the pituitary. Anat. Rec. 86, 579—583 (1943b). — **Selye, Hans, C. E. Hall** and **E. M. Rowley:** Malignant hypertension produced by treatment with desoxycorticosterone acetate and sodium chloride. Canad. Med. Assoc. J. 49, 88—92 (1943). — **Selye, Hans, Octavia Hall** and **E. M. Rowley:** Experimental nephrosclerosis. Prevention with ammonium chloride. Lancet 1945, 301. — **Selye, Hans, Pierre Haour** and **Claude Faribault:** Further studies concerning brain lesions induced by desocyxorticosterone overdosage in the *rat*. Federat. Proc. 7 (1948). — **Selye, Hans,** and **Charlotte Hollett:** Studies concerning the renotropic action of pituitary extracts. J. of Urol. 53, 498—502 (1945). — **Selye, Hans,** and **Hans Jensen:** The chemistry of hormones. Annual Rev. Biochem. 15, 347—360 (1946). — **Selye, Hans,** and **T. McKeown:** The effect of mechanical stimulation of the nipples on the ovary and the sexuel cycle. Surg. etc. 59, 886 (1934). — **Selye, Hans,** and **Alan Mac Lean:** Prevention of gastric ulcer formation during the alarm reaction. Amer. J. Digest. Dis. 11, 319—322 (1944). — **Selye, Hans,** and **Helen Martin:** A simple surgical technic for the selective removal of the adrenal medulla in the *rat*. Acta anat. (Basel) 2, 372—375 (1946/47). — **Selye, Hans,** and **Georges Masson:** The effect of estrogens as modified by adrenal insufficiency. Endocrinology 25, 211—215 (1939). — Additional steroids with luteoid activity. Science (Lancaster, Pa.) 96, 358 (1942). — Studies concerning the luteoid action of steroid hormones. J. of Pharmacol. 77, 301—309 (1943). — Effect of pituitary anterior lob preparations on the action of anesthetics. Canad. Med. Assoc. J. 51, 577—579 (1944). — **Selye, Hans, J. Mintzberg** and **E. M. Rowley:** Effect of various electrolytes upon the toxicity of desoxycorticosterone acetate. J. of Pharmacol. 85, 42—54 (1945). — **Selye, Hans,** and **E. Irene Pentz:** Pathogenetical correlations between periarteritis nodosa, renal hypertension and rheumatic lesions. Canad. Med. Assoc. J. 49, 264—272 (1943). — **Selye, Hans, E. M. Rowley** and **C. E. Hall:** Changes in the adrenals following prolonged treatment with methyl-testosterone. Proc. Soc. Exper. Biol. a. Med. 54, 141—143 (1943). — **Selye, Hans,** and **V. Schenker:** A rapid and sensitive method for bioassay of the adrenal cortical hormone. Proc. Soc. Exper. Biol. a. Med. 39, 518—522 (1938). — **Selye, Hans,** and **Helen Stone:** Role of sodium chloride in production of nephrosclerosis by steroids. Proc. Soc. Exper. Biol. a. Med. 52, 190—193 (1943). — Studies concerning the absorption and detoxification of anesthetic steroids. J. of Pharmacol. 80, 386 bis 390 (1944). — Effect of the diet upon the renotropic, nephrosclerotic, cardiotropic and adrenotropic actions of crude anterior pituitary preparations. Federat. Proc. 5 (1946a). — Pathogenesis of the cardiovascular and renal changes which usually accompany malignant hypertension. J. of Urol. 56, 399—419 (1946b). — Effect of methyl-testosterone upon the „endocrine kidney". Federat. Proc. 6 (1947). — Influence of the diet upon the nephrosclerosis, periarteritis nodosa and cardiac lesions produced by the „endocrine kidney". Endocrinology 43, 21—29 (1948). — Histophysiology of the adrenal cortex. Federat. Proc. 8 (1949). — On the experimental morphology of the adrenal cortex. Springfield 1950. — **Selye, Hans, Helen Stone, Kai Nielsen** and **Charles P. Leblond:** Studies concerning the effects of various hormones upon renal structure. Canad. Med. Assoc. J. 52, 571—582 (1945). — **Selye, Hans, Helen Stone, P. S. Timiras** and **C. Schaffenburg:** Influence of sodium chloride upon the actions of desoxycorticosterone acetate. Amer. Heart J. 37, 1009—1016 (1949). — **Selye, Hans, O. Sylvester, C. E. Hall** and **C. P. Leblond:** Hormonal production of arthritis. J. Amer. Med. Assoc. 124, 201—206 (1944). — **Selye, Hans,** and **P. S. Timiras:** Participation of „brown fat" tissue in the alarm reaction. Nature (Lond.) 164, 745 (1949a). — Sindrome generale di adattamento e malattie dell'adattamento. Fol. endocrinol. 2 (1949b). — **Semon, Richard:** Die indifferente Anlage der Keimdrüsen beim *Hühnchen* und ihre Differenzierung zum Hoden. Habil.-Schr. Jena 1887. — Über die morphologische Bedeutung der

Urniere in ihrem Verhältnis zur Vorniere und Nebenniere und über ihre Verbindung mit dem Genitalsystem. Anat. Anz. 5, 455—482 (1890a). — Über die morphologische Bedeutung der Urniere in ihrem Verhältnis zur Vorniere und Nebenniere und über ihre Verbindung mit dem Genitalsystem. Im Auszug mitgeteilt. Verh. X. Internat. Med. Kongr. Berlin. II, Abt. 1, 135—136. 1890b. — Studien über den Bauplan des Urogenitalsystems der Wirbeltiere. Dargelegt an der Entwicklung dieses Organsystems bei *schthyophis glutinosus*. Jena. Z. Naturwiss. 26 (N. F. 19), 89—203 (1891). — Das Excretionssystem der *Myxinoiden* in seiner Bedeutung für die morphologische Auffassung des Urogenitalsystems der *Wirbeltiere*. Festschrift zum 70. Geburtstage von Carl Gegenbaur, Bd. 3, S. 107—152. 1896. — **Semper:** Die Stammesverwandtschaft der *Wirbeltiere* und *Wirbellosen*. Arb. zool. zoot. Inst. Würzburg 2, 44 (1875a). — Das Urogenitalsystem der *Plagiostomen* und seine Bedeutung für das der übrigen *Wirbeltiere*. Arb. zool. zoot. Inst. Würzburg 2, 397—398 (1875b). — **Seriroku, Akiyama:** Untersuchungen über das Volumen der Nebenniere der weißen *Ratten* auf Grund des Alters (Jap.). Kaibo Z. Tokio 1 (1928). — **Sernow, D.:** Lehrbuch der deskriptiven Anatomie (Russ.). Moskwa 1890. — **Serra, J. A.:** Composition of chromonemata and matrix and the role of nucleoproteins in mitosis and meiosis. Cold Spring Harbor Symp. Quant. Biol. 12, 192—210. — Improvements in the histochemical arginine reaction and the interpretation of this reaction. Portugal. Acta Biol. 1, 1—7 (1944). — A possible explanation of the relations between hereditary anaemias and depigmentation in the mouse. Nature (Lond.) 159, 504 (1947a). — A simple method for squashing and mounting preparations after any stain. Stain Technol. 22, 157—159 (1947b). — **Serra, J. A., et A. Queiroz Lopes:** Données pour une cytophysiologie du nucléole. I. L'activité nucléolaire pendant la croissance de l'oocyte chez des *helicidae*. Portugal. Acta Biol. 1, 51—94 (1945). — Short-cut practical methods for mounting preparations in balsam. Portugal. Acta Biol. 2, 227—236 (1948). — **Seshadri, Tiruvenkata Rajendra:** Biochemistry of natural pigments. (Exclusive of haemepigments and carotenoids.) Annual Rev. Biochem. 20, 487—512 (1951). — **Sethre, A. E., and L. J. Wells:** Accelerated growth of the thyroid in normal and „hypophysectomized‘‘, fetal *rats* given thyrotrophin. Endocrinology 49, 369—373 (1951). — **Seto, Hachiro:** Über zwischen Aorta und Arteria pulmonalis gelegene Herzparaganglien. Z. Zellforsch. 22, 213—231 (1935). — **Severinghaus, Aura E.:** A cytological technique for the study of the anterior lobe of the hypophysis. Anat. Rec. 53, 1—5 (1932). — Anat. Rec. 57, 149 (1933). — The cytology of the pituitary gland. Proc. Assoc. Res. Nerv. a. Ment. Dis. 17, 69—117 (1936). — The cytology of the pituitary gland. In The pituitary gland, edit. by G. W. Timme. Baltimore 1938. — In Allen, E., Ch. Danforth and E. A. Doisy, Sex and internal secretions. Baltimore 1939. — **Severinghaus, Aura E., and K. W. Thompson:** Cytological changes induced in the hypophysis by prolonged administration of pituitary extract. Amer. J. Path. 15, 391—412 (1939). — **Sevki, K.:** Über eine besondere Granulation der chromaffinen Markzellen der Nebennieren, ihre Beziehung zur Chromaffinität und ihr Vorkommen im Phäochromozytom. Virchows Arch. 294, 65—71 (1934). — **Sevringhaus, Elmer L.:** Endocrinology. In The 1940 Year Book of Neurology, Psychiatrie and Endocrinology, S. 529—835. Chicago 1941. — **Sézary, A.:** Surrénalite scléreuse avec adénomes. C. r. Soc. Biol. Paris 70, 743 (1911). — (édit.): Glandes endocrines. In Encyclopédie médico-chirurgicale. 1950. — **Sgrosso, J. A.:** Effets éloignés de l'innervation de la glande surrénale sur la sécrétion de l'adrénaline. C. r. Soc. Biol. Paris 120, 270 (1935). — **Shands, H. C., and F. C. Bartter:** J. Clin. Endocrin. 12, 178 (1952). — **Shanklin, William:** On the origin of tumorettes in the human neurohypophysis. Anat. Rec. 99, 297—327 (1947). — **Shannon, J. A.:** J. of Exper. Med. 76, 387 (1942a). — Annual Rev. Physiol. 4, 297 (1942b). — **Shapiro:** Arch. Path. a. Labor. Med. 3, 661 (1927). — **Shapiro, Ansell B., and A. M. Schechtman:** Effect of adrenal cortical extract on the blood picture and serum proteins of *fowl*. Proc. Soc. Exper. Biol. a. Med. 70, 440—445 (1949). — **Shapiro, S., and D. Marine:** Endocrinology 5, 699 (1929). — **Sharma, A. K.:** Trichloracetic acid and Feulgen staining. Nature (Lond.) 167, 441—442 (1951). — **Sharpey-Schaefer, E.:** Les glandes à sécrétion interne. Paris 1921. — The endocrine organs. An introduction to the study of internal secretion. Part I. The thyroid, the parathyroid, and the suprarenal capsules. 2. edit. London 1925. — **Shaw, F. H.:** The estimation of adrenaline. Biochemic. J. 32, 19 (1938). — **Shaw, J. H., and R. O. Greep:** Relationships of diet to the duration of survival, body weight and composition of hypophysectomized *rats*. Endocrinology 44, 520—535 (1949). — **Sheehan, H. L.:** Staining of leucocyte granules with Sudan black B. J. of Path. 49, 580 (1939). — **Sheehan, H. L., and G. W. Storey:** Improved method for staining leucocyte granules with Sudan black B. J. of Path. 59, 336 (1947). — **Sheehan, H. L., and Whitwell:** Staining of tubercle bacilli. J. of Path. 61, 269 (1949). — **Sheldon, D. E.:** Pregnancy complicated by Addisons disease. Amer. J. Obstetr. 49, 269—272 (1945). — **Shepardson, H. C., and E. Shapiro:** The diabetes of bearded women: (suprarenal tumor, diabetes and hirsutism) a clinical correlation of the function of the suprarenal cortex in carbohydrate metabolism. Endocrinology 24, 237—252 (1939). — **Sherlock, Sheila:** Comparison of the carbohydrate effects of adrenalin infused into the femoral vein, carotid artery, aorta and portal veins of *rats*. Amer. J. Physiol. **157**, 52—58 (1949). — **Shimizu, N.,** and **T. Kumamoto:** A lead-tetra-acetate-Schiff method for polysaccharides in tissue sections. Stain Technol. **27**, 97—106 (1952). — **Shinn, L. A.,** and **B. H. Nicolet:** J. of Biol. Chem. **138**, 91 (1941). — **Shinobe, S.:** Fol. endocrin. jap. **7**, 53 (1931). — **Shiota, H.:** Über das Schicksal und die Funktion der transplantierten Nebenniere. Arch. ges. Physiol. **128**, 431—442 (1909). — **Shipley** and **Wislocki:** Contrib. to Embryol. **5**, 3 (1915). — **Shipley, A. M.:** Paroxysmal hypertension associated with tumor of the suprarenal. Ann. Surg. **90**, 742—749 (1929). — **Shipley, R. A.:** Endocrinology **36**, 118 (1945). — **Shipley, R. A., R. I. Dorfman, E. Buchwald** and **E. Ross:** J. Clin. Invest. **25**, 673—678 (1946). — **Shipley, R. A., R. I. Dorfman** and **B. N. Horwitt:** Amer. J. Physiol. **139**, 742—744 (1943). — **Shoppee, C. W.:** Die Umlagerung von 17-oxy-20-keto-steroiden. V. 17α-Methyl-D-homoätiocholan und einige Derivate. Helvet. chim. Acta **27**, 8—23 (1944). — **Shoppee, C. W.,** u. **T. Reichstein:** Helvet. chim. Acta **26**, 1316—1328 (1943). — **Shumaker** jr., **H. B.,** and **W. M. Firor:** The interrelationship of the adrenal cortex and the anterior lobe of the hypophysis. Endocrinology **18**, 676—692 (1934). — **Shumaker** jr., **H. B.,** and **A. Lamont:** Lack of effect of theelin upon somatotropic, thyreotropic, and adrenotropic activity of hypophysis. Proc. Soc. Exper. Biol. a. Med. **32**, 1568—1576 (1935). — **Shuman, Charles R.,** and **Albert J. Finestone:** Inhibition of hyaluronidase in vivo by adrenal cortical activation. Proc. Soc. Exper. Biol. a. Med. **73**, 248—251 (1950). — **Sick, K.:** Virchows Arch. **172**, 459 (1903). — **Siebold, C. Th. v.,** u. **H. Stannius:** Lehrbuch der vergleichenden Anatomie. 1. Theil: *Wirbellose* Thiere von C. Th. v. Siebold. Berlin 1848. 2. Theil: *Wirbelthiere* von H. Stannius. Berlin 1846. — **Siegmund:** Dtsch. med. Wschr. **1948**, 33. — **Siehrs, A. E.,** and **C. O. Miller:** Disappearance of vitamin C from the adrenals of scorbutic *guinea pigs*. J. Nutrit. **8**, 221—227 (1934). — **Sikl, H.:** Addisons disease due to congenital hypoplasia of the adrenals in an *infant* aged 33 days. J. of Path. **60**, 323—324 (1948). — **Siltzbach, Louis E.:** Effects of cortisone on sarcoidosis. A study of thirten patients. Amer. J. Med. **12**, 139—160 (1952). — **Silvestri** e **Tosatti:** Boll. Soc. med.-chir. Modena **1909.** — **Silvestrino, E.:** Boll. Soc. ital. Biol. sper. **8** (1933). — Le grandezza nucleari tipo della corticosurrenale di *uomo* nelle varie età. Boll. Soc. ital. Biol. sper. **9**, 578 (1934a). — Modificazioni nella variabilità delle grandezze nucleari dei surreni attraverso l'età. Boll. Soc. ital. Biol. sper. **9**, 1048 (1934b). — Ricerche sulle curve di frequenza dei valori nucleari nelle varie fasi pre-e postnatali dei surreni. Monit. zool. ital. **45**, 236 (1934c). — Le grandezze nucleari nell'evoluzione citomorfologica della corteccia surrenale di *uomo* nelle varie età. Arch. ital. Anat. **34**, 134 (1935). — Citometria delle cellule surrenali considerati nella loro evoluzione nel tempo e nelle loro varie manifestazioni funzionali. Riv. Biol. **26**, 343—412 (1938). — Arch. Isc. biochem. ital. **10**, 215—233 (1938); **11**, 71—106, 215—232 (1939). — **Silvette, H.:** Amer. J. Physiol. **105**, 88 P (1933); **108**, 535 (1934); **119**, 405 (1937). — **Silvette, H.,** and **S. W. Britton:** Amer. J. Physiol. **104**, 399 (1933); **115**, 618 (1936); **121**, 528 (1938a); **123**, 630 (1938b). — Science (Lancaster, Pa.) **88**, 150 (1938c). — **Simmonds, M.:** Über kompensatorische Hypertrophie der Nebenniere. Virchows Arch. **153**, 138 (1898). — Weitere Beobachtungen über kompensatorische Hypertrophie der Nebennieren. Zbl. Path. **1902.** — Nebennierenschrumpfung beim Morbus Addisonii. Virchows Arch. **172** (1903). — Dtsch. med. Wschr. **1918**, 852. — **Simmons, Eric L.:** A study of thyroid function in the white *Leghorn capon and cockerel.* Amer. Soc. Zool. Chicago. Anat. Rec. **99**, 592 (1947). — **Simnitzky, W.,** u. **J. Lasowsky:** Zur Frage über die sog. funktionellen Beziehungen zwischen der Nebennierenrinde und den Geschlechtsdrüsen. Arch. Russ. Anat. Hist. etc. **5**, 307—316 (1926). — **Simon, John:** On the comparative anatomy of the thymus gland (S. 81 Nebenniere). London 1844. — A physiological essay on the thymus gland. London 1847. — **Simpson, G. G.:** The principles of classification and a classification on *mammals*. Bull. Amer. Mus. Nat. Hist. **85** (1945). — **Simpson, S. Leonard:** Addisons disease and its treatment by cortical extract. Quart. J. Med. **25**, 99—133 (1932a). — Addisons disease and its treatment with cortical extract. Brit. Med. J. **1932**b, II, 625—628. — Use of synthetic desoxycorticosterone acetate in Addisons disease. Lancet **235**, 557—558 (1938). — Addisons disease and pregnancy. Proc. Roy. Soc. Med., Clin. Sect. **39**, 511—512 (1946). — Addisons disease and diabetes mellitus in three patients. J. Clin. Endocrin. **9**, 403—425 (1949). — **Simpson, S. Leonard, P. de Fremery** and **A. Macbeth:** The presence of an excess of male (comb growth and prostata stimulating)hormone in virilisme and pseudohermaphroditism. Endocrinology **20**, 363—372 (1936). — **Simpson, S. Leonard,** and **C. A. Joll:** Feminization in a male adulte with carcinoma of the adrenal cortex. Endocrinology **22**, 595—604 (1938). — **Simpson, S. Leonard,** and **V. Korenchevsky:** Histological changes in the kidneys of adrenalectomies *rats*. J. of Path. **40**, 483—488 (1935a). — J. of Path. **40**, 489 (1935a). — **Simpson, Miriam E., H. M. Evans** and **C. H. Li:** Bioassay of adrenocorticotrophic hormone. Endocrinology **33**, 261—268 (1943). — The growth of hypophysectomized female *rats* following chronic treatment with pure growth hormone. I. General growth and organ changes. Growth **13**, 151—170 (1949). — **Simpson, Miriam E.,** and **Herbert M. Evans:** Hormone content of pituitaries of oestrinized *rats*. Amer. Assoc. Anat. Chicago. Anat. Rec. **79**, Suppl., 57 (1941). — **Simpson, Miriam E., C. H. Li** and **H. M. Evans:** Biological properties of pituitary interstitial-cell-stimulating hormone (ICSH). Endocrinology **30**, 969—976 (1942). — Endocrinology **39**, 286—288 (1946). — **Simpson, Miriam E., C. H. Li, W. O. Reinhardt** and **H. M. Evans:** Similarity of response of thymus and lymph nodes to administration of adrenocorticotropic hormone in the *rat*. Proc. Soc. Exper. Biol. a. Med. **54**, 135—137 (1943). — **Sinaiko, E. S.,** and **H. Necheles:** Science (Lancaster, Pa.) **109**, 37—39 (1949). — **Singer, E.,** and **R. L. Zwemer:** Microscopic observations of structural changes in the adrenal gland of the living *frog* under experimental conditions. Anat. Rec. **60**, 183—187 (1934). — **Sinibaldi, G.:** Zbl. Path. 1907. — **Sisson, S.,** and **J. D. Grossman:** The anatomy of the *domestic animals*. 1938. — **Sisson, W. R.,** and **E. N. Broghes:** The influence of the anterior lobe of the hypophysis upon the development of the albino *rat*. Bull. Hopkins Hosp. **32**, 22—30 (1921). — **Sitowski:** Bull. internat. Acad. Sci. Cracovie **1905.** — Science (Lancaster, Pa.) **30**, 308 (1909). — **Sjöstrand, Fritiof:** Über die Eigenfluoreszenz tierischer Gewebe mir besonderer Berücksichtigung der *Säugetier*niere. Acta anat. (Basel) Suppl. 1 1945/46 (auch separat Stockholm, 1944). — **Sjöstrand, T.:** Eine Methode für quantitative Bestimmung der Blutmenge in den feineren Blutgefäßen in verschiedenen Organen und Geweben desselben Organes. Skand. Arch. Physiol. (Berl. u. Lpz.) **68**, 160 (1934a). — On the capillary circulation of the blood in the suprarenal body of *mice* under physiological conditions and the influence of drugs. Skand. Arch. Physiol. (Berl. u. Lpz.) **71**, 85—122 (1934b). — **Skabell:** Dtsch. Z. Chir. **185.** — **Skahen, J. G.,** and **D. M. Green:** Mechanisms of desoxycorticosterone action. IV. Relationship of fluid intake and pressor responses to output of antidiuretic factor. Amer. J. Physiol. **155**, 290—294 (1948). — **Skelton, Floyd R.:** Some specific and nonspecific effects of thiamine deficiency in the *rat*. Proc. Soc. Exper. Biol. a. Med. **73**, 516—519 (1950). — **Skelton, Floyd R., C. Fortier** and **Hans Selye:** Some chemical and morphological changes elicited in the adrenal by stilbestrol and LAP. Proc. Soc. Exper. Biol. a. Med. **71**, 120—122 (1949). — **Skutta:** Morphologisch faßbare Veränderungen bei B-Avitaminose. Anat. Anz., Ergh. **88**, 87—93 (1939). — **Sleeth, C. K.,** and **E. J. van Liere:** The size of the spleen and the adrenals during pregnancy and the puerperium. Endocrinology **25**, 867—870 (1939). — **Sloan, Charles H.,** and **George H. Lowrey:** The elimination of a common error in the determination of total 17-ketosteroid by the m-dinitrobenzene reaction. Endocrinology **48**, 384—390 (1951). — **Slobodien, H. D.,** and **J. H. Leathem:** Action of desoxycorticosterone acetate in the immature *mouse*. Amer. Soc. Zool. Cleveland. Anat. Rec. **89**, 564—565 (1944).— **Slonacker, J. R.:** The effect of excision of different sexual organs on the development, growth and longevity of the albino *rat*. Amer. J. Physiol. **93**, 307—317 (1930). — **Slot, W. J. B.:** The relation of sex hormones in a case of virilism by hypernephroma. Acta med. scand. (Stockh.) **89**, 371—375 (1936). — **Slotta, K. H., H. Ruschig** u. **E. Fels:** Ber. dtsch. chem. Ges. **67**, 1270 (1934). — **Sluczewski, A.,** et **P. C. J. Roth:** Action des hormones en fonction du pH du milieu sur la métamorphose et le développement de l'*axolotl (Amblystoma tigrinum* Green*)*. Injections de thyroxine racémique et d'antuitrine. C. r. Soc. Biol. Paris **145**, 387—389 (1951a). — Action de l'extrait d'hypophyse totale combiné avec d'autres hormones sur le développement de l'*axolotl*. Ann. d'Endocrin. **12**, 62—72 (1951b). — **Sluiter, J. W., J. C. A. Mighorst** and **J. T. van Oordt:** The changes in the cytology of the adrenals of *Rana esculenta* following hypophysectomy. Proc., Kon. Akad. Wetensch. Amsterdam **52**, 1214—1220 (1949). — **Small, Maurice J.:** Favorable response of sarcoidosis to cortisone treatment. J. Amer. Med. Assoc. **147**, 932—937 (1951). — **Smelser, George K.:** Differential concentration of hormones in the central and peripheral zones of the *bovine* anterior pituitary gland. Endocrinology **34**, 39 (1944). — Effect of anterior pituitary extract, steroid hormones and castration on two sebaceous glands of the *guinea pig*. Amer. Assoc. Anat. Wisconsin. Anat. Rec. **100**, 712 (1948). — **Smirnow:** Die Structur der Nervenzellen im Sympathicus der *Amphibien*. Arch. mikrosk. Anat. **35** (1890). — **Smith, Christianna:** The origin and development of the carotid body. Amer. J. Anat. **34**, 87—131 (1924). — Study of argyrophil fibers during ageing in *mice*. Anat. Rec. **81**, Suppl., 116 (1941). — **Smith, Christianna,** and **Harriet T. Devers:** A comparative study of Hassals corpuscles and thick skin of the *guinea pig*. Amer. Soc. Zool. Anat. Rec. **101**, 704 (1948). — **Smith, Christianna, Margaret M. Leitner** and **Huan-Pao Wang:** Aging changes in the tunica media of the aorta. Anat. Rec. **109**, 13—39 (1951). — **Smith, Christianna,** and **Frances C. Thomas:** Studies on the thymus of the *mammal*. III. Glycogen in the cortical cells of the thymus. Anat. Rec. **106**, 17—27 (1950). — **Smith, Christianna,** and **Carolyn E. Wilson:** The thymus in *mice* fed choline deficient diets. Amer. Assoc. Anat. Wisconsin. Anat. Rec. **100**, 756—757 (1948). — **Smith, C. S.:** The alleged effect on body growth and gonad development of feeding pituitary gland substance of normal *white rats*. Amer. J. Physiol. **65**, 277—281 (1923). — **Smith, Dietrich C.,** and **Samuel A. Matthews:** The effect of extracts of the thyroid gland of the Bermuda *parrot fish* on the oxygen consumption of Bermuda *white gounts (Haemulou sp.)*. Amer. Soc. Zool. Chicago. Anat. Rec. **99**, 593

(1947). — **Smith, Dietrich C., R. H. Orter** and **J. E. P. Toman:** The effect of thiamine deficiency and of reduced food intake on resistance to low oxygen tension in the *cat*. Amer. J. Physiol. 140, 603 (1944). — **Smith, Douglas Edwin:** Adrenal function following ovariectomy in the *rat*. Ohio State Univ. Abstr. Doct. Diss. 50, 75—79 (1945/46). — The toxicity of the serum of adrenalectomized *animals*. Endocrinology 38, 402—403 (1946a). — Adrenal function following ovariectomy in the *rat*. Amer. J. Physiol. 146, 133—139 (1946b). — **Smith, Douglas Edwin,** and **C. A. Angerer:** The capacity for work-performance of the gastrocnemius muscle of adrenalectomized *frogs*. Anat. Rec. 81, Suppl., 94 (1941). — **Smith, Douglas Edwin,** and **F. A. Hartman:** Influence of adrenal preparations on *fish* melanophores. Endocrinology 32, 145—148 (1943). — **Smith, Douglas Edwin, L. Lewis** and **F. A. Hartman:** Sodium retention in the *opossum*. Endocrinology 32, 437—442 (1943). — **Smith, Ellen,** and **Peter Gray:** The distribution of copper in the early *chick* embryo. Amer. Soc. Zool. Anat. Rec. 99, 608—609 (1947). — **Smith, F.:** Analogs of ascorbic acid. Advances in carbohydrate chemistry, Bd. 2, S. 85. New York 1946. — **Smith, F. W.:** The relationship of the inherited hormonal influence to the production of adrenal cortical tumors by castration. Cancer Res. 8, 641—648 (1948). — **Smith, G. V.,** and **O. W. Smith:** Physiologic. Rev. 28, 1 (1948). — **Smith, Lorrain J.:** J. of Path. 11 (1906). — On the simultaneous staining of fat and fatty acid by oxazine dyes. J. of Path. 12 (1907a). — J. of Path. 13, 14 (1907b); 15 (1910). — Skand. Arch. Physiol. (Berl. u. Lpz.) 25 (1911). — **Smith, Lorrain J.,** and **W. Mair:** Fats and lipoids in relation to methods of staining. Skand. Arch. Physiol. (Berl. u. Lpz.) 25/26, 247—255 (1908a). — J. of Path. 12, 134 (1908b). — **Smith, Lorrain J.,** and **Rettie:** J. of Path. 27, 115 (1924). — **Smith, Marion C.:** Metachromatic bodies in the brain. J. of Neur. 12, 100—110 (1949). — **Smith, M. H. D.:** Amer. J. Dis. Childr. 69, 330—331 (1945). — **Smith, O. W.:** Endocrinology 35, 146 (1944). — Increased pituitary and adrenal weight produced by estrone in intact and castrated normal and „runt" *rats*. Endocrinology 40, 116—118 (1947). — **Smith, O. Watkins,** and **G. V. Smith:** J. Clin. Endocrin. 1, 461 (1941). — Proc. Soc. Exper. Biol. a. Med. 57, 198 (1944). — J. Clin. Endocrin. 6, 483 (1946). — **Smith, O. Watkins,** and **Raymond E. Vanderlinde:** Oxidation product of stilbestrol. Effects upon the *rat* pituitary of a non-estrogenic oxidation product of diethylstilbestrol. Endocrinology 49, 742—754 (1951). — **Smith, Philip E.:** The pigmentary, growth, and endocrine disturbances induced in the *anuran tadpole* by the early ablation of the pars buccalis of the hypophysis. Amer. Anat. Mem. 11 (1920). — Anat. Rec. 23, 38 (1922). — Ablation and transplantation of the hypophysis in the *rat*. Anat. Rec. 32, 221 (1926a). — Proc. Soc. Exper. Biol. a. Med. 24, 131 (1926b). — The disabilites caused by hypophysectomy and their repair. J. Amer. Med. Assoc. 88, 158—161 (1927). — Hypophysectomy and a replacement therapy in the *rat*. Amer. J. Anat. 45, 205 bis 273 (1930). — **Smith, Philip E.,** and **Dortzdach:** Anat. Rec. 43, 277 (1929). — **Smith, Philip E.,** and **Earle T. Engle:** Experimental evidence regarding the rôle of the anterior pituitary in the development and regulation of the genital system. Amer. J. Anat. 40, 159—217 (1927). — **Smith, Philip E.,** and **J. B. Graeser:** Experimental hypophysectomies in the *rat*. Amer. Assoc. Anat. Anat. Rec. 27, 219 (1924). — **Smith, Philip E.,** and **E. C. McDowell:** Hereditary anterior pituitary deficiency in *mouse*. Anat. Rec. 46, 249—257 (1930). — **Smith, Philip E.,** and **J. P. Smith:** The function of the lobes of the hypophysis as indicated by replacement therapy with different portions of the *ox* gland. Endocrinology 7, 579—591 (1923). — **Smith, S. W.:** The correspondence between hypothalamic neurosecretory material and neurohypophysial material in *vertebrates*. Amer. J. Anat. 89, 195—231 (1951). — **Smith, T. W.:** Guy's Hosp. Rep. 54, 229 (1897). — **Smith, Willie W.:** Acute KCl and histamine tolerance and adrenal weight in X-irradiated *mice*. Amer. J. Physiol. 167, 321 (1951). — Survival after radiation exposure-influence of a disturbed environment. Nucleonics 10, 80—83 (1952). — **Smith, Willie W., Falconer Smith** and **E. C. Thompson:** Failure of cortisone or ACTH to reduce mortality in irradiated *mice*. Proc. Soc. Exper. Biol. a. Med. 73, 529—531 (1950). — **Smithcors, J. F.:** Proc. Soc. Exper. Biol. a. Med. 59, 197 (1945). — **Smyth, C.:** Proc. Histochem. Soc. J. Nat. Canc. Inst. 10, 1376 (1950). — **Snedecor, G. W.:** Statistical methods. Ames, Iowa: Collegiate Press 1938. — **Snell, A. M.,** and **L. G. Rowntree:** Clinical experience with Addisons disease. Ann. Int. Med. 3, 6—28 (1929). — **Snell, A. M., R. M. Wilder** and **R. W. Cragg:** Suprarenal atrophy following denervation. J. of Path. 43, 473 (1936). — **Snell, G. D.:** Proc. Nat. Acad. Sci. U.S.A. 15, 733 (1929). — **Snow** and **Whitehead:** Endocrinology 19, 88 (1935). — **Sömmerring, S. Th.:** Vom Baue des *menschlichen* Körpers. 5 Teile. Frankfurt a. M. 1791 ff. — Beschreibung und Abbildung einiger Mißgeburten. 1792. — **Soffer, Louis J.:** Diseases of the adrenals, 2. edit. Philadelphia 1946. — **Soffer, Louis J.,** and **F. L. Engel:** Treatment of Addisons disease with desoxycorticosterone acetate. J. Amer. Med. Assoc. 115, 1860—1866 (1940). — **Soffer, L. J., J. L. Gabrilove, J. W. Jailer** and **M. D. Jacobs:** The virilizing syndrom in *man*. Recent Progr. in Hormone Res. 5, 407—408 (1950). — **Soffer, Louis J.,** and **G. Lesnick:** Addisonian crisis complicated by relative hypertension, edema, and acute streptococcus hemolyticus infection of the throat. J. Clin. Endocrin. 2, 411—413 (1942). — **Soffer, Louis J., G. Lesnick, S. Z. Sorkin, H. H. Sobotka** and **M. Jacobs:**

The injection intravenously of salt in normals and in patients with Cushings syndrome before and after the administration of desoxycorticosterone acetate. J. Clin. Invest. **23**, 51—54 (1944). — **Soffer, Louis J., M. Volterra, J. L. Gabrilove, A. Pollack** and **M. Jacobs:** Effects of iodine and adrenaline on thyrotropin in Graves disease and in normal and thyroidectomized *dogs*. Proc. Soc. Exper. Biol. a. Med. **64**, 446—447 (1947). — **Soji, M.:** Über histologische Veränderungen der Organe der *Ratten* bei Epinephrektomie. Trans. Jap. Path. Soc. **26**, 516 (1936). — **Sokoloff, B.:** Études sur la Cortico-surrénale. I. Système réticuloendothélial des surrénales en rapport avec le cancer. C. r. Assoc. Anat. Amsterdam **1930**, 378. — Studies on adrenal cortex. Arch. exper. Zellforsch. **11**, 112 (1931). — **Solà, Eduardo Garcia:** Tratado elemental de histología é histoquimia normales. Barcelona 1888. — **Solger:** Nebenniere. In Handbuch Harn- und Geschlechtsorgane, hrsg. von Zülzer. Leipzig 1893. — **Solomon, D. H.,** and **N. W. Shock:** Studies of the adrenal cortical and anterior pituitary function in elderly men. J. of Gerontol. **5**, 302—313 (1950). — **Solotuchin, A. S.:** Zur Frage über die Blutversorgung der Nebennieren. Proc. I. Congr. Russ. Zool. Anat. Hist. Petrograd **12**, 15—21 (1923). — **Somogyi, J. C.,** u. **F. Verzár:** Helvet. med. Acta **7**, Suppl. V, 20 (1940). — **Somogyi, Michael:** Mechanism of epinephrine-hyperglycemia. Endocrinology **49**, 774—781 (1951). — **Sonderhoff, R.,** u. **K. Thomas:** Liebigs Ann. Chem. **530**, 195 (1937). — **Sonneberg:** Ein Fall von Versprengung von Nebennierengewebe in die Papillarspitzen der Niere. Diss. München 1910. — **Sonntag:** Proc. Zool. Soc. **1921**, 851. — **Soós, Jósef:** Zur Nebennierenpathologie. VI. Über Wucherungsherde roten und gelben Knochenmarkes in der Nebenniere. Beitr. path. Anat. **85**, 611 (1930). — Über die Korrelation der Epithelien und des Makrophagensystems der Nebennieren im Lichte der Untersuchungen der Knochenmarksherde der Nebennieren. Beitr. path. Anat. **86**, 444 (1931). — Über die Pathogenese der in den Nebennieren vorkommenden Fettzellen und Lipome. Frankf. Z. Path. **46**, 154—162 (1933a). — Erwiderungen auf die Bemerkungen Antonio Costas über „Die Rundzellherde der Nebennieren". Frankf. Z. Path. **46**, 292—294 (1933b). — **Soós, Jósef,** u. **Ethel Ruzkó:** Über die Korrelation zwischen den Rindenepithelien und dem Makrophagensystem der Nebennieren und der Entstehung von Rundzellherden in den Nebennieren. Frankf. Z. Path. **43** (1932). — **Sorg, K.,** u. **R. Jaffé:** Lipoiduntersuchungen an den Nebennieren des *Rindes*. Zugleich ein Beitrag zur Beurteilung der Genauigkeit der histochemischen Lipoidprüfungen. Zbl. Path. **35**, 353—359 (1924). — **Sorgo, W.:** Operative und anatomische Untersuchungen über die Lage der Vasomotorenbahn im Rückenmark beim *Menschen*. Festschr. Otto Pötzl, S. 426—435. 1949. — **Sorona e Moroni:** Riforma med. 1898, 459. — **Sorour:** Beitr. path. Anat. **71**, 467—481 (1923). — **Sosa, J. M.:** Vitamin C. Microscopic demonstration and Golgi apparatus. Exper. Cell. Res. **3**, 184—191 (1952). — **Soskin, Samuel** (edit.): Progress in clinical endocrinology. New York 1950. — **Sossman, M. C.:** Amer. J. Roentgenol. **62**, 1 (1949). — **Soulairac, André,** et **Pierre Desclaux:** Les modifications endocriniennes au cours du diabète alloxanique du *rat*. Leur parallélisme avec les variations physiologiques. Ann. d'Endocrin. **9**, 333—342 (1948). — **Soulié, A.:** Sur les premiers stades du développement de la capsule surrénale chez quelques *mammifères*. C. r. Assoc. Anat. Montpellier **1902a**, 67—73. — Sur les premiers stades du développement de la capsule surrénale chez la *Perruche ondulée*. C. r. Soc. Biol. Paris **1902b**, 959—960. — Sur le développement de la capsule surrénale du 7e au 15e jour de l'incubation, chez la *Perruche ondulée*. C. r. Soc. Biol. Paris **1902c**, 960—961. — Recherches sur le développement des capsules surrénales chez les *vertébrés supérieurs*. J. Anat. a. Physiol. **39**, 197—293, 390—425, 492—533, 674 bis 692 (1903a). — Recherches sur le développement des capsules surrénales chez les *vertébrés* supérieurs. Thèse de Paris. 1903b. — Sur le développement de la substance médullaire de la capsule surrénale chez quelques *mammifères*. C. r. Assoc. Anat. Liège **1903c**, 63—68. — Précis d'anatomie topographique. Paris 1911. — **Southam, A. H.:** The fixation of the kidney. Quart. J. Med. **16**, 283—308 (1923). — **Spain, D. M.,** and **N. Molomut:** Amer. Rev. Tbc. **62**, 337 (1950). — **Spain, D. M., N. Molomut** and **A. Haber:** Science (Lancaster, Pa.) **112**, 335 (1950). — **Spalteholz, Werner:** Handatlas der Anatomie des *Menschen*, 14. Aufl., Bd. III. Leipzig 1940. — **Spanhoff, R. W.:** Acta brev. neerland. **10**, 92 (1940). — **Spanio, R.:** Risultati di confronti cariometrici fra cellule del glomo carotico e cellule medollari surrenali. Monit. zool. ital. **45**, 328 (1934). — **Spanner, Rudolf:** Verh. anat. Ges. (Freiburg) **1926**. — Über die Wurzelgebiete der Nieren-, Nebennieren- und Leberpfortadern bei *Reptilien*. Gegenbaurs morph. Jb. **63**, 314—358 (1929). — Der Abkürzungskreislauf der *menschlichen* Nebenniere. Zbl. inn. Med. **61**, 545—558 (1940). — Die Bedeutung der Hypophysenpfortadern für die Blutströmungsmöglichkeiten zwischen Hypophyse und Hypothalamus im Hypophysenkreislauf. Klin. Wschr. **1952**, 721—725. — Gefäße. In Handbuch der mikroskopischen Anatomie des *Menschen*. (Im Druck.) — **Spatz, Hugo:** Über Gegensätzlichkeit und Verknüpfung bei der Entwicklung von Zwischenhirn und „Basaler Rinde". Allg. Z. Psychiatr. **125**, 166—177 (1949). — Neues über das Hypophysen-Hypothalamus-System und die Regulation der Sexualfunktionen. Regensburger Jb. ärztl. Fortbildg **2**, 311—332 (1952). — **Spatz, Hugo, Rudolf Diepen** u. **Vera Gaupp:** Zur Anatomie des Infundibulum und des Tuber cinereum beim

Kaninchen. Zur Frage der Verknüpfung von Hypophyse und Hypothalamus. Dtsch. Z. Nervenheilk. **159**, 229—268 (1948). — **Spear, H. C.**, and **D. Griswold:** Use of dibenamine in pheochromocytoma. New England J. Med. **239**, 736 (1948). — **Specht, Otto:** Über kompensatorische Hypertrophie der Nebennieren bei *Meerschweinchen* und *Kaninchen*. Beitr. klin. Chir. **129**, 311—328 (1923). — **Speed, J. G.**, and **P. G. D. Morris:** The adrenals of the *horse*. Vet. J. **102**, 27—36 (1946). — **Speert, Harold:** Gynecogenic action of desoxycorticosterone in the *rhesus monkey*. Bull. Hopkins Hosp. **67**, 189—195 (1940). — The normal and experimental development of the mammary gland of the *rhesus monkey*, with some pathological correlations. Contrib. to Embryol. **32**, No 208, 9—65 (1948). — **Spehlmann, F.:** Über Nebennierenrinde und Geschlechtsbildung. Arch. Frauenkde u. Konstit.forsch. **10** (1924). — **Speirs, Robert S.:** Eosinopenic response of adrenalectomized *mice* to a cutaneous application of cortisone. Science (Lancaster, Pa.) **113**, 621—623 (1951). — **Speirs, Robert S.**, and **R. K. Meyer:** Endocrinology **45**, 403—429 (1949); **48**, 316 (1951). — Anat. Rec. **106**, 83 (1950). — **Speirs, Robert S.** u. Mitarb.: Proc. Second Clin. ACTH Confer. 1950. — **Spencer:** Proc. Roy. Soc. Vict. **1894**, 222. — Brit. Med. J. **1923**, II, 907. — **Spencer, J.**, **F. E. d'Amour** and **R. G. Gustavson:** Effects of continued estrin injections on young *rats*. Amer. J. Anat. **50**, 129—137 (1932a). — Further studies of estrin hypophyseal antagonism in the white *rat*. Endocrinology **16**, 647 bis 654 (1932b). — **Spengel:** Arb. zool. zoot. Inst. Würzburg **3**. — **Sperino, G.:** Anatomia del *Cimpanzé*. Torino 1897/98. — **Sperry: W. M.** Amer. J. Clin. Path. **2**, 91—99 (1938). — **Sperry, W. M.**, and **F. C. Brand:** J. of Biol. Chem. **137**, 377 (1941). — J. of Biol. Chem. **150**, 315 (1943). — **Sperry, W. M.**, and **V. A. Stoyanoff:** J. Nutrit. **9**, 131—155 (1935). — **Sperry, W. M.**, **H. Waelsch** and **V. A. Stoyanoff:** J. of Biol. Chem. **135**, 281 (1940). — **Spiegel, A.:** Virchows Arch. **305**, 367 (1939a). — Klin. Wschr. **1939**b, 1068—1069. — **Spielmeyer, W.:** Technik der mikroskopischen Untersuchung des Nervensystems. Berlin 1914. — **Spies** and **Stone:** Lancet **1949** II, 890. — **Spigelius, A.:** De corporis *humani* fabrica libri. X. Venetiis 1627 ff. — Opus posthumum. Venetiis 1627. — **Spoor, H. J.**, **F. A. Hartman** and **K. A. Brownell:** Cortilactin, the lactation factor of the adrenal. Amer. J. Physiol. **134**, 12—18 (1941). — **Spoor, H. J.**, and **E. R. Ralli:** Chemical studies on melanogenesis in normal and adrenalectomized *rats*. Endocrinology **35**, 325—335 (1944). — **Sprague, R. G.:** The influence of extract of the adrenal cortex on glucogenesis in fasting *rats*. Proc. Staff Meet. Mayo Clin. **15**, 291—294 (1940). — **Sprague, R. G.**, **C. F. Gastineau, H. L. Mason** and **M. H. Power:** Amer. J. Med. **4**, 175 (1948). — **Sprague, R. G.**, **Alvin B. Hayles, H. L. Mason, M. H. Power** and **W. A. Bennett:** „Steroid diabetes" associated with Cushings syndrome and excretion of 17-hydroxy-corticosterone (compound F) in urine; metabolic studies. J. Labor. a. Clin. Med. **33**, 1472 (1948). — **Sprague, R. G.**, **E. J. Kepler, F. R. Keating** and **M. H. Power:** Coexisting Addisons disease and diabetes mellitus: comparative effects of compound E (17-hydroxy-11-dehydrocorticosterone) and allied substances in three cases. Proc. Amer. Soc. Clin. Invest. J. Clin. Invest. **26**, 1198 (1947). — **Sprague, R. G.**, **M. H. Power** and **H. Mason:** Arch. Int. Med. **85**, 199 (1950). — **Sprague, R. G.**, **M. H. Power, H. L. Mason, A. Albert, D. R. Mathieson, P. S. Hench, E. C. Kendall, C. H. Slocumb** and **H. F. Polley:** Observations on the physiologic effects of 17-hydroxy-11-dehydrocorticosterone (cortisone) and adrenocorticotropic hormone (ACTH) in *man*. Arch. Int. Med. **85**, 199—258 (1950). — **Sprague, R. G.**, **J. T. Priestley** and **M. B. Dockerty:** Diabetes mellitus without other endocrine manifestations in a case of tumor of the adrenal cortex. J. Clin. Endocrin. **3**, 28—32 (1943). — **Spregel, E.**, and **H. Wycis:** J. Labor. a. Clin. Med. **30**, 947 (1945). — **Spühler, O.:** Schweiz. med. Wschr. **1950**, 538. — **Spühler, O.**, u. **M. Marti:** Cardiologia (Basel) **17**, H. 5 (1950). — **Spühler, O.**, **H. U. Zollinger, M. Enderlin** u. **H. Wipf:** Experientia (Basel) **7**, 186 (1951). — **Spurr, C. L.**, and **C. D. Kochakian:** A consideration of androgens as corticosterone substitutes. Amer. J. Physiol. **123**, 193—194 (1938). — **Squier, T. L.**, and **G. P. Grabfield:** Adrenal enlargement in *rabbits*. Endocrinology **6**, 85—101 (1922). — **Srdinko, O. V.:** Über Bau und Entwicklung der Nebennieren des *Frosches*. Sitzgsber. böhm. Kaiser Franz Josephs Akad. Prag, 2. Kl., Nr 12. 1898. — Beiträge zur Kenntnis der Entwicklung der Nebennieren bei den *Amphibien*. Sitzgsber. böhm. Kaiser Franz Josephs Akad. Prag, 2. Kl., Nr 32 1900a. — Bau und Entwicklung der Nebennieren bei *Anuren*. Anat. Anz. **18**, 500—508 (1900b). — Beiträge zur Kenntnis der Nebennieren der *Knochenfische*. Über Bau und Entwicklung der Stanniusschen Körperchen bei *Lophobranchiern*. Arch. mikrosk. Anat. **62**, 773—802 (1903). — Eine sichere Methode zur Differenzierung der Rinden- und Markelemente in der Nebenniere, besonders bei *Säugetieren* und *Menschen*. Anat. Anz. **26** (1905). — Beiträge zur Kenntnis der Nebenniere der *Knochenfische*. Über die erste Anlage der Stanniusschen Körperchen der *Lophobranchier*. Arch. mikrosk. Anat. **71** (1908). — **Srere, Paul A.**, **J. L. Chaikoff** and **W. G. Dauben:** The in vitro synthesis of cholesterol from acetate by surviving adrenal cortical tissue. J. of Biol. Chem. **176**, 829—833 (1948). — **Sserdjukoff, M. G.:** Zur Frage der funktionellen Beziehungen zwischen dem Drüsenparenchym der Ovarien und der Nebennierenrinde. Virchows Arch. **237**, 154—164 (1922). — Die inkretorischen Prozesse des Drüsenparenchyms des Ovariums und der Nebennierenrinde bei vitaler Färbung. Pflügers Arch. **214**, 196—206 (1926). — **Ssysso-jew, Th.**: Experimentelle Untersuchungen über die Blutbildung in den Nebennieren. Virchows Arch. **259**, 291—315 (1926). — **Stacey, M.**: The chemistry of mucopolysaccharides and mucoproteins. Adv. Carbohydrate Chem. **2**, 161—201 (1946). — **Stadler, H.**: Gastroenterologia (Basel) **65**, 4 (1940). — **Staemmler, Hans Joachim:** Untersuchungen über den Corticoidgehalt des Harns gesunder *Frauen*. Klin. Wschr. **1952**, 950—951. — **Staemmler, M.:** Über physiologische Regeneration und Gewebsverjüngung. Beitr. path. Anat. **80**, 512—569 (1928). — Beitr. path. Anat. **91** (1933). — Keimdrüsen und Umwelt. Z. menschl. Vererbgs-u. Konstit.lehre **26**, 449 (1943). — Nebennierenrinde und männliche Genitalorgane. Virchows Arch. **316**, 476—500 (1949). — **Staemmler, M., u. G. W. Parade:** Kohlenoxyd und Hypertonie. Klin. Wschr. **1939 II**, 1049—1050. — **Staffieri, Juan José, Oscar Carnes and José M. Cid:** Corticoadrenal tumor with hypoglycemic syndrome, goiter, gynecomastia and hepato-splenomegaly. J. Clin. Endocrin. **9**, 255—267 (1949). — **Stahl, J., D. Kuhlmann et M. Urban:** C. r. Soc. Biol. Paris **127**, 1286 (1938). — **Stahl, J., D. W. Atchley and R. F. Loeb:** J. Clin. Invest. **15**, 41 (1936). — **Stangl, E.:** Zur Pathologie der Nebenorgane des Sympathicus. Verh. dtsch. Naturforsch. (74. Verslg Karlsbad) **5**, 250—255 (1902). — **Stannius, H.:** Über Nebennieren bei *Knochenfischen*. Müllers Arch. Anat., Physiol. u. wiss. Med. **1839**, 97—101. — Lehrbuch der vergleichenden Anatomie der *Wirbelthiere*. Berlin 1846 (siehe auch v. Siebold u. Stannius). — Beobachtungen über Verjüngungsvorgänge im thierischen Organismus. Rostock u. Schwerin 1853. — Zootomie der *Fische* und *Amphibien*. Berlin 1854. — **Starke, J.:** Arch. f. Physiol. **70** (1895). — Über Fettgranula und eine neue Eigenschaft des Osmiumtetraoxyd. Arch. Anat. u. Physiol., Physiol. Abt. **1895**, 70—97. — **Starkel, Stella, u. L. Wegrzynowski:** Beitrag zur Histologie der Nebenniere bei *Feten* und *Kindern*. Arch. Anat. u. Physiol., Anat. Abt. **1910**a, 214—326. — Medycyna Warschau **1910**b (siehe Hoyers Jber. Anat. **1910**, III, 461—462). — **Starkey, W. F., and E. C. H. Schmidt** jr.: The effect of testosterone propionate on the X-zone of the *mouse* adrenal. Endocrinology **23**, 339—344 (1938). — **Starling, E. H.:** The chemical correlation of the functions of the body. Lancet **1905 II**, 339 bis 341. — **Staub, H.:** Verh. Schweizer naturforsch. Ges. (Freiburg) **1945**, 224. — Die Adrenalin-Histamin-Regulation, gleichzeitig ein Beitrag zum Antistinmechanismus. Helvet. physiol. Acta **4**, 539—550 (1946a). — Schweiz. med. Wschr. **76**, 818 (1946b). — Histaminämie nach Adrenalin. Eine physiologische Gegenregulation. Experientia (Basel) **2**, 29 (1946c). — Die Adrenalin-Histamin-Regulation, mit Beitrag zum Antistinmechanismus. Verh. Schweiz. Ver. Physiol. Helvet. physiol. Acta **4**, C 54—C 55 (1946d). — **Staub, H., u. M. Klingler:** Zur Adrenalinbestimmung im Blutplasma nach Lehmann und Michaelis. Helvet. physiol. Acta **3**, 91—97 (1945). — **Staudinger, Hj., u. U. Schmeisser:** Z. physiol. Chem. **283**, 54 (1948). — Biochem. Z. **321**, 83 (1950). — **Stavely, Homer E.:** Preparation of 11-ketosteroids from methyl 3α-acetoxy-$\Delta^{9,11}$-cholenate. Federat. Proc. **9**, 233 (1950). — **Steche, O.:** Grundriß der Zoologie, 2. Aufl. Berlin u. Leipzig 1922. — **Steckhan, Herbert:** Die Nebenniere im Geschlechtszyklus der *Taube*. Endokrinol. **23**, 383—393 (1941). — **Steckson, A.:** Befund von „Adenom"-knötchen an Nebennieren und von akzessorischen Nebennieren bei Erwachsenen. Baumgartens Jb. Tübingen **3** (1902) (= Arb. path.-anat. Inst. Tübingen **3**, 253—260 (1902). — **Steege, Helmut:** Über den histotopochemischen Nachweis von Vitamin C in der *menschlichen* und *tierischen* Schilddrüse. Zugleich ein Beitrag zur Frage der Spezifität der Vitamin C-Reaktion. Z. Zellforsch. **33**, 412—423 (1945). — **Steeples** jr., **George L., and H. Jensen:** Effect of the blood glucose level on the secretion of the adrenal cortex. Amer. J. Physiol. **157**, 418—421 (1949). — **Stefko, W. H.:** Über einige Besonderheiten im Bau der Nebennieren bei der gegenwärtigen Bevölkerung. Zbl. Path. **38**, 340—346 (1926). — Die vergleichend mikroskopische Anatomie der endokrinen Drüsen einiger *Affen*gattungen und die Bedeutung des inkretorischen Systems in der Evolution der *Primaten*. Z. mikrosk.-anat. Forsch. **16**, 295—330 (1929). — **Stefko, W. H., u. V. Puzik:** Mikroskopische Anatomie der endokrinen Drüsen bei einigen *Mongolen*. Z. Rassenphysiol. **6**, 16—22 (1933). — **Steiger, M., u. T. Reichstein:** Partial synthesis of a crystallized compound with the biological activity of the adrenal-cortical hormone. Nature (Lond.) **139**, 925—926 (1937a). — Helvet. chim. Acta **20**, 817, 1164—1179 (1937). — Chemical structure of corticosterone. Nature (Lond.) **141**, 202 (1938). — **Stein, Harold J., Richard A. Bader, Johan W. Eliot and Davis E. Bass:** Hormonal alterations in men exposed to head and cold stress. J. Clin. Endocrin. **9**, 529—547 (1949). — **Stein, I.:** New York State J. Med. **47**, 1507—1508 (1947). — **Stein, Kathryn F., and Dorothy Cheng:** Differences in adrenal glands and white blood counts in females of C 3 H, C 57 and F strains of *mice*. Amer. Assoc. Anat. Wisconsin. Anat. Rec. **100**, 715 (1948). — **Stein, Kathryn F., and Dahrl Foreman:** Germinal epithelium response to thyroid injections into the ovarian capsule of the *mouse*. Amer. Assoc. Anat. Wisconsin. Anat. Rec. **100**, 776 (1948). — **Stein, L., and E. Wertheimer:** Proc. Soc. Exper. Biol. a. Med. **46**, 172 (1941). — J. of Endocrin. **3**, 356 (1944). — **Stein, O.:** Endokrinol. **9**, 401—413 (1931). — **Steinbiss:** Über eine eigenartige Degeneration der Nebennieren bei Addisonscher Krankheit. Virchows Arch. **262**, 286—297 (1926). — **Steller:** De *bestiis marinis*. Novi Comment. Ac.

Petropol. II, 289—398 (1749). — **Steno, Nic.:** De musculis et glandulis observationum specimen. Cum epistolis duabus anatomicis. Hafniae 1664ff. (und in Mangeti Bibl. anat. II, 765). — **Stenram, Unne:** The effect of adrenalectomy on the histochemically determined phosphatases of the small intestine in *rat*. Acta anat. (Basel) 12, 316—333 (1951). — **Stephens, D. J.:** Amer. J. Med. Sci. 199, 67—75 (1940). — **Stepp, Wilhelm:** Über einige Grundfragen der Endokrinologie, besonders über den Hormonbegriff, an der Hand des Verzárschen Lehrbuchs der Inneren Sekretion. Endokrinol. 26, 3—5 (1949). — **Stepp, Kühnau u. Schröder:** Die Vitamine und ihre klinische Anwendung. Stuttgart 1939. — **Stepto, Robert C., Conrad L. Pirani, C. Frank Consolazio** and **John H. Bell:** Ascorbic acid intake and the adrenal cortex. Endocrinology 49, 755—773 (1951). — **Stepto, R. C., C. L. Pirani, C. F. Consolazio, J. F. Bell** and **E. Marek:** Army Med. Nutrit. Lab. Rep. No 76. 1951. — **Stern, P.:** A contribution to the pathophysiology of myasthenia gravis. Acta med. Jugoslav. 2, 37—50 (1948). — **Sternberg, C.:** Myeloisches Gewebe in einer Schrumpfnebenniere. Wien. klin. Wschr. 1928. — **Sternberg, William H.:** The morphology, androgenic function, hyperplasia, and tumors of the *human* ovarian hilus cells. Amer. of Path. J. 25, 493—521 (1949). — **Stevenson, James A. F., Sylvan J. Kaplan** and **H. Enger Rosvold:** Endocrine effects of electroconvulsive shock in the *rat*. Federat. Proc. 9, 122 (1950). — **Stewart, C. A.:** Growth of the body and of the various organs of young albino *rats* after inanition for various periods. Biol. Bull. 31, 16—51 (1916). — **Stewart, G. N.:** Amer. J. Physiol. 48, 397 (1919). — Endocrinology 5, 283 (1921). — Adrenalectomy. Physiologic. Rev. 4, 163—190 (1924). — The adrenal glands. Arch. Int. Med. 43, 733—766 (1929). — **Stewart, G. N.,** and **J. M. Rogoff:** The spontaneous liberation of epinephrine from the adrenals. J. of Pharmacol. 8, 479—524 (1916). — The relation of the rate of the spontaneous liberation of epinephrine to the rate of blood flow through the adrenals. Amer. J. Physiol. 44, 149—170 (1917). — The action of drugs upon the output of epinephrine from the adrenals. J. of Pharmacol. 13, 95—166 (1919). — The influence of muscular exercise on normal *cats* compared with *cats* deprived of the greater part of the adrenals, with special reference to body temperature, pulse and respiratory frequence. J. of Pharmacol. 19, 87—95 (1922). — Effect of stimulation of afferent nerves upon the rate of liberation of epinephrine from the adrenals. Amer. J. Physiol. 69, 605—633 (1924). — Studies on adrenal insufficiency. Proc. Soc. Exper. Biol. a. Med. 22, 394 (1925). — Science (Lancaster, Pa.) 66, 327 (1927). — The influence of extracts of adrenal cortex on the survival period of adrenalectomized *dogs* and *cats*. Amer. J. Physiol. 91, 254—264 (1929a). — J. Amer. Med. Assoc. 92, 1569 (1929b). — Amer. J. Physiol. 88, 162 (1929c). — **Stewart, G. N., J. M. Rogoff** and **F. S. Gibson:** The liberation of epinephrine from the adrenal glands by stimulation of the splanchnic nerves and by massage. J. of Pharmacol. 8, 205—245 (1916). — **Stickney, J. C., D. W. Northrup** and **E. J. van Liere:** Amer. J. Physiol. 154, 423—427 (1948). — **Stieve, Hermann:** Paracyclische Ovulationen. Kungl. svenska Vetenskapsakad. Handl., 3. Ser. 21, Nr 8 (1944). — Über physiologische und pathologische Veränderungen der Nebennierenrinde des *Menschen* und ihre Abhängigkeit von der Tätigkeit der Keimdrüsen. Z. Geburtsh. 127, 209—231 (1946a). — Über Wechselbeziehungen zwischen Keimdrüsen und Nebennierenrinde. Dtsch. Gesundheitswesen 1, 537—545 (1946b). — Über physiologische und pathologische Veränderungen der Nebennierenrinde des *Menschen* und ihre Abhängigkeit von der Tätigkeit der Keimdrüsen. Kungl. svenska Vetenskapsakad. Handl., 3. Ser. 23, Nr 6 (1946c). — Die Nebennierenrinde des *Menschen*, ihre Geschlechtsunterschiede und Altersveränderungen, ihr Verhalten bei Störungen der Keimdrüsentätigkeit und bei paradoxer Fettsucht. Forschgn u. Fortschr. 21/23, 154—158 (1947). — Der Ovarialzyklus vom Standpunkt der vergleichenden Anatomie. Naturwiss. 37, 8—13, 33—38 (1950). — Die Geschlechtsorgane der alternden *Frau* und die Bedeutung der Altersveränderungen für die Entstehung von Mißbildungen. Verh. Anat. Ges. Heidelberg. Anat. Anz. Ergh. 1951, 23—48. **Stilling, H.:** Zur Anatomie der Nebennieren. Virchows Arch. 109, 324—346 (1887). — Note sur l'hypertrophie compensatrice des capsules surrénales. Rev. Méd. 1888, 457—461. — Über die compensatorische Hypertrophie der Nebennieren. Virchows Arch. 118, 569 (1889). — A propos de quelques expériences nouvelles sur la maladie d'Addison. Rev. Méd. 10, 809 (1890). — Du ganglion intercarotidien. Rec. inaug. de l'univ. de Lausanne 1892. — Zur Anatomie der Nebennieren. Arch. mikrosk- Anat. 52, 176—195 (1898a). — Die chromophilen Zellen und Körperchen des Sympathicus. Anat. Anz. 15, 22—233 (1898b). — Transplantation von Nebennierengewebe. Beitr. path. Anat. 37, 480—486 (1905). — **Stirling, W.:** Trans. Roy. Soc. South Austral. 1891, 283. — Outlines of practical histology, 2. edit. London 1893. — **Stocker:** Dtsch. med. Wschr. 1925, 93. — **Stöhr, Philipp:** Lehrbuch der Histologie usw., hrsg. von Wilhelm v. Möllendorff. — **Stöhr jr., Philipp:** Das peripherische Nervensystem. In Handbuch der mikroskopischen Anatomie des *Menschen*, Bd. IV. — Mikroskopische Anatomie des vegetativen Nervensystems. Berlin 1928. — Zur Innervation der *menschlichen* Nebennieren. Z. Anat. 104, 475—490 (1935). — Erg. Anat. u. Entw.gesch. 33, 135 (1941). — Beobachtungen und Reflexionen zur pathologischen Histologie des vegetativen Nervensystems. Ärztl. Wschr. 1946, 8—13. — Zur pathologischen Anatomie des vegetativen

Nervensystems. Vortr. Niederrhein. Ges. Natur- u. Heilk. Bonn, 7. Mai 1947. Klin. Wschr. 1947a, 638—639. — Naturforschung und Medizin in Deutschland 1939—1946. Anatomie, Histologie, Embryologie. Wiesbaden 1947b. — Studien zur normalen und pathologischen Histologie vegetativer Ganglien. III. Z. Anat. u. Entw.gesch. 114, 14—52 (1948). — Lehrbuch der Histologie und mikroskopischen Anatomie des *Menschen*. Berlin-Göttingen-Heidelberg 1951. — **Stoeltzner, Helen:** Der Einfluß der Fixierung auf das Volumen der Organe. Z. wiss. Mikrosk. 23, 14—25 (1906). — **Stoerk, Herbert C.:** Growth retardation of lymphosarcoma implants in pyridoxine-deficient *rats* by testosterone and cortisone. Proc. Soc. Exper. Biol. a. Med. 74, 798—800 (1950). — **Stoerk, Herbert C.,** and **H. N. Eisen:** Suppression of circulating antibodies in pyridoxine deficiency. Proc. Soc. Exper. Biol. a. Med. 62, 88 (1946). — **Stoerk, Herbert C.,** and **T. F. Zucker:** Nutritional effects on the development and atrophy of the thymus. Proc. Soc. Exper. Biol. a. Med. 56, 151 (1944). — **Stoerk, O.:** Beiträge zur normalen Histologie der Nebennierenrinde. I. Gibt es eine Lumenbildung an den Rindenzellverbänden? Wien. klin. Wschr. 1908a. — Beiträge zur normalen Histologie der Nebennierenrinde. Berl. klin. Wschr. 1908b, 773—776, 908—910. — **Stoerk, O.,** u. **Hans v. Haberer:** Beitrag zur Morphologie des Nebennierenmarkes. Arch. mikrosk. Anat. 72, 481—496 (1908a). — Über das anatomische Verhalten intrarenal eingepflanzten Nebennierengewebes. Arch. klin. Chir. 87, 893—930 (1908b). — **Stoll, R.:** L'agénésie de l'hypophyse et de la thyroïde est sans influence sur le développement de l'embryon de poulet. C. r. Soc. Biol. Paris 130, 926—928 (1939). — **Stolpe, Stanley G.:** Estradiol-induced modifications of sex development in the *hamster Cricetus auratus*. Amer. Soc. Zool. Chicago. Anat. Rec. 99, 658 (1947). — **Stone, D.,** and **O. Hechter:** Endocrinology 42, 307 bis 314 (1948). — **Stotsenburg, J. M.:** On the growth of the albino *rat (Mus norwegicus var. albus)* after castration. Anat. Rec. 3, 233 (1909). — The effect of spaying and semi-spaying young albino *rats (Mus norvegicus albinus)* on the growth in body weight and body length. Anat. Rec. 7, 183—194 (1913). — **Stoughten, R.,** and **G. Wells:** J. Invest. Dermat. 14, 37 (1950). — **Strakosch, E.,** u. **H. E. Anders:** Arch. Gynäk. 115, 408 (1922). — **Strandskov, H. H.:** Inheritance of internal organ differences in *guinea pigs*. Genetics 24, 722—727 (1939). — **Strangeways:** Veterinary anatomy, 5. edit. Edinburgh 1896. — **Straube, R. L., H. M. Patt, E. B. Tyree** and **D. E. Smith:** Proc. Soc. Exper. Biol. a. Med. 71, 539—541 (1949). — **Strauss-Dürkheim:** Traité pratique et théorique d'anatomie comparée. Paris 1842. — **Strehl u. Weiss:** Beiträge zur Physiologie der Nebenniere. Arch. f. Physiol. 86, 107 (1901). — **Stricker, S.:** Handbuch der Gewebelehre. Leipzig 1868—1871. — **Strickler, H. S., M. D. Walton, D. A. Wilson** and **M. Dienes:** Endocrinology 29, 545 (1941). — **Ströder:** Ärztl. Wschr. 1947, 724. — **Ströder, J., H. Zeisel** u. **E. Kölitz:** Die Harnausscheidung an Corticoiden und 17-Ketosteroiden während des *Kindes*alters. Klin. Wschr. 1952, 980—982. — **Strohecker, R.,** u. **E. Sierp:** Über eine neue, einfache Methode zur Bestimmung der Ascorbinsäure durch Titration. Z. Lebensmittelunters. 90, 93—98 (1950). — **Strohl, E. L.:** The adrenal cortex a cytologic study of normal and of pathologic tissue. Arch. Surg. 35, 901 (1937). — **Strombeck, J. P.,** and **J. P. Hedberg:** Tumor of the suprarenal medulla associated with paroxysmal hypertension. Acta chir. scand. (Stockh.) 82, 177 (1939). — **Strong, K. C.:** A study of the structure of the media of the distributing arteries by the method of microdissection. Anat. Rec. 72, 151—167 (1938). — **Strong, Oliver S.,** and **Adolph Elwyn:** Baileys textbook of histology, 7. edit. New York 1925. — **Studer, A.:** Experimentelle Differenzierung der Angriffsorte von Cortison. Z. Rheumaforsch. 9, 337—351 (1950). — Rheumatismus als Problem der experimentellen Pathologie. Z. Rheumaforsch. 10, 65—112 (1951). — Zur Frage der Angriffsorte von Cortison. Bull. schweiz. Akad. Med. Wiss. 8, 60—66 (1952). — **Studer, A., u. J. R. Frey:** Wirkung von Cortison auf die ruhende und die mit Vitamin A oder Testosteronpropionat zur Proliferation gebrachte Epidermis der *Ratte*. Dermatologica (Basel) 104, 1—18 (1952). — **Studer, A., u. B. Fust:** Durch parenterale Behandlung mit Askaridenextrakt ausgelöste Gewebs- und Bluteosinophilie beim *Meerschweinchen* und ihre Beeinflussung durch Cortison. Z. Hyg. 133, 327—343 (1951). — **Stühler:** Zbl. Path. 35, 513 (1925). — **Sturm, Alexander:** Die Auswirkungen des zentralen und peripheren vegetativen Nervensystems auf innere Erkrankungen. Klin. Wschr. 1947, 383—389. — **Stutinsky, F.:** Thèse Méd. Nancy 1939. — **Stutzman, J. W.,** and **C. R. Allen:** Adrenolytic action of cyclopropane. Proc. Soc. Exper. Biol. a. Med. 47, 218—222 (1941). — **Stutzman, J. W.,** and **W. J. Meek:** Rôle of thyroid in cyclopropane-adrenalin tachycardia. Proc. Soc. Exper. Biol. a. Med. 49, 704—707 (1942). — **Subba Rau, A.,** and **P. H. Johnson:** Observations on the development of the sympathetic nervous system and suprarenal bodies in the *sparrow*. Proc. Zool. Soc. Lond. 1923, 741—768. — **Sudds, M. V. N.:** The cell contents of the cortex of the suprarenal gland. Endocrinology 26, 895 (1940). — **Suë, Joh.** Description anatomique de trois *loutres* femelles. Mém. prés. par les savants étrang. à l'acad. Sci. de Paris 1755. — **Sugiura:** Amer. J. Canc. 15, 707 (1931). — **Sugiura, Stock, Dobriner** and **Rhoads:** Cancer Res. 10, 244 (1950). — **Sulkin, Norman M.:** The effects of hepatic restoration on the phosphatase activity in the *rat* liver. Amer. Soc. Zool. Chicago. Anat. Rec. 99, 585 (1947). — **Sulkin,**

Norman M., and **Albert Kunz:** The sodium glycerophosphate factor in the technic for phosphatase activity. Amer. Soc. Zool. Chicago. Anat. Rec. **99,** 639—640 (1947). — **Sullens, W. E.,** and **M. D. Overholser:** Pinealectomy of successive generations of *rats.* Endocrinology **28,** 835—839 (1941). — **Sulman, F.:** J. of Exper. Med. **65,** 1 (1937). — **Summers, J. F.:** Amer. J. Physiol. **154,** 119—121 (1948). — **Summers, V. K.:** The role of the adrenal cortex and gonads in the control of sexual hair distribution. Acta med. scand. (Stockh.) **136,** 105—111 (1949). — **Sun, T. P.:** The influence of thyroid deficiency on the structure and epinephrine content of the adrenal gland of the albino *rat (Mus norvegicus albinus).* J. Morph. a. Physiol. **48,** 45—72 (1929). — **Sundberg, Carl:** Das Glykogen in *menschlichen* Embryonen von 15, 27 und 40 mm. Z. Anat. u. Entw.gesch. **73** (1924). — **Sundermann, A.:** Endokrinol. **23,** 17 (1940). — **Sundstroem, Edward S.,** and **George Michaels:** The adrenal cortex in adaptation to altitude climate and cancer. Mem. Univ. Calif. **12** (1942). — **Suomalainen, Paavo:** Sitzgsber. finn. Akad. Wiss. **163.** (1944). — **Suomalainen, Paavo,** and **Anna-Maija Herlevi:** The alarm reaction and the hibernating gland. Science (Lancaster, Pa.) **114,** 300 (1951). — **Supino, Raph.:** Sulla fisiopatologia delle capsule surrenali. Riforma med. **1982.** — **Sure, B.,** and **R. M. Theis:** Endocrinology **24,** 672—679 (1939). — **Sussdorf, M.:** Lehrbuch der vergleichenden Anatomie der *Haustiere.* Stuttgart 1892/93. — **Sussmann, Eberhard:** Über das Verhalten der Gitterfasern im Hodenzwischengewebe des *Menschen* in verschiedenen Lebensaltern. Diss. Leipzig 1940 [auch Z. mikr.-anat. Forsch. **48,** 450—460 (1940)]. — **Svelha:** Recherches sur la sécrétion. Arch. exper. Path. u. Pharmakol. **53,** 321 (1900). — **Svirbely, J. L.:** Amer. J. Physiol. **116,** 466 (1936). — **Svitzer:** Nachricht von einem weiblichen *Hemicephalus,* bei welchem ein Theil der Unterleibseingeweide auf dem Rücken in einem Sacke zwischen dem Kopf und dem Rückgrat lag. Müllers Arch. Anat., Physiol. u. wiss. Med. **1839,** 35—38. — **Swaen et Brachet:** Archives de Biol. **1901. Swammerdam:** Biblia naturae. Leydae 1738 (dtsch. Buch der Natur, Leipzig 1752; siehe Tab. 47, Figur 1 u. 2). — **Swann:** Illustrations of the comparative anatomy of nervous system. 1825. — **Swann, H. G.:** Amer. J. Physiol. **126,** 341 (1939). — The pituitary-adrenocortical relationships. Physiologic. Rev. **20,** 493—521 (1940). — **Swann, H. G.,** and **B. J. Penner:** Endocrinology **24,** 253 (1939). — **Swanson, J. N., W. Bauer** and **M. Ropes:** Lancet **1952 I,** 129. — **Swern, D., G. N. Billen, T. W. Findley** and **J. T. Scanlan:** J. Amer. Chem. Soc. **67,** 1786 (1945). — **Swift, M. N., H. M. Patt** and **E. B. Tyree:** Federat. Proc. **7,** 121—122 (1948). — **Swingle, W. W.:** The functional significance of the suprarenal cortex. Amer. Naturalist **61,** 132—146 (1927a). — Studies on the functional significance of the suprarenal cortex. 1. Blood changes following bilateral epinephrectomy in *cats.* Amer. J. Physiol. **79,** 666—678 (1927b). — Amer. J. Physiol. **107,** 259 (1934). — Experimental studies on the function of the adrenal cortex. Cold Spring Harbor Symp. Quant. Biol. **5,** 327 (1937). — **Swingle, W. W.,** and **A. J. Eisenman:** Studies on the functional significance of the suprarenal cortex. II. The acid-base equilibrium of epinephrectomized *cats.* Amer. J. Physiol. **79,** 679—687 (1927). — **Swingle, W. W., H. W. Hays, J. W. Remington, W. D. Collings** and **W. M. Parkins:** The effect of priming doses of desoxycorticosterone acetate in preventing circulatory failure and shock in the adrenalectomized *dog.* Amer. J. Physiol. **132,** 249—258 (1941). — **Swingle, W. W., R. R. Overman, J. W. Remington, W. Kleinberg** and **W. J. Eversole:** Ineffectiveness of adrenal cortex preparations in the treatment of experimental shock in non-adrenalectomized *dogs.* Amer. J. Physiol. **139,** 481—489 (1943). — **Swingle, W. W.,** and **W. M. Parkins:** A comparative study of the effect of trauma on healthy vigorous *dogs* with an without adrenal glands. Amer. J. Physiol. **111,** 426—439 (1935). — **Swingle, W. W., W. M. Parkins** and **J. W. Remington:** The effect of desoxycorticosterone acetate and of blood serum transfusions upon the circulation of the adrenalectomized *dog.* Amer. J. Physiol. **134,** 503—512 (1941). — **Swingle, W. W., W. M. Parkins** and **A. R. Taylor:** Experiments on intact and adrenalectomized *dogs* subjected to sodium and chloride depletion by intraperitoneal injections of glucose. Amer. J. Physiol. **116,** 430—437 (1936). — **Swingle, W. W., W. M. Parkins, A. R. Taylor** and **H. W. Hays:** Relation of serum sodium and chloride levels to alteration of body water in the intact and adrenalectomized *dog* and the influence of adrenal cortical hormone upon fluid distribution. Amer. J. Physiol. **116,** 438—445 (1936). — A study of water intoxication in the intact and adrenalectomized *dog* and the influence of adrenal cortical hormone upon fluid and electrolyte distribution. Amer. J. Physiol. **119,** 557—566 (1937a). — The influence of adrenal cortical hormone upon electrolyte and fluid distribution in adrenalectomized *dogs* maintained on a sodium chloride free diet. Amer. J. Physiol. **119,** 684—691 (1937b). — A study of the circulatory failure of adrenal insufficiency and analogous shock-life conditions. Amer. J. Physiol. **123,** 659—667 (1938a). — A study of the circulatory failure and shock following trauma to the healthy vigorous adrenalectomized *dog.* Amer. J. Physiol. **124,** 22—29 (1938b). — **Swingle, W. W., W. M. Parkins, A. R. Taylor, H. W. Hays** and **J. A. Morrell:** Effects of oestrous (pseudopregnancy) and certain pituitary hormones on the life-span of adrenalectomized animals. Amer. J. Physiol. **119,** 675—684 (1937). — **Swingle, W. W.,** and **J. J. Pfiffner:** Experiments with an active extract of the suprarenal cortex. Anat. Rec. **44,** 225—226 (1929). — An aqueous extract of the suprarenal cortex which maintains the life of bilaterally adrenalectomized *cats*. Science (Lancaster, Pa.) **71**, 321—322 (1930a). — The hormone of the suprarenal cortex. Anat. Rec. **47**, 303 (1930b). — Proc. Soc. Exper. Biol. a. Med. **28**, 510 (1931a). — Amer. J. Physiol. **98**, 144 (1931b). — Studies on the adrenal cortex. I. The effect of a lipoid fraction upon the life-span of adrenalectomized *cats*. Amer. J. Physiol. **96**, 153—163 (1931c). — Medecine **11**, 371 (1932). — **Swingle, W. W., J. J. Pfiffner, H. M. Vars** and **W. M. Parkins:** The effect of hemorrhage on the normal and adrenalectomized *dog*. Amer. J. Physiol. **107**, 259—274 (1934a). — The effect of sodium chloride administration upon adrenalectomized *dogs* not given extract. Amer. J. Physiol. **108**, 159—167 (1934b). — The relation between blood pressure, blood urea nitrogen and fluid balance of the adrenalectomized *dog*. Amer. J. Physiol. **108**, 428—437 (1934c). — **Swingle, W. W., J. J. Pfiffner, H. M. Vars, P. A. Pott** and **W. M. Parkins:** The function of the adrenal cortical hormone and the cause of death from adrenal insufficiency. Science (Lancaster, Pa.) **77**, 58—64 (1933). — **Swingle, W. W., J. J. Pfiffner** and **B. Webster:** Effect of adrenal cortical hormone upon respiratory metabolism of adrenalectomized *cats*. Proc. Soc. Exper. Biol. a. Med. **28**, 728—730 (1931). — **Swingle, W. W.,** and **J. W. Remington:** The rôle of the adrenal cortex in physiological processes. Physiologic. Rev. **24**, 89—127 (1944). — **Swingle, W. W., J. W. Remington, V. A. Drill** and **W. Kleinberg:** Differences among adrenal steroids with respect to their efficacy in protecting the adrenalectomized *dog* against circulatory failure. Amer. J. Physiol. **136**, 567—576 (1942). — **Swingle, W. W., J. W. Remington, H. W. Hays** and **W. D. Collings:** The effectiveness of priming doses of desoxycorticosterone acetate in protecting the adrenalectomized *dog* against water intoxication. Endocrinology **28**, 531—534 (1941). — **Swingle, W. W., H. M. Vars** and **W. M. Parkins:** A study of the blood volume of adrenalectomized *dogs*. Amer. J. Physiol. **109**, 488—501 (1934). — **Swingle, W. W.,** and **W. F. Werner:** Sulphate retention in *dogs* following bilateral adrenal extirpation. Anat. Roc. **37**, 121—122 (1927a). — Sulphate retention in *dogs* following bilateral adrenal extirpation. Proc. Soc. Exper. Biol. a. Med. **25**, 169—171 (1927b). — Sulphate retention in *dogs* following bilateral adrenal extirpation. Physiol. Zool. **1**, 37—44 (1928). — **Swingle, W. W., W. F. Werner** and **P. Stanley:** Effect of bilateral nephrectomy upon the acidbase equilibrium of *dogs*. Proc. Soc. Exper. Biol. a. Med. **25**, 472—473 (1928). — **Swinyard, C. A.:** Proc. Soc. Exper. Biol. a. Med. **24**, 208 (1926). — The innervation of the suprarenal glands. Anat. Rec. **68**, 417—429 (1937). — Methods for volumetric determination of fresh endocrine glands. Anat. Rec. **74**, 71—78 (1939). — Volume and cortico-medullary ratio of the adult *human* suprarenal gland. Anat. Rec. **76**, 69—79 (1940a). — Growth of the *human* suprarenal gland. Amer. Assoc. Anat. Anat. Rec. **76**, Suppl. 2, 55 (1940b). — Growth of the *human* suprarenal glands. Anat. Rec. **87**, 141—150 (1943). — **Swinyard, C. A.,** and **H. D. Bruner:** Hypertrophy of the *dog* suprarenal gland following unilateral suprarenalectomy. Anat. Rec. **73**, Suppl. 2, 51 (1939). — Compensatory hypertrophy of the *dog* adrenal gland following unilateral adrenalectomy. Endocrinology **26**, 886—890 (1940). — **Swinyard, E. A.:** Amer. J. Physiol. **156**, 163 (1949). — **Swinyard, E. A., J. E. Toman** and **L. S. Goodman:** Federat. Proc. **5**, 205 (1946). **Szantroch, Z.:** Arch. exper. Zellforsch. **13** (1932). — **Szent-Györgyi, A.:** Observations on the functions of peroxidase systems and the chemistry of the adrenal cortex. Biochemic. J. **22**, 1387—1409 (1928). — Science (Lancaster, Pa.) **72**, 1857 (1930). — J. of Biol. Chem. **90**, 385 (1931). — Nature (Lond.) **129**, 943 (1932a). — Biochemic. J. **26**, 865 (1932b). — Dtsch. med. Wschr. **1932c.** — Identification of vitamin C. Nature (Lond.) **131**, 225—226 (1933a). — Bull. Soc. Chim. biol. **25**, 943 (1933b). — **Szent-Györgyi, A.,** and **W. N. Haworth:** „Hexuronic acid" (Ascorbic acid) as the antiscorbutic factor. Nature (Lond.) **131**, 24 (1933). — **Szymonowicz, L.:** Sitzgsber. Akad. Wiss. Krakau. 4. Febr. 1895. — Die Function der Nebenniere. Arch. f. Physiol. **64**, 131—164 (1896). — Lehrbuch der Histologie. Würzburg 1900ff.

Tachibana, T., and **M. Nakamura:** On the relation between the functions of cortex of suprarenal bodies and the lymphocytes in the thymus of the albino *rats*. Nippon Yakuri Gakkai Zasshi 48, Proc. 126 § (1951). — **Tadokoro, S.,** and **K. Kobayashi:** Studies on the thymus. On the pathologic histologic changes of suprarenal gland and lymphonode after extraction of the thymus of albino *rats*. Nippon Yakuri Gakkai Zasshi 47, Proc. 127 § (1951). — **Taillard, W.,** et **R. Veyrat:** Surrénale et masculinisation par l'urine de *femme* enceinte (U.F.E.). Rev. suisse Zool. **54**, 553—572 (1947). — **Tait, J. F.** u. Mitarb.: Lancet 1952 I, 122. — **Takamatsu, Hideo:** Histologische und biochemische Studien über die Phosphatase. I. Mitt. Histochemische Untersuchungsmethodik der Phosphatase und deren Verteilung in verschiedenen Organen und Geweben. Trans. Jap. Path. Soc. **29**, 492—498 (1939). — **Takamine:** Amer. J. Physiol. **5**, 73, 523 (1901). — Ther. Gaz. **25**, 221. — Amer. J. Pharmacol. **73**, 523. — **Takechi, K.:** Das morphologische Verhalten der Nebennierenrinde nach Kastration, künstlichem Kryptorchismus und Implantation heterologer Keimdrüsen beim *Meerschweinchen*. Z. Konstit.lehre **12**, 210—269 (1926). — **Takenaga, Kazutoki:** Gefäßreaktionen und Adrenalinbildung der isolierten Nebenniere. Pflügers Arch. **205**, 284—292 (1924). — **Takewaki, K.:** Notes on the adrenal cortex of pregnant *mice*. J. Fac. Sci. Tokyo **4**, 277—283 (1936). — Fate of zone reticularis in adrenal cortex of castrated male *mice*. Proc. Imp. Acad., Tokyo **13** (1937). — Effect of testis graft on *mouse* adrenal. Proc. Imp. Acad., Tokyo 14, 152—154 (1938). — **Talbert, George B., Robert A. Stafford, Roland K. Meyer** and **W. H. McShan:** Distribution of alkaline phosphatase in the ovaries of pregnant and lactating *rats.* Amer. Assoc. Anat. Wisconsin. Anat. Rec. **100,** 718 (1948). — **Talbot, N. B., F. Albright, A. H. Saltzman, A. Zygmuntowicz** and **R. Wixom:** The excretion of 11-oxy-corticosteroid-like substances by normal and abnormal subjects. J. Clin. Endocrin. **7,** 331—350 (1947). — **Talbot, N. B., R. A. Berman** and **E. A. McLachlan:** J. of Biol. Chem. **143,** 211 (1942). — **Talbot, N. B.,** and **A. M. Butler:** Urinary 17-ketosteroid assays in clinical medicine. J. Clin. Endocrin. **2,** 724—729 (1942). — **Talbot, N. B., A. M. Butler** and **R. A. Berman:** Adrenal cortical hyperplasia with virilism; diagnosis, course and treatment. J. Clin. Invest. **21,** 559—570 (1942). — **Talbot, N. B., A. M. Butler, R. A. Berman, P. M. Rodriquez** and **E. A. McLachlan:** Excretion of 17-ketosteroids by normal and abnormal *children.* Amer. J. Dis. Childr. **65,** 364—376 (1943). — **Talbot, N. B., A. M. Butler** and **E. A. McLachlan:** Alpha and beta neutral ketosteroids (androgens). Preliminary observations on their normal urinary excretion and the clinical usefulness of their assay in differential diagnosis. New England Med. J. **223,** 369—373 (1940a). — J. of Biol. Chem. **132,** 595; **136,** 365 (1940b). — **Talbot, N. B., A. H. Saltzman, R. L. Wixom** and **J. K. Wolfe:** The colorimetric assay of urinary corticosteroid-like substances. J. of Biol. Chem. **160,** 535—546 (1945). — **Talbott, J. H., L. J. Pecora, R. S. Melville** and **W. A. Consolazio:** J. Clin. Invest. **21,** 107 (1942). — **Tammann, H.:** Beitrag zur Morphologie der Nebenniere. Beitr. path. Anat. **73,** 307—312 (1925). — **Tamura, Y.:** Structural changes in the suprarenal gland of the *mouse* during pregnancy. Brit. J. Exper. Biol. **4,** 81—92 (1926). — **Tandler:** Lehrbuch der systematischen Anatomie. Leipzig 1923. — **Tang, Y. Z.:** Sex difference in growth in gonadectomised albino *rats.* Anat. Rec. **80,** 13—32 (1941). — **Tapfer, S.:** Schwangerschaft und Morbus Addisonii. Wien. klin. Wschr. **1934,** 1043—1045. — **Targett:** Trans. Obstetr. Soc. Lond. **39.** — **Tarwidowa, Hélène:** Über die Entstehung der Lipoidtröpfchen bei *Basidiobolus ranarum.* Cellule **47,** 203—216 (1938). — **Taruffi:** Sopra struttura delle capsule surrenali. Boll. Sci. med. Bologna **2** (1866). — **Tatum, A. L.:** Morphological studies in experimental cretinism. J. of Exper. Med. **17,** 636—652 (1913). — **Taubenhaus, M.,** and **G. D. Amromin:** Influence of steroid hormones on granulation tissue. Endocrinology **44,** 359—367 (1949). — The effects of the hypophysis, thyroid, sex steroids, and the adrenal cortex upon granulation tissue. J. Labor. a. Clin. Med. **36,** 7—18 (1950). — **Taylor, A. B.,** and **F. B. Adamstone:** A study of the nature of the periodide bodies and of phosphatase in nerve cells. Amer. Soc. Zool. Chicago. Anat. Rec. **99,** 584 (1947). — **Taylor, A. B., A. Albert** and **R. G. Sprague:** Endocrinology **45,** 335—343 (1949). — **Taylor jr., H. C.:** Endocrine factors in the origin of tumors of the uterus. In Endocrinology of neoplastic diseases. New York a. Oxford: G. H. Twombly a. G. T. Pack 1947. — **Tchircoff:** Über die Blutveränderungen bei der Addisonschen Krankheit. Z. klin. Med. **1891,** 87—100. — **Teel, H. M.,** and **O. Watkins:** Amer. J. Physiol. **89,** 662 (1929). — **Teissier, Gastinel** et **Reilly:** Des effets observés à la suite de l'inoculation du virus herpétique dans la glande surrénale; sensibilité de cette glande vis-à-vis du virus et son immunité. C. r. Soc. Biol. Paris **89,** 931 (1923). — **Tepperman, Jay,** and **Jean S. Bogardus:** Attempt of pharmacologic blockade of the secretion of adrenocorticotrophin. Endocrinology **43,** 448—450 (1948). — **Tepperman, Jay, F. L. Engel** and **C. N. H. Long:** A review of adrenal cortical hypertrophy. Endocrinology **32,** 373—402 (1943a). — Effect of high protein diets on size and activity of the adrenal cortex in the albino *rat.* Endocrinology **32,** 403—409 (1943b). — **Tepperman, Jay, H. M. Tepperman, B. W. Patton** and **L. F. Nims:** Effects of low barometric pressure on the chemical composition of the adrenal glands and blood of *rats.* Endocrinology **41,** 356—363 (1947). — **Terey:** Nebennieren. In Vergleichende Histologie usw. von Ellenberger. 1887. — **Terni, T.:** Il ganglio toracico e la porzione cervicale del vago negli *uccelli.* Arch. ital. Anat. **21** (1924). — **Terplan, K.,** and **S. Sanes:** Endocrinology **16,** 69 (1932). — **Terraneus, Laur.:** De glandulis in universum et in specie de novis ad urethram virilem. Taurin. 1709ff. — **Terrier, F.,** et **P. Lecène:** Rev. de Chir. **2,** 321 (1906). — **Terrone:** Trattato elementare d'anatomia speciale. Napoli 1857. — **Teruuchi, Junya:** The determination of vitamin C with 2,4-dinitrophenylhydrazine. II. Determination in urine. Kitasato Arch. of Exper. Med. **23,** 69—75 (1951). — **Testut, L.:** Traité d'anatomie *humaine.* Paris 1889ff. (Nebennieren: Bd. IV, S. 654—666, 1901). — **Teysseèdre:** Anatomie de développement du rein. Thèse de Paris. 1892. — **Thaddea, Sigismund:** Z. exper. Med. **95,** 600—626 (1935a). — Die Beziehungen der Nebennierenrinde zu den Keimdrüsen. Z. Geburtsh. **110,** 225—246 (1935b). — Funktionelle Wechselbeziehungen zwischen Nebennierenrinde und Keimdrüsen. Zbl. Gynäk. **59,** 1208 (1935c). — Die Nebennierenrinde. Beiträge zur experimentellen und klinischen Pathologie. Leipzig 1936a. — Verh. dtsch. Ges. inn. Med. **48,** 354—361 (1936b). — Nebennierenrinde und Leukozytenregulation. Med. Welt **123** (1938a). — Erg. inn. Med. **54,** 753 (1938b). — Die Nebenniereninsuffizienz und ihr Formenkreis. Stuttgart 1941. — **Thaddea, Sigismund, u. W. Fanhauer:** Arch. exper. Path. u. Pharmakol. **182,** 477—498 (1936). — **Thaddea, Sigismund, u. W. Kühn:** Klin. Wschr. **1937,** 1499—1501. — **Thaddea, Sigismund, u. L. Sarkady:** Schweiz.

med. Wschr. **1943,** 1400—1402. — **Thannhauser, S. J.:** Lehrbuch des Stoffwechsels. München 1929. — **Thannhauser, S. J.,** and **G. Schmidt:** Lipins and Lipidoses. Physiologic. Rev. **26,** 275—318 (1946). — **Thatcher, Houghton** and **Ziegler:** Endocrinology **43,** 440—447 (1948). — **Thatcher, J. S.,** and **F. A. Hartman:** Sodium-retaining substances of the adrenal. Arch. of Biochem. **10,** 195—205 (1946). — **Thatcher, J. S.,** and **A. W. Radike:** Amer. J. Physiol. **151,** 138—146 (1947). — **Theil, Nielsen:** Siehe Nielsen, Theil. — **Theiler, Augustin:** Mikroskopische Untersuchungen über das Vorhandensein von Eisen in *menschlichen* und *tierischen* Nebennieren. Dtsch. tierärztl. Wschr. **1926,** 97—98. — **Thérien, M.,** et **L. P. Dugal:** Teneur des tissus en acide ascorbique chez le *rat* partiellement exposé à un froid intense. Rev. canad. de Biol. **8,** 440—443 (1949). — **Thibault, Odette:** Les facteurs hormonaux de la régulation chimique de la température des homéothermes. Rev. canad. de Biol. **8,** 3—131 (1949). — **Thierfelder, H.,** u. **E. Klenk:** Die Chemie der Cerebroside und Phosphatide. Berlin 1930. — **Thiroloix:** Procédé d'ablation sur le *chien* des capsules surrénales, extopie de ces organes. Mercredi méd. Paris **1892,** 557. — Fonction des capsules surrénales. Bull. Soc. Anat. Paris **1893.** — **Thoma, K.:** Verh. dtsch. Ges. Path. **1948,** 129. — **Thomas, Erwin:** Zbl. Path. **49** (1910). — Über die Nebenniere des *Kindes* und ihre Veränderungen bei Infektionskrankheiten. Beitr. path. Anat. **50,** 283—316 (1911a). — Dtsch. med. Wschr. **1911b.** — Über die Involution der zentralen Rindenteile der Nebenniere. Z. Kinderheilk. **4,** 95—96 (1912). — Referat über Nebennieren. Verh. 34. Verslg Dtsch. Ges. Kinderheilk. Göttingen. Mschr. Kinderheilk. **27,** 343—358 (1924). — Innere Sekretion in der ersten Lebenszeit (vor und nach der Geburt). Jena 1926. — **Thomas, F.:** A technic for hypophysectomy of the *mouse.* Endocrinology **23,** 99 (1938). — **Thomas, Fra Aquinas S. A.:** Effects of some thyroid-inhibitors upon the development of *Rana pipiens* tadpoles. Amer. Soc. Zool. Chicago. Anat. Rec. **99,** 663 (1947). — **Thomas, F. B.,** and **G. A. Emerson:** Cytological changes in the anterior lobe of the hypophysis following massive doses of alloxan. Texas Rep. Biol. a. Med. **3,** 142—151 (1945). — **Thomas, Owen Lewis:** The cytology of the neurones of *Helix aspersa.* Quart. J. Microsc. Sci. **88,** 445—462 (1947). — A study of the spheroid system of sympathetic neurones with special reference to the problem of neurosecretion. Quart. J. Microsc. Sci. **89,** 333—350 (1948). — **Thomas, R.:** Réactions chimiques au cours de l'hydrolyse préalable à la réaction de Feulgen. Bull. Soc. Chim. biol. Paris **32,** 469—472 (1950). — **Thompsett, S. L.:** The determination of the total neutral 17 ketosteroids in urine. Brit. J. Clin. Path. **2,** 126—128 (1939). — **Thompson, K. W.:** A technique for hypophysectomy of the *rat.* Endocrinology **16,** 257 (1932). — **Thomsen, V.:** Acta med. scand. (Stockh.) Suppl. **91,** 1—146 (1938). — **Thorn, George W.:** Proc. Soc. Exper. Biol. a. Med. **36,** 361 (1937). — The diagnosis and treatment of adrenal insufficiency. Springfield 1949. — New England J. Med. **21,** 796 (1951). — **Thorn, George W., T. B. Bayles, B. F. Massell, P. H. Forsham, S. R. Hill** jr., **S. Smith III** and **J. E. Warren:** New England J. Med. **241,** 529—537 (1949). — **Thorn, George W.,** and **M. Clinton** jr.: Metabolic changes in a patient with Addisons disease following the onset of diabetes mellitus. J. Clin. Endocrin. **3,** 335—344 (1943). — **Thorn, George W., M. Clinton** jr., **B. M. Davis** and **R. A. Lewis:** Endocrinology **36,** 381—390 (1945). — **Thorn, George W., S. S. Dorrance** and **E. Day:** Ann. Int. Med. **16,** 1053 (1942a). — Addisons disease: evaluation of synthetic desoxycorticosterone acetate therapy in 158 patients. Trans. Assoc. Amer. Physicians **57,** 199—202 (1942b). — **Thorn, George W.,** and **K. Emerson** jr.: Ann. Int. Med. **14,** 757 (1940). — **Thorn, George W., K. Emerson** jr. and **H. Eisenberg:** Oral therapy in adrenal insufficiency. The efficacy of a concentrated adrenal cortical extract, preserved in glycerol. Endocrinology **23,** 403—418 (1938). — **Thorn, George W., L. L. Engel** and **H. Eisenberg:** Effect of corticosterone and related compounds on the renal excretion of electrolytes. J. of Exper. Med. **68,** 161—171 (1938). — Treatment of adrenal insufficiency by means of subcutaneous implants of pellets of desoxycorticosterone acetate. Bull. Hopkins Hosp. **64,** 155—156 (1939). — **Thorn, George W., L. L. Engel** and **R. A. Lewis:** The effect of 17-hydroxycorticosterone and related adrenal cortical steroids on sodium and chloride excretion. Science (Lancaster, Pa.) **94,** 348—349 (1941). — **Thorn, George W.,** and **W. M. Firor:** Desoxycorticosterone acetate therapy in Addisons disease. J. Amer. Med. Assoc. **114,** 2517—2525 (1940). — **Thorn, G. W.,** and **P. H. Forsham:** Recent. Progr. in Hormone Res. **4,** 229 (1949). — Progr. in Clin. Endocrinol. **1950,** 213. — **Thorn, George W., P. H. Forsham** and **K. Emerson:** The diagnosis and treatment of adrenal insufficiency. Springfield 1949 (2. Aufl. 1951). — **Thorn, George W., P. H. Forsham, T. F. Frawley, S. R. Hills, M. Roché, D. Staehelin** and **L. Wilson:** New England J. Med. **242,** 783, 824, 865 (1950). — **Thorn, George W., P. H. Forsham, F. T. G. Prunty, Grace E. Bergner** and **A. Gorman Hills:** Clinical studies in Addisons disease. Ann. New York Acad. Sci. **50,** 646—656 (1949). — **Thorn, George W., P. H. Forsham, F. T. G. Prunty** and **A. G. Hills:** J. Amer. Med. Assoc. **137,** 1005—1009 (1948). — **Thorn, George W., P. H. Forsham, J. E. Warren** and **T. B. Bayle:** 7. Internat. Congr. Rheum. Dis. New York 1949. — **Thorn, George W., H. R. Garbutt, F. A. Hitchcock** and **F. A. Hartman:** Effect of cortin upon renal excretion and balances of electrolytes in the *human* being. Proc. Soc. Exper. Biol. a. Med. **35**, 247—248 (1936). — The effect of cortin on the sodium, potassium, chloride, inorganic phosphorus and total nitrogen balance in normal subjects and in patients with Addisons disease. Endocrinology **21**, 202—212 (1937a). — Endocrinology **21**, 213 (1937b). — **Thorn, George W., R. L. Greif, S. O. Coutinho** and **H. Eisenberg:** Relative effectiveness of several methods of administering desoxycorticosterone acetate. J. Clin. Endocrin. **1**, 967—976 (1941). — **Thorn, George W.,** and **G. A. Harrop:** Science (Lancaster, Pa.) **86**, 40 (1937). — **Thorn, George W., R. P. Howard** and **K. Emerson** jr.: Treatment of Addisons disease with desoxycorticosterone acetate, a synthetic adrenal-cortical hormone. J. Clin. Invest. **18**, 449—467 (1939). — **Thorn, George W., R. P. Howard, K. Emerson** jr. and **W. M. Firor:** Treatment of Addisons disease with pellets of crystalline adrenal cortical hormone implanted subcutaneously. Bull. Hopkins Hosp. **64**, 339—365 (1939). — **Thorn, George W., B. F. Jones, R. A. Lewis, E. R. Mitchell** and **G. F. Koepf:** The rôle of the adrenal cortex in anoxia. The effect of repeated daily exposures to reduced oxygen pressure. Amer. J. Physiol. **137**, 606—619 (1942). — **Thorn, George W., G. F. Koepf, R. A. Lewis** and **E. F. Olsen:** Carbohydrate metabolism in Addisons disease. J. Clin. Invest. **19**, 813—832 (1940). — **Thorn, George W., F. T. G. Prunty** and **P. H. Forsham:** Changes in urinary steroid excretion and correlated metabolic effects during prolonged administration of adrenocorticotrophic hormone in man. Science (Lancaster, Pa.) **105**, 528 (1927). — **Thorpe:** J. Chem. Soc. Lond. **1907**, 324. — **Thorpe, I. F.,** and **R. P. Linstead:** The synthetic dyestuffs and the intermediate products from which they are derived. London 1933. — **Thulin, I.:** Beitrag zur Kenntnis des chromaffinen Gewebes beim *Menschen*. Anat. Anz. **46** (1914). — **Thumin, L.:** Berl. klin. Wschr. **1909**. — **Thune:** Collect. ad physiologiam et pathologiam renum succenturiatorum. Halle o. J. — **Tiba, M.:** Ist die Vergrößerung der Nebennieren bei Inanition durch Vitamin B-Mangel bedingt? Tohoku J. Exper. Med. **33**, 85 (1938). — **Tiberti:** Beitr. path. Anat. **36** (1904). — **Tiedemann, Fr.:** Anatomie der kopflosen Mißgeburten. Landshut 1813 (Nebenniere: S. 78). — Physiologie des *Menschen*. Darmstadt 1830. — **Tillier, R., Lebon-Testoud** et **J. Franceries:** Présence de tissu surrénal au contact du cordon spermatique chez un *enfant*. Bull. mém. Soc. anat. Paris **25**, 44—45 (1925). — **Tillmans, J.:** Z. Lebensmittelunters. **60**, 37 (1930). — **Timiras, Paolo S., Claude Faribault** and **Hans Selye:** The age-factor in the brain lesions produced by desoxycorticosterone overdosage. Geriatrics **4**, 225—235 (1949). — **Timiras, Paolo S.,** and **Paul Koch:** Morphological and chemical changes elicited in the liver of the *rabbit* by cortisone and desoxycorticosterone acetate. Anat. Rec. **113**, 349—363 (1952). — **Timiras, P. S.,** and **Hans Selye:** On the participation of the reticuloendothelial system in the alarm reaction. Science (Lancaster, Pa.) **110**, 560—561 (1949). — **Tipton, Samuel R.:** Proc. Soc. Exper. Biol. a. Med. **45**, 596 (1940). — Amer. J. Physiol. **132**, 74 (1941). — Endocrinology **34**, 181 (1944). — The effect of vitamin B deficiency on the respiratory enzymes of liver from control and hyperthyroid *rats*. Amer. Soc. Zool. Chicago. Anat. Rec. **99**, 594—595 (1947). — **Tirmann, J.:** Einiges zur Frage der Hämocytolyse und Genese der Gallenfarbstoffbildung bei Vergiftungen. Über den Zerfall roter Blutkörperchen bei Diphtherie und akuter Leberatrophie. Görbersdorffers Veröff., 2. Heft, S. 111. 1898. — **Tissières, A.:** L'activité des phosphomonoestérases ét des pyrophosphatases dans le rein et l'intestin du *rat* surrénalectomisé et l'action du désoxycorticostérone. Acta anat. (Basel) **5**, 224—234 (1948a). — L'influence de la castration, du testostérone et d'oestradiol sur les phosphatases du rein chez le *rat*. Acta anat. (Basel) **5**, 235 bis 242 (1948b). — **Tizzoni, Guido:** Sulla fisiopatologia delle capsule soprarenali. Communicazione preventiva. Boll. Sci. Med. Bologna, Ser. VI **13** (1884a). — Arch. ital. Biol. **1884b**, 386 bis 395. — Sulla fisiopatologia delle capsule soprarenali. 2a. Communicazione preventiva. Gazz. degli Ospit. 25 Gennaio 1885. — Arch. ital. Biol. **10**, 372—378 (1886a). — C. r. Acad. Sci. **1886b**, 832. — Beitr. path. Anat. **1887a**, 3—100. — Sulla fisiopatologia delle capsule surrenali. Nota terza. Arch. Sci. med. **10**, 451—464 (1887b). — Arch. ital. Biol. **1888**. — Über die Wirkungen der Exstirpation der Nebennieren auf *Kaninchen*. Experimentaluntersuchungen. Beitr. path. Anat. **6** (1889). — **Tobeck, Alfred:** Über die Lipoid- und Eisenablagerungen in Nebennieren und Hoden im *Säuglings*alter. Virchows Arch. **267**, 690—715 (1928). — **Tobian, Louis:** Cortical steroid excretion in edema of pregnancy, pre-eclampsia, and essential hypertension. J. Clin. Endocrin. **9**, 319—329 (1949). — **Tobian, Louis,** and **W. L. J. Edwards:** J. Labor. a. Clin. Med. **34**, 487—491 (1949). — **Tobian, Louis,** and **E. Strauss:** Proc. Soc. Exper. Biol. a. Med. **69**, 529—531 (1948). — **Tobin, Charles E.:** Survival of litters from adrenalectomized *rats* treated with cortico-adrenal substitutes. Proc. Soc. Exper. Biol. a. Med. **41**, 599—602 (1939a). — The influence of adrenal destruction on the prenatal development of the albino *rat*. Amer. J. Anat. **65**, 151—177 (1939b). — Pregnancy and lactation in adrenalectomized *rats*. Amer. Assoc. Anat. Anat. Rec. **76**, Suppl. 2, 55 (1940). — Effects of lactogen on normal and adrenalectomized female *rats*. Endocrinology **31**, 197—200 (1942). — The renal fascia and its relation to the transversalis fascia. Anat. Rec. **89**, 295—311 (1944). — **Tobin, Charles E.,** and **J. P. Birnbaum:** Some factors influencing brown degeneration of the adrenal gland in the Swiss albino *mouse*. Arch. of Path. **44**, 269—281 (1947). — **Tobin,**

Charles E., and **R. Whitehead:** Age and sex variations in the fat of the adrenal cortex of the white *rat.* J. of Anat. 76, 342—346 (1941/42). — **Tobler, W.:** Schweiz. med. Wschr. 1942, 260. — **Todd, Robert Bentley,** and **William Bowman:** The physiological anatomy and physiology of *man,* Bd. II, Nebenniere S. 517, 610. London 1856. — **Todd, Robert Bentley, William Bowman** and **Lionel S. Beale:** The physiological anatomy and physiology of *man.* London 1866. — **Todhunter, E. N., T. McMillan** and **D. A. Ehmke:** J. Nutrit. 42, 297 (1950). — **Török, J.:** Die endokrinen Beziehungen der Anencephalie. Acta morphol. 1, 231—242 (1951). — **Tokumitsu, Yoshitomi:** Nisshin Igaku 7 (1918). — Über eine neue Funktion der Nebennierenrinde. Mitteilungen über allgemeine Pathologie usw. 1. Mitt. Path. Inst. ksl. Univ. Sendai 1, 161—210 (1921 a). — Studies on cortical substance of the suprarenal capsule. Mitteilungen über allgemeine Pathologie usw. 1. Mitt. Path. Inst. ksl. Univ. Sendai 1, 211—224 (1921 b). — Jap. Med. World 3, 212—216 (1923). — **Toldt, Carl:** Lehrbuch der Gewebelehre mit vorzugsweiser Berücksichtigung des *menschlichen* Körpers. Stuttgart 1887. — Anatomischer Atlas. Wien u. Leipzig 1896 ff. — **Tolenaar, J.:** Die X-Zone in der Nebenniere der *Maus* unter dem Einfluß von Geschlechtshormonen. Acta brev. neerland. 9, 54—56 (1939). — **Tomaschek, K.:** Z. mikrosk.-anat. Forsch. 34 (1933). — **Tomasi, J. A. de:** Stain Technol. 11, 137 (1936). — **Tompsett, S. L.,** and **H. Oastler:** Glasgow Med. J. 27, 281 (1946); 28, 349—365 (1947). — **Tonkov, V. N.:** Organe der inneren Sekretion des *Menschen,* ihre Herkunft und Bedeutung. In Der *Mensch* (Čelovek) Liefg 1, S. 32—44. Leningrad 1928 (Russ.). — **Tonutti, Emil:** Vitaminspeicherung im Organismus. Klin. Wschr. 1936 II, 1788—1791. — Über die Bindung des Vitamin C an eine Trägersubstanz in der Zelle. Z. mikrosk.-anat. Forsch. 42, 221—232 (1937 a). — Histochemische Vitamin C-Untersuchungen. Klin. Wschr. 1937 b, 861. — Zur Biologie des Vitamin C. Z. klin. Med. 132, 443—465 (1937 c). — Ergebnisse histochemischer Vitamin C-Untersuchungen. Protoplasma (Berl.) 31, 151—158 (1938). — Zur Biologie des Vitamin C. Seine Bedeutung im Cytoplasma. Verh. anat. Ges., Ergh. 87, 81—88 (1939 a). — Über den Golgi-Apparat. Verh. Anat. Ges. Budapest. Anat. Anz. Ergh. 88, 78—81 (1939 b). — Zur Frage des Pigmentstoffwechsels. Verh. Anat. Ges. Budapest. Anat. Anz. Ergh. 88, 291—292 (1939 c). — Die Vitamin C-Darstellung im Gewebe und ihre Bedeutung zur funktionellen Analyse von Histosystemen. Z. mikrosk.-anat. Forsch. 48, 1—53 (1940). — Hormonal gesteuerte Transformationsfelder in der Nebennierenrinde? Z. mikrosk.-anat. Forsch. 50, 495—501 (1941 a). — Klin. Wschr. 1941 II b, 1196. — Zur Histophysiologie der Nebennierenrinde: Bau und Histochemie bei der Atrophie des Organs nach Hypophysektomie. Z. mikrosk.-anat. Forsch. 51, 346—392 (1942 a). — Klin. Wschr. 1942 b, 739. — Die Umbauvorgänge in den Transformationsfeldern der Nebennierenrinde als Grundlage der Beurteilung der Nebennierenrindenarbeit. Z. mikrosk.-anat. Forsch. 52, 32—86 (1942 c). — Endokrinol. 25, 145 (1943 a). — Verslg fr. Verein. Anat. Schweiz. Hochsch. Bull. Histol. appl. 1943 b. — Über die Nebennierenrinde bei Vitamin E-freier Ernährung. Z. Vitaminforsch. 13 (1943 c). — Zur Histophysiologie der Nebennierenrinde. Helvet. physiol. Acta 1, C 27—C 28 (1943 d). — Zur Histophysiologie der Leydigschen Zwischenzellen des *Ratten*hodens. Z. Zellforsch. 32, 495—516 (1943 e). — Über die Sekretionsbiologie des Hypophysenvorderlappens, betrachtet an den Wechselbeziehungen von Schilddrüse und Nebennierenrinde. Vitamine u. Hormone 5, 108—123 (1944). — Die X-Zonen-Erscheinung der Nebenniere als regressive Transformation des Rindenorgans, Widerlegung ihrer androgenen Bedeutung. Z. Zellforsch. 33, 336—357 (1945 a). — Über die wechselseitige Beeinflussung von thyreotroper und corticotroper Leistung der Hypophyse. Z. exper. Med. 114, 336—355 (1945 b). — Degeneration und Regeneration der quergestreiften Muskelfaser bei Vitamin E-freier Ernährung. Z. exper. Med. 114, 453 bis 493 (1945 c). — Gibt es eine androgene Zone der Nebennierenrinde? 11. Tagg fr. Verein. Anat. Lausanne. Schweiz. med. Wschr. 1946 a, 787. — Beobachtungen an marklosen und markhaltigen Nervenfasern. Schweiz. med. Wschr. 1946 b, 778. — Klin. Wschr. 1949 a, 569. — Pharmazie 1949 b, 441. — Verh. dtsch. Ges. inn. Med. (55. Kongr.) 1949 c, 630. — Über die neurotrope Giftwirkung des Penicillins. Klin. Wschr. 1950 a, 516—517. — Langenbecks Arch. u. Dtsch. Z. Chir. 264, 61 (1950 b). — Neue med. Welt 1950 c, 111. — Klin. Wschr. 1950 d, 137. — La Santé publique. Févr. 1950 e. — Gac. med. boliviana 1950 f, 139. — Über die strukturelle Funktionsanpassung der Nebennierenrinde. Endokrinol. 28, 1—15 (1951 a). — Dtsch. med. Wschr. 1951 b, 1041. — **Tonutti, Emil,** et **Grobéty:** Histophysiologie des îlots de Langerhans: Transformation cellulaire dur l'influence de l'alloxan. Schweiz. med. Wschr. 1946, 787—788. — **Tonutti, Emil,** u. **K. H. Matzner:** Ein Beispiel von Hormonantagonismus bei der Krankheitsentstehung. Oestradiol-Progesteron und Nekrose der Uterusmukosa durch Diphtherietoxin. Neue med. Welt 1, 1361—1366 (1950). — **Tonutti, Emil,** u. **E. Plate:** Über das Vitamin C in der *menschlichen* Placenta. Arch. Gynäk. 164, 385—397 (1938). — **Tooke, T. B., M. H. Power** and **E. J. Kepler:** Proc. Staff Meet. Mayo Clin. 15, 365 (1940). — **Torgersen, Olaf:** Histological studies of the normal and the irradiated suprarenal gland in *rabbits.* Contribution to the subject of seasonal changes in the adrenal cortex and of the differentiation of the cortex cells.

Dybwad 1940. — **Torrance, C. C.:** J. of Biol. Chem. **132**, 575—584 (1940). — **Torre, della:** Nuove osservazioni microscopiche. Napoli 1776. — **Torres et Azevedo:** C. r. Soc. Biol. Paris **99**, 1673 (1928). — **Torstveit, O.,** and **C. H. Mellish:** *Guinea pig* copulatory reflex in response to aqueous extracts of adrenal cortex. Proc. Soc. Exper. Biol. a. Med. **46**, 239—240 (1941). — **Tosoni:** Dell'anatomia degli Antichi. Padova 1844. — **Toth, L. A.:** Amer. J. Physiol. **119**, 140 (1937). — **Tournade, A.:** La sécrétion surrénale de l'adrénaline. Paris méd. **16**, 423—439 (1926). — Les glandes surrénales. Traité Physiol. norm. et path. **4**, 1011 (1939). — **Tournade, A.,** et **M. Chabrol:** C. r. Soc. Biol. Paris **94**, 535—537, 1199 bis 1201 (1926). — **Tournade, A., M. Chabrol** et **P. Wagner:** Le système nerveux adrénalino-sécréteur. C. r. Soc. Biol. Paris **93**, 933, 1442 (1925). — **Tournade, A., M. Chevillot** et **G. Chardon:** C. r. Soc. Biol. Paris **128**, 166—167 (1938). — **Tournade, A., H. Hermann, J. Malméjac** et **F. Jourdan:** Ann. de Physiol. **7**, 233 (1931). — **Tournade, A.,** et **G. Malméjac:** Nerfs vaso-sensibles et adrénalino-sécrétion. C. r. Soc. Biol. Paris **106**, 444 (1931). — C. r. Soc. Biol. Paris **109**, 89 (1932). — **Tourneux, F.:** Atlas d'embryologie. Développement des organes génitourinaires chez l'*homme*. Trav. et Mém. Fac. Lille **2**, Mém. Nr 10 (1892). — **Traina, R.:** Über das Verhalten des Fettes und der Zellgranula bei chronischem Marasmus und akuten Hungerzuständen. Beitr. path. Anat. **35**, 1—92 (1904). — **Trautmann, A.,** u. **J. Fiebiger:** Lehrbuch der Histologie und vergleichenden mikroskopischen Anatomie der *Haussäugetiere*. Berlin 1931. — **Trendelenburg, Paul:** Die Hormone, Bd. 1, Berlin 1929, Bd. 2, Berlin 1934. — **Trentin, J. J.,** and **C. W. Turner:** Effect of adrenalectomy on the mammary gland of the castrated and estrogen treated castrated male *rat*. Endocrinology **41**, 127—134 (1947). — **Treolar, A. E.:** Random sampling distributions. Minneapolis 1942. — **Trerotoli, P.:** Sulle granulazioni lipidiche nelle capsule surrenali, ipofisi e rene del riccio. Pathologica **29**, 106—114 (1937). — **Treviranus, G. R.:** Biologie. 6 Bde. Göttingen 1802—22. — **Treviranus, G. R.,** u. **L. C. Treviranus:** Vermischte Schriften anatomischen und physiologischen Inhalts. 4 Bde. Göttingen u. Bremen 1806—20. — **Trinci, G.:** Cellule cromaffini e „Mastzellen" nelle regione cardiaca nei *mammiferi*. Mem. Accad. Sci. Ist. Bologna 4, Ser. VI **1907**. — Monit. zool. ital. **20** (1910). — Il sistema cromaffine cardiacal-cervicale nei *Sauri*. Arch. ital. Anat. **10** (1911). — Le système chromaffine cardiaco-cervical chez les *Sauriens*. Arch. ital. Biol. **59**, 431—434 (1913). — Sul reperto di I. Thulin di paragangli (corpi cromaffini) esofagi nell'*uomo*. Anat. Anz. **47** (1914/15). — **Trinkaus, J. Philip:** An analysis of the effects of estradiol on melanoblast differentiation in the *brown Leghorn fowl*. Amer. Soc. Zool. Chicago. Anat. Rec. **99**, 588—589 (1947). — **Trovell, O. A.:** Function of the lymphocyte. Nature (Lond.) **160**, 845—846 (1947). — **Trueta, J., A. E. Barclay, K. J. Franklin, P. M. Daniel** and **M. M. L. Prichard:** Studies of the renal circulation (Nebenniere S. 145). Springfield 1947. — **Truex, Raymond Carl:** Chromaffin tissue of the sympathetic ganglia and heart. Anat. Rec. **108**, 687—697 (1950). — **Truscott, B. Lionel,** and **Dulal P. Sadhu:** Effect of hypervitaminosis A and of reticuloendothelial system blockade on the thyroid. Amer. Assoc. Anat. Wisconsin. Anat. Rec. **100**, 719—720 (1948). — **Truszkowski, R.,** and **R. L. Zwemer:** Biochemic. J. **30**, 1345 (1936); **31**, 229 (1937). — **Tsai, S. Y., A. Bennett, L. G. May** and **R. L. Gregory:** Proc. Soc. Exper. Biol. a. Med. **74**, 782 (1950). — **Tschcboksaroff:** Zbl. Physiol. **24**, 927 (1910). — Pflügers Arch. **137**, 59 (1910/11). — **Tsuji, K.:** Acta Scholae med. Kyoto **5**, 329 (1923). — **Tuba, Jules, George Hunter** and **John A. Osborne:** On staining for vitamin C in tissues. Canad. J. Res., Sect. C **24**, 182—187 (1946). — **Tuchmann-Duplessis, H.:** Surrénales et phénomènes sexuels du *triton*. Ann. d'Endocrin. **8**, 32—34 (1947). — Presse méd. **59**, 1749 (1951). — **Tuczek:** Über die Beziehungen der Nebennierenpigmente zur Hautfarbe. Beitr. path. Anat. **58** (1914). — **Tuerkischer, E.,** and **E. Wertheimer:** J. of Endocrin. **4**, 143—151 (1945). — **Tuffier:** La capsule adipeuse du rein au point de vue chirurgical. Rev. de Chir. 1890. — **Tuffier et Lejars:** Les veines de la capsule adipeuse du rein. Arch. de Physiol. 1892. — **Tulpius, N.:** Observationes medicae. Amsteld. 1672. — **Tůma, Vl.:** Příspěvek k histologii a embryogenesi glomi cocoygei u člověka. Roz pravy České Akad. II. tř 34, 1925. — **Turchini, J., J. Broussy** et **H. Daniel:** Structure histologique du cortex surrénal ces cancéreux. Arch. Soc. Sci. méd. et biol. **1938**, 431. — **Turner, C. Donnell:** Homoplastic transplantation of suprarenal glands of *rat* into anterior chamber of the eye. Proc. Soc. Exper. Biol. a. Med. **39**, 133—135 (1938). — Homotransplantation of suprarenal glands from prepuberal *rats* into the eyes of adult hosts. Anat. Rec. **73**, 145—162 (1939). — General endocrinology. Philadelphia a. London 1948. — **Turner, C. Donnell, R. Haffen** and **St. L. Amant:** Persistence of medullary tissue in homo-transplanted adrenals. Proc. Soc. Exper. Biol. a. Med. **41**, 474 (1938). — **Tweedy, W. R.,** and **S. B. Chandler:** Amer. J. Physiol. **88**, 754 (1929). — **Tyslowitz, R.:** Endocrinology **32**, 103—108 (1943). — **Tyslowitz, R.,** and **E. B. Astwood:** Amer. J. Physiol. **136**, 22—31 (1942). — **Tyson, Edward:** An anatomical observation of four ureters in an *infant*, and some remarks on the glandulae renales. Philos. Trans. **1678**, 1039.

Uchida, M.: Über die Plasmalfärbung der endokrinen Organe (Jap.). Kumamoto Jgk. Z. **12**, 1391—1398 (1936) Ref. Jap. J. med. Sci. Anat. **7**, 7 (1938). — **Uehlinger, E.:** 16. Tagg der freien Ver.igg Schweiz. Pathol. 1950. Schweiz. Z. Path. u. Bakter. **13**, 798 (1950). — **Uehlinger, E., K. Akert** u. **W. Pirozynski:** Bull. Schweiz. Akad. Med. Wiss. **6**, 157 (1950). — **Uemura, Sh.:** Zur normalen und pathologischen Anatomie der Glandula pinealis des *Menschen* und einiger *Haustiere.* Frankf. Z. Path. **20**, 481—488 (1917). — **Uhlenhuth:** Biol. Bull. **45** (1923). — **Ukai, Satoru:** Über echte Nanosomie. Arch. allg. Path. **2**, 107—196 (1923). — **Ulrich, Alfred:** Anatomische Untersuchungen über ganz und partiell verlagerte und accessorische Nebennieren, über die sogenannten echten Lipome der Nieren und über die Frage der von den Nebennieren abgeleiteten Nierengeschwülste. Beitr. path. Anat. **18**, 589—655 (1895). — **Umbreit, W. W.,** and **N. E. Tonhazy:** Influence of cortisone on proline oxidation. Federat. Proc. **9**, 240 (1950). — **Ungar, Georges:** Endocrinology **37**, 329 (1945). — J. de Physiol. **39**, 219 (1947). — **Ungar, Georges,** and **E. Damgaard:** J. of Exper. Med. **93**, 89 (1951). — **Ungar, Georges, Evelyn Damgaard** and **Fred P. Hummel:** The fibrinolysin-antifibrinolysin system in serum: mechanism of its endocrine control. Endocrinology **49**, 805—816 (1951). — **Ungar, Georges, Evelyn Damgaard** and **H. G. Weinstein:** Amer. J. Physiol. **166**, 340 (1951). — **Ungar, Georges,** and **S. H. Mist:** J. of Exper. Med. **90**, 39 (1949). — **Unna:** The function of the sweat glands in *man.* Brit. J. Dermat. **1894**, 259. — **Unverricht:** Insulinempfindlichkeit und Nebenniere. Dtsch. med. Wschr. **1926**, 1298—1299. — **Uotila, U. U.:** On the fuchsinophile and pale cells in the adrenal cortex tissue of the *fowl.* Anat. Rec. **75**, 439—448 (1939a). — On the rôle of the pituitary stalk in the regulation of the anterior pituitary, with special reference to the thyrotropic hormone. Endocrinology **25**, 605—614 (1939b). — The masculinizing effect of some gonadotropic hormones on pullets compared with spontaneous ovariogenic virilism in *hens.* Anat. Rec. **74**, 165—187 (1939c). — The early embryological development of the fetal and permanent adrenal cortex in *man.* Anat. Rec. **76**, 183—205 (1940a). — Arb. path. Inst. Univ. Helsingfors **1940**b. — Hypothalamic control of anterior pituitary function. Res. Publ. Assoc. Nerv. a. Ment. Dis. **20**, 580 (1940c). — **Uotila, U. U.,** and **H. B. Friedgood:** Further study of the augmentation of the action of thyrotropic hormone by adrenaline and pilocarpine. Z. exper. Med. **112**, 579—590 (1943). — **Urban, H.:** Diss. Med. Akad. Düsseldorf 1951. — **Urechia, C. J.,** et **N. Elekes:** L'épiglandol das un cas d'Addison. Rev. franç. Endocrin. **2**, 281—283 (1924). — **Urechia, C. J., G. Benetato** et **M. Retezeanu:** C. r. Soc. Biol. Paris **119**, 439 (1935); **125**, 191 (1937). — **Uri, J.,** u. **P. Adler:** Z. Vitamin-, Hormon- u. Fermentforsch. **2**, 472—479 (1948/49). — **Utter, Ossian:** Ein Fall von Anencephalie. F. L. H. (schwed.) **69**, 304—344 (1927).

Vaal, O. M. de: Experimental intersexuality and hypercorticalism in *mice.* Acta brev. neerland. **14**, 78—79 (1946). — Transplantation of adrenal glands into the ear of *rats.* Acta brev. neerland. **15**, 53—56 (1947). — Experimentally induced intersexuality in *mice.* Acta endocrinol. (Københ.) **1**, 319—338 (1948). — Gonads, adrenals and intersexuality. Gynaecologia (Basel) **128**, 205—222 (1949). — **Vaccarezza, A. J.:** Medicina **5**, 425 (1945). — Medicina **6**, 46 (1946a). — Histofisiologia de la corticoadrenal. Rev. Asoc. méd. argent. **60**, 9—15 (1946b). — **Valenti, Giulio:** Sullo sviluppo delle capsule surrenali nel *pollo* ed in alcuni *mammiferi.* Atti Soc. Toscana **6**, 194; **10**, 122—149 (1889a). — Arch. ital. Biol. **2**, 424 (1889b). — G. Proc. verb. Soc. Toscana Sci. Nat. **1889**c. — **Valentin, G.:** Handbuch der Entwicklungsgeschichte des *Menschen* mit vergleichender Rücksicht der Entstehung der *Säugethiere* und *Vögel.* Berlin 1835. — Arch. Anat. u. Physiol. **1842**. — Die kunstgerechte Entfernung der Eingeweide des *menschlichen* Körpers. Frankfurt 1857. — Untersuchung der Pflanzen- und Thiergewebe im polarisierten Licht. Leipzig 1861. — **Valentine, W. N., C. G. Craddock** jr. and **J. S. Lawrence:** Relation of adrenal cortical hormone to lymphoid tissue and lymphocytes. Blood J. Haematol. **3**, 729—754 (1948). — **Valenzi, A.:** Gravidanza e morbo Addison. Clin. ostetr. **38**, 459—464 (1936). — **Valla, S.:** Bull. Soc. Chim. biol. **17**, 1715 (1935). — **Valle, J. R.,** y **P. R. Souza:** Rev. brasil. Biol. **2**, 81—88 (1942). — **Valsalva, Ant. Maria:** An excretory duct from the glandula renalis. Extracted from the Giornale de letterati of Venice for the year 1719. Philos. Trans. **1724**, 190. — Opera acc. J. B. Morgagni epistolae anat. XX. Venetiis 1740. — **Vannini, Enrico:** Sull'origine interrenale dei cordoni della rete e dei corpi grassi lo sviluppo delle gonadi e sulla partecipazione dell'interrenale ai processi di intersessualità giovanile nella „*Rana agilis*". Atti Accad. ital. **13**, 731 (1942). — Sull'origine interrenale del tessuto midollare della gonade nell'embrione di *pollo.* Atti Accad. ital. **14**, 493 (1943). — A proposito dell'origine interrenale del tessuto midollare della gonade negli *anfibi* e negli *uccelli.* Rend. Atti Accad. naz. Lincei, Ser. 8 **6** (1949). — **Vannini, Enrico,** e **Tina Cessi:** Comunanza di origini fra il blastema della corteccia surrenale e il tessuto midollare della gonade nell'embrione di *cavia.* Rend. Atti Accad. naz. Lincei, Ser. 8, **6**, 650—656 (1949). — **Vaquez, H.,** et **E. Donzelot:** Les crises d'hypertension artérielle paroxystique. Presse méd. **34**, 1329—1331 (1926). — **Vaquez, H., E. Donzelot** et **Geraudel:** Le surrénalome hypertensif. Presse méd. **37**, 169—173 (1929). — **Vara-Lopez:** Klin. Wschr. **1930**, 1072. — **Varangot:** Presse méd. **1940**. — **Vasquez-Lopez, E.:** Structure of the neurohypophysis with special reference to nerve endings. Brain **65**, 1 (1942). — The reaction of the pituitary gland and related hypothalamic centres in the *hamster* to prolonged treatment with oestrogens. J. of Path. **56**, 1—13 (1944). — **Vassale, G.:** Sul trattamento della gastrectaria atonica coll'estratto di sostanza midollare delle capsule surrenali. Boll. Soc. med.-chir. Modena. Anno VI. **1902/03.** — **Vassale, G.,** e A. **Zanfrognini:** Sugle effetti dello scuottamento della sostanza midollare delle capsule surrenali. Riforma med. Nr 252, Anno XVIII **1902a.** — Arch. ital. Biol. **38**, 175 (1902b). — **Vazquez-Lopez, E.:** Innervation of the *rabbit* adenohypophysis. J. Endocrin. **6**, 158—168 (1949). — **Vecchi, A.:** Osservazioni sul comportamento della fascia renale. Anat. Anz. **36**, 149—186 (1910). — **Vecchi, Bindo de:** Virchows Arch. **200**, 151 (1910). — Le ghiandole a secrezione interna nell'Acrania (Studi sulla patologia dello sviluppo). Riv. Biol. **4**, 634—661 (1922). — **Veit:** Ein Beitrag zur pathologischen Anatomie des Morbus Addisonii (Agenesie der linken Nebenniere, Verödung der Marksubstanz infolge Blutung durch Venenthrombose der kompensatorisch hypertrophischen Nebenniere). Virchows Arch. **238** (1922). — **Velican, Constantin:** Das blutfördernde System der Nebenniere. Wien. med. Wschr. **94**, 108—111 (1944). — Embryogenèse de la surrénale *humaine.* Arch. Anat. microsc. et Morph. exper. **36**, 316—333 (1946/47). — Le barrage vasculaire cortico-médullaire de la surrénale de l'*homme.* Ann. d'Endocrin. **8**, 495—502 (1947). — La région colloidogène de la surrénale de l'*homme.* Ann. d'Endocrin. **9**, 1—11 (1948a). — Le dispositif sphinctéro-propulseur de la surrénale. Arch. d'Anat. microsc. **37**, 28–40 (1948b). – La zone transitoire de la cortico-surrénale *humaine.* Arch. d'Anat. microsc. **37**, 73—81 (1948c). — Les organes endocrines „neuro-épithéliaux". Ann. d'Endocrin. **9**, 514—526 (1948d). — Le tissu adipeux périsurrénal de l'*homme* (genèse, évolution et morphologie). Arch. d'Anat. microsc. **38**, 38—51 (1949a). — La neurocrinie surrénale. I. Observations sur la pénétration cortico-médullaire dans la surrénale de l'*homme.* Bull. Histol. appl. **26**, 89—92 (1949b). — La neurocrinie surrénale. II. Observations sur les vaisseaux intranerveux de la surrénale. Bull. Histol. appl. **26**, 192—197 (1949c). — Observations morpho-fonctionnelles sur la cortico-surrénale *humaine.* Fol. endocrinol. (Pisa) **2**, 99—118 (1949d). — La voie „hemo-neuro-crine" de la surrénale *humaine.* Fol. endocrinol. (Pisa) **2** (1949e). — Bull. Histol. appl. **27**, 79 (1950). — **Velich:** Wien. med. Bl. **1896**, Nr 15—21. — Über die Veränderungen der Blutcirculation nach Einwirkung des Nebennierenextractes. Wien. allg. med. Z. **1897**, 301. — **Venning, Eleanor H.:** Gravimetric method for determinating of sodium pregnanediol glucuronidate (excretion product of progesterone). J. of Biol. Chem. **119**, 473—480 (1937). — Adrenal function in pregnancy. Endocrinology **39**, 203—220 (1946a). — Conf. metabol. Asp. Convalescence **1946b**, 7—23. — Biological activity of synthetic 11-dehydrocortico-sterone acetate. Ann. New York Acad. Sci. **50**, 553—555 (1949). — **Venning, Eleanor H.,** and J. S. L. **Browne:** Endocrinology **21**, 711 (1937). — Federat. Proc. **4**, 108 (1945). — Excretion of glycogenic corticoids and of 17-ketosteroids in various endocrine and other disorders. J. Clin. Endocrin. **7**, 79—101 (1947a). — Effect of testosterone on the excretion of glycogenic corticoids. J. Clin. Endocrin. **7**, 729—740 (1947b). — Urinary excretion of adrenal cortical steroids. Ann. New York Acad. Sci. **50**, 627—634 (1949). — Urinary cortico-steroids. Progr. in Clin. Endocrin. **1950**, 198—204. — **Venning, Eleanor H., M. M. Hoffman** and J. S. L. **Browne:** The life-maintaining and gluconeogenic properties of the cortin-like material excreted postoperatively. J. of Biol. Chem. **148**, 455—456 (1943). — The extraction of cortin-like substances from *human* post-operative urine. Endocrinology **35**, 49—62 (1944).— **Venning, Eleanor H.,** and V. E. **Kazmin:** Excretion of urinary corticoids and 17-ketosteroids in the normal individual. Endocrinology **39**, 131—139 (1946). — **Venning, Eleanor H., V. E. Kazmin** and J. C. **Bell:** Biological assays of adrenal corticoids. Endocrinology **38**, 79—89 (1946). — **Venning, Eleanor H., J. Perlingiero Randall** and **Paul Gyorgy:** Excretion of glucocorticoids in the *newborn.* Endocrinology **45**, 430—434 (1949). — **Venning, Eleanor H., P. G. Weil** and J. S. L. **Brown:** Excretion of sodium pregnanediol glucuronidate in the adrenogenital syndrome. J. of Biol. Chem. **128**, CVII—CVIII (1939). — **Venzke, W. G.:** Endocrine gland weights of *chick* embryos. Growth **7**, 265—271 (1943). — **Verdier, C.:** Abrégé de l'anatomie du corps *humain.* Paris 1732. 4. édit. par R. B. Sabatier. Paris 1768. — **Verdozzi:** Arch. ital. Biol. **66**, 121—136 (1917). — Sulle modificazioni di alcune ghiandole a secrezione interna (capsule surrenali, tiroide, ovaio, milza) durante lo statto di allatamento. Atti R. Accad. Lincei **33**, 538 (1924). — **Vergara, E.:** Relations between the bone matrix and the endocrine system and therapeutic study. Exper. Med. a. Surg. **6**, 167—180 (1948). — **Verheynius, Ph.:** Corporis *humani* anatome. Lovan 1693ff. — **Verne, Jean:** C. r. Assoc. Anat. Gand **1922.** — Bull. Soc. chim. biol. **5** (1923). — Les pigments dans l'organisme *animal.* Paris 1926a. — Recherches sur la réaction de Schiff en histochimie. C. r. Assoc. Anat. **23**, 465 (1926b). — Bull. Soc. Neur. **1927a.** — Les pigments carotinoides dans l'organisme *humain.* Progr. méd. **55**, 951—954 (1927b). — C. r. Soc. Biol. Paris **99** (1928a). — Bull. Histol. appl. **4** (1928b). — C. r. Assoc. Anat. Prague **1928c**, 465. — Etudes histochimiques des substances aldehydes formées au cours du métabolisme des corps gras. Ann. Physiol. et Physiol. chim. **5**, 245—267 (1929a). — Archives Anat. microsc. **25** (1929b). — C. r. Assoc. Anat. **1929c**, 530, 532. — Couleurs et pigments des êtres vivants. Paris 1930. — Ann. Bull. Soc. roy. Sci. méd. natur. Bruxelles **1932.** — Observations histochimiques sur l'oxydation des lipides et ses rapports avec les carotinoïdes. Bull. Histol. appl. **13**, 433—440 (1936a). — Caroténoïdes et oxydation des lipides. C. r. Soc. Biol. Paris **121** (1936b). — Sciences Rev. Assoc. Franç. Avanc. Sci. Paris **1936**c. — Considérations sur les états histochimiques des lipides. Bull. Histol. appl. **14**, 269—278 (1937a). — C. r. Assoc. Anat. Marseille **32** (1937b). — C. r. Soc. Biol. Paris **124**, **125** (1937c). — **Verne, Jean,** et **L. Léger:** Action de l'énervation sinu-carotidienne sur la structure des capsules surrénales. Ann. d'Anat. path. **15**, 94—100 (1938). — **Verney, E. B.:** Modifications histochimiques des lipides au cours de l'hyperthermie provoquée par le dinitrophénol chez le *chien.* C. r. Soc. Biol. Paris **135**, 1511—1513 (1941). — Lancet **251**, 739 (1946). — The antidiuretic hormone and the factors which determine its release (Croonian Lecture). Proc. Roy. Soc. Lond., Ser. B **135**, 25—106 (1947). — **Vernulet, F.,** u. **G. Dimitrowsky:** Über das Verhalten der chromaffinen Substanz der Nebennieren beim Hungern und unter dem Einfluß von Jodkali. Arch. exper. Path. u. Pharmakol. **63**, 460—464 (1910). — **Versé, M.:** Beitr. path. Anat. **52** (1911). — Verh. dtsch. path. Ges. (20. Tagg) **1923**, 67. — Virchows Arch. **250** (1924). — **Verzár, F.:** Die Funktion der Nebennierenrinde. Basel 1939a.— Die Funktion der Nebennierenrinde. Klin. Wschr. **1939**b, 1231. — Schweiz. med. Wschr. **1940**, 1229. — Schweiz. med. Wschr. **1941** II, 1329, 1625. — Desoxycorticosteron und Sexualfunktion. Helvet. physiol. Acta **1**, 389—392 (1943a). — Schweiz. med. Wschr. **1943**b, 1163. — Helvet. physiol. Acta **2**, C 55—C 58 (1944). — Lehrbuch der inneren Sekretion. Liestal 1948. — **Verzár, F., R. Bucher, J. C. Somogyi** u. **H. Wirz:** Helvet. med. Acta **7**, Suppl. VI, 58 (1941). — **Verzár, F., H. Hübner** u. **L. Laszt:** Biochem. Z. **292**, 152—158 (1937). — **Verzár, F.,** u. **L. Jeker:** Pflügers Arch. **237**, 14—18 (1936). — **Verzár, F.,** u. **L. Laszt:** Biochem. Z. **276**, 11—16 (1935a); **276**, 28 (1935b); **278**, 396 (1935c). — Nebennierenrinde und Fettwanderung. Biochem. Z. **288**, 356—358 (1936a). — Der Zusammenhang zwischen Vitamin B₂ und dem Hormon der Nebennierenrinde. Pflügers Arch. **237**, 476—493 (1936b). — Z. Vitaminforsch. **5**, 265—275 (1936c). — Sodium and water metabolism in relation to disturbances of carbohydrate metabolism after adrenalectomy. Nature (Lond.) **138**, 844 (1936d). — Biochem. Z. **288**, 351 (1936e). — **Verzár, F.,** and **C. Montigel:** Decrease in glycogen phosphorylation in muscle in vitro after adrenalectomy and restoration with desoxycorticosterone. Nature (Lond.) **149**, 49 (1942a). — Der Einfluß der Nebennierenrinde auf die Glykogen-Phosphorylierung im Muskel. I. Mitt. Helvet. chim. Acta **25**, 9—21 (1942b). — Der Einfluß der Nebennierenrinde auf die Glykogen-Phosphorylierung im Muskel. II. Mitt. Die Wirkung von Desoxy-corticosteron. Helvet. chim. Acta **25**, 22—29 (1942c). — **Verzár, F.,** u. **Peter:** Pflügers Arch. **206**, 653 (1924). — **Verzár, F.,** u. **J. C. Somogyi:** Pflügers Arch. **245**, 398 (1941). — **Verzár, F.,** u. **Vasárhelyi:** Pflügers Arch. **206**, 675 (1924). — **Verzár, F.,** et **V. Werner:** Bull. Soc. Chim. biol. **29**, 304—306 (1947). — **Veslingius, J.:** Observationes anatomicae. Hafniae 1664. — **Vestling, Carl S.,** and **Gene F. Lata:** Steroid changes in incubating adrenal homogenates. Science (Lancaster, Pa.) **113**, 582—583 (1951). — **Vetter, A. R.:** Lehrbuch der Anatomie des gesunden *Menschen*körpers. Wien 1802. — Aphorismen aus der pathologischen Anatomie. Wien 1803. — **Viale, Gaetano:** La funzione della ghiandola surrenale. Riv. biol. Milano **10**, 99—140 (1928). — Nouvelles recherches sur la fonction de la capsule surrénale. Arch. ital. Biol. **83**, 130 (1930a). — Arch. di Fisiol. **28**, 9—24 (1930b). Biochimica e Ter. sper. **21**, 103—105 (1934). — Chem. Zbl. **1939** I, 1189. — **Viale, Gaetano,** et **A. A. Bruno:** C. r. Soc. Biol. Paris **97**, 261—263 (1929). — **Viale, Gaetano,** et **T. Combes:** Arch. di Fisiol. **28**, 25—32 (1930). — **Viale, Gaetano, S. M. Neuschlosz** et **E. Turcatti:** C. r. Soc. Biol. Paris **97**, 266—267 (1927). — **Vialleton:** Structure de la capsule surrénale (Leçons faites à la Faculté de Montpellier, recueillies par Grynfeltt). Nouveau Montpellier méd. **7** (1898). — **Vialli, M.:** L'acido ascorbico non puo rappresentare il secreto delle cellule enterocromaffini. Monit. zool. ital. **50**, 195 (1939). — **Vicari, Emilia M.:** Histological and histochemical studies of the adrenal lipids from *dogs* of different breeds. Amer. Assoc. Anat. Anat. Rec. **82**, 491—492 (1942). — Cortical lipids of the adrenal gland of *mouse* strains with different tumor incidences. Amer. Assoc. Anat. Anat. Rec. **85**, 342 (1943a). — The adrenal, lipids of *mice* with high and low mammary gland tumor incidences. Anat. Rec. **86**, 523—543 (1943b). — **Vicq d'Azyr, F.:** Vocabulaire anatomique. Paris 1769. — **Victor, J.,** and **J. S. Potter:** Leukemia cell metabolism in serum of normal, immunized and leukemic *mice.* Amer. J. Canc. **33**, 568—577 (1938). — **Vierordt, Hermann:** Das Massenwachstum der Körperorgane. Arch. Anat. u. Entw.gesch., Suppl. 1890. — Daten und Tabellen für Mediziner, 3. Aufl. 1906. — **Vigi, F.:** Contributo allo studio delle inclusioni di midollo osseo nelle capsule surrenali. Endocrinologia **2** (1927). — **Villee jr., C. A.:** The effect of adrenocorticotropic hormone on the interrenale (cortical tissue) of *Triturus torosus.* J. Elisha Mitchell Sci. Soc. **59**, 23—26 (1943). — **Villela, G. G.:** O Hospital, Rio de Janeiro **19**, 41—49 (1941). — Mem. Inst. Cruz **38**, 173—176 (1943). — **Vincent, Swale:** Notice of a memoire on the suprarenal bodies in *fishes* and their relation to the so-called head kidney. Proc. Zool. Soc. Lond. **4**, 691 (1895). — The suprarenal capsules in the lower *vertebrates.* Proc. Birmingham Nat. Hist. a. Philos. Soc. Proc. **10**, 1—26 (1896a). — Anat. Anz. **12** (1896b). — The physiology of the suprarenal bodies. Birmingham Med. Rev. **1896**c. — The suprarenal gland. Brit. Med. J. **1896**d, 470 bis 471. — Contributions to the comparative anatomy and histology of the suprarenal capsules. The suprarenal bodies in the *fishes* and their relation to the so-called head-kidney. Trans. Zool. Soc. London. April 1897. **14**, Part III, 41—84 (1897a). — On the morphology and physiology of the suprarenal capsules in *fishes*. Anat. Anz. **13**, 39—48 (1897b). — On the suprarenal capsules and the lymphoid tissue of *Teleostean fishes*. Anat. Anz. **14**, 152 (1897c). — The comparative physiology of the suprarenal capsules. Proc. Roy. Soc. Lond. **61**, 64—73 (1897d). — J. of Physiol. **22**, 111, 119, 270 (1897e). — Physiol. Soc. Proc. Mar. 20 (1897f). — London Univ. College, Physiol. Laborat. Collected Papers XI. 1897/99 (in Göttingen nicht erreichbar). — The comparative histology of the suprarenal capsules. Internat. Mschr. Anat. u. Physiol. **15**, 282—303, 305—326 (1898a). — Addisons disease and the functions of the suprarenal capsules. Birmingham Med. Rev. **43**, 214—231 (1898b). — Further observations upon the comparative physiology of the suprarenal capsules. Proc. Roy. Soc. Lond. **62**, 176—178 (1898c). — The effects of extirpation of the suprarenal bodies of the *eel (Anguilla anguilla)*. Proc. Roy. Soc. Lond. **62**, 354—356 (1898d). — The carotic gland of *mammalia* and its relation to the suprarenal capsule with some remarks upon internal secretion and the phylogeny of the latter organ. Anat. Anz. **18** (1900). — J. Anat. a. Physiol. **38** (1903). — The chromophil tissues and the adrenal medulla. Proc. Roy. Soc. Lond., Ser. B **82**, 502—515 (1910). — The adrenals: The experimental and clinical evidence as to their influence exerted upon the genital system. Surg. etc. **25**, 294 (1917). — Internal secretion and the ductless glands, 2. edit. 1922a. — A critical examination of current views of internal secretion. Lancet **203**, 313—320 (1922b). — The effects of fatigue and temperature on the adrenal bodies of the *rat*. Quart. J. Exper. Physiol. **15**, 319—326 (1925). — **Vincent, Swale,** and **F. R. Curtis:** A note on the *Teleostean* adrenal bodies. J. of Anat. **62**, 110—114 (1927). — **Vincent, Swale,** and **M. S. Hollenberg:** Changes in the adrenal bodies and the thyroid resulting from inanition. J. of Physiol. **54**, LXIX—LXXI (1920). — **Vincent, Swale,** and **S. Wright:** The splanchnic nerve and the chromophil tissue of the adrenal body. Quart. J. Exper. Physiol. **14** (1924). — **Virchow, Rudolf:** Zur Chemie der Nebennieren. Arch. Path. **12**, 481 bis 483 (1857a). — Dtsch. Klinik Nr 45. Sitzg der Ges. für wiss. Med. 1857b. — **Vögtli, W.:** Untersuchungen über die Wirkung von Desoxycorticosteron und Cortin auf die Arbeitsleistung bei adrenalektomierten Tieren auf Grund der Methodik von Ingle. I. Arbeitsleistung. Helvet. physiol. Acta **1**, 393—405 (1943a). — Untersuchungen über die Wirkung von Desoxycorticosteron und Cortin auf die Arbeitsleistung bei adrenalektomierten Tieren auf Grund der Methodik von Ingle. II. Chemische Untersuchungen. Helvet. physiol. Acta **1**, 407—420 (1943b). — Kritische Untersuchungen zur Bestimmung der Wirksamkeit von Nebennierenrindenhormon nach der Methode von Ingle. Helvet. physiol. Acta **1**, C 28 bis C 31 (1943c). — **Voelcker, Lilly:** Veränderung der Nebenniere in der Schwangerschaft. Arch. Gynäk. **154** (1933). **Vogel, Günther:** Der Mechanismus der Glucoseausscheidung durch die Amphibienniere. Pflügers Arch. **251**, 293—312 (1949a). — Zur Frage eines renalen Angriffspunktes des Insulins. Arch. exper. Path. u. Pharmakol. **206**, 647—659 (1949b). — **Vogel, Günther,** u. **Wolfgang Westphal:** Quantitative Beziehungen zwischen den Wirkstoffen im wäßrigen Extrakt der Nebennierenrinde und dem Zeitwert der muskulären Erregbarkeit. Klin. Wschr. **1953**, 180—181. — **Vogli:** Fluidi nervei historia (Nebenniere S. 36). Bonn 1720. — **Vogt, Carl,** u. **Emil Yung:** Lehrbuch der praktischen vergleichenden Anatomie. 2. Bd. Braunschweig 1889. — **Vogt, Cécile** u. **Oskar:** Lebensgeschichte, Funktion und Tätigkeitsregulierung des Nucleolus. Geschichtlicher Rückblick und gegenwärtiges Wissen. Ärztl. Forsch. **1**, 8—14, 43—50 (1947a). — Über Wesen und Ursache des Alterns der Hirnzellen. Forschgn u. Fortschr. **23**, 61—62 (1947b). — **Vogt, E.:** Morbus Addisonii und Schwangerschaft. Münch. med. Wschr. **1913**, 1821—1823. — **Vogt, Marthe:** Chronic suprarenal deficiency and its effect on the response of the isolated intestine in the *rabbit*. J. of Physiol. **102**, 239—257 (1943a). — The output of cortical hormone by the *mammalian* suprarenal. J. of Physiol. **102**, 341—356 (1943b). — Observations on some conditions affecting the rate of hormone output by the suprarenal cortex. J. of Physiol. **103**, 317—332 (1944). — The effects of chronic administration of adrenaline on the adrenal cortex and the comparison of this effect with that of hexestrol. J. of Physiol. **104**, 60—70 (1945). — Cortical lipids of the normal and denervated suprarenal gland under conditions of stress. J. of Physiol. **106**, 394—404 (1947a). — Ascorbic acid on adrenal blood. J. of Physiol. **107**, 239—243 (1947b). — Biological assays of cortical hormones and estimation of the rate of secretion of the *mammalian* adrenal cortex. J. of Endocrin. **5** (1948). — Secretion of cortical hormone by the isolated adrenal. Federat. Proc. **8**, 341 (1949). — Brit. Med. J. **1950** II, 1242. — **Vogt, W.:** Situsstudien an der *menschlichen* Bauchhöhle. Z. Anat. u. Entw.-gesch. **80** (1926). — **Voigt, W.:** Angeborenes Fehlen beider Nebennieren? Zbl. Path. **40**, 387—390 (1927). — **Voigtel:** Handbuch der pathologischen Anatomie von Meckel, Bd. 1, S. 555. 1804. — **Voit, C.:** Z. Biol. **30**, 510 (1894). — **Voit, Max:** Der Mesenchymbegriff und die Lehre von der Spezifität der Keimblätter. Vortr. Naturforsch. Ges. Freiburg i. Br. 20. Febr. 1907. Dtsch. med. Wschr. **1907**, Nr 30. — **Volhard, Franz:** Die doppelseitigen hämatogenen Nierenerkrankungen. In Handbuch der inneren Medizin, Bd. 6, Teil 1, S. 388—389,

Teil 2, S. 1742. 1931. — **Volkmann, Rüdiger v.:** Versuche zur Feststellung der Erneuerungs-dauer geschichteter Plattenepithelien. Anat. Nachr. 1 (1949a). — Bemerkungen über Drüsen-formtypen und Drüsenbiologie. Anat. Nachr. 1 (1949b). — **Vollmer, E. P., L. Cravitz and J. D. Gillmore:** Prolonged survival time in *guinea pigs* infected with adrenal cortical extract. Project X—759, Report No 2, Naval Med. Res. Inst. 1—3, 1947. — **Vollmer, E. P., and J. D. Gillmore:** Increased resistance to pneumococcus infection in *mice* treated with whole adrenal cortical extract. Project X—759, Report No 1, Naval Med. Res. Inst. 1—3, 1947. — **Vollmer, E. P., and J. E. Samsell:** Endocrinology 45, 204—207 (1949). — **Volterra, M.:** Arch. ital. Anat. 22, 397—455 (1925). — **Voss, Hermann:** Beobachtungen über das Vorkommen der Plasmalfärbung. Z. mikrosk.-anat. Forsch. 10, 583—601 (1927). — Anat. Anz. 65 (1928). — Klin. Wschr. 1929. — Z. Anat. u. Entw.gesch. 94 (1931). — Die Beobachtung eines drüsen-artigen Lumens mit Sekret in der Nebennierenrinde des *Menschen.* Z. mikrosk.-anat. Forsch. 28, 158—160 (1932). — Der histotopochemische Nachweis einer Nukleinsäuresynthese in der Frühentwicklung der *Amphibien* nebst Bemerkungen über die Bedeutung des Dotters als Quelle induzierender Substanzen. Z. mikrosk.-anat. Forsch. 34, 282—312 (1933). — Vergleichende histotopochemische Untersuchungen über das Verhalten der Nebennieren zur Plasmalreaktion. Z. Zellforsch. 31, 43—53 (1940). — Dtsch. med. Wschr. 1941. — Unter welchen Bedingungen und bei welcher Zellart ist das Kernvolumen größer als das Plasma-volumen? Anat. Anz. 97, 317—320 (1950). — Die Volumbestimmung kugelförmiger Kerne mit der indirekten oder Planimetermethode. Anat. Anz. 98, 41—46 (1951a). — Unter-suchungen über das Vorkommen und die Form intraarterieller Gebilde des *Menschen* und der Katze. Z. mikrosk.-anat. Forsch. 57, 345—358 (1951). — **Vries, Ernest de:** Ein Fall von Hemicephalus. Schweiz. Arch. Neur. 10, 32—47 (1922). — **Vulpian:** Notes sur quelques réactions propres à la substance des capsules surrénales. C. r. Acad. Sci. 43, 663—665 (1856). — C. r. Acad. Sci. 44 (1857a). — Note sur les réactions propres au tissu des capsules surrénales chez les *reptiles.* Gaz. méd. 1857b, Nr 5. — Notes sur quelques réactions propres à la sub-stance des capsules surrénales. Moniteur Hôpitaux Paris 4, 955 (1866). — **Vulpian** et **Cloëz:** C. r. Acad. Sci. 94, 340—343 (1857).

Wachholder, Kurt, u. **Axel Beckmann:** Weißes Blutbild und vegetatives Nervensystem. Klin. Wschr. 1952, 1030—1034. — **Wacker, L.,** u. **Werner Hueck:** Arch. exper. Path. u. Phar-makol. 71, 373—394 (1913). — **Wade, N. J., and L. A. Haselwood:** Effect of removal of ovaries and adrenals on opening of the vagina in the albino *rat.* Endocrinology 28, 624—628 (1941). — **Wätjen:** Zur Kenntnis der metastasierenden Gewächse des Nebennierenmarkes. Klin. Wschr. 1928 I, 233. — **Wagenen, Gertrude van:** Some effects of each castration on the growth of the male *rat.* Amer. J. Physiol. 84, 461 (1928). — **Wagenen, Gertrude van, and W. H. Newton:** Surg. etc. 77, 539 (1943). — **Wagler:** Blumenbachs med. Beitr. 3, 629. — **Wagner, A.:** Med. Klin. 1948. — **Wagner, Hans:** Vigantolvergiftung beim Erwachsenen. Virchows Arch. 316, 666—688 (1949). — **Wagner, Irmela:** E. T. A. Hoffmanns Beziehungen zur Natur-wissenschaft unter besonderer Berücksichtigung der Anatomie. Diss. Göttingen 1947. — **Wagner, Rudolf:** Lehrbuch der vergleichenden Anatomie. Leipzig 1832ff. — Lehrbuch der Physiologie. 1839. — Icones zootomicae (Nebenniere Pl. XXII, Fig. 31). 1841. — Hand-wörterbuch der Physiologie. 4 Bde. Braunschweig 1842—53. — Lehrbuch der Anatomie der *Wirbeltiere* (Nebenniere S. 287). Leipzig 1843. — **Waidl, Ernst:** Zur Frage eines Sexual-zentrums im Zwischenhirn. Arch. Gynäk. 176, 811—822 (1949). — **Waitz, R.:** C. r. Soc. Biol. Paris 125, 140—142 (1937). — **Walaas, E., and O. Walaas:** Studies of the compensatory hypertrophy of the fetal adrenal glands in the albino *rat,* produced by adrenalectomy during pregnancy. Acta path. scand. (Københ.) 21, 640—672 (1944). — **Waldeyer, W.:** Eierstock und Ei (Nebenniere S. 143). Leipzig 1870. — Über Bindegewebszellen. Arch. mikrosk. Anat. 11 (1875). — Antiblast und Parablast. Arch. mikrosk. Anat. 22 (1883). — **Walker, A. M.:** Amer. J. Physiol. 127, 519 (1939). — **Walker, Donald G., C. Willet Asling, Miriam E. Simpson, Cho Hao Li and Herbert M. Evans:** Structural alterations in *rats* hypophys-ectomized at six days of age and their correction with growth hormone. Anat. Rec. 114, 19—47 (1952). — **Walker, Donald G., Miriam E. Simpson, C. Willet Asling and Herbert M. Evans:** Growth and differentiation in the *rat* following hypophysectomy at 6 days of age. Anat. Rec. 106, 539—554 (1950). — **Walker, Hector M.:** Some observations on the suprarenal gland. Glasgow Med. J. 105, 85—105 (1926). — **Wallach, D. P., and E. P. Reineke:** The effect of varying levels of thyroidal stimulation on the acsorbic acid content of the adrenal cortex. Endocrinology 45, 75—81 (1949). — **Wallenfels, K.:** Angew. Chem. 54, 234 (1941). — **Wallmann:** Über das akzidentelle Vorkommen physiologischer Gewebe. Z. Ges. Ärzte Wien 1859, 261. — **Wallraff, J.:** Z. mikrosk.-anat. Forsch. 50 (1941). — Histochemische Untersuchungen am Nervensystem des erwachsenen *Menschen* mit der Plasmalreaktion. 1. Peripheres Nervensystem. Z. mikrosk.-anat. Forsch. 51, 206 bis 229 (1942). — Klin. Wschr. 1943. — Die Nebennierenrinde des *Menschen* im Lichte der Histobiologie. Klin. Wschr. 1948, 721—723. — Histochemische Untersuchungen an den Nebennieren des erwachsenen *Menschen.* Z. Zellforsch. 34, 362—427 (1949). —

Über die histologische Darstellung der Acetalphosphatide. Z. mikrosk.-anat. Forsch. **57**, 85—103 (1951). — **Walsh, E. L., W. K. Cuyler** and **D. R. McCullagh:** The physiologic maintenance of the male sex glands. Amer. J. Physiol. **107**, 508—512 (1934). — **Walter, A. F.:** Annotationes academicae. Berolini 1786. — **Walter, J. G.:** Observationes anatomicae. Berolini 1775. — **Walter, H.:** Über Beziehungen der weiblichen Keimdrüsen zu Nebennieren und Thymus. Frankf. Z. Path. **27** (1922). — **Walters, W.,** and **E. J. Kepler:** Adrenal cortical tumors and their treatment; study of seven operated cases. Amer. Surg. **107**, 881 (1938a). — Surgical lesions of the adrenal glands. J. Amer. Med. Assoc. **111**, 1061 bis 1065 (1938b). — **Walters, W., R. M. Wilder** and **E. J. Kepler:** The suprarenal cortical syndrome with presentation of ten cases. Ann. Surg. **100**, 670—688 (1934). — **Walthard, B.:** Zur Lehre der urämischen Hautveränderungen. Frankf. Z. Path. **32**, 8—31 (1925). — **Walther, Johannes:** Über die eosinopenische Reaktion nach n-isopropyl-noradrenalinsulfat (Aludrin). Klin. Wschr. **1953**, 69—73. — **Wanke, R.:** Operative Behandlung der Nebennierengeschwülste. Erg. Chir. **37**, 1—60 (1952). — **Ward, L., Emmerson, Charles H. Slocumb, Howard F. Polley, Edward W. Lowman** and **Philip S. Hench:** Clinical effects of cortisone administered orally to patients with rheumatoid arthritis. Proc. Staff Meet. Mayo Clin. **26**, 361—370 (1951). — **Wardlaw, W.:** The oxidising properties of sulfur dioxide. J. Soc. Chem. Industr. **45**, T, 210—214 (1926). — **Wardlaw, W.,** and **F. H. Clews:** The oxidising properties of sulfur dioxide. I. Iron chlorides. J. Chem. Soc. Lond. **177**, 1093—1103 (1920). — **Wardlaw, W.,** and **N. D. Sylvester:** Sulfur dioxide as an oxidising agent. J. Chem. Soc. Lond. **123**, 3417—3418 (1923). — **Waring, H.:** The development of the adrenal gland of the *mouse*. Quart. J. Microsc. Sci. **78**, 329—366 (1935). — Effect of hormones on degeneration of the X-zone in the *mouse* adrenal. J. of Endocrin. **3**, 123—131 (1942). — **Waring, H.,** and **E. Scott:** Some abnormalities of the adrenal gland of the *mouse* with a discussion on cortical homology. J. of Anat. **71**, 299 (1937). — **Wasserman, L.:** La forme épineuse du globule rouge. Brawo-Jassy 1936. — **Wassermann, F.:** Die Fettorgane des *Menschen*. Z. Zellforsch. **3**, 255 (1926). — Demonstration of lipids in macrophages, fibrocytes and fibroblaste in scorbutic *guinea pigs*. Amer. Assoc. Anat. Wisconsin. Anat. Rec. **100**, 761 (1948). — **Wassermann, S.:** Das sympathische Paraganglion zum linken Herzen und seine Funktion. Dtsch. med. Wschr. **1925**. — **Waterhouse, C.,** and **E. H. Keutmann:** J. Clin. Invest. **27**, 372 (1948). — **Waterman** and **Smith:** Amer. J. Physiol. **2**, 203 (1899). — **Waterman, L.:** The influence of a potassium-poor and sodium chloride-rich diet on the muscular work of adrenalectomized *rats*. Acta brev. neerland. **8**, 58—59 (1938). — On the influence of castration on adrenal weight in female *rats*. Acta brev. neerland. **9**, 263 (1939). — Survival of adrenalectomized *rats*. Arch. internat. Pharmacodynamie **64**, 46—51 (1940). — **Waterman, L., J. E. Uyldert, J. Thomassen** and **F. Oestreicher:** The examination of the blood of normal and adrenalectomized *dogs* in relation to cortin treatment. II. Endocrinology **25**, 885—887 (1939). — **Watrin, J.:** L'hypertrophie des capsules surrénales au cours de la gestation est-elle sous la dependance du corps jaune? C. r. Soc. Biol. Paris **77**, 142, 207, 321 (1914). — C. r. Soc. Biol. Paris **82**, 1405—1407 (1919). — Réaction pigmentaire expérimentale des capsules surrénales. C. r. Soc. Biol. Paris **90**, 1061—1062 (1924). — Glande surrénale et cycle sexuel. C. r. Assoc. Anat. Turin **1925a**, 389—390. — La phase folliculaire influence-t-elle l'hypertrophie gravidique des capsules surrénales? C. r. Soc. Biol. Paris **92**, 1451 (1925b). — **Watson, Alexander:** The suprarenal cortex of the male throughout the oestrus cycle. J. of Physiol. **58**, 240—243 (1923). — The relationship of the cortex suprarenalis and testes throughout life in the *rat*. Brit. J. Exper. Biol. **4**, 342—348 (1927). — **Watson, C.:** A note on the adrenal gland in the *rat*. J. of Physiol. **35**, 230—232 (1907). — **Watteville, H. de, R. Borth, R. S. Mach** u. **E. Musso:** Acta endocrinol. (København) **8**, 319 (1951). — **Watzka, Max:** Über die Verbindungen inkretorischer und neurogener Organe. Verh. Anat. Ges. Amsterdam. Anat. Anz. Ergh. **71**, 185—190 (1931). — Vergleichende Untersuchungen über den ultimobranchialen Körper. Z. mikrosk.-anat. Forsch. **34** (1933). — Vom Paraganglion caroticum. Verh. Anat. Ges. Anat. Anz. Ergh. **78**, 108 (1934). — Über hypernephroide Gewebsbildungen in den Keimdrüsen der *Säugetiere*. Z. mikrosk.-anat. Forsch. **43**, 235 (1938). — Die Paraganglien. In Handbuch der mikroskopischen Anatomie des *Menschen*, Bd. VI/4. 1943. — **Watzka, Max,** u. **J. H. Scharf:** Die Paraganglien am Ganglion nodosum vagi und dessen Umgebung beim erwachsenen *Menschen*. Z. Zellforsch. **36**, 141—150 (1951). — **Wawersik, F.:** Experimentelle Beiträge zur Hypophysenvorderlappen- und Nebennierenbeziehung. Vortr. Med. Ges. Düsseldorf 23. Juli 1952. Ref. Klin. Wschr. **1953**, 48. — **Weatherford, H. L.:** The Golgi apparatus and vital staining of the *amphibian* and *reptilian* liver. Z. Zellforsch. **15**, 343—373 (1932). — **Weaver, H. M.:** Changes in the birefringent material of the adrenal cortex following administration of adrenotrophic hormone. Amr. Assoc. Anat. Chicago. Anat. Rec. **79**, Suppl., 62 (1941). — **Weaver, H. M.,** and **W. O. Nelson:** Changes in the birefringent material in the adrenal cortex of the *rat* following administration of adrenotrophic hormone. Anat. Rec. **85**, 51—67 (1943). — **Weber, A.:** La structure de certaines terminaisons nerveuses montre des variations cycliques. Experientia (Basel) **4**, 394—395 (1948). —

Weber, A. F., S. H. McNutt and **B. B. Morgan:** Structure and arrangement of zona glomerulosa cells in the *bovine* adrenal. J. of Morph. **87**, 393—416 (1950). — **Weber, E. H.:** Beobachtungen über die Structur einiger einfachen und conglomerirten Drüsen und ihre Entwicklung. Meckels Dtsch. Arch. Anat. u. Physiol. 1827, 274. — **Weber, Eugene J.,** and **Maud L. Menten:** Histologic studies on a virilizing tumor of the adrenal cortex. Amer. J. Path. **24**, 293—303 (1948). — **Weber, F. P.:** Brit. J. Dermat. **38**, 1 (1926). — **Weber, H.:** Diss. Göttingen 1939. — **Weber, M.:** Die anatomisch-histologischen Veränderungen der Nebennieren bei infantilen, geschlechtsreifen weiblichen weißen *Mäusen* und weiblichen weißen *Mäusen* nach der Geschlechtsreife nach Verabreichung von Hypophysenvorderlappenhormon. Diss. Marburg 1938. — **Weber, Max:** Die *Säugetiere*. Einführung in die Anatomie und Systematik der rezenten und fossilen *Mammalia*, 2. Aufl., 1 (Anat. Teil) unter Mitwirkung von H. M. de Burlet. — **Weber, M. J.:** Anatomischer Atlas. Düsseldorf 1830ff. — Vollständiges Handbuch der Anatomie des *menschlichen* Körpers. Bonn 1838ff. — **Webster, B., J. J. Pfiffner** and **W. W. Swingle:** Amer. J. Physiol. **99**, 710 (1932). — **Webster, J.:** Ann. Int. Med. **33**, 854 (1950). — **Webster, Richard C.,** and **William C. Young:** Thiouracil-induced hypothyroidism and reproductive performance in the female *guinea pig*. Amer. Assoc. Anat. Wisconsin. Anat. Rec. **100**, 722—723 (1948). — **Wegelin, C.:** Über einen chromaffinen Tumor der Nebenniere. Verh. dtsch. path. Ges. **15**, 255—263 (1912). — Schilddrüse. In Handbuch der speziellen pathologischen Anatomie und Histologie, Bd. 8, S. 74. 1926. — **Wehling, Harald:** Morphologische Veränderungen an motorischen Vorderhornzellen von *Frosch* und *Kröte* nach Applikation von Trypaflavin. Z. Zellforsch. **36**, 171 bis 197 (1951). — **Weidenmann, W.:** Beziehungen zwischen Nebennieren und Keimdrüsen. Das Verhalten des Testes und Corpora suprarenalia bei der *Katze* nach operativer Unterbrechung der sympathischen Leitungsbahnen des lumbalen Grenzstranges. Anat. Anz. **98**, 200—207 (1951). — **Weigert, Carl:** Hemicephalie und Aplasie der Nebennieren. Virchows Arch. **100**, 176—179 (1885a). — Über Schnittserien von Celloidinpräparaten des Zentralnervensystems zum Zwecke der Markscheidenfärbung. Z. wiss. Mikrosk. **2**, 490—495 (1885b). — Virchows Arch. **103**, 204 (1886). — Zur Markscheidenfärbung. Dtsch. med. Wschr. 1891, Nr 42. — Technik. Erg. Anat. u. Entw.gesch. **3**, 1—23 (1894). — Die Markscheidenfärbung. Erg. Anat. u. Entw.gesch. **6**, 3—25 (1897). — Die Marchische Methode. Erg. Anat. u. Entw.gesch. **7**, 3—8 (1898). — **Weihe, Wolf Herbert:** Direkte argentometrische Chlorbestimmung mit Säureviolett 4 BL als Indicator. Klin. Wschr. 1952, 85—86. — **Weil:** J. of Biol. Chem. **83** (1929). — **Weil, A.:** Die innere Sekretion, 3. Aufl. Berlin 1923. — **Weil, P. G.,** and **J. S. L. Browne:** The excretion of cortin after surgical operation. Science (Lancaster, Pa.) **90**, 445—446 (1939). — **Weiler:** Diss. Kiel 1885. — **Weiman:** Anat. Rec. **19**, 269 (1920). — **Weinberg, L. D.,** and **T. H. McGavack:** New England J. Med. **232**, 95—101 (1945). — **Weinstein, G.,** and **H. Manning:** Science (Lancaster, Pa.) **86**, 19 (1937). — **Weinstein, G. A.,** and **N. Marlov:** Bull. Hopkins Hosp. **52**, 408 (1933). — **Weinstein, Marvin J.,** and **Joseph Schiller:** Estrogenic activity of adrenal transplants to the uterus of ovariectomized *rats*. Amer. Assoc. Anat. Philadelphia. Anat. Rec. **103**, 147 (1949a). — Anat. Rec. **103**, 563 (1949b). — **Weinstein, M. J., J. Schiller** and **H. A. Charipper:** Estrogenic activity of adrenal transplants of the uterus of ovariectomized *rats*. Anat. Rec. **108**, 441—455 (1950). — **Weis, Marcia,** and **Robert Gaunt:** The effect of Germanin on the adrenal cortex. Amer. Soc. Zool. Boston. Anat. Rec. **96**, 576 (1946). — **Weiss:** Zur Kenntnis der von versprengten Nebennierenkeimen ausgehenden Geschwülste. Diss. Königsberg 1898. — **Weiss, Paul:** Evidence of perpetual proximodistal growth of nerve fibers. Biol. Bull. **87**, 160 (1944). — **Weissbecker, L.:** Verh. Dtsch. Ges. Inn. Med., 57. Kongr. Wiesbaden 1951. — Differentialdiagnostische Bedeutung der Harnsteroidbestimmung. Ref. Klin. Wschr. 1953, 143. — **Weissbecker, L.,** u. **W. Ruppel:** Dtsch. med. Wschr. 1951, 1062, 1105. — **Weissbecker, L.,** u. **Hj. Staudinger:** Trennung der C_{11}-oxy- bzw. oxo- von den C_{11}-desoxy- bzw. desoxo-Corticoiden und deren quantitative Bestimmung. Klin. Wschr. 1951, 59—60. — Arch. exper. Path. u. Pharmakol. **214**, 165 (1952). — **Weisschedel, Ewald:** Der Einfluß der Schilddrüse und Hypophyse auf das Wachstum. Langenbecks Arch. u. Dtsch. Z. Chir. **262**, 117—181 (1949). — **Weisse, Karla:** Ein Cushing-Syndrom bei einem 20 Monate alten *Mädchen*. Z. Kinderheilk. **67**, 9 (1948). — **Weissenfeld, F.:** Zur Pathologie der Nebenniere. Beitr. path. Anat. **70**, 516—519 (1922). — **Weldon, W. F. R.:** Note on the early development of *Lacerta muralis*. Quart. J. Microsc. Sci. **23** (1883). — On the head kidney of *Bdellostoma* with a suggestion as to the origin of the suprarenal bodies. Quart. J. Microsc. Sci. **24**, 171—182 (1884a). — Note on the origin of the suprarenal bodies of *vertebrates*. Proc. Roy. Soc. Lond. **37**, 422—425 (1884b). — On the head kidney of *Bdellostoma* with a suggestion as to the origin of the suprarenal bodies. Stud. Morph. Labor. Univ. Cambridge 2 (1884c). — On the suprarenal bodies of *vertebrates*. Quart. J. Microsc. Sci. **25**, 137—151 (1885). — **Weller, Carl Vernon:** Heterotopia of adrenal in liver and kidney. Amer. J. Med. Sci. **169**, 696—712 (1925). — **Wells, B. B.:** The influence of crystalline compounds separated from the adrenal cortex on gluconeogenesis. Proc. Staff Meet. Mayo Clin. **15**, 294—297 (1940). — **Wells, B. B.,** and

A. Chapman: Proc. Staff Meet. Mayo Clin. 15, 503 (1940). — **Wells, B. B.,** and **E. C. Kendall:** A qualitative difference in the effect of compounds separated from the adrenal cortex on distribution of electrolytes and on atrophy of the adrenal and thymus glands of *rats.* Proc. Staff Meet. Mayo Clin. 15, 133—139 (1940a). — Influence of corticosterone and C_{17} hydroxydehydrocorticosterone (compound E) on somatic growth. Proc. Staff Meet. Mayo Clin. 15, 324—328 (1940b). — Influence of the adrenal cortex in phloridzin diabetes. Proc. Staff Meet. Mayo Clin. 15, 565—573 (1940c). — **Wells, J. A.,** and **R. R. Greene:** The corticomemitic activity of various sterols. Endocrinology 25, 183—186 (1939). — **Wells, L. J.:** Effects of androgen upon reproduction organs of normal and castrated fetuses with note on adrenalectomy. Proc. Soc. Exper. Biol. a. Med. 63, 417 (1946a). — Anat. Rec. 94, 530 (1946b). — Progress of studies designed to determine whether the fetal hypophysis produces hormones that influence development. Anat. Rec. 97, 409 (1947). — Some experimental evidence of production of adrenotrophin by the fetal hypophysis. Proc. Soc. Exper. Biol. a. Med. 68, 487—488 (1948). — Microscopical studies of the adrenals of fetuses deprived of the hypophysis and given adrenocorticotrophin. Amer. Assoc. Anat. Philadelphia. Anat. Rec. 103, 563—564 (1949). — Subjection of fetal *rats* to surgery and repeated subcutaneous injections: method and survival. Anat. Rec. 108, 309—332 (1950a). — Hormones and sexual differentiation on *placental mammals.* Arch. d'Anat. microsc.-morph. expér. 39, 499—517 (1950b). — **Wells, L. J.,** and **R. L. Fralick:** Extension of observations on the production of androgen by the testis of fetal *rats.* Anat. Rec. 109, 356 (1951a). — Production of androgen by the testes of fetal *rats.* Amer. J. Anat. 89, 63—107 (1951b). — **Welm:** Virchows Arch. 1884. **Welsch, Chr. Ludw.** resp. **Andr. Delphinus:** Examen renum succenturiatorum. Lipsiae 1691. — **Weltmann, O.:** Über das doppeltbrechende Lipoid der Nebenniere. Beitr. path. Anat. 56, 278 bis 324 (1913). — **Wenner, V.,** u. **T. Reichstein:** Über Bestandteile der Nebennierenrinde und verwandte Stoffe. 66. Mitt. Umsetzungen des Androstanol-(3β)-ons-(17) mit Propargylalkohol und weitere Umformungen des entstehenden Acetylenderivates. Helvet. chim. Acta 27, 24 bis 42 (1944). — **Wenner, W. F.,** and **A. J. Cone:** Use of extract of the suprarenal cortex in pyogenic infections. Arch. of Otolaryng. 20, 178—187 (1934). — **Wense, Theodor v. d.:** Arch. exper. Path. u. Pharmakol. 179, 475—482 (1935). — Über den Nachweis von Adrenalin in *Würmern* und *Insekten.* Pflügers Arch. 241, 284—288 (1938). — Über die Wirkung des Acetaldehydes auf die Haut. Ein Beitrag zur Frage der Pigmentbildung. Arch. f. Dermat. 179, 136—143 (1939a). — Über die Verbreitung und Wirkungsweise von Adrenalin und Acetylcholin. Med. Welt 13, 348 (1939b). — Die Wirkung des Adrenalins auf das Wachstum von *Säugetieren.* Pflügers Arch. 251, 38—48 (1949). — **Werchowskaja, J. N.:** Die Rolle des Brom im tierischen Organismus. I. Mitt. Verteilung der Bromide im Organismus der *Ratte,* bestimmt mit Hilfe von Radiobrom. Dokl. Akad. Nauk SSSR., Biol. Abt. 1950, 114—127. — **Wereschinski:** Arch. klin. Chir. 129. — **Werle, E.,** u. **G. Leusch:** Über den Einfluß der Hyaluronidase auf die Wasserdurchlässigkeit von Bindegewebsmembranen. Klin. Wschr. 1952, 611—612. — **Wermel, E.:** Z. Zellforsch. 5, 400 (1927). — **Wermel, E. M.,** u. **Z. P. Ignatjewa:** Studien über Zellengröße und Zellenwachstum. I. Mitt. Über die Größenvariabilität der Zellkerne verschiedener Gewebearten. Z. Zellforsch. 16, 674—688 (1932a). — Studien über Zellengröße und Zellenwachstum. II. Mitt. Über die Veränderungen der Zellengrößen bei Gewebeexplantation. Z. Zellforsch. 16, 689—706 (1932b). — **Werner, Bertholdus:** De capsulis suprarenalibus. Diss. inaug. Dorpati Livornorum 1857. — **Werner, S. C.:** Failure of gonadotropic function of the *rat* hypophysis during chronic inanition. Proc. Soc. Exper. Biol. a. Med. 41, 101—105 (1939). — J. Clin. Invest. 22, 395 (1943). — **Wertheimer** et **Battez:** Arch. internat. Physiol. 1910, 363. — **Wesselow, O. L. V. S. de,** and **W. J. Griffiths:** The role of the adrenal gland of the raised metabolism in the production of organ hypertrophy in the thyroid-fed *rat.* Brit. J. Exper. Path. 19, 347 (1938). — **Wesson jr., L. G., W. P. Anslow jr.** and **B. W. Smith:** Bull. New York Acad. Med. 24, 586 (1948). — **West, Charles D., Vincent P. Hollander, Willet F. Whitmore** jr., **Henry T. Randall** and **Olof H. Pearson:** The effect of bilateral adrenalectomy upon neoplastic disease in *man.* Cancer (N. Y.) 5, 1009—1018 (1952). — **West, G. B.:** Sympathin. Nature (Lond.) 163, 721 (1949). — **Westergaard, B.:** Vitamin C in the adrenal glands and the hypophysis cerebri of the *ox.* Biochemic. J. 28, 1212—1213 (1936). — **Westman, A.,** u. **D. Jacobsohn:** Verhalten des Wachstums, der Nebennieren und der Schilddrüsen. Acta path. scand. (Københ.) 15, 435 (1938). — **Westphal, O., O. Lüderitz** u. **W. Keiderling:** Z. Naturforsch. 6b, 309 (1951). — **Westphal, U.:** Hoppe-Seylers Z. 273, 13 (1942). — Hoppe-Seylers Z. 281, 14 (1944). — **Westrienen, A. van:** Die vergleichende Teratologie der dicephalen Doppelbildungen. Rotterdam 1911. — **Wetzel, Georg:** Die blutbildenden Organe. In Handbuch der Anatomie des *Kindes,* Bd. 1, S. 140—189. 1938. — **Wetzler-Ligeti, C.,** and **B. P. Wiesner:** Restropic effects of anterior lobe extracts. Endocrinology 22, 694—702 (1938). — **Weymann, Marie F.:** The beginning and development of function in the suprarenal medulla of *pig* embryos. Anat. Rec. 24, 299—313 (1922). — **Wharton, Th.:** Adenographia. London 1656ff. (auch in Mangeti Bibl. Anat. II, 726). — **Wheeler, N. C., G. L. Scarcy** and **F. N. Andrews:** The effect of epinephrine upon semen production in the domestic *fowl.* Endocrinology 30, 369—374 (1942). — **Wheeler,**

T. D., and **S. Vincent:** The questions as to the relative importance to life of cortex and medulla of the adrenal bodies. Trans. Roy. Soc. Canada 11, 125—127 (1917). — **Whipple jr., Robert L.,** and **John K. Davidson** III.: Acute disseminated lupus erythematosus. Report of a case treated with adreno-corticotropic hormone (ACTH), with clinical and metabolic observations and autopsy findings. J. Labor. a. Clin. Med. **36,** 206—217 (1950). — **Whitaker** and **Baker:** Science (Lancaster, Pa.) **108,** 207 (1948). — **Whitaker, Wayne:** Inhibition of hair growth by the percutaneous use of 11-dehydro-17-hydroxy-corticosterone. Amer. Assoc. Anat. Wisconsin. Anat. Rec. **100,** 723 (1948). — Inhibition of hair growth in the *rat* by the percutaneous use of desoxycorticosterone and desoxycorticosterone acetate. Amer. Assoc. Anat. Philadelphia. Anat. Rec. **103** (1949). — **White, Abraham:** Bull. New York Acad. Med. **24,** 26—31 (1948). — Integration of the effects of adrenal cortical, thyroid, and growth hormones in fasting metabolism. Recent Progr. in Hormone. Res. **4,** 153—187 (1949). — Biochemistry and physiology of adrenal cortical hormones. Adv. Med. a. Surg. 1952, 3—12. — **White, Abraham,** and **T. F. Dougherty:** The influence of pituitary adrenotrophic hormone on lymphoid tissue structure in relation to serum proteins. Proc. Soc. Exper. Biol. a. Med. **56,** 26—27 (1944). — Endocrinology **36,** 16—23 (1945a). — The pituitary adrenotrophic hormone control of the rate of release of serum globulines from lymphoid tissue. Endocrinology **36,** 207—217 (1945b). — Ann. New York Acad. Sci. **46,** 859—882 (1946). — Rôle of the adrenal cortex and the thyroid in the mobilization of nitrogen from the tissues in fasting. Endocrinology **41,** 230—242 (1947). — **White, Abraham, Henry D. Hoberman** and **Clara M. Szego:** Influence of adrenalectomy and fasting on the incorporation of isotopic nitrogen into the tissues of *mice*. J. of Biol. Chem. **174,** 1049—1050 (1948). — **White, C., T. H. Ling** and **A. M. Klein:** Blood 5, 723 (1950). — **White, Chas. P.:** J. of Path. **13,** 11—13 (1908). — **White, H. L., P. Heinbecker** and **D. Rolf:** Amer. J. Physiol. **149,** 404 (1947); **156,** 67 (1949a); **157,** 47 (1949b). — **White, Marcia R.:** Effects of hormones on embryonic sex differentiation in the *golden hamster*. Anat. Rec. **99,** 397—426 (1947). — **Whitehead, Raymond:** Brit. J. Exper. Path. **12,** 305 (1931). — Brit. J. Exper. Path. **13,** 200 (1932a). — Anormalities of the *mouse* suprarenal. J. of Path. **35,** 415—418 (1932b). — The involution of the transitory cortex of the *mouse* suprarenal. J. of Anat. **67,** 387—392 (1933a). — Variations in the cortical lipoid of the *mouse* suprarenal with sex and age. J. of Anat. **67,** 393—398 (1933b). — Growth and mitosis in the *mouse* suprarenal. J. of Anat. **67,** 399—408 (1933c). — The cortical lipoid of the *mouse* suprarenal after unilateral suprarenalectomy. Brit. J. Exper. Path. **14,** 149—154 (1933d). — The Schultz cholesterol reaction in the suprarenal cortex. J. of Path. **39,** 443—447 (1934a). — The cortical lipoid of the suprarenal in *mice* with infectious ectromelia, in starvation, exposed to heat and fed on cholesterol. Brit. J. Exper. Path. **15,** 279 (1934b). — Variation in the cortical lipoid of the *guinea pig* suprarenal with sex and age. J. of Anat. **69,** 72—78 (1934c). — The sex differences in the proportion of the suprarenal cortex occupied by lipoid in *guinea-pigs* over one year old. J. of Anat. **70,** 123—125 (1935). — Variations in the cortical lipoid of the *rabbit* suprarenal with sex and age. J. of Anat. **70,** 380—385 (1936). — Adrenal topography in the *guinea pig*. J. of Path. **47,** 347—348 (1938). — The fat of the adrenal cortex in fasting *guinea-pigs* and *rabbits*. J. of Path. **54,** 169—176 (1942). — The growth of the adrenal cortex in the *guinea pig*. J. of Path. **55,** 392 (1943). — **Whitehead, R. H.:** The histogenesis of the adrenal in the *pig*. Amer. J. Anat. **2,** 349—360 (1903a). — A study of the histogenesis of the *pig's* adrenal. Proc. Assoc. Amer. Anat. Amer. J. Anat. **2** (1903b). — **Whitelaw:** The Ann. for the Study of Internal Secretions. 33. Meet. Atlantic City 1951, S. 75. — **Whitelaw** and **Woodman:** J. Clin. Endocrin. **10,** 1171 (1950). — **Wiame, J. M.:** J. Amer. Chem. Soc. 69, 3146 (1947). — **Wichels, P.,** u. **M. Biebl:** Zur Diagnose der Paragangliome der Nebennieren. Münch. med. Wschr. 1928 I, 656—657. — **Wichmann:** Beiträge zur Kenntnis des Baues und der Entwicklung der Nierenorgane der *Batrachier*. Diss. Bonn 1884. — **Wick, Arne N., Nancy Ackerman** and **Eaton M. MacKay:** Effect of 11-desoxycorticosterone acetate upon carbohydrate utilization by the depancreatized *rat*. Proc. Soc. Exper. Biol. a. Med. **71,** 445—446 (1949). — **Wickson, M. E.,** and **A. F. Morgan:** Effect of riboflavin deficiency on carbohydrate metabolism in anoxia. J. of Biol. Chem. **162,** 209 (1946). — **Wideroe:** Über die anatomische Reziprozität der Organe mit innerer Sekretion. Dtsch. med. Wschr. 1910. — **Wiedeman, M. P.,** and **C. R. Lewis:** Proc. Soc. Exper. Biol. a. Med. **71,** 467—471 (1949). — **Wiedemann, W. R. C.:** Handbuch der Anatomie. Braunschweig 1796ff. — **Wiedersheim, Robert:** Lehrbuch der vergleichenden Anatomie der *Wirbeltiere* auf Grundlage der Entwicklungsgeschichte, 2. Aufl. Jena 1886. — **Wieland:** Ber. dtsch. chem. Ges. **54** (1921). — **Wiemann, H. L.:** Anat. Rec. **19** (1920). — **Wiesel, Johannes:** Akzessorische Nebennieren im Bereich des Nebenhodens. Wien. klin. Wschr. 1898a, Nr 18. — Über die akzessorischen Nebennieren am Nebenhoden des *Menschen* und über kompensatorische Hypertrophie dieser Organe bei der *Ratte*. Sitzgsber. Akad. Wiss. Wien, Math.-naturwiss. Kl. K. K. **108,** 257 (1898b). — Zbl. Physiol. **12,** 780 (1899). — Über die Entwicklung der Nebenniere des *Schweines*, besonders der Marksubstanz. Anat. H. **16,** H. 50, 115—150 (1901). — Beiträge zur Anatomie und Entwicklung der *menschlichen* Nebenniere. Anat. Hefte, Heft 63, 19, 481 bis 522 (1902a). — Über die Entwicklung der Nebennieren des *Menschen*. Zbl. Physiol. 15, 614 (1902b). — Zur pathologischen Anatomie der Addisonschen Krankheit. Z. Heilk. 24 (1903). — Zur Pathologie des chromaffinen Systems. Virchows Arch. 176, 103—114 (1904). — Über Erkrankungen der Koronararterien im Verlaufe akuter Infektionskrankheiten. Wien. klin. Wschr. 1906a. — Über akute Erkrankungen der Coronararterien. Mitt. Ges. inn. Med. Wien 5, 133—134 (1906b). — Renale Herzhypertrophie und chromaffines System. Mitt. Ges. inn. Med. Wien 6, 45—52 (1907a). — Zur Pathologie des chromaffinen Systems. Virchows Arch. 176 (1907a). — Klin. Wschr. 1923. — Nebennieren. In Handbuch der normalen und pathologischen Physiologie, Bd. 16/1, S. 510—577. 1930. — **Wiesel, L. L., A. S. Barrit** and **W. M. Stumpe:** The synergistic action of paraaminobenzoic acid and cortisone in the treatment of rheumatoid arthritis. Amer. J. Med. Sci. 222, 243 (1951). — **Wiesner, B. P.:** Post-natal development of the genital organs in the albino *rat*, with discussion of a new theory of sexual differentiation. J. Obstetr. 41, 867—922 (1934). — **Wilbrandt, W.,** u. **L. Lengyel:** Biochem. Z. 267, 204 (1933). — **Wilbur, E. Lloyd,** and **Robert A. Burger:** Extreme Leydig cell hyperplasia associated with two other endocrine changes. A case report. J. Clin. Endocrin. 8, 390—396 (1948). — **Wilczkowski, Eugeniusz:** Zagadnienie patofizjologii zaburzén psychicznyck w okresie inwolucyjnym. Polski Tygodnik Lek. 4. 65—70 (1949). — **Wilde, J. C.:** De renibus succenturiatis in *puero* disquisitis notata. Comm. Petropl. XII, 327. — **Wilder, Joseph:** Anterior pituitary and pancreas. Amer. J. Digest. Dis. 15, 183—199 (1948). — **Wilder, Russell M.:** Recent clinical and experimental observations in adrenal insufficiency. Nev. Internat. Clinics 3, 1—18 (1938). — **Wilder, T. M., E. C. Kendall, A. M. Snell, E. J. Kepler, E. H. Rynearson** and **M. Adams:** Intake of potassium, an important consideration in Addisons disease. Arch. Int. Med. 59, 367 (1937). — **Wilhelmi, A. E.:** Annual Rev. Physiol. 10, 259—276 (1948). — **Wilkins, Lawson:** A feminizing adrenal tumor causing gynecomastia in a *boy* of five years contrasted with a virilizing tumor in a five-year old *girl*. Classification of seventy cases of adrenal tumor in *children* according to their hormonal manifestations and a review of eleven cases of feminizing adrenal tumor in adults. J. Clin. Endocrin. 8, 111—132 (1948). — **Wilkins, Lawson, W. Fleischmann** and **J. E. Howard:** Macrogenitosomia praecox associated with hyperplasia of the androgenic tissue of the adrenal and death from corticoadrenal insufficiency. Endocrinology 26, 385—395 (1940). — **Wilkins, Lawson,** and **R. A. Lewis:** The renal excretion of steroid hormones in pseudohermaphroditism and male sexual precocity associated with symptoms of Addisons disease. Trans. 17. Conf. metabol. Asp. Convalescence 1948. — **Wilkins, Lawson, R. A. Lewis, Robert Klein** and **Eugenia Rosenberg:** The suppression of androgen secretion by cortisone in a case of congenital adrenal hyperplasia. Bull. Hopkins Hosp. 86, 249—252 (1950). — **Wilkins, Lawson,** and **C. P. Richter:** The great craving for salt by a *child* with corticoadrenal insufficiency. J. Amer. Med. Assoc. 114, 866—868 (1940). — **Willard, D. M.:** The innervation of the adrenal glands of *mammals*. Quart. J. Microsc. Sci. 78, 475 (1936). — **Willi, H.:** Ann. paediatr. (Basel) 162, 87 (1944). — **Williams, Carroll M.:** The function of the prothoracic glands in terminating pupal diapause in the *giant silkworm, Platysamia cecropia*. Amer. Soc. Zool. Chicago. Anat. Rec. 99, 672 (1947). — **Williams, H. L.,** and **E. M. Watson:** Endocrinology 29, 258 (1941). — **Williams, Roy G.:** Microscopic studies of living grafts from the adrenal cortex of *rabbits*. Amer. Assoc. Anat. Anat. Rec. 91, 307 (1945a). — The characteristics and behavoir of living cells in autogenous grafts of adrenal cortex in *rabbits*. Amer. J. Anat. 77, 53—79 (1945b). — Studies of adrenal cortex: regeneration of the transplanted gland and the vital quality of autogenous grafts. Amer. J. Anat. 81, 199—224 (1947). — **Williams, R. H., G. W. Bissell, B. J. Jandorf** and **J. B. Peters:** J. Clin. Endocrin. 4, 58 (1944). — **Williams, R. H., A. R. Weinglass, G. W. Bissell** and **J. B. Peters:** Anatomical effects of thiouracil. Endocrinology 34, 317—328 (1944). — **Williams, R. H., Wittenberger, G. W. Bissell** and **A. R. Weinglass:** J. Clin. Endocrin. 5, 163 (1945). — **Williams, W. Lane:** Intravital staining of damaged liver cells. II. The use of dyes in the study of necrosis and repair following acute chronical injury. Anat. Rec. 107, 1—19 (1950). — **Williams, W. Lane, W. U. Gardner** and **J. DeVita:** Local inhibition of hair growth in *dogs* by percutaneous application of estrone. Endocrinology 38, 368—375 (1946). — **Williams, W. Lane,** and **Harold C. Hodge** (and **J. H. Wills**): Intra vitam staining and toxicity of chlorazol fast pink in *mice* and *rats*. Anat. Rec. 87, 181—209 (1943). — **Willig, Helmut:** Untersuchungen über die Funktion der Ovarien bei hypophysektomierten *Ratten*. Klin. Wschr. 1952, 203—205. — **Willis, R. A.:** Pathology of tumors. St. Louis 1948. — **Willstätter, R.,** u. **M. Rohdewald:** Z. physiol. Chem. 225, 103 (1934). — **Wilson and Billingsley:** The innervation of the carotid body. Anat. Rec. 25 (1923). — **Wilson, A.:** J. of Physiol. 99, 241—245 (1941). — **Wilson, E.:** The dissector's manual of practical and surgical anatomy, 2. edit. London 1853. — **Wilson, J. Walter,** and **Elizabeth H. Leduc:** Multinucleate cells and multipolar figures in the liver of the *mouse*. Amer. Soc. Zool. Chicago. Anat. Rec. 99, 585—586 (1947). — The effect of thyroxin on mitotic activity in the liver of the *mouse*. Amer. Assoc. Anat. Wisconsin. Anat. Rec. 100,

724 (1948). — **Wilson, W.:** A trichrome method for staining fat with oil red 0 in frozen sections. Bull. Internat. Assoc. Med. Mus. **31**, 216—220 (1950). — **Wimmer, K.:** Die Stellung des Retikuloendothels im Vitaminstoffwechsel nach lumineszenzmikroskopischen Beobachtungen am lebenden Tier. Verh. Anat. Ges. Budapest. Anat. Anz. Ergh. **88**, 42—68 (1939). — **Wimsatt, William A.:** Cytochemical observations on the fetal membranes and placenta of the *bat, Myotis lucifugus lucifugus.* Amer. Assoc. Anat. Wisconsin. Anat. Rec. **100**, 724—725 (1948). — **Windaus, A.:** Ber. dtsch. chem. Ges. **42**, 238 (1909). — **Windle, W. F.:** Physiology of the fetus. Philadelphia u. London: W. B. Saunders Company 1940. — **Windle, W. F., H. H. Wilcox, Ruth Rhines** and **C. Clemente:** Changes in endocrine organes induced by bacterial pyrogens. Federat. Proc. **9**, 137 (1950). — **Winiwarter, H. de:** Archives de Biol. **25** (1911). — L'appareil phéochrome de l'ovaire *humain.* Bull. Histol. appl. **1**, 145—163 (1924). — Les cellules phéochromes des annexes du testicule humain. C. r. Assoc. Anat. Turin **1925**, 401—405. — Signification du ganglion carotidien. C. r. Soc. Biol. Paris **94**, 407—408 (1926). — **Winkel:** Rev. Gynécol., Suppl. **1900**, 822. — **Winkel, M.:** Virilismus suprarenalis bei einem Adenom der Nebennierenrinde. Dtsch. Arch. klin. Med. **159**, 1—12 (1928). — **Winkler, H.,** u. **A. Binder:** Über die Hormonproduktion fetaler Nebennieren. Klin. Wschr. **1939a**, 937. — Über oestrogen wirksame Substanzen in der Nebennierenrinde von *menschlichen* Feten beiderlei Geschlechts. Arch. Gynäk. **169**, 552 (1939b). — **Winnett, E. B., J. W. Caldwell** and **J. E. Kahler:** J. Iowa State Med. Soc. **30**, 45—48 (1940). — **Winslow, J.:** Exposition anatomique de la structure du corps *humain.* 4 Bde. Paris 1732. (Deutsche Übers.: Abhandlung von dem Bau und der Zergliederung des *menschlichen* Leibes, ehemals von Jac. Benig. Winslow in frz. Sprache hrsg., nunmehr aber z. zw. Mal daraus verdtsch. u. verbess. usw. Basel 1754.) — Mém. Acad. Sci. Paris **1740**, 822. — **Winter, Charles A.,** and **Frederick E. Emery:** Compensatory adrenal hypertrophy in the *rat* as influenced by sex, castration, time and thyroidectomy. Anat. Rec. **66**, 401—409 (1936). — **Winter, Charles A., E. G. Gross** and **W. R. Ingram:** Serum sodium, potassium and chloride after suprarenalectomy in *cats* with diabetes insipidus. J. of Exper. Med. **67**, 251—258 (1938). — **Winter, Charles A.,** and **F. A. Hartman:** Water shift in the muscle of adrenalectomized *rats.* Proc. Soc. Exper. Biol. a. Med. **31**, 201—203 (1933). — Water balance in adrenal insufficiency and inanition. Proc. Soc. Exper. Biol. a. Med. **32**, 542—544 (1934). — **Winter, Charles A.,** and **W. R. Ingram:** Amer. J. Physiol. **133**, 495 (1941). — Observations on the polyuria produced by desoxycorticosterone acetate. Amer. J. Physiol. **139**, 710—718 (1943). — **Winter, Charles A., W. R. Ingram** and **R. E. Eaton:** Amer. J. Physiol. **134**, 700 (1945). — **Winter, Charles A., W. R. Ingram** and **E. G. Gross:** Amer. J. Physiol. **127**, 64 (1939). — **Winter, Charles A.,** and **G. C. Knowlton:** The effect of adrenalectomy and of fasting on the functional capacity of the rat's gastrocnemius. Amer. J. Physiol. **131**, 465—469 (1940). — **Winter, Charles A., D. G. Settler** and **W. R. Ingram:** Amer. J. Physiol. **131**, 713 (1940). — **Winter, E. W.:** Z. Geburtsh. **109**, 273 (1934). — **Winter, H.:** Zbl. Path. **63**, 305 (1935). — **Winter, H.,** and **Hans Selye:** Federat. Proc. **1**, 94 (1942). — **Wintersteiner, O.:** The adrenogenital syndrome. J. Amer. Med. Assoc. **116**, 2679—2683 (1941). — **Wintersteiner, O.,** and **J. J. Pfiffner:** Chemical studies on the adrenal cortex. II. Isolation of several physiologically inactive crystalline compounds from active extracts. J. of Biol. Chem. **111**, 599—612 (1935a). — J. of Biol. Chem. **109** (1935b). — Chemical studies on the adrenal cortex. III. Isolation of two new physiologically inactive compounds. J. of Biol. Chem. **116**, 291—305 (1936). — **Winton, F. R.:** J. of Physiol. **73**, 151 (1931). — **Wintrobe, M. M.:** Arch. Int. Med. **88**, 310 (1951). — **Wirz, H.:** Die Ausscheidung von Wasser und Cl bei normalen und adrenalektomierten *Katzen* nach Belastung. Helvet. physiol. Acta **1**, C 35 bis C 37 (1943). — Untersuchungen über die Nierenfunktion bei adrenalektomierten *Katzen.* Helvet. physiol. Acta **3**, 589—612 (1945). — **Wislocki, G. B.:** Note on a modification of the chromaffin reaction, with observations on the occurrence of abdominal chromaffin bodies in *mammals.* Bull. Hopkins Hosp. **33**, 359—361 (1922). — Anat. Rec. **67**, 273—293 (1937a). — Amer. J. Anat. **61**, 95—117 (1937b). — Anat. Rec. **69**, 361—387 (1937c). — Cytochemical reactions of *human* spermatozoa and seminal plasma. Anat. Rec. **108**, 645—661 (1950). — **Wislocki, G. B., H. Bunting** and **E. W. Dempsey:** Metachromasia in *mammalian* tissues and its relationship to mucopolysaccharides. Amer. J. Anat. **81**, 1—37 (1947). — **Wislocki, G. B.,** and **S. J. Crowe:** Experimental observations on the adrenals and the chromaffin system. Bull. Hopkins Hosp. **35**, 187—192 (1924). — **Wislocki, G. B.,** and **Edward W. Dempsey:** Amer. J. Anat. **78**, 1 (1946). — The chemical cytology of the choroid plexus and blood brain barrier of the *Rhesus monkey (Macaca mulatta).* J. Comp. Neur. **88**, 319—345 (1948). — **Wislocki, G. B.,** and **L. S. King:** The permeability of the hypophysis and hypothalamus to vital dyes, with a study of the hypophyseal vascular supply. Amer. J. Anat. **58**, 421—472 (1936). — **Wistar, C.:** A system of anatomy. Philadelphia 1811—1822. — **Witschi, E.,** and **C. Y.Chang:** Cortisone-induced transformation of ovaries into testes in larval *frogs.* Proc. Soc. Exper. Biol. a. Med. **75**, 715—718 (1950). — **Witzgall, J.:** Experimentelle und klinische Untersuchungen über die Behandlung von Gelenkkrankheiten

mit Steroidhormonen. 56. Kongr. Dtsch. Ges. Inn. Med. Klin. Wschr. 1950a, 662. — Die Behandlung der Gelenkerkrankungen mit NNR-Hormonen. Ther. Gegenw. 1950b. — Die Behandlung chronischer Gelenkerkrankungen mit kombinierten Injektionen von DOCA-Ascorbinsäure. Ther. Gegenw. 258—261 (1950c). — **Wizinger:** Organische Farbstoffe. 1933. — **Wlassak:** Arch. Entw.mechan. **6** (1898). — **Woerner, Charles A.:** The effect of continous intravenous injection of fat emulsion in the *guinea pig*. Amer. Assoc. Anat. Wisconsin. Anat. Rec. **100**, 726 (1948). — **Woglom, W. H.:** Suprarenal and tumor growth. Amer. J. Canc. **15**, 704 (1931). — **Woitkewitsch, A. A.:** Besitzt die Rinden- und Markschicht der Nebenniere von *Säugetieren* metamorphogene Eigenschaften. Zool. Jb. **58**, 11 (1937). — **Wolbach, S. Burt,** and **Charlotte L. Maddock:** Cortisone and matrix formation in experimental scorbutus and repair therefrom. With contributions to the pathology of experimental scorbutus. Arch. of Path. **53**, 54—69 (1952). — **Wolf, Abner, Elvin A. Kabat** and **William Newman:** Histochemical studies on tissue enzymes. III. A study of the distribution of acid phosphatases with special reference to the nervous system. Amer. J. Path. **19**, 423—439 (1943). — **Wolf, N.:** Der Ausfall der Plasmalreaktion in der Nebennierenrinde des normalen *Meerschweinchens*. Z. mikrosk.-anat. Forsch. **50**, 502 (1941). — **Wolf, O.:** Mitotic activity of stimulated *rat* adrenals and spleen measured by colchicine technique. Amer. Soc. Zool. Anat. Rec. **73**, 86 (1937). — **Wolfe, J. K., L. F. Fieser** and **H. B. Friedgood:** Nature of the androgens in female adrenal tumor urine. J. Amer. Chem. Soc. **63**, 582 bis 593 (1941). — **Wolfe, J. M.:** Cytochemical studies on the anterior hypophyses of female *rats* receiving estrogen. Amer. Assoc. Anat. Wisconsin. Anat. Rec. **100**, 726—727 (1948). — Cytochemical studies of the anterior hypophyses of *rats* receiving estrogen. Amer. J. Anat. **85**, 309—345 (1949). — **Wolfe, J. M.,** and **Cleveland:** Anat. Rec. **52**, 44 (1932). — Anat. Rec. **55**, 233 (1933). — **Wolfe, J. M.,** and **A. W. Wright:** The fibrous connective tissue of the arteficially induced maternal placenta in the *rat* with particular reference to the relationship between reticulum and collagen. Amer. J. Path. **18**, 431—461 (1947). — **Wolfe, J. M., E. Brucack, W. Lanssing** and **A. W. Wright:** The effects of advancing age on the connectives tissue of the uterus, cervix and vagina of the *rat*. Amer. J. Anat. **70**, 135—165 (1942). — **Wolfen, Joh. Chr.:** Epistola problematis anatomica de glandulis ad Fr. Ruyschium, Amstel. 1698 et cum Ruyschii respon. in ej. opp. omnia. — **Wolff, Eugene:** The origin of the malignant melanomata. Brit. J. Ophthalm. **32**, 72—82 (1894). — **Wolff, E.,** et **R. Stoll:** Le role de l'hypophyse dans le développement embryonnaire du *poulet*, d'après l'étude des cyclocephales expérimentaux. C. r. Soc. Biol. Paris **126**, 1215—1217 (1937). — **Wolff, E. K.,** u. **K. Frankenthal:** Zur quantitativen Analyse der Lipoide. Verh. dtsch. path. Ges. (Freiburg) **1926**, 199 bis 205. — **Wolff, H. K.:** Nebennierenlipoide und Schilddrüse. Verh. dtsch. path. Ges. (Danzig) **1927**, 201—210. — **Wolfson, Albert:** Fat deposition as a response to photoperiodism in migratory *birds*. Amer. Soc. Zool. Chicago. Anat. Rec. **99**, 600—601 (1947a). — Summation of day lenghts versus increasing day lenghts as the external stimulus for gonadal recrudescence and fat deposition in migratory *birds*. Amer. Soc. Zool. Chicago. Anat. Rec. **99**, 645—646 (1947b). — **Wolfson, W. Q., H. S. Guterman, R. Levine, C. Cohn, H. D. Hunt** and **E. F. Rosenberg:** An endocrine finding apparently characteristic of gout. Very low urinary 17-ketosteroid excretion with clinically normal androgenic function. J. Clin. Endocrin. **9**, 497—513 (1949). — **Wolfson, W. Q., R. Levine, C. Cohn, E. F. Rosenberg, H. D. Hunt** and **H. S. Guterman:** 7. Internat. Congr. Rheum. Dis. **1949**, S. 112. — **Wolman, M.:** Staining of lipoids by the periodic-acid-Schiff reaction. Proc. Soc. Exper. Biol. a. Med. **75**, 583—585 (1950). — **Wolman, M.,** and **J. Greco:** The effect of formaldehyde on tissue lipids and on histochemical reactions for carbonyl groups. Stain Technol. **27**, 317—324 (1952). — **Wolstenholme, J. T.,** and **W. U. Gardner:** Sinusoidal dilatation occurring in livers of *mice* with a transplanted testicular tumor. Proc. Soc. Exper. Biol. a. Med. **74**, 659—666 (1950). — **Womack, E. B.,** and **F. C. Koch:** Proc. 2. Internat. Congr. Sex Res. London **1930**, S. 329. — **Wood, J. K.:** Chemistry of dyeing. London 1926. — **Wood, Mary E.,** and **C. H. Gray:** The urinary excretion of neutral 17-ketosteroids in childhood. J. of Endocrin. **6**, 111—119 (1949). — **Woodbury, D. M., C. P. Cheng** and **George Sayers:** Federat. Proc. **8**, 172 (1949). — **Woodbury, D. M., C. P. Cheng, G. Sayers** and **L. S. Goodman:** Antagonism of adrenocorticotrophic hormone and adrenal cortical extract to desoxycorticosterone; electrolytes and electroshock threshold. Amer. J. Physiol. **160**, 217—227 (1950). — **Woodbury, D. M., C. A. Rosenberg** and **George Sayers:** Federat. Proc. **9**, 139 (1950). — **Woodward, A. E.,** and **J. M. Condrin:** Physiological studies on hibernation in the *chipmunk*. Physiol. Zool. **18**, 162—167 (1945). — **Wooley, P. G.:** Heteroplastic bone and bone marrow formation associated with tuberculosis in the adrenal. J. Labor. a. Clin. Med. **1** (1916). — **Woollard:** Proc. Zool. Soc. **1925**, 1071. — **Woolley, George W.:** Control of nodular hyperplasia and adrenal cortical carcinoma by steroid compounds. Conference on metabolic aspects of convalescence. Trans. 13. Meet. 1946, S. 111—114. — The adrenal cortex and its tumors. Ann. New York Acad. Sci. **50**, 616—626 (1949). — **Woolley, George W., E. Fekete** and **C. C. Little:** Mammary tumor development in *mice* ovariectomized at birth. Proc. Nat. Acad. Sci. U.S.A. **25**, 277 bis 279 (1939). — Effect of castration in the dilute brown strain of *mice*. Endocrinology **28**, 341—343 (1941). — Gonadectomy and adrenal tumors. Science (Lancaster, Pa.) **97**, 291 (1943). — **Woolley, George W.**, and **C. C. Little**: The incidence of adrenal cortical carcinoma in gonadectomized female *mice* of the extreme dilution strain. I. Observations on the adrenal cortex. Cancer Res. **5**, 193—202 (1945a). — The incidence of adrenal cortical carcinoma in gonadectomized female *mice* of the extreme dilution strain. II. Observations on the accessory sex organs. Cancer Res. **5**, 203—210 (1945b). — The incidence of adrenal cortical carcinoma in gonadectomized female *mice* of the extreme dilution strain. Cancer Res. **5**, 211 bis 219 (1945c). — The incidence of adrenal cortical carcinoma in gonadectomized female *mice* of the extreme dilution strain. III. Observations on the adrenal glands and accessory sex organs of *mice* 13 to 24 months of age. Cancer Res. **5**, 321—327 (1945d). — Prevention of adrenal cortical carcinoma by diethylstilbestrol. Proc. Nat. Acad. Sci. U.S.A. **32**, 239—240 (1946a). — Prevention of adrenal cortical carcinoma by diethylstilboestrol. Cancer Res. **6**, 491 (1946b). — Transplantation of an adrenal cortical carcinoma. Cancer Res. **6**, 712—717 (1946c). — **Woolsey, Clinton N.**: The somatic functions of the central nervous system. Annual Rev. Physiol. **9**, 525—552 (1947). — **Wooster, H.**: J. Clin. Endocrin. **3**, 485 (1943). — **Wotton, R. M.**, and **R. L. Zwemer**: A note on „glychrogel" mounting solution. Stain Technol. **10**, 21—22 (1935). — A study of the cytogenesis of corticoadrenal cells in the *cat*. Anat. Rec. **86**, 409—416 (1943). — **Wrete, Martin**: Ein Fall von Encephalo-Myeloschisis totalis bei einem *menschlichen* Embryo in der 7. Woche der Schwangerschaft. Z. mikrosk.-anat. Forsch. **1**, 563—606 (1924). — Beiträge zur Kenntnis von der Entwicklung des chromaffinen Gewebes der Bauchregion beim *Menschen*. Z. mikrosk.-anat. Forsch. **9**, 79—98 (1927). — The influence of unilateral nephrectomy on the weight of the endocrine organs in *mice*. Acta anat. (Basel) **2**, 81—97 (1946/47). — **Wright, D. O.**, and **L. B. Reppert**: Arch. Int. Med. **77**, 143—150 (1946). — **Wright, Paul A.**: Antagonism of adrenalin and intermedin on the melanophores of *frog* skin in vitro. Amer. Soc. Zool. Chicago. Anat. Rec. **99**, 595 (1947). — **Wright, R. D.**: An adrenal rest in the kidney containing ganglionic nerve cells. J. of Path. **47**, 640 (1938). — **Wülfing, M.**: Die Veränderungen der Nebennierenrinde bei Infektionskrankheiten. Virchows Arch. **253**, 239 (1924). — **Wunderman, D. C.**, and **M. D. Levy**: Med. Rec., Houston **42**, 578 (1948). — **Wurmbach, Hermann**, u. **Heinrich Haardick**: Steuerung von Wachstum und Formbildung durch Wirkstoffe. III. Die Wirkung von Cortiron (Desoxy-corticosteron-acetat) im *Kaulquappen*versuch (Reihe A, Morphogenetische Untersuchungen an *Kaulquappen*). Roux' Arch. **146**, 96—114 (1952). — **Wyhe, J. W. van**: Über die Mesodermsegmente des Rumpfes und die Entwicklung des Exkretionssystems bei *Selachiern*. Arch. mikrosk. Anat. **33**, 461—500 (1889). — **Wyman, L. C.**: Amer. J. Physiol. **86**, 41 (1928a). — Studies on suprarenal insufficiency. I. The effect of suprarenal insufficiency on reproduction and the oestrus cycle in the albino *rat*. Amer. J. Physiol. **86**, 528—537 (1928b). — Studies on suprarenal insufficiency. II. The relative importance of cortex and medulla in the susceptibility to histamine of suprarenalectomized *rats*. Amer. J. Physiol. **87**, 29—41 (1928c). — Studies on suprarenal insufficiency. VI. Anaphylaxis in suprarenalectomized *rats*. Amer. J. Physiol. **89** (1929). — **Wyman, L. C.**, and **B. R. Lutz**: The effect of adrenalin on the blood pressure of the *elasmobranch, Squalus acanthias*. Biol. Bull. **62**, 17—22 (1932). — **Wyman, L. C.**, and **C. tum Suden**: Note on temperature regulation in suprarenalectomized *rats*. Amer. J. Physiol. **89**, 362—365 (1929). — Studies on suprarenal insufficiency. VIII. The blood volume of the *rat* in suprarenal insufficiency, anaphylactic shock and histamine shock. Amer. J. Physiol. **94**, 579—585 (1930). — Studies on suprarenal insufficiency. IX. Vascular responses to histamine in normal and suprarenalectomized *rats*. Amer. J. Physiol. **99**, 285—297 (1932a). — Studies on suprarenal insufficiency. X. Depressor responses to small doses of adrenalin in the *rat*, induced by loss of the adrenal medulla. Amer. J. Physiol. **101**, 282—291 (1932b). — Studies on suprarenal insufficiency. XI. The growth of transplanted cortical tissue in the *rat*. Amer. J. Physiol. **101**, 662—667 (1932c). — The effect of histamine on the blood sugar in suprarenalectomized *rats*. Amer. J. Physiol. **108**, 424—427 (1934). — Differential depression of vasomotor mechanisms by adrenin. Amer. J. Physiol. **113**, 271—278 (1935). — Factors determining and limiting the growth of transplanted suprarenal cortical tissue. Endocrinology **21**, 259 (1937a). — The functional efficiency of transplanted adrenal cortical tissue. Endocrinology **21**, 587 (1937b). — Homotransplantation of adrenal cortical tissue. Science (Lancaster, Pa.) **85**, 589 (1937c). — Factors determining and limiting the growth of transplanted suprarenal cortical tissue. Endocrinology **21**, 523—528 (1937d). — Modification of adrenalin intoxication by adrenalectomy. Amer. J. Physiol. **126**, 7—12 (1939). — The effect of gonadectomy upon the incidence of homoplastic adrenocortical transplants in *rats*. Endocrinology **29**, 240—242 (1941). — Redistribution of body fluids after glucose injections in *rats* with adrenocortical transplants. Endocrinology **31**, 295—299 (1942). — The effect of adrenalectomy on the epiphyseal cartilage in the *rat*. Endocrinology **36**, 340—346 (1945). — **Wyman, L. C.**, and **B. S. Walker**: Studies on suprarenal insufficiency. IV. The blood sugar in suprarenalectomized *rats*. Amer. J. Physiol. **89**, 215—222 (1929a). — Studies on suprarenal insufficiency. V. Non-protein nitrogen and urea in blood of suprarenalectomized *rats*. Amer. J. Physiol. **89**, 349 (1929b).

Yamamoto, M.: Über die Stabilisierung des Vitamins C durch Adrenalin. Z. physiol. Chem. **243**, 266—269 (1936). — **Yamasaki:** Fukuoka Acta med. **24**, 79 (1931). — **Yasuda, T.:** Fol. endocrin. jap. **5**, 83 (1929). — **Yasukawa, Y.:** Zur Frage der Nebenniereninvolution. Endokrinol. **14**, 161 (1934). — **Yeakel, Eleanor H.:** Resemblance of body, adrenal and pituitary weights among *rat* litter mates. Anat. Rec. **78**, Abstr. 110 (1940/41). — Changes with age in the adrenal gland of Wistar albino and gray Norway *rats*. Amer. Soc. Zool. Boston. Anat. Rec. **96**, 525 (1946). — Medullary hyperplasia of the adrenal gland in aged albino and Norway *rats*. Arch. of Path. **44**, 71—77 (1947). — **Yeakel, Eleanor H.,** and **E. W. Blanchard:** The effect of adrenalectomy upon blood phospholipoides and total fatty acids in the *cat*. J. of Biol. Chem. **123**, 31—38 (1938) — **Yllpö:** Z. Kinderheilk. **20**, 212 (1916). — Acta paediatr. (Stockh.) **35**,. 160 (1947). — **Yoffey, J. M.:** The formation of birefringent crystals in the suprarenal cortex J. of Anat. **81**, 335—342 (1947a). — Changes in the suprarenal gland of the *rat* following the administration of pituitary adrenotropic hormone and extract of suprarenal cortex. Proc. Anat. Soc. Great. Brit. J. Anat. **81**, 401—402 (1947b). — **Yoffey, J. M.,** and **J. S. Baxter:** Some effects of pituitary adrenotropic hormone (Path), extract of suprarenal cortex, and colchicine on the haemopoietic system. J. of Anat. **80**, 132—138 (1946). — The formation of birefringent crystals in the suprarenal cortex. J. of Anat. **81**, 335—342 (1947). — Histochemical changes in the suprarenal gland of the adult male *rat*. J. of Anat. **83**, 89—98 (1949). — **Yokoama, Hisako O., Robert E. Stolwell** and **Robert M. Mathews:** Evaluation of histochemical alkaline phosphatase technic. Anat. Rec. **109**, 139—159 (1951). — **Yonkman, F. F.:** Acid intoxication of adrenal insufficiency in *dogs*. Anat. Rec. **37**, 138—139 (1927). — Amer. J. Physiol. **86**, 471 (1928). — **Young, H. H.:** Genital abnormalities, hermaphroditism and related adrenal diseases. Baltimore 1937a. — Prostates in females: relation to adrenal cortical hyperplasia. Trans. Amer. Assoc. Genitou Urin. Surgeons **30**, 281—290 (1937b). — **Young, Ja. K.:** Synopsis of *human* anatomy. Philadelphia 1889. — **Young, J. Z.:** Partial degeneration of the nerve supply of the adrenal. A study in autonomic innervation. J. of Anat. **73**, 540—550 (1939). — **Young, William C., Wesley A. Innes** and **Richard C. Webster:** The maintenance of male-like mounting activity by thiouracil-induced hypothyroid female *guinea pigs*. Amer. Soc. Zool. Chicago. Anat. Rec. **99**, 594 (1947).

Zaffaroni, A.: The adrenal cortex and its secretory products. Symposion on steroids. In Exper. and Clin. Practice. New York 1951. — **Zaffaroni, A., R. B. Burton** and **E. H. Keutman:** J. of Biol. Chem. **177**, 109 (1949). — Adrenal cortical hormones: analysis by paper partition chromatography and occurence in the urine of normal persons. Science (Lancaster, Pa.) **111**, 6—8 (1950). — **Zahn, Gakol:** Über Intersexualität und Nebennierenrindenhyperplasie. Schweiz. med. Wschr. **1948**, 480—486. — **Zalesky, Moses:** A study on the seasonal changes in the adrenal gland of the *thirteen-lined ground squirrel (Citellus tridecemlineatus)*, with particular reference to its sexual cycle. Anat. Rec. **60**, 291—321 (1934). — Effects of prepuberal gonadectomy on the adrenal gland of the *guinea pig*. Anat. Rec. **65**, 467—483 (1936). — **Zalesky, Moses,** and **L. J. Welss:** Effects of low environmental temperature on the thyroid and adrenal glands of the *ground squirrel, Citellus tridecemlineatus.* Physiologic. Zool. **13**, 268—276 (1940). — **Zalesky, Moses, L. J. Welss, M. D. Overholser** and **E. T. Gomez:** Effects of hypophysectomy and replacement therapy on the thyroid and adrenal glands of the male *ground squirrel*. Endocrinology **28**, 521—531 (1941). — **Zander, Josef:** Die C_{21}-Steroide, ihr Verhalten im Organismus und Nachweis. Klin. Wschr. **1952**, 873—882. — **Zander, J.,** u. **K. Solth:** Die Ausscheidung der C_{21}-Steroide bei *Neugeborenen*. Klin. Wschr. **1953**, 317—321. — **Zander, R.:** Über funktionelle und genetische Beziehungen der Nebennieren zu anderen Organen speziell zum Großhirn. Kritische Studie auf Grund von Beobachtungen an *menschlichen* Mißgeburten. Beitr. path. Anat. **7**, 441—534 (1890). — **Zarrow, M. X.:** Possible sources of relaxin in the *rabbit*. Federat. Proc. **10** (1951). — **Zarrow, M. X., W. A. Hiestand, F. W. Stemler** and **J. E. Wiebers:** Comparison of effects of experimental hyperthyroidism and hypothyroidism on resistance to anoxia in *rats* and *mice*. Amer. J. Physiol. **167**, 171—175 (1951). — **Zarrow, M. X., F. L. Hisaw** and **F. Bryans:** Endocrinology **46**, 403 (1950). — **Zarrow, M. X., I. B. Koretsky** and **I. G. Zarrow:** Failure of folic acid antagonist to interfere with the action of testosterone propionate on the combs and testes of young *cockerels*. Endocrinology **48**, 125—132 (1951). — **Zarrow, M. X.,** and **W. L. Money:** Involution of the adrenal cortex of *rats* treated with thiouracil. Endocrinology **44**, 345—358 (1949). — **Zarrow, M. X.,** and **I. G. Zarrow:** Effect of adrenocorticotrophin on the adrenal gland of thiouracil treated *rats*. Anat. Rec. **105**, 519 (1949). — Ascorbic acid in the adrenal gland of the *duck*. Anat. Rec. **108**, Abstr. 189 (1950). — Mechanism of adrenal involution in the *rat* after treatment with thiouracil. Proc. Soc. Exper. Biol. a. Med. **76**, 620—623 (1951). — **Zawadowsky, B. M.:** Roux' Arch. **107** (1926). — **Zawadowsky, M. M.,** and **E. J. Vorobiev:** Bull. Biol. et Méd. exper. URSS. **7** (1929). — **Zechmeister, L.:** Carotinoide. Berlin 1934. —

Zeckwer, J. T.: Possible functional significance of the longitudinal muscle in the adrenal veins in *man*. Arch. of Path. **20**, 9—21 (1935). — The adrenals and gonads of *rats*, following thyroidectomy, considered in relation to pituitary histology. Amer. J. Physiol. **116**, 166 (1936). — The adrenals and gonads of *rats* following thyroidectomy considered in relation to pituitary histology. Amer. J. Physiol. **121**, 224—230 (1938). — **Zeiger, Karl:** Z. Zellforsch. **10**, 481 (1930). — Physikochemische Grundlagen der histologischen Methodik, Bd. 48 des wiss. Forschungsber., hrsg. von R. E. Liesegang. 1938. — Autonome und physikalisch-chemische Zytologie. Mikroskopie **5**, 205—213 (1950a). Zur Problematik des Golgi-Apparates. Neue Erg. u. Probl. Zool. (Klatt-Festschrift) **1950**b, 1140 bis 1154. — Zellstruktur und Zellstoffwechsel. Verh. Anat. Ges. (50. Verslg Marburg), April 1952, S. 9—24. — **Zellweger:** Untersuchungen über die Nebennieren. Frauenfeld 1858. — **Zetkin, M.:** Kausalität und Finalität. Anat. Anz. **97**, 192—196 (1949). — **Ziegler, E.:** Lehrbuch der allgemeinen und speziellen pathologischen Anatomie, 6. Aufl. Jena 1890. — **Zierler, K. L.,** and **J. L. Lilienthal:** Amer. J. Med. **4**, 186—192 (1948). — **Ziller Perez, H. V.:** On the chromaffin cells of the nerve ganglia of *Hirudo medicinalis* Lin. J. Comp. Neur. **76**, 367—401 (1942). — **Zilva, S. S.:** Biochemic. J. **21**, 689 (1927); **29**, 2366 (1935). — **Zilva, S. S.,** and **J. Gough:** The silver nitrate staining reaction for ascorbic acid on the adrenal, pituitary and ovary of various species of animals. Biochemic. J. **27**, 1279—1286 (1933). — **Zimmermann:** Beiträge zur Kenntnis einiger Drüsen und Epithelien. Arch. mikrosk. Anat. **52** (1898). — **Zimmermann, W.:** Z. physiol. Chem. **233**, 257—264 (1935); **245**, 47 (1936). — Klin. Wschr. **1938**, 1103. — Vitamine u. Hormone **5**, 1 (1944). — **Zinck, K. H.:** Gefäß- und Organveränderungen bei chromaffinen Tumoren der Nebenniere und die Beziehungen der Phaeochromocyten zum Nervus sympathicus. Verh. dtsch. path. Ges. **30**, 479 (1937). — **Zinserling, W.:** Die Anfangsstadien der experimentellen Cholesterinverfettung (zur Lehre vom Cholesterinstoffwechsel). Beitr. path. Anat. **70**, 292—313 (1922). — **Zinsser, A. D.,** and **H. H. Zinsser:** Fuchsinophilia in the adrenal cortex. A critical examination of the Broster-Vines technic. Arch. of Path. **51**, 393—398 (1951). — **Zinsser, H. H., Anne D. Zinsser** and **Charles M. Storey:** Effect of chorionic gonadotropin on the transitory zone of the *mouse* adrenal. Arch. of Path. **50**, 606—611 (1950). — **Zizine, L. A., M. E. Simpson** and **H. M. Evans:** Endocrinology **47**, 97 (1950). — **Zöllner, N.,** u. **U. Fuchs:** Zit. nach Prosiegel u. Mitarb. 1952. — **Zondek, B.,** u. **S. Aschheim:** Arch. Gynäk. **130**, 1 (1927). — **Zondek, B.,** u. **H. Krohn:** Klin. Wschr. **1932**, 405, 849, 1293. — **Zondek, Hermann:** Die Krankheiten der endokrinen Drüsen, 2. Aufl. Berlin 1926. — Klin. Wschr. **1932**, 849. — **Zondek, Hermann, H. Petow** u. **W. Siebert:** Klin. Wschr. **1922** II, 2772. — **Zorn, Bernhard:** Die Pathogenese des rheumatischen Syndroms im Lichte der Nebennierenrindenhormone. Jena 1950. — **Zorzoli, G.,** e **G. Veneroni:** Ricerche istochimiche sul pigmento presente nella zona reticolare della capsula surrenale dell'*uomo*. Boll. Soc. ital. Biol. sper. **26**, 140—142 (1950). — **Zuckerkandl, E.:** Über den Fixationsapparat der Nieren. Wien. med. Jb. **1883**. — Die Nebenorgane des Sympathicus im Retroperitonealraum des *Menschen*. Verh. Anat. Ges. Bonn. Anat. Anz. Ergh. **19**, 95—104 (1901). — Die Entwicklung der chromaffinen Organe und der Nebenniere. In Handbuch der Entwicklungsgeschichte des *Menschen*. Leipzig 1911/12. — **Zuckerman, S.:** Nature (Lond.) **139**, 628 (1937a). — Proc. Roy. Soc. Lond., Ser. B **123**, 441 (1937b). — J. of Physiol. **92**, 12 P, 13 P (1938). — The effect of desoxycorticosterone on the endometrium of *monkeys*. J. of Endocrin. **2**, 311—316 (1941). — **Zuckerman, S., G. Bourne** and **D. Lewis:** Cyclical changes in the adrenal glands of spayed *rats*. Nature (Lond.) **142**, 754 (1938). — **Zuckner, J.:** Adrenal cysts. Arch. of Path. **50**, 468—474 (1950). — **Zuelzer, G.:** Berl. klin. Wschr. **1901**, 1209. — **Zwanenbarg, D. van:** Addisons disease in pregnancy. St. Barthol. Hosp. J. **49**, 31—33 (1945). — **Zweibaum, Jules:** Sur la coloration des graisses dans la cellule vivante. C. r. Soc. Biol. Paris **89**, 254—255 (1923). — Sur un nouveau procédé de coloration des graisses. Bull. Histol. appl. **10**, 210—213 (1933). — **Zweibaum, Jules** et **Mangenot:** C. r. Soc. Biol. Paris **89**, 540 (1923). — **Zweifach, B. W., M. M. Black** and **E. Shorr:** Evaluation of tetrazolium as a histochemical index of adrenal cortical activity. Proc. Soc. Exper. Biol. a. Med. **76**, 446—454 (1951). — **Zweifach, B. W.,** and **Robert Chambers:** Responses of the capillary bed in the *frog* to adrenal cortical hormones. Amer. Soc. Zool. Anat. Rec. **84**, 461 (1942). — **Zweifach, B. W., S. Rosenfeld, S. Baez** and **E. Shorr:** In: Factors regulating blood pressure, S. 72 bis 87. New York 1947. — **Zweifach, B. W.,** and **E. Shorr:** Federat. Proc. **8**, 175 (1949). — **Zwemer, Raymund L.:** Is the adrenal cortex essential for life? Anat. Rec. **29**, 103—104 (1924). — An experimental study of the adrenal cortex. 1. The survival value of the adrenal cortex. 2. Prolongation of life after complete epinephrectomy. Amer. J. Physiol. **79**, 641 bis 657, 658—665 (1927a, b). — A method for studying adrenal and other lipoids by a modified gelatin embedding and mounting technique. Anat. Rec. **57**, 41—44 (1933). — The relation of adrenal cortex morphology to its functional activity. Anat. Rec. **58**, Suppl., 43—44 (1934). — A study of adrenal cortex morphology. Amer. J Path. **12**, 107—114 (1936). — The Golgi material and mitochondria of adrenal cortex gland cells during their differentiation from the capsule. Amer. Assoc. Anat. Anat. Rec. 82, 492 (1942). — **Zwemer, Raymund L., and H. Elftman:** The effect of gold chloride on plasma ascorbic acid in the *rat*. J. Labor. a. Clin. Med. 31, 333—335 (1946). — **Zwemer, Raymund L., and C. W. Jungeblut:** Effects of various cortico-adrenal extracts on diphtheria toxin in vivo and in vitro. Proc. Soc. Exper. Biol. a. Med. 32, 1583—1588 (1935). — **Zwemer, Raymund L., and B. E. Lowenstein:** Cortin-like effects of steroid glycosides on potassium. Science (Lancaster, Pa.) 91, 75—76 (1940a). — Cortin-like effect of cardiac glycosides on adrenal cortical cells. Amer. Assoc. Anat. Anat. Rec. 76, Suppl. 2, 60 (1940b). — **Zwemer, Raymund L., and Lyons:** Leucocyte changes after adrenal removal. Amer. J. Physiol. 86, 545—551 (1928). — **Zwemer Raymund L., and H. F. Newton:** Asphyxial stimulation of the denervated adrenal gland. Amer. J. Physiol. 85, 507—511 (1928). — **Zwemer, Raymund L., and R. C. Sullivan:** Blood chemistry of adrenal insufficiency in *cats*. Endocrinology 18, 97—106 (1934a). — Corticoadrenal influence on blood sugar mobilization. Endocrinology 18, 730—738 (1934b). — **Zwemer, Raymund L. and R. Truszkowski:** Corticoadrenal insufficiency and potassium metabolism. Biochemic. J. 30, 1345—1353 (1936a). — Potassium. A basal factor in the syndrome of corticoadrenal insufficiency. Science (Lancaster, Pa.) 83, 558—560 (1936b). — Proc. Soc. Exper. Biol. a. Med. 35, 424 (1936c). — The importance of corticoadrenal regulation of potassium metabolism. Endocrinology 21, 40—49 (1937). — **Zwemer, Raymund L., R. M. Wotton and M. G. Norkus:** A study of corticoadrenal cells. Anat. Rec. 72, 249—263 (1938).

Neurosekretion.

Von

Ernst Scharrer und **Berta Scharrer,** Denver, Colorado, USA.

Mit 71 Abbildungen.

Vorbemerkung.

Die Aufforderung, einen Beitrag über Neurosekretion für das „Handbuch der mikroskopischen Anatomie des Menschen" zu liefern, erging an uns durch Professor W. v. MÖLLENDORFF im Jahre 1936. Das Manuskript wurde im Frühjahr 1937 an den Verlag gesandt und die Abbildungen wurden damals gedruckt. Da sich die Herausgabe des Bandes verzögerte, erhielten wir das Manuskript zurück, um neuere Ergebnisse nachzutragen. Infolge des Krieges standen uns für diese Nachträge 15 Jahre zur Verfügung; vom ursprünglichen Manuskript ist denn auch kaum mehr etwas übriggeblieben. Auch die damals bereits reproduzierten Abbildungen gingen verloren und mußten neu angefertigt werden. Für uns, die wir unseren Weg in einem neuen Gebiet suchten, bedeutete die Aufforderung, die seinerzeit vorliegenden Ergebnisse für das Handbuch zusammenfassend darzustellen, einen unvergeßlichen Ansporn, und wir möchten an dieser Stelle v. MÖLLENDORFFs in Dankbarkeit gedenken.

Die Zusammenarbeit mit dem jetzigen Herausgeber, Herrn Professor Dr. W. BARGMANN, war besonders eng, wie aus der folgenden Darstellung ersichtlich sein wird. Aus seinem Institut ging in den letzten Jahren eine Anzahl von Arbeiten hervor, die neue Methoden, Fragestellungen und Ergebnisse auf dem Gebiete der Neurosekretion enthalten. So ist denn auch der Anteil, den Herr Professor BARGMANN am Zustandekommen dieses Beitrages in seiner jetzigen Form hatte, ein bedeutenderer, als er einem Herausgeber im allgemeinen zufällt. Dank schulden wir fernerhin der Rockefeller Foundation, dem Office of Naval Research, der John Simon Guggenheim Foundation, dem U.S. Public Health Service, der American Cancer Society und dem Anna Fuller Fund nicht nur für die finanzielle Unterstützung unserer Untersuchungen, sondern ganz besonders für die großzügige Einstellung, aus der heraus sie bewilligt wurde. Die Liste von Mitarbeitern und Kollegen, denen wir auch an dieser Stelle unseren Dank für Rat und Hilfe ausdrücken möchten, wäre zu lang, um hier wiedergegeben zu werden. Dieser Dank gilt auch allen Autoren und Herausgebern, welche die Benützung von veröffentlichten Abbildungen erlaubten; die Quellen werden bei den betreffenden Abbildungen im einzelnen vermerkt werden. Im besonderen danken wir allen Kollegen, die uns zur Zeit der Abfassung des Manuskripts noch unveröffentlichte Daten zur Verfügung stellten oder uns unzugängliche Literatur beschafften.

I. Einleitung.

Das Strukturbild der Nervenzelle ist durch seine Stabilität gekennzeichnet; Änderungen im Funktionszustand innerhalb normaler physiologischer Grenzen drücken sich nicht in morphologischen Veränderungen aus, die mit den üblichen mikroskopischen Methoden festgestellt werden können. Der Feinbau der Drüsenzelle ist im Gegensatz dazu weitgehend vom Zustand der Aktivität abhängig; die Vorgänge der Entstehung und Entleerung des drüsigen Produkts geben der sekretorischen Zelle ihr charakteristisches, in vielen Fällen außerordentlich veränderliches Gepräge. Die Vereinigung der Eigenschaften beider, in ihrer Funktion und ihrem Feinbau so weitgehend spezialisierten Zellarten in einem Typus erscheint auf den ersten Blick schwer vorstellbar. Tatsächlich spielen Nervenzellen, bei denen die für Drüsenzellen charakteristischen Struktureigentümlichkeiten beobachtet werden, eine wichtige Rolle für die Lieferung von Hormonen, die bisher anderen Zellen zugeschrieben wurden, oder deren Quelle unbekannt war. Für die Gesamtheit der damit verbundenen eigenartigen Erscheinungen, die in diesem Beitrag beschrieben werden sollen, wurde die Bezeichnung *Neurosekretion* gewählt.

A. Die Entwicklung des Begriffs der Neurosekretion.

Der erste, der sezernierende Nervenzellen als solche beschrieb, war Speidel (1919, 1922). Er unterzog die großen Zellen im Rückenmark von *Rochen* und gewissen *Knochenfischen* einer eingehenden cytologischen Untersuchung und fand bei manchen Arten einwandfreie Zeichen sekretorischer Tätigkeit. Obwohl Speidel diese Beobachtungen nicht weiter verfolgte und keine allgemeineren Schlüsse daraus zog, gebührt ihm das Verdienst, daß er diese Zellen als „glandlike" erkannte, den Sekretionsprozeß im einzelnen beschrieb, die vermutliche Funktion dieser Zellen erörterte und Versuche unternahm, den Sekretionsablauf zu beeinflussen.

Die neurosekretorische Aktivität im Hypothalamus wurde zuerst bei einem *Knochenfisch* (*Phoxinus laevis* L.) beschrieben (E. Scharrer 1928). Auf Grund von weiteren Untersuchungen an einer Reihe von Arten von *Knochenfischen* (E. Scharrer 1930, 1932a, b, 1933a, 1935, 1936b, c, 1941), *Amphibien* (E. Scharrer 1933a, d), *Reptilien* (E. Scharrer 1933a), *Säugern* (E. Scharrer 1933b, Gaupp und Scharrer 1935) und am *Menschen* (Scharrer und Gaupp 1933, E. Scharrer 1933a, 1936a, Gaupp und Scharrer 1935, Gaupp 1935, Peters 1935b u. a.) wurde der Begriff der Neurosekretion entwickelt (s. zusammenfassende Darstellungen: Scharrer und Scharrer 1937, 1940, 1945). Die in Frage stehenden Zellen wurden auch als „*Drüsen-Nervenzellen*" bezeichnet, die im Hypothalamus vorkommenden Gruppen von solchen Zellen wurden als „*Zwischenhirndrüse*" zusammengefaßt und die Bezeichnung „*neurokrine Organe*"[1] (E. Scharrer 1933c) wurde gebraucht, wenn auf sezernierende Nervenzellen im allgemeinen Bezug genommen wurde.

Neue Gesichtspunkte boten sich bei der Ausdehnung der Untersuchungen auf wirbellose Tiere (Hanström 1931, 1934a, B. Scharrer 1935, 1936, 1937, Weyer 1935). Bei den *Wirbellosen* wurde sehr bald die Frage der funktionellen Bedeutung der Neurosekretion erfolgreich angegangen (S. 1035), während bei den Wirbeltieren alle Versuche in dieser Richtung zunächst erfolglos blieben. Aus den Beobachtungen von Abel (1924), Trendelenburg (1928), Sato (1928), Hechst (1934) u. a. schlossen Gaupp und Scharrer (1935, S. 353): „Man muß also bei künftigen Untersuchungen über die Frage des Diabetes insipidus und überhaupt der vegetativen Funktionen des Zwischenhirns mit der Tatsache rechnen,

---

[1] Die Bezeichnung „neurokrine Organe" empfiehlt sich nicht, da Collin unter „Neurokrinie" die Diffusion von färbbarem Material von der Neurohypophyse in den Hypothalamus versteht. Bezüglich Neurokrinie, Neurikrinie, Hämoneurokrinie usw. s. Romeis, dieses Handbuch, Bd. 6, Teil 3, II, S. 442—443, 1940.

daß das Zwischenhirn nicht nur als ein der Hypophyse übergeordnetes nervöses Zentrum auftritt, sondern selbst zur sekretorischen Tätigkeit befähigt erscheint." Dieser Gedanke wurde von der RANSONschen Schule abgelehnt (FISHER, INGRAM und RANSON 1938, RANSON und MAGOUN 1939) und blieb in experimentellen Untersuchungen der folgenden Jahre, die sich mit den Beziehungen zwischen Hypothalamus und Hypophyse beschäftigten, unberücksichtigt.

Methodische Schwierigkeiten, die sich dem Studium der funktionellen Bedeutung der Neurosekretion in den Weg stellten, wurden in den letzten Jahren durch die Arbeiten von BARGMANN und seinen Schülern (BARGMANN 1949a, b, 1951, BARGMANN und HILD 1949, BARGMANN, HILD, ORTMANN und SCHIEBLER 1950, HILD 1950, 1951a, b, 1952, HILD und ZETLER 1951a, b, 1952a, b, ORTMANN 1950, 1951, KRATZSCH 1951, EICHNER 1952, 1953) überwunden. Sie zeigten, daß die sezernierenden Zellen des Hypothalamus die Hormone des Hypophysenhinterlappens produzieren und eröffneten so neue Wege für die Erforschung der Neurosekretion.

Dieser Beitrag kann nur eine einleitende, nicht eine abschließende Darstellung des Gebietes der Neurosekretion bieten. In verschiedenen Instituten sind Untersuchungen mannigfacher Art unterwegs, deren Ergebnisse das Bild dauernd verändern. Der allgemeine Rahmen, innerhalb dessen die Erforschung der Neurosekretion verläuft, ist aber erkennbar und die grundsätzlichen Ergebnisse bezüglich der Morphologie, des Vorkommens und der Funktion neurosekretorischer Zellen haben wiederholter Nachprüfung standgehalten (MAZZI 1949, ARAGONA 1950, BRODAL 1952, GOSLAR 1952).

B. Die Rolle des Analogiebegriffes im Studium der Neurosekretion.

In der folgenden Beschreibung der neurosekretorischen Zellen und ihrer funktionellen Bedeutung wird den wirbellosen Tieren mehr Platz eingeräumt werden, als in einem Handbuch der mikroskopischen Anatomie des Menschen zulässig erscheinen mag. Die dafür maßgebenden Gesichtspunkte sind begrifflicher Art.

Die anatomische Forschung kennt zwei grundsätzlich wichtige Begriffe, die der Homologie und Analogie (OWEN 1843, BOYDEN 1943). Der Homologiebegriff ist von historischer Bedeutung. Obwohl er sich gegenüber den Ergebnissen der experimentellen Morphologie nicht behaupten konnte (SPEMANN 1915), übt der Homologiegedanke immer noch einen starken Einfluß aus, der sich in einer übertriebenen Betonung der Kluft zwischen Wirbellosen und Wirbeltieren ausdrückt. Dem Studium der Analogien oder Homomorphien (NOWIKOFF 1935, 1938, 1939, s. auch die Kritik von BACHMANN 1947), d. h. dem Vergleich funktionell entsprechender Organsysteme wurde sehr zu Unrecht kein entsprechender Platz im begrifflichen Denken der Anatomie eingeräumt (NOWIKOFF 1929, 1930, E. SCHARRER 1946). Die Wichtigkeit des Analogiebegriffes liegt neben anderem jedoch gerade darin, daß er keine scharfe Grenze zwischen Wirbeltieren und Wirbellosen notwendig macht und deshalb die Bearbeitung prinzipieller Fragen ohne Rücksicht auf phylogenetische Gesichtspunkte erlaubt.

Das Studium der Neurosekretion ist ein Beispiel für die Vorteile, die die Anwendung des Analogieprinzips bietet. Die Einbeziehung der wirbellosen Tiere und die damit verbundene vergleichende Betrachtung nicht homologer Organstrukturen klärten manche schwierig zu verstehende Zusammenhänge auf.

II. Morphologie neurosekretorischer Zellen.

Wichtige Gesichtspunkte in der Cytologie der Drüsenfunktion betreffen die Vorgänge des ersten Auftretens der Sekretionsgranula und die Rolle der verschiedenen Zellbestandteile als möglicher Vorläufer der Granula, das Wachstum der Granula und die Art und Weise, in der die Zelle das Produkt ihrer sekretorischen Tätigkeit abgibt. Das Studium des Feinbaus nervöser Elemente bezieht sich außer auf die Bestandteile, die allen Zellen gemeinsam sind, wie den Kern, die Mitochondrien, das Golgi-Material usw., im besonderen auf die Nissl-Substanz und die Neurofibrillen. Im Falle der Cytologie der neurosekretorischen Zellen, welche die Eigenschaften von Nerven- und Drüsenzellen in sich vereinigen, ist es notwendig, alle diese Gesichtspunkte zu berücksichtigen.

A. Untersuchungsmethodik.

Die technische Darstellung des von den neurosekretorischen Zellen produzierten Materials ist nicht schwer. Die einfachste Methode besteht in der Beobachtung frischer, unfixierter Zellen. Unter den Wirbeltieren eignen sich *Kröten* der Gattung *Bufo* für das Studium unfixierter neurosekretorischer Zellen (Scharrer und Scharrer 1940). Zu diesem Zweck wird die Gegend des Nucleus praeopticus eines frisch entnommenen Krötengehirns mit einer feinen Schere herausgeschnitten und auf einem Objektträger mit einem Deckglas flach gepreßt. Mittels geeigneter Abblendung kann das Material zur Anschauung gebracht werden und es fällt in der Regel nicht schwer, die traubenförmigen Massen von stark lichtbrechenden Sekrettropfen zu finden. Die Anwendung des Phasenmikroskops erlaubt eine noch schärfere Erfassung der Gestalt, Zahl und Größe der Granula und Sekrettropfen.

Bei der *Schmeißfliege (Calliphora)* genügt es, den Kopf unter physiologischer Salzlösung zu eröffnen, um die neurosekretorischen Zellen der Pars intercerebralis des Gehirns, die sich durch ihre bläuliche Färbung von den übrigen Nervenzellen unterscheiden, der Beobachtung zugänglich zu machen (E. Thomsen 1948). Beim *Schmetterling Platysamia cecropia* wird über entsprechende Beobachtungen von Schmidt und Williams (1952) berichtet. In frischen Präparaten des Organs X von *Krabben* fallen die neurosekretorischen Zellen ebenfalls durch ihre schwach blaue Färbung auf. Dieselbe Färbung zeigt die Gegenwart von Neurosekret in den Achsenzylindern dieser Zellen an (R. Smith 1948), wo es in Form feiner Tröpfchen mit dem Phasenmikroskop beobachtet werden kann (Passano 1952). Die bläuliche Färbung der frischen Sinusdrüse der Crustaceen (Brown und Cunningham 1939) sowohl als der Corpora cardiaca der Insekten, wie z. B. von *Leucophaea,* die beide als Speicherorgane für Neurosekret dienen, ist wohl auf die Anwesenheit dieses Materials zurückzuführen.

Bezüglich der bei der Tötung der Tiere zu beachtenden Vorsichtsmaßregeln s. S. 1029. Die beste Fixierung wird durch Gefäßdurchspülung mit Zenker-Formol erzielt. Andere Fixierungsgemische, wie Bouin und Susa sind brauchbar. Ungeeignet sind solche, die Alkohol oder Aceton enthalten, in denen das frische Neurosekret löslich ist. Nach der Fixierung wird das Neurosekret von organischen Lösungsmitteln nicht mehr angegriffen und das Material kann in Celloidin oder Paraffin in der üblichen Weise eingebettet werden. Die Haltbarkeit des fixierten Neurosekrets ist z. B. aus der Tatsache ersichtlich, daß uneingebettetes Insektenmaterial *(Leucophaea)*, das 6 Jahre lang nach der Fixierung in Bouin in 80%igem Alkohol aufbewahrt worden war, keinerlei Beeinträchtigung der Färbbarkeit des Neurosekrets erkennen ließ.

Von den Färbemethoden bewährte sich die von Foot (1933) angegebene Modifikation der Massonschen Bindegewebsfärbung, die das Neurosekret leuchtend rot färbt (Abb. 10, 11, 25); aber auch Heidenhains-Azan, die van Gieson-Methode und andere Färbungen sind geeignet. Diesen Methoden haftet jedoch ein Nachteil an, der die Erforschung der Neurosekretion lange Zeit sehr behinderte. Wie Bargmann (1949a, b) und seine Mitarbeiter (Bargmann und Hild 1949, Hild 1950, 1951a, b, Bargmann, Hild, Ortmann und Schiebler 1950) durch die Anwendung der von Gomori (1941) für die Darstellung der Granula der Langerhansschen Inseln empfohlenen Chromhämatoxylin-Phloxinfärbung zeigen konnten, erfassen die früher benutzten Methoden nur einen Teil des neurosekretorischen Materials. Die Einführung der Chromhämatoxylin-Phloxinfärbung erlaubte die Feststellung neurosekretorischer Aktivität im Zentralnervensystem von Tiergruppen, bei denen eine solche Aktivität mit anderen Methoden nicht beobachtet werden konnte. Von noch größerer Bedeutung war es aber, daß Versuche, die funktionelle Bedeutung der Neurosekretion aufzuklären, die früher bei Wirbeltieren ohne eindeutige Ergebnisse verliefen, mit Hilfe der Gomorischen Methode erfolgreich durchgeführt werden konnten (S. 1025).

Die Methode kann in der von Gomori ursprünglich angegebenen Form benutzt oder in mannigfacher Weise vereinfacht werden. Folgende Färbevorschrift erwies sich sowohl für Wirbeltiere als Wirbellose geeignet:

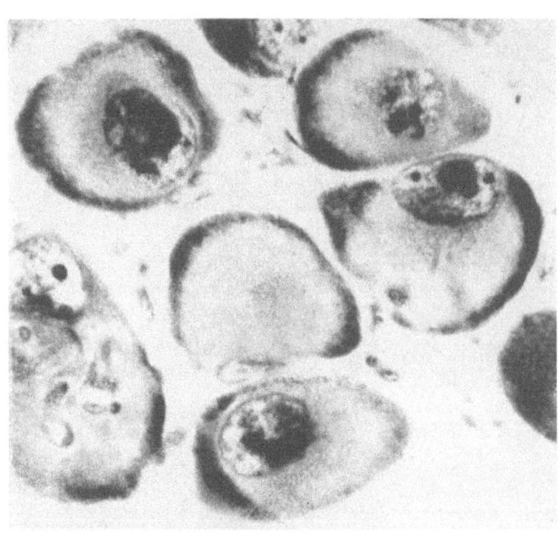

Abb. 1. Die periphere Anordnung der Nissl-Substanz ist für die sezernierenden Nervenzellen im Hypothalamus der Wirbeltiere charakteristisch. Nucleus praeopticus von Sphaeroides maculatus (Teleostier). Zenker-Formol, Paraffin, 7μ, Foots Modifikation der Massonschen Bindegewebsfärbung. Mikrophotographie, Vergr. 400fach.

Die entparaffinierten Schnitte werden durch die Alkoholreihe in Wasser überführt und verbleiben über Nacht in Bouin (mit oder ohne 3% Chromalaun) im Brutschrank bei 37°. Nach der Beizung in Bouin werden die Schnitte in fließendem Wasser 5 min lang ausgewaschen, worauf sie in einer Mischung, bestehend aus 20 cm³ einer 2,5%igen Kaliumpermanganatlösung, 20 cm³ von 5%iger Schwefelsäure und 160 cm³ Wasser, ungefähr 1 min lang behandelt werden. In dieser Lösung nehmen die Schnitte eine bräunliche Färbung an, die durch Eintauchen in eine 3%ige Lösung von Natriumbisulfit beseitigt werden muß. Die Schnitte werden nach dieser Behandlung 5 min in fließendem Wasser gewaschen und daraufhin 1 Std lang mit Hämatoxylin gefärbt, das folgendermaßen hergestellt wird:
Zu je 100 cm³ einer Mischung von gleichen Teilen einer 1%igen wäßrigen Hämatoxylinlösung und einer 3%igen Chromalaunlösung werden 2 cm³ einer 5%igen Kaliumbichromatlösung und 2 cm³ von 2,5%iger Schwefelsäure beigegeben. Die Mischung reift in 48 Std und kann von da an zum Färben benutzt werden. Die Färbekraft bleibt länger erhalten (bis zu 2 Monaten), wenn das so zubereitete Hämatoxylin im Eisschrank aufbewahrt wird; es muß jedoch jedesmal vor der Benutzung auf Zimmertemperatur erwärmt werden. Die Schnitte sind in der Regel überfärbt und müssen deshalb, nachdem sie kurz in destilliertem Wasser abgewaschen wurden, in 70%igem Alkohol, dem 1% Salzsäure zugesetzt wurde, 1—5 min lang differenziert werden. Nach der Differenzierung werden die Schnitte in fließendem Wasser gewaschen, bis sie blau sind, 5 min lang in einer 0,5%igen Phloxinlösung gefärbt, kurz gewaschen und 1 min lang mit einer 5%igen Lösung von Phosphorwolframsäure behandelt. Schließlich werden die Schnitte 5 min lang in fließendem Wasser gewaschen und durch die Alkoholreihe in Xylol überführt.

Die Gomorische Methode färbt das Neurosekret bei Wirbeltieren und Wirbellosen in sehr selektiver Weise tiefblau. Die Färbung ist jedoch nicht spezifisch in dem Sinne, daß aus dem Gelingen ein Schluß auf die Natur der gefärbten Substanz gezogen werden kann. Außer dem Neurosekret färben sich auch elastische Fasern, Granula der neutrophilen Leukocyten, β-Granula der Langerhansschen Inseln und Gliosomen im Insektengehirn. Trotzdem ist die Gomorische Färbung die Methode der Wahl für das Studium der Neurosekretion.

Da die gleichen Strukturen, die mit Chromhämatoxylin-Phloxin dargestellt werden können, sich auch mit der Aldehyd-Fuchsinmethode von Gomori (1950)

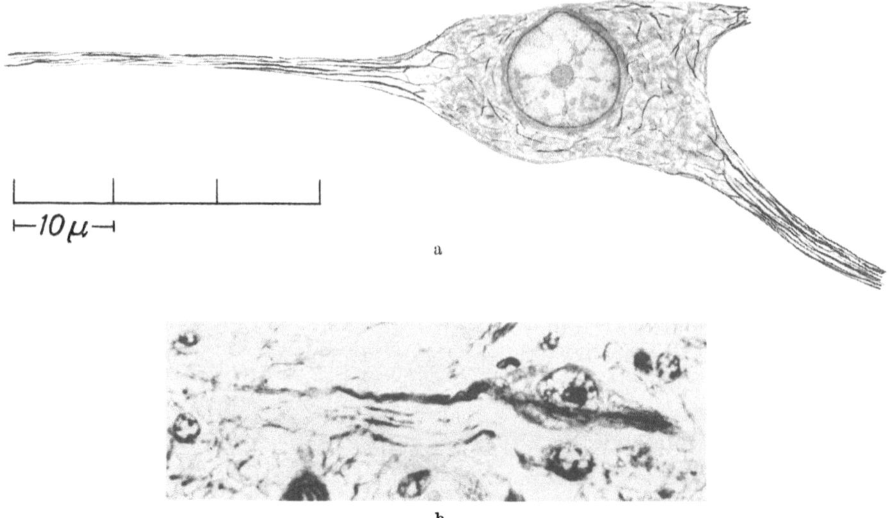

Abb. 2a u. b. a Neurofibrillen in den Fortsätzen einer Zelle des Nucleus supraopticus des Hundes. Gefäßdurchspülung mit Alkohol-Formol-Eisessig, Paraffin, 15 μ, Bodians Protargolmethode. (Gez. E. S.) b Bipolare Ganglienzelle aus dem Nucleus paraventricularis des Hundes mit weitgehend parallel verlaufenden Neurofibrillen. Schnittdicke 7 μ. Silberimprägnation nach Bodian, Gegenfärbung mit Erythrosin. Vergr. etwa 700fach[1].

färben, lag es nahe, diese Färbung auf neurosekretorische Zellen anzuwenden. Während wir, freilich ohne uns eingehend mit der Aldehyd-Fuchsinmethode befaßt zu haben, keine brauchbaren Resultate erhielten, wurde diese Methode von anderen als geeignet für die Färbung des Neurosekrets befunden (Halmi, persönliche Mitteilung)[2]. Es ist von Interesse, daß Popjak (1940) die neurosekretorische Bahn beim Hund mittels der Holzerschen Gliafärbung darstellen konnte (S. 998).

B. Der Neuronencharakter der neurosekretorischen Zellen.

Bevor der Sekretionsprozeß im folgenden geschildert wird, erscheint es notwendig, kurz auf die Frage einzugehen, ob neurosekretorische Zellen als vollwertige Neurone oder als von Neuroblasten abstammende Drüsenelemente anzusehen sind. Es wäre sogar denkbar, daß es sich um Drüsenzellen handelt, die nichts mit nervösem Gewebe zu tun haben und dem Nervensystem als fremde Bestandteile einverleibt wurden. Als Kriterien für den neuronalen Charakter

---

[1] Wir verdanken die Originalvorlage zu dieser Abbildung Herrn Prof. Dr. F. Stutinsky, Paris.

[2] Einzelheiten bezüglich der Brauchbarkeit und Anwendung dieser Methode für die Darstellung von Neurosekret finden sich in einer Mitteilung von Dawson (1953).

der hier zur Untersuchung stehenden Zellen kann das Vorhandensein von NISSL-Substanz und Neurofibrillen angeführt werden.

Die NISSL-Substanz findet sich in den neurosekretorischen Zellen bei den meisten Wirbeltieren in randständiger Lage (Abb. 1). Die Verhältnisse werden im einzelnen bei den verschiedenen Tiergruppen beschrieben werden. Beim Menschen wurde diese Anordnung der NISSL-Substanz vielfach erörtert und zum Teil als Anzeichen pathologischer Veränderungen der Zellen mißverstanden (S. 991).

Neurofibrillen sind einwandfrei nachweisbar in den Neuriten und Dendriten der Zellen des Nucleus supraopticus und Nucleus paraventricularis des Hundes,

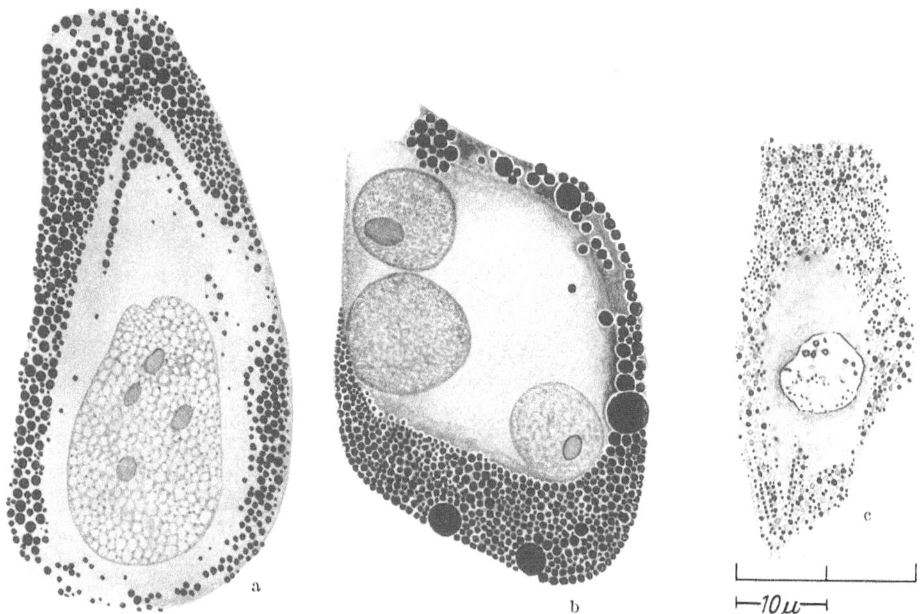

Abb. 3a—c. Beispiele von neurosekretorischen Zellen von verschiedenen Tieren. a Zelle aus dem Cerebralganglion von Aplysia limacina (Opisthobranchier, Mollusken). BOUIN, Celloidin, 20 μ, HEIDENHAINS Eisenhämatoxylin. b Mehrkernige Zelle des Nucleus praeopticus von Centropristes striatus (Teleostier). ZENKER-Formol, Paraffin, 7 μ, FOOTS Modifikation der MASSONschen Bindegewebsfärbung. c Zelle aus dem Nucleus supraopticus eines 6jährigen Mädchens. BOUIN, Paraffin, 5 μ, GOMORIS Chromhämatoxylin-Phloxin-Färbung [1].

die, wie wir wissen, außerordentlich aktiv sezernieren. Im Zelleib bilden diese Neurofibrillen ein Netzwerk, das mit Silbermethoden nicht scharf imprägniert werden kann (Abb. 2). Es gelang jedoch TROSSARELLI (1934a, b), intracelluläre Fibrillennetze in den Tuberkernen des Menschen mit Hilfe des Molybdänverfahrens Nr. 4 nach DONNAGGIO darzustellen, und MAZZI (1952a) konnte ein Neurofibrillennetz in den sezernierenden Zellen des Nucleus praeopticus des *Aals* mit CAJALS Methode Nr. 2 nachweisen. Man muß annehmen, daß sich das Fibrillennetz gröberen Veränderungen der Zellstruktur, wie sie durch den Sekretionsprozeß verursacht werden, anpassen kann.

C. Der Sekretionsprozeß.

1. Die Sekretgranula.

Der Sekretionsprozeß wird in der Mehrzahl der daraufhin untersuchten Fälle durch das Auftreten von Granula eingeleitet (Abb. 3). Die Granula nehmen an

---

[1] Wir verdanken diesen Fall der Freundlichkeit von Herrn Dr. J. DENST, Department of Pathology, University of Colorado, Denver, USA.

Größe zu, was sowohl durch individuelles Wachstum einzelner Körnchen, wie auch durch Zusammenfließen mehrerer kleinerer Granula zu größeren Tropfen geschehen könnte. Das für verschiedene Tierarten charakteristische Bild der neurosekretorischen Aktivität ist zum Teil durch die Granulagröße bestimmt. So finden sich z. B. bei dem *Knochenfisch Centropristes striatus* vorwiegend Körnchen von gleicher Größe (Abb. 10, 11), bei *Kröten* der Gattung *Bufo* dagegen alle Übergänge von kleinen Körnchen zu traubenartigen Sekretmassen (Abb. 48), bei *Säugern* meistenteils nur sehr kleine, aber zahlreiche Granula usw (Abb. 3c, 7, 40). Diese Unterschiede werden wohl vom Viscositätsgrad des sezernierten Materials bestimmt und sind wahrscheinlich nicht von wesentlicher Bedeutung.

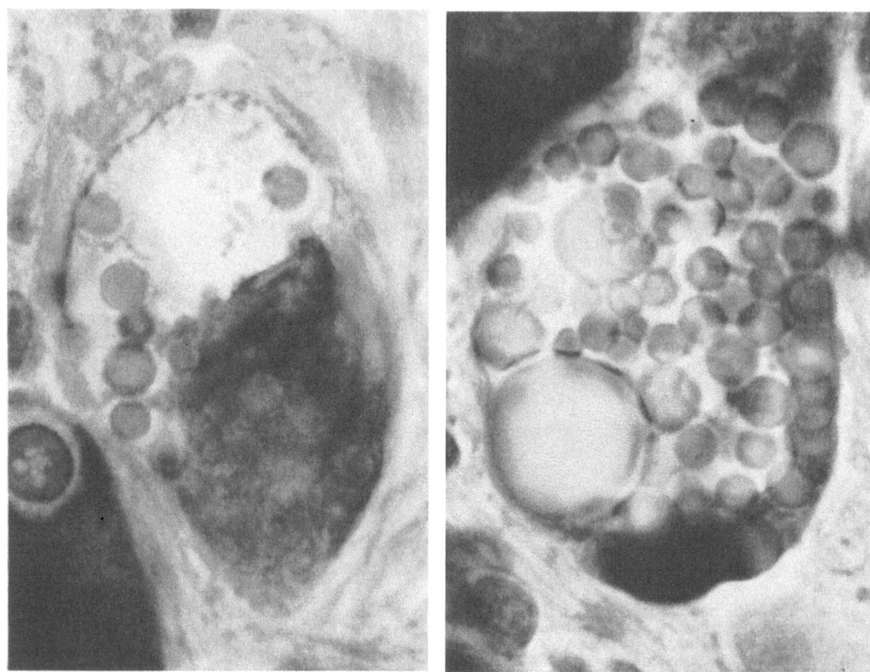

Abb. 4. Sekretgranula in Vacuolen von Zellen des Nucleus praeopticus von Fundulus heteroclitus (Teleostier). Zenker-Formol, Celloidin, 15 μ, Foots Modifikation der Massonschen Bindegewebsfärbung, Mikrophotographie, Vergr. 2000fach.

In der Regel liegen die Sekrettröpfchen im Cytoplasma verstreut, ähnlich den Zymogenkörnern der Pankreaszellen. Es gibt aber auch Fälle, in denen die Granula im Laufe des Sekretionscyclus in Vacuolen segregiert werden (Abb. 4). Beide Typen können innerhalb derselben neurosekretorischen Zellgruppe bei ein und derselben Tierart vorkommen, wie z. B. bei den *Knochenfischen Cristiceps argentatus* (E. Scharrer 1935) und *Fundulus heteroclitus* (E. Scharrer 1930, 1941). Was mit den in Vacuolen eingeschlossenen Kolloidtropfen letzten Endes geschieht, ist nicht geklärt. Nicht in allen Fällen drückt sich der drüsige Charakter der Zellen im Auftreten von Granula aus. Bei manchen *Schlangen* (Scharrer, Palay und Nilges 1945) verwandeln sich die Nissl-Schollen in eine kolloidartige Substanz, die nicht aus Körnchen zu bestehen scheint. Auch beim *Molukkenkrebs (Limulus)* enthalten die sezernierenden Nervenzellen große Mengen eines homogen erscheinenden Materials (Abb. 5), das dem Kolloid der Schilddrüse gleicht (B. Scharrer 1941c). Da sogar innerhalb derselben Tiergruppe, wie z. B. der *Schlangen*, manche Arten die eine, andere die andere Form des Sekrets aufweisen, ist es wahrscheinlich, daß dem Unterschied zwischen tropfigem und homogenem Sekret keine große Bedeutung beizumessen ist.

Daß es sich bei diesen verschiedenen Formen des Neurosekrets nicht um Fixierungsartefakte handelt, geht daraus hervor, daß sie in denselben Zellen

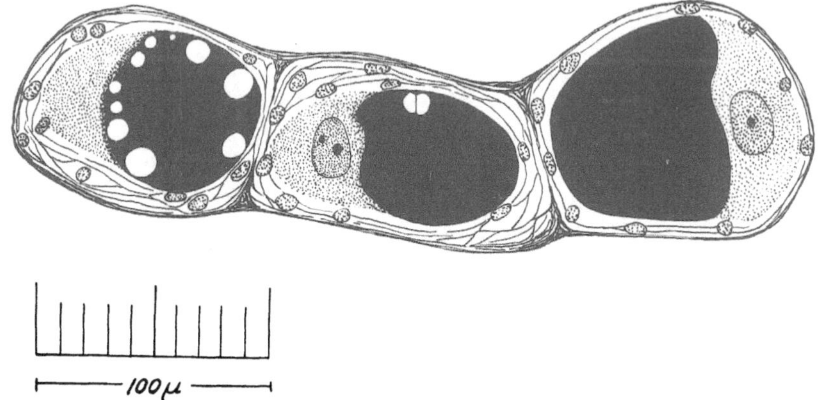

Abb. 5. Drei von Kapselzellen umgebene neurosekretorische Zellen mit teilweise vacuolisiertem Kolloid von Limulus polyphemus (Xiphosuren, Arthropoden). ZENKER-Formol, Celloidin, 20 μ, FOOTS Modifikation der MASSONschen Bindegewebsfärbung. (Aus B. SCHARRER 1941c.)

zur gleichen Zeit vorkommen können, d. h. in einem Bezirk der Zelle finden sich wohl definierte Granula, während ein anderer eine homogen erscheinende kolloidartige Substanz enthält (Abb. 6 B). Es ist möglich, daß sich die eine Form des Neurosekrets in die andere verwandelt, wie die Aneinanderreihung der

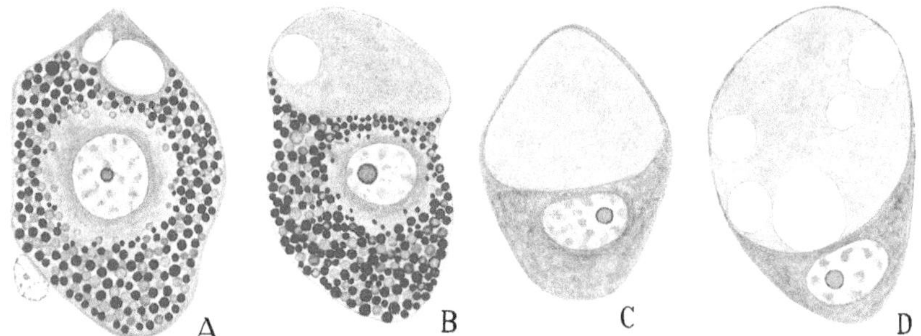

Abb. 6 A—D. Neurosekretorische Zellen vom Unterschlundganglion der Schabe Blaberus craniifer. A Zelle mit rot gefärbten Granula und zwei Vacuolen. In der den Kern unmittelbar umgebenden, granulafreien Zone befindet sich vermutlich das GOLGI-Material. B Zelle mit rot gefärbten Granula und einer großen Vacuole, die eine grün gefärbte Substanz mit einer optisch leeren Vacuole enthält. C Zelle ohne Granula, aber mit einer großen Vacuole mit grün gefärbtem Inhalt. D Zelle mit vacuolisiertem, grün gefärbtem Kolloid. ZENKER-Formol, Celloidin, 15 μ, FOOTS Modifikation der MASSONschen Bindegewebsfärbung, Vergr. 600fach. (Aus B. SCHARRER 1941a.)

Zellen A—D in Abb. 6 andeutet; aber eine solche Reihenfolge ist hypothetisch. Eine weitere Diskussion dieser Frage ist hier nicht angebracht; sie wird im nächsten, dem Sekretionscyclus gewidmeten Kapitel erörtert werden.

Bei manchen Tieren *(Hund, Ringelnatter)* sind leer erscheinende Vacuolen im Cytoplasma der sezernierenden Nervenzellen eine häufige Erscheinung (E. SCHARRER 1933a, OLIVEIRA E SILVA 1937, 1939a, BARGMANN, HILD, ORTMANN und SCHIEBLER 1950, HILD 1951b). Sie können beim Hund außerordentliche Größen erreichen, so daß die Zellen, denen sie entstammen, nur noch als Teile der Vacuolenwand erscheinen (Abb. 7). Da bei der überwiegenden Mehrzahl der Tiere keine derartigen Vacuolen vorkommen, ist es fraglich, ob sie im neurosekretorischen Geschehen eine wichtige Rolle spielen.

2. Der Sekretionscyclus.

Abb. 8 illustriert den Kontrast zwischen einer sezernierenden und einer nicht sezernierenden Nervenzelle. Es liegt nahe, nach Zwischenstufen zu suchen und

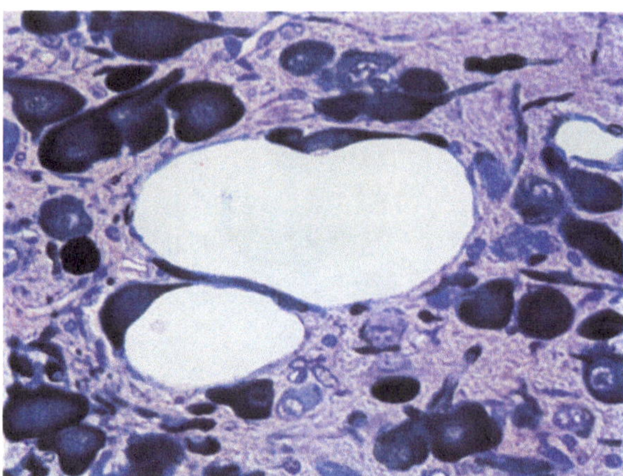

Abb. 7. Neurosekretorische Zellen des Nucleus paraventricularis des Hundes mit zahlreichen tiefblau gefärbten Körnchen im Cytoplasma und in den Zellfortsätzen. Zwei Zellen sind in blasige Gebilde verwandelt. Gefäßdurchspülung mit Zenker-Formol, Paraffin, 5 μ, Gomoris Chromhämatoxylin-Phloxin, Mikrophotographie, Vergr. 400fach.

sie im Sinne eines Sekretionscyclus aneinanderzureihen (Abb. 9). Dies ist jedoch ein Behelfsverfahren, das nur angewandt werden kann, solange noch keine

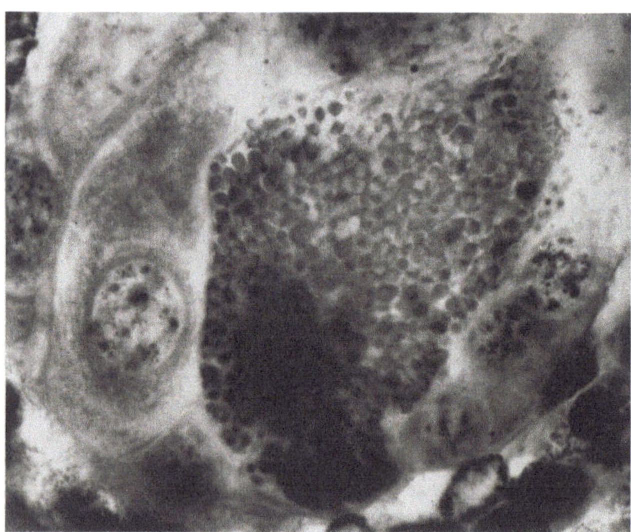

Abb. 8. Zellen aus dem Unterschlundganglion der Schabe Leucophaea maderae; links eine nicht sezernierende, rechts eine mit Granula gefüllte Zelle. Zenker-Formol, Celloidin, 12 μ, Foots Modifikation der Massonschen Bindegewebsfärbung, Vergr. 1000fach. (Aus B. Scharrer 1941a.)

Möglichkeit besteht, den Sekretionsablauf in lebenden neurosekretorischen Zellen zu beobachten. Bei manchen Tieren kann man in einer neurosekretorischen Zellgruppe jederzeit alle Stadien der Sekretbereitung beobachten; bei anderen scheinen sich alle Zellen mehr oder minder im gleichen Stadium der sekretorischen

Tätigkeit zu befinden. Im letzteren Falle ist es notwendig, eine Anzahl von Individuen zu studieren, um eine ausreichende Zahl von Stufen des Sekretionscyclus zusammenstellen zu können. Die Dauer der einzelnen Stadien läßt sich aus histologischen Präparaten nicht erschließen. Auch besteht zur Zeit kein Anhaltspunkt, um festzustellen, wie oft eine Zelle einen Cyclus durchmacht, für wie lange sie das Bild einer gewöhnlichen Nervenzelle bietet, bis ein neuer Cyclus beginnt usw.

Mit wechselnder Häufigkeit trifft man Zellformen an, die eine Erschöpfung und das Zugrundegehen einzelner sezernierender Zellen möglich erscheinen lassen. Bevor man jedoch annimmt, daß solche Zellen wirklich nicht mehr erholungsfähig sind, muß man sich vor Augen halten, daß dieser Ausgang nicht die Regel

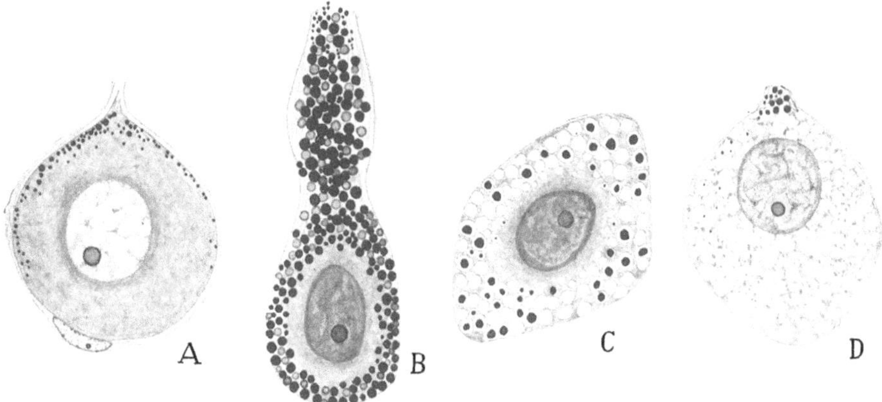

Abb. 9 A—D. Zellen aus dem Unterschlundganglion von Leucophaea maderae (Insekten). A Einlagerung feiner Granula in der Zellperipherie; die Zelle ist vermutlich im Anfangsstadium sekretorischer Aktivität. B Zelle mit zahlreichen Granula, die sich in den Achsenzylinder fortsetzen. C Stadium der Sekretabgabe; an Stelle von Sekrettröpfchen finden sich vielfach leere Vacuolen. D Beinahe völlig entleerte Zelle; nur in der Gegend des Ursprungs des Achsenzylinders finden sich noch einige Sekretkörnchen. Wahrscheinlich tritt die Zelle schließlich wieder in die Phase *A* ein und der Cyclus wiederholt sich. ZENKER-Formol, Celloidin, 12 μ, FOOTS Modifikation der MASSONschen Bindegewebsfärbung, Vergr. 400fach. (Aus B. SCHARRER, 1941a.)

sein kann. Der Zelluntergang als Ende des Sekretionscyclus muß, wenn er überhaupt vorkommt, auf verhältnismäßig wenige Zellen beschränkt bleiben, da keine Anzeichen bestehen, daß zugrunde gehende Zellen durch Teilung anderer neurosekretorischer Zellen ersetzt werden können. Das Vorkommen multinucleärer Zellen wurde in der Tat als ein Hinweis auf Zellvermehrung durch Amitose gedeutet (FLORENTIN 1934b), aber Zellformen, deren Kerne eine solche Deutung zulassen, sind auf verhältnismäßig wenige Arten von Tieren beschränkt, und auch in diesen Fällen steht ein Beweis für den amitotischen Teilungscharakter dieser Kerne aus.

Es erhebt sich die Frage, welche von den verschiedenen Zuständen der neurosekretorischen Zellen, die man als Stadien eines Sekretionscyclus zusammenstellen kann, als repräsentativ für Tätigkeit bzw. Erholung der Zellen betrachtet werden sollen. Man ist versucht, eine mit Granula gefüllte Zelle als aktiv, eine ohne Granula als ruhend anzusehen. Es könnte aber sehr wohl so sein, daß die mit Granula gefüllte Zelle die Synthese des Sekretmaterials eingestellt hat und das früher prodzuierte Material nur speichert. Andererseits könnte sich eine von mikroskopisch sichtbaren Granula freie Zelle in einer Phase hoher Aktivität befinden, indem sie Proteinsubstanzen synthetisiert, die im Mikroskop nicht als Granula erkennbar sein müssen. Offensichtlich kann in jedem Falle nur das Vorhandensein oder die Abwesenheit von Granula und Kolloidtropfen berichtet werden; spezifische Vorstellungen bezüglich der Aktivität der betreffenden Zellen können mit solchen Beobachtungen nicht verbunden werden. Wenn im folgenden trotzdem von Beziehungen zwischen Alter oder Jahreszeit und neurosekretorischer „Aktivität" u. dgl. die Rede sein wird, so soll damit nur allgemeinen Eindrücken bezüglich der Häufigkeit von Zellen mit Granula und Kolloideinschlüssen Ausdruck verliehen werden.

3. Die Sekretabgabe.

Für das Verständnis der Bedeutung der Neurosekretion ist es selbstverständlich von großer Wichtigkeit, zu wissen, wie die Produkte der drüsigen Tätigkeit

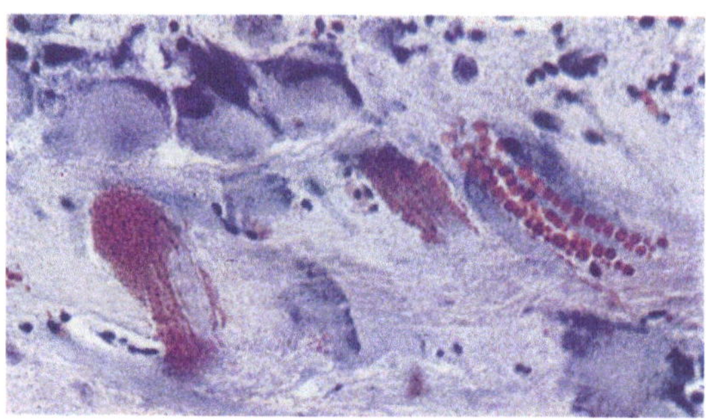

Abb. 10. Zellen des Nucleus praeopticus von Centropristes striatus (Teleostier). Die dicken zellnahen Abschnitte des Achsenzylinders enthalten abwandernde Sekretkörnchen. Zenker-Formol, Paraffin, 7 μ, Foots Modifikation der Massonschen Bindegewebsfärbung, Mikrophotographie, Vergr. 200fach.

die Zelle verlassen und wohin sie nach Verlassen der Zelle gelangen. Es bestehen mehrere Möglichkeiten, für die Beobachtungen von unterschiedlicher Beweiskraft vorliegen.

a) Direkte Abgabe in die Blutbahn.

Das von den neurosekretorischen Zellen produzierte Material könnte außer bei solchen *Wirbellosen*, denen intracerebrale Gefäße fehlen, direkt von den Zellen in die Blutbahn abgegeben werden (Oliveira e Silva 1935b). Obwohl spezifische Beobachtungen fehlen, spricht nichts gegen die Möglichkeit, daß die großen Sekrettropfen verflüssigt und in den Kreislauf ausgeschwemmt werden könnten. Die bei den *Wirbeltieren* bestehenden engen Beziehungen zwischen den Blutcapillaren und den neurosekretorischen Zellen (S. 980) würden einem solchen Modus der Sekretabfuhr Vorschub leisten. Falls eine Sekretabgabe dieser Art an das Gefäßsystem in der Tat existiert, so wäre hier wohl ein Mechanismus für die endokrine Kontrolle des Hypophysenvorderlappens durch den Hypothalamus gegeben (S. 1034).

b) Sekretion in den Ventrikel.

Eine Reihe von Beobachtungen macht eine Ausschüttung des Neurosekrets in den Ventrikelraum wahrscheinlich. Massen von neurosekretorischem Material werden z. B. bei *Kröten* nicht selten im Ventrikel angetroffen (E. Scharrer 1933d, Hild 1951b). Dieses Material wird nach Hild durch Platzen der Zellmembran frei und tritt in das Gewebe und den 3. Ventrikel über. Offenbar können die Zellen die damit verbundenen Strukturveränderungen reparieren und diesen Vorgang der Sekretbereitung und -abgabe wiederholt durchmachen. Es ist möglich, daß das Sekret der neurosekretorischen Zellen tatsächlich in dieser Weise auf dem Weg über den Liquor cerebrospinalis in den Kreislauf gerät (vgl. auch BARGMANN 1953, *Teleostier*). Es ist aber nicht mit Sicherheit auszuschließen, daß beim Hantieren mit dem Gehirn vor und vielleicht sogar noch nach der Fixierung die Sekretmassen künstlich in den Ventrikel gedrückt werden können. Ein einwandfreier Beweis für die Sekretabgabe in den Liquor cerebrospinalis wäre von großem Interesse.

c) Abwanderung entlang den Nervenfasern.

Die dritte, zunächst vielleicht am wenigsten wahrscheinliche Form des Sekrettransportes, nämlich entlang den Achsenzylindern, wird von mehreren Beobachtern als erwiesen angesehen. Die „Abwanderung" des Sekretes entlang den Nervenfasern (Abb. 10—12), die ihren Ursprung von neurosekretorischen Zellen nehmen, wurde bei *Wirbellosen* und Wirbeltieren beschrieben (GAUPP

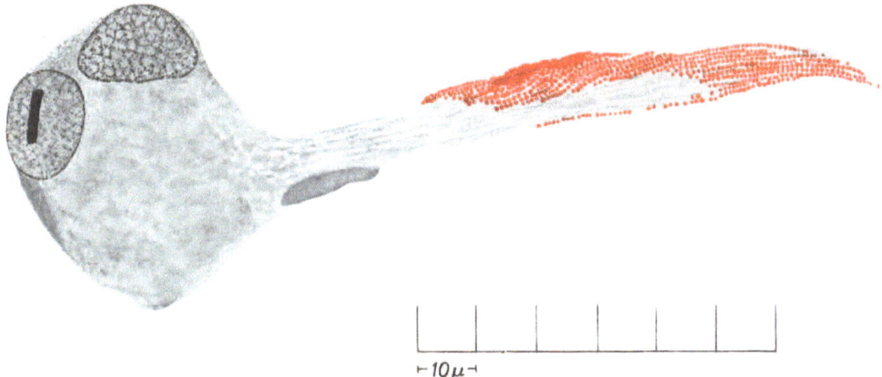

Abb. 11. Mehrkernige Zelle aus dem Nucleus praeopticus von Centropristes striatus (Teleostier). Abwanderung der Sekretgranula im Achsenzylinder. ZENKER-Formol, Paraffin, 7 μ, FOOTS Modifikation der MASSONSchen Bindegewebsfärbung. (Gez. E. S.)

und SCHARRER 1935, B. SCHARRER 1935, E. SCHARRER 1936b, SCHARRER und SCHARRER 1944). Bei *Wirbeltieren* können die Sekretkörnchen in solchen Fällen so dicht an bzw. in den Nervenfasern aufgereiht sein, daß man die letzteren wie in einem MARCHI-Präparat verfolgen kann (PALAY 1945). Diese „neurosekretorische Bahn" (BARGMANN 1949a, b) führt im Falle der Wirbeltiere zur Pars nervosa der Hypophyse (Abb. 13). Diese Endstation war durch frühere Untersuchungen, die größtenteils auf die MASSON-Färbung basiert waren, wahrscheinlich gemacht worden (SCHARRER und SCHARRER 1944, PALAY 1945), wurde aber erst durch die Anwendung der Chromhämatoxylin-Phloxinfärbung von GOMORI (BARGMANN 1949a, b, BARGMANN und HILD 1949, HILD 1950, 1951a, b, BARGMANN, HILD, ORTMANN und SCHIEBLER 1950) erwiesen.

Bezüglich der *Wirbellosen* (Abb. 14) hatte schon die VAN GIESON-Methode bei *Mollusken* (B. SCHARRER 1935) und die MASSON-Methode bei *Insekten* (SCHARRER und SCHARRER 1944) die Sekretabwanderung gezeigt. Dieser Befund wurde bei anderen Insektenspecies und mit anderen Methoden, vor allem der von GOMORI (Abb. 15) mehrfach bestätigt (CAZAL 1948, ARVY und GABE 1950, STUTINSKY 1952, s. auch HANSTRÖM 1938, 1940a, M. THOMSEN 1951 und persönliche Mitteilung). Das Neurosekret des Insektengehirns gelangt also auf dem Weg über die Nervi corporis cardiaci (Abb. 16) zu den Corpora cardiaca, wo es aufgestapelt wird (B. SCHARRER 1951, 1952a, b, c). Bei der *Schabe Leucophaea maderae* wurde ein derartiger Sekrettransport bei männlichen und weiblichen normalen, kastrierten und allatektomierten Tieren verschiedenen Alters festgestellt (B. SCHARRER 1951).

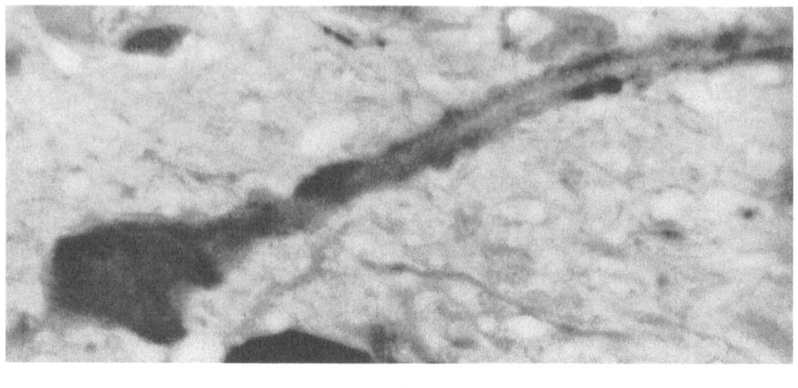

a

b

Abb. 12a u. b. Sekretführender Nervenfortsatz einer Ganglienzelle des Nucleus supraopticus des Hundes (links Anschnitt des Zelleibes).

Abb. 12b stellt die Fortsetzung der in Abb. 12a wiedergegebenen Faser dar. (Aus Bargmann 1949a.)

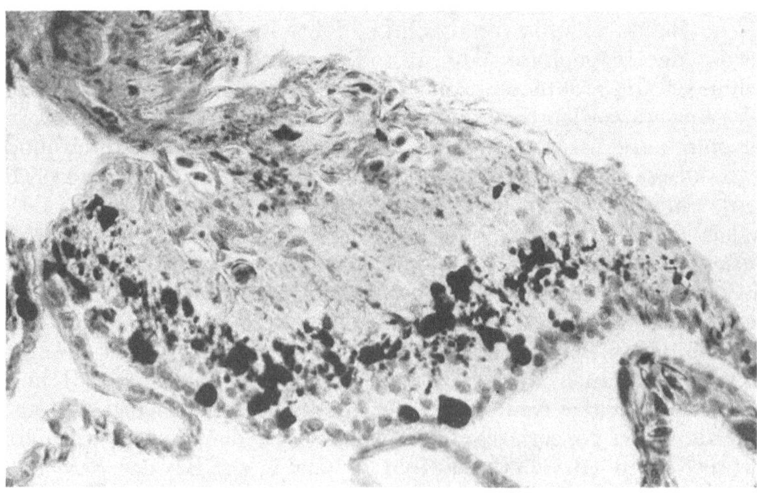

Abb. 13. Querschnitt durch den Hypophysenstiel der Schlange Thamnophis. Die im Stiel verlaufenden Fasern des Tractus supraoptico-hypophyseus enthalten Neurosekret. Zenker-Formol, Paraffin, 5 μ, Gomoris Chromhämatoxylin-Phloxin. (Aus E. Scharrer 1951.)

Eine ähnliche Sekretwanderung entlang von Achsenzylindern wurde auch bei *Crustaceen* beobachtet (Abb. 17), bei denen die in den neurosekretorischen

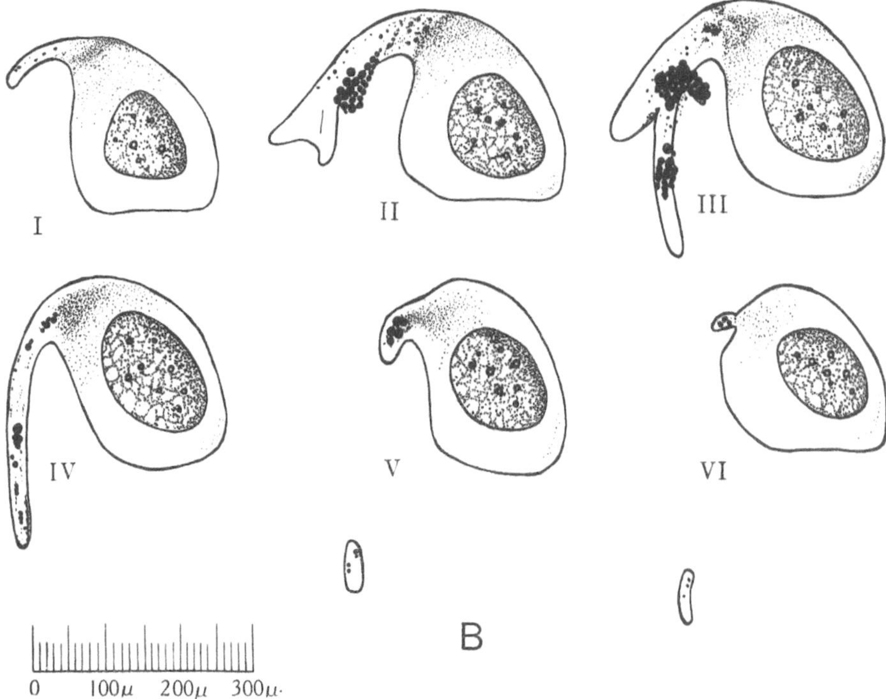

Abb. 14. Sechs aufeinanderfolgende, 20 μ dicke Schnitte einer neurosekretorischen Zelle aus dem Cerebralganglion von Pleurobranchaea Meckeli (Mollusken). Abwanderung des fuchsinophilen Sekrets im Zellfortsatz. BOUIN, Celloidin. 20 μ, VAN GIESON. (Aus B. SCHARRER 1935.)

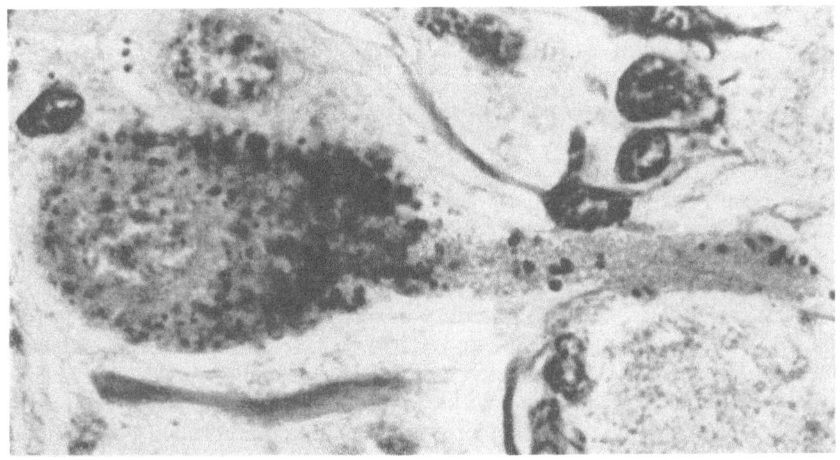

Abb. 15. Zelle aus dem Unterschlundganglion von Leucophaea maderae (Insekten) mit reichlichen Sekretkörnchen im Cytoplasma und Abwanderung derselben im Achsenzylinder. ZENKER-Formol, Paraffin, 5 μ, GOMORIS Chromhämatoxylin-Phloxin, Mikrophotographie, Vergr. 1000fach.

Zellen gebildete Substanz auf dem Weg über Nervenbündel zur Sinusdrüse gelangt, wo sie in beträchtlicher Menge angetroffen werden kann (BLISS 1951, BLISS und WELSH 1952, PASSANO 1951a, ENAMI 1951b, s. auch R. SMITH 1948).

Das Sekret kann natürlich nicht im eigentlichen Sinne „wandern", da es wohl nicht zur aktiven Fortbewegung fähig ist. Die Fortbewegung kann also nur passiver Art sein, d. h. die Sekretkörnchen müssen von einer proximo-distalen Strömung des Axoplasmas mitgenommen werden. Für das Bestehen einer solchen Strömung bestehen mannigfache Hinweise. So nimmt z. B. Gerard (1932) an, daß Atmungsfermente vom Zellkörper, wo sie gebildet werden, dem

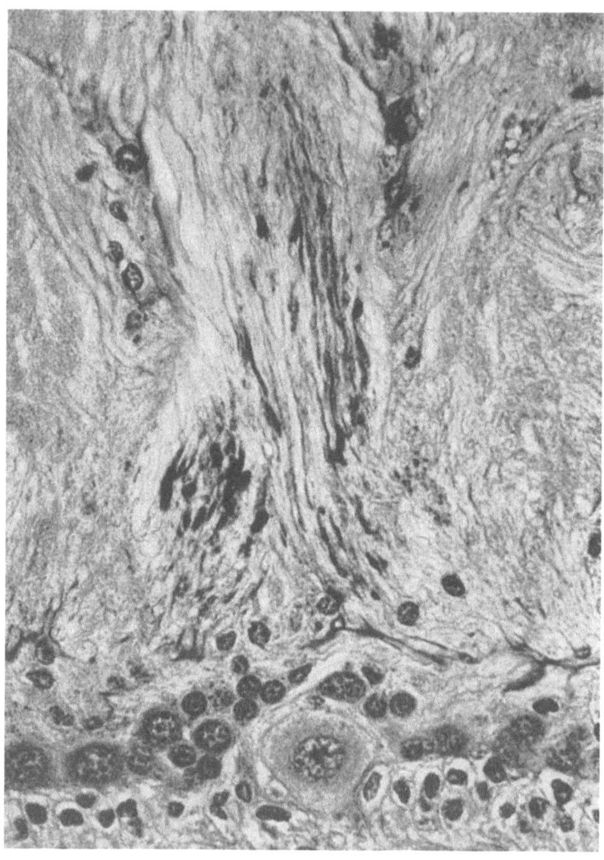

Abb. 16. Mit Neurosekret beladene Fasern der kreuzenden Nervi corporis cardiaci von Leucophaea maderae (Insekten). Zenker-Formol, Paraffin, 5 μ, Gomoris Chromhämatoxylin-Phloxin, Mikrophotographie, Vergr. 415fach.

Axon entlang wandern und im Verlaufe von oxydativen Prozessen aufgebraucht werden. Ähnlich sprechen Parker und Paine (1934) von "a flow of substance which, emanating from the nucleated part of the neurone, passes out through its processes including the axis-cylinder eventually reaching the terminals". Aus der Aufstauung des Axoplasmas proximal von einer experimentell angelegten Einschnürung eines peripheren Nerven schließen Weiss (1944a, b) und Weiss und Hiscoe (1948), daß das Axoplasma der Nervenfasern kontinuierlich vom perinucleären Teil der Nervenzelle zur Nervenendigung strömt. Samuels, Boyarsky, Gerard, Libet und Brust (1951) verfolgten mit Hilfe von P^{32} die Wanderung von Phosphoprotein entlang den Fasern des Nervus ischiadicus des Meerschweinchens. Innerhalb der ersten 10 Tage nach der Injektion von P^{32} kann das so gekennzeichnete Phosphoprotein im oberen Drittel, innerhalb der 2. Periode von 10 Tagen im mittleren Drittel und nach Verlauf von weiteren 10 Tagen im unteren Drittel des Nervus ischiadicus nachgewiesen werden. Phosphoprotein wandert also entlang den Achsenzylindern des Nervus ischiadicus, und zwar mit einer Geschwindigkeit von ungefähr 3 mm je Tag. Es darf angenommen werden, daß die von den neurosekretorischen Zellen produzierte Proteinsubstanz in entsprechender Weise vom Zellkörper weg entlang dem Axon abtransportiert werden kann.

Daß im speziellen Falle der neurosekretorischen Zellen des Hypothalamus eine solche Abwanderung in der Tat stattfindet, wird durch die Versuche von DRAGER (1950), HILD (1951a, c), STUTINSKY (1951a) und SCHARRER und WITTENSTEIN (1952) sehr wahrscheinlich gemacht. DRAGER ersetzte die Hypophyse bei

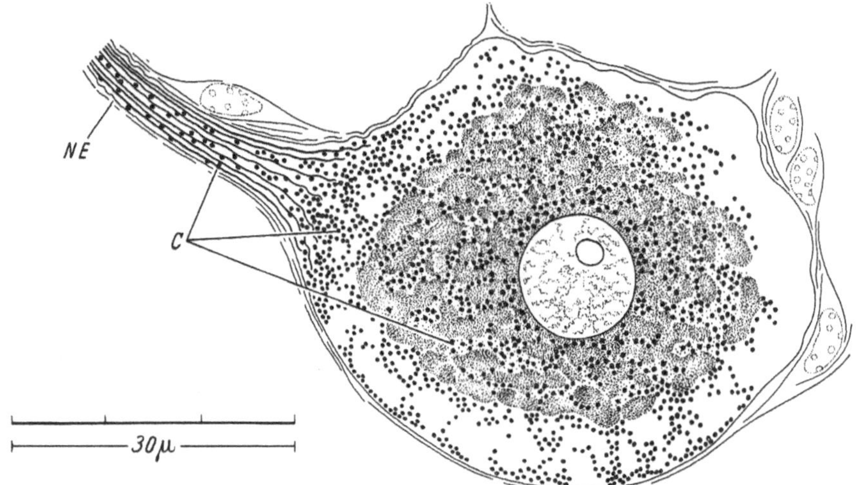

Abb. 17. Neurosekretorische Zelle (ENAMIS β-Typus) aus der Medulla terminalis einer Krabbe (Sesarma). C Drüsengranula; NE proximaler Abschnitt der von der Zelle ausgehenden und zur Sinusdrüse verlaufenden Nervenfaser mit Sekretgranula. Susa, Paraffin, 10 μ, MALLORYS Bindegewebsfärbung. (Aus ENAMI 1951b[1].)

Schlangen durch Fibrinschwamm und fand, daß die dem Fibrinschwamm anliegenden abgeschnittenen Fasern des Tractus supraoptico-hypophyseus auch in dem nichtlebenden Substrat neurosekretorische Granula ablagerten. HILD durchschnitt bei Amphibien den Tractus praeoptico-hypophyseus und fand eine bereits 36 Std nach der Operation einsetzende Ansammlung des Neurosekrets proximal von der Schnittstelle (Abb. 18). Wie im DRAGERschen Versuch strömen also die neurosekretorischen Körnchen auch nach der Operation weiterhin in proximodistaler Richtung mit dem Erfolg, daß sie sich an der Schnittstelle aufstauen. STUTINSKY berichtet von entsprechenden Versuchen und gleichen Resultaten beim *Frosch* und bei der *Ratte*, MAZZI (im Druck) erwähnt eine Anreicherung von Neurosekret im proximalen Stumpf des Tractus praeoptico-hypophyseus von *Triton*.

Unsere eigenen Versuche (SCHARRER und WITTENSTEIN 1952) an Hunden, mit deren Ergebnissen sich auch Befunde von HILD und ZETLER (1953) grundsätzlich decken, zeigten ebenfalls eine bereits innerhalb der ersten 48 Std nach der Hypophysenstieldurchtrennung sehr deutliche Anschwellung der Fasern proximal zur Schnittstelle. Diese geschwollenen Fasern färben sich infolge der Ansammlung von Neurosekret tiefblau mit der Chromhämatoxylin-

---

[1] Herr Prof. Dr. M. ENAMI, College of Fisheries and Animal Husbandry, Hiroshima University, Fukuyama, Japan, hatte die Freundlichkeit, uns die Originalvorlage dieser Abbildung zur Verfügung zu stellen.

Phloxinmethode (Abb. 19a und b). In Kontrollversuchen, in denen Fasern in
anderen Teilen des Gehirns oder Rückenmarks durchschnitten wurden, konnte
niemals eine solche Reaktion beobachtet werden. Die Nähe von Hypophysengewebe spielt keine Rolle für die Färbbarkeit der durchschnittenen Fasern;
verpflanzt man eine frisch entnommene Hypophyse in die Hirnrinde oder das
Rückenmark, so zeigen die dem Implantat anliegenden durchschnittenen Fasern
ebenfalls keine Spur von Anfärbung mit der Gomorischen Methode. Die Wanderung des neurosekretorischen Materials entlang den Nervenfasern hört also

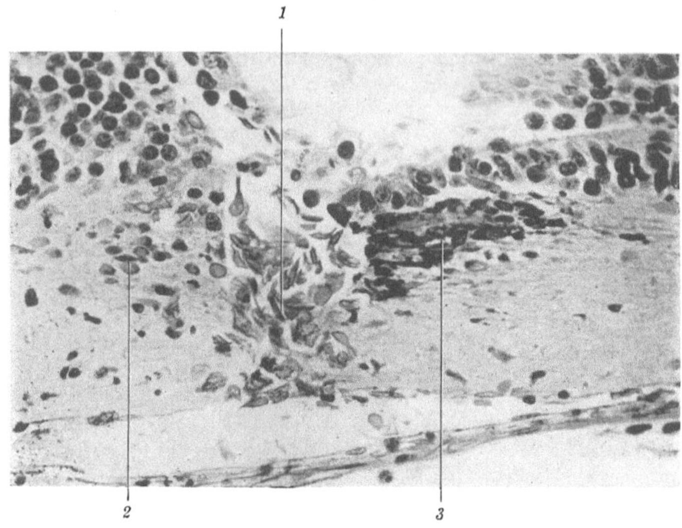

Abb. 18. Hypophysenstiel (Sagittalschnitt) von Bufo vulgaris (Amphibien) mehrere Tage nach Durchschneidung. *1* Operationswunde mit zahlreichen Erythrocyten; *2* distale Faserstümpfe; *3* verdickte proximale Faser-
enden mit Ansammlung vonNeurosekret. Bouin, Paraffin, 7 μ, Gomoris Chromhämatoxylin-Phloxin,
Mikrophotographie, Vergr. etwa 480fach. (Aus Hild 1951a.)

nach Durchschneidung der neurosekretorischen Bahn nicht auf und das Neurosekret sammelt sich infolgedessen an der Schnittstelle an.

Entsprechende Versuche wurden bei *Wirbellosen* durchgeführt. Bei *Leucophaea maderae*, wo die neurosekretorische Bahn vom Gehirn zu den Corpora
cardiaca paarig ist, wurde der Nervus corporis cardiaci der einen Seite durchschnitten (Abb. 20), während jener der anderen Seite als Kontrolle diente
(B. Scharrer 1952a, d). Das Resultat dieser Operation zeigte eindeutig, daß
sich das Neurosekret proximal von der Durchschneidungsstelle ansammelte
(Abb. 21), während es distal davon stark an Menge abnahm. Dieser Effekt
konnte schon wenige Tage nach der Operation beobachtet werden, war aber
nach einem Intervall von mehreren Monaten in der Regel weniger deutlich.
Eine ähnliche Sekretanhäufung proximal und eine Sekretabnahme distal von
der Schnittstelle scheint auch bei Krabben stattzufinden (Passano 1951a und
persönliche Mitteilung).

Es erscheint also berechtigt, die im gefärbten Präparat den Nervenfasern
entlang oder in ihnen aufgereihten Sekretkörnchen als auf der Abwanderung
von den neurosekretorischen Zellen zu deuten. Die mit dieser Deutung verbundene Auffassung der Neurohypophyse der *Wirbeltiere*, der Corpora cardiaca der
Insekten und der Sinusdrüse der *Crustaceen* als Sammelstätten des Neurosekrets
wird wegen ihrer Wichtigkeit für das Verständnis der funktionellen Bedeutung
der neurosekretorischen Zellen auf S. 1042 ausführlicher besprochen werden.

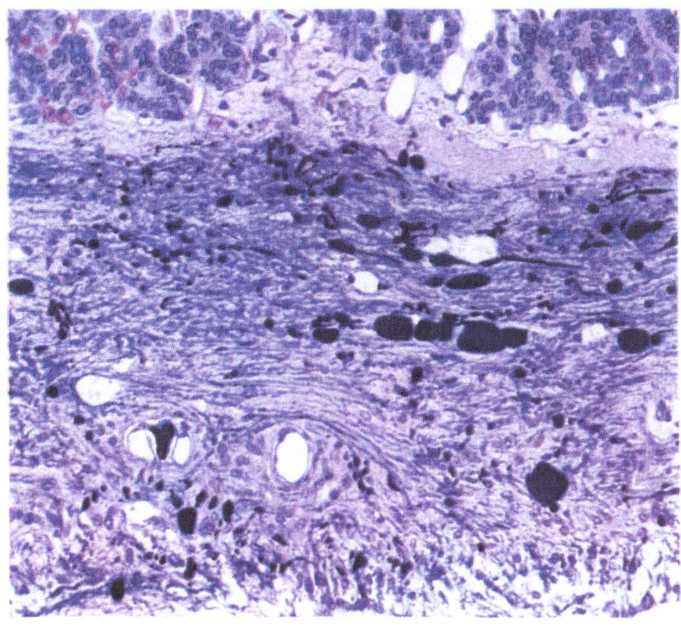

a

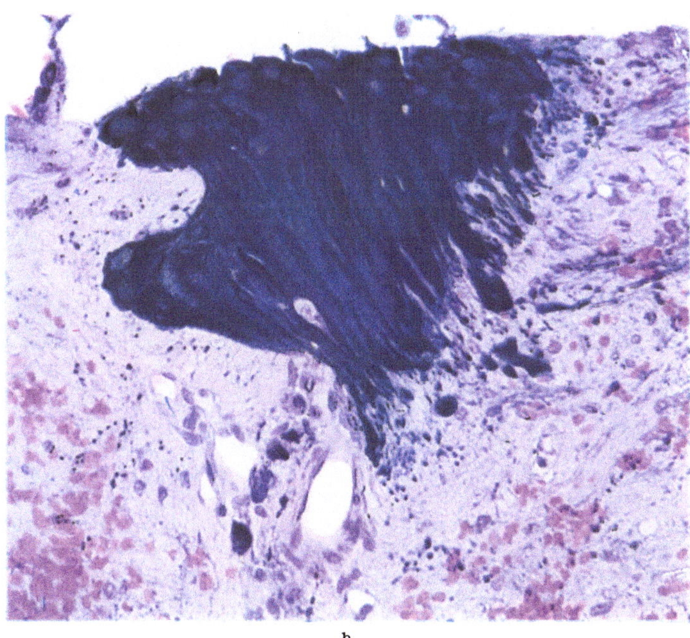

b

Abb. 19a u. b. a Sagittalschnitt durch den Hypophysenstiel des Hundes. Das den Fasern des Tractus supra-optico-hypophyseus entlang fließende Neurosekret erlaubt ihre selektive Färbung mit Chromhämatoxylin-Phloxin. Die größeren, tiefblau gefärbten Massen sind mit Neurosekret angefüllte Anschwellungen der mark-losen Nervenfasern (HERRING-Körper, S. 999). b Eine Gruppe von Fasern des Tractus supraoptico-hypophyseus des Hundes 7 Tage nach der Durchschneidung des Hypophysenstiels. In den Fasern hat sich eine große Menge von Neurosekret angesammelt. Gefäßdurchspülung mit ZENKER-Formol, Paraffin, 5 μ, GOMORIS Chromhämatoxylin-Phloxin, Mikrophotographie, Vergr. 330fach.

Die Richtigkeit der hier vorgetragenen Vorstellungen wird von Bodian (1951) bezweifelt, der statt dessen annimmt, daß die in der Neurohypophyse vorhandenen

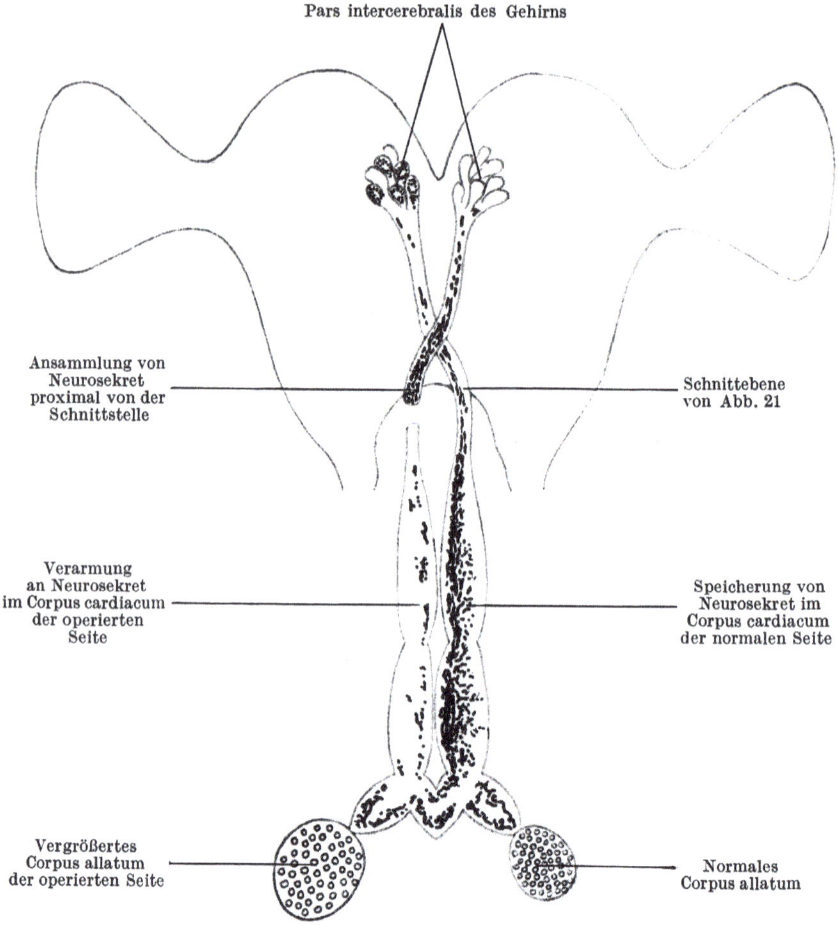

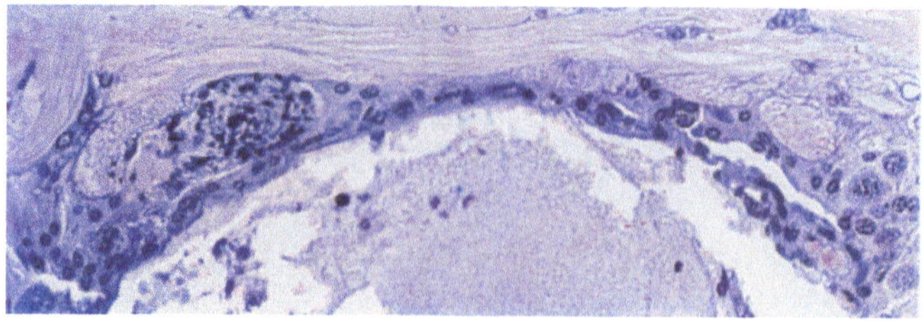

Abb. 20. Schematische Darstellung des Durchschneidungsversuches zum Nachweis der Sekretabwanderung entlang den Fasern der Nervi corporis cardiaci bei der Schabe Leucophaea maderae. Das Sekret sammelt sich nach der Durchschneidung in den Fasern proximal zur Schnittstelle an und verschwindet in der distalen Partie des Nerven. (Nach B. Scharrer 1952d.)

Abb. 21. Schnitt durch die Basis des Gehirns eines 5 Tage nach Nervdurchschneidung fixierten Weibchens von Leucophaea maderae (Insekten) in der in Abb. 20 angegebenen Ebene. Auf der linken Seite ist die durch die Unterbrechung des Nervus corporis cardiaci verursachte Anhäufung des Neurosekrets zu sehen. Im Vergleich dazu ist der Nervus corporis cardiaci der normalen Gegenseite klein und enthält nur wenig Neurosekret. Zenker-Formol, Paraffin, 5 μ, Gomoris Chromhämatoxylin-Phloxin, Mikrophotographie, Vergr. 160fach. (Nach B. Scharrer 1952d.)

Massen von färbbaren Sekretkörnchen nicht auf dem Wege über die Achsenzylinder der neurosekretorischen Zellen dorthin gelangen, sondern von den

Nervenendigungen in der Neurohypophyse sezerniert werden. Wenngleich an den Nervenendigungen chemische Prozesse statthaben, die für die Übertragung nervöser Reize von Bedeutung sind, so ist es doch sehr fraglich, ob die Nervenendigungen auch imstande sind, die große Menge von Eiweißsubstanzen zu produzieren, die in der Neurohypophyse abgelagert wird. Fernerhin existieren sehr eingehende Untersuchungen (HYDÉN 1943), welche die Fähigkeit der Proteinsynthese nur dem perinucleären Cytoplasma der Nervenzellen zuschreiben (MAZZI 1948b).

Die Art und Weise der Aufstapelung des Sekrets in der Neurohypophyse ist außer beim Opossum (BODIAN 1951) nicht genauer bekannt. Beim Opossum

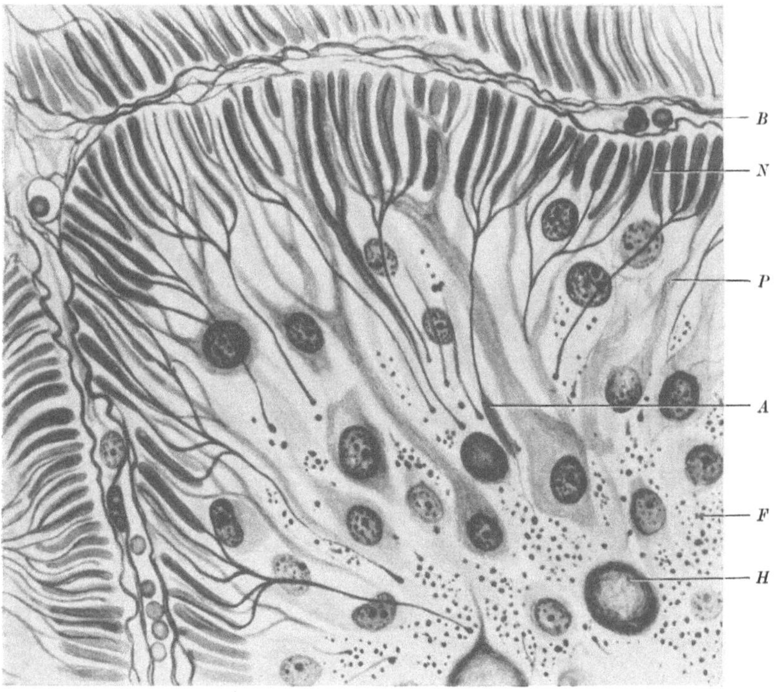

Abb. 22. Schematische Darstellung der Anordnung der sekretführenden Nervenendigungen in der Pars nervosa der Hypophyse des Opossums (Didelphys virginiana). *A* Achsenzylinder mit Neurosekret; *F* Fasern des Tractus supraoptico-hypophyseus; *H* HERRING-Körper; *N* reihenförmige Anordnung der Nervenendigungen entlang den Blutgefäßen; *P* Pituicytenausläufer; *B* im Septum verlaufendes Blutgefäß. Vergr. etwa 1000fach. (Aus BODIAN 1951[1].)

ist das Neurosekret in den im rechten Winkel zu den Gefäßen angeordneten Nervenendigungen enthalten (Abb. 22). Auch die als HERRING-Körper bekannten aufgetriebenen Nervenfasern sind mit Neurosekret gefüllt (BARGMANN 1949a, b, HANSTRÖM 1950, S. 999).

Es ist anzunehmen, daß das Neurosekret von den Nervenendigungen in die Blutbahn übertritt, aber außer einer Beobachtung von HANSTRÖM (1952) an der Giraffe liegt noch kein weiteres Beweismaterial für diese Annahme vor. Die Bilder HANSTRÖMs sind aber überzeugend (Abb. 23, 24), und es ist wahrscheinlich, daß unter gewissen Versuchsbedingungen ein Übertritt von Neurosekret in die Blutbahn auch bei den üblichen Laboratoriumstieren beobachtet werden kann[2]. Dies ist, wie HANSTRÖM sagt "the last link in the chain of processes which starts

[1] Wir verdanken eine Kopie dieser Abbildung der Freundlichkeit von Herrn Prof. Dr. D. BODIAN, Department of Epidemiology, Johns Hopkins University, Baltimore, Md., USA.
[2] Siehe ROTHBALLER (1953).

with the elaboration of the colloid material in the neurosecretory nuclei of the hypothalamus, continues with its transportation along the axons of the tractus supraoptico-hypophyseus and terminates with its release into the capillaries of the neural lobe and the general blood circulation".

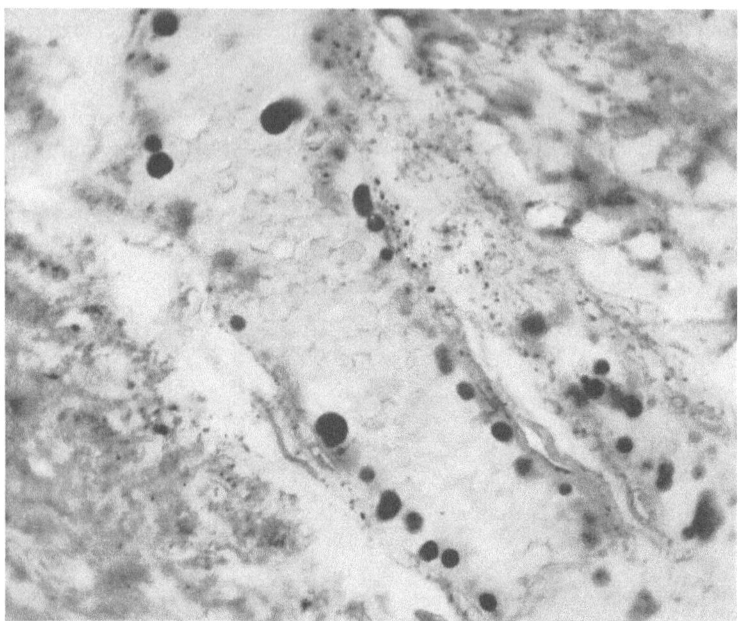

Abb. 23. Vene in der Neurohypophyse der Giraffe mit tropfigem Neurosekret. BOUIN, GOMORIS Chromhämatoxylin-Phloxin. (Aus HANSTRÖM 1952.)

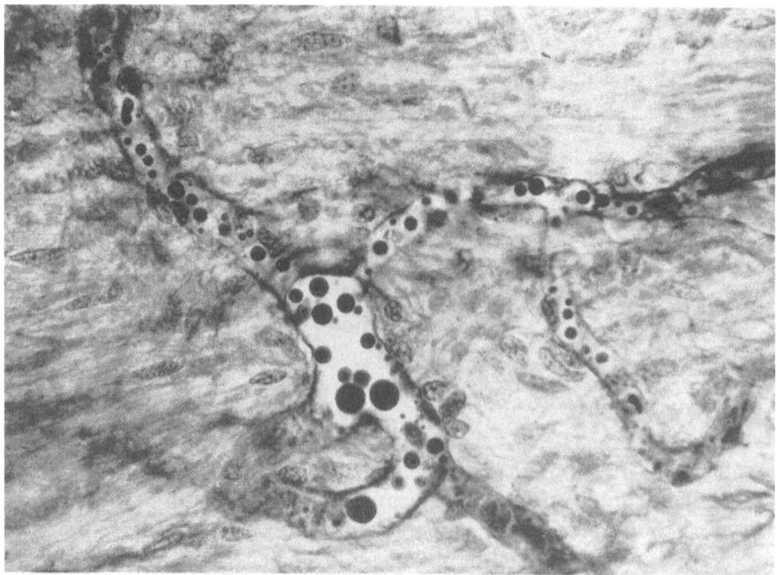

Abb. 24. Tropfiges Neurosekret innerhalb der Capillaren der Neurohypophyse der Giraffe. BOUIN, HEIDENHAINS Azanmethode. (Aus HANSTRÖM 1952[1].)

[1] Herr Prof. Dr. B. HANSTRÖM, Zoologisches Institut der Universität Lund, Schweden, hatte die Freundlichkeit uns Originalabzüge für Abb. 23 und 24 zur Verfügung zu stellen.

Bei *Insekten* besteht eine enge Lagebeziehung zwischen dem in den Corpora cardiaca gespeicherten Neurosekret und dem Dorsalgefäß, woraus man auf den Übertritt von neurosekretorischer Substanz in die Blutbahn schließen kann (CAZAL 1948, B. SCHARRER 1951, STUTINSKY 1952). Auch die Sinusdrüse der *Crustaceen* liegt einem Blutsinus an (HANSTRÖM 1934a).

D. Die Rolle der Zellbestandteile in der Sekretbereitung.

Die geformten Bestandteile der neurosekretorischen Zellen, die an der Entstehung der Sekretbereitung beteiligt sein könnten, sind der Kern, die NISSL-

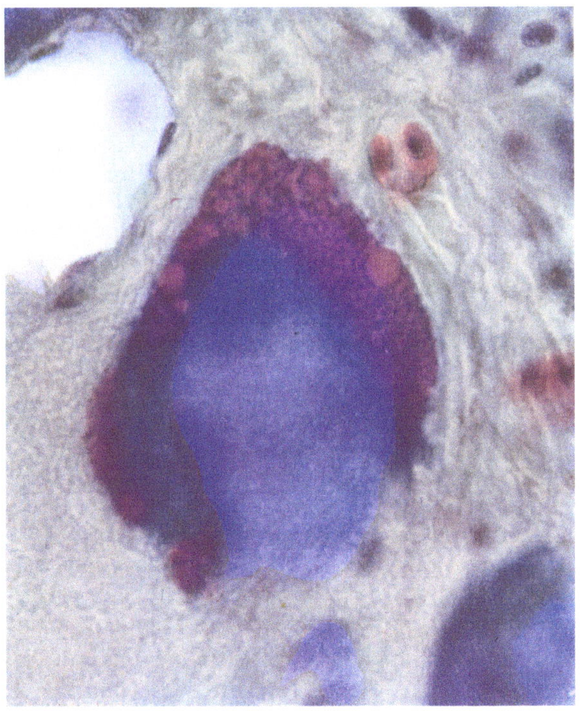

Abb. 25. Umwandlung der peripher angeordneten NISSL-Schollen in rot gefärbte Sekretgranula in einer Zelle des Nucleus praeopticus von Centropristes striatus (Teleostier). ZENKER-Formol, Paraffin, 7 μ, FOOTS Modifikation der MASSONschen Bindegewebsfärbung (Mikrophotographie), Vergr. 1200fach. Die gleiche Zelle ist in Abb. 3b zeichnerisch dargestellt.

Substanz, das basophile Cytoplasma (Ergastoplasma), der GOLGI-Apparat und die Mitochondrien.

1. Die NISSL-Substanz.

Es wurde bereits erwähnt (S. 959), daß die neurosekretorischen Zellen im Hypothalamus der *Wirbeltiere* in der Regel durch die randständige Anordnung der NISSL-Substanz gekennzeichnet sind (Abb. 1). In manchen Fällen (Abb. 25) treten die Sekretgranula zuerst im Bereich der NISSL-Schollen auf (SCHARRER, PALAY und NILGES 1945, BARGMANN 1949a, HILD 1950). Es lassen sich Reihen von Stadien zusammenstellen, in denen mit der Zunahme der Granula die NISSL-Schollen an Volumen abnehmen. Unter den Wirbellosen zeigen die Prosobranchier (GABE 1951, 1953) und die Insekten (ARVY und GABE 1952a, b) ähnliche Verhältnisse. Solche Bilder geben den Enidruck, daß die NISSL-Schollen in der

Bereitung der Sekretgranula aufgebraucht werden. Es gibt jedoch viele Fälle, in denen die feinsten, mit stärkster Vergrößerung eben sichtbaren Körnchen überall im Zelleib ohne deutliche Beziehung zu den gröberen Nissl-Schollen zu finden sind. Damit soll nicht ausgeschlossen werden, daß auch diese Körnchen auf Kosten der überall im Cytoplasma fein verteilten Nissl-Substanz entstehen, aber eine solche Beziehung ist schwer beweisbar. Mit den gewöhnlichen histologischen Methoden können nur verhältnismäßig grobe Aggregate von Nissl-Substanz und Neurosekret sichtbar gemacht werden. Ihre Lagebeziehung zueinander in diesem Größenbereich kann, muß aber nicht bedeuten, daß zwischen dem Entstehen der einen und dem Verschwinden der anderen ein Kausalverhältnis besteht. Ito und Oishi (1950, *Bufo*) finden keine sicheren Anhaltspunkte dafür, daß die Neurosekretkörnchen auf Kosten der Nissl-Substanz gebildet werden.

2. Das basophile Cytoplasma.

In manchen Arten von Drüsenzellen ist ein Teil des Cytoplasmas, das von einigen Autoren als Ergastoplasma bezeichnet wird, durch seine Basophilie ausgezeichnet. In den neurosekretorischen Zellen gewisser *Fische* sind Eindellungen der Kernoberfläche mit basophilem Cytoplasma gefüllt, innerhalb dessen Sekretgranula ihren Ursprung nehmen. Auch hier gewinnt man den Eindruck, daß das basophile Cytoplasma schwindet, während die Drüsengranula an Zahl und Masse zunehmen. Ein Vergleich dieser Erscheinungen mit den von Hydén (1943) zur Illustrierung der Rolle der Nucleotide in der Proteinsynthese herangezogenen Beispielen liegt nahe.

3. Der Kern.

Schließlich gibt es Fälle, in denen die Granula innerhalb der Kerne neurosekretorischer Zellen entstehen (E. Scharrer 1934c, Palay 1943, Enami 1951b, Levinson 1952). Eine Beteiligung des Chromatins an der Sekretbildung ist in diesen Fällen wahrscheinlich, da die Menge des Chromatins abnimmt, wenn die Zahl der Sekretgranula zunimmt. Bei *Pleurobranchaea (Opisthobranchiaten, Mollusken)* können die feinen Sekretgranula auf einen Cytoplasmabezirk beschränkt sein, der die Höhlung des hier nierenförmig eingebuchteten Zellkerns ausfüllt. Die bei Schneckenganglienzellen sonst sehr deutliche Kernmembran erscheint dann nicht selten auf dieser Seite aufgelöst und das Bild entspricht ganz dem, das wir von Drüsenzellen kennen, bei denen der Kern sich an der Sekretbildung beteiligt (z. B. Kittdrüse von *Scalpellum*, vgl. Krüger 1923, 1926).

Abgesehen jedoch von den vereinzelten Fällen, in denen die Sekretgranula im Zellkern auf Kosten des Chromatins gebildet werden, wie z. B. im Nucleus lateralis tuberis gewisser Fische, zeigen die Kerne neurosekretorischer Zellen in vielen Fällen ausgeprägte Abwandlungen, die bei gewöhnlichen Nervenzellen selten, bei Drüsenzellen jedoch häufig beobachtet werden. So können die Kerne neurosekretorischer Zellen ebenso wie die von anderen Drüsenzellen verschiedene Grade der Eindellung zeigen (Scharrer und Gaupp 1933). Da sich der Inhalt dieser Kerneinschlüsse beim Menschen mit der Nuclealreaktion nach Feulgen färbt, nimmt Ziesche (1943) an, daß sie dem Kern, nicht aber dem Cytoplasma entstammen. Ferner finden sich bei neurosekretorischen Zellen alle Formen der Vielgestaltigkeit der Kerne von einfacher Lappung zu bizarren Gebilden von außerordentlicher Größe (Abb. 26). Besonders interessant ist die Bildung fingerartiger Fortsätze nach der Richtung, in der im Zellplasma das Sekret auftritt, wodurch Bilder entstehen, die wir auch sonst von sezernierenden bzw. resor-

bierenden Elementen kennen (E. Scharrer 1934c, Ortmann 1949). Im Falle
von Drüsenzellen, wie z. B. den Spinndrüsen von *Insekten*, wird die häufig
beobachtete Kernpolymorphie als Ausdruck eines lebhaften Stoffaustausches
zwischen Kern und Cytoplasma gedeutet, der durch die Vergrößerung der Kernoberfläche erleichtert wird (s. dieses Handbuch, Bd. 1, Teil 1, S. 401). Es liegt
nahe, die Vielgestaltigkeit der Kerne neurosekretorischer Zellen in der gleichen
Weise zu deuten.

Unter experimentellen Bedingungen, nämlich erhöhtem Bedarf an antidiuretischem Hormon, verursacht durch Wasserentziehung, vergrößern sich die Zellkerne in den Nuclei supraopticus und paraventricularis von Hunden. Diese

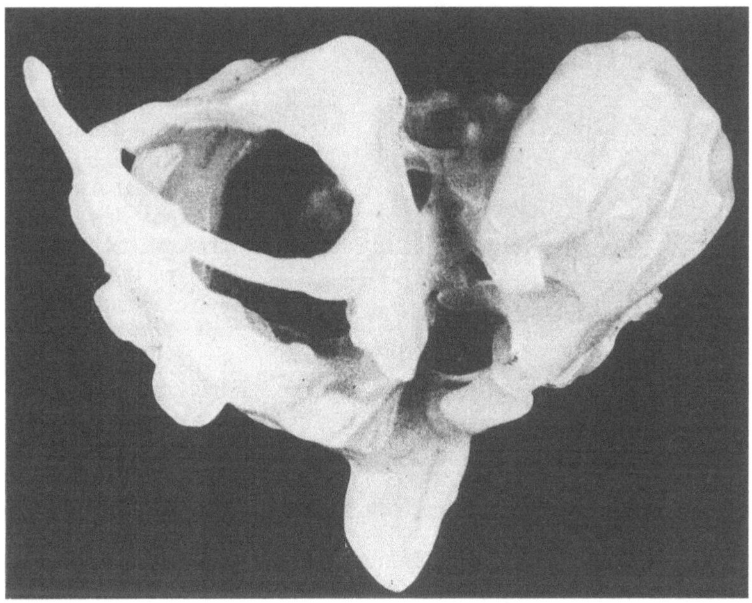

Abb. 26. Wachsplattenrekonstruktion des Kerns einer sezernierenden Nervenzelle im Rückenmark von Raja
laevis (Selachier). Vergr. 600fach. (Aus Speidel 1919.)

Kernvergrößerung ist reversibel; wenn den Tieren wieder Wasser zur Verfügung
steht und der Bedarf an antidiuretischem Hormon reduziert ist, kehren die
Kerne der neurosekretorischen Zellen zu ihrer ursprünglichen Größe zurück
(Eichner 1952b).

4. Der Golgi-Apparat.

Nach dem Kern ist wohl der Golgi-Apparat die am meisten untersuchte
Zellstruktur. Die Rolle des Golgi-Apparates in der Drüsentätigkeit wird von
manchen Autoren (Bowen 1929, Hirsch 1939) hoch veranschlagt und eine Ant-
wort auf die Frage nach seinem Verhalten in sezernierenden Nervenzellen möchte
dringlich erscheinen. Über diesen Punkt ist jedoch wenig zu berichten. Thomas
(1948) beschrieb einen sekretorischen Cyclus der „Golgi spheroids" sympathischer
Ganglienzellen bei der *Maus*. Im Verlaufe dieses Cyclus sollen neurosekretorische
Granula gebildet werden, die angeblich vom Zellkern absorbiert werden. Bei
Tabanus (Diptera) diskutiert M. Thomsen (1951) eine Beziehung zwischen den
Golgi-Körpern und den neurosekretorischen Granula. Nach Levinson und
Platanova (1948, zit. nach Dupont-Raabe 1951a) soll der Golgi-Apparat in

den neurosekretorischen Zellen der *Honigbiene* stark reduziert oder ganz abwesend sein, was die Autoren als Ausdruck der Beteiligung dieses Apparates an der Sekretbereitung ansehen. Dupont-Raabe (1951a, 1952c) weist dagegen darauf hin, daß der Golgi-Apparat in den neurosekretorischen Zellen von *Phasmiden* ebenso ausgebildet ist wie in normalen Ganglienzellen und daß er in den ersteren schwieriger zu sehen ist, lediglich weil sich die sezernierenden Ganglienzellen durch stärkere Osmiophilie auszeichnen. In den Nuclei supraopticus und paraventricularis des Meerschweinchens und der Katze finden Romieu und Stahl (1952b) sowie Romieu, Stahl und Colte (1953) den Golgi-Apparat wohlausgebildet. Ito und Oishi (1950) erwähnen einen gutentwickelten Golgi-Apparat in den Nervenzellen des Nucleus praeopticus der *Kröte (Bufo vulgaris japon.)*. Auf Grund von Lebendbeobachtungen mit dem Phasenmikroskop stellte Passano (1952) fest, daß das Neurosekret der X-Organzellen bei der *Krabbe Sesarma* in einer Struktur lokalisiert ist, die möglicherweise dem Golgi-Apparat entspricht. Wir selbst konnten keinen Zusammenhang zwischen dem Golgi-Apparat und der Entstehung neurosekretorischer Granula feststellen. In Präparaten, die nach der Nassonowschen Methode osmiert wurden, beobachtet man bei der *Schnecke Aplysia* die Bestandteile des Golgi-Apparates perinucleär in einem Gebiet, das von den Sekretprodukten in der Hauptsache frei ist (Abb. 3a). In der Zellperipherie liegen im Anschluß an die Zone des Golgi-Apparates die Sekrettropfen, die wie die Sekretgranula anderer Drüsenzellen in derartigen Präparaten gelblich erscheinen.

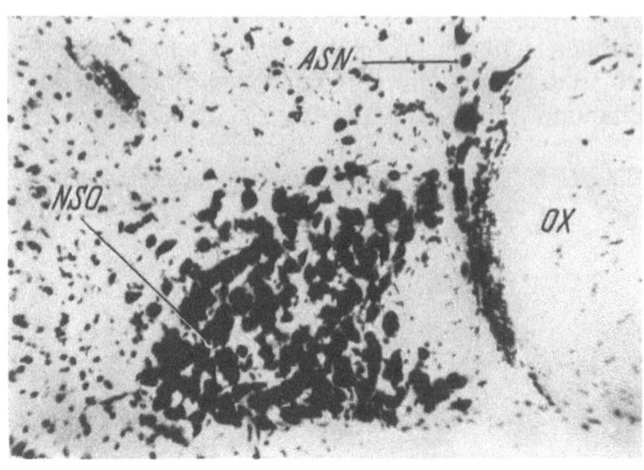

a

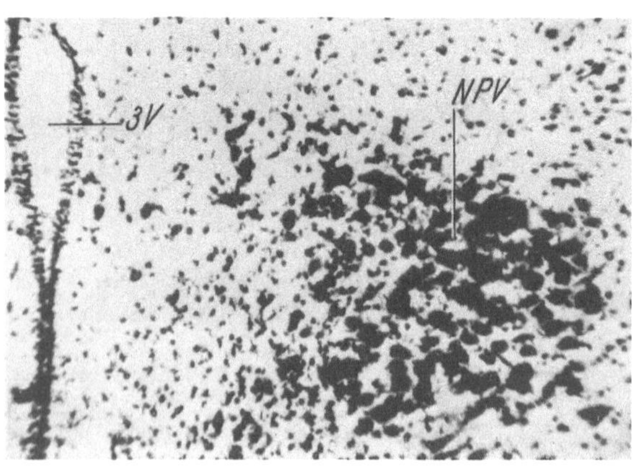

b

Abb. 27a u. b. Saure Phosphatase in den Zellen der neurosekretorischen Hypothalamuskerne der Ratte. a *ASN* Nucleus supraopticus accessorius; *NSO* Nucleus supraopticus; *OX* Chiasma opticum. b *NPV* Nucleus paraventricularis; *3 V* 3. Ventrikel. (Aus Eränkö 1951[1].)

Die neuere Deutung des Golgi-Apparates als ein aus Myelinfiguren bestehendes Kunstprodukt (Palade und Claude 1949a, b) macht es, obwohl sie nicht allgemein bejaht wird (Bensley 1951, Dalton 1951, Moussa 1952) zweifelhaft, ob dem Golgi-Apparat eine so wichtige Rolle zukommt, wie bisher angenommen wurde. Das Fehlen einer direkten, morphologisch erfaßbaren Beziehung

---

[1] Wir verdanken die Originalvorlagen zu diesen Abbildungen der Freundlichkeit von Herrn Prof. Dr. O. Eränkö, Anatomisches Institut der Universität Helsinki, Finnland.

zwischen GOLGI-Apparat und neurosekretorischem Material erscheint deshalb für das Verständnis des Sekretionsprozesses nicht wesentlich. Damit soll selbstverständlich die Möglichkeit biochemischer, im mikroskopischen Präparat nicht sichtbarer Beziehungen zwischen den als GOLGI-Apparat darstellbaren Zellbestandteilen und der Sekretbereitung in Nervenzellen nicht ausgeschlossen werden. Weitere Untersuchungen, die zur Klärung der bestehenden Probleme beitragen, statt wie die Mitteilungen von THOMAS (1951) und GATENBY und LESLIE-ELLIS (1951) die Verwirrung zu vergrößern, sind dringend notwendig.

5. Die Mitochondrien.

Über die Rolle der Mitochondrien kann nichts Bestimmtes ausgesagt werden. ROMIEU, STAHL und COLTE (1953) wiesen auf den leicht darstellbaren Reichtum der Ganglienzellen des Nucleus supraopticus und paraventricularis der Ratte an Mitochondrien (Methode REGAUD) hin. Die stark disperse Form des Chondrioms begünstigt nach Ansicht der Autoren Stoffwechselprozesse. Es ist durchaus möglich, daß neurosekretorische Granula durch Umwandlung von Mitochondrien entstehen, obwohl kaum einwandfreie Beobachtungen vorliegen, die einen solchen Entstehungsmodus beweisen. Nach ITO und OISHI (1950) sollen die Neurosekretkörnchen in den Ganglienzellen des Nucleus praeopticus von *Bufo vulgaris* aus Mitochondrien hervorgehen. Wie im Falle des GOLGI-Apparates stellt die direkte, im Mikroskop sichtbare Umwandlung der Mitochondrien in Sekretmaterial nicht die einzige Möglichkeit einer Beziehung der Mitochondrien zu neurosekretorischen Vorgängen dar. Als Träger von Zellenzymen können die Mitochondrien eine wichtige Rolle in der Sekretbereitung spielen, die sich nicht notwendigerweise in einer engen räumlichen Beziehung zwischen den Sekretkörnchen und den Mitochondrien ausdrücken muß.

Bei *Insekten (Ephemeriden)* unterscheiden sich nach ARVY und GABE (1950) die neurosekretorischen Zellen der Pars intercerebralis von den gewöhnlichen Ganglienzellen hinsichtlich der Mitochondrien. Diese sind in den sezernierenden Zellen sehr kurz und unscheinbar, in den nicht sezernierenden Nachbarzellen länger und auffälliger. Bezüglich der sezernierenden Zellen der Pars intercerebralis von *Phasmiden* weist DUPONT-RAABE (1951a, 1952c) auf einen besonderen Reichtum an Mitochondrien hin, deren Aussehen je nach dem Aktivitätszustand der Zellen etwas verschieden sein soll.

E. Cytochemie.

Die älteren Untersuchungen von DIVRY (1934) am Menschen und WEYER (1935) an der Honigbiene stimmen darin überein, daß es sich bei den neurosekretorischen Granula weder um Fett noch um Glykogen, sondern um eine Eiweißsubstanz handelt (MAZZI 1948b, ERÄNKÖ 1951a). Aus den neueren Arbeiten von HILD (1951a), HILD und ZETLER (1951b, 1953b), SCHIEBLER (1951, 1952b, c, d), ferner BACHRACH, KOVÁCS, VARRÓ und OLÁH (1952), ergibt sich folgendes Bild: Die Perjodsäure-SCHIFF-Reaktion ist meistens, wenn auch nicht immer, an den Stellen im Schnitt positiv, an denen die GOMORIsche Methode das Vorhandensein von Neurosekret anzeigt. Das Neurosekret gibt eine positive MILLON-Reaktion. Von Ribonuclease und Pepsin wird es nicht, von Trypsin erst nach 12stündiger Verdauung angegriffen. Behandlung mit organischen Lösungsmitteln (Alkohol, Aceton, Äther, Benzol) löst aus dem Neurosekret den Bestandteil, der für die Färbbarkeit mit GOMORIs Chromhämatoxylin verantwortlich ist; nach Abdampfung des Lösungsmittels ist der Rückstand mit Chromhämatoxylin färbbar. Nach STAMMLER (1952) entsprechen den Ansammlungen von Neurosekret, insbesondere im Hinterlappen, wolkige Bezirke, die eine positive Plasmalreaktion geben. Hild und Zetler (1952c) erörtern die Möglichkeit, daß es sich bei dieser färbbaren Substanz um ein Phosphatid handelt. Die im Neurosekret enthaltenen Hinterlappenhormone, die Polypeptide von bekannter Zusammensetzung sind, verbleiben in dem mit organischen Lösungsmitteln extrahierten Gewebe und sind mit Chromhämatoxylin nicht färbbar. Das Neurosekret wird von Schiebler (1952b) als ein Glykolipoproteinkomplex aufgefaßt. Nach Fixierung in Bouin oder Zenker-Formol ist die färbbare Komponente aus diesem Komplex nicht mehr extrahierbar; im histologischen Präparat ist deshalb der färberische Nachweis des Neurosekrets eine zuverlässige Methode für die Lokalisation der Hinterlappenhormone.

Bemerkenswert ist der hohe Gehalt des Hypothalamus an reduzierenden Substanzen, die wahrscheinlich Vitamin C sind (Diehl und Neumann 1939, Schiebler 1951) bzw. eine positive Vitamin C-Reaktion vortäuschen können (Clara 1952). Außer dem Neurosekret enthalten die sezernierenden Nervenzellen beim *Menschen* (Poppi 1930, 1935) und bei *Hund* und *Katze* (Schiebler 1951) Fett, das mit Sudanschwarz und Scharlachrot darstellbar, dessen physiologische Bedeutung aber unbekannt ist.

Bei der *Ratte* beobachtete Eränkö (1951b) einen hohen Gehalt der Nuclei supraopticus und paraventricularis an saurer Phosphatase, ein Befund, den wir aus unserer Erfahrung bestätigen können (Abb. 27a und b). Die alkalische Phosphatase ist in den entsprechenden Hypothalamuskernen vom *Affen* (Wislocki und Dempsey 1948) und von *Mensch, Hund* und *Katze* (Schiebler 1951, Stigliani und Monaci 1952) vorhanden, aber weniger prominent. Mannigfache Überlegungen und Beobachtungen bezüglich der physiko-chemischen Natur des Neurosekrets, wie z. B. die Auffassung der neurosekretorischen Granula als Coacervate (S. W. Smith 1951) oder das Aussehen im Elektronenmikroskop von Granula, die aus der Pars nervosa des Rindes durch Differentialzentrifugation gewonnen wurden (Schiebler 1952a), sind in den letzten Jahren diskutiert worden; es erscheint jedoch verfrüht, darauf im einzelnen hier einzugehen, da weitere Untersuchungen auf diesem Gebiet abgewartet werden müssen.

Ein mit der Hotchkiss-McManus-Methode darstellbares, von Glykogen verschiedenes Polysaccharid kommt im neurosekretorischen System der *Crustaceen* (Gabe 1952a) und in neurosekretorischen Zellen von *Polychäten (Nereis)* vor (Defretin 1952).

F. Beziehungen der neurosekretorischen Zellen zu den Gefäßen.

Der intensive Stoffwechsel der neurosekretorischen Zellen drückt sich im Verhältnis der sezernierenden Zellgruppen zu den Gefäßen aus (E. Scharrer 1936b). Beim *Menschen* gehören die neurosekretorischen Kerne des Hypothalamus zu den bestversorgten Gebieten des Gehirns (Foley, Kinney und Alexander 1942). Das gleiche gilt für alle *Wirbeltiere* (Abb. 28 und 29). Schon beim *Ratten*-Fetus zeichnen sich die Nuclei supraopticus und paraventricularis durch ihr dichtes Capillarnetz aus (Abb. 30). Die Capillaren sind im Bereich neurosekretorischer Zellgruppen nicht nur außerordentlich dicht, sondern stehen auch in besonders engen Lageverhältnissen zu den Zellen. Peri- und endocelluläre Capillaren (Abb. 31) sind keine Seltenheit (Collin 1931a, b, Scharrer und Gaupp 1933) und bei manchen Tieren ist jede neurosekretorische Zelle von ihrem eigenen Gefäßgeflecht umgeben. Die naheliegende Auffassung, daß diese Verhältnisse als Ausdruck der hohen Anforderungen der Zellen an die Blutversorgung zu deuten sind (E. Scharrer 1944b), wird nicht allgemein geteilt. Finley (1938, 1939) nimmt an, daß die engen Beziehungen zwischen den Blutgefäßen und den reich vascularisierten Hypothalamuskernen auf eine chemoreceptorische Funktion der letzteren hindeutet. Es ist möglich und sogar wahrscheinlich, daß die Tätigkeit der sezernie-

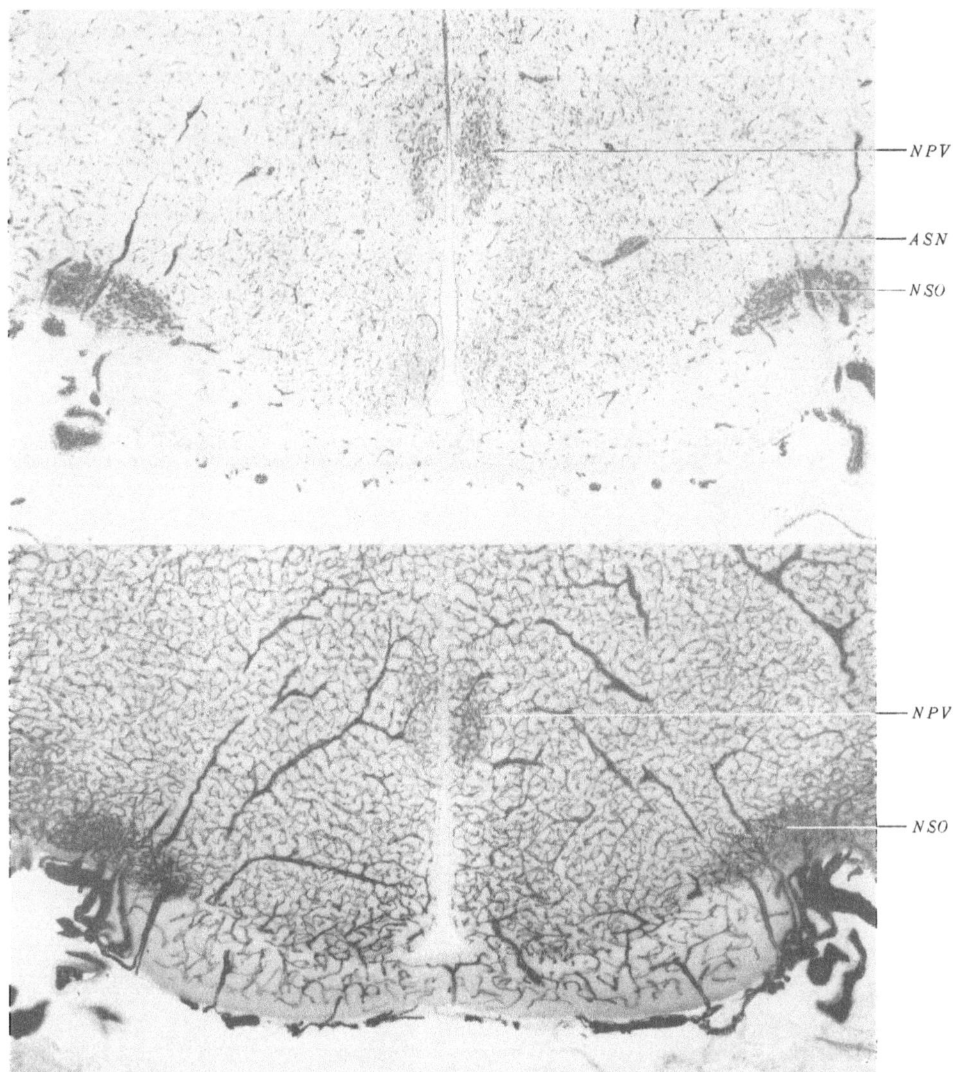

Abb. 28a u. b. a Schnitt durch den Hypothalamus des Opossums (Didelphys virginiana). *ASN* Nucleus supraopticus accessorius; *NPV* Nucleus paraventricularis; *NSO* Nucleus supraopticus. Alkohol-Formol-Eisessig, Celloidin, 20 μ, Nissl-Färbung. b Schnitt durch den Hypothalamus in der gleichen Ebene wie a. Gefäßinjektion mit Tusche-Gelatine. Die neurosekretorischen Kerne sind im injizierten Präparat auf Grund der Dichte der Gefäßcapillaren ebenso deutlich erkennbar wie im Nissl-Präparat. *NPV* Nucleus paraventricularis; *NSO* Nucleus supraopticus. Celloidin, 100 μ, Mikrophotographie, Vergr. 20fach.

renden Zellen vom osmotischen Zustand des Blutes beeinflußt wird (Verney 1948); eine solche Wechselwirkung ist mit der neurosekretorischen Aktivität wohl vereinbar statt sie, wie Finley meint, auszuschließen.

Die Capillaren der Nuclei supraopticus und paraventricularis sollen nach Narkose mit Barbitursäureverbindungen erweitert, nach Narkose mit Äther

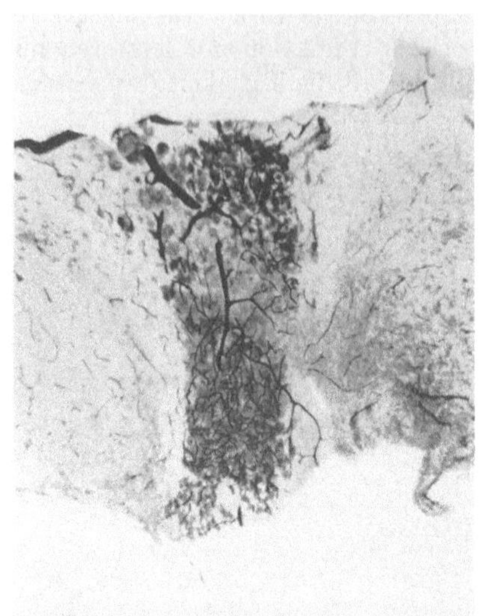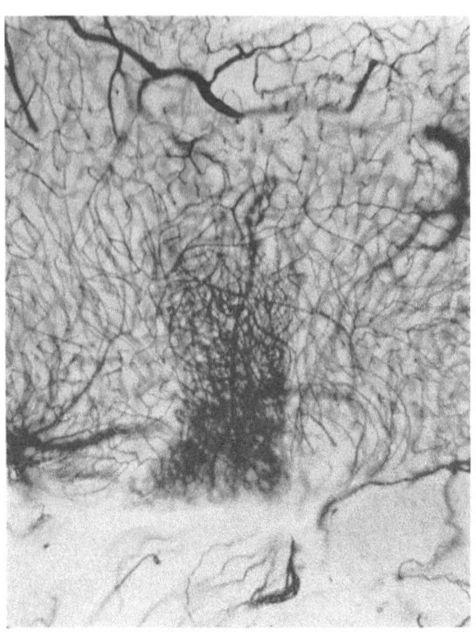

Abb. 29a u. b. Sagittalschnitte durch den Nucleus praeopticus von Tautoga onitis (Teleostier). Alkohol-Formol-Eisessig, Celloidin. a Nissl-Färbung, 20 μ. b Gefäßinjektion mit Tusche-Gelatine, 100 μ, Mikrophotographie, Vergr. 30fach.

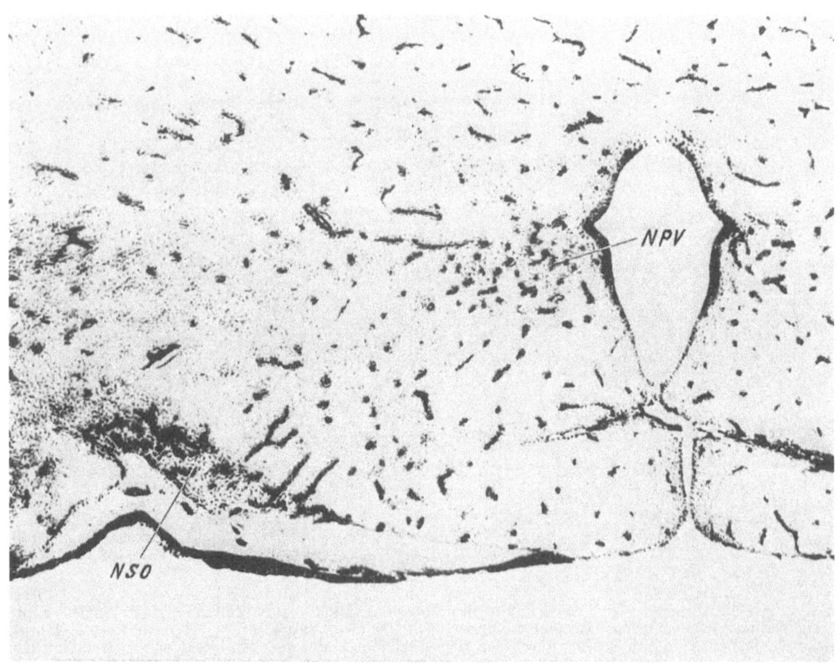

Abb. 30. Querschnitt durch den Hypothalamus eines Rattenfetus von 3,8 cm Scheitel-Steißlänge. Absoluter Alkohol, Paraffin, 15 μ, Gefäßdarstellung mittels der Methode von Gomori für den Nachweis von alkalischer Phosphatase (E. Scharrer 1950). NPV Nucleus paraventricularis; NSO Nucleus supraopticus. Der Gefäßreichtum der beiden Kerne ist bereits deutlich erkennbar, Mikrophotographie, Vergr. 50fach.

geschlossen oder stark verengert sein. Dieses Verhalten der Gefäße der genannten Kerne soll gerade das Gegenteil von dem der Rindengefäße des Gehirns darstellen (Laidlaw und Kennard 1940). Da die von den Autoren gegebenen

Abbildungen nichts zeigen, was man nicht auch sonst in Injektionspräparaten dieser Kerne sehen kann, gleichgültig welche Form der Narkose verwendet wurde, muß eine Bestätigung dieser Beobachtungen abgewartet werden.

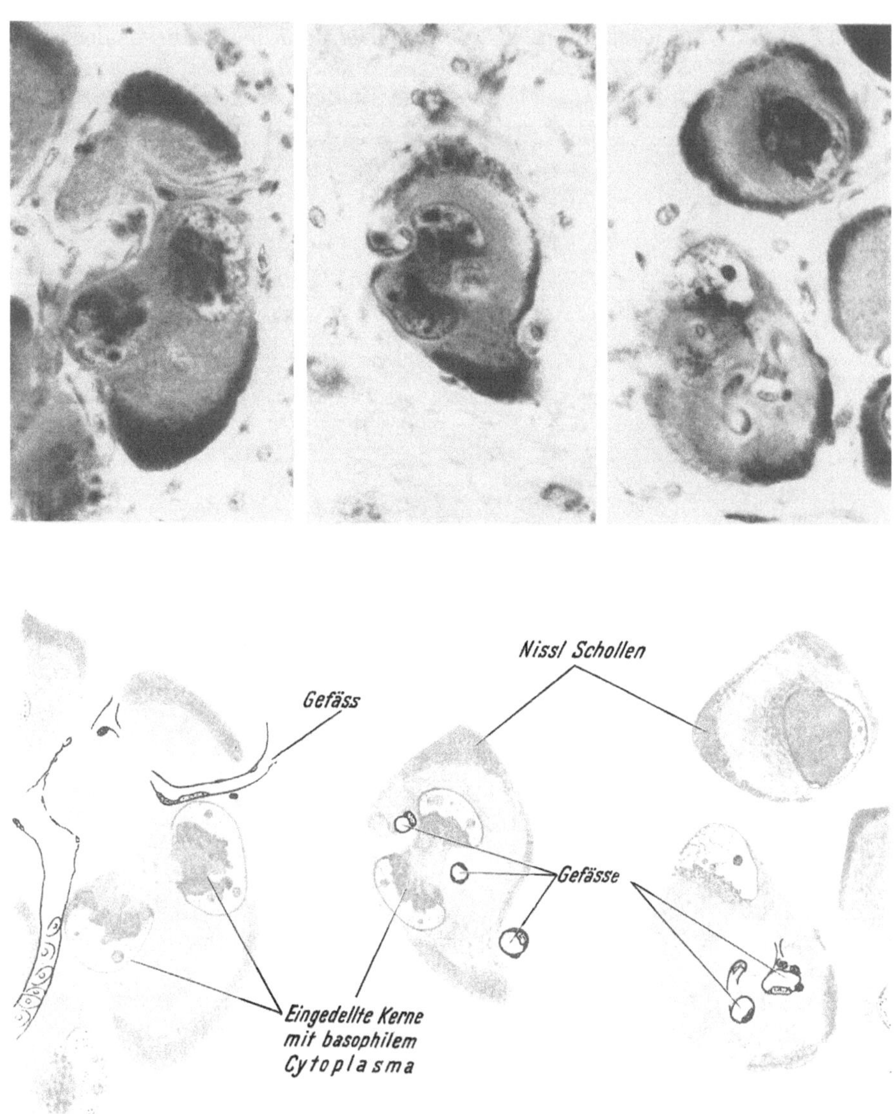

Abb. 31a u. b. Zellen des Nucleus praeopticus von Sphaeroides maculatus (Teleostier) mit peri- und endocellulären Blutcapillaren. ZENKER-Formol, Paraffin, 7 μ, FOOTS Modifikation der MASSONschen Bindegewebsfärbung, Mikrophotographien a mit Zeichnungen b. Vergr. 400fach.

Bei *Wirbellosen* fehlt in der Mehrzahl der Fälle eine Capillarversorgung des Zentralnervensystems. Wo sie existiert, wie z. B. beim *Regenwurm*, kann keine spezielle Beziehung zwischen sezernierenden Nervenzellen und Capillardichte nachgewiesen werden.

G. Beziehungen zwischen neurosekretorischer Aktivität und Alter, Geschlecht, Jahreszeit und anderen Faktoren.

Es wurde schon erwähnt, daß der Nucleus supraopticus des fetalen *Ratten*-Gehirns durch seine Capillardichte ausgezeichnet ist. Bei der *Krötenechse (Phrynosoma)* ist der Nucleus supraopticus schon frühzeitig in der Embryonalentwicklung differenziert (Abb. 32). Auch das Organ X der *Crustaceen*, das aus neurosekretorischen Zellen besteht, ist bereits beim Embryo ausgebildet (Pyle 1943).

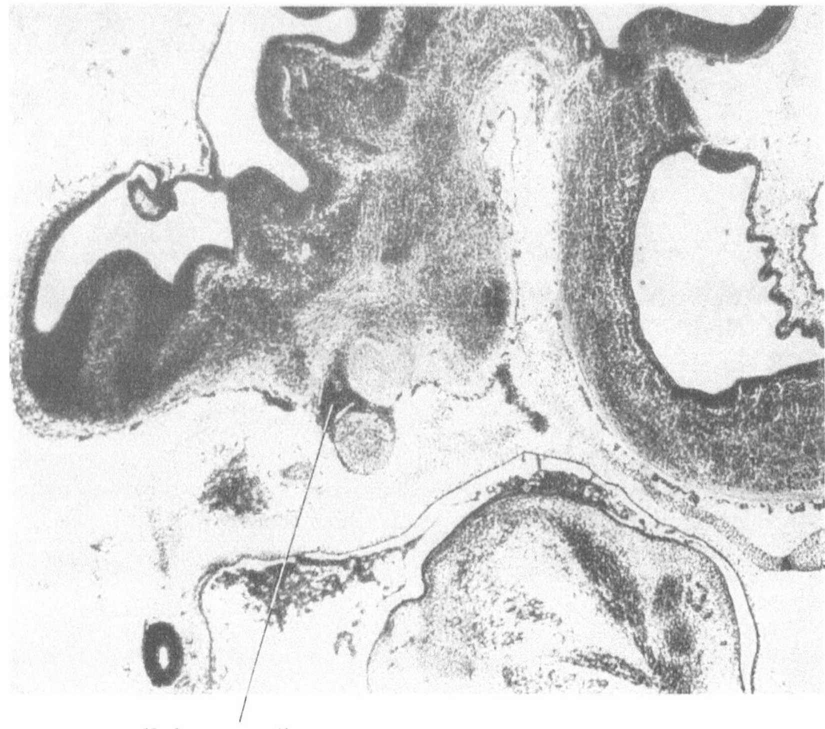

Abb. 32. Sagittalschnitt durch das Gehirn eines Embryos der Krötenechse (Phrynosoma sp.). Bouin, Paraffin, 7 μ, Foots Modifikation der Massonschen Bindegewebsfärbung, Mikrophotographie, Vergr. 40fach.

Die neurosekretorische Tätigkeit der Hypothalamuskerne ist beim *Hund* schon vor der Geburt deutlich. Die in Abb. 33 wiedergegebenen Stadien der sekretorischen Tätigkeit bei Hunden verschiedenen Alters zeigen die Zunahme der Zahl der Granula mit fortschreitendem Alter. Die Zunahme der Menge des Neurosekrets im Hypophysenstiel und in der Neurohypophyse geht mit der Vermehrung der Granula in den sezernierenden Zellen Hand in Hand. Bei *Hunde*-Feten, die ungefähr eine Woche vor der Geburt fixiert wurden, trifft man in der Neurohypophyse bereits färbbares Sekret an, ohne daß man in den Zellen der Nuclei supraopticus und paraventricularis Zeichen sekretorischer Tätigkeit nachweisen könnte. Die gleiche Beobachtung machte Hild (1951 b) bei der *Ringelnatter (Tropidonotus natrix)*. Die Neurohypophyse junger *Ringelnattern* enthält bereits vor dem Ausschlüpfen aus dem Ei mit der Gomorischen Methode färbbares Material, das im Laufe der weiteren Entwicklung an Menge zunimmt. Jedoch erst 14 Tage nach dem Ausschlüpfen zeigen die Tiere die ersten Granula in

den Zellen des Nucleus supraopticus. Nach AZZALI (1952) nimmt die Stärke
der Neurosekretion bei *Anguilla* mit dem Lebensalter und Körpergewicht zu;
bei Tieren von 10—20 cm Länge sollen die ersten deutlichen Anzeichen sekretorischer Aktivität der Ganglienzellen nachzuweisen sein. Indessen sind nach
Beobachtungen von BARGMANN (unveröffentlicht) auch bei 6,5 cm langen Aalen
sekrethaltige Ganglienzellen im Nucleus praeopticus feststellbar. Es fällt auf,
daß die Neurohypophyse bereits bei diesen Tieren außerordentlich reich an
mit Chromhämatoxylin färbbarem Neurosekret ist.

Diese Befunde sprechen scheinbar gegen die hier vertretene Anschauung,
wonach die neurosekretorischen Zellen des Hypothalamus das in der Hypophyse

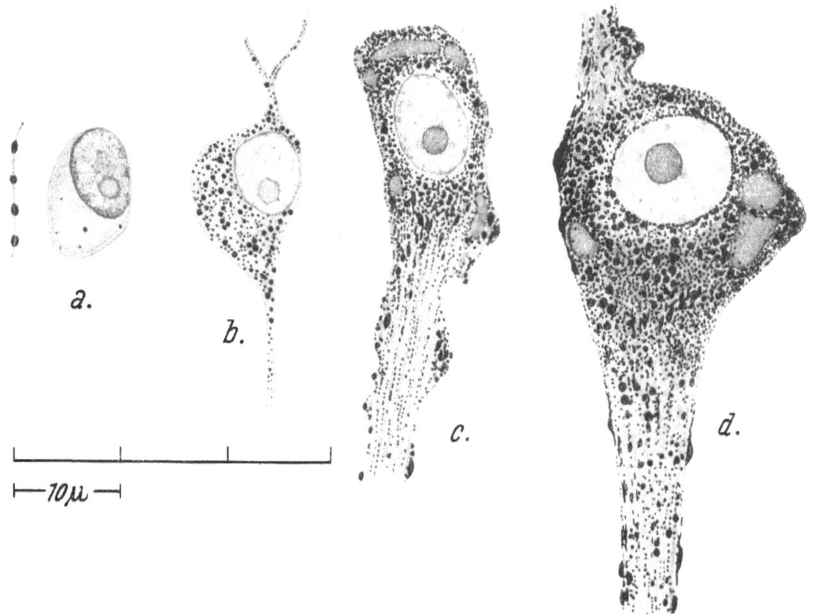

Abb. 33a—d. Sekretorische Aktivität der Zellen des Nucleus supraopticus bei Hunden verschiedenen Alters.
a Fetus einige Tage vor der Geburt. Granula eben angedeutet. Fasern mit perlschnurartig aufgereihten Sekrettröpfchen sind im Bereich des Nucleus supraopticus bereits häufig zu beobachten. b 5 Tage alt. Beginnende
Granulaspeicherung. c 3½ Wochen alt. d 5½ Monate alt. Zunehmende Anfüllung der Zellen mit Neurosekret.
Gefäßdurchspülung mit ZENKER-Formol, Paraffin, 5 μ, GOMORIS Chromhämatoxylin-Phloxin. (Gez. E. S.)

aufgestapelte Material produzieren. Es sieht so aus, als ob in der Ontogenese
das färbbare Material zuerst in der Neurohypophyse auftritt, also dort produziert
wird. Das spätere Erscheinen der neurosekretorischen Granula in den Zellen
der Hypothalamuskerne könnte als eine Zurückstauung des in der Neurohypophyse
im Überschuß gebildeten Materials gedeutet werden.

Dieser Schluß kann jedoch aus den beschriebenen Befunden nicht gezogen
werden. Die ersten von den Nervenzellen produzierten Granula sind wahrscheinlich im Lichtmikroskop nicht sichtbar. Aggregate von Lipoproteinmole-
külen können im Fetus sehr wohl als submikroskopische Granula von den sezernierenden Zellen an die Neurohypophyse abgegeben werden. Da sich diese Substanzen in der Neurohypophyse ansammeln, treten sie nach einiger Zeit dort
als mikroskopisch sichtbare Partikel in Erscheinung. Später, beim *Hund* noch
vor der Geburt, erreichen auch die Granula in den neurosekretorischen Zellen
des Hypothalamus eine Größe, die ihre mikroskopische Beobachtung erlaubt.

Ebenso wie bei *Wirbeltieren* bestehen auch bei *Wirbellosen* Beziehungen zwischen dem *Alter* der Tiere und der neurosekretorischen Aktivität. So zeigt z. B. die *Bienenarbeiterin* das meiste Neurosekret in der Pars intercerebralis in ihrer mittleren Arbeitsperiode, wenn sie anfängt Nektar und Pollen zu sammeln. Bei eben ausgekrochenen und bei sehr alten *Arbeitsbienen* wird wenig oder gar kein Neurosekret gefunden. Die Königin zeigt wenig und die Drohne noch weniger neurosekretorische Aktivität (Weyer 1935). Bei *Limulus* besteht ein direktes Verhältnis zwischen dem Alter der Tiere und der Zahl der Neurosekret enthaltenden Zellen im Zentralnervensystem (B. Scharrer 1941c).

Ein Einfluß der *Jahreszeit* auf die Sekretproduktion konnte bezüglich des Nucleus lateralis tuberis der Schleie (*Tinca vulgaris*, S. 1008) festgestellt werden (E. Scharrer 1936b, Hild 1950). Während der Wintermonate zeigen die Zellen des Nucleus lateralis tuberis wenig oder keine Anzeichen sekretorischer Tätigkeit; im Sommer dagegen findet, und zwar auf Kosten des Kernchromatins (S. 976), eine lebhafte Sekretproduktion statt. Ein entsprechender Jahrescyclus scheint für die nordamerikanischen *Welse Ameiurus nebulosus* und *Noturus flavus* zu gelten (Palay 1943). Bei *Fledermäusen* soll nach Azzali (1952, 1953) die neurosekretorische Aktivität im Hypothalamus während des Winterschlafs erhöht sein. Im übrigen wurde in all den Fällen, in denen darauf geachtet wurde, wie beim *Menschen* (Gaupp 1935), bei der *Ratte* und bei *Bufo* (Ito und Oishi 1950) und bei *Limulus* (B. Scharrer 1941c) kein Zusammenhang zwischen dem histologischen Zustand neurosekretorischer Zentren und der Jahreszeit festgestellt (vgl. dagegen Yoneyama 1935, Kurotsu und Kondo 1941, *Bufo*). Die Möglichkeit eines *tageszeitlichen Rhythmus* wurde von B. Scharrer (1941c) bei *Limulus* erwogen und studiert; die Zahl der sekretführenden Zellen erwies sich als unabhängig von der Tageszeit, zu der die Tiere fixiert wurden.

Bei *Wirbeltieren* wurde bisher keine Beobachtung berichtet, die einen *geschlechtsbedingten Unterschied* in der Funktion neurosekretorischer Zellen aufzeigen. Bei *Insekten* weisen nach Day (1940b) die Weibchen mehr Neurosekret im Zentralnervensystem auf als die Männchen. Dupont-Raabe (1951a) berichtet von einer erhöhten neurosekretorischen Tätigkeit bei *Phasmiden*-Weibchen zur Zeit der Eiablage.

H. Terminologie.

Es erhebt sich hier die Frage, wie das von den neurosekretorischen Zellen produzierte färbbare Material bezeichnet werden soll. Solange unsere Kenntnisse bezüglich der Entstehung, Chemie und physiologischen Wirksamkeit dieser Substanzen so lückenhaft sind wie zu diesem Zeitpunkt, erscheint es angeraten die neutrale Bezeichnung „Neurosekret" zu benutzen, die nur besagt, daß wir es mit Sekreten zu tun haben, die von Neuronen produziert werden. Diese Sekrete treten als Granula oder als tropfenförmige Massen in Erscheinung. Da die letzteren manche Ähnlichkeiten mit dem Kolloid der Schilddrüsenfollikel aufweisen, wird das Neurosekret von manchen Autoren auch als „Kolloid" oder „Neurokolloid" bezeichnet. Gegen diesen Gebrauch ist wohl nichts einzuwenden. Die Bezeichnung „Gomori-Substanz" oder „Gomori-positives" Material, die in den früheren Arbeiten von Bargmann und seinen Mitarbeitern gebraucht wurde, empfiehlt sich aus mehreren Gründen nicht. Abgesehen davon, daß Eigennamen nicht in die Terminologie eingeführt werden sollten, muß in diesem besonderen Fall darauf hingewiesen werden, daß Gomori sich mit den hier beschriebenen Vorgängen nicht beschäftigt hat. Es wäre ebenso berechtigt die neurosekretorischen Granula auf Grund ihrer Färbbarkeit als Heidenhain-

oder MASSON-Substanzen zu bezeichnen. Die von GOMORI für die Darstellung der α- und β-Zellen des Pankreas empfohlene Chromhämatoxylin-Phloxinfärbung ist zwar für die Darstellung der neurosekretorischen Granula sehr geeignet, aber nicht spezifisch (S. 957, s. a. CLARA 1953). Andererseits gibt es neurosekretorisches Material, das sich nicht mit der GOMORIschen Methode färbt (Nucleus lateralis tuberis der Fische, HILD 1950; sezernierende Rückenmarkszellen der *Rochen*, E. SCHARRER, unveröffentlicht; neurosekretorische Zellen des Zentralnervensystems von *Limulus*, B. SCHARRER, unveröffentlicht). Entsprechende Einwände lassen sich gegen die Bezeichnung HERRING-Substanz erheben, die von BODIAN (1951) zuerst vorgeschlagen, aber dann nicht weiter benutzt wurde.

III. Vorkommen neurosekretorischer Zellen.

Das Phänomen der Neurosekretion wird bei *Wirbellosen* und *Wirbeltieren* einschließlich des *Menschen* beobachtet. Bei *Wirbeltieren* werden neurosekretorische Zellen in autonomen Zentren des Gehirns, in bestimmten (zum autonomen System gehörigen?) Bezirken des Rückenmarks und in peripheren autonomen Ganglien gefunden. Bei *Wirbellosen* läßt es sich nicht mit Bestimmtheit sagen, ob die aus neurosekretorischen Elementen bestehenden Zellgruppen zum autonomen System gehören oder nicht, aber in gewissen Fällen, besonders bei *Insekten*, bestehen Anhaltspunkte für eine solche Annahme, da die sezernierenden Zellen der Pars intercerebralis ein der Hypophyse analoges endokrines Organ innervieren.

A. Abgrenzung und Kriterien.

Von den hier zu beschreibenden Zellgruppen müssen solche drüsige Gebiete unterschieden werden, deren Zellen zwar von Elementen des Nervensystems abgeleitet werden können, die aber nicht aus neurosekretorischen Zellen von der im vorausgehenden geschilderten Art bestehen. Bei den *Wirbeltieren* gehören hierher die von TILNEY (1938) als „Drüsen" des Gehirns aufgezählten Strukturen, die Area postrema (CAMMERMEYER 1947), das sezernierende Ependym (KAPPERS 1920/21) und das paraganglionäre Gewebesystem (WATZKA 1943). Unter den *Wirbellosen* sind hier zu nennen die Corpora cardiaca der *Insekten*, die Epistellar- und die Pedunkulardrüse der *Cephalopoden*, die chromaffinen Zellen der *Hirudineen* und anderer wirbelloser Tiere und gewisse „Neurilemmaabkömmlinge" der *Crustaceen* und *Insekten*.

Das *Ependym*, wenigstens in gewissen Teilen des zentralen Nervensystems der *Wirbeltiere*, scheint sekretorisch tätig zu sein. Bei *Fischen* und *Reptilien* besteht das Ependym in der Gegend des Sulcus medius aus hohen Zellen mit Granula und reicher Gefäßversorgung. Ähnliche Verhältnisse wurden auch bei *Vögeln* und *Säugern* beschrieben (KAPPERS, HUBER und CROSBY 1936).

Neurogener Abkunft sind fernerhin die den Liquor cerebrospinalis produzierenden *Plexus chorioidei*. Diese wurden als „Drüsen des Gehirns" von TILNEY (1938) beschrieben zusammen mit der *Hypophyse*, dem *Saccus vasculosus*, der *Epiphyse*, der *Mesophyse*, der *Paraphyse* und der *Metaphyse*. Diese Liste enthält jedoch Organe, die nicht als Drüsen nervöser Herkunft betrachtet werden können. Die *Metaphyse* der *Ganoiden* z. B. besteht aus blutbildendem, mit dem Knochenmark der höheren Tiere vergleichbarem Gewebe (E. SCHARRER 1944a). Der *Saccus vasculosus* ist ein Sinnesorgan für Tiefenwahrnehmung und dient vielleicht auch dem intrakranialen Druckausgleich bei Vertikalbewegungen der Fische (DAMMERMANN 1910, E. SCHARRER 1948); ob der Saccus vasculosus auch als

Drüse funktioniert, ist nicht entschieden. Selbst die *Pars nervosa der Hypophyse* ist wahrscheinlich keine wahre Drüse (S. 1031). Die Funktion der *Epiphyse* ist nicht geklärt (s. Bargmann, dieses Handbuch, Bd. 6, Teil 4, 1943). Die Bedeutung der übrigen, in ihrer Struktur den Plexus chorioidei gleichenden Drüsen des Gehirns, nämlich der *Mesophyse* und *Paraphyse*, ist unbekannt (bezüglich der Beziehung der Paraphyse gewisser Schlangen zur Neurosekretion s. S. 1003).

Am nächsten kommen den neurosekretorischen Zellen die *chromaffinen Elemente* wie das Nebennierenmark und die Paraganglien. Da diese Gewebe an anderen Stellen dieses Handbuches eingehend behandelt werden (Watzka 1943, Bachmann 1953), erübrigt es sich, hier auf sie einzugehen.

Aus morphologischen Ähnlichkeiten zwischen den Zellen der *Area postrema* und denen der vegetativen Zellgruppen im Zwischenhirn schließt Cammermeyer (1947) auf eine neurosekretorische Funktion der Zellen der Area postrema. Die Bedeutung der Area postrema ist noch so unklar, daß darauf hier nicht im einzelnen eingegangen werden kann. Bezüglich der Literatur sei auf die oben zitierte Arbeit Cammermeyers verwiesen.

Die Entdeckung Loewis (1921) und die sich daran anschließenden Untersuchungen über die humorale Reizübertragung haben dem Gedanken einer chemischen Komponente in der Nerventätigkeit allgemein Eingang verschafft. Diese „sekretorische" Tätigkeit ist aber allen Nervenzellen gemein und muß von den in diesem Artikel beschriebenen Vorgängen unterschieden werden. Die Bildung von Adrenalin und Acetylcholin ist mit dem Ablauf der nervösen Reizübertragung verbunden und geht nicht mit morphologisch erfaßbaren sekretorischen Vorgängen einher; die neurosekretorischen Zellen dagegen produzieren Hormone, die nicht für die nervöse Funktion der Neuronen nötig sind, sondern für physiologische Abläufe außerhalb des nervösen Geschehens, wie Wachstum oder Wasserhaushalt.

Eine Reihe von Untersuchungen beschäftigen sich mit Wirkstoffen, die vom nervösen Gewebe geliefert werden sollen, ohne daß bestimmte Zellen als ihre Quelle namhaft gemacht werden. So wurden erregende und schlaferzeugende (Kroll 1936) Substanzen aus Tiergehirnen extrahiert, deren Natur und Spezifität jedoch nie aufgeklärt wurden. Es wäre sicherlich verfehlt, aus diesen und ähnlichen Berichten den Schluß zu ziehen, daß alle Nervenzellen zugleich Drüsenzellen sind. Entscheidend ist auch hier der morphologische Befund.

Was die *wirbellosen Tiere* anbelangt, so sind die *Corpora cardiaca* der *Insekten* zu nennen. Sie werden von fast allen Autoren als ein neuroglanduläres Organ aufgefaßt, das wahrscheinlich von einem Paar sympathischer Ganglien abzuleiten ist (Pflugfelder 1937, Hanström 1940a, 1941, 1942). Die Histologie und Cytologie dieses Organs ist im einzelnen noch nicht vollständig geklärt. Die bei den meisten untersuchten Insektenarten vorkommenden Bauelemente werden teils als nervös und gliaartig (chromophobe Zellen), teils als drüsig (chromophile Zellen) gedeutet (Hanström 1940a, 1941, 1942, 1947a, Nyst 1942, Joly 1945, Possompès 1947, Cazal 1947, 1948, Ehnbom 1948, Arvy und Gabe 1950, de Lerma 1950, M. Thomsen 1951, Stutinsky 1952).

Von besonderem Interesse sind die Corpora cardiaca wegen ihrer auf S. 1044 eingehender besprochenen, engen Beziehungen einerseits zum neurosekretorischen Anteil des Gehirns, andererseits zu den *Corpora allata*. Dieser endokrine Organkomplex *(Intercerebralis-cardiacum-allatum System)* entspricht dem hypothalamo-hypophysären System der Vertebraten und die Corpora cardiaca sind in ihrem Bau und ihrer Funktion in gewissem Sinne der Pars nervosa analog. Ebensowenig wie diese gehört das Corpus cardiacum der *Insekten* zu den neurosekretorischen Organen im engeren Sinn, obwohl es von manchen Autoren (Hanström

1941, CAZAL 1948, POSSOMPÈS 1948b) in diese eingereiht wird. Die Tatsache, daß bei manchen Species (POSSOMPÈS 1948b, L'HÉLIAS 1950) Nervenzellen, die möglicherweise sekretorisch tätig sind, im Cardiacumgewebe enthalten sind, läßt sich vielleicht dadurch erklären, daß diese phylogenetisch entlang den Nervi corporis cardiaci aus dem Gehirn in dieses Organ gelangten. Ein weiteres neuroglanduläres Insektenorgan, das genauerer Untersuchung bedarf, ist das *Epipharynxganglion* von *Forficula* (LHOSTE 1951).

Die *Epistellardrüse (Corpus epistellatum)* der *Cephalopoden* (Octopoden) wurde von YOUNG (1936) und CAZAL und BOGORAZE (1944) beschrieben. Dieses hinter dem Stellarganglion liegende Organ innerer Sekretion besteht aus einem mit Sekreten gefüllten Bläschen, in das Ausläufer modifizierter Neuronen hineinragen. Diese, von den genannten Autoren als „neurosekretorisch" bezeichneten Elemente geben ihr kolloidartiges Produkt am Ende ihrer Ausläufer in das Lumen ab. Außerdem wird Sekret auch zwischen solchen Zellen gefunden, wo es ähnlich wie das Schilddrüsenkolloid offenbar in Capillarlacunen resorbiert wird. Die beiderseitige Exstirpation dieses Organs soll nach YOUNG eine beträchtliche Muskelhypotonie zur Folge haben. Es ist durchaus möglich, daß sich die die Epistellardrüse bildenden Zellen in künftigen Untersuchungen als neurosekretorische Elemente in dem in diesem Beitrag gebrauchten engeren Sinne herausstellen werden.

Ein ähnliches, gleichfalls bei den *Octopoden* vorkommendes Organ ist die im Kopf liegende *Pedunkulardrüse (Corpus subpedunculatum)*. Sie wurde von THORE (1936) und später von CAZAL und BOGORAZE (1943) und BOGORAZE und CAZAL (1944) studiert. Die Drüse liegt dem Lobus opticus an und besitzt ein reiches Capillarnetz. In ihren Zellen fehlen Achsenzylinder und NISSL-Substanz; dafür finden sich fuchsinophile Plasmaeinschlüsse. Die Autoren nehmen eine Entstehung dieser Drüsenelemente aus Nerven- oder Gliazellen an. Auf ihre endokrine Funktion kann bisher nur auf Grund des histologischen Bildes geschlossen werden.

In diesem Zusammenhang müssen auch die chromaffinen Zellen in den Ganglien von Anneliden und anderen Invertebraten genannt werden. Diese Zellen besitzen Neurofibrillen und NISSL-Substanz und produzieren Adrenalin, oder zum mindesten einen sehr nahe verwandten Stoff. Sie wurden seit LEYDIG (1857) von einer Reihe von Autoren studiert (POLL und SOMMER 1903, POLL 1906, 1908, 1909, BIEDL 1912, GASKELL 1914, 1919/20, LANCASTER 1939, PEREZ 1942).

Schließlich sind von Interesse solche Angaben, die eine sezernierende Funktion gewisser „Abkömmlinge des *Neurilemms*" der *Invertebraten* betreffen. Auf histologischer Grundlage haben STEOPOE und DORNESCO (1936) das Perineurium der Adbominalganglien von *Insekten*-Larven als endokrines Gewebe interpretiert. Beim *Insekt Lygaeus equestris* kommt im Protocerebrum ein gewaltig entwickelter, offenbar sekretorisch tätig aussehender Lobus dorsomedialis vor, der allem Anschein nach durch eine Wucherung des Neurilemms zustande kam (HANSTRÖM 1936, 1943b). In ähnlicher Weise soll auch die verschiedene Hormone enthaltende *Sinusdrüse* der *Crustaceen* nach HANSTRÖM (1941, 1947a) aus einer Neurilemmverdickung abzuleiten sein. Anzeichen dafür, daß das Neurilemmgewebe der *Crustaceen* Farbwechselhormon enthält, wurden von BROWN (persönliche Mitteilung) und ENAMI (1951b) gefunden. Bei der *Krabbe Sesarma* scheinen Sinusdrüse und Neurilemm denselben Hormontyp zu enthalten (S-Hormon, ENAMI 1951b). In all diesen Fällen handelt es sich jedoch höchstwahrscheinlich nicht um eine Hormonproduktion durch das Neurilemmgewebe. Was die Sinusdrüse anlangt, so haben neueste Untersuchungen von BLISS und WELSH (1952) dargetan, daß dieses Organ vorwiegend aus Nervenendigungen besteht, die ihren Ursprung von Gruppen neurosekretorischer Zellen in verschiedenen Teilen des Zentralnervensystems nehmen. Ähnlich wie im Falle der Neurohypophyse sind die Nervenendigungen der Sinusdrüse angeschwollen und speichern Neurosekret. In analoger Weise könnte man in allen Fällen, in denen Neurilemmstrukturen als Hormonquellen genannt wurden, an eine der der Sinusdrüse entsprechende Assoziierung von Sekret speichernden Nervenendigungen und Neurilemmelementen denken.

Wir werden uns in den folgenden Kapiteln nur mit *neurosekretorischen Zellen im engeren Sinne* beschäftigen, d. h. Elementen, die die morphologischen Eigenschaften von Nervenzellen (Axone, Dendriten, Nissl-Schollen, Neurofibrillen) und von Drüsenzellen (Produktion und Abgabe von Drüsengranula) besitzen. Die entscheidenden Kriterien sind also mit dem Mikroskop feststellbar. Es erscheint uns nicht angebracht, den Begriff der Neurosekretion auf solche Vorgänge auszudehnen, die besser als neurohumoral bezeichnet werden, wie z. B. die bei der nervösen Reizübertragung nachweisbare Bildung und Abgabe von Acetylcholin, Adrenalin usw. oder die von Parker (1932, 1940, 1948) beschriebenen, an der Regelung des Farbwechsels beteiligten und von Nervenendigungen abgesonderten Substanzen.

B. Beschreibung neurosekretorischer Zellgruppen.

Die verschiedenen bei *Wirbeltieren* und *Wirbellosen* vorkommenden neurosekretorischen Zellgruppen unterscheiden sich voneinander in den cytologischen Besonderheiten ihrer Elemente, ihrer Lokalisation im Nervensystem, ihren Beziehungen zu anderen Organen usw. Im folgenden wird demnach das für jede größere Tiergruppe charakteristische Bild beschrieben werden. Obwohl es sich durchwegs um das gleiche Prinzip handelt, nämlich das Auftreten von Gruppen von sezernierenden Nervenzellen, ergibt sich doch eine erstaunliche Mannigfaltigkeit der Erscheinungen, deren Bedeutung im einzelnen noch wenig bekannt ist.

Die folgenden Darstellungen beziehen sich auf bilateral symmetrische Tiere. In fast allen Fällen handelt es sich deshalb um *paarig angelegte Gruppen* sezernierender Nervenzellen. Funktionell bedingte Schwankungen in der sekretorischen Aktivität dieser Zellen drücken sich auf beiden Seiten immer in der gleichen Weise aus, d. h. eine sekretorisch tätige Gruppe von Nervenzellen auf der linken Seite befindet sich niemals in einer anderen Sekretionsphase als die entsprechende Zellgruppe auf der rechten Seite.

1. Wirbeltiere.

Bei allen bisher untersuchten *Wirbeltieren*, einschließlich des *Menschen*, wurden neurosekretorische Zellgruppen in verschiedenen Abschnitten des Nervensystems gefunden. Von diesen sind der *Nucleus praeopticus* der *Fische* und Amphibien und die von diesem Kern abstammenden *Nuclei supraopticus* und *paraventricularis* der *Reptilien*, *Vögel* und *Säuger* von besonderem Interesse. Diese Kerne bilden mit ihren Axonen und der Neurohypophyse ein neuro-endokrines System, das bei allen Wirbeltieren in grundsätzlich übereinstimmender Form gefunden wird. Die folgende Beschreibung bezieht sich deshalb in erster Linie auf dieses System, dessen funktionelle Bedeutung auch am meisten untersucht wurde. Die sonst, besonders bei *Fischen*, beobachteten neurosekretorischen Zellgruppen treten im Vergleich mit den im Hypothalamus vorkommenden sezernierenden Zentren an Bedeutung zurück.

a) Mensch.

Neurosekretorische Zellen wurden beim *Menschen* in 2 Kernen des Hypothalamus, den *Nuclei supraopticus* und *paraventricularis* (Abb. 34) und in *peripheren sympathischen Ganglien* gefunden.

Was die beiden hypothalamischen Kerne anbelangt, so fiel die feinere Struktur ihrer Zellen, die an Bilder von Zelldegenerationen und primärer Reizung erinnern, den Neurohistologen seit langem auf. GREVING (1928, dieses Handbuch, Bd. 4,

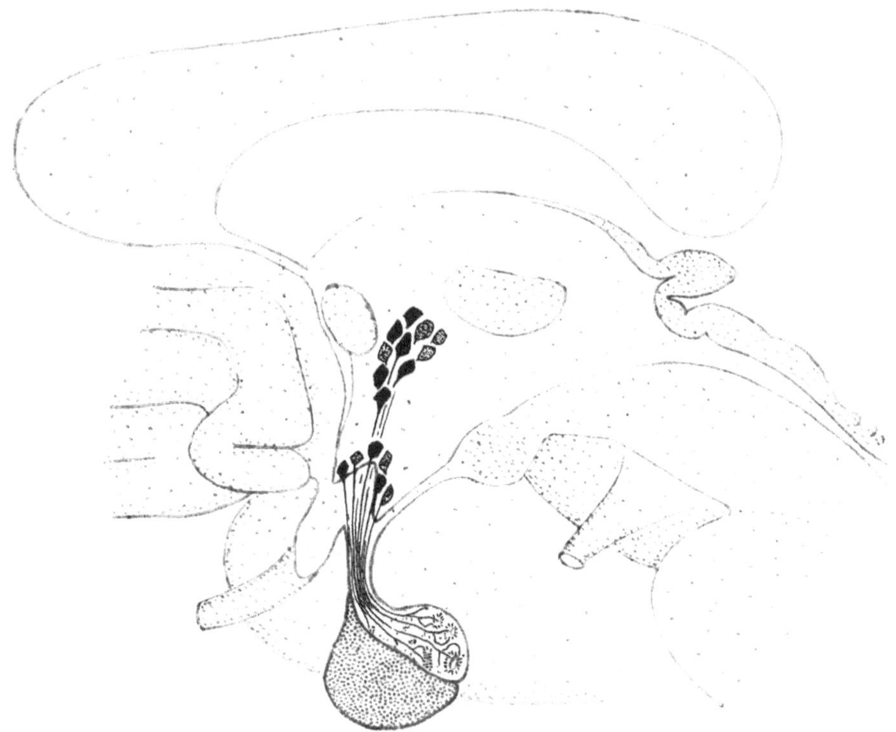

Abb. 34. Schematische Darstellung des hypothalamisch-hypophysären neurosekretorischen Systems des *Menschen*. (Gez. E. S.)

Teil 1, S. 998—1001, Abb. 73a—c, Abb. 77a und b) beschreibt diese Zellen als „rundlich und birnförmig, bisweilen dreieckig, selten länglich gestreckt. Der Zellkern ist rund und mit Kernmembran und mit deutlichen Kernkörperchen versehen, häufig ist er an den Rand gedrückt: Er zeigt keine Kernfalten, jedoch Kernauflagerungen. Der Kern ist von einer Zone feinstäubiger NISSL-Granula umgeben, während in der Peripherie grobe zusammenhängende NISSL-Schollen auftreten. Am Rande, d. h. im Bereich der groben Schollen, finden sich bisweilen vacuolige Aufhellungen. Der Zellrand ist nicht scharf und nicht mit gleichstarker Tönung gezeichnet, es zeigen sich vielmehr im grobscholligem Rande Lücken, die lediglich feinstäubige NISSL-Granula enthalten". Ähnliche Beobachtungen veranlaßten manche Autoren, die Frage einer besonderen Funktion dieser Kerne aufzuwerfen (NICOLESCO und NICOLESCO 1929, BAIRATI und MASSARI 1951). Als erster hat POPPI (1930) auf Grund der Struktureigentümlichkeiten der Zellen die Möglichkeit einer sekretorischen Funktion erwogen. Auf ihre Ähnlichkeit mit den neurosekretorischen Zellen homologer Hypothalamuskerne von *Reptilien, Amphibien* und *Fischen* wurde von E. SCHARRER (1933a) hingewiesen. Bestätigt wurde diese Deutung in den von Scharrer und Gaupp (1933), Gaupp (1934) und Roussy und Mosinger (1934a, b) beschriebenen Fällen. Eine histochemische Untersuchung des Neurosekrets beim Menschen führte Divry (1934) durch. Danach färbt sich das Neurosekret mit basischen Anilinfarben metachromatisch. Es handelt sich nicht um Fettsubstanzen, da sich die Zelleinschlüsse mit Nilblau, Sudan III, Scharlachrot und Neutralrot nicht färben lassen. Im übrigen enthalten diese Zellen außer dem Neurosekret nach Poppi (1930) große Mengen von Lipoid und siderophile Granulationen, wie sie entsprechend auch in den Zellen des Nebennierenmarkes und der Hypophyse anzutreffen sind. Ferner sind nach Divry die Jod-Schwefelsäurereaktion und die Bestsche Carminfärbung negativ, d. h. es handelt sich nicht um Amyloidsubstanzen. Auch mit Mucicarmin läßt sich das Neurosekret nicht färben. Dieses erscheint bei Anwendung von Silbermethoden gelb oder braun. Es hat mit den Zelleinschlüssen, die bei der Alzheimerschen Fibrillenveränderung auftreten, nichts zu tun, sondern gleicht mehr dem Hypophysen- und dem Schilddrüsenkolloid. Beim Vergleich der Mengen von Neurosekret bei verschiedenen Erkrankungen wurde von Divry in 22 Fällen von seniler Demenz in 6 viel, in 7 wenig, in 9 kein neurosekretorisches Material beobachtet. Ferner zeigten von 10 progressiven Paralysen 3 viel, 4 wenig und die übrigen 3 kein Neurosekret. Schließlich fand sich unter 4 Fällen von Arteriosklerose des Gehirns nur in einem Falle eine geringe Menge von Neurosekret. An einem Material von 74 Fällen (38 Männer und 36 Frauen) fand Gaupp (1935, 1936a) alle Übergänge zwischen völligem Fehlen von Neurokolloid bis zu Fällen, in denen beinahe jede Zelle Granula enthielt. Es waren alle Altersstufen von Neugeborenen bis zum 87jährigen vertreten. Ein Zusammenhang zwischen der Menge des endo- und extracellulären Neurosekrets oder der Vacuolisierung der Zellen mit der Art der vorausgehenden Erkrankung (Schizophrenie, manisch-depressives Irresein, symptomatische Psychosen, innere Erkrankungen, innersekretorische Störungen usw.) konnte nicht gefunden werden.

Was das *Alter* anbelangt, so scheint die Sekretanhäufung im 4.—8. Lebensjahrzehnt ausgeprägter zu sein; sie fehlt aber nicht bei jugendlichen Individuen und kann in Fällen hohen Alters vermißt werden. Deutliche Unterschiede zwischen dem männlichen und dem weiblichen *Geschlecht* sind nicht vorhanden und auch *jahreszeitlich* bedingte Schwankungen konnten nicht festgestellt werden. Peters (1935a, 1936) kam auf Grund der Untersuchung von 66 Fällen von gesunden und kranken Menschen zu ganz entsprechenden Ergebnissen. Schließlich berichtete Peters (1935b) über Befunde von kolloidspeichernden Zellen in anderen Teilen des Gehirns (Nucleus nervi hypoglossi, Nucleus funiculi lateralis, Substantia reticularis der Medulla oblongata, Nucleus nervi vagi) und verglich sie mit den Bildern in den sekretorisch tätigen Zwischenhirnkernen. Gaupp (1936b) hat daraufhin die Unterschiede hervorgehoben zwischen den Drüsen-Nervenzellen des Zwischenhirns und den auch von ihm in verschiedenen Regionen des Zentralnervensystems, z. B. im Vorderhorn des Rückenmarks, im großzelligen Oculomotoriuskern usw. beobachteten kolloidführenden Zellen. Es liegt auf der Hand, daß wir als sekretorisch tätige Elemente im menschlichen Zentralnervensystem nicht alles, was kolloidartige Substanzen enthält, ansprechen dürfen. Es müssen auch noch andere Strukturbesonderheiten (reiche Gefäßversorgung, enge Beziehungen der Zellen zu den Gefäßen usw.) hinzukommen, damit das Gesamtbild einer sekretorisch tätigen Zellgruppe zustande kommt. Das schließt aber nicht aus, daß auch im menschlichen Gehirn außer den beiden genannten Hypothalamuskernen noch weitere neurosekretorische Zellgruppen aufgefunden werden können (E. Scharrer 1936a), zumal die hier zitierten älteren

Beobachtungen mit Methoden durchgeführt wurden, die beim Menschen nur die gröberen Zelleinschlüsse zur Darstellung bringen. Die Anwendung der Chromhämatoxylin-Phloxinmethode von GOMORI erlaubt auch beim Menschen (PALAY 1952, HILD 1952, HILD und ZETLER 1952a) den Nachweis von Zellen, die mit vielen kleinen Granula gefüllt sind (Abb. 35).

Die Zellen der Nuclei supraopticus und paraventricularis wurden vielfach als pathologisch verändert betrachtet (MORIN 1944a, b) und mit klinisch beobachteten vegetativen Störungen in Zusammenhang gebracht. Ein Vergleich der Zellelemente mit denen homologer Kerne bei Tieren zeigt aber, daß es sich beim Menschen um grundsätzlich die gleichen Eigentümlichkeiten handelt (E. SCHARRER 1933a, SCHARRER und GAUPP 1933, 1935, GAUPP 1934, 1935, BARGMANN, HILD, ORTMANN und SCHIEBLER 1950, PALAY 1952, HILD 1952, HILD und ZETLER 1952a). Wie bei den Wirbeltieren, so sind auch beim Menschen die Nuclei supraopticus und paraventricularis sehr reich vascularisiert und zeigen besonders enge Beziehungen der Gefäße zu den Nervenzellen in Gestalt von peri- und endocellulären Capillaren. Charakteristisch für diese Zellen ist, wie schon erwähnt, beim Menschen wie bei den Tieren die periphere Anordnung grober NISSL-Schollen und die exzentrische Lage des Kerns. Auffällig ist auch die individuell verschiedene Vacuolisierung der Nervenzellen. Der Zellkern ist nicht selten tief eingedellt und es kommt zum Bilde von „Binnenkörpern", die in Wirklichkeit keine Binnenkörper sind, sondern mit Plasma gefüllte Einstülpungen der Kernmembran darstellen. ZIESCHE (1943) schließt sich dieser Auffassung jedoch nicht an und weist auf die positive FEULGEN-Reaktion dieser Kerneinschlüsse hin. Es ist nicht uninteressant, daß solche Kernformen auch in den Zellen des Nebennierenmarks (CLARA 1936) und in der Epiphyse (R. MEYER 1936a, b, COLLIER 1943) gefunden werden wie auch sonst in Drüsenzellen (z. B. in den LANGERHANSschen Zellinseln des Pankreas gewisser *Fische*, BARGMANN

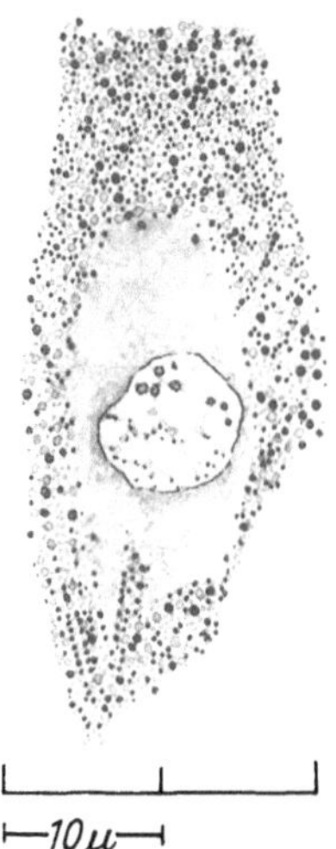

Abb. 35. Zelle aus dem Nucleus supraopticus eines 6jährigen Mädchens. BOUIN, Paraffin, 5 μ, GOMORIS Chromhämatoxylin-Phloxin[1]. (Gez. E. S.)

1937). Ihre Bedeutung ist im einzelnen vielleicht nicht immer die gleiche, im allgemeinen handelt es sich aber wohl um den morphologischen Ausdruck einer Beteiligung des Zellkerns an der Sekretion (S. 976). Das Vorkommen mehrlappiger Kerne und zwei-, drei- und mehrkerniger Zellen in den sekretorisch tätigen Zwischenhirnkernen des *Menschen* dürfte in entsprechender Weise zu erklären sein (SCHARRER und GAUPP 1933, Abb. 36).

Die *Abwanderung des Neurosekrets im Axon* wurde von GAUPP und SCHARRER (1935), HILD (1952) und PALAY (1952) beobachtet. Abb. 37 zeigt die Sekretanhäufungen, die den Fasern ihren auffälligen Perlschnurcharakter verleihen. Diese Ansammlungen kommen in verschiedenen Größen im Verlaufe der Fasern vor; die ausgedehntesten sind als HERRING-Körper bekannt. „Größere HERRING-Körper zeigen oft eine zentrale Aufhellung, die bei flüchtiger Beobachtung mit einem Zellkern verwechselt werden kann. Die HERRING-Körper sind oft so dicht strukturiert, daß in ihnen kaum Einzelheiten zu unterscheiden sind; sie erscheinen manchmal sogar als homogene schwarzblau angefärbte Komplexe. In vielen Fällen sind sie jedoch sehr locker strukturiert und erscheinen dann als ein Netzwerk feinster Fibrillen, die mit Neurosekret beladen sind. Aus dem feinen Filigran

---

[1] Wir verdanken diesen Fall der Freundlichkeit von Herrn Dr. J. DENST, Department of Pathology, University of Colorado, Denver, USA.

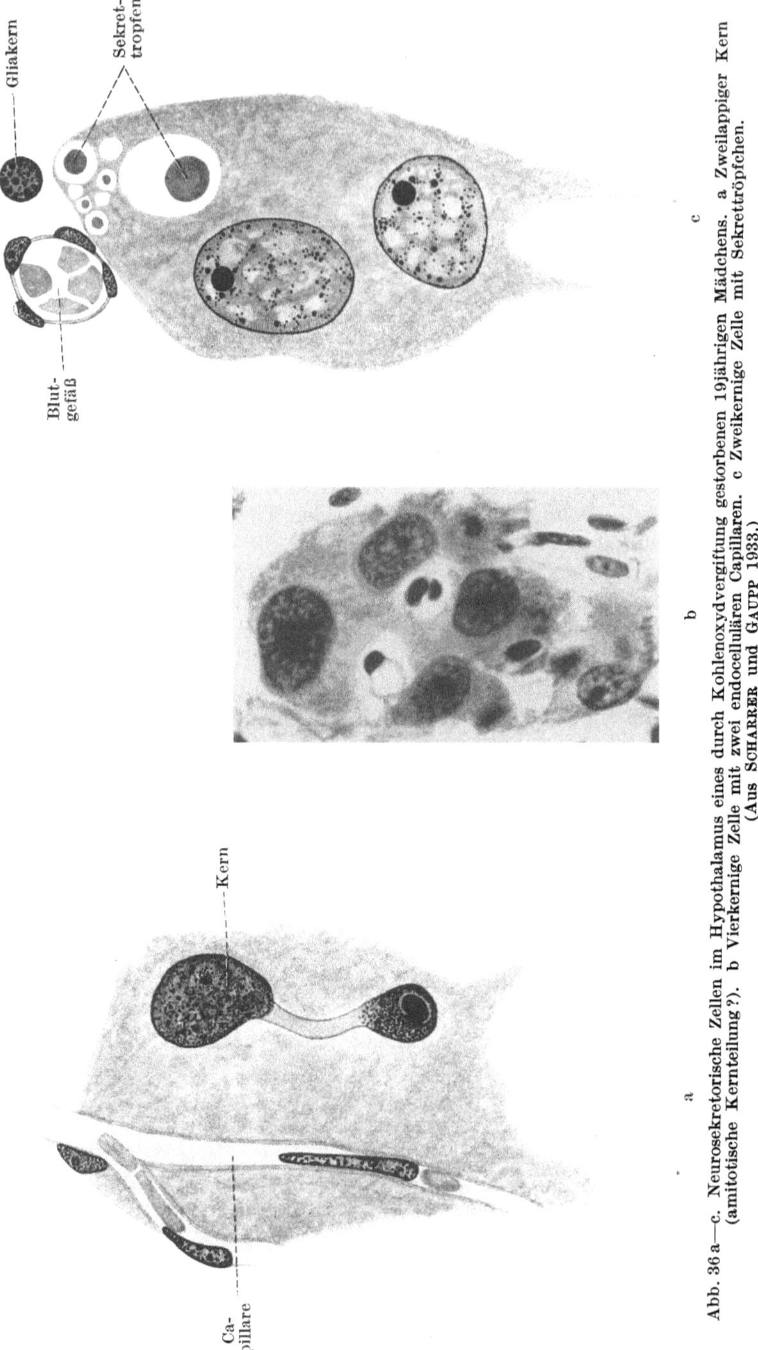

Abb. 36 a—c. Neurosekretorische Zellen im Hypothalamus eines durch Kohlenoxydvergiftung gestorbenen 19jährigen Mädchens. a Zweilappiger Kern (amitotische Kernteilung?). b Vierkernige Zelle mit zwei endocellulären Capillaren. c Zweikernige Zelle mit Sekrettröpfchen. (Aus Scharrer und Gaupp 1933.)

solcher Gebilde läßt sich an geeigneten Schnitten sowohl zentral- als auch hypo-physenwärts der Übergang in mittelstarke sekretführende Fasern beobachten" (Hild 1952, s. S. 999). Die Gesamtheit der aus den Nuclei supraopticus und paraventricularis hervorgehenden Fasern bilden den Tractus supraoptico-hypophy-seus[1]. Dieses Bündel kann in seiner ganzen Ausdehnung bis zu den Endigungen der Fasern an den Blutgefäßen der Neurohypopyhse verfolgt werden (CHRIST 1951, HILD 1952, PALAY 1952).

Der Nachweis der sekretorischen Tätigkeit der Zellen zentraler autonomer Kerne brachte die Frage auf, ob die *Zellen peripherer autonomer Ganglien* ähnliche Vorgänge zeigen. Die Befunde mehr- und polymorphkerniger Zellen in den sympathischen Ganglien (TSCHERNJACHIWSKY 1931) und im Nebennierenmark (CLARA 1936) lassen die Untersuchung des peripheren autonomen Systems aussichtsreich erscheinen. Anzeichen neurosekre-

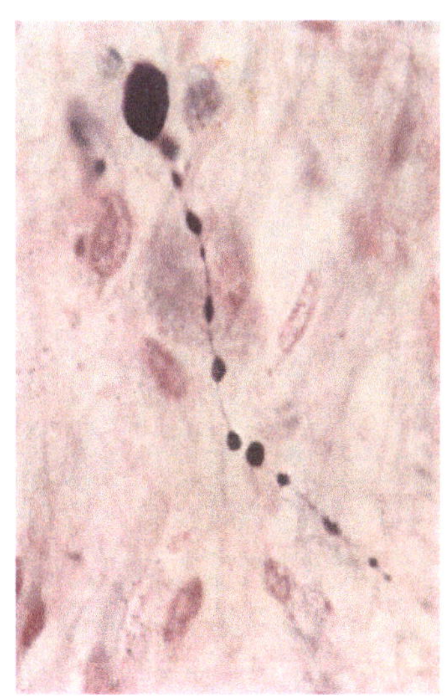

torischer Aktivität wurden denn auch von GAUPP (1938, 1939) in peripheren sympathischen Ganglien gefunden. HERZOG (1938), STÖHR (1939) und MEYER (1950) unterzogen die GAUPPschen Befunde einer scharfen Kritik und erklärten die von ihm beschriebenen Zellbilder als Kunstprodukte, die ihre Entstehung postmortalen Veränderungen verdanken. Wahrscheinlich handelt es sich aber in den von GAUPP beobachteten Fällen in der Tat um sekretorische Vorgänge, denn es gibt bei *Säugern* (LENNETTE und SCHAR-RER 1946, EICHNER 1951, 1952a, PICARD und CHAMBOST 1952) und *Fischen* (MAGRUDER (1947) dieselben Anzeichen neurosekretorischer Aktivität in peripheren autonomen Ganglien wie im Hypothalamus (Abb. 38). Da postmortale Zellveränderungen bei Fixierung mittels Durchspülung des Blutgefäßsystems des lebenden, narkotisierten Tieres minimal sind, treffen die von HERZOG und STÖHR gegen das von GAUPP verwandte menschliche Material erhobenen Einwände in diesen Fällen nicht zu.

Abb. 37. Neurosekretführende Faser aus dem Hypophysenstiel des Menschen. Perlschnurartige Anordnung von Sekrettröpfchen verschiedener Größe. Ein HERRING-Körper ist deutlich als eine besonders große, kugelige, sekretführende Faseranschwellung erkennbar. BOUIN, Methylbenzoat-Celloidin-Paraffin, 7 μ, GOMORIS Chromhämatoxylin-Phloxin, Mikrophotographie, Vergr. 840fach. (Aus HILD 1952a.)

Weitere Untersuchungen über die Neurosekretion beim *Menschen*, besonders bei verschiedenen Erkrankungen, sind notwendig. Außer den älteren hier referierten Befunden liegen nur die Beobachtungen von GAUPP (1934) in einem Falle von Diabetes insipidus, DRIGGS und SPATZ (1939) über Pubertas praecox, SMEREKER (1950, 1951) über einen Fall von Plasmacytom und WEHRLE (1950) an einigen Fällen von Hypertonie vor.

Für das Studium der feineren cytologischen Verhältnisse ist menschliches Material wenig geeignet, da es nicht unter so günstigen Bedingungen wie das von Tieren fixiert werden kann. Immerhin kann im Gegensatz zu der Auffassung von HAGEN (1952) mit Sicherheit behauptet werden, daß es sich beim *Menschen* um grundsätzlich die gleichen Phänomene handelt wie bei den *Säugetieren*, die im folgenden Abschnitt besprochen werden sollen.

---

[1] Nach COLLIN (1925) hat CAJAL diesen Faserzug schon 1894 im Anschluß an KRAUSE (1876) beschrieben. NICOLESCO und RAILEANU (1925) und seitdem viele andere Forscher haben den Tractus supraoptico-hypophyseus beim *Menschen* und bei *Tieren* eingehend untersucht. Bezüglich der Literatur s. ROMEIS, dieses Handbuch, Bd. VI, Teil 3, S. 463—466, 1940.

b) Säugetiere.

Die älteren Arbeiten über neurosekretorische Vorgänge im Hypothalamus von *Säugetieren* beziehen sich auf *Didelphys marsupialis* (Ho-Nien-Chu 1932), *Canis familiaris* (Yoneyama 1933, Roussy und Mosinger 1934b, Oliveira e Silva 1935a, b, 1938, 1939b), *Talpa europaea, Sorex vulgaris, Sciurus vulgaris, Muscardinus avellanarius, Myoxus glis, Mus rattus, Cebus capucinus* (Gaupp und Scharrer 1935), *Delphinapterus leucas* (Scharrer und Scharrer 1940) usw. Wir fanden fernerhin bei afrikanischen *Fledermäusen* in der Area praecommissuralis (Regio retrobulbaris) sekretorisch tätige Nervenzellen, die vielleicht die Ursprungszellen der im Nervus terminalis verlaufenden, Gehirngefäße versorgenden sympathischen Fasern darstellen. Neuere Untersuchungen, die mit Hilfe der Gomorischen Chromhämatoxylin-Phloxinfärbung und von histochemischen Methoden durchgeführt wurden, beziehen sich auf *Macaca mulatta* (Palay 1952), *Nycticebus coucang, Hapale penicillata* und *Felis tigris* (Hanström 1946, 1948, 1950), *Hund* und *Katze* (Bargmann 1949a, b, Bargmann, Hild, Ortmann und Schiebler 1950), *Rind* und *Schwein* (Hild und Zetler 1952b), *Ratte* (Ortmann 1950, 1951, Eränkö 1951, S. W. Smith 1951, Stutinsky 1952b), *Fledermaus* (Azzali 1953) und *Opossum* (*Didelphys virginiana*, Bodian 1951).

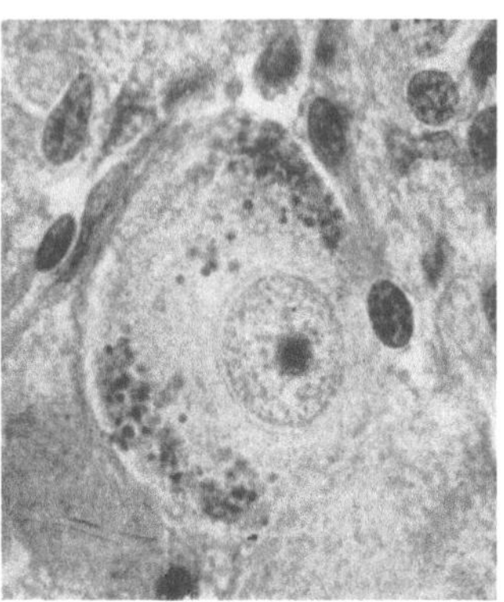

Abb. 38. Sezernierende Nervenzelle aus einem Ganglion im periadrenalen Fett eines Affen (Macaca mulatta). Die im Bereich der Nissl-Schollen liegenden Granula sind rot gefärbt. Zenker-Formol, Celloidin, 15 μ, Heidenhains Azanmethode, Mikrophotographie, Vergrößerung 800fach. (Nach Lennette und Scharrer 1946.)

Die *Säugetiere* weisen im Prinzip dieselbe Topik der Nuclei supraopticus und paraventricularis auf wie der *Mensch* (Abb. 39). Zwischen dem Nucleus paraventricularis und dem Nucleus supraopticus liegen kleine Zellgruppen, meist in perivasculärer Anordnung, die als Nucleus supraopticus accessorius zusammengefaßt werden. In der Richtung zum Infundibulum verliert der Nucleus supraopticus seinen kompakten Charakter; diese mehr verstreuten Zellen werden von manchen Autoren als Nucleus mamillo-infundibularis gesondert beschrieben. Für unsere Betrachtungen ist hier die Unterscheidung dieser Unterabteilungen ohne Belang und sie werden im folgenden als zum Nucleus supraopticus gehörig behandelt. Diese Kerne sind aus Zellen zusammengesetzt, welche die gleichen Struktureigentümlichkeiten zeigen wie die homologen Kerne beim *Menschen,* d. h. die Zellen sind bei manchen Tieren vielkernig (Roussy und Mosinger 1935), die Nissl-Schollen nehmen vielfach eine randständige Lage ein und die Zellkerne liegen oft exzentrisch. Ihre Gefäßversorgung ist außerordentlich reich (Abb. 28). Craigie (1940) stellte bei der *Ratte* fest, daß die Capillaren in den Nuclei supraopticus und paraventricularis zweimal so dicht angeordnet sind wie in anderen reich versorgten Anteilen des Gehirns. Beide Kerne erhalten bei der *Ratte* ungefähr die gleiche Versorgung. Beim *Affen* zeigten Messungen (Finley 1940) nicht nur eine sehr hohe Gefäßdichte beider Kerne, sondern auch einen bedeutenden Unterschied zwischen Nucleus supraopticus und paraventricularis; der letztere, obwohl sehr reich an Capillaren, weist nur halb so viele Gefäße auf wie der Nucleus supraopticus. Außer diesen beiden Untersuchungen scheinen keine Messungen der Gefäßdichte neurosekretorischer Zentren bei *Säugetieren* durchgeführt worden zu sein.

Die Nuclei supraopticus und paraventricularis bilden mit ihren Achsenzylindern, die in der Neurohypophyse enden, ein morphologisches und funktionelles

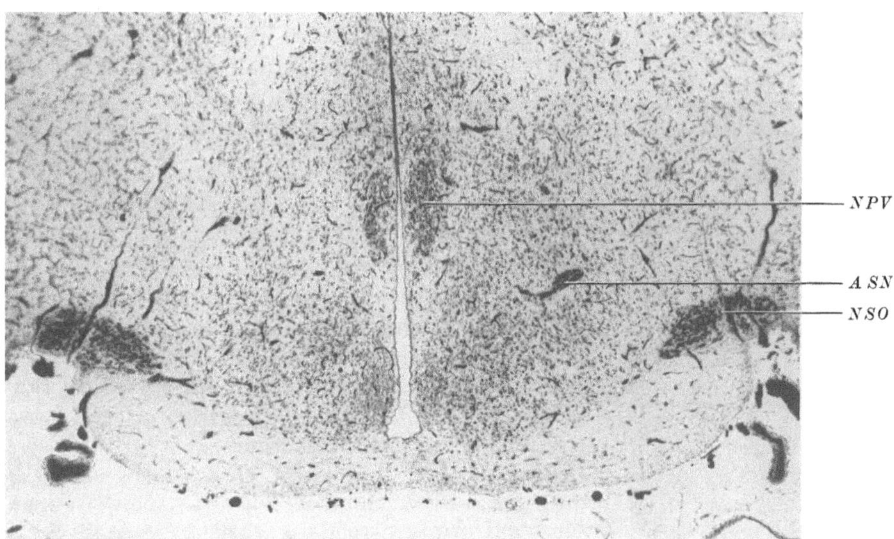

Abb. 39. Topographie der neurosekretorischen Hypothalamuskerne bei einem Säuger (Opossum, Didelphys virginiana). *ASN* Nucleus supraopticus accessorius; *NPV* Nucleus paraventricularis; *NSO* Nucleus supraopticus. Alkohol-Formol-Eisessig, Celloidin, 20 μ, NISSL-Färbung, Mikrophotographie, Vergr. 20fach.

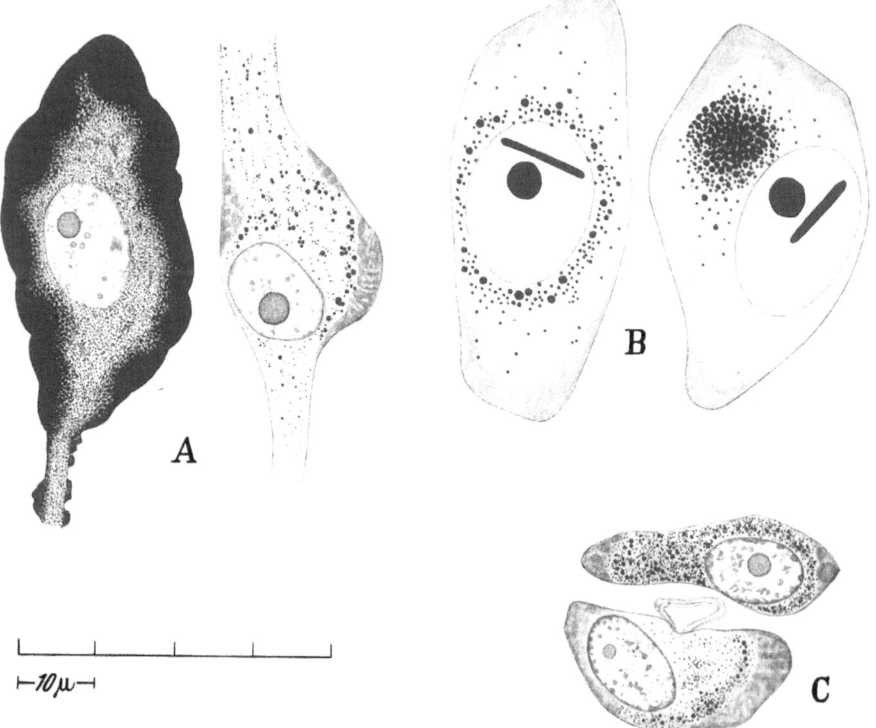

Abb. 40. Neurosekretorische Zellen aus dem Hypothalamus verschiedener Säuger. *A* Zwei Zellen aus dem Nucleus supraopticus des Hundes als Beispiel verschiedener Grade der Sekretspeicherung. Gefäßdurchspülung mit ZENKER-Formol, Paraffin, 5 μ, GOMORIS Chromhämatoxylin-Phloxin. *B* Zwei Zellen aus dem Nucleus supraopticus des Weißwals (Delphinapterus leucas). Die Kerne enthalten je einen eigenartigen stabförmigen Einschlußkörper. In der einen Zelle sind die Granula um den Kern angeordnet, in der anderen bilden sie einen dichten Haufen. ZENKER-Formol, Celloidin, 20 μ, HEIDENHAINS Eisenhämatoxylin. *C* Zwei Zellen aus dem Nucleus supraopticus eines Rhesusaffen (Macaca mulatta). Gefäßdurchspülung mit ZENKER-Formol, Paraffin, 5 μ, GOMORIS Chromhämatoxylin-Phloxin. (Gez. E. S.)

System, das in seiner Gesamtheit beim *Hund* von Popjak (1940) mit Hilfe der Holzerschen Gliafärbung dargestellt, aber in seiner Bedeutung mißverstanden wurde. Popjak nahm an, daß die den Nervenfasern des Tractus supraopticohypophyseus anliegende und mit der Holzerschen Methode selektiv färbbare Substanz Hypophysenkolloid sei, das zum Hypothalamus wandere, eine Vorstellung, die damals von Collin und seinen Mitarbeitern vertreten wurde. Bargmann, Hild, Hanström, Stutinsky u. a. schlossen sich jedoch der entgegengesetzten Meinung an, derzufolge die „neurosekretorische Bahn" vom Hypothalamus zur Hypophyse führt, eine Auffassung, die derzeit von den meisten Forschern, einschließlich Collin (1951)[1], als richtig anerkannt wird. Die mikroskopisch feststellbaren Eigenschaften dieses neurosekretorischen Systems werden im folgenden beschrieben.

Die Zahl der durch das Vorkommen von Sekretkörnchen ausgezeichneten Zellen der Nuclei supraopticus und paraventricularis variiert je nach der Art und dem Alter der Tiere. Bei erwachsenen *Hunden* enthalten so viele Zellen so zahlreiche Sekretkörnchen (Abb. 40), daß die Nuclei supraopticus und paraventricularis in Schnitten, die mit der Gomorischen Methode gefärbt wurden, durch ihre blaue Tingierung mit dem bloßen Auge lokalisiert werden können. Bei der *Ratte* dagegen sind oft nur wenige Zellen in jedem Schnitt mit Granula gefüllt; daneben können freilich eine größere Anzahl weiterer Zellen wenige, feine Granula enthalten. Der *Affe Macaca mulatta* steht zwischen *Hund* und *Ratte*, was die Menge des in den Zellen eingelagerten Neurosekrets betrifft. Bei *jungen* Tieren (S. 984) enthalten die Zellen in der Regel weniger Granula als bei *erwachsenen*. Die Sekretgranula erscheinen bei verschiedenen *Säugern* in verschiedener Größe und Verteilung. Wie bei *niederen Wirbeltieren* werden die Nissl-Schollen im Verlauf der Sekretbereitung aufgebraucht (S. 975). Die Granula sind außer im Cytoplasma des Zellkörpers auch in den Dendriten (S. W. Smith 1951) enthalten.

Die Granula setzen sich in die Achsenzylinder der sezernierenden Zellen fort (Abb. 41). An ihrem Ursprung sind diese Achsenzylinder dick, verdünnen sich jedoch bald zu feinen marklosen[2] Fasern, die den

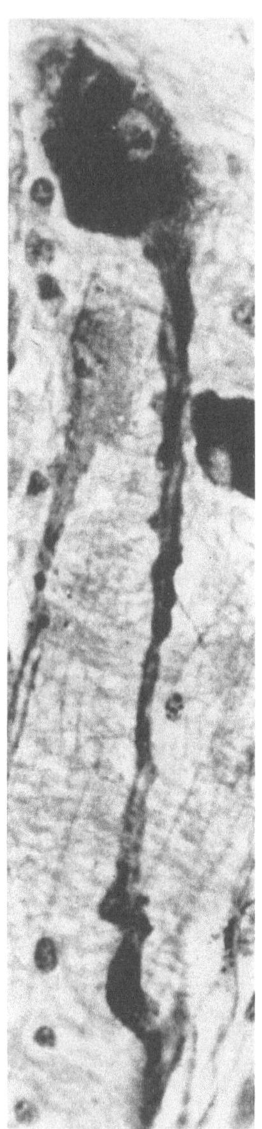

Abb. 41. Nervenfortsatz einer Zelle des Nucleus supraopticus des Hundes mit Neurosekret. Bouin, Paraffin, 7 μ, Gomoris Chromhämatoxylin-Phloxin, Mikrophotographie, Vergr. 700fach[3].

---

[1] Collin (1951) erkennt das Prinzip der Neurosekretion an, hält es aber für möglich, daß ein Teil des Kolloids von der Hypophyse zum Hypothalamus wandert. Die Beobachtungen von Hild (1951a) und Stutinsky (1951a) sprechen gegen die Wahrscheinlichkeit einer Wanderung des Kolloids in beiden, einander entgegengesetzten Richtungen.

[2] Beim *Meerschweinchen* ist der Tractus supraoptico-hypophyseus markhaltig (Spuler 1951).

[3] Die Originalvorlage wurde uns von Herrn Dr. W. Hild, Universität Kiel, in dankenswerter Weise zur Verfügung gestellt.

Tractus supraoptico-hypophyseus bilden Die den Fasern entlang aufgereihten Granula erlauben eine selektive Färbung des Faserzugs der *Säuger* mit Chromhämatoxylin-Phloxin (s. Abb. 19a, BARGMANN 1949a, b, 1950). Ihre charakteristische Verteilung in perlschnurartig angeordneten Gruppen ist in Abb. 12 illustriert. An Hand dieser Sekretkörnchen, die sich ebenso wie in den neurosekretorischen Zellen des Hypothalamus mit der GOMORIschen Methode tiefblau färben, kann der Tractus supraoptico-hypophyseus durch den Hypophysenstiel bis zu den Endigungen der Fasern in der Neurohypophyse mit großer Deutlichkeit verfolgt werden (BARGMANN 1949a, b, NOWAKOWSKI 1951). Die kleinen, den Fasern entlang aufgereihten Granula sind durch alle Größenübergänge mit den HERRING-Körpern verbunden (s. ROMEIS, dieses Handbuch, Bd. VI, Teil 3, 1940). Diese wurden verschieden aufgefaßt, unter anderem auch als Kunstprodukte (GERSH und TARR 1935, GERSH 1938). Wie WINGSTRAND (1953) jedoch mit Hilfe der freezing-drying-Methode zeigte, entsprechen die HERRING-Körper vital vorgebildeten Strukturen. Ihre Deutung als Neurosekret enthaltende Auftreibungen markloser Nervenfortsätze verdanken wir BARGMANN (1949a), HANSTRÖM (1950, 1952b), STUTINSKY (1950a, b), BODIAN (1951) und WAGENVOORT (1951). Da sie wie die perivasculären Nervenendigungen ihren Inhalt unter Stress (ROTHBALLER 1952) oder unter dem Einfluß von antidiuretisch wirkenden Verbindungen (BODIAN 1951) abgeben, stellen die HERRING-Körper wohl nur eine Abart der Aufstapelung des Neurosekrets dar.

Bei den meisten *Säugern* enden die Fasern in der Umgebung der Blutgefäße in so dichten Knäueln, in denen große Mengen von Neurosekret eingelagert sind, daß Einzelheiten nicht erkennbar sind. Das *Opossum (Didelphys virginiana)* bildet eine Ausnahme (BODIAN 1951). Hier sind die Faserendigungen gerade gestreckt und senkrecht zu den Gefäßen palisadenförmig angeordnet (Abb. 22). Auch das Verhältnis des an den Endigungen angesammelten Neurosekrets zum Achsenzylinder ist mit großer Klarheit erkennbar. Die funktionelle Bedeutung der Beziehung der Nervenendigungen zu den Gefäßen ergibt sich aus dem von HANSTRÖM (1952) beobachteten Übertritt des Neurosekrets in die Gefäße (S. 973, Abb. 23 und 24).

Von den *Säugern* sind bis jetzt nur *Hund* und *Ratte* von verschiedenen Forschern eingehend untersucht worden; eine weitere Aufklärung der auf die Neurosekretion im Hypophysen-Zwischenhirnsystem bezüglichen Verhältnisse ist vom Studium anderer Arten zu erwarten. Die wichtigen Befunde von BODIAN (1951) am *Opossum* und von HANSTRÖM (1952a) an der *Giraffe* sind Hinweise dafür, daß Beschränkung der weiteren Erforschung der Neurosekretion auf die üblichen Laboratoriumssäuger nur zu unvollständigen Ergebnissen führen würde. Immerhin ist es möglich, sich auf Grund der vorliegenden Beobachtungen eine Vorstellung vom hypothalamischen neurosekretorischen System der *Säuger* zu bilden, die in Abb. 42 schematisch dargestellt ist (s. auch das Schema bei BARGMANN 1949).

Deutliche Zeichen sekretorischer Aktivität wurden in *peripheren autonomen Ganglien* von *Säugetieren* festgestellt. Diese Beobachtungen sind, wie schon erwähnt wurde, wichtig, da sie die von HERZOG (1938) und STÖHR (1939) erhobenen Einwände gegen die Beobachtungen von GAUPP (1938, 1939) beim *Menschen* entkräften (S. 995). Eine lebhafte sekretorische Aktivität in Ganglienmassen im periadrenalen Fett von *Affen* konnte mit der Azanmethode festgestellt werden (LENNETTE und SCHARRER 1946, s. Abb. 38). EICHNER (1951) beschrieb Gruppen von kolloidhaltigen Ganglienzellen im Nebennierenmark des Goldhamsters, die er als neurosekretorische Elemente deutete, ebenso wie einschlußhaltige

Ganglienzellen im Grenzstrang von *Katze, Ratte, Meerschweinchen* und *Goldhamster* (Eichner 1952). Ito und Nagahiro (1937) fanden in den Zellen des Plexus myentericus der *Ratte* Granula, die sie als sekretorisch ansahen. Auffällig gekammerte Ganglienzellen kommen nach Lehmann und Stange (1953) im Ganglion cervicale uteri der *Ratte* vor, wo sie während der Gravidität vermehrt auftreten. Weitere Untersuchungen in dieser Richtung sind notwendig,

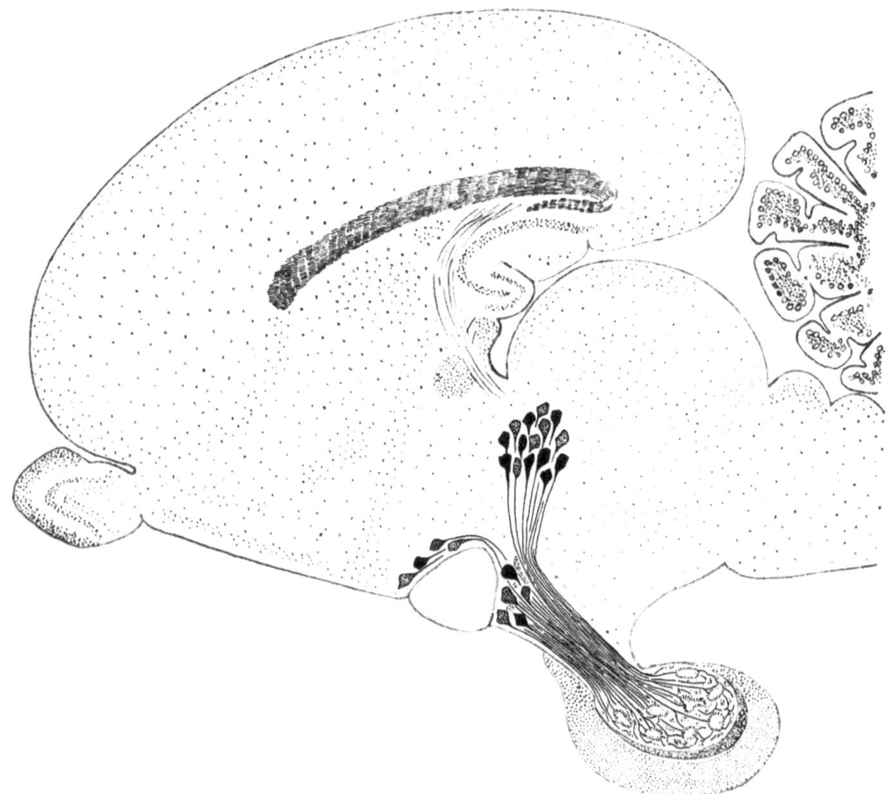

Abb. 42. Schematische Darstellung des hypothalamisch-hypophysären neurosekretorischen Systems der *Säuger*.
(Gez. E. S.)

bevor der Anteil peripherer Nervenzentren am neurosekretorischen Geschehen beurteilt werden kann.

Auf Grund klinischer Befunde und allgemeiner Überlegungen kam Senise (1935) zu dem Schluß, daß das *Kleinhirn*, im besonderen der Nucleus dentatus mit seinen akzessorischen Kernen, der *Nucleus ruber*, die *Substantia nigra* und der *Locus coeruleus* sekretorisch tätig sind. Er faßt diese Kerne als „Costellazione neuro-ormonica del tono" zusammen. Nach Mosinger (1949—1951, 1951) sind die Purkinje-Zellen des Kleinhirns des *Hundes* sekretorisch tätig, da sie sich mit Gomoris Chromhämatoxylin-Phloxin-Methode blau färben. Auch Thomas (1951) beobachtete Granula, die er für neurosekretorisch hält, in den Purkinje-Zellen verschiedener *Säuger*. Diese Befunde sind wohl noch nicht ausreichend, um daraus auf eine hormonale Komponente in der Funktion des Kleinhirns zu schließen, aber die Möglichkeit einer cerebellaren Neurosekretion muß offenbar im Auge behalten werden.

c) Vögel.

Der Nachweis neurosekretorischer Vorgänge bei *Vögeln*, den BARGMANN, HILD, ORTMANN und SCHIEBLER (1951) erwähnen, wurde von WINGSTRAND (1951), STOLZE (1951) und BARGMANN und JACOB (1952) erbracht. Bei den *Vögeln* liegen im Prinzip die gleichen Verhältnisse vor wie bei den *Säugern*, d. h. die von den Nuclei supraopticus und paraventricularis ausgehenden Fasern führen das von den neurosekretorischen Zellen produzierte Material der Pars neuralis der Hypophyse zu (Abb. 43 und 44). Außer diesen Zellgruppen wurden verstreute neurosekretorische Zellen in den ventro-medialen Abschnitten der Hemisphären frontal vom Recessus praeopticus angetroffen (WINGSTRAND 1951). In

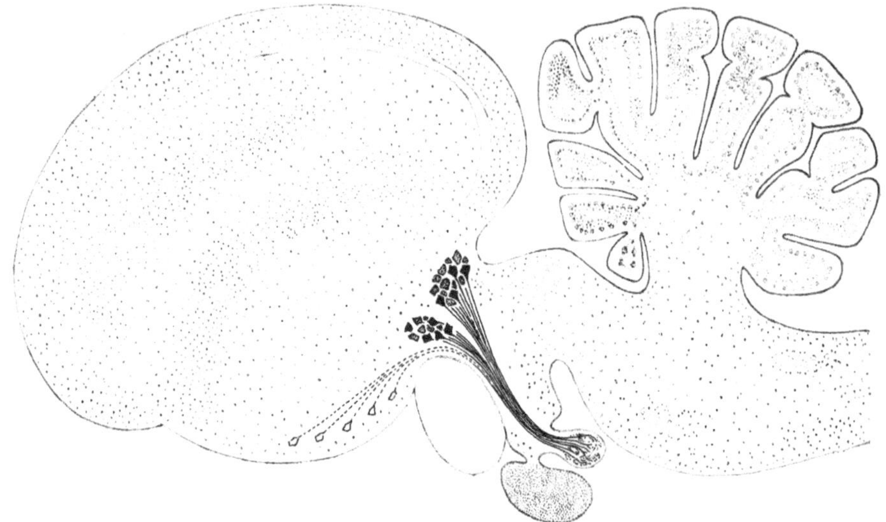

Abb. 43. Schematische Darstellung des hypothalamisch-hypophysären neurosekretorischen Systems der *Vögel*. Die gestrichelt angegebenen Fasern beziehen sich auf die von WINGSTRAND (1951) frontal vom Recessus praeopticus beobachteten Zellen; ihr Verlauf ist hypothetisch. (Gez. E. S.)

der Neurohypophyse, in der das Sekret der Hypothalamuskerne ebenso wie bei den *Säugern* aufgestapelt wird, finden sich die als HERRING-Körper bekannten Anschwellungen von Nervenendigungen, die ebenso wie bei den Säugern Neurosekret enthalten. In der Eminentia mediana wurden von BENOIT und ASSENMACHER (1951) und WINGSTRAND (1951) interessante Schleifenbildungen der Nervenfasern beobachtet, deren Bedeutung noch ungeklärt ist (s. Fußnote S. 1035).

Im Rautenhirn der *Ente* fanden neuerdings BARGMANN und JACOB (im Druck) einen großzelligen, noch genauer zu definierenden Kern, dessen Ganglienzellen zahlreiche Kolloidtröpfchen enthalten. Die Tröpfchen färben sich bei Anwendung der Chromalaunhämatoxylin-Phloxin-Methode (GOMORI) mit Phloxin leuchtend rot aus.

d) Reptilien.

Bei *Schlangen* (E. SCHARRER 1933a, BARGMANN, HILD, ORTMANN und SCHIEBLER 1950, HILD 1951b) und *Schildkröten* (KUROTSU 1935) sind die Nuclei supraopticus und paraventricularis wohl entwickelt und sezernieren lebhaft (Abb. 45). Bezüglich der cytologischen Einzelheiten sei auf die Arbeit von HILD (1951b) verwiesen. Wie bei den *Säugern* kann der Verlauf der hypothalamisch-hypophysären

Fasern im einzelnen verfolgt werden, da die Fasern an ihrem Gehalt an färbbarem Neurosekret erkennbar sind.

Außer dem bei weitem überwiegenden Abtransport des Neurosekrets zur Hypophyse kommt bei *Schlangen (Thamnophis)* eine quantitativ geringe, aber

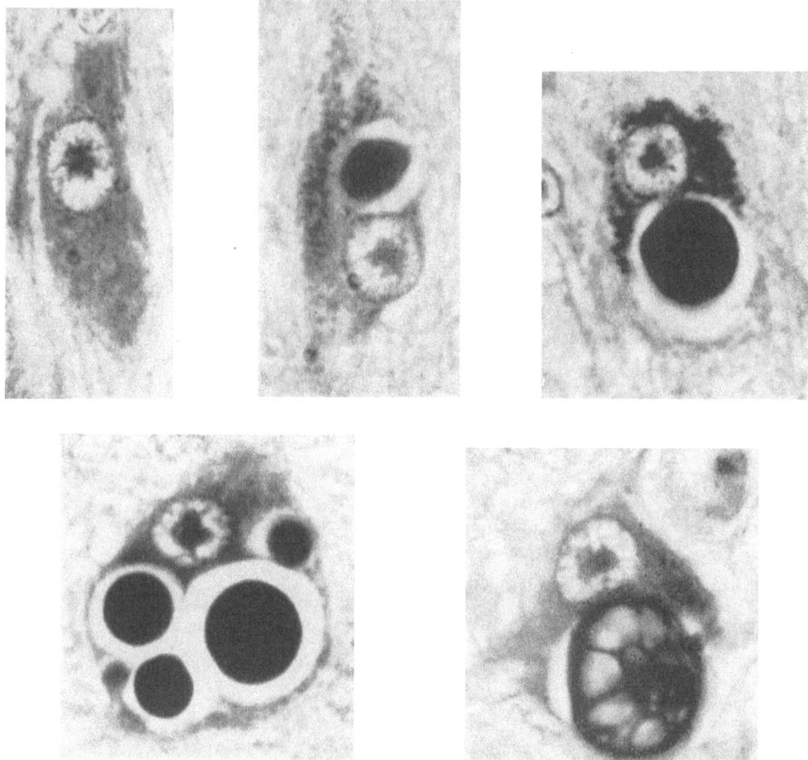

Abb. 44. Neurosekretorische Zellen aus dem Nucleus supraopticus der Taube in verschiedenen Stadien der Sekretproduktion. (Aus Bargmann und Jacob 1952.)

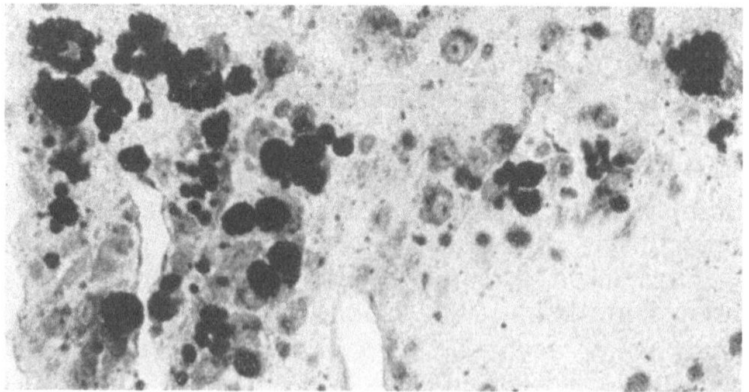

Abb. 45. Sekretmassen im Nucleus supraopticus der Schlange Thamnophis. Gefäßdurchspülung mit Zenker-Formol, Paraffin, 5 μ, Gomoris Chromhämatoxylin-Phloxin, Mikrophotographie, Vergr. 440fach.

theoretisch interessante „neurosekretorische Bahn" vor, die zur *Paraphyse* führt (E. Scharrer 1951, Abb. 46). Ihre Rolle ist ungeklärt; es ist aber bemerkenswert, daß die hypothalamischen neurosekretorischen Kerne in diesem Falle sowohl eine dorsale wie eine ventrale Gehirnausstülpung beliefern. Diese Bahn wurde auch von HILD (1951 b, S. 470) beobachtet: „Auf Grund der elektiven Darstell-

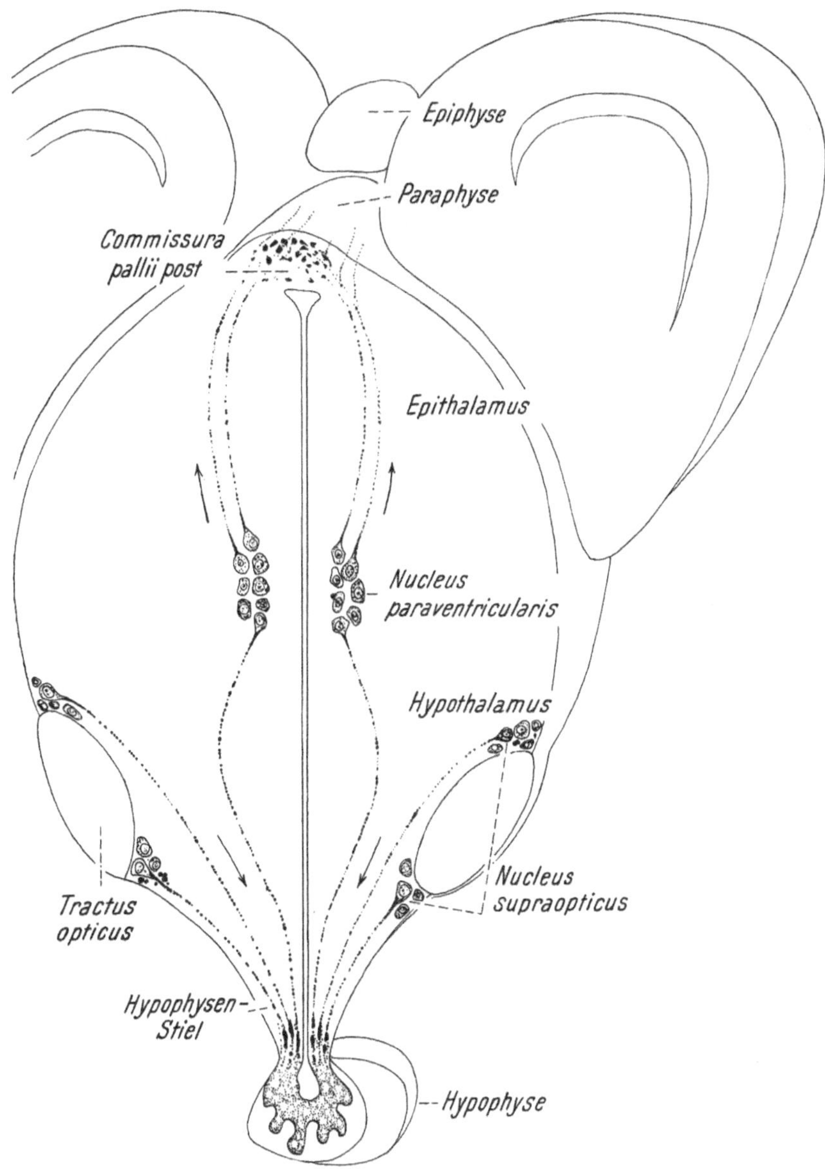

Abb. 46. Schematische Darstellung des hypothalamisch-hypophysären neurosekretorischen Systems der *Schlangen*. Bei den Schlangen wandert das Neurosekret außer zur Neurohypophyse auch zur Paraphyse ab. Diese Bahn ist bei anderen Reptilien bisher nicht beschrieben worden. (Aus E. SCHARRER 1951.)

barkeit der Neuriten des Nucleus supraopticus und paraventricularis kann ihr Verlauf zur Neurohypophyse, zur Paraphyse und zu einer besonders reich vascularisierten Stelle des Ependyms des 3. Ventrikels in seinen Einzelheiten unschwer verfolgt werden." Bei *Schildkröten* berichtet KUROTSU (1935) die Abgabe von Neurosekret in den Ventrikel.

e) Amphibien.

An Stelle der Nuclei supraopticus und paraventricularis findet sich bei den *Amphibien* nur ein Kern, der Nucleus praeopticus (Abb. 47). Die Homologie des Nucleus praeopticus mit den Nuclei supraopticus und paraventricularis der *Reptilien*, *Vögel* und *Säuger* ist gesichert (Röthig 1911b, W. C. Meyer 1935, Boon 1938). Der Nucleus praeopticus besteht aus groß- und kleinzelligen Anteilen; nur die großen Zellen sezernieren (E. Scharrer 1933d, Sanz Ibáñez 1935, Mazzi 1947, Bargmann, Hild, Ortmann und Schiebler 1950, Hild 1951b).

Bei den *Amphibien* bestehen Anzeichen dafür, daß ein Teil des Sekrets in den Ventrikel abgegeben wird (E. Scharrer 1933d). Die Frage, ob es sich bei solchen Beobachtungen um Kunstprodukte handeln könnte, wurde bereits diskutiert (S. 964). Da jedoch, wie oben erwähnt, Kurotsu (1935) entsprechende

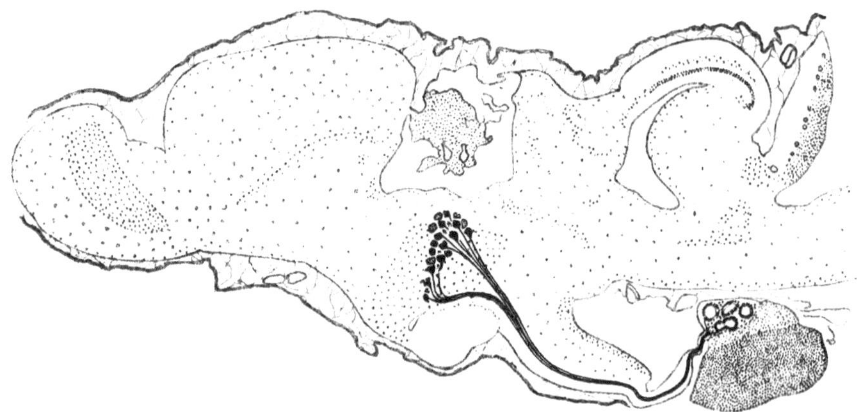

Abb. 47. Schematische Darstellung der hypothalamisch-hypophysären neurosekretorischen Bahn bei *Amphibien*. (Mit Benutzung einer Abbildung von Hild 1951b.)

Befunde bei *Schildkröten* erhob und die Beobachtungen bei *Amphibien* seitdem mehrfach bestätigt wurden (Bargmann, Hild, Ortmann und Schiebler 1950, Hild 1951b), ist die Möglichkeit nicht von der Hand zu weisen, daß ein Teil des Neurosekrets statt zur Hypophyse abzuwandern, bei den *Amphibien* in der Tat zwischen den Zellen des Ependyms in den Ventrikel übertritt.

Die Sekretion entlang den Nervenfasern zur Hypophyse überwiegt jedoch bei weitem und verläuft im Prinzip bei den *Amphibien* in der gleichen Weise wie bei den anderen *Wirbeltieren*. Die Fasern, die auf Grund der färbbaren Granula verfolgt werden können, bilden bei den *Anuren* zwei Bündel (Röthig 1911a, Hild 1951b), die sich im späteren Verlauf vereinigen (Abb. 47); die *Urodelen* zeigen keine entsprechende Unterteilung des Tractus praeoptico-hypophyseus. Nach Dawson (1952) endet beim *Frosch* ein Teil der Kolloid führenden Fasern in der Eminentia mediana an Blutgefäßen, die zum Hypophysenpfortadersystem gehören. Dawson sieht darin eine Möglichkeit für die Überführung von Neurosekret zum Hypophysenvorderlappen auf vasculärem Wege (s. S. 1034). Neurosekretführende Fasern wurden beim *Frosch* auch zwischen den Zellen der Pars intermedia beobachtet (Dawson 1953), ein Verhalten, das bei den *Selachiern* die Regel darstellt (s. S. 1010). In unseren eigenen früheren Arbeiten wurde lebhafte sekretorische Tätigkeit nur bei Vertretern verschiedener Gattungen von *Kröten* beschrieben (Abb. 48). Bei *Fröschen* und *Urodelen* wurde weniger oder keine Sekretion beobachtet. Dieser Unterschied gilt nur bei Anwendung saurer Farbstoffe; mit Chromhämatoxylin kann bei allen *Amphibien* sekretori-

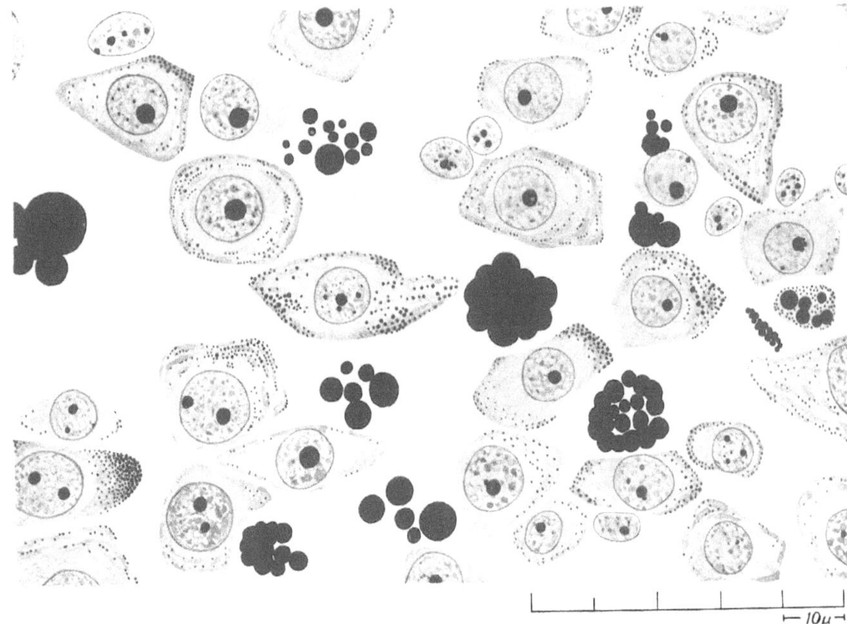

Abb. 48. Zellen des Nucleus praeopticus der *Kröte* (*Bufo vulgaris*). Außer zahlreichen kleinen Granula in den Zellen finden sich größere Kolloidtropfen zwischen den Zellen, deren Bedeutung vorläufig noch ungeklärt ist. BOUIN, Celloidin, 15 μ, HEIDENHAINS Eisenhämatoxylin. (Gez. E. S.)

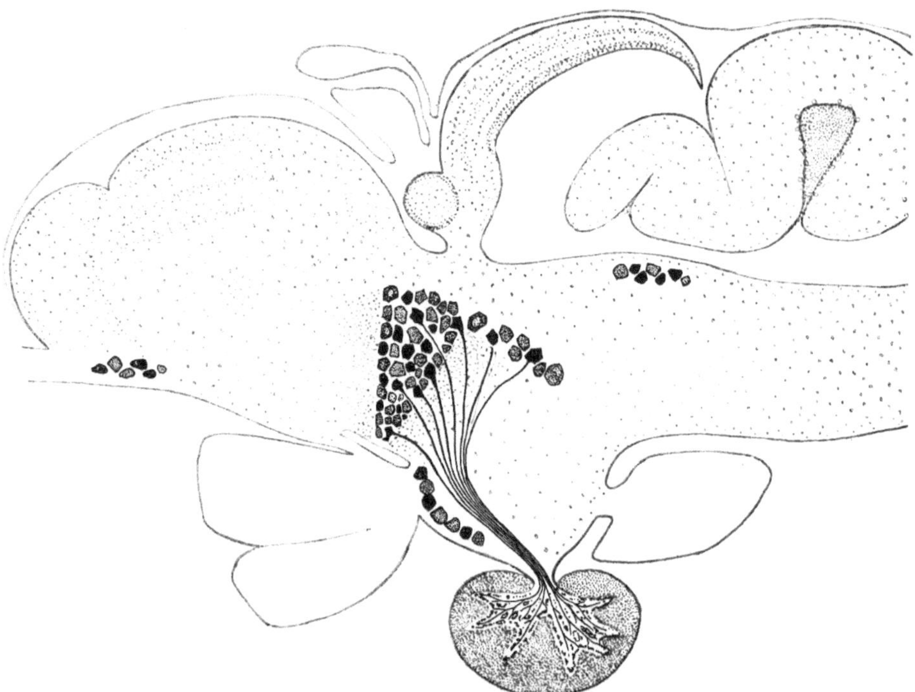

Abb. 49. Schematische Darstellung der Verteilung neurosekretorischer Zellgruppen im *Teleostier*-Gehirn. Nur der Nucleus praeopticus kommt bei allen Arten vor. Die übrigen Kerne werden nicht bei allen Arten gefunden. (Gez. E. S.)

sche Tätigkeit der großen Zellen des Nucleus praeopticus festgestellt werden. Jahreszeitlich bedingte Schwankungen der Neurosekretion im Nucleus praeopticus der *Kröte (Bufo vulgaris japon.)* werden von Ito und Oishi (1950) vermißt.

Stutinsky (1937) fand im Mittelhirn geblendeter *Frösche* eine Gruppe sezernierender Nervenzellen. Mazzi (1948a), der bei normalen, d. h. nicht geblendeten

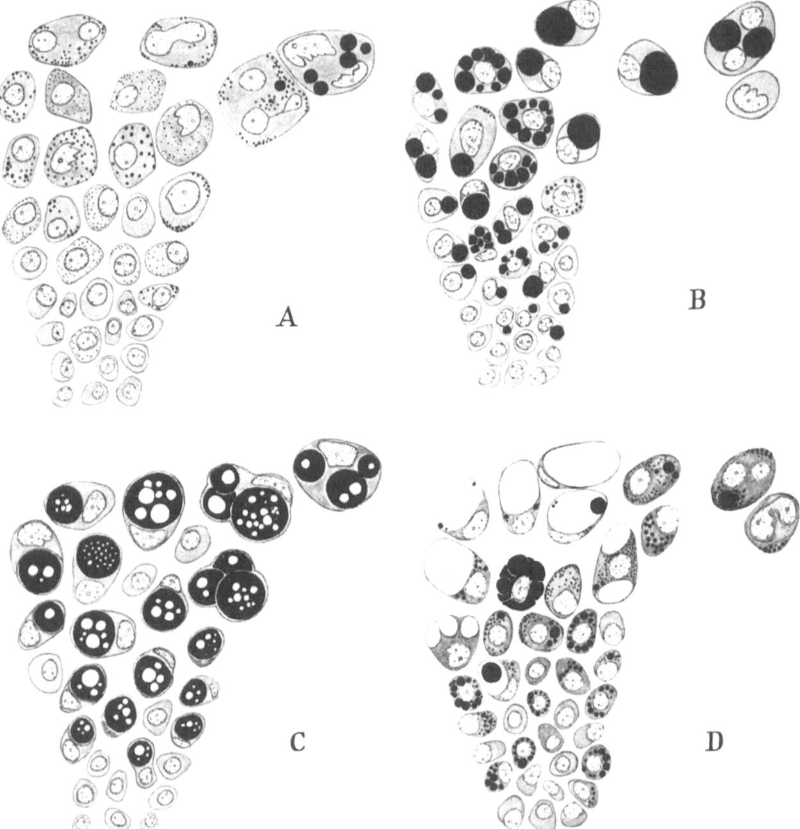

Abb. 50. Verschiedene Phasen neurosekretorischer Tätigkeit des Nucleus praeopticus verschiedener Exemplare von *Fundnlus heteroclitus.* Die Zellen in den dorsalen Anteilen des Nucleus praeopticus scheinen an der sekretorischen Tätigkeit sehr viel ausgiebiger beteiligt als die ventral gelegenen Zellen. (Aus E. Scharrer 1941.)

Urodelen ebenfalls in der Mittelhirnhaube neurosekretorische Zellen feststellen konnte, glaubt, daß sie dem mesencephalen Trigeminuskern angehören. Die Beobachtungen von Stutinsky und Mazzi sind von Interesse, da bei *Fischen* sezernierende Nervenzellen an entsprechender Stelle vorkommen (S. 1009).

Bei *Bufo marinus* wird von *peripheren sympathischen Ganglien* ein mit Gomoris Chromhämatoxylin nicht färbbares Material abgegeben, dessen Bestimmungsort unbekannt ist (S. W. Smtih 1952).

f) Fische.

Das Phänomen der Neurosekretion wurde zuerst bei *Fischen* beschrieben. Zahlreiche Arbeiten liegen über die Verhältnisse bei den *Knochenfischen* vor, während bisher nur wenig über *Selachier* und *Cyclostomen* gearbeitet wurde. Alle übrigen Gruppen der Fische harren noch der Untersuchung.

α) Knochenfische.

Von *Knochenfischen* wurden bis jetzt über 100 verschiedene Arten untersucht. Die folgenden Zellgruppen sind neurosekretorisch tätig:

Nucleus praeopticus, Pars magnocellularis. Die Topographie (Abb. 49) dieses Kerns wurde von CHARLTON (1932) und BERGQUIST (1932) bei *Cyclostomen, Selachiern, Ganoiden, Teleostiern* und *Dipnoern* eingehend studiert. Der Kern liegt beiderseits in der Wand des 3. Ventrikels nahe dem Ependym und über

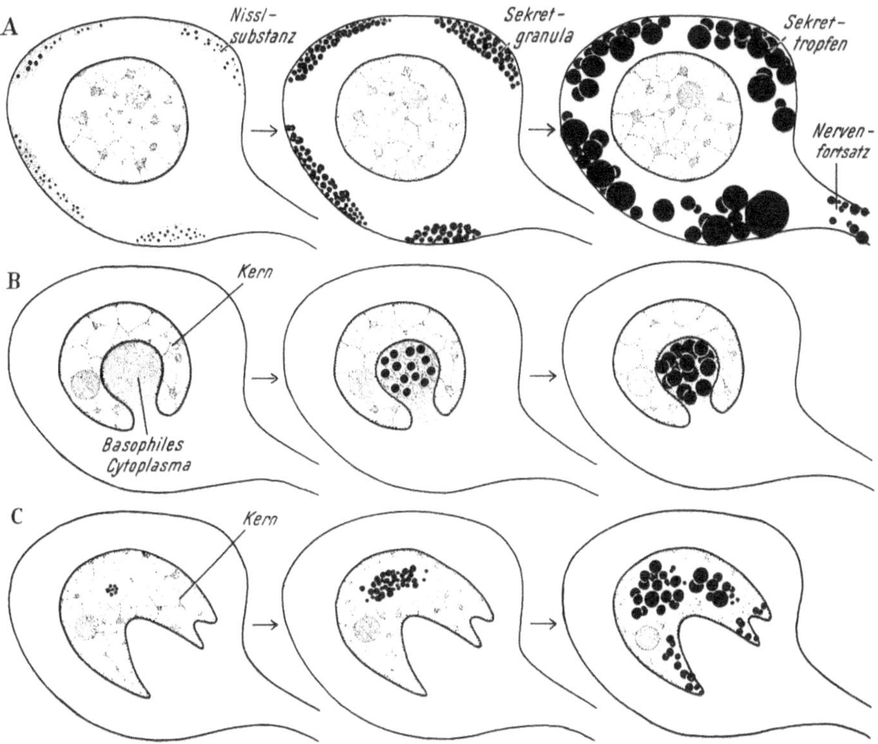

Abb. 51A—C. Verschiedene Formen der Entstehung des Neurosekrets bei *Knochenfischen*. *A* Die Granula werden auf Kosten der NISSL-Substanz gebildet. *B* Kerneinstülpungen enthalten basophiles Cytoplasma, in welchem Sekretgranula entstehen. *C* Im Falle der intranucleären Sekretbildung wird das Kernchromatin aufgebraucht. (Aus E. und B. SCHARRER 1945.)

dem Recessus praeopticus. Wie bei den *Amphibien* nimmt der Kern die gleiche Lage wie die beiden homologen Kerne der höheren *Wirbeltiere* ein. Von vorne und ventral nach hinten und dorsal nehmen die Zellen an Größe zu. Bei den meisten Arten zieht eine Reihe besonders großer, dorsal gelegener Zellen in der Richtung zur Hypophyse. Die Capillarversorgung des Nucleus praeopticus ist außerordentlich reich (Abb. 29, FLORENTIN 1936). Die sekretorische Tätigkeit der Zellen wurde in einer großen Anzahl von Arten und Gattungen beschrieben (E. SCHARRER 1928, 1930, 1932a, 1934b, 1934c, 1935, 1936b, 1936c, 1941, MAZZI 1941, PALAY 1943, 1945, HILD 1950, BARGMANN, HILD, ORTMANN und SCHIEBLER 1950, AZZALI 1952, GOSLAR 1952, BARGMANN 1953b).

Auf die zahlreichen cytologischen Besonderheiten der sezernierenden Zellen dieses Kerns bei verschiedenen Fischarten, die in den angeführten Arbeiten beschrieben wurden, kann hier nicht im einzelnen eingegangen werden; nur einige wichtige Punkte sollen hervorgehoben werden.

Verschiedene Arten unterscheiden sich in charakteristischer Weise in den cytologischen Besonderheiten der sezernierenden Zellen des Nucleus praeopticus. Individuen der gleichen Art, die zur gleichen Zeit unter gleichen Bedingungen fixiert wurden, können verschiedene Phasen des Sekretionscyclus zeigen. Ferner findet man, besonders ausgeprägt bei gewissen Arten, verschiedene Stadien der sekretorischen Tätigkeit in verschiedenen Zonen des großzelligen Anteils des Nucleus praeopticus (Abb. 50). Niemals werden jedoch Unterschiede in der Aktivität der beiden Nuclei praeoptici beobachtet; in jedem Individuum ist das Bild des Nucleus praeopticus der rechten Seite identisch mit dem der linken Seite. Wie schon eingangs bemerkt, findet man bei den *Fischen* alle Formen der Sekretbereitung: auf Kosten der Nissl-Substanz, des Kernchromatins und des basophilen Cytoplasmas (Abb. 51). Manche Arten zeigen alle 3 Formen, andere nur eine, nämlich die Umwandlung von Nissl-Substanz in Sekretgranula. Bei manchen Arten geht der Prozeß mit Vacuolisierung des Cytoplasmas einher, bei anderen liegen die Sekrettropfen im Cytoplasma ohne Vacuolen. Das Sekret selbst scheint bei verschiedenen Arten einen verschiedenen Vicsositätsgrad zu besitzen, indem bei manchen Arten die Granula an Zahl zunehmen, aber ihre Größe nicht verändern, während bei anderen Arten die zuerst erscheinenden kleinen Granula zu größeren zusammenfließen, bis die Zelle von wenigen sehr großen Sekrettropfen angefüllt ist. Eine außerordentliche Mannigfaltigkeit der Erscheinungen (Abb. 52) bedarf hier der vergleichenden Untersuchung und ordnenden Erklärung.

Wie bei den im vorausgehenden beschriebenen Wirbeltiergruppen läßt sich auch bei den *Knochenfischen* das von den Zellen des Nucleus praeopticus produzierte Kolloid den Fasern des Tractus praeoptico-hypophyseus entlang bis in die Pars nervosa der Hypophyse verfolgen, in der es abgelagert wird (E. Scharrer 1936b, Scharrer und Scharrer 1944, Palay 1945, Hild 1950, Bargmann, Hild, Ortmann und Schiebler 1950, s. auch Florentin 1934c, Azzali 1952, Stutinsky 1952c, Bargmann 1953)[1].

Nucleus lateralis tuberis. Dieser Kern (Abb. 49), der nicht bei allen Arten von *Fischen* vorkommt, hat sich wahrscheinlich im Laufe der Phylogenese vom Nucleus praeopticus abgelöst (Charlton 1932). Seine Fasern verlaufen mit denen des Nucleus praeopticus zur Pars nervosa der Hypophyse. Die Zellen des Nucleus lateralis tuberis zeigen bei manchen Arten eine noch reichere Polymorphie der Kerne als die des Nucleus praeopticus. Ihre sekretorische Tätigkeit wurde besonders eingehend bei der *Schleie (Tinca vulgaris)* untersucht. Bei dieser Art besteht ein *jahreszeitlich bedingter Sekretionscyclus:* im Winter sind die Zellen weniger aktiv als im Sommer (Abb. 53, Scharrer 1936b). Diese Beobachtung wurde von Hild (1950) bestätigt.

Das von den Zellen des Nucleus lateralis tuberis produzierte Kolloid färbt sich bei Anwendung der Azan- oder Masson-Färbung in der gleichen Weise wie das Kolloid des Nucleus praeopticus (Scharrer 1936b, Palay 1943), unterscheidet sich jedoch vom Kolloid des Nucleus praeopticus in seiner mangelnden Färbbarkeit mit Gomoris Chromhämatoxylin-Phloxinmethode (Hild 1950). Die Entstehung des Sekrets im Zellkern scheint für die Zellen des Nucleus lateralis tuberis zwar im allgemeinen charakteristisch zu sein, trifft aber nicht in jedem Falle zu. Bei *Tautoga onitis* wird das Sekret auf Kosten der Nissl-Substanz der Zellen des Nucleus lateralis tuberis produziert.

---

[1] Der die sekretführenden Fasern enthaltende Teil der Neurohypophyse ist an die Pars intermedia gebunden, während die zum Vorderlappenabschnitt (Pars anterior, Übergangsteil) verlaufenden Neuralfortsätze fast ausschließlich aus Fasern bestehen, die kein mit Chromhämatoxylin färbbares Sekret enthalten (Bargmann 1953b, Diepen 1953).

Mittelhirngruppe. Bei manchen Arten, besonders *Cypriniden*, wurde in der Mittelhirnhaube eine Gruppe von Zellen gefunden (Abb. 49), die denen des Nucleus praeopticus sehr ähnlich und bei *Phoxinus laevis* sekretorisch tätig sind (E. Scharrer 1932 b). Die Identität dieses Kerns ist nicht bekannt. Es ist möglich, daß es sich um die gleiche Gruppe handelt, die von Stutinsky (1937) beim *Frosch* und von Mazzi (1948 a) bei *Triton cristatus* beschrieben wurde (S. 1006).

Nucleus nervi terminalis. Dieser Kern liegt an der ventromedianen Oberfläche des Tractus olfactorius (Abb. 49). Seine Größe und der Charakter seiner Zellen variieren bei verschiedenen Arten. Bei manchen bieten die Zellen nichts Ungewöhnliches, bei anderen fällt die reiche Gefäßversorgung auf. Bei *Tetrodon*

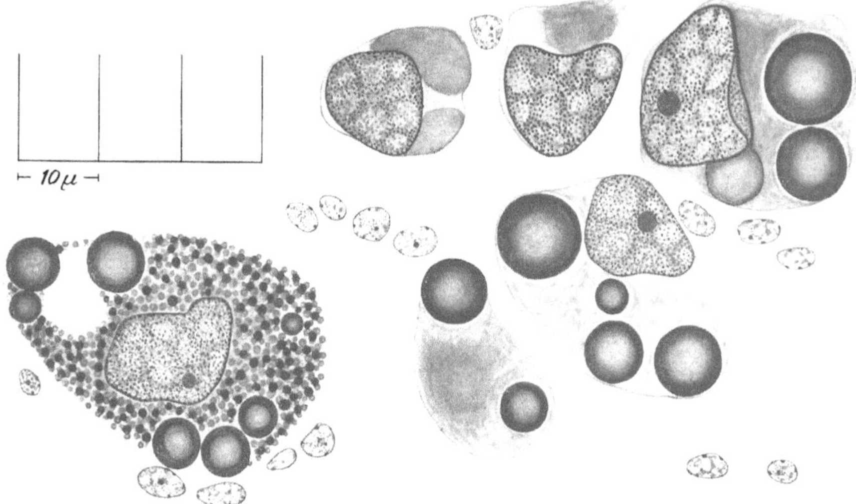

Abb. 52. Sezernierende Zellen aus dem Nucleus praeopticus von *Fundulus heteroclitus.* Entwicklung großer Sekretkugeln; eine Zelle ist mit Granula und Sekrettropfen völlig angefüllt. Zenker-Formol, Celloidin, 15 μ Foots Modifikation der Massonschen Bindegewebsfärbung. (Gez. E. S.)

lagocephalus sind die Kerne gelappt und segmentiert mit tiefen Höhlungen und verzweigten Ausläufern. Bei *Xiphias gladius* enthalten die Zellen Kolloidtropfen (E. Scharrer 1936 b).

Peripherer Sympathicus. Im peripheren Sympathicus der *Fische* wurde nur ein Ganglion gefunden (Magruder 1947), dessen Zellen durch polymorphe Kerne auffallen und vielleicht sezernieren.

β) Selachier.

Bei den *Selachiern* sind zwei neurosekretorisch tätige Zellgruppen bekannt:

Nucleus praeopticus. Der Nucleus praeopticus von *Scyllium stellare* (E. Scharrer 1952 b) und *Scylliorhinus canicula* (Mazzi 1952 b) nimmt ein relativ großes Areal ein (Abb. 54), da die Zellen nicht wie bei den *Knochenfischen* eng zusammengedrängt sind. Die Zellen sind offenbar sehr aktiv; in Chromhämatoxylin-Phloxinpräparaten ähneln sie in vieler Hinsicht den neurosekretorischen Zellen des *Hundes*, d. h. sie sind mit feinen, tiefblau gefärbten Granula gefüllt (Abb. 55). Die zur Hypophyse führenden marklosen Fortsätze dieser Zellen sind durch perlschnurartig aufgereihte Tropfen von Neurosekret ausgezeichnet und können infolgedessen in ihrem Verlauf ohne Schwierigkeit verfolgt werden. Der Tractus praeoptico-hypophyseus besteht nur zum Teil aus Neurosekret führenden, marklosen Fasern; ein bedeutender Anteil besteht aus markhaltigen Fasern, die sich in nach Gomori gefärbten Schnitten rot färben und deren Ursprung und Endigung noch nicht klar sind.

Der Hauptunterschied zwischen den *Selachiern* und allen anderen bisher untersuchten *Wirbeltieren* besteht in der *Endigung der neurosekretorischen Bahn*.

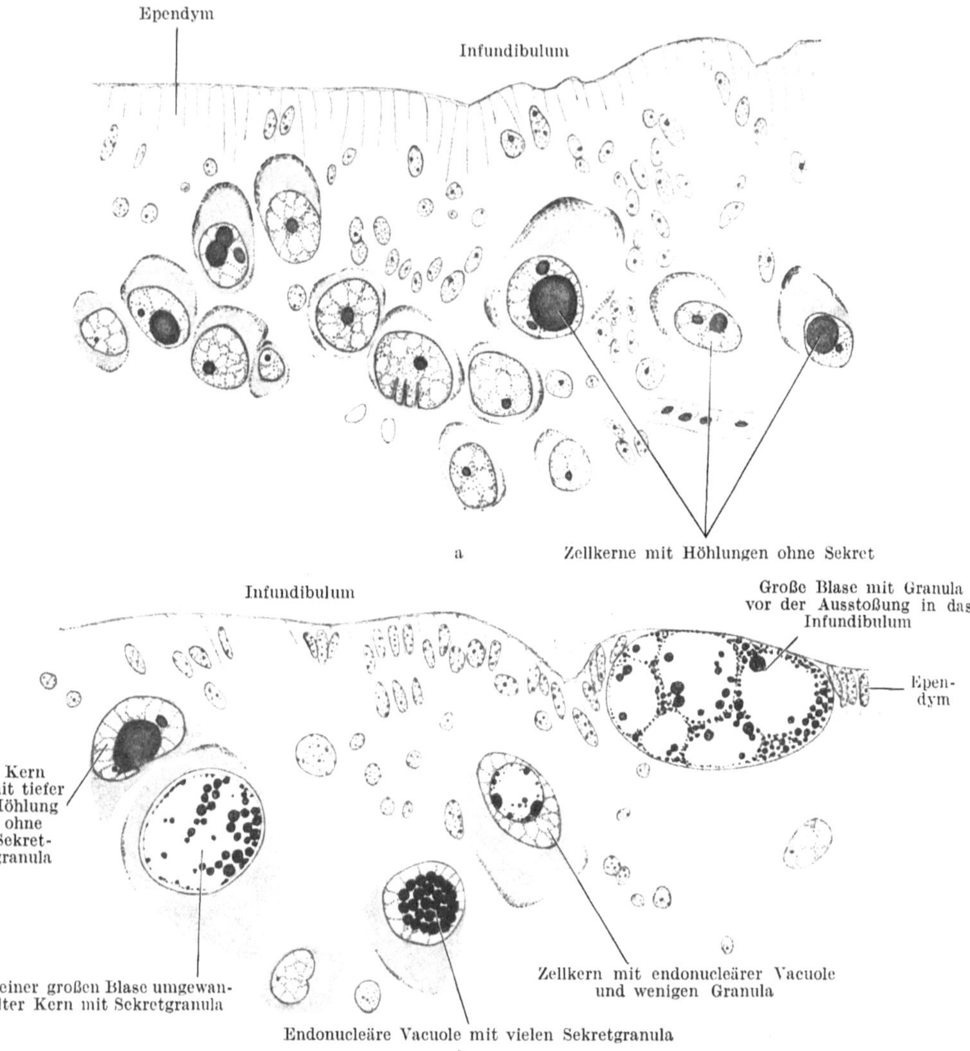

Abb. 53a u. b. Jahrescyclische Unterschiede im Verhalten der Zellen des Nucleus lateralis tuberis der *Schleie* *(Tinca vulgaris)*. Abb. 53a bezieht sich auf ein im Dezember, Abb. 53b auf ein im Juni in Susa fixiertes Tier. (Aus E. Scharrer 1936b.)

Bei *Scyllium* ist es nämlich noch nicht zur Trennung zwischen Pars intermedia und Pars nervosa gekommen, d. h. die Fasern des Tractus praeoptico-hypophyseus enden bei *Scyllium* in der Pars intermedia (Abb. 56). Die Feststellung von Stendell (1914), wonach die Pars nervosa bei *Scyllium* fehlen soll, trifft demnach nur in dem Sinne zu, daß die Pars nervosa nicht als ein abgrenzbarer Anteil der Hypophyse erscheint, *sondern die Gesamtheit der über die Pars intermedia verstreuten, Neurosekret führenden Nervenendigungen darstellt*. Nichts illustriert das Wesen der Pars neuralis der *Wirbeltiere* besser als ihr disseminierter Charakter bei den *Selachiern* im Gegensatz zu der Konzentration der Nervenendigungen des Tractus praeoptico-hypophyseus in einem abgrenzbaren Hypophysenlappen bei den höheren Wirbeltieren (Abb. 70).

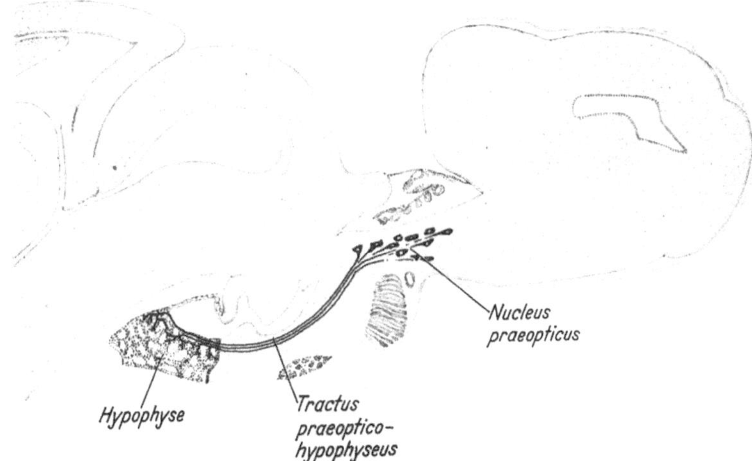

Abb. 54. Schematische Darstellung des hypothalamisch-hypophysären neurosekretorischen Systems eines Selachiers (Scyllium stellare). (Aus E. SCHARRER 1952 b.)

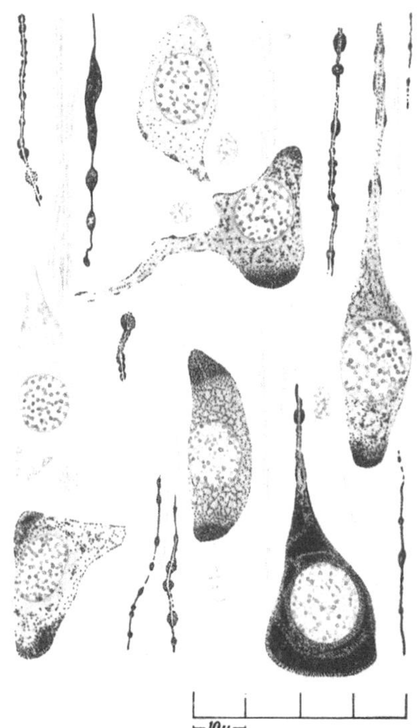

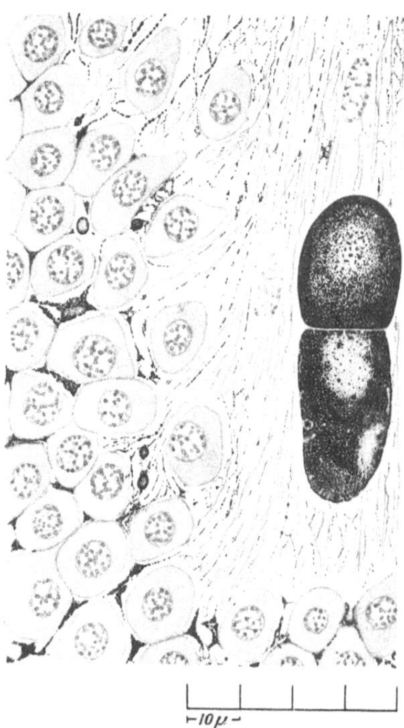

Abb. 55. Zellen des Nucleus praeopticus eines *Haifisches (Scyllium stellare)* in verschiedenen Stadien neurosekretorischer Aktivität. Fasern des Tractus praeoptico-hypophyseus sind durch die perlschnurartig aufgereihten Neurosekretkörnchen gekennzeichnet. BOUIN, Paraffin, 5 μ, GOMORIS Chromhämatoxylin-Phloxin. (Aus E. SCHARRER 1952 b.)

Abb. 56. Mit Sekret beladene Endigungen der Fasern des Tractus praeoptico-hypophyseus in der Pars intermedia eines *Haifisches (Scyllium stellare)*. Rechts ein doppelter großer HERRING-Körper. BOUIN, Paraffin, 5 μ, GOMORIS Chromhämatoxylin-Phloxin. (Aus E. SCHARRER 1952 b.)

64*

Rückenmarkszellen. Bei allen von Speidel (1919) und später von uns untersuchten *Selachiern* finden sich in der hinteren Hälfte des Rückenmarks um den Zentralkanal herum große Zellen[1] ($200 \times 300\,\mu$), die durch dicke Fortsätze, vielgestaltige Kerne (Abb. 26), enge Beziehungen zu den Blutgefäßen und eine reiche Produktion von Neurosekret ausgezeichnet sind (Abb. 57). Die Beobachtungen Speidels können in jeder Hinsicht voll bestätigt werden; darüber hinaus ist jedoch in der Aufklärung der Bedeutung dieser Zellen kein Fortschritt

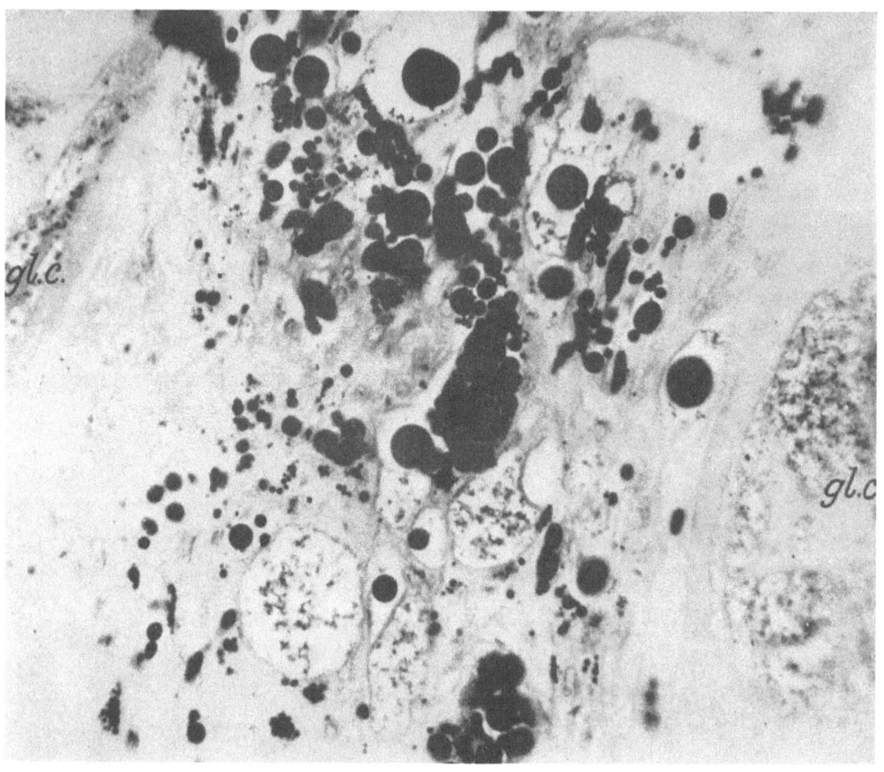

Abb. 57. Sezernierende Nervenzellen *(gl.c.)* im Rückenmark eines *Rochen (Raja laevis)* mit zahlreichen Sekretkörnchen verschiedener Größe. Vergr. etwa 500fach. (Aus Speidel 1919.)

erzielt worden. Speidel (1922) konnte keine entsprechende sekretorische Tätigkeit in homologen Zellen des Rückenmarks von *Knochenfischen* feststellen.

γ) Cyclostomen.

Der Nucleus praeopticus und seine Faserverbindungen bei *Petromyzon fluviatilis* wurde von Heier (1948) beschrieben. In unseren eigenen Serien von Gehirnen von *Petromyzon marinus* sind die Zellen des Nucleus praeopticus mit Körnchen gefüllt, die sich mit Chromhämatoxylin blau färben. Auch Mazzi (1952b) und Bargmann (1953b) beobachteten sekretorische Tätigkeit in den Zellen des Nucleus praeopticus von *Petromyzon*. Die Endigungen des Tractus praeoptico-hypophyseus in der noch sehr einfachen Neurohypophyse enthalten aufgestapeltes Neurosekret wie bei den im Vorangehenden beschriebenen Wirbel-

---

[1] Speidel führte seine Untersuchungen auf Anregung Dahlgrens durch, der diese Zellen zuerst (1914) als die motorischen Zentren der elektrischen Organe der *Rochen* beschrieb.

tieren. (Bezüglich der Neurohypophyse von *Petromyzon* s. E. Scharrer 1953, Bargmann 1953.)

2. Wirbellose Tiere.

Drüsig funktionierende Bezirke wurden in den Ganglien von *Würmern*, *Mollusken* und *Arthropoden* gefunden. In verschiedenen älteren Arbeiten über das Nervensystem der Invertebraten finden sich Angaben, die möglicherweise als Beobachtungen von neurosekretorischen Phänomenen gedeutet werden könnten,

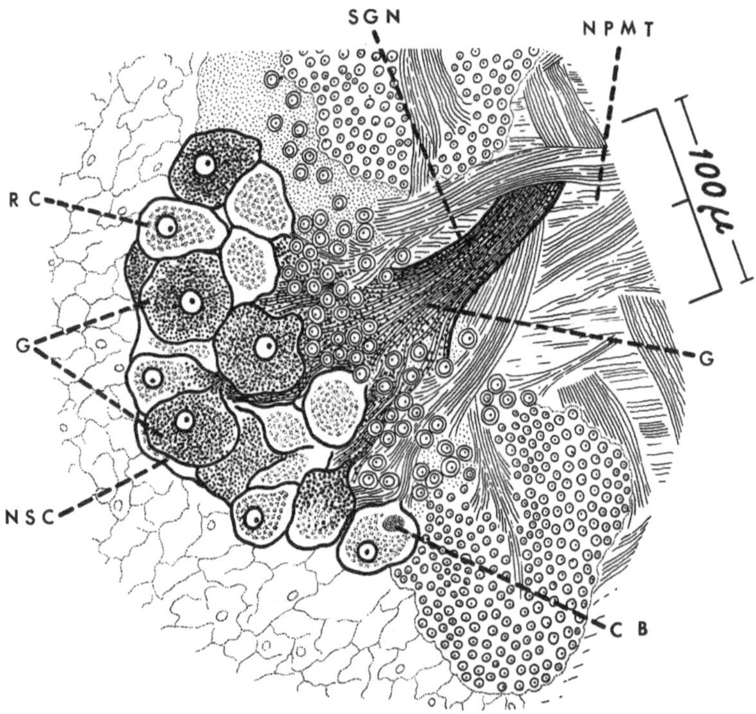

Abb. 58. Gruppe von neurosekretorischen Zellen (Enami *β*-Typus) aus der Medulla terminalis der *Krabbe Sesarma* (Organ X). *CB* Haufen von Sekretgranula; *NPMT* Neuropil der Medulla terminalis; *NSC* neurosekretorische Zelle; *RC* granulafreie Zelle; *SGN* zur Sinusdrüse verlaufende Nervenfasern mit abwandernden Sekretgranula. Heidenhains Susa, Paraffin, 10 *μ*, Mallorys Dreifachfärbung. (Aus Enami 1951b.)

ohne daß dies aber heute mit Sicherheit entschieden werden kann (s. z. B. Haller 1886, Montgomery 1897, Smallwood und Rogers 1908, Legendre 1909, Reupsch 1912, Denis 1928).

a) Arthropoden.
α) Crustaceen.

Samassa (1891 a, b) und Carlton (1897) fanden im vorderen Dorsalabschnitt nahe dem optischen Ganglion von *Leptodora (Cladoceren)* Nervenzellen, die Vacuolen und Einschlüsse enthielten, welche sich stark mit Heidenhains Hämatoxylin färbten. Es wäre auf Grund der gegebenen Beschreibung durchaus möglich, daß es sich bei diesen Beobachtungen um neurosekretorische Zellen handelte.

Im *Augenstiel* der *Crustaceen* beschrieb Hanström (1931) erstmals das *Organ X* (laterales oder paariges Frontalorgan), das dann in einer Anzahl weiterer ausführlicher Untersuchungen studiert wurde (Hanström 1933, 1934a, b, 1935, 1937a, b, 1941, 1947b, 1949a, Ståhl 1938, Mendes 1942, Sawaya 1942, Amar

1950, de Lerma 1951, Gabe 1952d). Phylogenetisch ist dieses Organ offenbar aus Sinneszellen der Augenpapille hervorgegangen; bei manchen Vertretern der Gruppe ist es als Sinnesorgan, bei anderen als gemischt sensorisch-glanduläres Organ und bei wieder anderen als endokrine Drüse ausgebildet (Hanström 1938). Diese Ableitung des Organs aus Sinneszellen und nicht aus Ganglienzellen veranlaßte Hanström (1939) zunächst zu dem berechtigt erscheinenden Schluß, es nicht unter die neurosekretorischen Organe im engeren Sinn einzureihen.

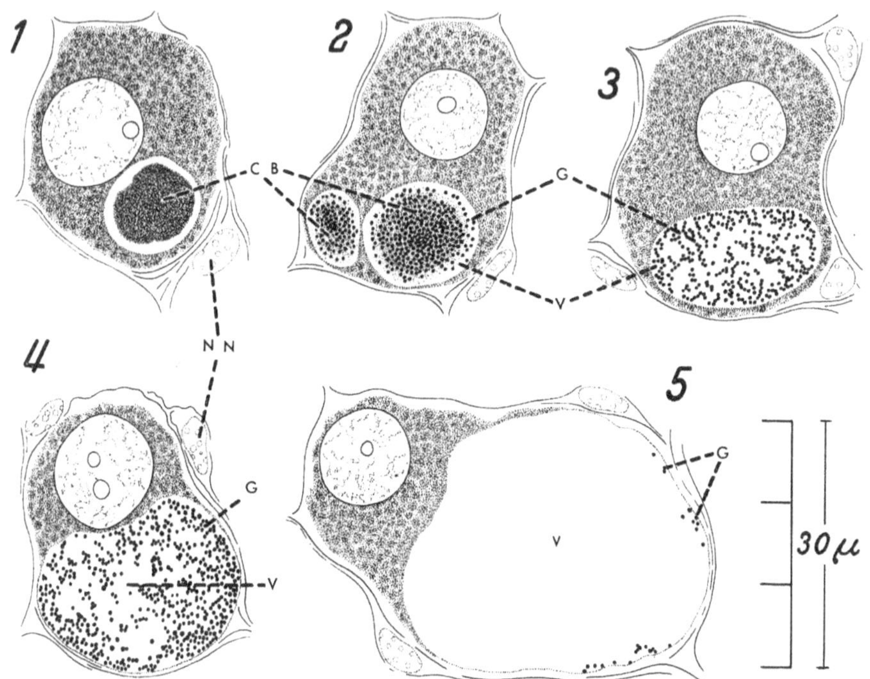

Abb. 59. Neurosekretorische Zellen (Enamis α-Typus) aus dem Gehirn und der Medulla terminalis der *Krabbe Sesarma*. *C B* Vacuolen mit Haufen von Sekretgranula; *G* Sekretgranula; *N N* Neurilemmakerne; *V* Vacuolen. Heidenhains Susa, Paraffin, 10 μ, Mallorys Dreifachfärbung. (Aus Enami 1951b [1].)

In späteren Arbeiten jedoch bezeichnete derselbe Autor (Hanström 1941) die X-Organzellen als neurosekretorisch. Untersuchungen der jüngsten Zeit, die zugleich mit der Aufklärung der Funktion des Organs X seine strukturellen Besonderheiten in ein neues Licht rückten, charakterisieren diese Drüse als neurosekretorisch (Abb. 58).

Bei *Brachyuren* (Bliss 1951, Passano 1951a, 1952) besteht das Organ X aus 12 oder mehr, im Leben bläulichen, neurosekretorischen Zellen, die zwischen normalen Nervenzellen direkt unter der proximo-ventralen Oberfläche der Medulla terminalis liegen. Die großen Achsenzylinder der sezernierenden Zellen bilden einen Teil des *Sinusdrüsennerven* und enthalten Tröpfchen von Neurosekret (Abb. 58, Enami 1951b, s. auch R. Smith 1948, Gabe 1952). Passano (1952) beobachtete mit dem Phasenmikroskop bei der *Krabbe Sesarma* sphärische Systeme, bestehend aus kleinen (0,3 μ), stark lichtbrechenden Granula, die einen optisch leeren zentralen Tropfen umgeben. Diese können zu größeren Tropfen zusammenfließen und kommen außer im sekretorischen Neuron auch im Terminal-

---

[1] Herr Prof. Dr. M. Enami, Hiroshima University, Fukuyama, Japan, hatte die Freundlichkeit uns die Originalvorlagen für die Abb. 58 und 59 zur Verfügung zu stellen.

organ, der *Sinusdrüse*, vor. Bei Anwendung der GOMORI-Färbung verhält sich das Neurosekret der *Krabbe Gecarcinus* nach BLISS (persönliche Mitteilung) wie das der *Insekten* und *Wirbeltiere*, d. h. die granulären Zelleinschlüsse des Organs X, die peripher in den Axonen des „Sinusdrüsennerven" liegenden Tröpfchen und die beim Eintritt des Nerven in die Sinusdrüse angereicherten Sekretklumpen färben sich tiefblau.

ENAMI (1951 b) nannte die sezernierenden Ursprungszellen des Sinusdrüsennerven *β-Zellen*. Dieser Autor beschrieb bei der japanischen *Süßwasserkrabbe Sesarma haematocheir* erstmals eine neurosekretorische Tätigkeit auch in anderen Teilen des Zentralnervensystems (ENAMI 1949, 1951 b), eine Beobachtung, die

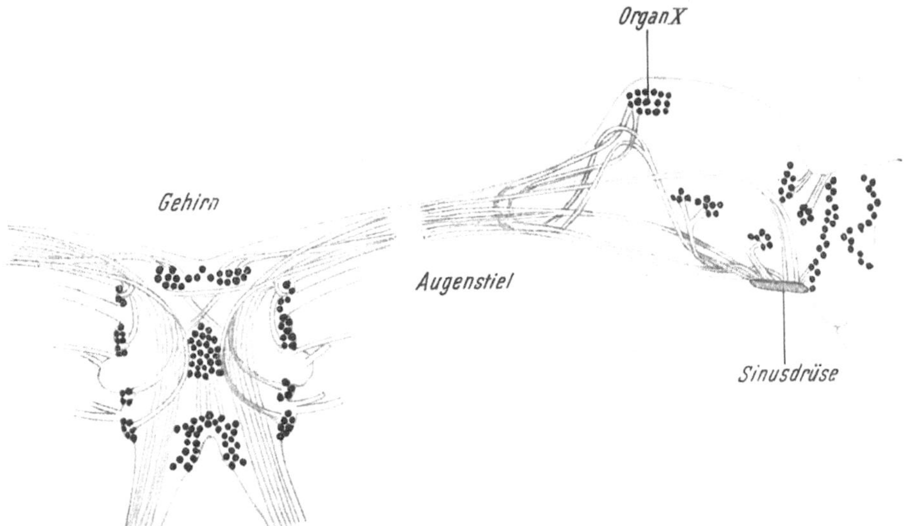

Abb. 60. Schematische Darstellung des neurosekretorischen Systems der *Krabbe Gecarcinus*. In Gruppen angeordnete neurosekretorische Zellen sind als schwarze Punkte dargestellt. Das Organ X (HANSTRÖM) ist eine der zahlreichen Gruppen neurosekretorischer Zellen. In der Sinusdrüse enden Nervenfasern, die ihren Ursprung in den dargestellten neurosekretorischen Zellen nehmen und der Sinusdrüse Sekret zuführen. Das Gehirn ist in Dorsalansicht, der Augenstiel in Vorderansicht gezeichnet. (Unter Benutzung von Abbildungen von BLISS und WELSH 1952.)

wesentlich zum Verständnis des Organs X beiträgt. Er unterschied 3 Typen von neurosekretorischen Zellen bei dieser Species. Die *α-Zellen* kommen im Gehirn, in der Medulla terminalis, Medulla externa und Medulla interna, sowie im Thorakalganglion vor. Charakteristische Zeichen einer sekretorischen Tätigkeit sind Cytoplasmavacuolen mit fuchsinophilen Einschlüssen (Abb. 59). Typisch für die *β-Zellen* ist ihre starke Affinität zur Anilinblaukomponente der MALLORY-Färbung. Die β-Zellen sind im Gehirn, im Kommissuralganglion und in der Medulla terminalis lokalisiert. Die letztere Zellgruppe entspricht, wie schon erwähnt, dem Organ X anderer *Crustaceen*. Während die α- und β-Zellen cytoplasmatische Sekretbereitung zeigen, zeichnet sich der γ-Typ, der im Gehirn und in der Medulla terminalis vorkommt, durch Kernsekretion aus. Das Vorkommen von neurosekretorischen Zellen außerhalb des Organs X wurde für andere *Crustaceen*-Arten bestätigt (BLISS und WELSH 1952). Zum mindesten ein Teil dieser sekretorischen Zentren sendet seine Achsenzylinder zur Sinusdrüse, die demnach Neurosekret nicht nur aus dem Organ X, sondern auch aus anderen sezernierenden Zellgruppen des Zentralnervensystems zu speichern scheint (Abb. 60).

Die Tatsache, daß in den zur Sinusdrüse führenden Nerven Neurosekret gefunden wird und daß die Mehrzahl der Autoren in der Sinusdrüse selbst keine cytologischen Anzeichen einer sekretorischen Tätigkeit feststellen konnten, ist von Interesse im Hinblick auf die auf S. 1019 beschriebenen ähnlichen Verhältnisse bei *Insekten*.

β) Xiphosuren.

Das Zentralnervensystem des *Molukkenkrebses (Limulus polyphemus, L. moluccanus)* enthält eine beträchtliche Anzahl von Drüsen-Nervenzellen, die sich durch die Anwesenheit von großen, mit Neurosekret gefüllten Vacuolen auszeichnen. Dieser morphologische Befund (B. Scharrer 1941 c) ebenso wie der bei *Crustaceen* ist von besonderem Interesse, da es möglich ist, ihn zu physiologischen Ergebnissen in Beziehung zu bringen.

Nach Fixierung mit Zenker-Formol und Celloidineinbettung erscheint das Neurosekret von *Limulus polyphemus* homogen; es färbt sich grün mit der Lichtgrünkomponente des Massonschen Trichromgemisches (Foot-Modifikation). Nicht unähnlich dem Thyreoideakolloid in seinem histologischen Aussehen, zeigt das Neurokolloid von *Limulus* kleine Vacuolen in der Peripherie der Sekretblasen. Das Sekret nimmt in der Regel einen erheblichen Platz in den Drüsen-Nervenzellen ein und verdrängt Kern und Cytoplasma mehr oder weniger gegen den Zellrand (Abb. 5). Die beschriebenen Eigenschaften machen die sezernierenden Nervenzellen von *Limulus* zu besonders auffälligen Zellelementen, was ihre Zählung bei diesem Tier sehr erleichtert. Es wurde daher an einer größeren Zahl von Schnittserien die relative Häufigkeit sezernierender Nervenzellen im Zentralnervensystem festgestellt, was zu 2 Ergebnissen führte: a) Die verschiedenen untersuchten Individuen zeigen bezüglich der absoluten Zahl sezernierender Nervenzellen erhebliche Unterschiede (Minimum 1 oder 2, Maximum 2494 neurosekretorische Zellen je Zentralnervensystem). b) Die relative Häufigkeit von Drüsen-Nervenzellen in ein und demselben Individuum wechselt in verschiedenen Abschnitten des Zentralnervensystems.

Letzteres besteht aus einem den Oesophagus umgebenden Ring, der das „Gehirn" und die Thorakalganglien enthält, und aus einer Kette von Abdominalganglien. Eine sehr aktive neurosekretorische Region ist der caudale Teil des circumoesophagealen Ringes (Thorakalganglien 6 und 7); oralwärts nimmt die Zahl der Drüsen-Nervenzellen graduell ab. Die Abdominalganglien enthalten in der Regel eine große Anzahl sezernierender Zellen (Abb. 61).

Diese quantitativen Ergebnisse stehen in gutem Einklang mit den physiologischen Ergebnissen an *Limulus* (Brown und Cunningham 1941), die an anderer Stelle behandelt werden (S. 1035).

Das „rudimentäre Auge" von *Tachypleus* enthält neurosekretorische Zellen Waterman und Enami, persönliche Mitteilung).

γ) Onychophoren.

Einen interessanten Befund bei *Onychophoren* verdanken wir Day (persönliche Mitteilung), der Gelegenheit hatte, einige kleine Exemplare auf dem Gipfel des Mt. Gingera (Australian Capital Territory) zu sammeln. Die Species ist offenbar *Ooperipatus paradoxus* Bouvier. Eines der drei histologisch untersuchten Exemplare enthält beiderseitig symmetrische Zellgruppen von etwa je 6 neurosekretorischen Zellen in der lateralen Zellschicht der Circumoesophagealkonnektive nahe ihrer Einmündung in das Supraoesophagealganglion. Diese Lokalisation der sezernierenden Nervenzellen, die der bei *Limulus* entspricht, ist phylogenetisch von Bedeutung. Eine Verbindung zwischen den neurosekretorischen Zellen und den histologisch drüsig erscheinenden „Ventralorganen", die wegen der bei *Crustaceen* und *Insekten* beschriebenen Situation von Interesse wäre, scheint bei den *Onychophoren* nicht zu bestehen.

δ) Insekten.

Eine in bezug auf ihre neurosekretorische Aktivität besonders interessante Gruppe unter den Wirbellosen sind die *Insekten*. Sie enthalten Drüsen-Nervenzellen in verschiedenen Teilen des Zentralnervensystems, nämlich im Suboesophagealganglion (B. SCHARRER 1941a, VASQUEZ und BREÑA 1941, BOUNHIOL 1949, STUTINSKY 1952, REHM, persönliche Mitteilung), in verschiedenen Ganglien des thorakalen und abdominalen Bauchmarks und im Frontalganglion (DAY 1940a, POSSOMPÈS 1948b, REHM, persönliche Mitteilung[1]). Die wichtigste Gruppe neurosekretorischer Zellen liegt in der *Pars intercerebralis des Protocerebrums* (Abb. 62). Diese Zellgruppe wurde bei einer Anzahl von Arten der verschiedensten Insektenordnungen beschrieben und kommt sowohl bei Larven und Puppen, als auch bei Imagines vor (WEYER 1935, B. SCHARRER 1937, 1941a, 1951, SCHARRER und SCHARRER 1937, 1944, HANSTRÖM 1938, 1939, DAY 1940a, b, PEREZ 1940, WIGGLESWORTH 1940, VASQUEZ und BREÑA 1941, VOGT 1942, PESSON 1942, POSSOMPÈS 1947, 1948b, 1950, WILLIAMS 1947b, POISSON und SELLIER 1947, CAZAL 1948, 1949, PALM 1948, E. THOMSEN 1948, ARVY und GABE 1950, DE BUEN 1950, REHM 1950, 1951, DUPONT-RAABE 1951a, M. THOMSEN 1951, L'HÉLIAS 1951, 1952, SCHMIDT und WILLIAMS 1953, STUTINSKY 1952d, LHOSTE 1953). Die Achsenzylinder dieser neurosekretorischen Zellen bilden die *Nervi corporis cardiaci I* (PFLUGFELDER 1936/37, HANSTRÖM 1940a). Die der sekretorischen Pars intercerebralis entsprechenden Zellen verursachen bei den *Phasmiden Clonopsis gallica* (CAZAL 1948) und *Bacillus rossii* (DUPONT-RAABE 1951a) eine dorsocaudale Gehirnausbuchtung. Diese morphologische Besonderheit, die bei anderen *Phasmiden* fehlt, stellt vielleicht einen Übergang zu den im folgenden beschriebenen Verhältnissen bei *Apterygoten* dar.

Bei einer Reihe von Insektenarten kommen außer in der Pars intercerebralis mehr lateral im Protocerebrum gelegene Gruppen neurosekretorischer Zellen vor (CAZAL 1948, WILLIAMS 1948a, SCHMIDT und WILLIAMS 1952, L'HÉLIAS 1950, M. THOMSEN 1951, E. THOMSEN 1952), von denen die *Nervi corporis cardiaci II* (HANSTRÖM 1940a) ihren Ursprung nehmen. Die von den neurosekretorischen Gehirnzentren ausgehenden Faserbündel innervieren nach PFLUGFELDER (1936/37) die hinter dem Gehirn gelegenen *Corpora cardiaca* (Nervi corporis cardiaci I und II) und die *Corpora allata* (Nervi corporis allati).

Von besonderem Interesse ist, daß entlang diesen Nervenbündeln bei manchen Insekten Neurosekret angetroffen wird. Solche Beobachtungen wurden erstmals von HANSTRÖM (1940a, 1953) bei *Petrobius (Apterygota, Machilidae)* beschrieben, wo die den Nervi corporis cardiaci I der höheren Insekten entsprechenden Faserbündel nicht in der Pars intercerebralis, sondern in den vor dem Gehirn liegenden paarigen Frontalorganen entspringen[2]. Das Sekret kann besonders schön bei der *Schabe Leucophaea maderae* demonstriert werden (Abb. 8, 9 und 15, B. SCHARRER

---

[1] In Thoraxganglien von *Phryganea (Trichoptera)* hat HOSSELET bereits 1929 große Ganglienzellen mit vacuolisiertem Cytoplasma und fuchsinophilen Granulationen beschrieben, die ihn offenbar an eine sekretorische Funktion von nervösen Elementen denken ließen.

[2] Diese paarigen dorsalen Frontalorgane, die bei *Petrobius* sekretorisch tätig sind (HANSTRÖM 1940a), sowie das unpaare ventrale Frontalorgan, dessen Drüsenelemente z. B. beim Weibchen von *Ctenolepisma* in der Fortpflanzungsperiode hypertrophieren (DE LERMA 1947), sind von Sinnesorganen abzuleiten. Zu den diesen Insektenorganen homologen Strukturen der *Crustaceen* gehört das auf S. 1013 besprochene Organ X. Wenngleich noch nicht alle Zusammenhänge bezüglich dieser Arthropodenorgane geklärt sind, so kann kein Zweifel darüber sein, daß eine sehr enge Verwandtschaft zwischen den drüsig ausgebildeten Frontalorganen und den neurosekretorischen Zentren des Zentralnervensystems besteht. Es hat sowohl bei *Insekten* als bei *Crustaceen* sehr den Anschein, daß die drüsigen Frontalorgane im Verlauf der phylogenetischen Entwicklung als Pars intercerebralis und als Organ X in das Zentralnervensystem einbezogen wurden (HANSTRÖM 1941, 1943a).

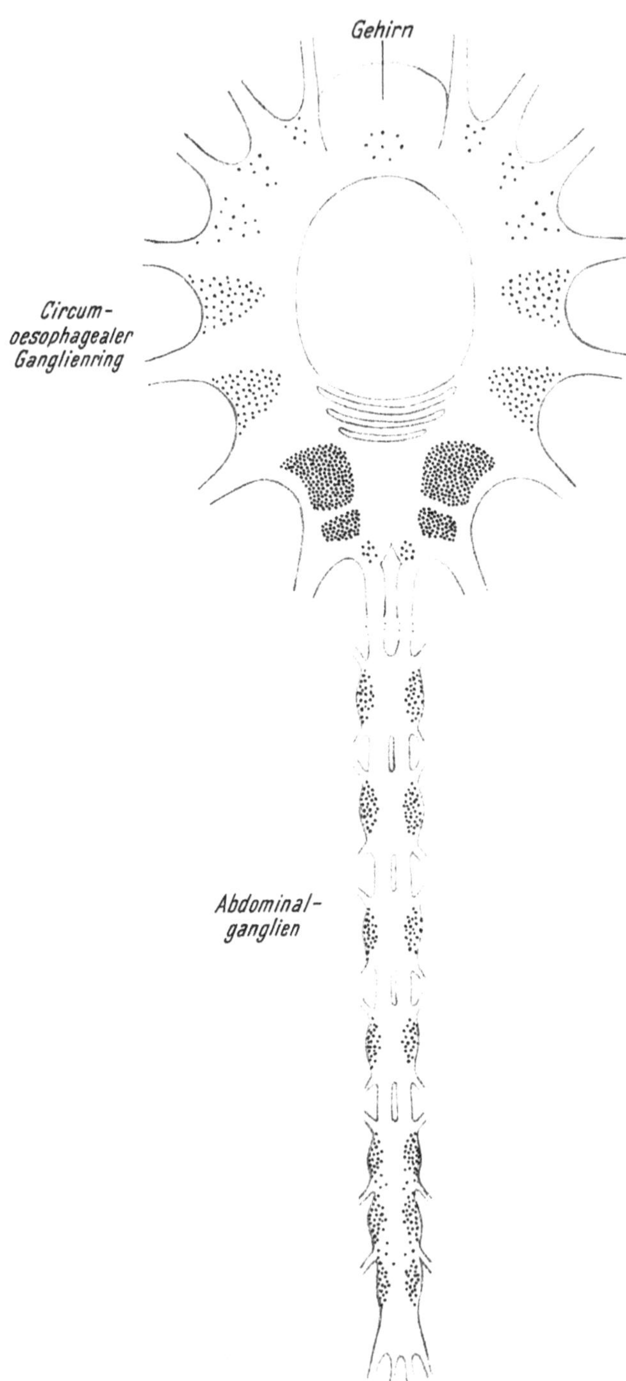

Abb. 61. Schematische Darstellung der Verteilung der neurosekretorischen Zellen (schwarze Punkte) im Zentralnervensystem des *Molukkenkrebses (Limulus)*. (Nach B. Scharrer 1941c.)

und E. Scharrer 1944, B. Scharrer 1951), wo es nicht nur bei normalen, kastrierten oder allatektomierten erwachsenen Weibchen und Männchen gefunden wurde, sondern auch bei allatektomierten Larven, die sich zu frühreifen „Adultoiden" (B. SCHARRER 1946) entwickelt hatten. Dieser Befund konnte von CAZAL (1948), ARVY und GABE (1950), ARVY, BOUNHIOL und GABE (1953), DUPONT-RAABE (1951a) und STUTINSKY (1951b, 1952) bestätigt werden, die ebenfalls Neurosekret in den Nervi corporis cardiaci einiger höherer Insekten beobachteten. CAZAL läßt die Frage offen, ob diese färbbare Substanz aus dem Gehirn oder aus den Corpora cardiaca stammt. Die Befunde an *Leucophaea* (B. SCHARRER 1951, 1952a, c) lassen die letztere Ansicht als äußerst fraglich erscheinen. Alle Anzeichen sprechen vielmehr dafür, daß das aus den neurosekretorischen Zellen des Gehirns stammende Sekretionsprodukt in den Corpora cardiaca gespeichert wird (S. 1045).

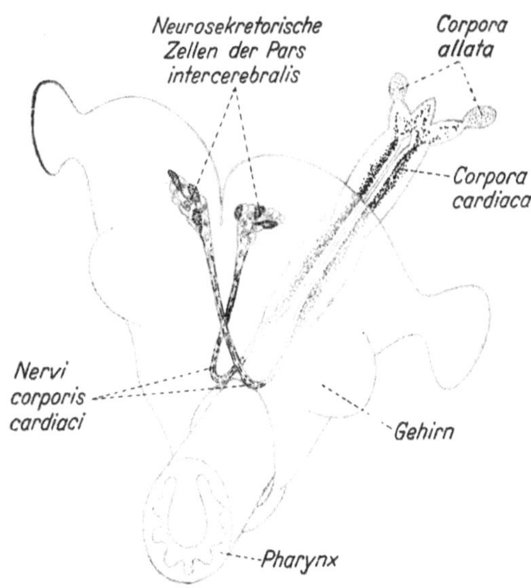

Abb. 62. Schematische Darstellung des neurosekretorischen Intercerebralis-Cardiacum-Allatum-Systems eines *Insekts* *(Leucophaea)*. (Aus B. SCHARRER 1952c.)

Morphologisch zeichnen sich die neurosekretorischen Zellen der Insekten vor allem durch ihre deutlich färbbaren Einschlüsse aus. Die großen sezernierenden Elemente im Suboesophagealganglion der *Schaben* (*Leucophaea*

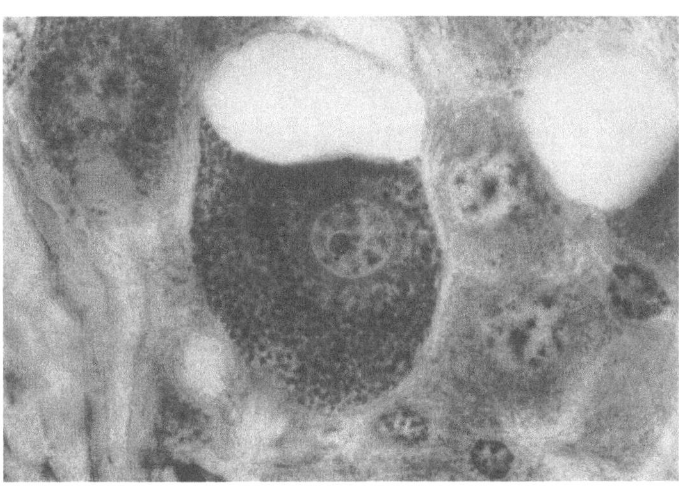

Abb. 63. Neurosekretorische Zelle aus dem Unterschlundganglion der *Schabe Blaberus*. Das Cytoplasma enthält zahlreiche Sekretgranula und eine Vacuole (vgl. Abb. 6*B*). ZENKER-Formol, Celloidin, 15 μ, FOOTS Modifikation der MASSONschen Bindegewebsfärbung, Mikrophotographie, Vergr. 1000fach. (Aus B. SCHARRER 1941a.)

maderae, Periplaneta americana, Blaberus craniifer, Abb. 6, 8 und 9) sind häufig mit Körnchen vollgepfropft, die sich in den proximalen Teil des Achsenzylinders fortsetzen (Abb. 15). Daneben kommt das Neurosekret auch in Form von Vacuolen mit homogenem Inhalt vor *(Blaberus)*, die denen von *Limulus* ähnlich sind (Abb. 63). Manche Zellen enthalten nur wenige Sekretgranula. Die GOMORISche Methode ist für die Darstellung des Neurosekrets in der Pars intercerebralis der Schabe besser geeignet als die Methode von Masson oder Heidenhains Azanfärbung usw. Die verschiedenen histologischen Bilder lassen sich in einer Serie anordnen (Abb. 9), die aller Wahrscheinlichkeit nach den Ausdruck eines Sekretionscyclus (S. 962) darstellt (B. Scharrer 1941a, Vasquez und Breña 1941).

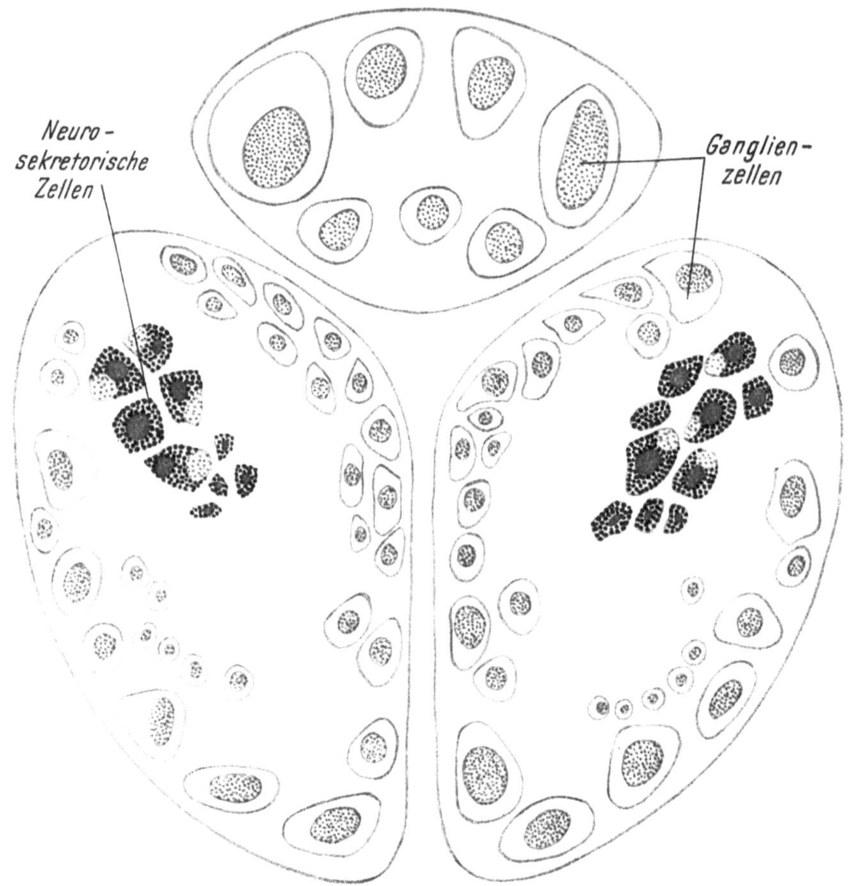

Abb. 64. Anordnung der neurosekretorischen Zellen im Cerebralganglion der *Schnecke Aplysia (Opisthobranchier)*.
(Nach B. Scharrer 1935.)

In frischen, unfixierten Totalpräparaten erscheint das Neurosekret der *Insekten* wie auch das der *Crustaceen* bläulich. Die Pars intercerebralis kann daher bei manchen *Dipteren* (E. Thomsen 1948), *Phasmiden* (Dupont-Raabe 1951a) und *Lepidopteren* (Schmidt und Williams 1953) deutlich vom Rest des Gehirns unterschieden werden. Dieselbe Färbung zeigen die unfixierten Corpora cardiaca einer Reihe von Insektenarten sowie die Komponenten des neurosekretorischen Systems der *Crustaceen*.

b) Mollusken.

Innerhalb einer großen Anzahl untersuchter Vertreter der *Mollusken* sind neurosekretorische Zellareale mit Sicherheit erstmals im Zentralnervensystem der *Hinterkiemer (Opisthobranchier)* festgestellt worden (B. Scharrer 1935, 1937). Am eindrucksvollsten treten sie uns bei *Aplysia* und *Pleurobranchaea* entgegen.

Bei *Aplysia* handelt es sich um wohl abgegrenzte Zellgebiete in symmetrischer Anordnung nahe der Oberseite des Cerebralganglions. Weitere sezernierende

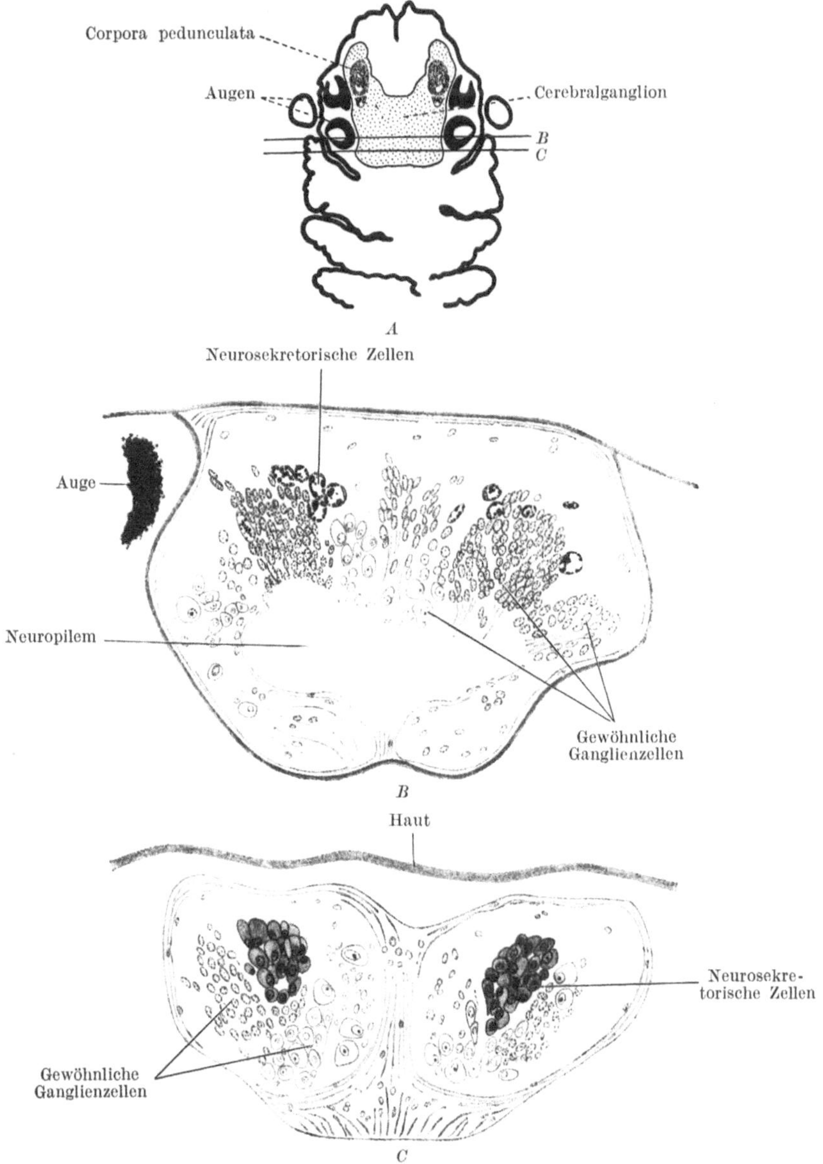

Abb. 65. Anordnung der neurosekretorischen Zellen im Cerebralganglion des *Wurms Nereis (Polychäten)*. *A* Flachschnitt durch den Kopf. Vergr. 27fach. Die mit *B* und *C* bezeichneten Linien stellen die Querschnittsebenen der Abb. 65*B* und *C* dar. BOUIN, Celloidin, 10 μ, VAN GIESON, Vergr. 150fach. (Aus B. SCHARRER 1937.)

Ganglienzellen finden sich in den hinteren Visceralganglien dieser Schnecke. Der entsprechende drüsig funktionierende Bereich liegt bei *Pleurobranchaea* im caudalen Abschnitt des Cerebrovisceralganglions; die von dünnen Hüllen umgebenen, geschichteten Sekretkonkremente zeigen in diesem Bereich eine charakteristische blumenstraußartige Anordnung. Ähnliche, wenn auch weniger deutliche Zellbilder findet man im Zentralnervensystem der *Opisthobranchier* *Tethys, Doris, Doridium, Aeolis* und *Philine.*

Als Beispiel einer neurosekretorischen Zellgruppe bei einem *Opisthobranchier* wird hier ein Schnitt durch das Cerebralganglion der *Schnecke Aplysia* abgebildet (Abb. 64). Eine Gruppe von Zellen fällt durch zahlreiche, kleinere und größere tropfenartige Plasmaeinschlüsse auf.

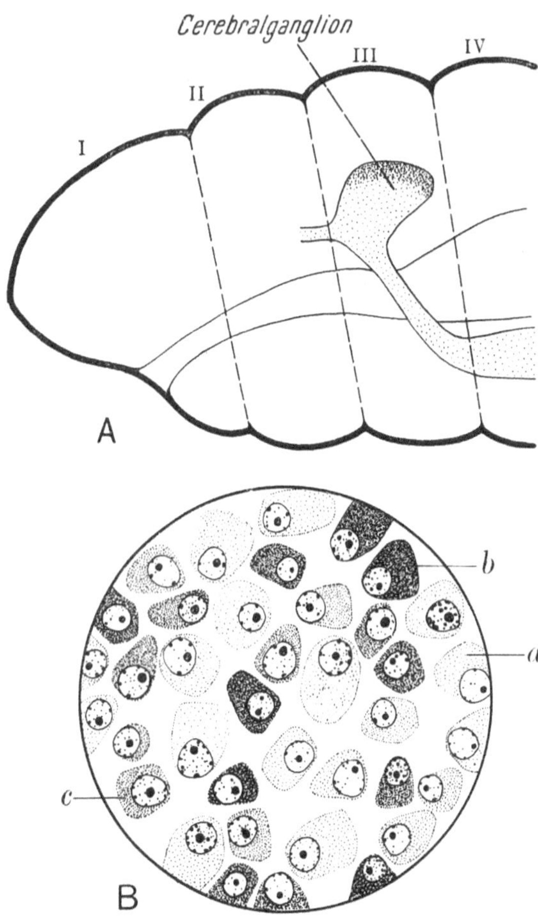

Abb. 66. *A* Schematische Darstellung des Vorderendes des Zentralnervensystems des *Regenwurms (Lumbricus).* Die dorsale sekretorische Zone des Cerebralganglions ist dichter punktiert. *B* Zellbild aus der sekretorischen Zone. Bei Färbung mit Eosin-Lichtgrün erscheinen die gewöhnlichen Ganglienzellen grün gefärbt (*a*). Granulierte Zellen färben sich zum Teil rot (*b*) oder grünlich-violett (*c*). (Aus SCHARRER und SCHARRER 1937.)

die sich im VAN GIESON-Präparat leuchtend rot, im Eisenhämatoxylinpräparat (nach HEIDENHAIN) schwarz färben (Abb. 3a). Merkwürdig sind die als ein schwach angefärbtes Maschenwerk erscheinenden, von Zelleinschlüssen freien Zellbezirke, die bisweilen auch leere Vacuolen aufweisen. Aus diesen Partien ist offenbar das gespeicherte Produkt bereits abgegeben worden.

Das von der Zelle gebildete Sekret erstreckt sich bei *Pleurobranchaea* und *Aplysia* in den Zellfortsatz hinein. Bei *Pleurobranchaea* wurde das Neurosekret im Prozeß der Abwanderung im Axon beobachtet (Abb. 14).

Bei einer Anzahl von *Prosobranchiern* hat GABE (1951, 1953) neurosekretorische Zellen in verschiedenen Ganglien beschrieben.

Bei *Dentalium (Scaphopoden)* kommen neurosekretorische Zellen in den Cerebral-, Pleural- und vorderen Buccalganglien vor (GABE 1949). Wie im Falle der *Opisthobranchier* enthalten diese Zellen stark acidophile Granula und Massen, die sich auch in die Ausläufer erstrecken.

In den Ganglienzellen des Pedalganglions von *Patella vulgata* (Lamellibranchiaten) hat FRIDTJOF NANSEN (1896) Granula verschiedener Größe beschrieben, die aus der Zelle ausgestoßen wurden. Es handelt sich bei dieser Beobachtung möglicherweise um Anzeichen einer sekretorischen Tätigkeit.

Schließlich enthalten die die Buccalganglien von *Octopus (Cephalopoden)* umgebenden „juxtaganglionären" Neuronen acidophile Plasmaeinschlüsse, die vielleicht ebenfalls auf eine sekretorische Funktion dieser Zellen schließen lassen (BOGORAZE und CAZAL 1946).

c) Würmer.

Unter den *Würmern* zeigen eine besonders lebhafte Sekretion verschiedene Vertreter der marinen *Polychäten*, z. B. *Nereis* (*Neanthes*, 3 Arten), *Aphrodite* und *Lepidonotus* (B. Scharrer 1937, Schaefer 1939, Bobin und Durchon 1952, Defretin 1952). Bei *Nereis virens* finden sich zwei symmetrisch zur Mittellinie gelegene Zellgruppen ziemlich weit caudal und dorsal im Cerebralganglion (Abb. 65). Die neurosekretorischen Elemente zeichnen sich durch kleinere und größere Tröpfchen und durch auffällige Vacuolen im Cytoplasma aus (B. Scharrer 1936). Diese Zellformen wurden zum Teil schon von Hamaker (1898) abgebildet, aber nicht als sezernierende Nervenzellen erkannt. Ein besonders großer Teil des Cerebralganglions (beinahe die Hälfte) ist bei *Aphrodite* drüsenartig entwickelt.

Beim *Regenwurm (Lumbricus terrestris)* liegen zahlreiche neurosekretorische Zellen (Abb. 66) im dorsalen und caudalen Bezirk des Cerebralganglions und in den vorderen Ventralganglien (B. Scharrer 1937, E. Scharrer und B. Scharrer 1937, Harms 1947—1949). Sie färben sich wie die entsprechenden Zellelemente höherer Tiergruppen mit der Gomori-Methode tiefblau. Ähnlich den Neurosekret enthaltenden Geweben der *Arthropoden* fällt der sezernierende Gehirnanteil des *Regenwurms* im frischen, unfixierten Zustand durch seinen bläulichen Farbton auf (E. Thomsen, persönliche Mitteilung). Die Zahl der neurosekretorischen Zellen im Regenwurmgehirn soll nach Injektion mit Novocain oder Adrenalin erhöht sein (Schmid 1947). Der *Blutegel (Hirudo medicinalis)* enthält jederseits im Cerebralganglion einige Nervenzellen, die sich färberisch wie die beim *Regenwurm* beschriebenen sekretorischen Elemente verhalten (B. Scharrer 1937).

Bei der *Nemertine Lineus* hat Montgomery (1897) auf das Vorkommen eosinophiler Einschlüsse („chromophilic corpuscles") im Cytoplasma gewisser Ganglienzellen hingewiesen, die vielleicht als Neurosekret gedeutet werden können (s. a. Smallwood und Rogers 1908).

Hier ist auch das sog. „*Cerebralorgan*" der Nemertinen zu erwähnen, das aus nervösen und drüsigen Elementen besteht (McIntosh 1876). Bei verschiedenen Vertretern dieser Tiergruppe kann die graduelle Einverleibung dieses Organs in das Zentralnervensystem verfolgt werden, was vielleicht einen Modus der Entstehung neurosekretorischer Zentren anzeigt (B. Scharrer 1941b).

Schließlich hat R. S. Turner (1946) bei einem Vertreter der *Polycladen (Leptoplana)* Nervenzellen mit granulären Einschlüssen im Cerebralganglion beschrieben, die einen primitiven, dem Cerebralorgan der Nemertinen vergleichbaren Typ neurosekretorischer Zellen darstellen könnten.

IV. Physiologie der Neurosekretion.

A. Spezielle funktionelle Bedeutung neurosekretorischer Zellgruppen.

Die Frage der funktionellen Bedeutung der Neurosekretion wurde von Anfang an dahin beantwortet, daß die sezernierenden Nervenzellen zu den *endokrinen Organen* zu rechnen sind. Speidel (1919), der solche Elemente zuerst im Rückenmark von *Rochen* beschrieb, spricht sich darüber eindeutig aus: "The evidence, morphological and experimental, indicates that the cells are gland-cells of internal secretion." In gleicher Weise wurde die histologisch nachweisbare sekretorische Aktivität der Zellen des Nucleus praeopticus des Fisches *Phoxinus laevis* als eine im Zusammenhang mit der Tätigkeit der Hypophyse stehende innere Sekretion gedeutet (E. Scharrer 1928). Aber es bedurfte vieler weiterer Untersuchungen, bis diese Auffassung als richtig bewiesen werden konnte. Es ist deshalb nicht zu verwundern, daß zunächst zahlreiche Einwände erhoben wurden. Der Begriff der drüsig tätigen Nervenzelle stieß im allgemeinen auf Ablehnung, da die Eigenschaften von Nerven- und Drüsenzellen nicht vereinbar erschienen ("It does not seem that nerve cells whose axons terminate in an endocrine organ should themselves have an endocrine function", Finley 1938, 1939). Es genügt aber darauf hinzuweisen, daß wir im Nebennierenmark ein Organ der inneren Sekretion vor uns haben, dessen Zellen nervösen Ursprungs sind. Ebenso haben die Nerven- und Drüsenzellen des sog. *Cerebralorgans* der *Nemertinen* einen gemeinsamen Ursprung vom Kopfepithel (B. Scharrer 1941b). In ähnlicher Weise entsteht die *Neuraldrüse* der *Tunikaten* von der Anlage des Zentralnervensystems. Metcalf (1900, S. 548) bemerkt dazu folgendes:

"It is remarkable to find at all, as we do in the tunicates, a gland arising by the transformation of nerve cells. It is still more remarkable to find in some species of tunicates (the Salpidae) the homologous nerve cells not giving rise to gland tissue, but remaining as part of the definitive brain ... The conditions here described and the facts as to the origin of the ganglion cells of the rapheal nerve in ascidians in some species from the brain, in others from the neural gland, and in others from both brain and gland, show an intimacy of relation between nerve tissue and glandular tissue hardly to be paralleled elsewhere in the animal kingdom."

Es ist deshalb nicht berechtigt, die Idee einer Vereinigung von Merkmalen drüsiger und nervöser Elemente in einem Zelltyp von vorneherein und aus prinzipiellen Gründen abzulehnen.

Ein anderes Mißverständnis ist auf Unkenntnis der Ergebnisse morphologischer Untersuchungen des Sekretionsprozesses zurückzuführen. Manche Autoren verstehen unter Sekretion nur die Absonderung einer physiologisch wirksamen Substanz wie z. B. eines Verdauungssaftes, nicht aber die in der Zelle ablaufenden Vorgänge der Granulabereitung. Nur so sind manche Äußerungen zu verstehen, die sonst wohl kaum als zulässig betrachtet werden könnten ("The evidence that such cells secrete colloid and are to be considered a 'diencephalic gland' is morphological and does not deserve acceptance at this time", van Dyke 1939)[1].

Die Frage, ob es sich bei den hier beschriebenen Zellbildern um *postmortale Veränderungen* oder *Kunstprodukte* handeln könnte, bedarf nach den im vorausgehenden geschilderten Befunden keiner Erörterung.

Ebenso ist der immer wieder auftauchende Einwand, daß die als sekretorisch gedeuteten Zellbilder *degenerative Prozesse* darstellen, gegenstandslos. Die zur Erörterung stehenden hypothalamischen Kerne z. B. sind als wichtige zentrale Anteile des autonomen Systems allgemein anerkannt. Mit dieser wohlbegründeten Auffassung ist die Idee, daß die Zellen dieser selben Zentren bei allen Wirbeltieren Erscheinungen schwerer Degeneration zeigen, nicht vereinbar. Es besteht also kein Grund für die Annahme, daß das Auftreten von Granula und Kolloidtropfen in den als neurosekretorische Zellen bezeichneten Elementen anders als physiologisch aufzufassen ist.

Bei den *wirbellosen Tieren*, im besonderen bei den *Insekten*, wurden neurosekretorische Zentren früher als bei den *Wirbeltieren* als die Quelle spezifischer Hormone erkannt und im einzelnen studiert.

1. Wirbeltiere.

Was das experimentelle Studium der funktionellen Bedeutung der Neurosekretion bei den Wirbeltieren anbelangt, so erschien zunächst die Erforschung

---

[1] Dieser Einwand wird nicht mehr erhoben (van Dyke 1953).

der *neurosekretorischen Hypothalamuskerne* am aussichtsreichsten. Unsere früher durchgeführten Untersuchungen hatten jedoch nur negative Ergebnisse. So erwiesen sich Extrakte aus der Zwischenhirndrüse der *Kröte* als nicht wirksam auf den Farbwechsel von *Garneelen, Fischen* und *Amphibien*, hatten keine Wirkung auf das Froschherz, auf den Meerschweinchenuterus, das Wachstum von *Kaulquappen* und die Reifung der Gonaden der infantilen *Maus*. In den letzten Jahren ist die funktionelle Bedeutung der hypothalamischen Neurosekretion jedoch weitgehend aufgeklärt worden und wir werden uns im folgenden deshalb vor allem mit ihrer Rolle beschäftigen.

a) Beziehungen der neurosekretorischen Zellgruppen des Hypothalamus zum Hypophysenhinterlappen.

Wie oben erwähnt, wurde bereits in der ersten Beschreibung die sekretorische Aktivität der Zellen des Nucleus praeopticus bei *Phoxinus laevis* (E. Scharrer 1928) mit der Funktion der Hypophyse in Zusammenhang gebracht, ohne daß jedoch spezifische Befunde zur Stützung dieser Vorstellung vorgelegt werden konnten. Seitdem hat sich jedoch ein größeres Beobachtungsmaterial angesammelt, dessen Ergebnisse sich in 2 Feststellungen zusammenfassen lassen: 1. Das von den neurosekretorischen Zellen des Hypothalamus produzierte färbbare Material „wandert" entlang bzw. in den Fasern des Tractus supraopticohypophyseus (Tractus praeoptico-hypophyseus der niederen Wirbeltiere) zur Pars neuralis der Hypophyse, wo es aufgestapelt wird. 2. Die mit dieser neurosekretorischen Substanz assoziierten sog. Hinterlappenhormone werden von den neurosekretorischen Zellen des Hypothalamus produziert und der Pars neuralis zugeleitet, wo sie gespeichert und, wenn benötigt, in den Blutkreislauf abgegeben werden. Diese Vorstellungen stützen sich auf die folgenden Befunde.

Das Hypothalamuskolloid wurde zunächst von Collin und seinen Mitarbeitern (Collin 1924, 1928, 1933, 1934a, b, Collin und Oliveira e Silva 1934, Florentin 1934a, c, 1938) als aus der Hypophyse stammend gedeutet. Diese Deutung hat, obwohl ihre Unrichtigkeit leicht zu zeigen ist, Anhänger gefunden (Popjak 1940, Bretschneider und Duyvené de Wit 1947). Abgesehen davon, daß die Hypothese Collins nur auf den Hypothalamus anwendbar ist, nicht aber z. B. auf die neurosekretorischen Kerne bei wirbellosen Tieren oder auf die von Speidel (1919) im caudalen Abschnitt des Rückenmarks beschriebenen Zellgruppen, kann experimentell gezeigt werden, *daß das Kolloid im Zwischenhirn nicht von der Hypophyse her in den Hypothalamus einwandert* (s. auch Romieu und Stahl 1952a). Im Nucleus praeopticus von *Kröten* findet sich 41 Tage nach der operativen Entfernung der Hypophyse ebensoviel Kolloid wie in nichtoperierten Tieren (Gaupp und Scharrer 1935). Das Kolloid kann also nicht aus der Hypophyse stammen, sondern *entsteht im Hypothalamus*. Die daraus abzuleitende Vorstellung, daß das Kolloid in der Richtung vom Hypothalamus zur Hypophyse wandert (E. Scharrer 1934b, 1936b, Scharrer und Scharrer 1944, Palay 1945), wurde jedoch erst bewiesen, als Bargmann und seine Mitarbeiter (Bargmann 1949a, b, Bargmann und Hild 1949, Bargmann, Hild, Ortmann und Schiebler 1950) die Chromhämatoxylin-Phloxinmethode von Gomori zur Darstellung der „neurosekretorischen Bahn" verwendeten und die Frage der „Wanderung" experimentell angingen. Hild (1951a) durchschnitt bei Amphibien den Tractus praeoptico-hypophyseus und beobachtete Ansammlung von Kolloid in diesem Faserbündel proximal zur Schnittstelle (Abb. 18). Wenn das Kolloid in der entgegengesetzten Richtung, d. h. von der Hypophyse zum Hypothalamus wandern würde, so müßte man die Aufstauung distal zur Operationswunde erwarten. Die Befunde von Drager (1950), Stutinsky (1951a) und Scharrer und Wittenstein (1952) stimmen mit denen von Hild überein (S. 969) und die Vorstellung der Sekretwanderung vom Hypothalamus hat seitdem allgemeinere Annahme gefunden (s. auch Mazzi, im Druck).

Was den Ursprung der Hypophysenhinterlappenhormone anbelangt, so haben Abel (1924), Sato (1928), Trendelenburg (1928) und Melville und Hare (1945) ihr Vorkommen im Hypothalamus gezeigt. Die Andeutung, daß die neurosekretorischen Zellen im Hypothalamus etwas mit der Produktion dieser Hormone zu tun haben könnten (E. Scharrer 1933a, Gaupp und Scharrer 1935) stieß jedoch auf scharfen Widerspruch ("On what seems insufficient evidence they have regarded these products as secretions and have expressed the theory that these nuclei may take over the endocrine function of the neural lobe of the hypophysis when this has been extirpated. This is highly improbable . . .", Ranson und Magoun 1939, S. 99). Der entscheidende Punkt ist aber nicht, was wahrscheinlich oder unwahrscheinlich ist, sondern welche Auffassung durch die *tatsächlichen Beobachtungen* gestützt wird.

Die von der Ransonschen Schule (Fisher und Ingram 1936, Fisher, Ingram und Ranson 1938, Ranson, Fisher und Ingram 1938, Magoun, Fisher und Ranson 1939) und anderen Forschern (Griffiths 1940, Geiling und Oldham 1941, Pickford 1945, 1952, O'Connor 1947) entwickelte Auffassung der Rolle des Hypophysen-Zwischenhirnsystems in der Regelung des Wasserhaushalts besagt, daß Zellen in der Neurohypophyse *(Pituicyten)* die Hinterlappenhormone produzieren. Die sekretorische Aktivität dieser Zellen hängt von der Intaktheit ihrer Innervation ab und Unterbrechung der von den Nuclei supraopticus und paraventricularis zum Hypophysenhinterlappen ziehenden Nervenfasern verursacht deshalb das Aufhören der Hormonproduktion. Mangel an antidiuretischem Hormon wäre dann eine der Folgen der fehlenden Nervenversorgung der endokrinen Zellen des Hypophysenhinterlappens, die sich im Auftreten von Diabetes insipidus ausdrückt.

Diese Anschauung konnte sich bis in die Gegenwart behaupten, obwohl von jeher eine Anzahl ihr widersprechender Beobachtungen angeführt wurden. So wurde oft darauf hingewiesen, daß die Pituicyten nicht die cytologischen Eigenschaften von Drüsenzellen besitzen, daß die Zahl der Nervenfasern, die vom Hypothalamus zur Neurohypophyse ziehen, die Zahl der Zellen, die sie innervieren könnten, weit übertrifft (Rasmussen 1938) und daß diese Fasern nicht an den Pituicyten enden (Romeis 1940, Vazquez-Lopez 1953). Es wurde fernerhin wiederholt berichtet, daß die Unterbrechung des Tractus supraoptico-hypophyseus oder die operative Entfernung der Neurohypophyse vielfach keine Störung des Wasserhaushalts zur Folge hat, außer wenn die Operation die caudalen Teile des Hypothalamus mit betrifft (Gagel und Mahoney 1936, Mahoney und Sheehan 1936, Walker 1939, Keller 1942, Pickford und Ritchie 1945). Das Studium der Abbildungen in den Arbeiten der Ransonschen Schule zeigt denn auch klar, daß die elektrolytischen Zerstörungen, die permanenten Diabetes insipidus der Versuchstiere zur Folge hatten, in nächster Nähe des Nucleus supraopticus lagen (vgl. Ranson, Fisher und Ingram 1938, Abb. 83, S. 419).

Die *Erklärung des Diabetes insipidus* und der *Rolle des Hypophysen-Zwischenhirnsystems*[1] liegt eben nicht in den von der Ransonschen Schule entwickelten Vorstellungen, sondern in der neurosekretorischen Funktion der Hypothalamuskerne. In der Beweisführung für die Richtigkeit dieser Auffassung spielt die Frage des Verhältnisses des färberisch darstellbaren Neurosekrets zu den Hinterlappenhormonen eine wichtige Rolle.

Wie schon erwähnt werden pharmakologisch aktive Extrakte nicht nur aus dem Hypophysenhinterlappen, sondern auch aus den sezernierenden Hypo-

---

[1] Neuere klinische Betrachtungen zu diesem Thema bei Gagel (1953).

thalamuskernen gewonnen (ABEL 1924, SATO 1928, TRENDELENBURG 1928, MEL-
VILLE und HARE 1945, KOVÁCS und BACHRACH 1951, s. auch M. VOGT 1953). In sehr
eingehenden Untersuchungen an Hunden und beim Menschen haben HILD (1951d)
und HILD und ZETLER (1951a, b, 1952a) den Gehalt der Nuclei supraopticus
und paraventricularis an Adiuretin, Oxytocin und Vasopressin bestimmt. Diese
Autoren stellen, im Gegensatz zu HÖLSCHER und FINGER (1949) fest, daß die Hinterlappenwirkstoffe ausschließlich in den Nuclei supraopticus und paraventricularis
und in den von diesen Kernen ausgehenden Faserzügen, nicht aber in benachbarten, von neurosekretorischem Material freien Zwischenhirnbezirken gefunden
werden können. Sowohl MELVILLE und HARE (1945) als auch HILD und ZETLER
(1951b) finden den Gehalt der Neurohypophyse an Hinterlappenhormonen bedeutend höher als den der neurosekretorischen Kerne des Hypothalamus, was
mit dem histologischen Befund bezüglich der Menge des färbbaren Neurosekrets
übereinstimmt.

Besonders überzeugend sind die Ergebnisse einer von HILD und ZETLER
(1952b) durchgeführten vergleichenden Untersuchung des Hormongehaltes des
Zwischenhirn-Hypophysensystems von *Hund*, *Rind* und *Schwein* und der bei
diesen Tieren mikroskopisch feststellbaren Mengen an Neurosekret. Der Hormongehalt der Hypothalami, prozentual auf den Hypophysenhinterlappen bezogen,
ist in Tabelle 1 dargestellt.

Diesen bedeutsamen Unterschieden im Hormongehalt entspricht die Verschiedenheit des histologischen Bildes der sezernierenden Hypothalamuskerne.

Beim *Hund* sind die Zellen des Nucleus supraopticus und die Fasern
des Tractus supraoptico-hypophyseus, wie schon beschrieben (S. 998),
mit neurosekretorischen Körnchen
angefüllt. Im Gegensatz dazu sind
bei *Rind* und *Schwein* die Zellen

Tabelle 1.

	Adiuretin	Oxytocin	Vasopressin
Hund . . .	17,3	10,1	15,6
Schwein . .	0,36	0,52	0,63
Rind . . .	0,24	0,28	0,23

des Nucleus supraopticus arm an neurosekretorischen Granula. Auch der Tractus
supraoptico-hypophyseus kann bei *Rind* und *Schwein* mit der Chromhämatoxylin-
Phloxinfärbung bei weitem nicht so deutlich dargestellt werden wie beim *Hund*.
Die HERRING-Körper, die beim *Hund* in großer Anzahl vorkommen und bedeu-
tende Mengen von Neurosekret enthalten, fehlen bei *Rind* und *Schwein* fast
völlig. Im Hinterlappen kommt es auch bei *Rind* und *Schwein* zur Ansammlung
von Neurosekret, besonders in der Umgebung der Blutgefäße, aber auch hier
ist der Gehalt an Neurosekret (bezogen auf die Gewichtseinheit) beim *Hund*
sehr viel größer als bei *Rind* und *Schwein*. Es besteht also auch in diesem Falle
ein *direktes Verhältnis zwischen der Menge der mikroskopisch nachweisbaren Substanz und dem pharmakologisch bestimmbaren Hormongehalt*.

Auch bei Tieren derselben Art, aber verschiedenen *Alters*, läßt sich diese
Beziehung feststellen. So enthalten die Hypophysen neugeborener *Ratten* sehr
viel weniger Neurosekret als die erwachsener und dementsprechend nur $^1/_{10}$ des
antidiuretischen Hormons (berechnet auf 100 mg Körpergewicht, HELLER 1947).

In unfixiertem Gewebe verläuft die postmortale Zerstörung des Neurosekrets
parallel zur Abnahme des Hormongehalts (HILD 1952b, HILD und ZETLER 1953).

Der Gehalt der Neurohypophyse an antidiuretischem Hormon bei dehydrierten
Tieren ist stark vermindert (HICKEY, HARE und HARE 1941, CHAMBERS 1945, ZET-
LER 1952) und das antidiuretische Hormon ist im Urin durstender Tiere nachweis-
bar (GILMAN und GOODMAN 1937, BOYLSTON und IVY 1938, s. aber KRIEGER und
KILVINGTON 1951). Daß es sich dabei tatsächlich um eine Ausschüttung von
antidiuretischem Wirkstoff aus der Neurohypophyse handelt, ergibt sich aus

der Tatsache, daß bei Tieren, bei denen der Tractus supraoptico-hypophyseus durchschnitten oder die Hypophyse entfernt wurde, antidiuretisches Hormon im Urin bei Dehydrierung nicht auftritt (Ingram, Ladd und Benbow 1939, Hare, Hickey und Hare 1941). Diese Ausschüttung des antidiuretischen Hormons geht mit einer eindeutigen Verringerung der Menge des mikroskopisch nachweisbaren Neurosekrets in der Neurohypophyse einher; extreme Dehydrierung führt zum völligen Verschwinden des Neurosekrets (Ortmann 1950, Hild 1951a, Kratzsch 1951, E. Scharrer 1952a, Abb. 67). Zuführung von Kochsalzlösung, die das Tier ebenfalls zwingt, mit seinem Wasservorrat haushälterisch umzugehen, hat die gleiche Wirkung (Ortmann 1950, Stutinsky 1950a, Leveque und Scharrer 1953, Mazzi, im Druck)[1]. Umgekehrt geht Anreicherung des Neurosekrets im hypothalamisch-hypophysären System, wie z. B. nach Verabreichung von Diethylstilbestrol (Stutinsky 1953) mit einer Vermehrung des Gehalts an antidiuretischem Hormon einher. Auch nach totaler Adrenalektomie, die von einer Zunahme des antidiuretisch wirksamen Prinzips im Blute gefolgt ist, kommt es zu einer Verringerung des Neurosekretbestandes im Hinterlappen (Eichner 1953). Falls es richtig ist, daß das in der Neurohypophyse gespeicherte färbbare Protein die Hinterlappenwirkstoffe enthält, dann sollte das Verschwinden des Neurosekrets aus der Pars nervosa der Hypophyse bei durstenden Tieren eine gleichzeitige Abnahme der uterus- und blutdruckwirksamen Substanzen zur Folge haben. Eine solche Abnahme wurde von Simon (1934), Simon und Kardos (1934) und Zetler (1952) festgestellt.

Mannigfache nervöse Reize verursachen Diuresehemmung (Theobald 1934, Verney 1936, Haterius 1939/40). Der Effekt kommt nicht durch eine nervöse Wirkung auf die Nieren zustande, da er auch nach völliger Denervierung der Nieren ausgelöst werden kann (Theobald und Verney 1935). Beim Hund beträgt das Intervall zwischen dem Reiz, der aus schmerzhaften elektrischen Schlägen, anstrengendem kurzem Laufen oder einem erschreckenden Lärm bestehen kann, und dem Erfolg, d. h. Diuresehemmung, nicht mehr als 2 min (Verney 1948). "The discharge of the anti-diuretic vasopressin is usually enhanced during emergencies and this may account for some of the vascular effects as well as for the oliguria of stress" (Selye 1951, S. 232). Auch in diesem Falle stimmen die histologischen Befunde mit den im vorausgehenden beschriebenen überein. Wiederholtes Einstechen einer Nadel in den Schwanz führt bei *Ratten* zur Abgabe des Neurosekrets und zwar ist eine deutliche Verringerung der Menge des färbbaren Proteins in der Neurohypophyse bei Versuchstieren nachweisbar, die innerhalb von 2 min nach dem Schmerzreiz getötet wurden. Selbst die mit der Entnahme aus dem Käfig und der Verbringung in einen anderen Raum verbundene Aufregung ist bei Ratten ausreichend, um eine Abgabe des Neurosekrets in die Blutbahn zu verursachen (Rothballer 1953). Wir können diese Befunde aus eigenen Erfahrungen bestätigen. Abkühlung der Tiere, Injektion von Formalin in die Leibeshöhle und ähnliche Arten von unspezifischem Stress sind wirksam. Die gleichen Reize, die eine deutliche Abnahme des histologisch sichtbaren Neurosekrets zur Folge haben, führen bei der *Ratte* zur Abnahme der antidiuretischen Substanz in der Neurohypophyse und im Hypothalamus (Kovács und Bachrach 1951). Es besteht also wiederum eine enge Parallelität zwischen dem Eintritt der Diuresehemmung, d. h. der Abgabe von

---

[1] Veränderungen in der Neurohypophyse, die auf die Abgabe des Neurosekrets zurückzuführen sind, haben bereits Selye und Hall (1943) und Chambers (1945) festgestellt; diese Forscher sowie Desclin (1947), Ortmann (1950) und Hild (1951a) berichten von zahlreichen *Mitosen der Pituicyten* im entleerten Hinterlappen der *Ratte,* ein Phänomen, das noch genauerer Untersuchung bedarf.

antidiuretischem Hormon und dem Verschwinden des Neurosekrets aus dem Hypophysenhinterlappen. Nebenbei ergibt sich aus den Beobachtungen von ROTHBALLER die wichtige Tatsache, daß es, um einwandfrei normale Kontrollen zu erhalten, notwendig ist, jegliche Aufregung der Tiere vor der Tötung zu vermeiden. Die Tiere sollen demnach in ihrer gewohnten Umgebung narkotisiert oder durch schnelle Dekapitation getötet werden. Wenn dem Tier 2 min oder

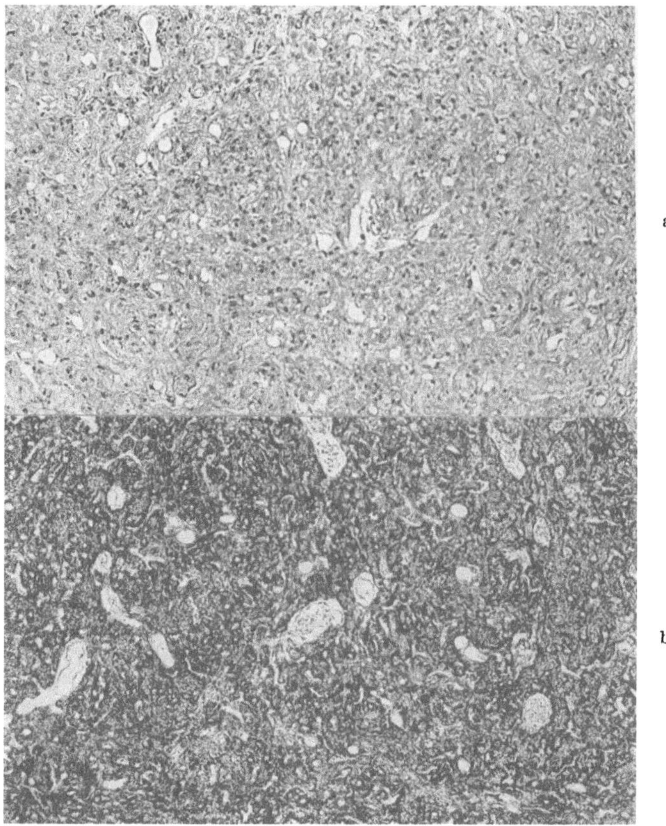

Abb. 67a u. b. Neurosekretspeicherung im Hypophysenhinterlappen der *Ratte*. a Entleertes Hinterlappengewebe in einer Ratte, die 13 Tage lang an Stelle von Trinkwasser 2,5 %ige Kochsalzlösung erhielt. b Auffüllung des Hinterlappens mit Neurosekret in einer Ratte, die nach 13tägiger Verabreichung von 2,5 %iger Kochsalzlösung 9 Tage lang gewöhnliches Trinkwasser erhielt. Gefäßdurchspülung mit ZENKER-Formol, Paraffin, 5 μ, GOMORIS Chromhämatoxylin-Phloxin, Mikrophotographie, Vergr. 100fach. (Präparate von Herrn T. F. LEVEQUE, University of Colorado, Denver, USA.)

mehr gegeben werden, sich zu wehren, dann besteht Gefahr, daß die Neurohypophyse nicht mehr „normal" ist, da ein beträchtlicher Teil des neurosekretorischen Materials innerhalb weniger Minuten mobilisiert und in die Blutgefäße abgegeben werden kann.

Die das Neurosekret produzierenden Zellen reagieren nicht so unmittelbar auf die im vorausgehenden aufgeführten Reize wie die das Neurosekret speichernden Nervenendigungen in der Hypophyse. Dieser Befund ist biologisch verständlich. Die Aufstapelung des Neurosekrets in der Hypophyse ist gerade für solche Notzustände wie Wassermangel von Vorteil, indem ein Hormonvorrat zur Verfügung steht, dessen Äquivalent nicht in kurzer Zeit produziert werden könnte. Die Abgabe dieses Vorrats bei plötzlich erhöhtem Bedarf ist denn auch im histologischen Bild sehr viel eindrucksvoller als die langsame Umstellung der sezernierenden Zellen auf die veränderten Ansprüche. Hillarp (1949) und Ortmann (1951) fanden bei durstenden *Ratten* eine Vergrößerung der Nucleolen in den Zellen der Nuclei supraopticus und paraventricularis. Auch die Kerne der Zellen nehmen an Größe bei durstenden *Tieren* zu (Eichner 1952 b, Macher 1952). Diese Kernschwellung verschwindet langsam, wenn die Tiere nach einer Durstperiode wieder Trinkwasser erhalten. Der Gehalt der Zellen der Nuclei supraopticus und paraventricularis an Neurosekret und an antidiuretischem Hormon verringert sich langsamer als der der Neurohypophyse. Unter erhöhten Anforderungen findet also zuerst eine Entleerung der Neurohypophyse statt; bei andauernder Wasserentziehung wird auch das in den Zellen selbst gestapelte Neurosekret und das damit verbundene antidiuretische Hormon aufgebraucht (Zetler 1952, Laqueur 1952). Schwere Belastung des Organismus mit Kochsalz führt bei *Ratten* zu tiefgreifenden Zellveränderungen in den neurosekretorischen Zentren (Hillarp 1949, Oláh, Varró, Kovács und Bachrach 1953).

Die Vorstellung einer engen Verbindung des mikroskopisch nachweisbaren neurosekretorischen Materials im Hypophysen-Zwischenhirnsystem mit den aus dem Hinterlappen extrahierbaren Hormonen kann in gewissem Sinne als eine Stütze der „unitarischen" Lehre von den Hinterlappenhormonen angesehen werden. Diese Lehre wurde zuerst von Abel und seinen Mitarbeitern (Abel, Rouiller und Geiling 1924, Abel 1930) und in neuerer Zeit von van Dyke, Chow, Greep und Rothen (1942) vertreten. Van Dyke u. a. erhielten bei schonender Extraktion von Hypophysenhinterlappen ein Protein mit einem Molekulargewicht von ungefähr 30000, das eine Standardpräparate übertreffende oxytocische und vasopressorisch-antidiuretische Wirksamkeit zeigte. Die quantitativen Verhältnisse lassen es möglich erscheinen, daß diese Substanz mit dem Neurosekret identisch ist (S. W. Smith 1951). Die gereinigten vasopressorischantidiuretischen und oxytocischen Hormone sind Polypeptide von sehr viel geringerem Molekulargewicht (Stehle und Fraser 1935, Stehle und Trister 1939, Turner, Pierce und du Vigneaud 1951). Mit organischen Lösungsmitteln kann ferner aus dem Neurosekret eine mit Chromhämatoxylin färbbare Komponente extrahiert werden, die dem Neurosekret seine Färbbarkeit mit der Gomorischen Methode verleiht und von Hild und Zetler (1953 b) als Trägersubstanz bezeichnet wird (s. S. 979). Ihre pharmakologische Wirkung, falls sie eine solche überhaupt besitzt, ist unbekannt.

Morphologische und pharmakologische Befunde deuten darauf hin, daß das Neurosekret, d. h. der aus den sog. Hinterlappenhormonen und der färbbaren Trägersubstanz bestehende Komplex, in der Hypophyse nicht abgebaut wird, sondern als Ganzes in die Zirkulation abgegeben werden kann. Hanström (1952) konnte das Neurosekret innerhalb der Capillaren der Neurohypophyse färberisch darstellen (s. Abb. 23 und 24). Fernerhin geben pharmakologische Befunde Anhaltspunkte für die Annahme, daß die Hinterlappenhormone zusammen in den Kreislauf abgegeben werden, obwohl ein die Hormonausschüttung auslösender Reiz unter Umständen nur die Abgabe eines Hormons notwendig machen würde. So verarmt die Neurohypophyse durstender Tiere nicht nur an antidiuretischem Hormon, sondern auch an Vasopressin und Oxytocin (Simon 1934, Simon und Kardos 1934, Zetler 1952) und wird bei *Kühen* zusammen mit dem „milk-letdown"-Faktor (s. Fußnote[2] S. 1031) auch das antidiuretische Hormon abgegeben (Andersson und Larsson 1952). Diese Befunde können wohl am besten damit erklärt werden, daß auf verschiedene Reize hin das Neurosekret aus dem Hypophysenhinterlappen als unversehrter Komplex in die Zirkulation abgegeben wird und die Hormonkomponenten im Blut frei werden[1]. Die vom Pharmakologen angewandten Extraktionsverfahren lassen den neurosekretorischen Komplex entweder mehr oder minder intakt oder brechen ihn in seine Komponenten auf.

Abgesehen von der pharmakologischen Bedeutung, die den neurosekretorischen Zellen des Hypothalamus als den Produzenten der Hinterlappenhormone zukommt, sind diese Zellen von neurophysiologischem Interesse. Handelt es sich doch hier um drüsige Elemente, die ihren eigenen nervösen Apparat besitzen. Wenn die Annahme von VERNEY (1948) richtig ist, daß die Zellen des Nucleus supraopticus und des Nucleus paraventricularis auf osmotische Änderungen im Blut reagieren, so können solche und andere Reize, die die Zellen auf nervösem Wege erreichen, über die Fasern des Tractus supraoptico-hypophyseus zu den spezialisierten Nervenendigungen in der Neurohypophyse geleitet werden. Der Reizerfolg bestünde in der Abgabe des in den Nervenendigungen aufgestapelten Neurosekrets. Die Existenz eines solchen Mechanismus würde es verständlich machen, daß eine seelische Erregung beim Hund innerhalb von 2 min zur Diuresehemmung führt und bei der Ratte Ausschüttung des färbbaren Proteins zur Folge hat. Für eine solche Funktion des nervösen Anteils der neurosekretorischen Zellen spricht auch die Tatsache, daß direkte elektrische Reizung der Nervenfasern des Hypophysenstiels zur Abgabe von Hinterlappenhormonen (HATERIUS und FERGUSON 1938, CLARK und WANG 1939) und elektrische Reizung des Hypothalamus im Bereich des Ursprungs der „neurosekretorischen Bahn" zur Diuresehemmung (HARRIS 1947, KOELLA 1949) führen.

b) Revision der auf den Hypophysenhinterlappen bezüglichen Anschauungen.

Es ist nicht die Aufgabe dieses Artikels die Pars nervosa der Hypophyse zu beschreiben; das wurde in ausgezeichneter Weise von ROMEIS im 3. Teil des VI. Bandes dieses Handbuches besorgt (s. auch COLLIN und STUTINSKY 1949). Es ist hier nur beabsichtigt auf solche Gesichtspunkte bezüglich der Neurohypophyse kurz hinzuweisen, die sich aus dem Studium der Neurosekretion ergeben und die zur Zeit der Abfassung des ROMEISschen Artikels noch unklar waren.

Die im vorausgehenden vorgetragene Auffassung weist der Neurohypophyse eine *Speicherfunktion* für die von den neurosekretorischen Zellen des Hypothalamus produzierte Substanz zu (BARGMANN und SCHARRER 1951, HILD und ZETLER 1951a, b, BARGMANN 1951, 1953a, STUTINSKY 1952a). Da alle bisher dem Hypophysenhinterlappen zugeschriebenen Hormonwirkungen auch den neurosekretorischen Zentren des Hypothalamus eigen sind[2], besteht wenigstens derzeit kein Anhaltspunkt für die Annahme einer von der Neurohypophyse selbst ausgeübten endokrinen Tätigkeit.

Dieses Ergebnis stimmt nicht mit den von RANSON und Mitarbeitern (S. 1026) vertretenen Anschauungen bezüglich der Rolle der Neurohypophyse überein. Nach RANSON steht die Produktion der Hinterlappenhormone durch die Pituicyten unter der nervösen Kontrolle der Nuclei supraopticus und paraventricularis. Als Stütze für diese Auffassung wurde das Auftreten von Diabetes insipidus

---

[1] Neuerdings vertreten DICKER und TYLER (1953) die Anschauung, daß die Fraktionen des Hinterlappenhormons sich *unabhängig* voneinander bilden und daß ein Wirkstoff vom anderen *getrennt* aus dem Hinterlappen abgegeben werden kann (vgl. hierzu HILD und ZETLER 1953a).

[2] Außer den oxytocischen und vasopressorisch-antidiuretischen Wirkstoffen entstammt dem Hypopyhsenhinterlappen ein die *Milchabgabe* stimulierendes Hormon („milk-let-down"-Faktor, ELY und PETERSEN 1941, ANDERSSON 1951a, b, c, WHITTLESTONE, BASSETT und TURNER 1952). Obwohl diesbezügliche Untersuchungen noch nicht vorliegen, ist zu erwarten, daß dieses Hormon auch aus dem Hypothalamus gewonnen werden kann.·

bei Tieren, bei denen die aus dem Nucleus supraopticus hervorgehenden Faserbündel nahe ihrem Austritt aus dem Kern elektrolytisch zerstört worden waren, angeführt. Der Schluß, daß die im Gefolge dieses Eingriffs auftretende Polyurie durch die Denervierung der Zellen in der Neurohypophyse und den dadurch bedingten Ausfall der Hormonproduktion verursacht werde, war nie berechtigt. So wurde z. B. wiederholt darauf hingewiesen (s. die Zusammenfassung von O'Connor 1947), daß in der Neurohypophyse keine Zellen vorkommen, die cytologische Eigenschaften von drüsig tätigen Elementen aufweisen. Gersh (1939) und Gersh und Brooks (1941) glaubten solche Zellen nachgewiesen zu haben; ihre Beobachtungen konnten jedoch von Hickey, Hare und Hare (1941), de Robertis und Primavesi (1942) und Desclin (1947) nicht bestätigt werden. Die Befunde von Wang (1938), der in „ruhenden" Pituicyten Granula beobachtete, die nach Vagusreizung abwesend waren, wurden mit Hortegas Silbercarbonatmethode erhoben. Erst wenn diese Beobachtung einer Nachprüfung mit Hilfe anderer, für cytologische Untersuchungen an Drüsenzellen mehr geeigneter Methoden standgehalten hat, kann die Frage der Bedeutung dieser Zellen ernsthaft erörtert werden. Unsere eigenen Erfahrungen (E. Scharrer 1952a, Leveque und Scharrer 1953) geben keinen Anhaltspunkt für eine sekretorische Tätigkeit der Zellen der Neurohypophyse. Bei *Ratten*, deren Hypophysen in verschiedenen Stadien der Dehydrierung fixiert wurden, fanden sich keine Anzeichen dafür, daß die Zellen der Neurohypophyse sekretorisch tätig sind. Es wäre zu erwarten, daß wenigstens zu Zeiten des höchsten Bedarfs an antidiuretischem Hormon diese Zellen, falls sie überhaupt an dessen Produktion in irgendeiner Weise beteiligt sind, Anzeichen sekretorischer Tätigkeit zeigen. Keine Befunde dieser Art wurden erhoben (s. auch Stutinsky 1952a).

Andererseits bestand seit langem berechtigter Zweifel an der Richtigkeit der Annahme, daß die Aufgabe der aus den Hypothalamuskernen hervorgehenden Nervenfasern in der Innervierung der Zellen der Neurohypophyse besteht. Rasmussen (1938) wies darauf hin, daß die Zahl der vom Nucleus supraopticus zur Neurohypophyse ziehenden Nervenfasern sehr viel größer ist als die Zahl der Zellen, die von diesen Nervenfasern innerviert werden könnten. Vazquez-Lopez (1942, 1953) zeigte beim *Pferd* und beim *Kaninchen*, Tello (1912) und Hagen (1949/50) beim *Menschen* (Abb. 68), Bodian (1951) beim *Opossum* und Stotler (1952) bei der *Katze* (s. auch Stutinsky 1946), daß die Fasern an den Gefäßen der Neurohypophyse enden. Wir haben an anderer Stelle die Aufstapelung des Neurosekrets in diesen Nervenendigungen besprochen (S. 973). Die überwiegende Mehrzahl dieser Fasern innerviert also nicht Zellelemente der Neurohypophyse, sondern dient dem Transport, der Speicherung und der Abgabe des Neurosekrets.

Diese von der bisherigen in wesentlichen Punkten abweichende Vorstellung von der Natur der Neurohypophyse bedarf im einzelnen noch der Ausarbeitung und Nachprüfung; die Grundlinien dieser Vorstellung sind jedoch wohlbegründet und stehen mit den bekannten Tatsachen in besserem Einklang als die von Ranson und Mitarbeitern entwickelte Lehre von der Rolle des Hypophysen-Zwischenhirnsystems im Wasserhaushalt. Nach den neueren Befunden ist die Neurohypophyse weniger eine Drüse der inneren Sekretion als eine Masse von Nervenendigungen, die der Aufstapelung und Abgabe des Neurosekrets dienen. Mit dieser Auffassung stimmt die Beobachtung der *Regeneration der Neurohypophyse* überein (Stutinsky 1951a). Nach der Entfernung der Neurohypophyse bei der *Ratte* regenerieren die durchschnittenen Nervenfasern des Hypophysenstiels, gewinnen neue Beziehungen zu Blutgefäßen und speichern Neurosekret

(Abb. 69). Da solche Tiere nicht an Diabetes insipidus leiden (WALKER 1939, KELLER 1942, PICKFORD und RITCHIE 1945/46), erfüllen offenbar die regene-

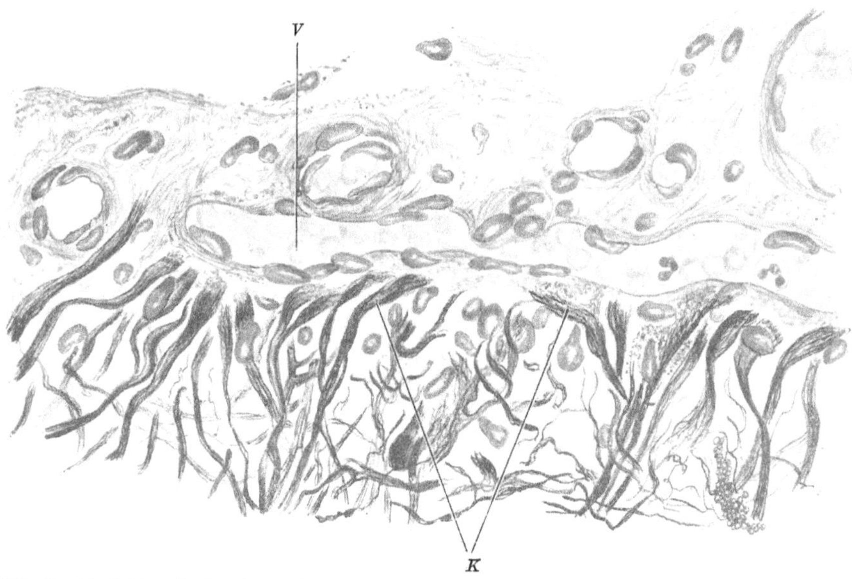

Abb. 68. Endkolben breiter Nervenfasern in der Wand eines Blutgefäßes im Hinterlappen der Hypophyse des *Menschen*. *K* Nervenendkolben; *V* Vene. BIELSCHOWSKY-Methode, Vergr. 1500fach. (Aus HAGEN 1949—50.)

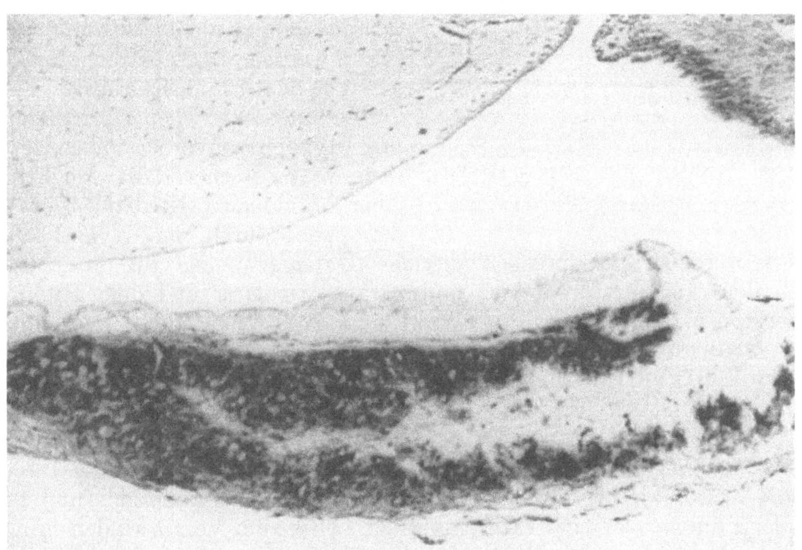

Abb. 69. Regeneration der neurosekretführenden Nervenendigungen im Stumpf des Hypophysenstiels einer *Ratte*, 1¹/₂ Monate nach der Entnahme der Hypophyse. BOUIN, Paraffin, 7 μ, GOMORIS Chromhämatoxylin-Phloxin. (Aus STUTINSKY 1951 c[1].)

rierten Fasermassen die Aufgaben der Neurohypophyse (s. S. 1044). Auch das Verhalten der Fasern des Tractus praeoptico-hypophyseus bei den *Selachiern*, die nicht in einer separaten Neurohypophyse, sondern zwischen den Zellen

---

[1] Wir verdanken die Originalvorlage der Abbildung der Freundlichkeit von Herrn Prof. Dr. F. STUTINSKY, Faculté des Sciences, Université de Paris, France.

der Pars intermedia enden (S. 1010), wird auf dieser Basis verständlich (E. Scharrer 1952b). Die bei den *Selachiern* auf die Pars intermedia verteilten Nervenendigungen repräsentieren eine disseminierte Neurohypophyse. Schon bei den *Amphibien* kommt es zu einer Zusammenballung dieser Fasern und zu ihrer Trennung von der Pars intermedia. Diese Fasermasse stellt dann die Neurohypophyse dar (Abb. 70). Das Wachstum und die Differenzierung der Neurohypophyse ist denn auch von der Anwesenheit des Hypophysenzwischen- und -vorderlappens unabhängig, wie Eakin und Bush (1951) beim *Laubfrosch Hyla regilla* zeigen konnten. Die weitere Korrelation vergleichend-morphologischer Untersuchungen am Zwischenhirn-Hypophysensystem verschiedener Wirbeltiergruppen mit den Ergebnissen vergleichend-physiologischer Forschungen über den Salz- und Wasserhaushalt (Heller 1950, Sawyer und Sawyer 1952) verspricht interessante Ergebnisse.

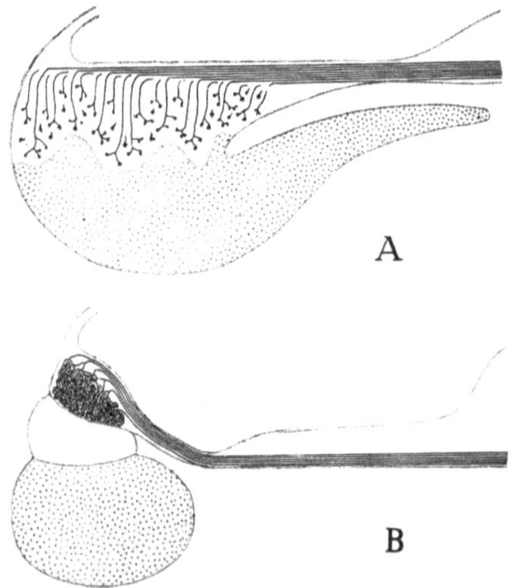

Abb. 70. Schematische Darstellung der Pars nervosa (*A*) beim *Haifisch (Scyllium)* und (*B*) beim *Salamander (Ambystoma)*. Die beim Haifisch in der Pars intermedia diffus verteilten sekretführenden Endigungen des Tractus praeoptico-hypophyseus sind beim Salamander wie bei anderen Wirbeltieren in eine von der Pars intermedia getrennte kompakte Masse (Pars nervosa) zusammengefaßt. (Aus E. Scharrer 1952b.)

c) Beziehungen zum Hypophysenvorderlappen.

Während die Bedeutung der sezernierenden Nervenzellen des Hypothalamus für den Hypophysenhinterlappen im Prinzip geklärt erscheint, kann über ihre Beziehung zum Vorder- und Zwischenlappen nichts Bestimmtes ausgesagt werden. In Anbetracht des Fehlens von deutlich nachweisbaren Faserverbindungen zwischen Hypothalamus und Hypophysenvorderlappen ist von mehreren Forschern die Möglichkeit einer hormonalen Kontrolle des Vorderlappens durch den Hypothalamus diskutiert worden. So sprechen manche Untersuchungen für Beziehungen zwischen den Nuclei supraopticus und paraventricularis und dem Hypophysenvorderlappen (Stutinsky, Bonvallet und Dell 1949, 1950, Heinbecker und Pfeiffenberger 1950, Hume und Wittenstein 1950, Bodian und Maren 1951, Castor, Baker, Ingle und Li 1951). Hormonale Zusammenhänge zwischen Hypothalamus und Thyreoidea wurden von E. Scharrer (1934a), Scharrer und Gaupp (1935), Schittenhelm und Eisler (1935), Pighini (1936), Harper und Mattis (1951) und Greer (1951) erörtert. Bei *Schlangen* konnte Drager (1949) die neurosekretorischen Granula in den Nuclei supraopticus und paraventricularis durch operative Entfernung der Leber zum Verschwinden bringen. Entfernung der Nieren, des Pankreas oder der Gonaden hatte keinen Einfluß auf die sekretorische Aktivität der Hypothalamuskerne. Driggs und Spatz (1939), Weisschedel und Spatz (1942), Bustamante, Spatz und Weisschedel (1942), Bustamante (1943), J. E. Meyer (1948). Westphal (1949) und Spatz (1951) erörterten die Möglichkeit einer Beziehung zwischen der Neurosekretion des Hypothalamus und der Geschlechtsreife (s. auch Pighini 1932). Die Rolle des Hypothalamus in der hormonalen Kontrolle der Ovulation wird von Markee und Mitarbeitern seit langem studiert, ohne daß jedoch eine Beteiligung neurosekretorischer Vorgänge in dem hier gebrauchten Sinne ersichtlich wurde. Literaturübersichten bezüglich dieser und ähnlicher Zusammenhänge finden sich bei Harris (1948) und STUTINSKY, BONVALLET und DELL (1949, 1950), sowie OBER (1952). In den meisten dieser Untersuchungen wird die Abgabe von Wirkstoffen seitens des Hypothalamus angenommen, die durch die Vermittlung des hypothalamisch-hypophysären Pfortaderkreislaufs (POPA und FIELDING 1931, 1933, COLLIN 1931c, WISLOCKI und KING 1936, WISLOCKI 1937, 1938, GREEN und HARRIS 1949, SPANNER 1952, McCONNELL 1953) oder auf dem Weg über den Liquor cerebrospinalis den Hypophysenvorderlappen erreichen sollen. In dieser Weise könnte der Hypothalamus auf die Abgabe von Vorderlappenhormonen Einfluß gewinnen, welche die Tätigkeit der Thyreoidea, den Kohlenhydratstoffwechsel, die Funktion der Gonaden usw. kontrollieren[1]. Die mikroskopisch-anatomischen Befunde, die den bisherigen Arbeiten über eine mögliche Rolle der Neurosekretion in der Funktion des Hypophysenvorderlappens zugrunde liegen, sind jedoch zu diesem Zeitpunkt noch nicht genügend gesichert, daß die Frage hier in größerem Umfang nutzbringend erörtert werden könnte. Das gleiche gilt für eine mögliche Beziehung zwischen Neurosekretion und Schlaf (RANSTRÖM 1947).

2. Wirbellose Tiere.

Die endokrine Bedeutung der neurosekretorischen Zellen von *wirbellosen Tieren* ist seit längerem mit Erfolg studiert worden. Es unterliegt heute keinem Zweifel mehr, daß neurosekretorische Zellgruppen bei wirbellosen Tieren biologisch aktive Wirkstoffe (Hormone) liefern. Dieser Befund ist von prinzipieller Wichtigkeit im Hinblick auf die Interpretation der Neurosekretion im allgemeinen und verdient daher hier kurz behandelt zu werden.

Die zum Beleg für diese Feststellung zur Verfügung stehenden Daten sind mehrfacher Art. Von Interesse, wenn auch weniger beweiskräftig, sind jene Beobachtungen, in denen Teile des Nervensystems von Invertebraten als die Quelle hormonartiger Stoffe festgestellt wurden, ohne daß die physiologische Wirkung direkt mit der topographischen Verteilung sezernierender Zellen in Zusammenhang gebracht werden konnte. Bedeutend wichtiger für die Aufhellung der Frage der funktionellen Bedeutung neurosekretorischer Zellgruppen sind jene Fälle, wo eine Lokalisierung der beobachteten physiologischen Wirkung in den Teilen des Nervensystems durchgeführt werden kann, in denen sich neurosekretorische Zellen befinden. Das ist bisher in mehreren Richtungen mit Erfolg durchgeführt worden. Die hier in Frage kommenden Hormone kontrollieren physiologischen Farbwechsel, Fortpflanzung, Wachstum und Differenzierung (Häutung und Metamorphose), Stoffwechsel, sowie die Aktivität anderer endokriner Drüsen.

a) Xiphosuren und Crustaceen.

Wie schon erwähnt (S. 1016), konnte gezeigt werden, daß beim *Molukkenkrebs (Limulus)* der Grad der physiologischen Wirkung (Farbwechselhormon) in den verschiedenen, getrennt untersuchten Abschnitten des Zentralnervensystems

---

[1] Das Bestehen einer solchen neuro-endokrinen Bahn bei *Vögeln* wurde durch neuere Untersuchungen (BENOIT und ASSENMACHER 1952, ASSENMACHER und BENOIT 1953) sehr wahrscheinlich gemacht. Bei *Vögeln* bilden die Fasern des Tractus supraoptico-hypophyseus Schleifen (BENOIT und ASSENMACHER 1951, WINGSTRAND 1951), die mit dem infundibulären Gefäßnetz in Verbindung stehen und an dieses ihr Neurosekret abgeben. Das infundibuläre Gefäßnetz setzt sich in die Pfortadern fort, die den Hypophysenvorderlappen versorgen. Da Durchschneidung des Hypophysenstiels nahe am Hypothalamus zur Atrophie der Gonaden führt, während Durchschneidung des Stiels nahe zur Hypophyse keinen Effekt hat, ist es möglich, daß die Ausschüttung von gonadotropem Hormon auf dem Wege über neurosekretorische Fasern und Pfortaderkreislauf reguliert wird. Wenn diese Schlußfolgerung richtig ist, dann besteht keine Schwierigkeit mehr, die Wirkung des Lichtes auf die Gonaden zu erklären (s. S. 1001. Die Beobachtungen von MAZZI (1952c) sprechen für ähnliche Beziehungen zwischen Hypothalamus und Hypophysenvorderlappen bei *Amphibien (Triton)*. (Bezüglich retino-hypothalamischer Faserverbindungen s. DOLLANDER 1947.)

(Brown und Cunningham 1941, s. auch McVay 1942) mit der Häufigkeit und Verteilung der dort vorkommenden neurosekretorischen Zellen übereinstimmt (B. Scharrer 1941c). Extrakte aus fast allen Teilen des Zentralnervensystems von *Limulus polyphemus* enthalten ein auf Crustaceenchromatophoren wirkendes *Farbwechselhormon* und mit Hilfe dieser sehr genau untersuchten Testobjekte kann dessen Wirkung quantitativ erfaßt werden. Es herrscht nun insofern eine gute Übereinstimmung, als diejenigen Abschnitte, die die stärkste Farbwechselwirkung ergeben, durch die größte Häufigkeit sezernierender Zellen charakterisiert sind und umgekehrt. Es stehen hier also quantitative Ergebnisse morphologischer und physiologischer Art in gutem Einklang. Bei aller Vorsicht, die bei derartigen Korrelationen angebracht erscheint, kann man sich des Eindruckes doch nicht erwehren, daß die festgestellte Übereinstimmung zwischen der Quantität der Drüsen-Nervenzellen und dem Wirkungsgrad der Hormonextrakte von *Limulus* kein Zufall ist. Es erscheint zum mindesten äußerst wahrscheinlich, daß die neurosekretorischen Zellen die Quelle dieser Hormonsubstanz darstellen.

Diese Anschauung wird durch das Studium der Farbwechselwirkungen bei *Crustaceen* und *Insekten* gestützt. Es ist seit längerem bekannt (Brown 1933, Hosoi 1934), daß das Zentralnervensystem von *Crustaceen* im Extraktversuch Chromatophoren aktivierende Wirkungen ausübt. Zum mindesten zwei Farbwechselhormone können bei verschiedenen Vertretern der Gruppe in gewissen Abschnitten des Zentralnervensystems nachgewiesen werden (Sandeen 1950, Brown und Fingerman 1951, Brown, Webb und Sandeen 1952). Während sich diese Wirksamkeit bei manchen Arten nahezu gleichmäßig über das Nervensystem zu erstrecken scheint, kann sie bei anderen in gewissen Abschnitten wie im Thorakalmark, im mittleren Abschnitt der Circumoesophagealkonnektive (einschließlich der Konnektivganglien und Tritocerebralcommissur) lokalisiert werden (Brown 1935, 1944, 1946, 1950, 1952, Brown und Ederstrom 1940, Brown und Klotz 1947, Brown und Saigh 1946, Brown, Sandeen und Webb 1949, 1951, Brown, Webb und Sandeen 1952, Brown und Wulff 1941, Hanström 1937a, Knowles 1939, McVay 1942, Enami 1943, 1951a, Parker 1948, Bowman 1949, Webb, Brown, Fingerman und Hines 1951).

Daß die Hormonwirkungen des Zentralnervensystems der *Crustaceen* sich nicht auf die Kontrolle des Farbwechsels beschränken, zeigen schon die Untersuchungen von Scudamore (1942a, b), Matsumoto (1951), Hara (1952), Carlisle und Dohrn (1953), G. C. Stephens (1952) und G. J. Stephens (1952). Die Arbeiten von Bliss, Passano u. a., auf die im folgenden eingegangen wird, demonstrieren dies sehr deutlich.

Es ist das Verdienst Enamis (1949, 1951b, c) die Produktion dieser Crustaceenhormone mit dem Vorkommen von neurosekretorischen Zellen erstmals in Zusammenhang gebracht zu haben. Von drei vorkommenden Typen neurosekretorischer Zellen ist zum mindesten einer *(γ-Zellen)* als die Quelle eines *chromatophorotropen Hormons* (N-Hormon) erwiesen worden.

Der im *Augenstiel* der *Krabben* befindliche Anteil der β-Zellen Enamis entspricht der von anderen Autoren (Hanström 1939, Passano 1951a, Bliss 1951, Bliss und Welsh 1952) als *Organ X* bezeichneten neurosekretorischen Zellgruppe. Die Funktion dieser Zellen wird aus folgenden Versuchsergebnissen ersichtlich. Es war seit längerem bekannt, daß die Augenstiele der *Crustaceen* ein oder mehrere Hormone enthalten. So wußte man z. B., daß Augenstielentfernung *Häutung* auslöst (s. die zusammenfassende Darstellung von Brown 1952). Als Quelle des häutungshemmenden Hormons[1], wie auch anderer Augenstiel-

---

[1] Neuere Untersuchungen haben gezeigt, daß neben dem häutungshemmenden Hormon, das offenbar bei manchen *Crustaceen*-Arten *(Cambarus, Uca)* die jahreszeitliche Beschränkung der Häutungen ermöglicht, auch ein *häutungsförderndes Hormon* im Augenstiel vorkommt (Carlisle und Dohrn 1953). Dieses Hormon ist bei *Lysmata* nachweisbar, wo das

hormone, wurde lange Zeit die *Sinusdrüse* angesehen, bis PASSANO (1951 b) der Nachweis gelang, daß Entfernung des Organs X, nicht aber der Sinusdrüse, zur Häutung führt (s. auch BLISS 1951, HAVEL und KLEINHOLZ 1951). Da andererseits die Implantation von Sinusdrüsen in augenstiellose Tiere häutungsverzögernd wirkt, muß der Schluß gezogen werden, daß die Sinusdrüse zwar gespeichertes Hormon enthält, daß aber die *Quelle* des häutungshemmenden Hormons im Augenstiel das Organ X ist. Diese Folgerung wird durch den morphologischen Befund gestützt, der den Transport von Neurosekret in den zur Sinusdrüse führenden Nerven anzeigt.

Nach Augenstielentfernung ändert sich in der für die Häutungsperiode charakteristischen Weise der Wassergehalt der Krebse. Im Zusammenhang mit dieser Beobachtung ist es nun von besonderem Interesse, daß Krebsaugenstielextrakte auch bei Fröschen wirksam sind. Sie verursachen hier, ähnlich wie Hypophysenhinterlappenextrakte, eine erhöhte *Wasseraufnahme*, ein Effekt, der aber nicht mit den übrigen Hinterlappenwirkungen einhergeht (GRAY und FORD 1940, HELLER und SMITH 1947, 1948). Die Analogie zwischen dem neurosekretorischen System der *Crustaceen* und dem der *Wirbeltiere* erstreckt sich in diesem Fall auch auf die Art der physiologischen Wirkung.

Die Tatsache, daß auch Implantate von *Cerebralganglien* und *Oesophagealkonnektiven* bei *Krebsen*, deren Augenstiele vorher entfernt worden waren, einen deutlichen häutungshemmenden Effekt ausüben (STEPHENS 1951), ist von besonderem Interesse, da neurosekretorische Zellen vom β-Typ ENAMIs ebenfalls im Gehirn und in den Commissuralganglien vorkommen. Die histologische sowohl als auch physiologische Zusammengehörigkeit dieser aus β-Zellen bestehenden Gruppen ist damit erwiesen.

In entsprechender Weise konnte der Ursprung des im Augenstiel anwesenden, den *Stoffwechsel* beeinflussenden Faktors hauptsächlich im Organ X nachgewiesen werden. Abwesenheit dieses Faktors nach Augenstielentfernung verursacht bei *Gecarcinus* und *Astacus* eine Erhöhung des Sauerstoffverbrauchs (BLISS 1951, FROST, SALOUM und KLEINHOLZ 1951) und bei *Gecarcinus* eine Senkung des respiratorischen Quotienten (BLISS 1951). Diese Wirkungen können zwar durch Implantation von Sinusdrüsen verhindert werden, sie können aber durch Exstirpation dieser Drüsen nur vorübergehend ausgelöst werden. Ähnlich unterscheiden sich die Wirkungen von Augenstielentfernung einerseits und Sinusdrüsenexstirpation andererseits auf den Calciumgehalt von *Astacus* (HAVEL und KLEINHOLZ 1951; s. auch KINCAID und SCHEER 1952). Wiederum ist die naheliegende Erklärung dieser Versuche die, daß die aktive Substanz im Organ X gebildet und in der Sinusdrüse gespeichert wird. Die Beobachtung von TRAVIS (1951), daß der Gehalt an Blutphosphor und anorganischem Phosphor bei *Panulirus* sich zwar nach Augenstielentfernung, nicht aber nach Sinusdrüsenexstirpation ändert, scheint ebenfalls dafür zu sprechen, daß die den Phosphatstoffwechsel steuernde Hormonwirkung in der Hauptsache vom Organ X ausgeht.

Im Zusammenhang mit der Auffassung der Sinusdrüse als Speicherorgan für Neurosekret ist es von Interesse, daß nach PYLE (1943), der die Histogenese dieses Organsystems studierte, das Organ X vor der Sinusdrüse, d. h. schon beim Embryo ausgebildet ist.

Die Sinusdrüse regeneriert nach Exstirpation (BLISS und WELSH 1952) oder nach Durchtrennung der vom X-Organ kommenden Nervenfasern (ENAMI,

---

in den Wintermonaten normalerweise länger dauernde Häutungsintervall durch die Injektion von Augenstielextrakten von Sommertieren mit beschleunigter Häutungsrate verkürzt werden kann. Als Quelle des häutungsfördernden Hormons nehmen CARLISLE und DOHRN neurosekretorische Zellen des Organs X und vielleicht anderer nervöser Zentren an.

persönliche Mitteilung). Das Regenerat mit seinen charakteristischen bulbären Nervenendigungen, in denen sich basophile Granula befinden, gleicht weitgehend der ursprünglichen Sinusdrüse (s. S. 989).

Die Funktion der α-*Zellen* im Zentralnervensystem der Krabben ist noch unbekannt (Enami 1951 b). Ihre Lokalisation würde es als möglich erscheinen lassen, daß sie die Quelle der von Scudamore (1947) mit Extrakten von Gehirnen und Thoraxganglien von *Cambarus* beobachteten Hormonwirkungen (Erhöhung des Sauerstoffverbrauchs usw.) sind.

Weiterhin fand Knowles (1951, 1953a) eine gute Übereinstimmung zwischen dem histologischen Bau und der chromatophorotropen Wirkung von Extrakten aus der Postoesophagealcommissur und den sog. *Sinusplatten* von *Penaeus braziliensis*. Die Commissur enthält Zellen mit stark fuchsinophilem Cytoplasma und großen Kernen. Die zu den Sinusplatten führenden Nerven und diese selbst sind mit fuchsinophilen Tröpfchen dicht angefüllt. Die Gewebsabschnitte mit den meisten Einschlüssen dieser Art zeigten die stärkste Aktivität im Extraktversuch. Es ist durchaus möglich, daß sie ein der Sinusdrüse ähnliches Speicherorgan darstellen (s. auch Knowles 1953, Alexandrowicz 1952, 1953).

Ähnlich wie die Hautchromatophoren der *Crustaceen* stehen auch die distalen Pigmentzellen der Retina unter der Kontrolle von Hormonen, die in Extrakten aus dem Zentralnervensystem und dem Augenstiel enthalten sind (Welsh 1941, R. Smith 1948, Brown 1951, Brown, Fingerman und Hines 1951, Brown, Hines und Fingerman 1952). Eine genauere Lokalisation dieser Wirkungen ist aber bisher noch nicht im einzelnen durchgeführt worden.

b) Insekten.

In gleicher Weise wie bei den bisher behandelten Arthropoden liefert das Zentralnervensystem der *Insekten Farbwechselhormone* (Brown und Meglitsch 1940, McVay 1942, Teissier 1947, Hadorn und Frizzi 1949, Kopenec 1949, Dupont-Raabe 1949a, b, 1950, 1951b), deren Effekt auf das Hautpigment bei dafür geeigneten Insektenarten *(Carausius, Corethra)* oder bei *Crustaceen* geprüft werden kann. Bei einer Reihe von Arten können aus dem Gehirn und in geringerem Ausmaß aus dem Suboesophageal- und dem Frontalganglion, nicht aber aus den Lobi optici, wirksame Extrakte gewonnen werden. Dieser Befund steht mit dem Vorkommen neurosekretorischer Zellen in den drei erstgenannten Komponenten des Zentralnervensystems in Einklang, und es erscheint daher zum mindesten sehr wahrscheinlich, daß auch bei *Insekten* Drüsen-Nervenzellen die Quelle von Chromatophorenhormonen sind. Diese Annahme erfährt durch die Tatsache, daß die Neurosekret enthaltenden Corpora cardiaca (S. 1019) gleichfalls eine starke chromatophorotrope Wirkung ausüben, eine Stütze (Brown und Meglitsch 1940, McVay 1942, M. Thomsen 1943, 1949, Dupont-Raabe 1949b, 1951b, s. auch Hanström 1938, 1940b).

Eine besonders eindrucksvolle Korrelation zwischen der Lokalisation neurosekretorischer Zellbezirke und ihrer physiologischen Wirksamkeit konnte bei der Analyse der *postembryonalen Entwicklung* der *Insekten* nachgewiesen werden (vgl. hierzu auch Pflugfelder 1952). Das Gehirn dieser Arthropodengruppe ist schon frühzeitig als die Quelle eines die *Häutung* und *imaginale Differenzierung* kontrollierenden Hormons erkannt worden (Kopeć 1922, Caspari und Plagge 1935, Kühn und Piepho 1936, Plagge 1938, Piepho 1940, de Lerma 1942, Schmieder 1942, Poisson und Sellier 1947, Possompès 1948a, Bounhiol 1949, 1952, Sellier 1949, 1951, Maruyama 1952). Bei einer Reihe von Insektengruppen, vor allem bei *Lepidopteren* (Williams 1946, 1947a, 1948b, 1949, 1951b,

1952, ICHIKAWA, KAJI, YATSUSHIKA und NISHIISUTSUJI 1950, ICHIKAWA und NISHIISUTSUJI 1951, 1952, s. auch FUKUDA 1940, 1944), bei *Dipteren* (DE LERMA 1942, POSSOMPÈS 1950, 1953), bei *Hemipteren* (WIGGLESWORTH 1951c, 1952), aber offenbar auch bei *Orthopteren* (PFLUGFELDER 1947, 1949), *Odonaten* (DEROUX-STRALLA 1948) und *Megalopteren* (RAHM (1952a, b) wird diese Hormonwirkung, für die bisher vielfach getrennte Häutungs-, Verpuppungs- und Metamorphosehormone verantwortlich gemacht wurden, nicht direkt, sondern auf dem Weg über die Stimulierung eines anderen endokrinen Organs, der sog. *Prothoraxdrüsen* (und ihrer Homologen) ausgeübt. Es ist durchaus wahrscheinlich, daß dieser Mechanismus für alle metamorphosierenden Insekten zutrifft. Das die Entwicklung beeinflussende Gehirnhormon kann demnach als „*prothorakotropes Hormon*" bezeichnet werden. Für das Häutungs-, Verpuppungs- und Metamorphosevorgänge kontrollierende Hormon der Prothoraxdrüsen wurde der Name „*Wachstums- und Differenzierungshormon*" vorgeschlagen (B. SCHARRER und E. SCHARRER 1944).

Es ist das Verdienst von WIGGLESWORTH (1940, 1949a, 1951a, b, 1952), diese Hormonwirkung des Gehirns bei *Hemipteren* zum erstenmal in der sezernierende Nervenzellen enthaltenden *Pars intercerebralis* (HANSTRÖM 1938) lokalisiert zu haben. In seinen Versuchen konnten gehirnlose Insekten durch Implantation des dorsomedialen Abschnitts des Gehirns zur Häutung veranlaßt werden. Andere, d. h. keine neurosekretorischen Zellen enthaltende Gehirnabschnitte zeigten diese Wirkung nicht. Man kann daraus schließen, daß das zur Auslösung der Häutung nötige Hormon in den neurosekretorischen Zellen seinen Ursprung nimmt.

Diese Schlußfolgerung erfuhr eine erhebliche Stütze durch die Ergebnisse von WILLIAMS (1946, 1947a, 1949, 1952) bei *Lepidopteren* (*Platysamia* und andere Arten). Auch hier konnte die Produktion des auf die Prothoraxdrüsen wirkenden und daher die Entwicklung fördernden Hormons in dem Gehirnabschnitt lokalisiert werden, der die sezernierenden Nervenzellen enthält. Interessanterweise finden sich hier in jeder Gehirnhälfte zwei neurosekretorische Zellgruppen, eine mediale und eine laterale. Diese Zentren unterscheiden sich offenbar qualitativ voneinander, da die Anwesenheit beider für die Auslösung des betreffenden Effekts notwendig ist.

Nach den Ergebnissen von WILLIAMS (1952) unterbleibt das dem Ausschlüpfen des erwachsenen Schmetterlings vorausgehende Ruhestadium (Diapause), wenn „aktivierte" (auf eine gewisse Temperatur abgekühlte) Gehirne in die Puppe implantiert werden. In ähnlicher Weise kann die Diapause bei der hemimetabolen *Grille (Gryllus campestris)* durch Gehirnimplantation verhindert werden, wobei statt der kurzflügeligen Normalformen langflügelige Imagines entstehen (POISSON und SELLIER 1947, SELLIER 1949, 1951). Auch hier fördert also ein Wirkstoff des Gehirns, der offenbar von den bei *Gryllus* gefundenen neurosekretorischen Zellen (POISSON und SELLIER 1947) stammt, auf dem Weg über die Prothoraxdrüsen die Ausbildung imaginaler Charaktere.

Eine Korrelation zwischen dem cytologischen Verhalten der neurosekretorischen Zellen und den vom Gehirnhormon gesteuerten Entwicklungsvorgängen wurde von REHM (1950, 1951) nachgewiesen. Das an der Motte *Ephestia* gewonnene Resultat ist im wesentlichen folgendes: Bei Larven enthalten die neurosekretorischen Zellen reichliche Kolloideinschlüsse vor der sog. kritischen Periode, d. h. in Stadien, wo noch wenig Hormon in den Blutstrom übergetreten ist, während nach dem Erreichen einer wirksamen Hormonkonzentration (d. h. also vor einer Larven- oder Puppenhäutung) die Zellen vacuolisiert und nahezu entleert aussehen (s. auch L'HÉLIAS 1952). Der Schluß scheint gerechtfertigt, daß das Neurosekret entweder das prothorakotrope Hormon selbst oder einen Träger der aktiven Substanz darstellt. Weitere Zusammenhänge ähnlicher Art haben Arvy und Gabe (1953) bei *Ephemeriden* und *Odonaten* festgestellt. Die maximale Sekretionstätigkeit und Sekretabwanderung in drei Gruppen neurosekretorischer Neuronen (mediale und laterale Gruppe des Protocerebrums, Gruppe des Unterschlundganglions) entspricht jeweils einer scharf umschriebenen Phase in der Postembryonalentwicklung dieser Insekten. Während der größten sekretorischen Aktivität jeder der genannten neurosekretorischen Zellgruppen zeigen entsprechend auch die von diesen Zellgruppen innervierten endokrinen Organe (Corpora cardiaca, Corpora allata, Ventraldrüsen) ihre maximale Größe und Aktivität. Der Grund, warum bei anderen Insektenarten eine solche Korrelation zwischen Sekretmenge in den neurosekretorischen Zellen einerseits und Entwicklungsstadium andererseits vielfach nicht beobachtet werden kann (s. z. B. Schmidt und Williams 1952), mag wohl durch den Speichermechanismus im Corpus cardiacum erklärt werden, der bei verschiedenen Species in verschiedenem Ausmaß entwickelt zu sein scheint.

Die *hormonale Funktion neurosekretorischer Zentren beim erwachsenen Insekt* wurde in sehr eindrucksvollen Versuchen von E. Thomsen (1952) demonstriert. Exstirpation der mittleren neurosekretorischen Zellgruppen (Pars intercerebralis) verhinderte die *Eientwicklung* bei der *Fliege Calliphora*. Implantation dieser Zellen in Versuchstiere, von denen sie zuerst entfernt wurden, förderte die Entwicklung der Eier. Gehirnabschnitte ohne sezernierende Zellen erwiesen sich als unwirksam. Da die Corpora allata, die aller Wahrscheinlichkeit nach unter der Kontrolle der sezernierenden Gehirnzentren stehen (allatotropes Hormon?), eine „gonadotrope" Wirkung ausüben (s. zusammenfassende Darstellung, B. Scharrer 1952b), erschien es zunächst wahrscheinlich, daß die nach Exstirpation der neurosekretorischen Zellen beobachteten Effekte indirekter Natur sind (E. Thomsen 1948). Daß dies jedoch nicht, oder doch nicht ausschließlich der Fall sein kann, ergab sich aus der Messung der Länge der Eikammern an einem genügend großen Versuchsmaterial. In Fliegen ohne Pars intercerebralis kommt die Entwicklung der Ovarien früher zum Stillstand als in allatektomierten Tieren. Den neurosekretorischen Zellen des Gehirns muß also eine direkte Wirkung auf die Fortpflanzung zugesprochen werden. Nach E. Thomsen besteht kein Anhaltspunkt dafür, diesen Effekt als spezifisch, d. h. gonadotropisch anzusehen. Sie schlägt vielmehr vor, die beobachteten Wirkungen auf der Basis eines Einflusses des Neurosekrets auf den Stoffwechsel (vor allem den Eiweißstoffwechsel) zu erklären, da diese Wirkungen, die sich auch auf die akzessorischen Geschlechtsdrüsen und die Corpora allata erstrecken, im Grunde Wachstumseffekte darstellen. Im Zusammenhang mit diesen Ergebnissen von E. Thomsen ist es von Interesse, daß Dupont-Raabe (1951a, 1952a) in der Pars intercerebralis von *Phasmiden* eine verstärkte neurosekretorische Tätigkeit zur Zeit der Eiablage festgestellt hat, wenngleich bei diesen Tieren die Eireifung bei Abwesenheit der Pars intercerebralis stattfinden kann. Im Rahmen der auf S. 1045 postulierten Interpretation der Rolle der Corpora cardiaca sei hier darauf hingewiesen, daß derselbe endokrine Effekt, den die neurosekretorischen Zellen auf die Ovarien ausüben, von Thomsen auch für die im Corpus cardiacum enthaltene Substanz nachgewiesen werden konnte.

Eine von der des Gehirns verschiedene hormonale Rolle kommt dem *Unterschlundganglion*, d. h. wohl den darin enthaltenen neurosekretorischen Zellen zu, wie das Fukuda (1951a, b, c, 1952a, b) erstmals in einer Reihe schöner Untersuchungen nachgewiesen hat. Dieses Ganglion liefert bei *Seidenspinnern (Bombyx mori)* einen „Diapausefaktor", der den Eiern die Fähigkeit der Winterruhe verleiht. Die Abgabe dieses Wirkstoffs wird auf nervösem Weg (über die Oesophagealkonnektive) vom Gehirn reguliert. Das Verhalten des Gehirns wird von Temperatur- und Lichtbedingungen, denen das vorausgehende Eistadium ausgesetzt war, beeinflußt. Männliche Spender erwiesen sich im Implantationsversuch ebenso wirksam wie weibliche. Dagegen übten weder Gehirne noch Prothoraxganglien, die zur Kontrolle implantiert wurden, eine Wirkung auf das Verhalten der Eier aus. Der Diapausefaktor des Suboesophagealganglions ist weder art- noch gattungsspezifisch.

Schließlich sei hier noch die Beobachtung von KOLLER (1948) erwähnt, derzufolge Gehirnextrakte von Insekten (*Periplaneta*, *Dytiscus* usw.) auf die *Bewegung der* MALPIGHI*schen Gefäße* einen deutlichen frequenzsteigernden Einfluß ausüben und bei stillstehenden Exkretionsorganen rhythmische Bewegungen auszulösen vermögen. Der diesen Effekt verursachende „myotrope" Wirkstoff, über den im einzelnen noch nicht viel bekannt ist, scheint weder mit Histamin noch mit Acetylcholin identisch zu sein.

c) Mollusken und Würmer.

Im Vergleich mit den bisher behandelten Wirbellosengruppen ist über die hormonalen Wirkungen neurosekretorischer Zellen bei *Mollusken* und *Würmern* noch äußerst wenig bekannt. Ein Hinweis dieser Art findet sich in den Untersuchungen von McVAY (1942), die *Farbwechselhormone* aus dem Zentralnervensystem von *Mollusken (Venus)* und *Würmern (Lumbricus)* gewonnen hat. Es ist wahrscheinlich, aber nicht bewiesen, daß die beim *Regenwurm* vorkommenden neurosekretorischen Zellen die Quelle des von McVAY gefundenen Farbwechselhormons sind. Die Auslösung der *Regeneration von Kopfsegmenten* beim Regenwurm durch Gehirnimplantate ist nach HARMS (1947—1949) den von ihm als „Cerebralorgan" bezeichneten neurosekretorischen Zellen (SCHARRER und SCHARRER 1937) zuzuschreiben. Außerdem fand HUBL (1953) eine Beziehung zwischen den bei *Regenwürmern* vorkommenden neurosekretorischen Zelltypen und Jahreszeit, Alter, Fortpflanzungstätigkeit und Regenerationsfähigkeit. Bei gewissen *Polychäten* hat Gehirnexstirpation eine *verfrühte epitoke Entwicklung* zur Folge; die daraus erschlossene Hemmungswirkung des Gehirns auf die Reifung der Gameten beruht vermutlich auf einem von den neurosekretorischen Zellen gelieferten Hormon (DURCHON 1951, BOBIN und DURCHON 1952). Ferner fand KOLLER (persönliche Mitteilung), daß das Bauchmark von *Phascolosoma vulgare (Sipunculoidea)* einen die rhythmischen *Kontraktionen der Nephridialschläuche* um ein Mehrfaches beschleunigenden Wirkstoff enthält.

Die im vorausgehenden gegebene Übersicht über die physiologische Bedeutung der Neurosekretion bei *Wirbeltieren* und *Wirbellosen* ist notwendigerweise kursorisch. Es ist aber nicht die Aufgabe eines Beitrages zu einem Handbuch der mikroskopischen Anatomie die physiologische Bedeutung der beschriebenen Strukturen erschöpfend darzustellen. In dem gegebenen Rahmen sollte lediglich gezeigt werden, daß die neurosekretorischen Zellen spezifische Wirkstoffe liefern, die bisher anderen Zellen zugeschrieben wurden oder deren Ursprung unbekannt war. Es handelt sich offenbar bei diesen von Nervenzellen gebildeten Proteinsubstanzen um eine neue Klasse von Hormonen. Es ist bemerkenswert, daß die meisten der bei den Wirbellosen vorkommenden Hormone dieser Klasse angehören und das Zentralnervensystem deshalb die wichtigste Quelle endokriner Wirkstoffe darstellt (Tabelle 2). Die Wirbeltiere wurden noch nicht so eingehend untersucht, daß man den Anteil der dem Nervensystem entstammenden Hormonwirkungen am endokrinen Geschehen im allgemeinen abschätzen könnte.

Tabelle 2. *Hormonwirkungen des Zentralnervensystems.*

	Hormonquelle	Hormone
	Wirbeltiere.	
Säuger Vögel Reptilien	Nuclei supraopticus und paraventricularis (Speicherorgan: Neurohypophyse)	Hinterlappenhormone: Oxytocin, Vasopressin, Adiuretin (Hild und Zetler), Wasserhaushalthormon, „milk-let-down"-Faktor
Amphibien Fische	Nucleus praeopticus (Speicherorgan: Neurohypophyse)	
	Wirbellose.	
Insekten	Gehirn: Neurosekretorischer Anteil des Protocerebrums (Speicherorgan: Corpus cardiacum)	Stoffwechselhormon (Fortpflanzung, E. Thomsen) Prothorakotropes Hormon (Postembryonalentwicklung, Williams, Wigglesworth u. a.) Allatotropes Hormon? (E. Thomsen) Farbwechselhormon (Dupont-Raabe u. a.) „Myotropes Hormon"? (Peristaltik der Malpighischen Gefäße, Koller)
	Suboesophagealganglion	Diapausefaktor (Fukuda) Farbwechselhormon (Hadorn und Frizzi)
	Frontalganglion	Farbwechselhormon (Brown und Meglitsch)
Xiphosuren	Zentralnervensystem	Farbwechselhormon (Brown u. Cunningham)
Crustaceen	Neurosekretorische Zellgruppen des Zentralnervensystems, einschließlich Organ X (Speicherorgan: Sinusdrüse)	Farbwechselhormone (Brown, Enami u. a.) Augenpigmentwanderungshormon (Welsh u. a.) Häutungsförderndes Hormon (Carlisle und Dohrn) Häutungshemmendes Hormon (Passano u. a.) Stoffwechselhormon (Bliss u. a.) Wasserhaushalthormon (Heller)
Mollusken	Zentralnervensystem	Farbwechselhormon (McVay)
Gephyräen	Bauchmark	„Myotropes Hormon"? (Peristaltik der Nephridialschläuche, Koller)
Oligochäten	Zentralnervensystem	Farbwechselhormon (McVay) „Wachstumshormon" (Regeneration, Harms)
Polychäten	Gehirn	Gonadenhemmendes Hormon (Durchon u. a.)

3. Vergleich der neurosekretorischen Systeme bei Wirbeltieren und Wirbellosen.

Überblickt man die bei den Wirbeltieren bis jetzt beschriebenen neurosekretorischen Zentren (Tabelle 3), so fällt auf, daß nur *ein* neurosekretorischer Zellkomplex konstant bei allen *Wirbeltieren* zu finden ist, nämlich der Nucleus praeopticus und die ihm homologen Nuclei supraopticus und paraventricularis. Alle anderen in Tabelle 3 aufgeführten sekretorisch tätigen Zellgruppen wurden nur bei einigen Vertretern der Wirbeltiere festgestellt. Ihr Vorkommen dürfte also eine für die betreffenden Arten spezielle Funktion andeuten, während die Nuclei praeopticus bzw. supraopticus und paraventricularis offenbar für alle Wirbeltiere von Wichtigkeit sind. Wir beschränken uns deshalb darauf, für den Vergleich mit den Verhältnissen bei den Wirbellosen nur diese Kerne zu berücksichtigen.

Die *phylogenetische Zusammengehörigkeit* dieser Kerne wurde wiederholt von verschiedenen Autoren bestätigt (CHARLTON 1929, 1932, BERGQUIST 1932, W. C. MEYER 1935, KAPPERS, HUBER und CROSBY 1936, BOON 1938). Aus der sehr eingehenden Untersuchung von CHARLTON (1932) geht hervor, daß der Nucleus praeopticus bei *Fischen* in der Regel eine ungeteilte Zellmasse darstellt. Nur bei zwei Vertretern der *Welse, Siluris glanis* und *Clarias magur*, ist eine Teilung in zwei Kerne erkennbar. Bei den *Amphibien* finden wir durchwegs noch einen einheitlichen Kern, dessen zukünftige Teilung in einen dorsal und einen ventral

Tabelle 3. *Die derzeit bei Wirbeltieren bekannten neurosekretorischen Zellgruppen.*

	Nucleus nervi terminalis	Nucleus praeopticus (Nucleus supraopticus und Nucleus paraventricularis)	Nucleus lateralis tuberis	Mittelhirngruppe (mesencephaler Trigeminuskern ?)	Rückenmark
Selachier		■			■
Teleostier	■	■	■	■	
Amphibien		■		■	
Reptilien		■ ■			
Vögel	▨	■ ■			
Säuger	▨	■ ■			

gelegenen Abschnitt durch das Verhalten der vom Nucleus praeopticus ausgehenden Faserzüge angedeutet ist (Abb. 47). Diese Teilung wird denn auch bei den *Reptilien* vollzogen (W. C. MEYER 1935). Bei der Trennung dieses alten Kerngebietes in den Nucleus supraopticus und den Nucleus paraventricularis handelt es sich offenbar nicht lediglich um eine morphologische Unterteilung. Bei den *Säugern* bestehen Anhaltspunkte dafür, daß die beiden Kerne verschiedene funktionelle Aufgaben übernehmen; im einzelnen sind die Angaben in der Literatur aber so widerspruchsvoll, daß eine eingehendere Erörterung dieser Frage derzeit nicht angezeigt erscheint.

Die von den neurosekretorischen Kernen des Hypothalamus ausgehenden Nervenfasern enden in einem dichten Faserfilz, der den Hauptteil der Substanz der Neurohypophyse ausmacht. Bei den meisten höheren Tieren, besonders den *Säugern*, ist es schwierig, das dem Bau der Neurohypophyse zugrunde liegende Strukturprinzip zu erkennen. Die Untersuchung von BODIAN (1951) ist darin von besonderem Wert, daß in ihr die beim *Opossum* vorliegenden einfacheren Verhältnisse als Muster analysiert werden, nach dem die mehr komplizierten Typen der Neurohypophysen höherer *Säuger* gebaut sind. Von besonderer Wichtigkeit für unser Verständnis der Rolle der Sekret führenden Nervenfasern ist deren Endigung an den Blutgefäßen der Neurohypophyse (Abb. 22), da hier offenbar das anatomische Substrat für die Abgabe der von den neurosekretorischen Zellen produzierten Substanzen gegeben ist. Die reiche Aufknäuelung der Fasern, ehe sie an den Blutgefäßen enden und die Ausbildung von Verdickungen

(Herring-Körper), scheinen alles Vorrichtungen zu sein, die die Aufstapelung großer Mengen von Neurosekret und damit von Hormonen begünstigen.

Obwohl diese Einzelheiten erst in den letzten Jahren untersucht und zu einem einheitlichen Bild vereinigt wurden, haben doch viele Beobachter schon seit langem auf Grund teils anatomischer, teils klinischer und physiologischer Befunde die hier beschriebenen Hypothalamuskerne, die davon ausgehenden Faserzüge und die Hypophyse als zusammengehörig erkannt und haben folgerichtig von einem hypothalamo-hypophysären System gesprochen (Berblinger 1923, Schürmeyer 1926, Oliveira e Silva 1935a, Gagel und Mahoney 1936, Roussy und Mosinger 1946, Spatz, Diepen und Gaupp 1948, Bonvallet, Dell, Stutinsky und Beauvallet 1948, Rumbaur 1950, Koella 1951, Knoche 1952, Diepen 1952)[1]. Der Begriff eines solchen Systems kann nun schärfer präzisiert werden als die *morphologische und funktionelle Einheit der neurosekretorischen Hypothalamuskerne, ihrer Nervenfasern und deren Endigungen in verschiedenen Teilen des Infundibulums und der Neurohypophyse*. In diesem System sind die Nervenzellen die Produzenten einer mikroskopisch nachweisbaren Proteinsubstanz, die in den Nervenfasern zur Neurohypophyse wandert und dort aufgestapelt wird. Dieses Protein besitzt die Eigenschaften der Hinterlappenhormone (S. 1030). Die Aufstapelung des Neurosekrets im Hinterlappen erscheint biologisch wichtig: Sowohl das antidiuretische wie das oxytocische Hormon werden zu gewissen Zeiten in großer Menge benötigt (Wassermangel, Uterusaktivität während der Geburt).

Es ist von Interesse, daß sich analoge Systeme im Zusammenhang mit neurosekretorischen Zentren auch bei *wirbellosen Tieren* finden. Ihre Ähnlichkeit mit den bei Wirbeltieren beschriebenen Verhältnissen ist so überraschend, daß Vergleiche in vielen Einzelheiten möglich sind. Auf die *Analogie* zwischen den *Corpora cardiaca-allata* der *Insekten* und der *Hypophyse* der *Wirbeltiere* haben Hanström (1941, 1947a, 1949b), M. Thomsen (1943), Scharrer und Scharrer (1944) und Cazal (1948) hingewiesen. Aus dem folgenden wird ersichtlich werden, daß diese Analogie zwischen *Wirbeltieren* und *Wirbellosen* noch viel weiter reicht und auch die *Crustaceen* einbezieht. Der für das Verständnis der Funktion wichtigste morphologische Gesichtspunkt ist der *Transport von Neurosekret* entlang von Nervenfasern und die *Speicherung* dieser Substanz in Organen, in denen diese Fasern enden (Corpus cardiacum, Sinusdrüse, Neurohypophyse).

Das neurosekretorische System der *Insekten* besteht, wie schon an anderer Stelle erwähnt wurde (S. 1017), aus dem in der *Pars intercerebralis* des Gehirns liegenden neurosekretorischen Anteil und dem der Hypophyse vergleichbaren endokrinen Organkomplex bestehend aus den *Corpora cardiaca* und den *Corpora allata*. Diese Organe, die wichtige Lebensprozesse kontrollieren (s. z. B. die zusammenfassenden Darstellungen von B. Scharrer 1941d, 1948, 1952b, Turner 1948), werden von Nervenfaserbündeln innerviert, die ihren Ursprung in den sekretorisch tätigen Neuronen des Gehirns nehmen. Sie treten als *Nervi corporis cardiaci* (N. corporis cardiaci I, Hanström 1940a) in die Corpora cardiaca ein, können dort als mehr oder weniger kompakte Stränge (Nervi basales, Cazal 1948) verfolgt werden und geben schließlich die *Nervi corporis allati* ab. Bei einer Reihe von *Insektenarten* (Scharrer und Scharrer 1944, Cazal 1948, Arvy und Gabe 1950, Stutinsky 1952, s. auch Hanström 1940a, 1949b) enthalten diese von den neurosekretorischen Zellen ausgehenden Faserstränge

---

[1] Verney (1948) bezeichnet die Pars nervosa zusammen mit den Nuclei supraopticus und paraventricularis und den von diesen Kernen zur Pars nervosa ziehenden Faserbündeln als Neurohypophyse. Dieser Gebrauch ist nicht zu empfehlen, da er in Anbetracht der bestehenden Terminologie (s. Romeis 1940) zu unnötiger Verwirrung führen würde.

Neurosekret, das sich bis in die Corpora cardiaca hinein oder sogar weiter bis zur Aortenwand (CAZAL 1948) verfolgen läßt. Von den Basalnerven, wo es oft in beträchtlicher Menge auftritt, scheint dieses Sekret bei *Leucophaea* (SCHARRER und SCHARRER 1944) vor allem in die dem Aortenlumen zugewandten Anteile der Corpora cardiaca überzutreten und es ist anzunehmen, daß es dort in die Blutbahn abgegeben wird. Ein derartiger Übertritt ist beispielsweise von CAZAL (1948) beobachtet worden. In seinem färberischen Verhalten gleicht dieses in den Corpora cardiaca befindliche Kolloid dem Neurosekret des Protocerebrum und der Nervi corporis cardiaci. Auf Grund dieser Übereinstimmung, die sich bei Anwendung verschiedener Färbemethoden, vor allem der GOMORIschen Chromalaun-Hämatoxylinmethode manifestiert, sowohl als auch wegen der Art der morphologischen Verteilung des Sekrets in den verschiedenen Abschnitten des Organkomplexes gewinnt man den Eindruck, daß das im GOMORI-Präparat tief blau erscheinende Kolloid der Corpora cardiaca nicht an Ort und Stelle gebildet wird, sondern vielmehr aus den neurosekretorischen Zellen des Gehirns stammt. Ob die Zellen der Corpora cardiaca, vor allem die als chromophil bezeichneten Elemente selbst in der Lage sind, ein möglicherweise vom Neurosekret verschiedenes Produkt zu liefern, bedarf der experimentellen Prüfung. Auf jeden Fall spricht viel für die Annahme, daß eine wichtige Aufgabe der Corpora cardiaca die eines *Reservoirs für Neurosekret* ist. Es wurde daher, zunächst auf Grund des eben besprochenen morphologischen Befundes sowohl als der Ergebnisse nach Durchschneidung der Nervi corporis cardiaci (S. 970) postuliert, daß das im Corpus cardiacum befindliche Kolloid nicht (oder mindestens nicht ausschließlich) in diesem Organ produziert wird, sondern dem neurosekretorischen Anteil des Gehirns entstammt, von wo es durch „Abwanderung" entlang von Axonen in das Corpus cardiacum gelangt.

Bei den *Insekten* steht das Postulat, daß Neurosekret in einem außerhalb des Gehirns liegenden Organ gespeichert wird, nicht nur mit keiner der bekannten physiologischen Tatsachen in Widerspruch, sondern es vermag sogar bisher scheinbar schwer verständliche Zusammenhänge aufzuzeigen. So erschien es zunächst nicht leicht zu erklären, warum auf der Suche nach physiologischen Wirkungen des Cardiacumwirkstoffs bisher nur solche Effekte erzielt wurden, die auch dem Gehirn zuerkannt werden müssen (Kontrolle von Entwicklungs-, Eireifungs- und Farbwechselvorgängen; s. z. B. DUPONT-RAABE 1952b). Ferner haben wiederholte Versuche durch Exstirpation der Corpora cardiaca Ausfallserscheinungen zu erzielen, unerwartet wenig Erfolg gehabt (JOLY 1945, PIEPHO 1946, PFLUGFELDER 1949, RAHM 1952). Andererseits ist eine Reihe von Fällen bekannt, in denen Gehirnexstirpation nicht zum erwarteten Ziel führte (PFLUGFELDER 1949, eigene unveröffentlichte Daten). In anderen Worten, das Resultat von Organexstirpationen steht hier scheinbar nicht im Einklang mit dem von Organimplantationen oder Extraktinjektionen.

Wenn nun aber die beiden hier in Frage kommenden Organe nicht als gesonderte endokrine Drüsen, sondern als Komponenten eines neuroglandulären Organkomplexes interpretiert werden, in dem den Corpora cardiaca die Rolle eines Reservoirs zukommt (s. auch DUPONT-RAABE 1949a), so erklären sich die aufgeführten Versuchsergebnisse in befriedigender Weise. Individuelle Unterschiede können wohl am besten damit in Zusammenhang gebracht werden, daß der Grad der Speicherung von Neurokolloid in den Corpora cardiaca sowohl als auch die neurosekretorische Tätigkeit im Gehirn selbst bei verschiedenen Arten wechselt.

Daß die durch einen solchen Speichermechanismus ermöglichte sofortige Verfügbarkeit von wirksamen Hormonmengen vor allem bei kurzfristigen

Vorgängen wie beim physiologischen Farbwechsel von Vorteil ist, bedarf keiner weiteren Betonung.

Die enge Zusammenarbeit zwischen den Bestandteilen des endokrinen Kopfdrüsensystems der Insekten erstreckt sich auch auf die *Corpora allata*, die nicht nur Entwicklungs- und Stoffwechselvorgänge, sondern auch die *Gonadentätigkeit* beeinflussen. So konnte E. Thomsen (1948, 1952) bei der Fliege *Calliphora* nachweisen, daß die Corpora allata unter der Kontrolle der Pars intercerebralis stehen. Daß dieser kontrollierende Einfluß nicht, oder doch nicht ausschließlich auf nervösem Wege zustande kommt, ergibt sich aus folgender Tatsache. Man weiß aus Versuchen bei einer Reihe von verschiedenen Insektenarten, daß Reimplantation von Corpora allata in allatektomierten Tieren Eireifung auslöst (s. B. Scharrer 1952b). Hier liegt also ein weiterer Fall der Kontrolle eines anderen endokrinen Organs durch die Gehirndrüse vor (vgl. S. 1039). Wie aus Tabelle 2, die die gegenwärtig bekannten Hormonwirkungen der neurosekretorischen Zentren zusammenfaßt, zu ersehen ist, wird für diesen von Thomsen wahrscheinlich gemachten Wirkstoff der Name „allatotropes" Hormon vorgeschlagen. Seine Wirkung wäre mit dem möglicherweise vorhandenen Einfluß der Zwischenhirndrüse auf den Hypophysenvorderlappen vergleichbar.

Ein weiterer Hinweis für die Zusammengehörigkeit zwischen Pars intercerebralis und Corpus allatum ist der Effekt der Durchschneidung der Nervi corporis cardiaci auf die Struktur der Corpora allata (Day 1943, B. Scharrer 1952d). Diese Drüsen vergrößern sich nach der Operation bis auf mehr als das Doppelte der Normalwerte; ihr Cytoplasmaanteil nimmt zu, während die Kerne nicht wesentlich an Zahl zuzunehmen scheinen. Die besondere Natur der Nervi corporis cardiaci („neurosekretorische Bahn") deutet auf die Möglichkeit hin, daß der Einfluß, den die Pars intercerebralis auf die Corpora allata ausübt, nicht rein nervöser, sondern vielleicht neuro-endokriner Art ist.

Das entsprechende neurosekretorische System der *Crustaceen* schließt, wie durch eine Reihe neuerer Untersuchungen nachgewiesen wurde (Bliss 1951, Bliss und Welsh 1952, Passano 1951a, b, 1952, Travis 1951, Havel und Kleinholz 1951, Welsh 1951), das *Organ X-Sinusdrüsensystem* ein. Die Achsenzylinder der das Organ X bildenden neurosekretorischen Zellen (β-Zellen Enamis) verlaufen zur Sinusdrüse. Neurosekret, das sich färberisch wie das der Insekten und Wirbeltiere verhält, findet sich sowohl in den sezernierenden Neuronen und ihren Ausläufern als auch in der Sinusdrüse. Wie im Fall des Intercerebralis-cardiacum-allatum-Systems der Insekten können auch bei Crustaceen die auf S. 1036 besprochenen physiologischen Ergebnisse am besten durch die Annahme erklärt werden, daß die *Sinusdrüse* ein *Speicherorgan für im Organ X und in anderen Teilen des Zentralnervensystems produzierte Wirkstoffe ist.* Diese Idee wurde bereits von Pyle (1943), R. Smith (1948) und Bowman (1949) geäußert, ist aber erst durch die schon genannten neueren Untersuchungen, die größtenteils noch im Gang sind, eingehend dokumentiert worden.

Es bleibt weiteren Untersuchungen vorbehalten festzustellen, ob außer den im Vorausgehenden besprochenen noch weitere ähnliche neurosekretorische Systeme bestehen[1]. Aber schon die derzeit bekannten Systeme bieten ein reiches Feld für die Erforschung der physiko-chemischen Eigenschaften der von den Nervenzellen produzierten Substanzen und ihrer hormonalen Aktivität.

---

[1] Neuerdings hat Gabe (1952b) ein derartiges neurosekretorisches System bei *Chilopoden* beschrieben.

B. Allgemeine Bedeutung der Neurosekretion.

Der Versuch, der neurosekretorischen Zelle als einem neuen Zelltyp Eingang zu verschaffen, ist viele Jahre auf Ablehnung gestoßen. Diese Reaktion ist aus mehreren Gründen verständlich. Die mikroskopische Anatomie, im besonderen die der *Säuger*, erscheint heute so eingehend erforscht, daß an den Nachweis einer neuen Zellart mit Recht hohe Anforderungen gestellt werden. Die histologischen Zellkategorien haben sich seit so langem bewährt, daß ein Zelltyp von der Zwitternatur der neurosekretorischen Zelle im geordneten System der Histologie keinen rechten Platz findet. Schließlich ist es in der Tat schwer einzusehen, warum Nervenzellen, die für die Aufgaben des nervösen Integrationssystems spezialisiert sind, sich auch der Methoden des anderen, nämlich des endokrinen Integrationssystems, bedienen sollen. Es erhebt sich also die Frage nach der allgemeinen Bedeutung des Phänomens der Neurosekretion, da die Kenntnis der speziellen Bedeutung gewisser neurosekretorischer Kerne als Produktionsstätten von spezifischen und in ihrer Wirkung bekannten Hormonen das Problem nicht aufklärt, warum nervöse Elemente einen so ausgedehnten Anteil am endokrinen Geschehen nehmen.

Die allgemeine Bedeutung der Neurosekretion dürfte bei Wirbeltieren und Wirbellosen in gleicher Weise in der Herstellung der *Verbindung zwischen Nervensystem und endokrinem System* bestehen. «La réalisation la plus parfaite des corrélations neuro-hormonales se réalise dans des organes particuliers, où les cellules sont à la fois nerveuses et endocrines» (CAZAL 1943).

Diese Korrelation wird offenbar nicht einfach dadurch hergestellt, daß die endokrinen Drüsen wie andere Organe innerviert sind. Es ist im Gegenteil zweifelhaft, ob die Drüsen der inneren Sekretion unter der direkten Kontrolle des Nervensystems stehen (HARRIS 1948). Manche endokrine Organe, wie z. B. die Nebennierenrinde, sind anscheinend nicht innerviert. Andere, wie der Hypophysenvorderlappen, beziehen so wenige Nervenfasern, daß diese für die Funktion des Organs keine wesentliche Rolle spielen können. Schließlich bestehen in all den Fällen, wie z. B. der Schilddrüse, in denen eine ausreichende Nervenfaserversorgung gefunden wird, begründete Zweifel, ob diese Fasern die hormonproduzierenden Zellen im eigentlichen Sinne innervieren; diese Fasern werden meist als Gefäßnerven gedeutet. Zwei Organe scheinen eine Ausnahme zu machen, der *Hypophysenhinterlappen* und das *Nebennierenmark*, welche beide reichlich innerviert sind. Im Hypophysenhinterlappen repräsentieren die Nervenfasern Teile der hormonproduzierenden Elemente; es handelt sich hier also nicht um einen Fall von Innervierung endokriner Zellen. Die reiche Innervation der Nebennierenmarkzellen kann auch nicht als Gegenbeispiel angeführt werden, da diese Zellen von Neuroblasten abstammen, die dem zweiten Neuron im sympathischen System entsprechen. Diese Zellen sind, obwohl ihnen die strukturellen Eigenschaften von Neuronen abgehen, offenbar noch fähig, nervöse Erregungen direkt aufzunehmen und darauf mit Hormonabgabe zu reagieren. Sie können als ein Endstadium in der Umwandlung von Nervenzellen in Drüsenzellen aufgefaßt werden.

Der Treffpunkt der beiden Systeme ist offenbar nicht durch eine Nervenendigung an der Hormon produzierenden Drüsenzelle repräsentiert, sondern durch die neurosekretorische Zelle. Die Drüsenzellen endokriner Organe scheinen die „Sprache" des Nervensystems nicht zu „verstehen"; die neurosekretorische Zelle, welche beide „Sprachen spricht", übernimmt die Vermittlerrolle (E. SCHARRER 1952c).

Zwei Beispiele, eines aus dem Gebiet der Endokrinologie der Wirbellosen, das andere aus dem der Wirbeltiere, mögen die hier vorgetragene Hypothese illustrieren.

Im Falle der *Insekten* kann folgende neuro-endokrine Verknüpfung als Beispiel angeführt werden (B. Scharrer 1952c). Die zur larvalen Häutung führenden Vorgänge kann man sich theoretisch folgendermaßen vorstellen (Abb. 71): Dem Gehirn werden afferente somatische und viscerale Erregungen zugeleitet. Die neurosekretorischen Zellen des Gehirns sind befähigt, diese nervösen Reize aufzunehmen und sie durch die Abgabe von Wirkstoffen zu beantworten. Diese als tropische Hormone wirkenden Substanzen lösen die Abgabe des Wachstums- und Differenzierungshormons durch die Prothoraxdrüsen und des juvenilen Hormons durch die Corpora allata aus. Die Gegenwart geeigneter Konzentrationen beider Hormone im Kreislauf führt zur Larvenhäutung. Experimentelle Anhaltspunkte für den Ablauf dieser Reaktionen in der vorgeschlagenen Weise können aus Beobachtungen an mehreren Insektenspecies zusammengestellt werden.

Bei der blutsaugenden *Wanze Rhodnius* z. B. besteht der afferente Reiz in einer beträchtlichen Ausdehnung des Abdomens. Diese kommt durch die in jeder Häutungszwischenphase nur einmalig stattfindenden Blutmahlzeit zustande. Wigglesworth (1934, 1948a) schloß aus dem Ausbleiben der Häutung nach Bauchmarkdurchschneidung, daß nervöse Reize das Gehirn vom Innendruck des Abdomens unterrichten und die für die Häutung nötigen Hormonwirkungen auslösen. Während die tropische Wirkung der neurosekretorischen Zellen des Gehirns auf die Prothoraxdrüsen nicht nur bei *Rhodnius* (Wigglesworth 1951c), sondern auch bei anderen Insektengruppen erwiesen ist (s. z. B. Williams 1951b, 1952), ist eine

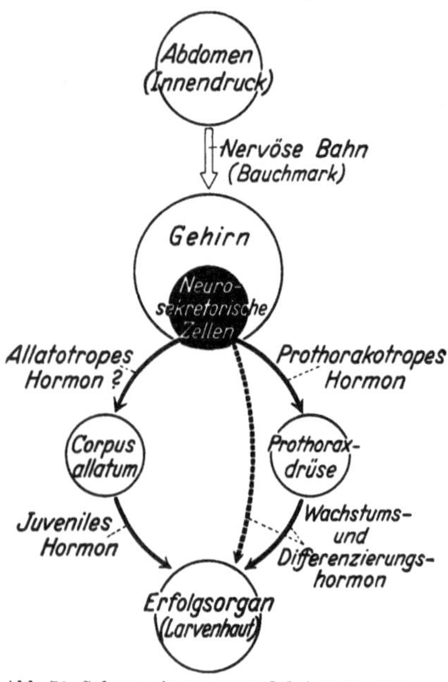

Abb. 71. Schema einer neuroendokrinen Reaktionskette für die Insektenhäutung. (Aus B. Scharrer 1952c.)

Stimulierung der Corpora allata von seiten dieses Gehirnzentrums bei der Larve bisher noch nicht mit Sicherheit demonstriert worden; es bestehen dafür aber immerhin Anhaltspunkte. Die Umschaltung vom nervösen zum endokrinen Apparat erfolgt also bei der Postembryonalentwicklung und wahrscheinlich auch bei anderen Lebensvorgängen im neurosekretorischen Abschnitt des Gehirns, wo nervöse Impulse in hormonale Vorgänge übersetzt werden. "Morphogenesis in this indirect manner is brought under the control of the brain, a rational device, since the brain then becomes the meeting place of the two great systems of integration, the nervous system and the endocrine system" (Williams 1951a)[1].

Bei *Wirbeltieren* erreichen die nervösen Reize, die z. B. durch Schmerz, starke Kälteeinwirkung usw. verursacht werden, das Zentralnervensystem; als eine Folge solcher unspezifischer Reize ("Stress") gibt der Hypophysenvorderlappen adrenocorticotropes Hormon (ACTH) ab. Dieses Hormon veranlaßt die Nebennierenrinde zur Absonderung von Wirkstoffen, die in der Abwehrreaktion des Organismus gegen solche starke Reize eine Rolle spielen. Zwischen den afferenten nervösen und den efferenten endokrinen Anteilen dieses Mechanismus ist der

---

[1] Ein weiteres Beispiel dieser Art stellt die durch optische Reize ausgelöste Bildung eines Farbwechselhormons durch die Corpora allata von *Heuschrecken* dar (Joly 1952).

Hypothalamus eingeschaltet (HUME und WITTENSTEIN 1950). Die Rolle neurosekretorischer Elemente als Verbindungsglieder in dieser Kette von neuralen und hormonalen Komponenten harrt im einzelnen noch der Aufklärung.

Ein weiteres Beispiel stellt der Effekt des vom Auge aufgenommenen Lichts auf das Wachstum der Gonaden bei gewissen *Vögeln* und *Säugern* dar. Der nervöse Reiz wird vom Hypothalamus zur Hypophyse übertragen, die ihrerseits das Wachstum der Gonaden auf hormonalem Weg fördert. Daß dabei neurosekretorische Zellen die Vermittlerrolle spielen, wurde postuliert (E. SCHARRER 1937), ohne daß bis jetzt jedoch ein Beweis für diese Vorstellung erbracht werden konnte (s. Fußnote S. 1035).

Es ist offenkundig, daß wir zu diesem Zeitpunkt die allgemeine Bedeutung der Neurosekretion nicht erklären können. Die hier vorgetragenen Vermutungen mögen jedoch Hinweise geben, in welchen Richtungen eine Erklärung gesucht werden kann.

V. Schluß.

Die Neurosekretion stellt ein neues und deshalb noch unausgeglichenes Kapitel der Lehre von der inneren Sekretion dar. Dieser Zustand spiegelt sich notwendigerweise in der vorausgehenden Darstellung wider. Immerhin sind gewisse Grundzüge erkennbar, die die Richtung für weitere Untersuchungen weisen.

Neurosekretion kommt grundsätzlich in der gleichen Weise bei *Wirbellosen* und bei *Wirbeltieren* vor. Obwohl im wörtlichen Sinne nicht alle Tiere untersucht worden sind, so liegen doch genügend Berichte von Vertretern so vieler Gruppen von Wirbellosen und Wirbeltieren vor, daß das Vorkommen der Neurosekretion bei allen Tieren, die ein organisiertes Nervensystem besitzen, wahrscheinlich ist.

Neurosekretorische Zellen sind Zellen der inneren Sekretion. Eine Reihe von Beobachtungen spricht dafür, daß das von den Zellen des Hypothalamus gebildete und färberisch darstellbare Neurosekret die aus der Neurohypophyse extrahierbaren Hormone enthält. Der vom Insektengehirn produzierte und in den Corpora cardiaca abgelagerte Wirkstoff kontrolliert, direkt oder in Zusammenarbeit mit anderen Hormonen, wichtige Lebensprozesse wie Wachstum und Differenzierung, Eireifung und Farbwechsel. Weitere Hormonwirkungen neurosekretorischer Zentren bei Wirbellosen sind aus Tabelle 2 zu ersehen.

Die Neurosekretion ist offenbar nicht eine mit hoher Differenzierung einhergehende Erscheinung, sondern spielt wohl bereits bei primitiven Tieren eine wichtige Rolle, da neurosekretorische Zellen einen erheblichen Anteil des Zentralnervensystems schon bei *Würmern* und *Mollusken* ausmachen. Die inkretorische Tätigkeit gewisser Nervenzellen muß demnach als eine alte, fundamentale Form der inneren Sekretion betrachtet werden.

Die allgemeine Bedeutung dieses Phänomens scheint in der *Vermittlerrolle* der neurosekretorischen Zellen zwischen dem Nervensystem und dem endokrinen System zu liegen. Der Doppelcharakter dieser Zellen als nervöse und endokrine Elemente befähigt sie, nervöse Erregungen zu empfangen und auf hormonalem Wege an andere, im besonderen endokrine Organe weiterzuleiten.

Viele Fragen drängen sich auf, für deren Lösung weitere Untersuchungen notwendig sind. Die cytologischen und cytochemischen Vorgänge der Sekretbereitung sind nur zum Teil geklärt und die funktionelle Bedeutung der neurosekretorischen Prozesse ist nur bei einigen Tieren und auch bei diesen nur unvollständig bekannt. Vor allem wäre es wichtig zu wissen, ob und in welchem Ausmaß die neurosekretorischen Elemente ihre nervöse Funktion bewahren und so die Abgabe ihres Produkts an das zirkulierende Blut auf Grund der ihnen zugeleiteten nervösen Erregungen selbst zu kontrollieren vermögen. Aber trotz der vielen noch bestehenden Unklarheiten steht es fest, daß gewisse Zellen die Eigenschaften von nervösen und drüsigen Elementen in sich vereinigen und daß diese Zellen Hormone produzieren.

Literatur.

Abel, J. J.: Physiological, chemical and clinical studies on pituitary principles. Bull. Hopkins Hosp. **35**, 305—328 (1924). — On the unitary versus the multiple hormone theory of posterior pituitary principles. J. of Pharmacol. **40**, 139—169 (1930). — **Abel, J. J., C. A. Rouiller** and **E. M. K. Geiling:** Further investigations on the oxytocic-pressor-diuretic principle of the infundibular portion of the pituitary gland. J. of Pharmacol. **22**, 289—316 (1924). — **Alexandrowicz, J. S.:** Notes on the nervous system in the Stomatopoda. I. The system of median connectives. Pubbl. Staz. zool. Napoli **23**, 201—214 (1952). — Notes on the nervous system in the Stomatopoda. II. The system of dorsal trunks. III. Small nerve cells in motor nerves. Pubbl. Staz. zool. Napoli **24**, 29—45 (1953). — **Amar, R.:** Les formations endocrines cérébrales des Isopodes marins. C. r. Acad. Sci. Paris **230**, 407—409 (1950). — **Andersson, B.:** Some observations on the neuro-hormonal regulation of milk-ejection. Acta physiol. scand. (Stockh.) **23**, 1—7 (1951a). — The effect and localization of electrical stimulation of certain parts of the brain stem in sheep and goats. Acta physiol. scand. (Stockh.) **23**, 8—23 (1951b). — Further studies on the milk ejection mechanism in sheep and goats. Acta physiol. scand. (Stockh.) **23**, 24—30 (1951c). — **Andersson, B.,** u. **S. Larsson:** Excretion of antidiuretic substance in the urine of dairy cows. Acta physiol. scand. (Stockh.) **25**, 212 bis 218 (1952). — **Aragona, F.:** Passano gli ormoni ipofisari nel diencefalo? Cervello **26**, 21—44 (1950). — **Arvy, L., J. J. Bounhiol** et **M. Gabe:** Déroulement de la neurosécrétion protocérébrale chez Bombyx mori L. au cours du développement post-embryonnaire. C. r. Acad. Sci. Paris **236**, 627—629 (1953). — **Arvy, L.,** et **M. Gabe:** Données histophysiologiques sur les formations endocrines rétro-cérébrales chez les „Ecdyonuridae" (Ephéméroptères). Bull. Soc. zool. France **75**, 267—285 (1950). — Données histo-physiologiques sur la neuro-sécrétion chez quelques Ephéméroptères. Cellule **55**, 203—222 (1952a). — Données histophysiologiques sur les formations endocrines rétrocérébrales de quelques Odonates. Ann. des Sci. natur. Zool. (II), **14**, 345—374 (1952b). — Données histo-physiologiques sur la neurosécrétion chez le Paléoptères (Ephéméroptères et Odonates). Z. Zellforsch. **38**, 591—610 (1953). — **Assenmacher, I.,** et **J. Benoit:** Contribution à l'étude des relations de la substance Gomori-positive avec le complexe hypophysaire et la gonadostimulation chez le Canard domestique. C. r. Acad. Sci. Paris **236**, 133—135 (1953). — **Azzali, G.:** Ulteriori contributi al problema della neurosecrezione diencefalica dei chirotteri. Boll. Soc. ital. Biol. sper. **28**, 11—12 (1952). — Ricerche sulla neurosecrezione in *Anguilla anguilla*. Monit. zool. ital. **60**, 50—60 (1952). — Ricerche sulla neurosecrezione ipotalamica nei chirotteri. Riv. Biol. **45**, 131—149 (1953).

Bachmann, R.: Über Homomorphie. Anat. Anz. **96**, 70—77 (1947). — Die Nebenniere. In Handbuch der mikroskopischen Anatomie des Menschen, Bd. VI/5. Berlin-Göttingen-Heidelberg: Springer 1954. — **Bachrach, D., K. Kovács, V. Varró** u. **F. Oláh:** Histochemical examination of the colloid of the hypothalamo-hypophyseal system. Acta morph. (Budapest) **2**, 71 (1952). — Zwischenhirn und Hypophyse. 29. Ber. der Dtsch. Ges. für Gynäk. Arch. Gynäk. **1953** (im Druck). — Neurosekretion und hypothalamisch-hypophysäres System. Verh. anat. Ges., 1. Verslg Mainz, 14.—17. April 1953 (im Druck). — **Bairati, A.,** e **F. Massari:** Alcune precisazioni sulla struttura dei nuclei dell'ipotalamo dell'uomo. Accad. med. **66** (1951). — **Bargmann, W.:** Kolloidbildung im Inselgewebe des Pankreas von Scorpaena porcus. Z. Zellforsch. **27**, 450—454 (1937). — Über die neurosekretorische Verknüpfung von Hypothalamus und Neurohypophyse. Z. Zellforsch. **34**, 610—634 (1949a). — Über die neurosekretorische Verknüpfung von Hypothalamus und Hypophyse. Klin. Wschr. **1949**b, 617—622. — Anat. Nachr. **1**, 77—78 (1950). — Vegetative Zwischenhirnkerne und Neurohypophyse. Verh. der Dtsch. Ges. für Pathologie. 33. Tagg in Kiel 1949. Stuttgart: Piscator-Verlag. — Die elektive Darstellung einer marklosen diencephalen Bahn. Mikroskopie (Wien) **5**, 289—292 (1950). — Zwischenhirn und Neurohypophyse. Med. Mschr. **1951**, 466—470. — Zwischenhirn-Hypophysensystem, Neurosekretion und Nebenniere. Geburtsh. u. Frauenheilk. **13**, 193—212 (1953a). — Über das Zwischenhirn-Hypophysensystem von Fischen. Z. Zellforsch. **38**, 275 bis 298 (1953b). — **Bargmann, W.,** u. **W. Hild:** Über die Morphologie der neurosekretorischen Verknüpfung von Hypothalamus und Neurohypophyse. Acta anat. (Basel) **8**, 264—280 (1949). — **Bargmann, W., W. Hild, R. Ortmann** u. **Th. H. Schiebler:** Morphologische und experimentelle Untersuchungen über das hypothalamisch-hypophysäre System. Acta neurovegetativa (Wien) **1**, 233—275 (1950). — **Bargmann, W.,** u. **K. Jacob:** Über Neurosekretion im Zwischenhirn der Vögel. Z. Zellforsch. **36**, 556—562 (1952). — **Bargmann, W.,** and **E. Scharrer:** The site of origin of the hormones of the posterior pituitary. Amer. Scientist **39**, 255—259 (1951). — **Benoit, J.,** et **I. Assenmacher:** Dispositifs nerveux de l'éminence médiane: leurs rapports avec la vascularisation hypophysaire chez le canard domestique. C. r. Soc. Biol. Paris **145**, 1395—1398 (1951). — Influences de lésions hautes et basses de l'infundibulum sur la gonadostimulation chez le Canard domestique. C. r. Acad. Sci. Paris **235**, 1547—1549 (1952). — **Bensley, R. R.:** Facts versus artefacts in cytology: The Golgi apparatus. Exper. Cell. Res. 2, 1—9 (1951). — **Berblinger, W.:** Hypophyse und Zwischenhirn. Verh. Dtsch. Path. Ges. 19. Tagg. Göttingen 16.—18. April 1923. Zbl. Path. (Erg.-H.) **33**, 259—266 (1923). — **Bergquist, H.:** Zur Morphologie des Zwischenhirns bei niederen Wirbeltieren. Acta zool. (Stockh.) **13**, 57—303 (1932). — **Biedl, A.:** Über das Adrenalgewebe bei Wirbellosen. Verh. 8. Internat. Zool.-Kongr., Graz 1910. S. 503—505. Jena 1912. — **Bliss, D. E.:** Metabolic effects of sinus gland or eyestalk removal in the land crab, Gecarcinus lateralis. Anat. Rec. 111, 502—503 (1951). — **Bliss, D. E.,** and **J. H. Welsh:** The neurosecretory system of brachyuran crustacea. Biol. Bull. **103**, 157—169 (1952). — **Bobin, G.,** et **M. Durchon:** Étude histologique du cerveau de Perinereis cultrifera Grube (annélide polychète). Mise en evidence d'un complexe cérébro-vasculaire. Arch. Anat. microsc. et Morph. exper. 41, 25—40 (1952). — **Bodian, D.:** Nerve endings, neurosecretory substance and lobular organization of the neurohypophysis. Bull. Hopkins Hosp. 89, 354—376 (1951). — **Bodian, T.,** and **T. H. Maren:** The effect of neuro- and adenohypophysectomy on retrograde degeneration in hypothalamic nuclei of the rat. J. Comp. Neur. 94, 485—511 (1951). — **Bogoraze, D.,** et **P. Cazal:** Recherches histologiques sur le système nerveux du poulpe: les neurones, le tissu interstitiel et les éléments neuricrines. Archives de Zool. **83**, 413—444 (1944). — Remarques sur le système stomatogastrique du poulpe (Octopus vulgaris Lamarck). Archives de Zool. 84, 115—131 (1946). — **Bonvallet, M., P. Dell, F. S. Stutinsky** et **M. Beauvallet:** Rôle du système supraoptico-hypophysaire dans le contrôle du métabolisme de l'eau au cours des réactions de régulation thermique. C. r. Soc. Biol. Paris **142**, 937—941 (1948). — **Boon, A. A.:** Comparative anatomy and physiopathology of the autonomic hypothalamic centres. Dissertation. Haarlem: De Erven F. Bohn N. V. 1938. Auch in: Acta psychiatr. (København) Suppl. 18, 1—129 (1938). — **Bounhiol, J. J.:** Endocrinologie de la métamorphose des lépidoptères. Bull. biol. France et Belg. Suppl. **33**, 27—51 (1949). — L'achèvement de la métamorphose et la mue imaginale seraient commandés par le cerveau à la fin de la vie larvaire chez Bombyx mori L. C. r. Acad. Sci. Paris **235**, 671—672 (1952). — **Bowen, R. H.:** The cytology of glandular secretion. Quart. Rev. Biol. 4, 299—324, 484—519 (1929). — **Bowman, T. E.:** Chromatophorotropins in the central nervous organs of the crab, Hemigrapsus oregonensis. Biol. Bull. **96**, 238—245 (1949). — **Boyden, A.:** Homology and analogy: A century after the definitions of „homologue" and „analogue" of Richard Owen. Quart. Rev. Biol. 18, 228—241 (1943). — **Boylston, G. A.,** and **A. C. Ivy:** An antidiuretic substance present in the urine of dehydrated rats. Proc. Soc. Exper. Biol. a. Med. 38, 644—647 (1938). — **Bretschneider, L. H.,** and **J. J. Duyvené de Wit:** Sexual endocrinology of non-mammalian vertebrates. Monogr. Progr. Res. Holland dur. the war (New York, Amsterdam, etc., Elsevier, 1947). 146 S. — **Brodal, A.:** Nevro-Sekresjon og Hypofysens Baklapp. Tidsskr. Norsk. Laegefor. **1952**, Nr. 19, 1. — **Brown, F. A.:** The controlling mechanism of chromatophores in Palaemonetes. Proc. Nat. Acad. Sci. U.S.A. **19**, 327—329 (1933). — The control of pigment migration within the chromatophores of Palaemonetes vulgaris. J. of Exper. Zool. 71, 1—15 (1935). — Hormones in the crustacea. Their sources and activities. Quart. Rev. Biol. 19, 32—46, 118—143 (1944). — The source and activity of Crago-darkening hormone (CDH). Physiol. Zool. 19, 215—223 (1946). — Studies on the physiology of Uca red chromatophores. Biol. Bull. **98**, 218—226 (1950). — Regulation of distal retinal pigment cells of the crustacean compound eye. Anat. Rec. 111, 442 (1951). — Hormones in crustaceans. In The action of hormones in plants and invertebrates, herausgeg. von K. V. Thimann. New York: Academic Press 1952. — **Brown, F. A.,** and **O. Cunningham:** Influence of the sinus gland of crustaceans on normal viability and ecdysis. Biol. Bull. **77**, 104—114 (1939). — Upon the presence and distribution of a chromatophorotropic principle in the central nervous system of Limulus. Biol. Bull. 81, 80—95 (1941). — **Brown, F. A.,** and **H. E. Ederstrom:** Dual control of certain black chromatophores of Crago. J. of Exper. Zool. 85, 53—69 (1940). — **Brown, F. A.,** and **M. Fingerman:** Differentiation of black- and red-dispersing factors from the brain of the fiddler crab, Uca. Federat. Proc. 10, 20—21 (1951). — **Brown, F. A., M. Fingerman** and **M. N. Hines:** Hormones controlling the distal retinal pigment of Palaemonetes vulgaris. Biol. Bull. 101, 217—218 (1951). — **Brown, F. A., M. N. Hines** and **M. Fingerman:** Hormonal regulation of the distal retinal pigment of Palaemonetes. Biol. Bull. **102**, 212—225 (1952). — **Brown, F. A.,** and **J. M. Klotz:** Separation of two mutually antagonistic chromatophorotropins from the tritocerebral commissure of Crago. Proc. Soc. Exper. Biol. a. Med. **64**, 310—313 (1947). — **Brown, F. A.,** and **A. Meglitsch:** Comparison of the chromatophorotropic activity of insect corpora cardiaca with that of crustacean sinus glands. Biol. Bull. **79**, 409—418 (1940). — **Brown, F. A., and L. M. Saigh:** The comparative distribution of two chromatophorotropic hormones (CDH and CBLH) in crustacean nervous systems. Biol. Bull. **91**, 170—180 (1946). — **Brown, F. A., M. I. Sandeen** and **H. M. Webb:** Responses of the red chromatophores of the fiddler crab. Anat. Rec. **105**, 615 (1949). — Dual control of Palaemonetes red chromatophores. Anat. Rec. **111**, 569 (1951). — **Brown, F. A., H. M. Webb** and **M. I. Sandeen:** The action of two hormones regulating the red chromatophores of Palaemonetes. J. of Exper. Zool. **120**, 391—420 (1952). — **Brown, F. A., and V. J. Wulff:** Chromatophore types in Crago and their endocrine control. J. Cellul. a. Comp. Physiol. **18**, 339—353 (1941). — **Bustamante, M.:** Experimentelle Untersuchungen über die Leistungen des Hypothalamus, besonders bezüglich der Geschlechtsreifung. Arch. f. Psychiatr. **115**, 419—468 (1943). — **Bustamante, M., H. Spatz** u. **E. Weisschedel:** Die Bedeutung des Tuber cinereum des Zwischenhirns für das Zustandekommen der Geschlechtsreifung. Dtsch. med. Wschr. **1942**, 289—292.

Cammermeyer, J.: Is the human area postrema a neuro-vegetative nucleus? Acta anat. (Basel) **2**, 294—320 (1947). — **Carlisle, D. B., e P. F. R. Dohrn:** Studies on Lysmata seticaudata Risso (Crustacea Decapoda). II. Experimental evidence for a growth and moult-accelerating factor obtainable from eyestalks. Pubbl. Staz. zool· Napoli **24**, 69—83 (1953). — **Carlton, E. P.:** The brain and optic ganglion of Leptodora hyalina. Anat. Anz. **13**, 293—304 (1897). — **Caspari, E., u. E. Plagge:** Versuche zur Physiologie der Verpuppung von Schmetterlingsraupen. Naturwiss. **23**, 751—752 (1935). — **Castor, C. W., B. L. Baker, D. J. Ingle** and **C. H. Li:** Effect of treatment with ACTH or cortisone on anatomy of the brain. Proc. Soc. Exper. Biol. a. Med. **76**, 353—357 (1951). — **Cazal, P.:** Réflexions sur quelques phénomènes d'intégration en biologie. Biol. méd. **33**, 1—29 (1943). — Recherches sur les glandes endocrines retrocérébrales des insectes. II. Odonates. Archives de Zool. **85**, 55—82 (1947). — Les glandes endocrines rétrocérébrales des insectes. (Étude morphologique.) Bull. biol. France et Belg. Suppl. **32**, 1—227 (1948). — Les glandes endocrines rétrocérébrales des insectes. Bull. biol. France et Belg. Suppl. **33**, 9—18 (1949). — **Cazal, P., et D. Bogoraze:** Un organe neuricrine du poulpe: La glande pédonculaire. Bull. Inst. Océanogr. Monaco **1943**, Nr 847, 1—10. — La glande épistellaire du poulpe (Octopus vulgaris Lam.) organe neuricrine. Archives de Zool. **84**, 10—22 (1944). — **Chambers, G. H.:** Changes in the rat's posterior pituitary following sodium chloride administration. Anat. Rec. **92**, 391—399 (1945). — **Charlton, H. H.:** The pars magnocellularis of the nucleus preopticus in Amphibia particularly in Urodela. Koninkl. Akad. Wetensch. Amsterdam Proc. **32**, 476—486 (1929). — Comparative studies on the nucleus preopticus pars magnocellularis and the nucleus lateralis tuberis in fishes. J. Comp. Neur. **54**, 237—275 (1932). — **Christ, J.:** Zur Anatomie des Tuber cinereum beim erwachsenen Menschen. Dtsch. Z. Nervenheilk. **165**, 340—408 (1951). — **Clara, M.:** Über die physiologische Regeneration der Nebennierenmarkzellen beim Menschen. Z. Zellforsch. **25**, 221—235 (1936). — Über die Spezifität des histochemischen Vitamin C-Nachweises nach Giroud und Leblond. Mikroskopie (Wien) **7**, 387—396 (1952). — Untersuchungen über die tropfigen Einschlüsse in menschlichen Nervenzellen. Psychiatr., Neurol. u. med. Psychol. **5**, 108—120 (1953). — **Clark, G., and S. C. Wang:** The liberation of a pressor hormone following stimulation of the hypothalamus. Amer. J. Physiol. **127**, 597—601 (1939). — **Collier, R.:** Über den Feinbau der Epiphysis cerebri von Nagetieren und die Frage seiner funktionellen Veränderungen. Z. Zellforsch. **33**, 51—67 (1943). — **Collin, R.:** Passage de la colloïde hypophysaire dans la substance cérébrale chez le chien. C. r. Soc. Biol. Paris **91**, 1334—1335 (1924). — La neurocrinie hypophysaire. Rev. franç. Endocrin. **3**, 213—228 (1925). — La neurocrinie hypophysaire. Étude histophysiologique du complexe tubéro-infundibulo-pituitaire. Arch. de Morph. **28**, 1—102 (1928). — Sur une disposition péri- et endocellulaire remarquable des capillaires sanguins dans le tuber cinereum chez le cobaye. C. r. Soc. Biol. Paris **107**, 713—715 (1931a). — Sur la vascularisation fonctionelle du noyau accessoire de la bandelette optique chez le cobaye dans ses rapports avec la glande pituitaire. (26. réunion de l'Assoc. Anat., Varsovie.) Bull. Assoc. Anatomistes **25**, 124—131 (1931b). — La circulation porte hypophysaire. Rev. franç. Endocrin. **9**, 77—81 (1931c). — Existe-t-il des preuves expérimentales de la neurocrinie hypophysaire? Ann. Méd. **33**, 239—260 (1933). — L'état actuel de la question de la neurocrinie hypophysaire. Ann. Thérapie biol. **7**, 1—21 (1934a). — Les fondements morphologiques de la notion de neurocrinie hypophysaire. État actuel de la question. Ann. de Physiol. **10**, 953—962 (1934b). — La neurocrinie hypophysaire. 38. Réunion Assoc. Anatomistes, Nancy 1951, S. 1—30. — **Collin, R., et J. de Oliveira e Silva:** Neurocrinie ou Neuricrinie. Une preuve inédite du rôle neurotrope de la glande pituitaire. Bull. Histol. appl. **11**, 241—251 (1934). — **Collin, R., et F. Stutinsky:** Les problèmes posés par la neurohypophyse. J. Physiol. et Path. gén. **41**, 7—118 (1949). — **Craigie, E. H.:** Measurements of vascularity in some hypothalamic nuclei of the albino rat. In: The hypothalamus and central levels of autonomic function. Res. Publ. Assoc. Res. Nerv. Ment. Dis. **20**, 310—319 (1940).

Dahlgren, U.: On the electric motor nerve centers in the skates (Rajidae). Science (Lancaster, Pa.) **40**, 862—863 (1914). — **Dalton, A. J.:** Observations of the Golgi substance with the electron microscope. Nature (Lond.) **168**, 244—245 (1951). — **Dammermann, K. W.:** Der Saccus vasculosus der Fische ein Tieforgan. Z. wiss. Zool. **96**, 654—726 (1910). — **Dawson, A. B.:** Hypothalamo-hypophysial relationships in Rana pipiens demonstrated by Gomori's chrom-alum hematoxylin method. Anat. Rec. **112**, 443—444 (1952). — **Dawson, A. B.:** Evidence for the termination of neurosecretory fibers within the pars intermedia of the hypophysis of the frog, Rana pipiens. Anat. Rec. **115**, 63—69 (1953). — **Day, M. F.:** Neurosecretory cells in the ganglia of Lepidoptera. Nature (Lond.) **145**, 264 (1940a). — Possible sources of internal secretions in the heads of some holometabolous insects. Anat. Rec. Suppl. **78**, 150 (1940b). — The function of the corpus allatum in muscoid Diptera. Biol. Bull. **84**, 127—140 (1943). — **De Buen, A. M.:** Papel de la neurosecrecion en los lepidopteros con referencia a su metamorfosis. Diss. Mexico, D. F. Univ. Nac. Auton. de Mexico, Fac. de Ciencias. S. 1—63. 1950. — **Defretin, R.:** Aspects de neurosécrétion chez Nereis irrorata Malmgren. C. r. Acad. Sci. Paris **235**, 100—102 (1952). — **De Lerma, B.:** Ricerche sperimentali sulla metamorfosi dei Ditteri. Boll. Zool. **13**, 109—113 (1942). — L'organo frontale mediale di Ctenolepisma Targionii (Grassi et Rov.): suo valore di organo endocrino. Arch. Zool. ital. **32**, 1—18 (1947). — Endocrinologia degli insetti. Boll. Zool. Suppl. **17**, 67—192 (1950). — Note originali e critiche sulla morfologia comparata degli organi frontali degli Artropodi. Annuar. Ist. e Mus. zool. Univ. Napoli **3**, 1—23 (1951). — **Denis, J. R.:** Études sur l'anatomie de la tête de quelques collemboles suivies de considérations sur la morphologie de la tête des insectes. Archives de Zool. **68**, 1—291 (1928). — **De Robertis, E., y L. Primavesi:** Citología de la neurohipófisis de la rata después de la privación de agua y de la inyección de pitresina. Rev. Soc. argent. Biol. **18**, 363—366 (1942). — **Deroux-Stralla, D.:** Recherches expérimentales sur le rôle des „glandes ventrales" dans la mue et la métamorphose chez Aeschna cyanea Müll. (Odonata). C. r. Acad. Sci. Paris **227**, 1277—1278 (1948). — **Desclin, L.:** A propos des réactions morphologiques du lobe postérieur de l'hypophyse au cours des états de déshydratation chez le Rat blanc. C. r. Soc. Biol. Paris **141**, 438—439 (1947). — **Dicker, S. E., and Chr. Tyler:** Estimation of the antidiuretic, vasopressor and oxytocic hormones in the pituitary gland of dogs and puppies. J. of Physiol. **120**, 141—145 (1953). — **Diehl, F., u. H. Neumann:** Vitamin C-Gehalt des menschlichen Gehirns unter besonderer Berücksichtigung der vegetativen Zentren. Klin. Wschr. **1939**, 418—422. — **Diepen, R.:** Vergleichend-anatomische Untersuchungen über das Hypophysen-Hypothalamus-System bei Reptilien und Amphibien. Verh. Anat. Ges. Erg.-H. z. **99**. Bd. d. Anat. Anz. 79—89. Jena: Gustav Fischer 1952. — **Divry, P.:** Sécrétion ou dégénérescence colloïde au niveau de l'hypothalamus. J. belge Neur. **34**, 649—658 (1934). — **Dollander, A.:** La voie nerveuse opto-tangentielle directe chez le cobaye, S. 1—239. Nancy 1947. — **Drager, G. A.:** The effect of hepatectomy on nerve cell secretion of the hypothalamus. Anat. Rec. **103**, 441 (1949). — Neurosecretion following hypophysectomy. Proc. Soc. Exper. Biol. a. Med. **75**, 712—713 (1950). — **Driggs, M., u. H. Spatz:** Pubertas praecox bei einer hyperplastischen Mißbildung des Tuber cinereum. Virchows Arch. **305**, 567—592 (1939). — **Dupont-Raabe, M.:** Réactions humorales des chromatophores de la larve de Corèthre. C. r. Acad. Sci. Paris **228**, 130—132 (1949a). — Les chromatophores de la larve de Corèthre. Archives de Zool. **86**, 32—39 (1949b). — Les migrations des pigments oculaires chez le phasme. C. r. Acad. Sci. Paris **230**, 873—874 (1950). — Étude morphologique et cytologique du cerveau de quelques phasmides. Bull. Soc. zool. France **76**, 386—397 (1951a). — Étude expérimentale de l'adaptation chromatique chez le phasme, Carausius morosus, Br. C. r. Acad. Sci. Paris **232**, 886—888 (1951b). — Contribution à l'étude du rôle endocrine du cerveau et notamment de la pars intercerebralis chez les phasmides. Arch. zool. expér. gén. **89**, 128—138 (1952a). — Substances chromactives de crustacées et d'insectes. Activité réciproque, répartition, différences qualitatives. Arch. zool. expér. gén. **89**, 102—112 (1952b). — Neurosécrétion chez les phasmides. Bull. Soc. zool. France **77**, 235 (1952c). — **Durchon, M.:** L'ablation du prostomium provoque, chez Néréidiens, la maturation précoce des produits génitaux mâles. C. r. Acad. Sci. Paris **232**, 442—443 (1951).

Eakin, R. M., and F. E. Bush: The development of the neural lobe of the pituitary in hypophysectomized embryos of the tree-frog, Hyla regilla. Anat. Rec. **111**, 544—545 (1951). — **Ehnbom, K.:** Studies on the central and sympathetic nervous system and some sense organs in the head of neuropteroid insects. Opusc. entomol. (Lund) Suppl. **8**, 1—162 (1948). — **Eichner, D.:** Zur Frage der Neurosekretion der Ganglienzellen des Nebennierenmarkes. Z. Zellforsch. **36**, 293—297 (1951). — Zur Frage der Neurosekretion in den Ganglienzellen des Grenzstranges. Z. Zellforsch. **37**, 274—280 (1952a). — Über funktionelle Kernschwellung in den Nuclei supraopticus und paraventricularis des Hundes bei experimentellen Durstzuständen. Z. Zellforsch. **37**, 406—414 (1952b). — Über den morphologischen Ausdruck funktioneller Beziehungen zwischen Nebennierenrinde und neurosekretorischem Zwischenhirnsystem der Ratte. Z. Zellforsch. **38**, 488—508 (1953). — **Ely, F., and W. E. Petersen:** Factors involved in the ejection of milk. J. Dairy Sci. **24**, 211—223 (1941). — **Enami, M.:** Chromatophore activator in the central nervous organs of Uca dubia. Proc. Imp. Acad. Tokyo **19**,

693—697 (1943). — Studies on the controlling mechanism of black chromatophores in the young of a fresh-water crab, Sesarma haematocheir. I. On a humoral principle from several ganglionic tissues as concerned with the pigmentary activities. Physiol. a. Ecol. (Kyoto, Japan) 3, 23—31 (1949). Japanese with English summary. — The sources and activities of two chromatophorotropic hormones in crabs of the genus Sesarma. I. Experimental analyses. Biol. Bull. 100, 28—43 (1951a). — The sources and activities of two chromatophorotropic hormones in crabs of the genus Sesarma. II. Histology of incretory elements. Biol. Bull. 101, 241—258 (1951b). — Mechanism of control of the chromatophore responses in teleosts and crustaceans. J. of Exper. Morph. 7, 1—22 (1951c) [Japanisch]. — Eränkö, O.: The cytology of the nucleus supraopticus of the rat. Ann. med. exper. et biol. fenn. 29, 158—173 (1951a). — Histochemical evidence of intense phosphatase activity in the hypothalamic magnocellular nuclei of the rat. Acta physiol. scand. (Stockh.) 24, 1—6 (1951b).

Finley, K. H.: The capillary bed of the paraventricular and supra-optic nuclei of the hypothalamus. Res. Publ. Assoc. Res. Nerv. Ment. Dis. 18, 94—109 (1938). — The capillary beds of the paraventricular and supra-optic nuclei of the hypothalamus. J. Comp. Neur. 71, 1—19 (1939). — Angio-architecture of the hypothalamus and its peculiarities. Res. Publ. Assoc. Res. Nerv. Ment. Dis. 20, 286—309 (1940). — Fisher, C., and W. R. Ingram: The effect of interruption of the supraoptico-hypophyseal tracts on the antidiuretic, pressor and oxytocic activity of the posterior lobe of the hypophysis. Endocrinology 20, 762—768 (1936). — Fisher, C., W. R. Ingram and S. W. Ranson: Diabetes insipidus and the neurohormonal control of water balance: a contribution to the structure and function of the hypothalamico-hypophyseal system. Ann Arbor, Michigan: Edwards Brothers, Inc. 1938. — Florentin, P.: La neurocrinie hypophysaire interstitielle chez les Téléostéens. C. r. Soc. Biol. Paris 115, 1444—1446 (1934a). — Figures de destruction et de multiplication dans les neurones tubériens chez les Téléostéens. C. r. Soc. Biol. Paris 116, 439—441 (1934b). — Les diverses voies d'excrétion des produits hypophysaires chez les Téléostéens. Notes d'histophysiologie comparée. Rev. franç. Endocrin. 12, 271—286 (1934c). — La vascularisation des neurones végétatifs du diencéphale chez les poissons osseux. Bull. Soc. Sci. Nancy 10, 233—238 (1936). — Quelques documents d'histologie comparée concernant les modalités de la neurocrinie hypophysaire dans la série des vertébrés. Bull. Assoc. Anat. 44, 1—19 (1938). — Foley, J. M., T. D. Kinney and L. Alexander: The vascular supply of the hypothalamus in man. J. of Neuropath. 1, 265—296 (1942). — Foot, N. C.: The Masson trichrome staining methods in routine laboratory use. Stain Technol. 8, 101—110 (1933). — Frost, R., R. Saloum and L. H. Kleinholz: Effect of sinus gland and of eyestalk removal on rate of oxygen consumption in Astacus. Anat. Rec. 111, 572 (1951). — Fukuda, S.: Induction of pupation in silkworm by transplanting the prothoracic gland. Proc. Imp. Acad. Tokyo 16, 414—416 (1940). — The hormonal mechanism of larval molting and metamorphosis in the silkworm. J. Fac. Sci. Tokyo, Sect. IV 6, 477—532 (1944). — Alteration of voltinism in the silkworm by decapitating the pupa. Zool. Mag. (Dobuts. Zasshi) 60, 119—121 (1951a).— Factors determining the production of the non-diapause eggs in the silkworm. Proc. Jap. Acad. 27, 582—586 (1951b). — The production of the diapause eggs by transplanting the suboesophageal ganglion in the silkworm. Proc. Jap. Acad. 27, 672—677 (1951c). — Function of the pupal brain and suboesophageal ganglion in the production of the non-diapause eggs in the silkworm. Annot. zool. japon. 25, 149—155 (1952a). — Alteration of voltinism in the silkworm following transection of pupal esophageal connectives. Proc. Jap. Acad. 28 (1952b).

Gabe, M.: Sur la présence de cellules neuro-sécrétrices chez Dentalium entale Deshayes. C. r. Acad. Sci. Paris 229, 1172—1173 (1949). — Données histologiques sur la neuro-sécrétion chez les Pterotracheidae (Hétéropodes). Rev. canad. de Biol. 10, 391—410 (1951). — Particularités histochimiques de l'organe de Hanström (organe x) et de la glande du sinus chez quelques crustacés décapodes. C. r. Acad. Sci. Paris 235, 90—92 (1952a). — Sur l'emplacement et les connexions des cellules neuro-sécrétrices dans les ganglions cérébroïdes de quelques Chilopodes. C. r. Acad. Sci. Paris 235, 1430—1432 (1952b). — Sur l'existence d'un cycle sécrétoire dans la glande du sinus (organe pseudofrontal) chez Oniscus asellus L. C. r. Acad. Sci. Paris 235, 900—902 (1952c). — Particularités histologiques de la glande du sinus et de l'organe X (organe de Bellonci) chez Sphaeroma serratum Fabr. C. r. Acad. Sci. Paris 235, 973—975 (1952d). — Particularités morphologiques des cellules neuro-sécrétrices chez quelques Prosobranches monotocardes. C. r. Acad. Sci. Paris 236, 323—325 (1953). — Gagel, O.: Krankheiten des vegetativen Systems. In Handbuch der inneren Medizin, Bd. V. Heidelberg: Springer 1953. — Gagel, O., u. W. Mahoney: Zur Frage des Zwischenhirn-Hypophysensystems. Z. Neur. 156, 594—613 (1936). — Gaskell, J. F.: The chromaffine system of annelids and the relation of this system to the contractile vascular system in the leech, Hirudo medicinalis. A contribution to the comparative physiology of the contractile vascular system and its regulators, the adrenalin-secreting system and the sympathetic nervous system. Phil. Trans. Roy. Soc. Lond., Ser. B 205, 153—211 (1914). — Adrenalin in annelids. A contribution to the comparative study of the origin of the sympathetic and the adrenalin-secreting systems and of the vascular muscles which they regulate. J. Gen. Physiol. **2**, 73—85 (1919/20). — **Gatenby, J. B.,** et **J. Leslie-Ellis:** The vertebrate neurone, the pituitary and sudan black. Cellule **54**, 151—162 (1951). — **Gaupp, R.:** Diabetes insipidus und Zwischenhirn. Klin. Wschr. **1934**, 1012—1014. — Die histologischen Befunde und bisherigen Erfahrungen über die Zwischenhirnsekretion des Menschen. Z. Neur. **154**, 314—330 (1935). — Über sekretorisch tätige Ganglienzellen im Zwischenhirn des Menschen. Dtsch. Z. Nervenheilk. **139**, 219—221 (1936a). — Über „Kolloid"-Einschlüsse der Nervenzellen. Z. Neur. **154**, 673—676 (1936b). — Die Neurosekretion des Sympathicus. Z. Neur. **160**, 357—360 (1938). — Die morphologischen Grundlagen zur Theorie einer Neurosekretion des vegetativen Systems. Z. Neur. **165**, 273—278 (1939). — **Gaupp, R.,** u. **E. Scharrer:** Die Zwischenhirnsekretion bei Mensch und Tier. Z. Neur. **153**, 327—355 (1935). — **Geiling, E. M. K.,** and **F. K. Oldham:** The neuro-hypophysis. J. Amer. Med. Assoc. **116**, 302—306 (1941). — **Gerard, R. W.:** Nerve metabolism. Physiologic. Rev. **12**, 469—592 (1932). — **Gersh, I.:** Relation of histological structure to the active substances extracted from the posterior lobe of the hypophysis. Res. Publ. Assoc. Res. Nerv. Ment. Dis. **17**, 433—436 (1938). — The structure and function of the parenchymatous glandular cells in the neurohypophysis of the rat. Amer. J. Anat. **64**, 407—443 (1939). — **Gersh, I.,** and **C. McC. Brooks:** Correlation of physiological and cytological changes in the neurohypophysis of rats with experimental diabetes insipidus. Endocrinology **28**, 6—19 (1941). — **Gersh, I.,** and **A. L. Tarr:** The so-called hyaline bodies of Herring in the posterior lobe of the hypophysis. Anat. Rec. **63**, 231—238 (1935). — **Gilman, A.,** and **L. Goodman:** The secretory response of the posterior pituitary to the need for water conservation. J. of Physiol. **90**, 113—124 (1937). — **Gomori, G.:** Observations with differential stains on human islets of Langerhans. Amer. J. Path. **17**, 395—406 (1941). — Aldehyde-Fuchsin: A new stain for elastic tissue. Amer. J. Clin. Path. **20**, 665—666 (1950). — **Goslar, H. G.:** Vergleichende cytologische Untersuchungen zur Frage der Neurosekretion im Hypothalamus. I. Mitt. Acta neurovegetativa (Wien) **4**, 381—408; II. Mitt. Acta neurovegetativa (Wien) **5**, 25—54 (1952). — **Gray, S. W.,** and **W. Ford:** The effect of the crustacean eye-stalk hormone upon water metabolism and melanophore expansion in the frog. Endocrinology **26**, 160—162 (1940). — **Green, J. D.,** and **G. W. Harris:** Observation of the hypophysio-portal vessels of the living rat. J. of Physiol. **108**, 359—361 (1949). — **Greer, M. A.:** Evidence of hypothalamic control of the pituitary release of thyrotrophin. Proc. Soc. Exper. Biol. a. Med. **77**, 603—608 (1951). — **Greving, R.:** Die zentralen Anteile des vegetativen Nervensystems. In Handbuch der mikroskopischen Anatomie des Menschen, herausgeg. von W. v. Möllendorff, Bd. 4, Teil 1, S. 917—1060. 1928. — **Griffiths, M.:** The relationship between the secretory cells of the pars nervosa of the hypophysis and classical neuroglia. Endocrinology **26**, 1032—1041 (1940).

Hadorn, E., u. **G. Frizzi:** Experimentelle Untersuchungen zur Melanophoren-Reaktion von Corethra. Rev. suisse Zool. **56**, 306—316 (1949). — **Hagen, E.:** Neurohistologische Untersuchungen an der menschlichen Hypophyse. Z. Anat. **114**, 640—679 (1949/50). — Über die feinere Histologie einiger Abschnitte des Zwischenhirns und der Neurohypophyse des Menschen. Acta anat. (Basel) **16**, 367—415 (1952). — **Haller, B.:** Untersuchungen über marine Rhipidoglossen. II. Textur des Centralnervensystemes und seiner Hüllen. Morph. Jb. **11**, 321—436 (1886). — **Hamaker, J. I.:** The nervous system of Nereis virens Sars. Bull. Mus. of Comp. Zool. Harvard Coll. **32**, 89—124 (1898). — **Hanström, B.:** Neue Untersuchungen über Sinnesorgane und Nervensystem der Crustaceen. I. Z. Morph. u. Ökol. Tiere **23**, 80—236 (1931). — Neue Untersuchungen über Sinnesorgane und Nervensystem der Crustaceen. II. Zool. Jb., Abt. Anat. u. Ontog. **56**, 387—520 (1933). — Über das Organ X, eine inkretorische Gehirndrüse der Crustaceen. Psychiatr. Bl. (holl.) (Festbundel A. Kappers) Jg. 1934, Nr 3/4, 1—14 (1934a). — Neue Untersuchungen über Sinnesorgane und Nervensystem der Crustaceen. IV. Ark. Zool. (schwed.) A **26**, 1—66 (1934b). — Preliminary report on the probable connection between the blood gland and the chromatophore activator in decapod crustaceans. Proc. Nat. Acad. Sci. U.S.A. **21**, 584—585 (1935). — Ein eigenartiges Rhynchotengehirn. Opusc. entomol. (Lund) **1**, 20—26 (1936). — Die Sinusdrüse und der hormonal bedingte Farbwechsel der Crustaceen. Kgl. Svensk. Vetensk. Handl. **16**, 1—99 (1937a). — Inkretorische Organe und Hormonfunktionen bei den Wirbellosen. Erg. Biol. **14**, 143—224 (1937b). — Untersuchungen aus dem Öresund. XXVI. Zwei Probleme betreffs der hormonalen Lokalisation im Insektenkopf. Lunds Univ. Årsskr., N. F. Avd. 2 **34**, No 16, 1—17 (1938). — Hormones in Invertebrates. Oxford Univ. Press 1939. 198 S. — Inkretorische Organe, Sinnesorgane und Nervensystem des Kopfes einiger niederer Insektenordnungen. Kgl. Svensk. Vetensk. Handl. **18**, No 8, 1—265 (1940a). — Die chromatophorenaktivierende Substanz des Insektenkopfes. Lunds Univ. Årsskr., N.F., Avd. 2 **36**, No 12, 1—20 (1940b). — Einige Parallelen im Bau und in der Herkunft der inkretorischen Organe der Arthropoden und der Vertebraten. Lunds Univ. Årsskr., N. F., Avd 2, **37**, No 4, 1—19 (1941). — Die Corpora cardiaca und Corpora allata der Insekten. Biol. generalis (Wien) **15**, 485—531

(1942). — Ergänzende Beobachtungen über das Corpus cardiacum und das Stirnauge der Machiliden und das Gehirn der Campodeiden. Kgl. Fysiogr. Sällsk. Lund Förh. 13, No. 12, 1—5 (1943a). — Der Lobus dorsomedialis von Lygaeus equestris. Lunds Univ. Årsskr., N. F., Adv. 2, 38, No. 8, 1—12 (1943b). — The hypophysis in a tiger (Felis tigris) and an Indian elephant (Elephas maximus). Lunds Univ. Årsskr., N. F., Avd. 2, 42, No. 8, 1—24 (1946). — Three principal incretory organs in the animal kingdom. Kopenhagen: E. Munksgaard 1947a. 62 S. — The brain, the sense organs and the incretory organs of the head in the crustacea malacostraca. Lunds Univ. Årsskr., N. F., Avd. 2, 43, No. 9, 1—45 (1947b). — A comparative study of the pituitary in monkeys, apes, and man. Lunds Univ. Årsskr., N. F., Avd. 2, 44, No. 10, 1—36 (1948). — The brain, the sense organs, and the incretory organs of the head in the crustacea malacostraca. Bull. biol. France et Belg. Suppl. 33, 98—126 (1949a). — Three principal incretory organs in the animal kingdom, the sinus gland in crustaceans, the corpus cardiacumallatum in insects, the hypophysis in vertebrates. Bull. biol. France et Belg. Suppl. 33, 182 bis 209 (1949b). — The pituitary in some south american and oriental mammals. Lunds Univ. Årsskr., N. F., Avd. 2, 46, No. 3, 1—20 (1950). — Transportation of colloid from the neurosecretory hypothalamic centres of the brain into the blood vessels of the neural lobe of the hypophysis. Kgl. Fysiogr. Sällsk. Lund Förh. 22, No. 6, 1—5 (1952a). — The hypophysis in some South-African Insectivora, Carnivora, Hyracoidea, Proboscidea, Artiodactyla, and Primates. Ark. Zool. (Stockh.) 4, 187—294 (1952b). — Neurosecretory pathways in the head of crustaceans, insects and vertebrates. Nature (Lond.) 171, 72—73 (1953). — **Hara, J.:** On the hormones regulating the frequency of the heart beat in the shrimp, Paratya compressa. Annot. zool. japon. 25, 162—171 (1952). — **Hare, K., R. C. Hickey** and **R. S. Hare:** The renal excretion of an antidiuretic substance by the dog. Amer. J. Physiol. 134, 240—244 (1941). — **Harms, J. W.:** Über ein inkretorisches Cerebralorgan bei Lumbriciden, sowie Beschreibung eines verwandten Organs bei drei neuen Lycastis-Arten. Arch. Entw.mechan. 143, 332—346 (1947/49). — **Harper, E. O.,** and **P. A. Mattis:** Uptake of radioactive thyroxine by the tuber cinereum and hypophysis in thyreoidectomized rabbits. Federat. Proc. 10, 306 (1951). — **Harris, G. W.:** The innervation and actions of the neurohypophysis; an investigation using the method of remote-control stimulation. Philos. Trans. Roy. Soc. Lond., Ser. B 232, 385—441 (1947). — Neural control of the pituitary gland. Physiologic. Rev. 28, 139—179 (1948). — **Haterius, H. O.:** Evidence of pituitary involvement in the experimental control of water diuresis. Amer. J. Physiol. 128, 506—513 (1939/40). — **Haterius, H. O.,** and **J. K. W. Ferguson:** Evidence for the hormonal nature of the oxytocic principle of the hypophysis. Amer. J. Physiol. 124, 314—321 (1938). — **Havel, V. J.,** and **L. H. Kleinholz:** Effect of seasonal variation, sinus gland removal, and eyestalk removal on concentration of blood calcium in Astacus. Anat. Rec. 111, 571 (1951). — **Hechst, B.:** Diabetes insipidus nach epidemischer Encephalitis mit histologischem Befund. Dtsch. Z. Nervenheilk. 134, 182 bis 190 (1934). — **Heier, P.:** Fundamental principles in the structure of the brain. A study of the brain of Petromyzon fluviatilis. Acta anat. (Basel) Suppl. 8, 1—213 (1948). — **Heinbecker, P.,** and **M. Pfeiffenberger:** Further clinical and experimental studies on the pathogenesis of Cushing's Syndrome. Amer. J. Med. 9, 3—23 (1950). — **Heller, H.:** Antidiuretic hormone in pituitary glands of new-born rats. J. of Physiol. 106, 28—32 (1947). — The comparative physiology of the neurohypophysis. Experientia (Basel) 6, 368—376 (1950). — **Heller, H.,** and **B. Smith:** The water-balance principle of crustacean eye-stalk extracts. Nature (Lond.) 159, 544—545 (1947). — The water-balance principle of crustacean eye-stalk extracts. J. of Exper. Biol. 25, 388—394 (1948). — **Herzog, E.:** Zur Frage des Pigmentes und einer möglichen Neurosekretion in den sympathischen Ganglien. Beitr. path. Anat. 101, 390—409 (1938). — **Hickey, R. C., K. Hare** and **R. S. Hare:** Some cytological and hormonal changes in the posterior lobe of the rat's pituitary after water deprivation and stalk section. Anat. Rec. 81, 319—331 (1941). — **Hild, W.:** Zur Frage der Neurosekretion im Zwischenhirn der Schleie (Tinca vulgaris) und ihrer Beziehungen zur Neurohypophyse. Z. Zellforsch. 35, 33—46 (1950). — Experimentell-morphologische Untersuchungen über das Verhalten der „Neurosekretorischen Bahn" nach Hypophysenstieldurchtrennungen, Eingriffen in den Wasserhaushalt und Belastung der Osmoregulation. Virchows Arch. 319, 526—546 (1951a). — Vergleichende Untersuchungen über Neurosekretion im Zwischenhirn von Amphibien und Reptilien. Z. Anat. 115, 459—479 (1951b). — Das Verhalten des neurosekretorischen Systems nach Hypophysenstieldurchschneidung und die physiologische Bedeutung des Neurosekrets. Acta neurovegetativa (Wien) 3, 81—91 (1951c). — Neurosekretion und Hypophysenhinterlappenhormone. Verh. anat. Ges. (49. Verslg Heidelberg 16. bis 19. April 1951) 1951d. — Über Neurosekretion im Zwischenhirn des Menschen. Z. Zellforsch. 37, 301—316 (1952a). — Weitere Untersuchungen über die Neurosekretion bei Mensch und Hund. Verh. anat. Ges. (50. Verslg Marburg a. d. Lahn) 1952b. — **Hild, W., u. G. Zetler:** Über das Vorkommen der drei sog. „Hypophysenhinterlappenhormone" Adiuretin, Vasopressin und Oxytocin im Zwischenhirn als wahrscheinlicher Ausdruck einer neurosekretorischen Leistung der Ganglienzellen der Nuclei supraopticus und paraventricularis. Experientia

(Basel) 7, 189 (1951a). — Über das Vorkommen der Hypophysenhinterlappenhormone im Zwischenhirn. Arch. exper. Path. u. Pharmakol. 213, 139—153 (1951b). — Neurosekretion und Hormonvorkommen im Zwischenhirn des Menschen. Klin. Wschr. 1952a, 433—439. Vergleichende Untersuchungen über das Vorkommen der Hypophysenhinterlappenhormone im Zwischenhirn einiger Säugetiere. Dtsch. Z. Nervenheilk. 167, 205—214 (1952b). — Experimenteller Beweis für die Entstehung der sog. Hypophysenhinterlappenwirkstoffe im Hypothalamus. Pflügers Arch. 257, 169—201 (1953a). — Über die Funktion des Neurosekrets im Zwischenhirn-Neurohypophysensystem als Trägersubstanz für Vasopressin, Adiuretin und Oxytocin. Z. exper. Med. 120, 236—243 (1953b). — **Hillarp, N. Å.:** Cell reactions in the hypothalamus following overloading of the antidiuretic function. Acta endocrinol. (Københ.) 2, 33—43 (1949). — **Hirsch, G. C.:** Form- und Stoffwechsel der Golgi-Körper. Protoplasma-Monogr. 18, 1—294 (1939). — **Hölscher, B.,** u. **J. Finger:** Über das Fehlen des diuresehemmenden Prinzips im Zentralnervensystem. Arch. f. Psychiatr. u. Z. Neur. 181, 611—620 (1949). — **Ho-Nien-Chu:** The cell masses of the diencephalon of the opossum Didelphis virginiana. Monogr. Nat. Res. Inst. Psychol. Acad. Sinica 1932, No 2, 1—36. — **Hosoi, T.:** Chromatophore activating substance in the shrimps. J. Fac. Sci., Imp. Univ. Tokyo 3, 265—270 (1934). — **Hosselet, C.:** Le chondriome et la fonction sécrétrice dans les cellules nerveuses géantes chez Phryganea grandis. Le chondriome réticulaire. C. r. Soc. Biol. Paris 100, 1078—1080 (1929). — **Hubl, H.:** Die inkretorischen Zellelemente im Gehirn der Lumbriciden. Arch. Entw.-mechan. 146, 421—432 (1953). — **Hume, D. M.,** and **G. J. Wittenstein:** The relationship of the hypothalamus to pituitary-adrenocortical function. Proceedings of the first Clinical ACTH Conference, S. 134—147. Philadelphia u. Toronto: Blakiston & Co. 1950. — **Hydén, H.:** Protein metabolism in the nerve cell during growth and function. Acta physiol. scand. (Stockh.) Suppl. 17, 1—136 (1943).

Ichikawa, M., S. Kaji, K. Yatsushika and **J. Nishiitsutsuji:** Mechanism of hormonal control of insect metamorphosis. Zool. Mag. Jap. 60, 25—26 (1950) [Japanisch]. — **Ichikawa, M.,** and **J. Nishiitsutsuji:** Studies on the insect metamorphosis. I. Role of the brain in the imaginal differentiation of Lepidopterans. Annot. zool. japon. 24, 205—211 (1951). — Studies on insect metamorphosis. II. Determination of the critical period for pupation in the Eri-silkworm, Philosamia cynthia ricini. Annot. zool. japon. 25, 143—148 (1952). — **Ingram, W. R., L. Ladd** and **J. T. Benbow:** The excretion of antidiuretic substance and its relation to the hypothalamico-hypophyseal system in cats. Amer. J. Physiol. 127, 544—551 (1939). — **Ito, T.,** and **K. Nagahiro:** Zytologische Untersuchungen über die intramuralen Ganglienzellen des Verdauungstraktes. Über die Ganglienzellen der Darmwand der Ratte, mit besonderer Berücksichtigung auf die Sekretkörnchen ähnlichen Granula in den intramuralen Ganglienzellen. Fol. anat. japon. 15, 609—634 (1937). — **Ito, Toshio,** u. **Kazuko Oishi:** Zytologische Untersuchung der Zwischenhirndrüse von Bufo vulgaris japonicus. Okajimas Fol. anat. jap. 23, 35—50 (1950).

Joly, P.: La fonction ovarienne et son contrôle humoral chez les Dytiscides. Archives de Zool. 84, 49—164 (1945). — Déterminisme de la pigmentation chez Acrida turrita L. (Insecte orthoptéroïde.) C. r. Acad. Sci. Paris 235, 1054—1056 (1952).

Kappers, C. U. A., G. C. Huber and **E. C. Crosby:** The comparative anatomy of the nervous system of vertebrates, including man. New York: Macmillan & Co. 1936. — **Keller, A. D.:** Elimination of the pars nervosa without eliciting diabetes insipidus. Endocrinology 30, 408—422 (1942). — **Kincaid, F. D.,** and **B. T. Scheer:** Hormonal control of metabolism in crustaceans. IV. Relation of tissue composition of Hemigrapsus nudus to intermolt cycle and sinus gland. Physiol. Zool. 25, 372—380 (1952). — **Knoche, H.:** Neurohistologische Untersuchungen am Hypophysenzwischenhirnsystem des Hundes. Verh. Anat. Ges. Erg.-H. z. 99. Bd. d. Anat. Anz. 93—95. Jena: Gustav Fischer 1952. — **Knowles, F. G.:** The control of the white reflecting chromatophores in crustacea. Pubbl. Staz. zool. Napoli 17, 174—182 (1939). — Hormone production within the nervous system of a crustacean. Nature (Lond.) 167, 564—565 (1951). — **Knowles, F. G. W.:** Endocrine activity in the crustacean nervous system. Proc. Roy. Soc. Lond., Ser. B 141, 248—267 (1953a). — Neurosecretory pathways in the prawn, Leander serratus. Nature (Lond.) 171, 131—132 (1953b). — **Koella, W.:** Die Beeinflussung der Harnsekretion durch hypothalamische Reizung. Helvet. physiol. Acta 7, 498—514 (1949). — Significance of hypophyseo-diencephalic system for water excretion. Schweiz. med. Wschr. 1951, 819—822. — **Koller, G.:** Rhythmische Bewegung und hormonale Steuerung bei den Malpighischen Gefäßen der Insekten. Biol. Zbl. 67, 201—211 (1948). — **Kopeć, S.:** Studies on the necessity of the brain for the inception of insect metamorphosis. Biol. Bull. 42, 323—342 (1922). — **Kopenec, A.:** Farbwechsel der Larve von Corethra plumicornis. Z. vergl. Physiol. 31, 490—505 (1949). — **Kovács, K.,** u. **D. Bachrach:** Hypothalamus and water metabolism. Studies on the antidiuretic substance of the hypothalamus and hypophysis. Acta med. scand. (Stockh.) 141, 137—152 (1951). — **Kratzsch, E.:** Experimentellmorphologische Untersuchungen am Zwischenhirn-Hypophysensystem der Ratte bei Polyurie infolge Alloxanvergiftung (mit besonderer Berücksichtigung der Pituicyten). Z. Zellforsch.

36, 371—380 (1951). — **Krieger, V. I.,** and **T. B. Kilvington:** The failure to detect antidiuretic substance in the blood and urine of dehydrated rats. Austral. J. Exper. Biol. a. Med. Sci. 29, 77—84 (1951). — **Kroll, F. W.:** Humorale Übertragbarkeit nervöser Wirkungen. Fortschr. Neur. 8, 93—104 (1936). — **Krüger, P.:** Studien an Cirripedien. III. Die Zementdrüsen von Scalpellum. Über die Beteiligung des Zellkerns an der Sekretion. Arch. mikrosk. Anat. 97, 839—872 (1923). — Die Rolle des Kerns im Zellgeschehen. Naturwiss. 14, 1021—1029 (1926). — **Kühn, A.,** u. **H. Piepho:** Über hormonale Wirkungen bei der Verpuppung der Schmetterlinge. Nachr. Ges. Wiss. Göttingen, Biol. 2, 141—154 (1936). — **Kurotsu, T.:** Über den Nucleus magnocellularis periventricularis bei Reptilien und Vögeln. Koninkl. Akad. Wetensch. Amsterdam 38, 784—797 (1935). — **Kurotsu, T.,** u. **H. Kondo:** Über die Beziehungen zwischen dem Jahreszyklus und der feineren Zellstruktur des Nucleus praeopticus magnocellularis bei Bufo vulgaris japonicus Schlegel. Jap. J. Med. Sci., Anat. 9, 64 (1941).

Laidlaw, A. E., and **M. A. Kennard:** Effects of anesthesia on the blood supply to the hypothalamus. Amer. J. Physiol. 129, 650—658 (1940). — **Lancaster, S.:** Nature of the chromaffin nerve cells in certain annulates and arthropods. Trans. Amer. Microsc. Soc. 58, 90—96 (1939). — **Laqueur, G. L.:** Observations on the Gomori substance in the hypothalamus of dogs and rats under normal and experimental conditions. Amer. J. Path. 28, 521—522 (1952). — **Legendre, R.:** Contribution à la connaissance de la cellule nerveuse. La cellule nerveuse d'Helix pomatia. Archives Anat. microsc. 10, 287—554 (1909). — **Lehmann, H. J.,** u. **H. H. Stange:** Über das Vorkommen vakuolenhaltiger Ganglienzellen im Ganglion cervicale uteri trächtiger und nichtträchtiger Ratten. Z. Zellforsch. 38, 230—236 (1953). — **Lennette, E. H.,** and **E. Scharrer:** Neurosecretion. IX. Cytoplasmic inclusions in peripheral autonomic ganglion cells of the monkey. Anat. Rec. 94, 85—92 (1946). — **Leveque, T. F.,** and **E. Scharrer:** Pituicytes and the origin of the antidiuretic hormone. Endocrinology 52, 436—447 (1953). — **Levinson, L. B.:** Die Morphologie der Sekretion in den neurosekretorischen Zellen. Dokl. Akad. Nauk SSSR. N. S. 83, 745—748 (1952). (Russisch.) — **Leydig, F.:** Lehrbuch der Histologie. Hamm: Grote 1857. — **L'Helias, C.:** Étude des glandes endocrines postcérébrales de la larve d'Apis mellifica (Hyménoptère). Bull. Soc. zool. France 75, 70—74 (1950). — Expériences de ligatures chez la larve d'Apis mellifica. C. r. Soc. Biol. Paris 145, 233—234 (1951). — Étude des glandes endocrines postcérébrales et du cerveau de la larve des Lophyrus pini (L.) et rufus (André) (Hyménoptères). Bull. Soc. zool. France 77, 106 bis 112 (1952). — **Lhoste, J.:** Sur la présence de ganglions épipharyngiens chez Forficula auricularia. C. r. Acad. Sci. Paris 232, 264—266 (1951). — Données histophysiologiques sur les cellules neurosécrétrices céphaliques et le complexe rétrocérébral de Forficula auricularia L. Arch. Zool. expér. gén. 89, 169—183 (1953). — **Loewi, O.:** Über humorale Übertragbarkeit der Herznervenreizung. I. Pflügers Arch. 189, 239—242 (1921).

Macher, E.: Zellkernschwellungen der Nuclei supraopticus und paraventricularis bei Dursttieren. Verh. Anat. Ges. Erg.-H. z. 99. Bd. d. Anat. Anz. 95—102. Jena: Gustav Fischer 1952. **Magoun, H. W., C. Fisher** and **S. W. Ranson:** The neurohypophysis and water exchange in the monkey. Endocrinology 25, 161—174 (1939). — **Magruder, S. R.:** Certain aspects of peripheral ganglion cells in Fundulus. Anat. Rec. 97, 420 (1947). — **Mahoney, W.,** and **D. Sheehan:** The pituitary-hypothalamic mechanism: Experimental occlusion of the pituitary stalk. Brain 59, 61—75 (1936). — **Maruyama, K.:** 1952 (im Druck). — **Matsumoto, F.:** Gonad inhibitory principle in crabs. Zool. Mag. Jap. 60, 13 (1951) [Japanisch]. — **Mazzi, V.:** Caratteri strutturali e funzionali dei nuclei preottici nei Teleostei (Anguilla vulgaris Cuv.). Arch. ital. Anat. 46, 1—76 (1941). — Attività secretoria nel nucleo magnocellulare preottico di Triturus cristatus carnifex (Laur.). Rend. Accad. naz. Lincei, Ser. VIII 3, 155—161 (1947). — Peculiari riassestamenti della sostanza cromofila con caratteri neurosecretori nelle cellule del nucleo della radice mesencefalica del trigemino del Tritone crestato. Rend. Accad. naz. Lincei, Ser. VIII 4, 109—115 (1948a). — Neurosecrezione e sintesi di proteine. Rend. Accad. naz. Lincei, Ser. VIII 4, 214—219 (1948b). — Brevi considerazioni sue fenomeni neurosecretori. Monit. zool. ital. Suppl. al 57, 128—129 (1949). — Caratteri secretori e nervosi delle cellule del nucleo magnocellulare preottico nei Teleostei. Rend. Accad. naz. Lincei, Ser. VIII 12, 347—350 (1952a). — I fenomeni neurosecretori nel nucleo magnocellulare preottico dei selaci e dei ciclostomi. Riv. Biol. 44, 429—449 (1952b). — Rilievi e considerazioni sugli effetti della interruzione dei rapporti vascolari e nervosi fra ipotalamo ed ipofisi nel maschio del Tritone crestato. Rend. Accad. naz. Lincei Ser. VIII 12, 605—611 (1952c). — I fenomeni neurosecretori nella femmina del Tritone crestato in condizioni sperimentali. Z. Zellforsch. (im Druck). — **McConnell, E. M.:** The arterial blood supply of the human hypophysis cerebri. Anat. Rec. 115, 175—203 (1953). — **McIntosh, W. C.:** On the central nervous system, the cephalic sacs, and other points in the anatomy of the Lineidae. J. Anat. Physiol. 10, 231—252 (1876). — **McVay, J. A.:** Physiological experiments upon neurosecretion, with special reference to Lumbricus and Cambarus. Diss. Northwestern Univ. Evanston, Ill. USA. 1942. — **Melville, E. V.,** and **K. Hare:** Antidiuretic material in the supraoptic nucleus. Endocrinology 36, 323—339 (1945). — **Mendes, E. G.:** The „x-organ" of Ocypoda albicans

Bosc (Crustacea, Decapoda, Brachyura). Proc. 8. Amer. Sci. Congr. 3, 423—424 (1942). — **Metcalf, M. M.:** Notes on the morphology of the Tunicata. Zool. Jb., Abt. Anat. u. Ontog. 13, 495—602 (1900). — **Meyer, E. R.:** Zur Frage der Neurosekretion sympathischer Ganglien nach Untersuchungen des Ganglion stellatum bei Tier und Mensch. Beitr. path. Anat. 111, 373—380 (1950). — **Meyer, J. E.:** Pubertas praecox bei einer hyperplastischen Mißbildung des Hypothalamus. Arch. f. Psychiatr. u. Z. Neur. 179, 378—394 (1948). — **Meyer, R.:** Über den morphologisch faßbaren Kernstoffwechsel der Parenchymzellen der Epiphysis cerebri des Menschen. Z. Zellforsch. 25, 83—98 (1936a). — Das Verhalten mehrerer nukleolärer Blasen im Kernstoffwechsel der Pinealzellen des Menschen und die Entstehung der Kernfalten. Z. Zellforsch. 25, 173—180 (1936b). — **Meyer, W. C.:** Phylogenetische Ableitung des Nucleus supraopticus vom Nucleus paraventricularis. Dtsch. Z. Nervenheilk. 138, 65—74 (1935). — **Montgomery, T. H.:** Studies on the elements of the central nervous system of the heteronemertini. J. of Morph. 13, 381—444 (1897). — **Morin, F.:** Osservazioni sulla struttura del nucleo sopra-ottico di alcuni mammiferi, in particolare riguardo delle immagini lacunari. Ric. e studi med. sper. 15, 49—70 (1944a). — Ulteriori contributi istologici alla conoscenza del nucleo sopra-ottico. Ric. e studi med. sper. 15, 81—96 (1944b). — **Mosinger, M.:** Bases d'une médecine et d'une biologie intégratives. Arqu. anat. pat., pat. corr. e neuroergon. 35, 1—392 (1949—51). — Sur la neuricrinie cérébelleuse et l'hyperneuricrinie cérébelleuse de choc. C. r. Acad. Sci. Paris 233, 982—983 (1951). — **Moussa, T. A.:** The cytoplasmic inclusions of the sympathetic neurons of the mouse. Amer. J. Anat. 90, 379—425 (1952).

Nansen, F.: The structure and combination of the histological elements of the central nervous system. Bergen's Museum 1896. — **Nicolesco, I.,** et **M. Nicolesco:** Quelques données sur les centres végétatifs de la région infundibulo-tubérienne et de la frontière diencéphalo-télencéphalique. Rev. Neur. Année 1929, II. 289—316 (1929). — **Nicolesco, I., u. D. Raileanu:** A propos des axones du noyau périventriculaire juxta-trigonal du tuber cinereum et du contingent infundibulo-hypophysaire. Soc. Méd. Hôp. Bucarest 1925, Nr 9, 181—184. — **Nowakowski, H.:** Infundibulum und Tuber cinereum der Katze. Dtsch. Z. Nervenheilk. 165, 261—339 (1951). — Gomori-positive and Gomori-negative nerve fibres in the neurohypophysis and their physiological significance. Ciba Found. Coll. Endocrinology 4, 65 bis 69 (1952). — **Nowikoff, M.:** Das Prinzip der Analogie als Grundlage der vergleichenden Morphologie. 10. Congr. Internat. de Zool. Budapest 1929, S. 301—321. — Das Prinzip der Analogie und die vergleichende Anatomie. Eine Studie über eine Gesetzmäßigkeit in der Biologie. Jena: Gustav Fischer 1930. — Homomorphie, Homologie und Analogie. Anat. Anz. 80, 388—392 (1935). — Das Studium der Homomorphien als eine wissenschaftliche Methode. Biol. generalis (Wien) 14, 85—110 (1938). — General and special homomorphism. Acta biotheor. (Leiden) 4, 85—96 (1939). — **Nyst, R. H.:** Structure et rapports du système nerveux, du vaisseau dorsal et des annexes cardiaques chez Dixippus morosus Br. Ann. Soc. roy. zool. Belg. 73, 150—164 (1942).

Ober, K. G.: Die Behandlung der unzulänglichen Keimdrüsenfunktion. In: Biologie und Pathologie des Weibes, herausgeg. von L. Seitz, Bd. 11, S. 725—864. 1952. — **O'Connor, W. J.:** The control of urine secretion in mammals by the pars nervosa of the pituitary. Biol. Rev. 22, 30—53 (1947). — **Oláh, F., V. Varró, K. Kovács u. D. Bachrach:** Morphologische und biologische Änderungen im Nucleus supraopticus und paraventricularis unter der Einwirkung hypertonischer Salzlösung. Endokrinol. 30, 12—19 (1953). — **Oliveira e Silva, J. de:** Funções do sistema diencéfalo-hipofisário. I. Coimbra méd. 2, 1—50 (1935a). — La glande diencéphalique. La „neurohémocrinie". C. r. Soc. Biol. Paris 120, 72—74 (1935b). — **Oliveira e Silva, J. B.:** Les images alvéolaires de l'hypothalamus. C. r. Soc. Biol. Paris 126, 603—605 (1937). Les nouveaux domaines de l'endocrinologie et les nouvelles conceptions physiologiques du système neuro-végétatif. Rev. franç. Endocrin. 16, 161—180 (1938). — Regards sur la neurocrinie hypophyso-tubérienne. Rev. franç. Endocrin. 17, 157—183 (1939a). — As bases histofisiológicas da neuro-endocrinologia. Arqu. Anat. e Antrop. 20, 1—54 (1939b). — **Ortmann, R.:** Über Kernsekretion, Kolloid- und Vakuolenbildung in Beziehung zum Nukleinsäuregehalt in Trophoblast-Riesenzellen der menschlichen Placenta. Z. Zellforsch. 34, 562 bis 583 (1949). — Morphologisch-experimentelle Untersuchungen über das diencephal-hypophysäre System im Verhältnis zum Wasserhaushalt. Klin. Wschr. 1950, 449. — Über experimentelle Veränderungen der Morphologie des Hypophysenzwischenhirnsystems und die Beziehung der sog. „Gomorisubstanz" zum Adiuretin. Z. Zellforsch. 36, 92—140 (1951). — **Owen, R.:** Lectures on comparative anatomy delivered at the Royal College of Surgeons. From notes taken by W. W. Cooper, Revised by R. Owen. London, Longman, Brown, Green and Longmans 1843.

Palade, G. E., and **A. Claude:** The nature of the Golgi apparatus. I. Parallelism between intercellular myelin figures and Golgi apparatus in somatic cells. J. of Morph. 85, 35—70 (1949a). — The nature of the Golgi apparatus. II. Identification of the Golgi apparatus with a complex of myelin figures. J. of Morph. 85, 71—112 (1949b). — **Palay, S. L.:** Neurosecretion. V. The origin of neurosecretory granules from the nuclei of nerve cells in fishes.

J. Comp. Neur. **79**, 247—275 (1943). — Neurosecretion. VII. The preoptico-hypophysial pathway in fishes. J. Comp. Neur. **82**, 129—143 (1945). — Neurosecretory phenomena in the hypothalamus of man and monkey. Anat. Rec. **112**, 370—371 (1952). — **Palm, N. B.:** Normal and pathological histology of the ovaries in Bombus Latr. (Hymenopt.). Opusc. entomol. (Lund.) Suppl. 7, 1—101 (1948). — **Parker, G. H.:** Humoral agents in nervous activity with special reference to chromatophores. Cambridge University Press 1932. — A modern conception of the action of the nervous system. Science (Lancaster, Pa.) **92**, 319—323 (1940). — Animal colour changes and their neurohumours. Cambridge Univ. Press 1948. 377 S. — **Parker, G. H.,** and **V. L. Paine:** Progressive nerve degeneration and its rate in the lateral-line nerve of the catfish. Amer. J. Anat. **54**, 1—25 (1934). — **Passano, L. M.:** The x-organ-sinus gland neurosecretory system in crabs. Anat. Rec. **111**, 502 (1951a). — The X organ, a neurosecretory gland controlling molting in crabs. Anat. Rec. **111**, 559 (1951b). — Phase contrast observations on living neurosecretory cells of Sesarma. Anat. Rec. **112**, 460—461 (1952). — **Perez, Z.:** Les cellules sécrétrices du cerveau de quelques Lépidoptères. An. Fac. Ciências Porto **25**, 1—8 (1940). — On the chromaffin cells of the nerve ganglia of Hirudo medicinalis, Lin. J. Comp. Neur. **76**, 367—401 (1942). — **Pesson, P.:** Sur la présence de cellules à aspect sécréteur dans le protocerebron des femelles de Coccides. Bull. Soc. zool. France **67**, 56—58 (1942). — **Peters, G.:** Über das Vorkommen von „Kolloid"-Einschlüssen in den Zellen der Medulla oblongata beim Menschen. Z. Neur. **153**, 779—783 (1935a). — Die Kolloidproduktion in den Zellen der vegetativen Kerne des Zwischenhirns des Menschen und ihre Beziehung zu physiologischen und pathologischen Vorgängen im menschlichen Organismus. Z. Neur. **154**, 331—344 (1935b). — Die Beziehungen „sekretorischer" Vorgänge im Zwischenhirn zu Psychosen und innersekretorischen Erkrankungen. Dtsch. Z. Nervenheilk. **139**, 222—226 (1936). — **Pflugfelder, O.:** Vergleichend-anatomische, experimentelle und embryologische Untersuchungen über das Nervensystem und die Sinnesorgane der Rhynchoten. Zoologica **34**, 102 S. (1936/37). — Bau, Entwicklung und Funktion der Corpora allata und cardiaca von Dixippus morosus Br. Z. wiss. Zool. **149**, 477—512 (1937). — Über die Ventraldrüsen und einige andere inkretorische Organe des Insektenkopfes. Biol. Zbl. **66**, 211—235 (1947). — Die Funktion der Pericardialdrüsen der Insekten. Verh. Dtsch. Zool., Mainz 1949, S. 169—173. — Entwicklungsphysiologie der Insekten. Leipzig: Akademische Verlagsgesellschaft Geest u. Portig 1952. — **Picard, D.,** et **M**me **Chambost:** Neuro-sécrétion dans des amas ganglionnaires sympathiques intra-surrénaux. C. r. Soc. Biol. Paris **146**, 1222—1223 (1952). — **Pickford, M.:** Control of the secretion of antidiuretic hormone from the pars nervosa of the pituitary gland. Physiologic. Rev. **25**, 573—595 (1945). — Antidiuretic substances. Pharmacol. Rev. **4**, 254—283 (1952). — **Pickford, M.,** and **A. E. Ritchie:** Experiments on the hypothalamic-pituitary control of water excretion in dogs. J. of Physiol. **104**, 105—128 (1945/46). — **Piepho, H.:** Über die Hemmung der Verpuppung durch Corpora allata. Untersuchungen an der Wachsmotte Galleria mellonella L. Biol. Zbl. **60**, 367—393 (1940). — Versuche über die Rolle von Wirkstoffen in der Metamorphose der Schmetterlinge. Biol. Zbl. **65**, 141—148 (1946). — **Pighini, G.:** Sulla presenza dell'ormone anteipofisario nel „tuber cinereum" e nel „liquor" ventricolare dell'uomo. Riv. sper. Freniatr. **56**, 575—622 (1932). — Ricerca di ormoni preipofisari nell'ipotalamo di cani normali, e di cani trattati con tiroxina. Bull. Sect. Endocrin. Soc. roum. Neur. etc. **19**, 1—15 (1936). — **Plagge, E.:** Weitere Untersuchungen über das Verpuppungshormon bei Schmetterlingen. Biol. Zbl. **58**, 1—12 (1938). — **Poisson, R.,** et **R. Sellier:** Brachyptérisme et actions endocrines chez Gryllus campestris L. (Insecte orthoptère). C. r. Acad. Sci. Paris **224**, 1074—1075 (1947). — **Poll, H.:** Die vergleichende Entwicklungsgeschichte der Nebennierensysteme der Wirbeltiere. Handbuch der vergleichenden und experimentellen Entwicklungslehre der Wirbeltiere, herausgeg. von O. Hertwig, Bd. III/1, S. 443—616. 1906. — Gibt es Nebennieren bei Wirbellosen? Sitzgsber. Ges. naturforsch. Freunde Berl. **1908**, 18—24. — Über Nebennieren bei Wirbellosen: Die chrombraunen Zellen im Zentralnervensystem der Ringelwürmer. Sitzgsber. preuß. Akad. Wiss., Physik.-math. Kl. **36**, 889—896 (1909). — **Poll, H.,** u. **A. Sommer:** Über phäochrome Zellen im Zentralnervensystem des Blutegels. Arch. f. Physiol. **1903**, 549—550. — **Popa, G. T.,** and **U. Fielding:** A portal circulation from the pituitary to the hypothalamic region. J. of Anat. **65**, 88—91 (1931). — Hypophysio-portal vessels and their colloid accompaniment. J. of Anat. **67**, 227—232 (1933). — **Popjak, G.:** The pathway of pituitary colloid through the hypothalamus. J. of Path. **51**, 83—89 (1940). — **Poppi, U.:** Struttura e funzione delle cellule del tuber cinereum. Riv. Pat. nerv. **36**, 397—416 (1930). — Le cellule nervose del Tuber cinereum secernono? Riv. Neur. **8**, 354—364 (1935). — **Possompès, B.:** Les glandes endocrines post-cérébrales des diptères. II. Étude sommaire des corpora allata et des corpora cardiaca chez la larve de Tipula sp. Bull. Soc. zool. France **72**, 57—62 (1947). — Technique d'ablation du système nerveux chez la larve de Calliphora erythrocephala Meig. Bull. Soc. zool. France **73**, 100—102 (1948a). — Les glandes endocrines post-cérébrales des diptères. III. Étude chez la larve de Tabanus sp. Bull. Soc. zool. France **73**, 228—235 (1948b). —

Rôle du cerveau aus cours de la métamorphose de Calliphora erythrocephala Meig. C. r. Acad. Sci. Paris **231**, 594—596 (1950). — Recherches expérimentales sur le déterminisme de la métamorphose de Calliphora erythrocephala Meig. Arch. zool. expér. gén. **89**, 203—364 (1953). — **Pyle, R. W.:** The histogenesis and cyclic phenomena of the sinus gland and x-organ in crustacea. Biol. Bull. **85**, 87—102 (1943).

Rahm, U.: Über Bau und Funktion der Prothoraxdrüse von Sialis lutaria L. (Megaloptera). Experientia (Basel) **8**, 62 (1952a). — **Rahm, U. H.:** Die innersekretorische Steuerung der postembryonalen Entwicklung von Sialis lutaria L. (Megaloptera). Rev. suisse zool. **59**, 173—237 (1952b). — **Ranson, S. W., C. Fisher** and **W. R. Ingram:** The hypothalamicohypophyseal mechanism in diabetes insipidus. Res. Publ. Assoc. Res. Nerv. Ment. Dis. **17**, 410—432 (1938). — **Ranson, S. W.,** u. **H. W. Magoun:** The Hypothalamus. Erg. Physiol. **41**, 56—163 (1939). — **Ranström, S.:** The hypothalamus and sleep regulation. An experimental and morphological study. Acta path. scand. (Københ.) Suppl. **70** (1947). — **Rasmussen, A. T.:** Innervation of the hypophysis. Endocrinology **23**, 263—278 (1938). — **Rehm, M.:** Sekretionsperioden neurosekretorischer Zellen im Gehirn von Ephestia kühniella. Z. Naturforsch. **5b**, 167—169 (1950). — Die zeitliche Folge der Tätigkeitsrhythmen inkretorischer Organe von Ephestia kühniella während der Metamorphose und des Imaginallebens. Arch. Entw.mechan. **145**, 205—248 (1951). — **Reupsch, E.:** Beiträge zur Anatomie und Histologie der Heteropoden. Z. wiss. Zool. **102**, 249—376 (1912). — **Röthig, P.:** Beiträge zum Studium des Zentralnervensystems der Wirbeltiere. I. Ein Faserzug am Boden des Recessus praeopticus (Tractus praeopticus) bei den Amphibien. Arch. mikrosk. Anat. **77**, 48—51 (1911a). — Beiträge zum Studium des Zentralnervensystems der Wirbeltiere. III. Zur Phylogenese des Hypothalamus. Fol. neurobiol. **5**, 913—927 (1911b). — **Romeis, B.:** Hypophyse. Handbuch der mikroskopischen Anatomie des Menschen, herausgeg. von W. v. Möllendorff, Bd. 6, Teil 3, Innersekretorische Drüsen II. 1940. — **Romieu, M.,** et **A. Stahl:** La notion de neurocrinie hypophysaire à la lumière d'une donnée de l'histochimie. C. r. Soc. Biol. Paris **146**, 1227—1230 (1952a). — Recherches cytologiques et cytochimiques sur les fonctions neurosécrétoires des cellules nerveuses de l'hypothalamus. C. r. Soc. Biol. Paris **146**, 1230—1233 (1952b). — **Romieu, M., A. Stahl** et **G. Colte:** Cytologie des cellules nerveuses de l'hypothalamus. Acta anat. (Basel) **18**, 74—79 (1953). — **Rothballer, A. B.:** Changes in the rat neurohypophysis induced by painful stimuli with particular reference to neurosecretory material. Anat. Rec. **115**, 21—41 (1953). — **Roussy, G.,** et **M. Mosinger:** Processus de sécrétion neuronale dans les noyaux végétatifs de l'hypothalamus chez l'homme. La „neuricrinie". C. r. Soc. Biol. Paris **115**, 1143—1145 (1934a). — Étude anatomique et physiologique de l'hypothalamus. Revue neur. **1934b**, Nr 6, 1—41. — Sur la plurinucleose neuronale dans les noyaux végétatifs de l'hypothalamus des mammifères. C. r. Soc. Biol. Paris **118**, 736—738 (1935). — Traité de neuro-endocrinologie. Paris: Masson & Cie. 1946. — **Rumbaur, I.:** Beitrag zum Problem des Zwischenhirn-Hypophysensystems. Virchows Arch. **318**, 195—210 (1950).

Samassa, P.: Über eigentümliche Zellen im Gehirn von Leptodora. Anat. Anz. **6**, 54—56 (1891a). — Untersuchungen über das centrale Nervensystem der Cladoceren. Arch. mikrosk. Anat. **38**, 100—141 (1891b). — **Samuels, A. J., L. L. Boyarsky, R. W. Gerard, B. Libet** and **M. Brust:** Distribution, exchange and migration of phosphate compounds in the nervous system. Amer. J. Physiol. **164**, 1—12 (1951). — **Sandeen, M. I.:** Chromatophorotropins in the central nervous system of Uca pugilator, with special reference to their origins and actions. Physiologic. Zool. **23**, 337—352 (1950). — **Sanz Ibañez, J.:** Contribution à la connaissance de la glande diencéphalique. Trav. Labor. Rech. biol. Univ. Madrid **30**, 221—230 (1935). — **Sato, G.:** Über die Beziehungen des Diabetes insipidus zum Hypophysenhinterlappen und zum Tuber cinereum. Arch. exper. Path. u. Pharmakol. **131**, 45—69 (1928). — **Sawaya, P.:** An incretory organ in the head of Ligia exotica Roux (Crustacea-Isopoda). Proc. 8. Amer. Sci. Congr. **3**, 487—490 (1942). — **Sawyer, W. H.,** and **M. K. Sawyer:** Adaptive responses to neurohypophyseal fractions in vertebrates. Physiologic. Zool. **25**, 84—98 (1952). — **Schaefer, K.:** Lage und Sekretion der Drüsennervenzellen von Nereis diversicolor Müll. Zool. Anz. **125**, 195—202 (1939). — **Scharrer, B.:** Über das Hanströmsche Organ X bei Opisthobranchiern. Pubbl. Staz. zool. Napoli **15**, 132—142 (1935). — Über „Drüsen-Nervenzellen" im Gehirn von Nereis virens Sars. Zool. Anz. **113**, 299—302 (1936). — Über sekretorisch tätige Nervenzellen bei wirbellosen Tieren. Naturwiss. **25**, 131—138 (1937). — Neurosecretion. II. Neurosecretory cells in the central nervous system of cockroaches. J. Comp. Neur. **74**, 93—108 (1941a). — Neurosecretion. III. The cerebral organ of the nemerteans. J. Comp. Neur. **74**, 109—130 (1941b). — Neurosecretion. IV. Localization of neurosecretory cells in the central nervous system of Limulus. Biol. Bull. **81**, 96—104 (1941c). — Endocrines in invertebrates. Physiologic. Rev. **21**, 383—409 (1941d). — The role of the corpora allata in the development of Leucophaea maderae (Orthoptera). Endocrinology **38**, 35—45 (1946). — Hormones in Insects. In The Hormones, Physiology, Chemistry and Applications, herausgeg. von G. Pincus u. K. V. Thimann, Bd. I, S. 121—158. New York: Academic Press 1948. —

The storage of neurosecretory material in the corpus cardiacum. Anat. Rec. **111**, 554—555 (1951). — The effect of the interruption of the neurosecretory pathway in the insect, Leucophaea maderae. Anat. Rec. **112**, 386—387 (1952a). — Hormones in insects. In The Action of Hormones in Plants and Invertebrates, herausgeg. von K. V. Thimann, S. 125—169. New York: Academic Press 1952b. — Über neuroendokrine Vorgänge bei Insekten. Pflügers Arch. **255**, 154—163 (1952c). — Neurosecretion. XI. The effects of nerve section on the intercerebralis-cardiacum-allatum system of the insect Leucophaea maderae. Biol. Bull. **102**, 261—272 (1952d). — **Scharrer, B.,** and **E. Scharrer:** Neurosecretion. VI. A comparison between the intercerebralis-cardiacum-allatum system of the insects and the hypothalamohypophyseal system of the vertebrates. Biol. Bull. **87**, 242—251 (1944). — **Scharrer, E.:** Die Lichtempfindlichkeit blinder Elritzen. I. Untersuchungen über das Zwischenhirn der Fische. Z. vergl. Physiol. **7**, 1—38 (1928). — Über sekretorisch tätige Zellen im Thalamus von Fundulus heteroclitus L. II. Untersuchungen über das Zwischenhirn der Fische. Z. vergl. Physiol. **11**, 767—773 (1930). — Die Sekretproduktion im Zwischenhirn einiger Fische. III. Untersuchungen über das Zwischenhirn der Fische. Z. vergl. Physiol. **17**, 491—509 (1932a). — Secretory cells in the midbrain of the European minnow (Phoxinus laevis L.). J. Comp. Neur. **55**, 573—576 (1932b). — Die Erklärung der scheinbar pathologischen Zellbilder im Nucleus supraopticus und Nucleus paraventricularis. Z. Neur. **145**, 462—470 (1933a). — Über die Zwischenhirndrüse der Säugetiere. Sitzgsber. Ges. Morph. u. Physiol. Münch. **42**, 36—41 (1933b). — Über neurokrine Organe der Wirbeltiere. Verh. dtsch. zool. Ges. **1933**c, 217—220. — Ein inkretorisches Organ im Hypothalamus der Erdkröte, Bufo vulgaris Laur. Z. wiss. Zool. **144**, 1—11 (1933d). — Zwischenhirndrüse und Häutung bei der Erdkröte Bufo vulgaris. Verh. dtsch. zool. Ges. **1934**a, 23—27. — Stammt alles Kolloid im Zwischenhirn aus der Hypophyse? Frankf. Z. Path. **47**, 134—142 (1934b). — Über die ·Beteiligung des Zellkerns an sekretorischen Vorgängen in Nervenzellen. Frankf. Z. Path. **47**, 143—151 (1934c). — Über die Zwischenhirndrüse von Cristiceps argentatus G. Pubbl. Staz. zool. Napoli **15**, 123—131 (1935). — Bemerkungen zu den Mitteilungen von R. Gaupp und G. Peters über die Kolloidbildung. im Zwischenhirn des Menschen. Z. Neur. **155**, 743—748 (1936a). — Vergleichende Untersuchungen über die zentralen Anteile des vegetativen Systems. Z. Anat. **106**, 169—192 (1936b). — Über „vegetative" Kerne im Gehirn und Rückenmark der Fische. Verh. dtsch. zool. Ges. **1936**c, 236—240. — Über ein vegetatives optisches System. Klin. Wschr. **1937**, 1521—1523. — Neurosecretion. I. The nucleus preopticus of Fundulus heteroclitus L. J. Comp. Neur. **74**, 81—92 (1941). — The histology of the meningeal myeloid tissue in the ganoids Amia and Lepisosteus. Anat. Rec. **88**, 291—310 (1944a). — The blood vessels of the nervous tissue. Quart. Rev. Biol. **19**, 308—318 (1944b). — Anatomy and the concept of analogy. Science (Lancaster, Pa.) **103**, 578—579 (1946). — The blood vessels of the saccus vasculosus. Anat. Rec. **100**, Abstract, 756 (1948). — A technique for the demonstration of the ·blood vessels in the developing central nervous system. Anat. Rec. **107**, 319—327 (1950). — Neurosecretion. X. A relationship between the paraphysis and the paraventricular nucleus in the garter snake (Thamnophis sp.). Biol. Bull. **101**, 106—113 (1951). — The storage of neurosecretory material in the neurohypophysis of the rat. Anat. Rec. **112**, 464—465 (1952a). — Das Hypophysen-Zwischenhirnsystem von Scyllium stellare. Z. Zellforsch. **37**, 196—204 (1952b). — The general significance of the neurosecretory cell. Scientia (Milano), Ser. 6, **87**, 176—182 (1952c). — Das Hypophysen-Zwischenhirnsystem der Wirbeltiere. Verh. Anat. Ges. 51. Verslg Mainz, 14.—17. April 1953 (im Druck). — **Scharrer, E., u. R. Gaupp:** Neuere Befunde am Nucleus supraopticus und Nucleus paraventricularis des Menschen. Z. Neur. **148**, 766—772 (1933). — Bemerkungen und Versuche zur Frage der Beziehungen zwischen Schilddrüse und Zwischenhirndrüse. Klin. Wschr. **1935**, 1651—1652. — **Scharrer, E., S. L. Palay** and **R. G. Nilges:** Neurosecretion. VIII. The Nissl substance in secreting nerve cells. Anat. Rec. **92**, 23—31 (1945). — **Scharrer, E.,** and **B. Scharrer:** Über Drüsen-Nervenzellen und neurosekretorische Organe bei Wirbellosen und Wirbeltieren. Biol. Rev. **12**, 185—216 (1937). — Secretory cells within the hypothalamus. Res. Publ. Assoc. Res. Nerv. Ment. Dis. **20**, 170—194 (1940). — Neurosecretion. Physiologic. Rev. **25**, 171—181 (1945). — **Scharrer, E. A.,** and **G. J. Wittenstein:** The effect of the interruption of the hypothalamo-hypophyseal neurosecretory pathway in the dog. Anat. Rec. **112**, 387 (1952). — **Schiebler, T. H.:** Zur Histochemie des neurosekretorischen hypothalamisch-neurohypophysären Systems. Acta anat. (Basel) **13**, 233—255 (1951). — Cytochemische und elektronenmikroskopische Untersuchungen an granulären Fraktionen der Neurohypophyse des Rindes. Z. Zellforsch. **36**, 563—576 (1952a). — Die chemischen Eigenschaften der neurosekretorischen Substanz in Hypothalamus und Neurohypophyse. Exper. Cell. Res. **3**, 249 bis 250 (1952b). — Zur Histochemie des neurosekretorischen hypothalamisch-neurohypophysären Systems. II. Teil. Acta anat. (Basel) **15**, 393—416 (1952c). — Zur Cytochemie der neurosekretorischen Substanz. Verh. Anat. Ges. Erg.-H. z. 99. Bd. d. Anat. Anz. 91—93. Jena: Gustav Fischer 1952d. — **Schittenhelm, A., u. B. Eisler:** Über das

Vorkommen von thyreotropem Hormon im Zentralnervensystem und Liquor. Z. exper. Med. **95**, 121—123 (1935). — **Schmid, L. A.:** Induced neurosecretion in Lumbricus terrestris. J. of Exper. Zool. **104**, 365—378 (1947). — **Schmidt, E. L.,** and **C. M. Williams:** Physiology of insect diapause. V. A cytological study of neurosecretion in the brain of the cecropia silkworm. Biol. Bull. (im Druck) (1953). — **Schmieder, R. G.:** The control of metamorphosis in Hymenoptera. Anat. Rec. **84**, 514 (1942). — **Schürmeyer, A.:** Über die Innervation der Pars intermedia der Hypophyse der Amphibien. Klin. Wschr. **1926**, 2311—2312. — **Scudamore, H. H.:** Hormonal regulation of molting and some related phenomena in the crayfish, Cambarus immunis. Anat. Rec. **84**, 514—515 (1942a). — Influence of the sinus glands upon certain metabolic changes associated with molting in the crayfish, Cambarus immunis. Anat. Rec. **84**, 515 (1942b). — The influence of the sinus glands upon molting and associated changes in the crayfish. Physiologic. Zool. **20**, 187—208 (1947). — **Sellier, R.:** Diapause larvaire et macroptérisme chez Gryllus campestris (Ins. Orth.). C. r. Acad. Sci. Paris **228**, 2055—2056 (1949). — La glande prothoracique des gryllides. Archives de Zool. **88**, 61—72 (1951). — **Selye, H.:** Annual Report on Stress. Acta Inc., Montreal 1951. — **Selye, H.,** and **C. E. Hall:** Further studies concerning the action of sodium chloride on the pituitary. Anat. Rec. **86**, 579—583 (1943). — **Senise, T.:** La secrezione interna del cervelletto. Cervello **14**, 348—358 (1935). — **Simon, A.:** The pressor and oxytocic content of the hypophysis of rats under various conditions. Amer. J. Physiol. **107**, 220—226 (1934). — **Simon, A.,** u. **Z. Kardos:** Über den Gehalt der Hypophysenhinterlappen normaler und durstender Tiere an blutdruck- und uteruswirksamen Stoffen. Arch. exper. Path. u. Pharmakol. **176**, 238—242 (1934). — **Smallwood, W. M.,** and **C. G. Rogers:** Studies on nerve cells. I. The molluscan nerve cell, together with summaries of recent literature on the cytology of invertebrate nerve cells. J. Comp. Neur. **18**, 45—86 (1908). — **Smereker, J.:** Neurosekretion und Plasmozytom. Verh. dtsch. Ges. Path. (34. Tagg Wiesbaden) **1950**, 172—176. — Veränderungen im Hypothalamus bei multiplem Plasmozytom. Acta neurovegetativa (Wien) **3**, 102—108 (1951). — **Smith, R. I.:** The role of the sinus glands in retinal pigment migration in grapsoid crabs. Biol. Bull. **95**, 169—185 (1948). — **Smith, S. W.:** The correspondence between hypothalamic neurosecretory material and neurohypophysial material in vertebrates. Amer. J. Anat. **89**, 195—231 (1951). — Neurosecretory phenomena in sympathetic ganglion cells of Bufo marinus with particular reference to their significance for Weiss's theory of proximo-distal movement of axoplasm. Anat. Rec. **112**, 390 (1952). — **Spanner, R.:** Die Bedeutung der Hypophysenpfortadern für die Blutströmungsmöglichkeiten zwischen Hypophyse und Hypothalamus im Hypophysenkreislauf. Klin. Wschr. **1952**, 721—725. — **Spatz, H.:** Neues über die Verknüpfung von Hypophyse und Hypothalamus. Mit besonderer Berücksichtigung der Regulation sexueller Leistungen. Acta neurovegetativa (Wien) **3**, 5—49 (1951). — Neues über das Hypophysen-Hypothalamus-System und die Regulation der Sexualfunktionen. Regensburger Jb. ärztl. Fortbildg **2**, 311—332 (1952). — Die hypophyseo-hypothalamischen Pfortadern; ihr Anteil an der Steuerung der Durchblutung der menschlichen Hypophyse. Verh. Anat. Ges. 50. Verslg Marburg, 16. April 1952, Erg.-H. z. **99**. Bd. d. Anat. Anz. 168—181 (1952). — **Spatz, H., R. Diepen** u. **V. Gaupp:** Zur Anatomie des Infundibulum und des Tuber cinereum beim Kaninchen. Zur Frage der Verknüpfung von Hypophyse und Hypothalamus. Dtsch. Z. Nervenheilk. **159**, 229 bis 268 (1948). — **Speidel, C. C.:** Gland-cells of internal secretion in the spinal cord of the skates. Carnegie Instn., Washington **13**, Nr 281, 1—31 (1919). — Further comparative studies in other fishes of cells that are homologous to the large irregular glandular cells in the spinal cord of the skates. J. Comp. Neur. **34**, 303—317 (1922). — **Spemann, H.:** Zur Geschichte und Kritik des Begriffs der Homologie. Die Kultur der Gegenwart, Teil III, Abt. IV, Allgem. Biol. Bd. 1, S. 63—86. 1915. — **Spuler, I.:** Über das Tuber cinereum des Meerschweinchens und seine topographischen Beziehungen zum Infundibulum. Acta anat. (Basel) **13**, 125—162 (1951). — **Ståhl, F.:** Über das Vorkommen von inkretorischen Organen und Farbwechselhormonen im Kopf einiger Crustaceen. Kungl. Fysiogr. Sällsk. Handl., N. F. **49**, Nr 12, 1—20 (1938). — **Stammler, A.:** Über die Verteilung der Acetalphosphatide im Zentralnervensystem des Menschen mit besonderer Berücksichtigung des Hypophysen-Hypothalamus-Systems. Dtsch. Z. Nervenheilk. **168**, 305—321 (1952). — **Stehle, R. L.:** The chemistry of the hormones of the posterior lobe of the pituitary gland. In: Vitamins and Hormones, Bd. VII, S. 383—388. New York: Academic Press 1949a. — The actions of the hormones of the posterior lobe of the pituitary gland upon the circulation and the secretion of urine. In: Vitamins and Hormones, Bd. VII, S. 389—435. New York: Academic Press 1949b. — The physiological actions of the hormones of the posterior lobe of the pituitary gland. Part 2. Actions other than those upon the circulation and the secretion of urine. In Vitamins and Hormones, Bd. VIII, S. 215—254. New York: Academic Press 1950. — **Stehle, R. L.,** and **A. M. Fraser:** The purification of the pressor and oxytocic hormones of the pituitary gland and some observations on the chemistry of the products. J. of Pharmacol. **55**, 136—151 (1935). — **Stehle, R. L.,** and **S. M. Trister:** Additional data concerning the chemistry of the pressor and oxytocic hormones of the pituitary gland. J. of Pharmacol. 65, 343—352 (1939). — **Stendell, W.:** Die Hypophysis cerebri. In Lehrbuch der vergleichenden mikroskopischen Anatomie, Teil 8, herausgeg. von A. Oppel. Jena: Gustav Fischer 1914. — **Steopoe, J.,** et **G. T. Dornesco:** Études sur le système nerveux des insectes pendant la métamorphose. La gaine périganglionnaire. Archives de Zool. 78, 99—112 (1936). — **Stephens, G. C.:** A molt-inhibiting factor in the central nervous system of the crayfish, Cambarus sp. Anat. Rec. 111, 572—573 (1951). — The control of cement gland development in the crayfish, Cambarus. Biol. Bull. 103, 242—258 (1952). — **Stephens, G. J.:** Mechanisms regulating the reproductive cycle in the crayfish, Cambarus. I. The female cycle. Physiologic. Zool. 25, 70 bis 84 (1952). — **Stigliani, R.,** e **M. Monaci:** Studio e documentazione della neuricrinia nel sistema ipotalamo-ipofisario con le più recenti metodiche. Arch. „De Vecchi" (Firenze) 17, 655—690 (1952). — **Stöhr jr., P.:** Über „Nebenzellen" und deren Innervation in Ganglien des vegetativen Nervensystems, zugleich ein Beitrag zur Synapsenfrage. Z. Zellforsch. 29, 569—612 (1939). — **Stolze, R.:** Über Neurosekretion im Vogelhirn. Diss. Med. Fakultät Kiel 1951. — **Stotler, A.:** The relationship of the terminals of the hypothalamico-hypophyseal tract to the morphology of the pars nervosa of the hypophysis of the cat. Anat. Rec. 114, 275 (1952). — **Stutinsky, F.:** Inclusions cytoplasmiques dans certains neurones du mésencéphale chez la grenouille aveuglée. C. r. Soc. Biol. Paris 124, 137—139 (1937). — Sur certaines terminaisons nerveuses de la neurohypophyse des mammifères. Ann. d'Endocrin. 7, 231—237 (1946). — Colloïde, corps de Hering et substance Gomori positive de la neurohypophyse. C. r. Soc. Biol. Paris 144, 1357—1360 (1950a). — Sur la signification des „corps de Hering" de la neurohypophyse. C. r. Assoc. Anatomistes (37. Réunion Louvain) 1950b, 493—495. — Sur l'origine de la substance Gomori-positive du complexe hypothalamo-hypophysaire. C. r. Soc. Biol. Paris 145, 367—370 (1951a). — Étude de l'innervation du complexe rétrocérébral chez Periplaneta americana à l'aide de l'hématoxyline de Gomori. Bull. Soc. zool. France 76, 307—308 (1951b). — Sur l'origine diencéphalique des hormones dites „posthypophysaires". C. r. Soc. Biol. Paris 146, 1691—1695 (1952a). — Sur la substance Gomori-positive du complexe hypothalamo-hypophysaire du rat. C. R. Assoc. Anat., 38. Réunion, Nancy 1951. S. 942 bis 950 (1952b). — Modalités de la neurosécrétion dans le noyau préoptique de l'anguille. Bull. Soc. Zool. France 77, 240 (1952c). — Étude du complexe rétrocérébral de quelques insectes avec l'hématoxyline chromique. Bull. Soc. zool. France 77, 61—67 (1952d). — Action du diéthylstilboestrol sur la neurosécrétion hypothalamique du rat blanc femelle. Ann. d'Endocrin. 1953 (im Druck). — **Stutinsky, F., M. Bonvallet** et **P. Dell:** Les modifications hypophysaires au cours du diabète insipide expérimental chez le chien. Ann. d'Endocrin. 10, 505—517 (1949); 11, 1—11 (1950).

Teissier, G.: Fonctionnement des chromatophores de la larve de Corèthre. C. r. Acad. Sci. Paris 225, 204—205 (1947). — **Tello, F.:** Algunas observaciones sobre la histologia de la hipofisis humana. Trab. Labor. Invest. biol. Univ. Madrid 10, 145—183 (1912). — **Theobald, G. W.:** The repetition of certain experiments on which Molitor and Pick base their water-centre hypothesis, and the effect of afferent nerve stimuli on water diuresis. J. of Physiol. 81, 243—254 (1934). — **Theobald, G. W.,** and **E. B. Verney:** The inhibition of water diuresis by afferent nerve stimuli after complete denervation of the kidney. J. of Physiol. 83, 341—351 (1935). — **Thomas, O. L.:** A study of the spheroid system of sympathetic neurones with special reference to the problem of neurosecretion. Quart. J. Microsc. Sci. 89, 333—350 (1948). — A comparative study of the cytology of the nerve cell with reference to the problem of neurosecretion. J. Comp. Neur. 95, 73—101 (1951). — **Thomsen, E.:** Effect of removal of neurosecretory cells in the brain of adult Calliphora erythrocephala Meig. Nature (Lond.) 161, 439 (1948). — Functional significance of the neurosecretory brain cells and the corpus cardiacum in the female blow-fly, Calliphora erythrocephala Meig. J. of Exper. Biol. 29, 137—172 (1952). — **Thomsen, M.:** Effect of corpus cardiacum and other insect organs on the colour-change of the shrimp, Leander adspersus. Kgl. danske Vidensk. Selsk., biol. Medd. 19, Nr 4, 1—38 (1943). — Reactions of crustacea to insect hormones. Bull. biol. France et Belg. Suppl. 33, 57—61 (1949). — Weismann's ring and related organs in larvae of Diptera. Kgl. danske Vidensk. Selsk. biol. Skrift. 6, Nr 5, 1—32 (1951). — **Thore, S.:** Cephalopodenstudien. I. Beiträge zur Kenntnis der sog. weißen Körper nebst Mitteilung über ein neues Organ bei Octopus vulgaris. Kgl. Fysiogr. Sällsk. Lund Förh. 6, 147—156 (1936). — **Tilney, F.:** The glands of the brain with especial reference to the pituitary gland. Res. Publ. Assoc. Res. Nerv. Ment. Dis. 17, 3—47 (1938). — **Travis, D. F.:** The control of the sinus glands over certain aspects of calcium metabolism in Panulirus argus Latreille. Anat. Rec. 111, 503 (1951). — **Trendelenburg, P.:** Anteil der Hypophyse und des Hypothalamus am experimentellen Diabetes insipidus. Klin. Wschr. 1928, 1679—1680. — **Trossarelli, A.:** Sulla presenza della rete endocellulare neurofibrillare del Donaggio nelle cellule del Tuber cinereum. Riv. Pat. nerv. 43, 232—238 (1934a). — Sur la présence du réseau endocellulaire dans les cellules du noyau du „tuber cinereum". Bull. Histol. appl. 11, 145—152 (1934b). — **Tschernjachiwsky, A.:** Sur les cellules sympathiques polynucléaires chez l'homme. Trab. Labor.

Rech. biol. Univ. Madrid **27**, 249—266 (1931). — **Turner, C. D.:** General Endocrinology. Philadelphia u. London: W. B. Saunders Company 1948. 604 S. — **Turner, R. A., J. G. Pierce** and **V. du Vigneaud:** The purification and the amino acid content of vasopressin preparations. J. of Biol. Chem. **191**, 21—28 (1951). — **Turner, R. S.:** Observations on the central nervous system of Leptoplana acticola. J. Comp. Neur. **85**, 53—65 (1946).

Van Dyke, H. B.: The physiology and pharmacology of the pituitary body. II. University of Chicago Press 1939. — The regulation of water excretion by the neurohypophysis. Bull. New York Acad. Med. **29**, 24—33 (1953). — **van Dyke, H. B., B. F. Chow, R. O. Greep** and **A. Rothen:** The isolation of a protein from the pars neuralis of the ox pituitary with constant oxytocic, pressor and diuresis-inhibiting activities. J. of Pharmacol. **74**, 190—209 (1942). — **Vasquez, L., y M. T. Breña Villaseñor:** Estudios acerca del sistema nervioso de los insectos. I. An. Inst. Biol. Univ. Mexico **12**, 773—779 (1941). — **Vazquez-Lopez, E.:** Structure of the neurohypophysis with special reference to nerve endings. Brain **65**, 1—33 (1942). — The structure of the rabbit neurohypophysis. J. of Endocrin. **9**, 30—41 (1953). — **Verney, E. B.:** Die Wasserausscheidung der Säugetierniere und ihre physiologische Regulation. Naunyn-Schmiedebergs Arch. **181**, 24—37 (1936). — The antidiuretic hormone and the factors which determine its release. Proc. Roy. Soc. Lond., Ser. B **135**, 25—106 (1947/48). — Agents determining and influencing the functions of the pars nervosa of the pituitary. Brit. Med. J. **1948**, No 2, 119—123. — **Vogt, Marguerite:** Zur hormonalen Bedeutung des Drosophila-Gehirnes und seiner hormonal bedingten imaginalen Entwicklung. Naturwiss. **30**, 470—471 (1942). — **Vogt, Marthe:** Vasopressor, antidiuretic, and oxytocic activities of extracts of the dog's hypothalamus. Brit. J. Pharmacol. **8**, 193—196 (1953).

Wagenvoort, C. A.: Over neurosecretorische verschijnselen in hypothalamus en hypophyse. Nederl. Tijdschr. Geneesk. **95**, 752 (1951). — **Walker, A. M.:** Experiments upon the relation between the pituitary gland and water diuresis. Amer. J. Physiol. **127**, 519—540 (1939). — **Wang, K. J.:** A vagus-post-pituitary reflex. V. The secretory cells of the pars nervosa. Chin. J. Physiol. **13**, 405—410 (1938). — **Watzka, M.:** Die Paraganglien. In Handbuch der mikroskopischen Anatomie des Menschen, herausgeg. von v. Möllendorff, Bd. 6, Teil 4, Ergänzung zu Bd. 6/1, S. 262—308. Berlin 1943. — **Webb, H. M., F. A. Brown, M. Fingerman** and **M. N. Hines:** Inhibition of the red-concentrating principle by abdominal cord extracts of Palaemonetes. Anat. Rec. **111**, 569 bis 570 (1951). — **Wehrle, J.:** Histologische Untersuchungen des Zwischenhirns bei genuiner Hypertonie. Beitr. path. Anat. **111**, 381—390 (1950). — **Weiss, P.:** Damming of axoplasm in constricted nerve: a sign of perpetual growth in nerve fibers. Anat. Rec. **88**, 464 (1944a). — Evidence of perpetual proximo-distal growth of nerve fibers. Biol. Bull. **87**, 160 (1944b). — **Weiss, P., and H. B. Hiscoe:** Experiments on the mechanism of nerve growth. J. of Exper. Zool. **107**, 315—395 (1948). — **Weisschedel, E., u. H. Spatz:** Über die gonadotrope Wirksamkeit des Tuber cinereum bei Ratten. Ein Beitrag zur Lehre der endokrinen Tätigkeit des Gehirns („Neurosekretionslehre"). Dtsch. med. Wschr. **1942**, 1221—1223. — **Welsh, J. H.:** The sinus glands and 24-hour cycles of retinal pigment migration in the crayfish. J. of Exper. Zool. **86**, 35—49 (1941). — New evidence concerning the source and action of the eyestalk hormone. Anat. Rec. **111**, 442 (1951). — **Westphal, U.:** Bemerkungen zur Frage der hormonalen Wirksamkeit des Tuber cinereum. Dtsch. med. Wschr. **1949**, 498—499. — **Weyer, F.:** Über drüsenartige Nervenzellen im Gehirn der Honigbiene, Apis mellifica L. Zool. Anz. **112**, 137—141 (1935). — **Whittlestone, W. G., E. G. Bassett** and **C. W. Turner:** Source of secretion of milk „let-down" hormone in domestic mammals. Proc. Soc. Exper. Biol. a. Med. **80**, 197—199 (1952). — **Wigglesworth, V. B.:** The physiology of ecdysis in Rhodnius prolixus (Hemiptera). II. Factors controlling moulting and „metamorphosis". Quart. J. Microsc. Sci. **77**, 191—222 (1934). — The determination of characters at metamorphosis in Rhodnius prolixus (Hemiptera). J. of Exper. Biol. **17**, 201—222 (1940). — The insect as a medium for the study of physiology. Croonian lecture. Proc. Roy. Soc. Lond., Ser. B **135**, 430—446 (1948a). — The role of the cell in determination. Symposia Soc. Exper. Biol., No II, Growth, 1—16 (1948b). — Le contrôle hormonal de la mue et de la métamorphose chez les insectes. Bull. biol. France et Belg. Suppl. **33**, 19—26 (1949a). — Rapport général sur l'endocrinologie des insectes. Bull. biol. France et Belg. Suppl. **33**, 174—176 (1949b). — Hormone und die Metamorphose der Insekten. Endeavour **10**, 22—26 (1951). (Deutsche Ausgabe.) — Hormones and the metamorphosis of insects. Endeavour **10**, No 37 (1951a). — Metamorphosis in insects. Proc. Roy. Ent. Soc. Lond., Ser. C, **15**, 78—82 (1951b). — Source of moulting hormone in Rhodnius. Nature (Lond.) **168**, 558 (1951c). — Hormones and metamorphosis, with special reference to hemimetabolic insects. Rep. Internat. Entomol.-Congr. Amsterdam 1952. — **Williams, C. M.:** Physiology of insect diapause: The role of the brain in the production and termination of pupal dormancy in the giant silkworm, Platysamia cecropia. Biol. Bull. **90**, 234—243 (1946). — Physiology of insect diapause. II. Interaction between the pupal brain and prothoracic glands in the metamorphosis of the giant silkworm, Platysamia cecropia. Biol. Bull. **93**, 89—98 (1947a). — The function of the brain in terminating pupal diapause in the giant silkworm, Platysamia cecropia. Anat. Rec. **99**, 671 (1947b). — Extrinsic control of morphogenesis as illustrated in the metamorphosis of insects. Growth Symposium **12**, 61—74 (1948a). — Physiology of insect diapause. III. The prothoracic glands in the Cecropia silkworm, with special reference to their significance in embryonic and postembryonic development. Biol. Bull. **94**, 60—65 (1948b). — The endocrinology of diapause. Bull. biol. France et Belg. Suppl. **33**, 52—56 (1949). — Biochemical mechanisms in insect growth and metamorphosis. Federat. Proc. **10**, 546—552 (1951a). — Endocrine control of the complete metamorphosis of insects. Anat. Rec. **111**, 441—442 (1951b). — Physiology of insect diapause. IV. The brain and prothoracic glands as an endocrine system in the Cecropia silkworm. Biol. Bull. **103**, 120—138 (1952). — **Wingstrand, K. G.:** The structure and development of the avian pituitary. Lund: Gleerup 1951. — On the existence in vivo of „Herring bodies" and granula in the interstitial colloid of the neurohypophysis. Z. Zellforsch. **38**, 421—427 (1953). — **Wislocki G. B.:** The vascular supply of the hypophysis cerebri of the cat. Anat. Rec. **69**, 361—387, (1937). — The vascular supply of the hypophysis cerebri of the rhesus monkey and man. Res. Publ. Assoc. Res. Nerv. Ment. Dis. **17**, 48—68 (1938). — **Wislocki, G. B.,** and **E. W. Dempsey:** The chemical cytology of the chorioid plexus and blood brain barrier of the rhesus monkey (Macaca mulatta). J. Comp. Neur. **88**, 319—345 (1948). — **Wislocki, G. B.,** and **L. S. King:** The permeability of the hypophysis and hypothalamus to vital dyes, with a study of the hypophyseal vascular supply. Amer. J. Anat. **58**, 421—472 (1936).

Yoneyama, T.: Histopathological study of the central nervous system in the hypofunction of the thyroid glands experimentally observed in growing dogs. Fukuoka Acta med. **26**, 1793—1799 (1933). — Über die sog. Neurocrinie. Fukuoka-Ikwadaigaku-Zasshi jap. **28**, 1012 (1935). Zit. nach Ito u. Oishi 1950. — **Young, J. Z.:** The giant nerve fibres and epistellar body of cephalopods. Quart. J. Microsc. Sci. **78**, 367—386 (1936).

Zetler, G.: Über den Hormongehalt von Hypophysenhinterlappen und vorderem Hypothalamus durstender Hunde. Arch. exper. Path. u. Pharmakol. **216**, 193—195 (1952). — **Ziesche, K. Th.:** Zur Histologie des Tuber cinereum des Menschen. Z. Zellforsch. **33**, 143—150 (1943).

Nachtrag.

Berichte über neuere Ergebnisse auf dem Gebiet der Neurosekretion erscheinen in einem Ergänzungsheft zu Bd. 25, Heft 4 der *Pubblicazioni della Stazione Zoologica di Napoli* (Symposium über Neurosekretion, 11.—16. Mai 1953, Zoologische Station, Neapel).

Namenverzeichnis.

(Die *kursiv* gedruckten Ziffern weisen auf das Literaturverzeichnis hin.)

Abbott 677, 760.
Abderhalden, Emil 440, *769.*
— Rudolf *769.*
Abdon, N. O. *769.*
— u. T. Bjarke *769.*
Abe, Y. s. Asher, Leon 776.
Abel 418, 433, 954, 1026, 1027, 1030.
— John J. *769, 1070.*
— u. Crawford, C. Albert *769.*
— u. D. J. Macht 425, *769.*
— C. A. Rovilъr u. E. M. K. Geiling 1030, *1050.*
Abelin, I. 12, 377, 434, 517, 554, 555, 595, 609, 612, 632, 633, *769.*
— u. U. Althaus 612, *769.*
— u. G. Bracker 610, 633, *769.*
— u. P. Kürsteiner *769.*
— u. H. Pfister *769.*
Abell, Richard G., u. Eliot R. Clark *769.*
Abelous, J. E. 12, 253, 266, 275, 416, 433, 516, 535, *769.*
— u. Ardaud 685, *769.*
— Charin u. P. Langlois *770.*
— u. P. Langlois 253, 271, 516, 544, 683, *770.*
— u. L. C. Soula *770.*
— A. Soulié u. G. Toujan 685, *770.*
— u. Soulier *770.*
Abelson, D., u. E. N. Moyes 553, *770.*
Abert 760.
Aboim 31, 34, 35, 193, 363, 364, 365.
— A. Nunes *770.*
Abraham, A. *770.*
Abramow, Sergei 546, 550, 666, 670, *770.*
— u. Lebel 550, 617, 627.
— u. S. Mischenikow 550, *770.*
— Wsewolod Sadownikow 627, *770.*
Abrams, A., u. P. P. Cohn *770.*
Abramson, Doris *770.*
— E. A., u. W. J. Eversole *770.*
Achard, C., u. J. Thiers *770.*
Acheson, G. H., u. G. K. Moe 583, *770.*

Ackermann 277.
— G. A., R. A. Knouff u. H. A. Hoster *770.*
— W. *770.*
Adami, J. G., u. L. Aschoff 310, *770.*
Adams 644, 683.
— A. Elizabeth u. Elizabeth M. Boyd 585, 605, 620, 621, 657, *770.*
— — u. Alice Louise Bull *770.*
— — u. Elsie F. Hunter 760, *770.*
— — u. D. Jensen *770.*
— — Mary Medlicott u. Marjorie Hopkins 609, 655, 720, *770.*
— — u. K. Paul *770.*
— A. Leverett u. Samuel Eddy *770.*
— E., u. M. Baxter 551, 619, *770.*
— R., W. Bachmann, L. Fieser, J. Johnson u. H. Snyder *770.*
— W. E. *770.*
Adamstone, F. B., u. A. B. Taylor *770.*
Addis 554, 638.
— T., u. H. Gray *770.*
— J. Marmorston, H. Goodman u. A. Sellers *770.*
Addsion, Thomas 9, 11, 689, *770.*
Adelon, N. P. *770.*
Aderman 278, 483, 489, 496, 603.
Adler, D. K. *770.*
— H., u. F. Reimann *771.*
Adlersberg, David, Louis E. Schaefer u. Rhoda Dritch *771.*
Aeby, Chr. *771.*
Agate jr., F. J., u. R. L. Zwemer *771.*
Agati, V. C. d', u. B. A. Marangoni 545, *771.*
Agostini, Luciano 771.
Ågoston 568, 757.
Aguirre, M., u. E. Arjona 639, *771.*
Agulhon u. Leobardy *771.*

Ahlfeld, F. *771.*
Ahlmark, T., u. T. G. Komerup 554, *771.*
Aichel, O. 26, 117, 129, 268, 269, 270, *771.*
Ainley jr., Alan B. *771.*
Aird, R. B. *771.*
Aitken, J. T. M., Sharman u. J. Yong *771.*
Ajutolo, d' 143, 267, *771.*
Akaoka, S., u. H. Nakamura *771.*
Akimoto 685.
Albanese, Manfredi 516, 535, *771.*
— u. Supino 516.
Albarran 146, 147, 151, 152, 154.
— u. Cathelin 454, 456, *771.*
Albert 571, 572, 579, 741, 754.
— S., u. C. P. Leblond 358, 361, *771.*
— u. H. Selye 573, *771.*
Albertin 75, 77.
Albinus, Bernh. Siegfr. *771.*
Albrand, M. *771.*
Albrecht 298, 547.
— H., u. O. Weltmann 545, 627, *771.*
Albrich u. Bertschinger *771.*
Albrieux 760.
— A. S., u. M. Gonzalez 727, *771.*
Albright, F. 537, 562, 572, 598, 676, 678, 689, 759, 760, *771.*
— s. Baird, P. C. *778.*
— s. Balze, F. A. de la *779.*
— A. P. Forbes u. F. C. Bartter 597, *771.*
— W. Parson u. E. Bloomberg *771.*
— u. E. C. Reifenstein 598, 676, *771.*
— P. H. Smith u. R. Fraser *771.*
Albus, G. P. *771.*
Aldrich 13, 418, *771.*
Aleshin, B. V., u. P. F. Sarenke *771.*
Alden, Roland H. *771.*
— u. Leathem 760.
— u. Frank E. Whitacre *771.*

Cartland, G. F., u. M. H. Kuizenga 660, *795*.

Cartwright *795*.

Cartwright, Hamilton, Gubler, Fellows, Ashenbrucker u. Wintrobe *795*.

Carus, G. *795*.

Carver 81.

Casady, Cole u. Heart 568.

— R. B., H. H. Cole u. G. H. Hart *795*.

Casanova 323, 346.

Casas, Carmen B., Joseph T. King u. M. B. Visscher 744, *795*.

Case, J. F. 430, *795*.

Casella, C. 192, 354, *795*.

— u. M. Reggiani 400, *795*.

Casida, L. E., u. A. A. Hellbaum 760, *795*.

Caspar 96.

Caspari, E., u. E. Plagge 1038, *1052*.

Caspersson 202, 203.

— u. J. Brachet 202, 203.

— Torbjörn, u. Lars Santesson *795*.

Cassan *482*, *795*.

Cassebohm, Johann Friedrich 285, *795*.

Casselman, W. C. B. 324, *795*.

Casserius, Plac. J. 2, 3, 15, *796*.

Castaldi 130, 211, 497, 507, 511, 694, 700, 702, 733, 761.

— Luigi *796*.

Castillo, E. B. del 760, *796*.

— L. F. Leloir u. A. Novelli *796*.

— u. G. di Paola 760, *796*.

— u. C. E. Rapela 573, 575, 577, *796*.

— u. R. Sammartino *796*.

— T. Schlossberg u. J. L. Curuchet *796*.

Castor, C. W., B. L. Baker, D. J. Ingle u. C. H. Li 1034, *1052*.

— C. William *796*.

— u. B. L. Baker 761, *796*.

— s. Baker, Burton L. *778*.

Castro, F. de *796*.

Catchpole, H. R. *796*.

Cathelin, F. 146, 147, 151, 152, 154, 454, 456, *796*.

— s. Albarran *771*.

Cattaneo, G. *796*.

Cauldwell, E. W. s. Anson, B. J. *774*.

Caussade, G. 13, 179, 228, 239, 250, 734, *796*.

Caussard *796*.

Cauwenberge, H. van *796*.

— u. H. Betz *796*.

Cavanaugh, C. J., u. Robert Gaunt *796*.

Caylor, Harald O. 144, *796*.

Cazal, P. 965, 975, 988, 989, 1017, 1019, 1022, 1044, 1045, 1047, *1051*, *1052*.

— u. D. Bogoraze 989, *1052*.

Cazzaniga, A. 488, 489, 498, 603, 634, *796*.

Celestino da Costa 96, 108, 118, 119, 137, 167, 169, 170, 178, 179, 199, 200, 202, 207, 219, 223, 234, 237, 242, 250, 259, 260, 262, 284, 334, 335, 341, 343, 409, 410, 426, 428, 429, 430, 579, 624.

— A. *796*.

— u. F. Geraldes Barba 409, *797*.

— F. Geraldes Barba u. J. Vascencelos Frazao *797*.

— Jaime *797*.

Celotti, A. *797*.

Ceresoli, A. *797*.

Certes 318.

Cerviño, J. M., J. Morato-Manaro, J. Saralegui u. E. Larrainci 691, *797*.

Cesa-Bianchi, G. 210, 759, *797*.

Cessi 117, 118.

Chabanier *797*.

Chabrol 481.

Chadwick, C. S. *797*.

— u. H. R. Jachson *797*.

Chaikoff 635.

— J. L., C. L. Connor u. G. R. Biskind *797*.

— K. B. Eichorn, C. L. Connor u. C. Entenman *797*.

Chain, E., u. E. S. Duthie *797*.

Chakovitch, X., u. M. Vichnjitch *797*.

Chamberlain, E. N. 517, 760, *797*.

Chambers, G. H. *797*, 1028, *1052*.

— E. V. Melville, R. S. Hare u. K. Hare *789*.

— R., u. Gladys Cameron *798*.

— u. B. W. Zweifach *798*.

— Wallace L. *798*.

Chambord 180.

Chambost 995.

Chamorro, A. 738, 751, 760, *798*.

Chamoritz, J., u. Herbert Fanger 669, *798*.

Champy 244, 307, 429, 481, 580.

— Christian *798*.

— R. Coujard u. Ch. Coujard-Champy *798*.

— u. A. Dreyfuß *798*.

— u. E. Gley 569, *798*.

Chandler 607.

Channon, H. J. *798*.

Chanutin 396, 538, 550, 552, 554, 556, 560, 562, 571, 618, 631, 632, 634, 639.

Chapman 561, 612.

Chappell, R. H., u. J. R. Phillips *798*.

Charin s. Abelous, J. E. 770.

Charipper 522, 526, 577, 588, 594, 607, 611, 612, 650, 688, 693, 760.

— A. H., u. A. S. Gordon *798*.

— Harry A. s. Angelo, Savino A. d' *774*.

Charles, D. R., u. M. E. Rawless 434, *798*.

Charlton, H. H. 577, 1007, 1008, 1043, *1052*.

Charpy 152, 454, *798*.

Charrin, A. 12, 516, 535, 544, 563, 651, *798*.

— u. Langlois 516, *798*.

Charvat, J. 736, *798*.

Chase 689, 690.

— J. H., A. White u. T. F. Dougherty *798*.

— Samuel W. *798*.

Chasis, H., H. A. Ranges, W. Goldring u. H. W. Smith *798*.

Chassevant u. Langlois *798*.

Chatin *798*.

Chauchard, P. *798*.

— H. Mazoué u. R. Lecoq *798*.

Chauffard, A. 634, 635, *798*.

— Georg Laroche u. A. Grigaut 489, *798*.

Chauvard, Arloing u. Lestre *798*.

Chauveau, A., u. Arloing *798*.

Chauvin, E., u. H.-F. Chauvin *798*.

Chen 434.

— G., u. E. M. K. Geiling *798*.

— T. T. s. Ball, E. G. *778*.

Cheng 106, 554, 573, 677, 690.

— Chi-Ping, u. George Sayers 677, *798*.

— George Sayers, L. S. Goodman u. C. A. Swinyard *798*.

— Marion A. Sayers u. George Sayers *798*.

Cheselden, G. *798*.

Chevrel, René 22, 23, 24, 34, 36, 37, *798*.

Chèvremont, M., u. J. Frédéric 378, *798*.

Cheymol, J., u. A. Pfeiffer *799*.

Chiaje, della 1.

Chiari, H. 267, 268, 271, *799*.

Chiarugi, Giulio *799*.

Chidester, F. E., A. G. Eaton u. G. P. Thompson *799*.

Chieffi, Giovanni 29, *799*.

Marshall 636.
— jr., E. K., u. D. M. Davis 882.
— jr., J. M. 882.
— John 882.
Martens, S. G. R., u. B. Nylén 882.
Marti 882.
Martin 668, 682, 713, 715, 718, 751, 760, 882.
— B. C., Th. W. Morgan u. Ch. G. Lovingood 761, 882.
— Constanze R., u. W. D. Collings 882.
— Paul 882.
— Steven J. 882.
— u. J. F. Fazekas 760, 883.
— J. F. Fazekas u. H. E. Hinrich 883.
— H. C. Herrlich u. J. F. Fazekas 883.
— u. F. Maresh 883.
Martin-Magron 9, 883.
Martinet 390, 637, 760.
Martini, Ch. de 883.
— Virgilio 883.
Martinotti 883.
— C. 883.
Martins, The. 883.
Maruyama, K. 1038, 1058.
Marvin 530, 612, 650, 760, 883.
— Horace N. 883.
— John R. Totter, Paul L. Day, Lucille H. Schmitt, Cecilia K. Keith u. Claire Jeanne Olds 530, 883.
— s. Awapara, Jorge 776.
Marx 424, 425, 760.
— Hellmut 883.
— P. 883.
— W., M. E. Simpson, C. H. Li u. H. M. Evans 883.
Mascagni 465, 883.
— P. 883.
Mason 597, 760.
— G. M. C., J. B. Hazard, A. C. Corcoran u. I. H. Page 883.
— Harold L. 883.
— W. M. Hoehn u. E. C. Kendall 882.
— u. E. J. Kepler 883.
— Edwin J. Kepler u. John J. Schneider 883.
— C. S. Myers u. E. C. Kendall 883.
— Marschelle H. Power, E. H. Rynearson, L. C. Ciaramelli, Choh Hao Li u. Herbert M. Evans 883.
— u. Randall G. Sprague 883.
— K. E., u. J. M. Wolfe 517, 883.
Massari 991.
Massart, Curzio 883.

Masson 68, 263, 384, 673, 674, 675, 760, 883, 884.
— Georges 883.
— u. J. C. Barsantini 884.
— u. M. Romanchuck 884.
— u. Hans Selye 760, 884.
— P. 884.
— u. J. Martin 884.
Masson-Hamperl 384.
Mast 557, 558.
Masui, K. 760, 884.
— u. Y. Tamura 488, 700, 709, 712, 726, 747, 884.
Masuno, J. s. Asher, Leon 776.
Materna, A. 494, 884.
— u. E. Januschke 631, 884.
Matisseck, H. 884.
Matson, C. F., u. B. B. Longwell 884.
Matsoukis, Calozero 413, 884.
Matsumoto, F. 1036, 1058.
Matsuyama, R. 884.
Mattei, di 12, 223, 253, 416, 449, 458, 493, 516, 563, 884.
Matters 760.
Matthews 402.
Matthias, E. 884.
Mattis 1034.
Matzner 550.
Mauerhofer, Ernst 535, 680, 684, 884.
Mawas, J. 884.
Maximinus 884.
Maximow u. Bloom 192, 195, 229, 234, 255, 372, 410, 426, 464, 470, 485, 555, 663, 671, 683, 730, 884.
— Alexander A. 277, 884.
— u. William Bloom 884.
May, R. 265, 268, 319, 884.
— R. M. 884.
Maya, Francisco, u. Hans Selye 884.
Maycock, R. I., u. E. Rose 668, 884.
— W., u. T. St. Heslop 480, 580, 884.
Mayer 11, 298, 313, 317, 422, 429, 884, 885.
— André 884.
— P. Mulon u. G. Schaeffer 884.
— Fr. Rathery u. Georges Schaeffer 884.
— G. Schaeffer u. Fr. Rathery 885.
— C. 885.
— E. 142.
— Fritz 301, 885.
— Jo. Chr. Andr. 885.
— resp. Jo. Chr. Heino Schmidt 885.
— Sigmund 885.
Maygrier, P. P. 885.
Mayr, A. M. 885.

Mazer, C., S. C. Israel u. B. J. Alpers 885.
Mazzeschi, Adolfo 885.
Mazzi, V. 955, 959, 969, 973, 979, 1004, 1006, 1007, 1009, 1012, 1025, 1028, 1035, 1058.
Mazziarski 885.
Mazzocco 586, 593, 621.
Meade, B. W., u. M. J. H. Smith 885.
Means, J. H. 607, 610, 643, 655, 885.
— S. Seitz u. J. Lerman 885.
Meckel 4, 9, 63, 74, 75, 77, 79, 80, 92, 95, 96, 97, 98, 99, 100, 105, 106, 107, 108, 111, 112, 113, 114, 115, 125, 126, 127, 146, 148, 149, 150, 181, 265, 273, 449, 451, 482, 496, 504, 507, 600, 688, 698, 885.
— Friedrich 5, 6, 885.
— J. F. 885.
— Ph. F. 885.
Medes 523, 524, 530, 657.
Medlicott 609, 720.
— Marie s. Adams, A. Elizabeth 770.
Megel, Herbert, u. Albert S. Gordon 885.
Meglitsch, A. 1042, 1051.
Meier, Rolf 885.
— P. Gasche u. H. Frey 885.
— Franz Gross u. P. Desaulles 885.
— — P. Desaulles u. B. Schär 885.
— H. Gysel u. R. Mueller 885.
— W. Schuler u. P. Desaulles 885.
Meinick, D., M. Hochberg u. B. L. Oser 885.
Meirowsky 433, 885.
Meissner, Georg 420, 885.
Meites, J., J. J. Trentin u. C. W. Turner 885.
— Joseph 692, 885.
Melicow, M. M. 885.
Melin 536, 651, 657, 659.
Melites, Trentin u. Turner 738.
Mělka 885.
Melland 340.
Mellgren 585, 613, 685, 885.
— Jan 885.
— u. Göran Lundh 885.
Mellish 760.
Melville, E. V., u. K. Hare 1026, 1027, 1058.
— K. L. 885.
Mende, Roman v. 885.
Mendes, E. G. 1013, 1058.
Menkin, V. 886.
Menschik, Z. 886.
Menten 381.
— M. L., u. M. P. Smith 551, 619, 886.

Sachverzeichnis.